中文翻译版

骨科高级重建丛书

肩关节重建

Advanced Reconstruction Shoulder

Joseph D. Zuckerman　主编

黄公怡　主译

科学出版社

北京

图字:01-2008-2926 号

内 容 简 介

《肩关节重建》系美国骨科医师学会(AAOS)与美国肩肘外科医师学会(ASES)联合出版的骨科高级重建丛书之一。本书由美国肩关节外科领域具有代表性的专家执笔撰写,内容详实、涵盖面广,包括肩关节不稳定、慢性肩关节脱位、肩袖撕裂、肩锁和胸锁关节损伤、肱骨近端骨折、锁骨骨折、肩胛骨骨折、失神经支配与肌肉失功能、冻结肩、盂肱关节炎等章节,介绍了各种肩关节疾病和损伤的不同治疗方法。每章从手术适应证、禁忌证、病例选择、手术方法、操作步骤、其他替代治疗方法、并发症与术后康复训练等方面进行阐述,全面介绍了美国肩关节重建外科领域的新技术、新进展及丰富的临床经验。特别是对微创技术广泛开展和各种类型人工关节成形术以及失败病例的处置经验的介绍更是本书特色之一。

本书适合于肩关节外科的专科医师、各级骨科医师及其他外科住院医师等阅读。

图书在版编目(CIP)数据

肩关节重建/(美)朱克曼(Zuckerman,J.D.)主编;黄公怡主译.—北京:科学出版社,2010.10

(骨科高级重建丛书)

书名原文:Advanced Reconstruction Shoulder

ISBN 978-7-03-028937-7

Ⅰ.肩… Ⅱ.①朱… ②黄… Ⅲ.肩关节—人工关节—移植术(医生) Ⅳ.R687.4

中国版本图书馆 CIP 数据核字(2010)第 175529 号

策划编辑:戚东桂 王 霞 黄 敏 / 责任编辑:黄相刚 / 责任校对:刘小梅

责任印制:刘士平 / 封面设计:黄 超

科学出版社 出版

北京东黄城根北街 16 号

邮政编码:100717

http://www.sciencep.com

北京天时彩色印刷有限公司 印刷

科学出版社发行 各地新华书店经销

*

2010 年 10 月第 一 版 开本:787×1092 1/16

2010 年 10 月第一次印刷 印张:41

印数:1—2 000 字数:1 017 000

定价:398.00 元

(如有印装质量问题,我社负责调换)

骨科高级重建丛书

《肩关节重建》翻译人员

主　译　黄公怡

译　者　（按姓氏汉语拼音排序）

黄公怡　纪　泉　李　方
李广学　路奎元　申　剑
石　磊　王　林　王　强
王晓滨　文良元　徐宏兵
尹自龙　张　良　张啟维
张耀南　赵立连　赵宇驰

审　校　（按姓氏汉语拼音排序）

黄公怡　孙常太　王晓滨
王英民　薛庆云　张耀南

Acknowledgments

Editor
Joseph D. Zuckerman, MD

American Shoulder and Elbow Surgeons Board of Directors, 2007

W.Z. (Buz) Burkhead Jr, MD
President

Christopher M. Jobe, MD
President-Elect

Joseph P. Iannotti, MD, PhD
Immediate Past-President

David M. Dines, MD
Past-President

Gerald R. Williams Jr, MD
Secretary/Treasurer

Richard J. Friedman, MD, FRCS(C)
Member at Large

Ken Yamaguchi, MD
Member at Large

American Academy of Orthopaedic Surgeons Board of Directors, 2006-2007

Richard F. Kyle, MD
President

James H. Beaty, MD
First Vice President

E. Anthony Rankin, MD
Second Vice President

William L. Healy, MD
Treasurer

Gordon M. Aamoth, MD
Leslie L. Altick
Dwight W. Burney III, MD
John T. Gill, MD
Joseph C. McCarthy, MD
Norman Y. Otsuka, MD
Andrew N. Pollak, MD
Matthew S. Shapiro, MD
James P. Tasto, MD
Kristy Weber, MD
Stuart L. Weinstein, MD
Ken Yamaguchi, MD
Karen L. Hackett, FACHE, CAE (Ex Officio)

Staff
Mark Wieting, Chief Education Officer
Marilyn L. Fox, PhD, Director, Department of Publications
Lynne Roby Shindoll, Managing Editor
Mary Steermann, Manager, Production and Archives
Courtney Astle, Assistant Production Manager
Susan Morritz Baim, Production Coordinator
Michael Bujewski, Database Coordinator
Suzanne Schneider, Graphics Coordinator
Anne Raci, Production Database Associate
Karen Danca, Production Assistant
Laura Khoshaba, Publications Assistant

Contributors

Jeffrey S. Abrams, MD
Associate Director
Princeton Orthopaedic and Rehabilitative Associates
Attending Physician
Section of Orthopaedic Surgery
University Medical Center of Princeton
Princeton, New Jersey

Jeffrey O. Anglen, MD
Professor and Chairman
Department of Orthopaedic Surgery
Indiana University School of Medicine
Indianapolis, Indiana

Carl J. Basamania, MD, FACS
Chief, Adult Reconstructive Shoulder Surgery
Division of Orthopaedic Surgery
Duke University
Durham, North Carolina

William R. Beach, MD
Director
Orthopaedic Research of Virginia
Richmond, Virginia

John-Erik Bell, MD
Clinical Fellow
Department of Orthopaedic Surgery
Columbia University Medical Center
New York, New York

Louis U. Bigliani, MD
Frank E. Stinchfield Professor and Chairman
Department of Orthopaedic Surgery
New York Presbyterian Hospital
Columbia University Medical Center
New York, New York

Pascal Boileau, MD
Professor
Department of Orthopedic Surgery and Sports Traumatology
Archet 2 Hospital
Nice, France

John J. Brems, MD
Fellowship Director
Department of Orthopaedic Surgery
Cleveland Clinic Foundation
Cleveland, Ohio

Stephen S. Burkhart, MD
Director of Orthopaedic Education
The Orthopaedic Institute
San Antonio, Texas

Tim Bunker, MD, FRCS
Consultant Orthopaedic Surgeon
Department of Orthopaedics
Princess Elizabeth Orthopaedic Centre
Exeter, United Kingdom

Daniel D. Buss, MD
Associate Professor
University of Minnesota Medical School
Shoulder and Elbow Specialist
Sports and Orthopaedic Specialists, PA
Edina, Minnesota

Robert V. Cantu, MD
Assistant Professor of Orthopaedic Surgery
Dartmouth Hitchcock Medical Center
Lebanon, New Hampshire

Caroline Chebli, MD
Department of Orthopaedics
University of Washington
Seattle, Washington

Emilie Cheung, MD
Shoulder and Elbow Fellow
Department of Orthopedic Surgery
Mayo Clinic
Rochester, Minnesota

Robert H. Cofield, MD
Professor of Orthopedics
Mayo Clinic College of Medicine
Department of Orthopedic Surgery
Mayo Clinic
Rochester, Minnesota

Brian J. Cole, MD, MBA
Associate Professor
Department of Orthopaedics and Anatomy and Cell Biology
Rush University Medical Center
Chicago, Illinois

David N. Collins, MD
Arkansas Specialty Orthopaedics
Little Rock, Arkansas

John E. Conway, MD
Private Practice
Fort Worth, Texas

Frank A. Cordasco, MD, MS
Associate Professor
Department of Orthopaedic Surgery
Weill Medical College
Cornell University
Associate Attending, Sports Medicine and Shoulder Service
Hospital for Special Surgery
New York, New York

Edward V. Craig, MD
Attending Surgeon
Hospital for Special Surgery
NewYork, New York

R. Alexander Creighton, MD
Assistant Professor
University of North Carolina Department of Orthopaedics
University of North Carolina at Chapel Hill
Chapel Hill, North Carolina

Lynn A. Crosby, MD
Professor and Chairman
Director of Shoulder Surgery
Department of Orthopaedics
Wright State University Boonshoft School of Medicine
Dayton, Ohio

Ralph J. Curtis, Jr, MD
Clinical Assistant Professor
Department of Orthopaedics
University of Texas Health Science Center
San Antonio, Texas

David M. Dines, MD
Chairman and Professor
Department of Orthopedic Surgery
Albert Einstein College of Medicine
New Hyde Park, New York

Xavier A. Duralde, MD
Assistant Clinical Professor of Orthopaedics
Emory University
Peachtree Orthopaedic Clinic
Atlanta, Georgia

T. Bradley Edwards, MD
Attending Surgeon
Department of Shoulder Surgery
Fondren Orthopedic Group/Texas Orthopedic Hospital
Houston, Texas

Sara L. Edwards, MD
Fellow, Shoulder, Elbow and Sports
Department of Orthopaedic Surgery
Columbia University Medical Center
New York, New York

Kenneth A. Egol, MD
Associate Professor
Department of Orthopaedic Surgery
NYU Hospital for Joint Diseases
New York, New York

John M. Fenlin, MD
Director, Shoulder and Elbow Services
Clinical Professor of Orthopaedic Surgery
Rothman Institute
Thomas Jefferson University
Philadelphia, Pennsylvania

Evan L. Flatow, MD
Lasker Professor and Interim Chair
Department of Orthopaedic Surgery
Mount Sinai Hospital
New York, New York

Richard J. Friedman, MD, FRCSC
Clinical Professor of Orthopaedic Surgery
Medical University of South Carolina
Medical Director
Charleston Orthopaedic Associates
Charleston, South Carolina

Barbara G. Frieman, MD
Clinical Associate Professor of Orthopaedic Surgery
Rothman Institute
Thomas Jefferson University
Philadelphia, Pennsylvania

Leesa M. Galatz, MD
Assistant Professor of Orthopaedic Surgery
Department of Orthopaedic Surgery
Washington University School of Medicine
St. Louis, Missouri

Gary M. Gartsman, MD
Clinical Professor
Department of Orthopaedic Surgery
University of Texas Houston Health Science Center
Houston, Texas

Gregory J. Gilot, MD
Assistant Professor
Department of Orthopaedic Surgery
Indiana University
Indianapolis, Indiana

Andreas H. Gomall, MD
Associate Orthopaedic Surgeon
Department of Orthopaedic Surgery
Brigham and Women's Hospital
Boston, Massachusetts

Thomas P. Goss, MD
Professor of Orthopaedic Surgery
Department of Orthopaedic Surgery
University of Massachusetts Medical School
Worcester, Massachusetts

Andrew Green, MD
Associate Professor
Department of Orthopaedic Surgery
Brown Medical School
Providence, Rhode Island

Pierre Guy, MD, MBA, FRCSC
Assistant Professor
Division of Orthopedic Trauma
Department of Orthopedics
University of British Colombia
Vancouver, British Columbia, Canada

Heather W. Harnly, MD
Fellow
Sports Medicine and Shoulder Service
Hospital for Special Surgery
New York, New York

Richard J. Hawkins, MD
Principal
Steadman Hawkins Clinic of the Carolinas
Spartanburg, South Carolina
Clinical Professor
University of Colorado
Clinical Professor
University of Texas Southwestern
Team Physician, Denver Broncos and Colorado Rockies
Denver, Colorado

J. David Hill, MD
Clinical Fellow, Shoulder and Elbow Surgery
Department of Orthopaedic Surgery
Beth Israel Medical Center
New York, New York

M. Shaun Holt, MD
Houston, Texas

David P. Huberty, MD
Lake Oswego, Oregon

Jason L. Hurd, MD
Fellow
Department of Shoulder and Elbow Surgery
Hospital for Joint Diseases
New York, New York

Joseph P. Iannotti, MD, PhD
Madden Professor and Chairman
Department of Orthopaedic Surgery
Cleveland Clinic Foundation
Cleveland, Ohio

John M. Itamura, MD
Associate Professor of Clinical Orthopaedic Surgery
Department of Orthopaedics
Keck School of Medicine
University of Southern California
Los Angeles, California

Jesse B. Jupiter, MD
Hansjorg WYSS/AO Professor of Orthopaedic Surgery
Harvard Medical School
Chief, Orthopaedic Hand and Upper Limb Service
Massachusetts General Hospital
Boston, Massachusetts

Warren R. Kadrmas, MD
Hospital for Special Surgery
New York, New York

Jeffrey I. Kauffman, MD
Sacramento Knee and Sports Medicine
Sacramento, California

Kiarash Khajavi, MD
Fellow, Sports Medicine
Department of Orthopaedic Surgery
NYU Hospital for Joint Diseases
New York, New York

Melissa D. Koenig, MD
Orthopaedic Sports Medicine Fellow
University of Pittsburgh Medical Center
Center for Sports Medicine
Pittsburgh, Pennsylvania

Kenneth J. Koval, MD
Professor of Orthopaedic Surgery
Dartmouth Hitchcock Medical Center
Lebanon, New Hampshire

John E. Kuhn, MD
Associate Professor
Chief of Shoulder Surgery
Department of Orthopaedics and Rehabilitation
Vanderbilt University Medical School
Nashville, Tennessee

Young W. Kwon, MD, PhD
Assistant Professor of Orthopaedic Surgery
Department of Orthopaedic Surgery
NYU Hospital for Joint Diseases
New York, New York

Mark D. Lazarus, MD
Associate Professor
Department of Orthopaedic Surgery
Rothman Institute
Thomas Jefferson University
Philadelphia, Pennsylvania

William N. Levine, MD
Associate Professor of Orthopaedic Surgery
Director of Sports Medicine
Associate Director, Center for Shoulder, Elbow & Sports Medicine
Department of Orthopaedic Surgery
New York Presbyterian Hospital
Columbia University Medical Center
New York, New York

Ofer Levy, MD, MCh (Orth)
Consultant Orthopaedic Surgeon
Director
Reading Shoulder Unit
Royal Berkshire Hospital
Reading, Berkshire, United Kingdom

Robert G. Lewis, MD
St. Francis Orthopaedic Institute
McCluskey Orthopaedic Surgery
Columbus, Georgia

Steven B. Lippitt, MD
Associate Professor of Orthopaedic Surgery
Akron General Medical Center
Northeastern Ohio Universities College of Medicine
Akron, Ohio

Peter B. MacDonald, MD, FRCSC
Professor of Surgery
University of Manitoba
Medical Director
Pan Am Musculoskeletal Clinic
Winnipeg, Manitoba, Canada

Paul A. Martineau, MD, FRCSC
Clinical Fellow
Cleveland Clinic Sports Health
Department of Orthopaedic Surgery
Cleveland Clinic Foundation
Cleveland, Ohio

Frederick A. Matsen III, MD
Professor and Chairman
Department of Orthopaedics and Sports Medicine
University of Washington
Seattle, Washington

Peter D. McCann, MD
Chair
Department of Orthopaedic Surgery
Beth Israel Medical Center
New York, New York

Jesse A. McCarron, MD
Department of Orthopaedic Surgery
George Washington University
Washington, DC

Geoge M. McCluskey III, MD
Director, Shoulder Surgery Service
St. Francis Orthopaedic Institute
McCluskey Orthopaedic Surgery
Columbus, Georgia

Michael D. McKee, MD, FRCSC
Associate Professor
Division of Orthopaedic Surgery
Department of Surgery
St. Michael's Hospital
University of Toronto
Toronto, Ontario, Canada

Toni M. McLaurin, MD
Assistant Professor
Department of Orthopaedic Surgery
NYU Hospital for Joint Diseases
New York, New York

Patrick J. McMahon, MD
University of Pittsburgh Medical Center
Center for Sports Medicine
Pittsburgh, Pennsylvania

Anthony Miniaci, MD, FRCSC
Executive Director
Cleveland Clinic Sports Health
Department of Orthopaedic Surgery
Cleveland Clinic Foundation
Cleveland, Ohio

Troy T. Nagao, MMS, PA-C
Physician Assistant
Department of Orthopaedics
Kaiser Permanente Los Angeles Medical Center
Los Angeles, California

Andrew S. Neviaser, MD
Resident
Department of Orthopaedic Surgery
Hospital for Special Surgery
New York, New York

Robert J. Neviaser, MD
Professor and Chairman
Department of Orthopaedic Surgery
George Washington University
Washington, DC

Lars Neumann, FRCS
Consultant Shoulder and Elbow Surgeon
Department of Orthopaedics
Nottingham City Hospital
Nottingham, United Kingdom

Lionel Neyton, MD
Orthopaedics, Sports Traumatology
Archet 2 Hospital
Nice, France

Carol A. Parise, PhD
Research Scientist
Sutter Institute for Medical Research
Sacramento, California

Maxwell C. Park, MD
Associate
Department of Orthopaedic Surgery
Southern California Permanente Medical Group
Woodland Hills Medical Center
Los Angeles, California

Bradford O. Parsons, MD
Assistant Professor
Department of Orthopaedic Surgery
Mount Sinai Hospital
New York, New York

Michael L. Pearl, MD
Assistant Clinical Professor
Shoulder and Elbow Surgery
University of Southern California
Department of Orthopaedics
Kaiser Permanente Los Angeles Medical Center
Los Angeles, California

Norman K. Poppen, MD
Associate Clinical Professor
Department of Orthopaedic Surgery
School of Medicine, University of California, Davis
Sutter General Hospital
Sacramento, California

William D. Regan, MD, FRCSC
Associate Professor
Head, Division of Upper Extremity Surgery
Department of Orthopaedics
University of British Columbia
Vancouver, British Columbia, Canada

Robin Richards, MD, FRCSC
Professor of Surgery
University of Toronto
Head, Department of Surgery
Sunnybrook Health Sciences Centre
Toronto, Ontario, Canada

Mark W. Rodosky, MD
Center for Sports Medicine
University of Pittsburgh Medical Center
Pittsburgh, Pennsylvania

Andrew S. Rokito, MD
Chief, Shoulder and Elbow Service
Department of Orthopaedic Surgery
NYU Hospital for Joint Diseases
New York, New York

Anthony A. Romeo, MD
Associate Professor
Department of Orthopaedic Surgery
Rush University Medical Center
Chicago, Illinois

Deenesh T. Sahajpal, BSc, MD, FRCSC
Orthopaedic Surgeon
Steadman Hawkins' Clinic of the Carolinas
Spartanburg, South Carolina

Kaveh R. Sajadi, MD
Fellow, Shoulder and Elbow Surgery
Department of Orthopaedics
NYU Hospital for Joint Diseases
New York, New York

C. Craig Satterlee, MD
DFP Orthopaedic Surgery
University of Missouri, Kansas City
North Kansas City, Missouri

Felix H. Savoie III, MD
Co-Director
Upper Extremity Service
Mississippi Sports Medicine
Jackson, Mississippi

Jason Scalise, MD
Fellow of Shoulder and Elbow Surgery
Department of Orthopaedic Surgery
Cleveland Clinic Foundation
Cleveland, Ohio

Benjamin S. Shaffer, MD
Director, DC Sports Medicine
Department of Orthopaedics
Sibley Memorial Hospital
Washington, DC

Robert D. Shin, MD
Hand Fellow
Assistant in Orthopaedic Surgery
Department of Orthopaedic Surgery
Hand and Upper Extremity Service
Massachusetts General Hospital
Harvard Medical School
Boston, Massachusetts

Rodney J. Stanley, MD
Shoulder and Elbow Fellow
Department of Orthopaedic Surgery
University of Texas Houston Health Science Center
Houston, Texas

Scott P. Steinmann, MD
Associate Professor of Orthopaedic Surgery
Consultant in Shoulder, Elbow, and Hand Surgery
Department of Orthopedic Surgery
Mayo Clinic
Rochester, Minnesota

Jennifer Taniguchi, MD
Shoulder and Elbow Fellow
Department of Orthopaedic Surgery
Thomas Jefferson University
Philadelphia, Pennsylvania

Georgios Themistocleous, MD
Fellow in Upper Extremity Trauma
Department of Orthopaedics
University of Southern California
Los Angeles, California

James E. Tibone, MD
Clinical Professor
Orthopaedic Surgery Sports Medicine
Department of Orthopaedics
University of Southern California Keck School of Medicine
Los Angeles, California

Peter A. Ugolini, MD
Shoulder and Elbow Fellow
Rothman Institute Shoulder and Elbow Services
Thomas Jefferson University
Philadelphia, Pennsylvania

Jennifer L. Vanderbeck, MD
Shoulder and Elbow Fellow
Shoulder and Elbow Service
Rothman Institute
Thomas Jefferson Unviersity
Philadelphia, Pennsylvania

Gilles Walch, MD
Department of Shoulder Surgery
Clinique S Anne Lumiere
Lyon, France

Duncan Watkinson, FRCS

Stephen C. Weber, MD
Sacramento, California

Gerald R. Williams Jr, MD
Professor, Orthopaedic Surgery
Chief of Orthopaedics
Penn Presbyterian Medical Center
University of Pennsylvania
Philadelphia, Pennsylvania

Thomas W. Wright, MD
Professor
Division of Hand and Upper Extremity
Department of Orthopaedics and Rehabilitation
University of Florida
Gainesville, Florida

Vasileios C. Zachos, MD
Fellow in Upper Extremity Trauma
Department of Orthopaedics
University of Southern California
Los Angeles, California

Charalampos Zalavras, MD
Assistant Professor
Department of Orthopaedic Surgery
University of Southern California Medical Center
Los Angeles, California

Joseph D. Zuckerman, MD
Professor and Chairman
NYU Hospital for Joint Diseases
Department of Orthopaedic Surgery
New York University School of Medicine
New York, New York

译 者 序

《肩关节重建》系美国骨科医师学会(American Academy of Orthopaedic Surgeons, AAOS)与美国肩肘外科医师学会(American Shoulder and Elbow Surgeons, ASES)联合编辑、出版、发行的医学继续教育类骨科高级重建丛书之一。该书由美国肩关节外科权威学者约瑟夫·朱克曼(Joseph D. Zuckerman)主编,由美国当代肩关节外科各领域的代表性专家分别执笔撰写而成。

全书内容丰富、详实,包含了肩关节不稳定、慢性肩关节脱位、肩袖撕裂、肩锁和胸锁关节损伤、肱骨近端骨折、锁骨骨折、肩胛骨骨折、失神经支配与肌肉失功能、冻结肩、盂肱关节炎等不同疾病与损伤的不同治疗方法。每一章均包括手术治疗适应证、禁忌证、病例的选择、手术方法、操作步骤,以及体位、显露和必需的器械与设备。此外,本书对各种治疗方法的并发症、其他替代性治疗方法、不同治疗方法的比较与评价,以及术后功能康复训练等方面也做了详尽阐述。本书着重介绍肩部疾患的现代治疗方法,既有最新的近代技术进展,又有对传统经典治疗方法的评述。本书从技术和方法学层面介绍了近代飞速发展的各种微创的镜下手术方法,同时论述了经典的切开手术与非手术疗法各自的适应证和疗效评价。本书反映了近代肩关节重建外科进展的两个重要方面:微创技术的广泛应用和人工假体肩关节成形技术(包括人工肱骨头、全肩及逆置式全肩置换术)。对各类型假体置换术适应证的选择,以及对假体置换失败病例的处置经验,书中均有详尽描述,这是本书的特色之一。本书的内容反映了当代肩关节外科技术的发展水平与主流方向。我国肩关节外科正处于发展阶段,国外的临床实践经验值得国内同道参考与借鉴。

《肩关节重建》既是一本颇具特色的近代肩关节重建外科专著,又是一本以继续教育为目的的临床医学教材,除了专业肩关节外科医师外,对所有骨科专科医师、住院医师、外科轮训医师而言都是一本优秀的参考读物。

由于译者专业学术水平及肩外科临床实践经验所限,理解及翻译水准不一,词不达意、有失偏颇与译释错误之处在所难免,望读者见谅,并恳请不吝指正。

黄公怡

2010年8月9日

原书前言

美国骨科医师学会(AAOS)和美国肩肘外科医师学会(ASES)从事骨科医师在肩、肘关节方面的医学教育工作历史悠久。美国肩肘外科医师学会是最早参与美国骨科医师学会主办教育项目的专业学会。

在过去的十余年里,两个学会的合作已拓展至专业教育的各个领域,包括医学继续教育教程、出版图书(OKU Shoulder and Elbow)及一些网络出版物(Orthopaedic Knowledge Online)。这种合作不仅惠及合作组织者的双方,而且对众多参加教程学习、访问网站、阅读出版物的骨科医师、住院医师、低年资专科医师更为有益和更加重要。《肩关节重建》和即将出版的《肘关节重建》是AAOS与ASES合作的又一重要成果。

这类教科书的设计出版将为那些关注肩、肘关节重建手术的骨科医师提供全面的介绍,也希望本系列的教学丛书能在广大同道的图书收藏中占有一席之地。

《肩关节重建》和大多数教科书相仿,唯有经过很多作者的共同努力方能完成。为此,我首先要感谢作者们,每位作者都毫不犹豫地实现了承诺,为本书做出了贡献,为能写出如此优秀的篇章倾力而为。这些篇章汇集在一起全面而完整地提供了肩关节重建的技术与方法。

本书绝大多数作者是美国肩肘外科医师学会成员。作为学会成员,他们全力支持AAOS和ASES,并完成在该项目中所承担的部分。他们应当得到赞赏、尊敬与钦佩。

如果没有富有专业知识的AAOS出版部门负责人玛丽莲·福克斯博士的大力支持,这本书也是不可能完成的。

这是本人的第十四本著作了,从中我得到了最好的感受。

总编辑琳内·申道鲁女士的专业知识与组织工作是杰出的。琳内女士和她的同事对每位作者提供了最高水准的支持和帮助,最终结果是使本书达到了最佳质量。除了玛丽莲和琳内两位女士,我还要对玛丽·斯蒂尔曼经理及其同事们致以谢意。他们精通专业知识,能熟练地处理数以百计的图像资料及进行复杂有序的排版工作,他们的工作值得称道。

编写如此大型篇幅的著作,当然也离不开我的同事们的大力支持。最后,我还要感谢Jim Madden、Robyn Smolen、Migdalia Figueroa和Rosine DeCarolis,他们为本书的出版做了许多不可或缺的额外的工作。

Joseph D. Zuckerman, MD
Professor and Chairman
NYU Hospital for Joint Diseases
Department of Orthopaedic Surgery
New York School of Medicine
New York, New York

目　　录

第 1 部分　肩关节不稳定的治疗

第 1 章　肩关节前方不稳定的关节镜下修复

Andrew S. Rokito,MD　Kiarash Khajavi,MD

一、适　应　证

关节镜下肩关节前方稳定术可以对肩关节的解剖和病变提供清晰的视野，能够允许在不破坏正常结构(如肩胛下肌)的情况下对原发病变进行解剖修复。关节镜下稳定术相对于传统的切开手术的优点是：术后疼痛较轻，术后粘连、僵硬的机会较少，配合早期康复恢复较快，另外对美观的影响较小。手术需要很高的镜下操作技巧：术者必须对正常的镜下解剖非常熟悉，能够分辨出正常变异和病变。手术时也应充分考虑到并存病变的治疗和处理，如上盂唇前后病损(SLAP)、二头肌腱和肩袖病变。

镜下肩关节前方稳定术通常适用于有症状的单向(前向)或双向(前、下方向)不稳定的患者(图 1-1)。对两类患者应建议手术治疗，一类是虽然经过一段时间的保守治疗但仍有反复脱位发生的患者；另一类虽然是首次脱位，但从事的运动或工作对肩关节的要求很高，是再发脱位风险性很高的患者。

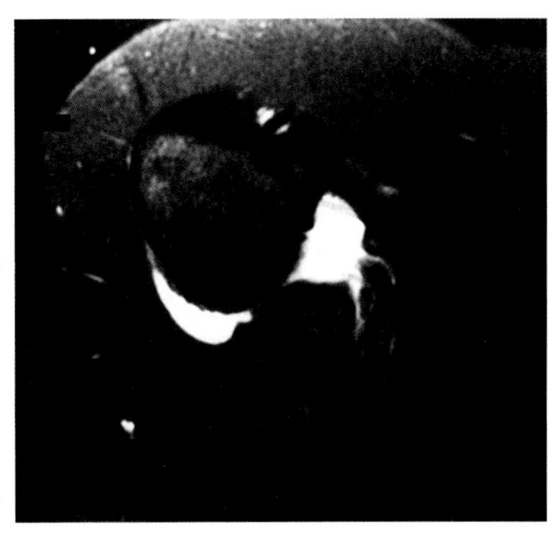

图 1-1　右肩关节的轴向 MRI 扫描显示盂唇自关节盂的前部撕裂下来

镜下手术是治疗肩关节前向不稳定的一种最理想的手术技术。术者可以准确地确认病变、准备骨床以利于愈合，在对病变进行可靠的解剖修复的同时，可避免对正常组织的损伤。该技术对那些关节囊盂唇组织足够好并可用缝线牢固固定的患者，手术更易取得成功。患者术后必须严格遵循康复计划进行康复训练。

二、禁　忌　证

镜下稳定术成功的关键在于关节囊盂唇组织能够很好地愈合到前方关节盂所提供的稳定的骨床上。相对禁忌证包括软组织或骨组织的缺损。在一些情况下，或者是由于之前多次手术造成的结果，或者是由于患者本身潜在患有胶原病，往往这种软组织的质量太差，以致不能很好地把持住缝线。另外，当肩盂前方存在大的缺损(>25%)或者肱骨头上存在大的啮合样 Hill-Sachs 缺损时都需要植骨。在这些情况下，需要行切开手术。

盂肱韧带的肱骨端撕脱损伤(HAGL)也是盂肱关节不稳定的原因之一。与 Bankart 损伤不同的是，Bankart 损伤仅仅是盂唇从肩胛盂撕脱下来，而 HAGL 损伤是盂肱韧带自肱骨端撕脱，这对关节镜下修补来说是巨大的技术性挑战。随意性肩关节脱位也是肩关节前方稳定术的相对禁忌证。对这种患者不管是采用切开还是关节镜下的手术修补，由于软组织条件不好和精神因素的作用，手术失败的机会都很高。最后，手术的成功与否在很大程度上取决于术后是否进行了规范的康复训练。那些术后不愿意接受适当的固定(如使用悬吊带)，或者术后没有被督促去参加有指导的理疗康复计划的患者，其术后成功的机会很小。

三、其他治疗方法

除了关节镜下肩关节前方修补术外，其他治疗方法还包括运动限制类的非手术治疗或切开手术治疗。据文献报道，切开 Bankart 修补术不管有没有同时行下方关节囊的移位，其总的疗效较好，复发率较低(<10%)。然而，切开手术与关节镜下手术相比，其术后关节僵硬的发生率很高，特别是外旋受限更为常见。另外，切开手术需要切断或劈开肩胛下肌腱才能够到达盂肱关节腔，为避免肩胛下肌修补的失败，这一操作步骤一旦使用，就可能减慢康复过程，这在切开手术的文献中已有报道。最后与关节镜下手术相比，切开手术导致腋神经和肌皮神经损伤的机会更高。

四、结　　果

最初，关节镜下肩关节前方稳定术的结果并不让人很满意，因为其脱位的复发率比传统的切开手术高。但是随着关节镜技术和镜下工具的进步、患者的严格选择，以及术者经验的增加，现在镜下肩关节前方稳定术的结果已经大大提高，并可以和切开手术的结果相媲美。另外，已有报道称关节镜下手术可以缩短手术时间，减少住院时间，降低术中失血、术后麻醉镇痛药物的使用及总的花费等。表 1-1 总结了一些比较镜下和切开稳定手术的研究结果。

表 1-1 关节镜下肩关节前方稳定术的结果

作者(年份)	肩关节数目	平均患者年龄(范围)	平均随访时间(范围)	结果
Bacilla 等(1997)	40	18 岁(16～27 岁)	30 个月(18～36 个月)	7.5%复发；运动员的风险高
Koss 等(1997)	27	29 岁(17～24 岁)	40 个月(26～64 个月)	30%复发；90%失败缘于外伤；作者建议对接触性运动员采用切开手术的方式；术前脱位超过 5 次的患者失败率较高
Hoffmann 和 Reif(2000)	30	26 岁(16～51 岁)	24 个月(12～36 个月)	12%复发；对于术前脱位超过 10 次的患者结果更差
Gartsman 等(2000)	53	32 岁(15～58 岁)	33 个月(26～63 个月)	8%复发；38 名运动员中的 34 名重新恢复了期望的运动水平
Kim 等(2002)	59	—	39 个月	10%复发；与切开手术组的结果相似
Barber 等(2003)	57	—	24 个月	7%复发

续表

作者(年份)	肩关节数目	平均患者年龄(范围)	平均随访时间(范围)	结果
Kim 等(2003)	167	25 岁	44 个月	4%复发;肩盂骨缺损>30%者复发率较高;91%恢复到伤前的运动水平
Fabbriciani 等(2004)	30		24 个月	前瞻性随机研究;两组中都没有复发;两组唯一的区别是关节镜组的肩关节活动范围更大
Ide 等(2004)	55	<25 岁	42 个月(25～72 个月)	7%复发;接触性和非接触性运动员之间没有差别;68%过头运动员重返运动场
Mazzocca 等(2005)	18	<20 岁	37 个月(24～66 个月)	撞击性运动员中 11%复发;接触性运动员中 0%复发

五、手术方法

(一) 体位和显露

该手术可以在全麻、局麻(肌间沟)或者混合麻醉下进行。笔者更倾向于选择混合麻醉,因为全身麻醉可以让患者在侧卧位时更舒服一些,而局部麻醉可以提供长效的术后镇痛。

在患者体位摆放前,进行麻醉下的系统检查,用以评价肩关节活动范围和不稳定情况。这两项要分别进行检查,根据上臂不同的外展和旋转角度,并且应在三个方向(前、后、下)进行盂肱平移的比较,能评价关节囊不同部分的松弛程度。

接下来,患者被放置到侧卧位,患侧向上,用颗粒塑形垫保持患者体位。身体所有的骨性突起部都要小心地用软枕垫好,要特别注意保护好臂丛神经和腓总神经。用一牵引架来固定患肢。市场上有几种这类牵引架可供选择,笔者更倾向于使用能同时进行轴向和侧向牵引的那一种(图 1-2)。侧向牵引可以牵开肱骨头,可以对前方关节囊盂唇复合体提供更好

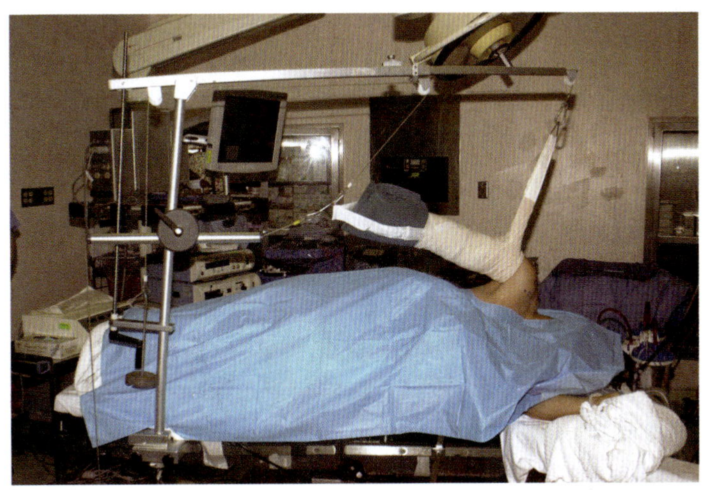

图 1-2　患者取侧卧位,牵引架同时提供轴向和侧向的肱骨头牵引

的视野,并且使工具、缝合锚和缝合线的穿梭更容易。上臂被维持在大约外展 70°、前屈 15° 和轻度内旋的位置。如果可能,推荐使用两台视频监视器,手术台两侧各放一台,这样在肩关节的两侧都可以进行操作而不需要转动监视器。

(二) 必需的器械、设备和内固定植入物

一套标准的肩关节镜设备(30°,4.0mm 关节镜)就足以完成这类手术,70°镜并非必需。关节镜灌注泵有助于维持关节囊扩张。一次性透明的螺纹式工作套管可用于安放缝合锚、过线和缝线的处理等。带有胶皮塞的工作套管会更好,它可以使液体外漏和外渗最小化。需要用关节镜下骨膜起子和骨锉来松解关节囊盂唇组织并做肩盂颈侧的骨面准备。金属和生物可吸收缝合锚钉都可以使用,但笔者偏爱使用带有 2 号不可吸收实心编织缝线的可吸收缝合锚钉。应该准备可以将缝线穿过盂唇和关节囊的各类过线器和抓线器,推结器和剪线器同样也是必需的。

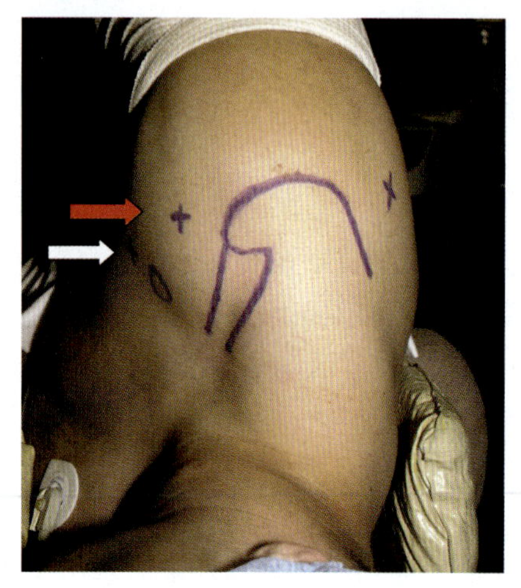

图 1-3 右肩关节的入路示意图,显示标准后入路、高位前上入路(红色箭头)和前下入路(白色箭头)。请注意两前入路间有足够的皮肤距离以避免过分拥挤

(三) 手术操作

首先在"软点"处建立一个标准的后方观察入路,"软点"的位置在肩峰后角的下方 2～3cm、内侧 1～2cm 处(图 1-3),通过该入路先对盂肱关节进行全面的关节镜下检查和评估。应仔细检查受损的前方关节囊盂唇复合体。同时也需要评价有无其他结构,如肩袖、上盂唇和骨性结构的合并损伤。经过肩袖间隙分别建立两个工作通道。这两个通道应分开放置,距离尽可能远,以避免工作套管相互干扰。

先使用由内到外的技术建立前上入路。将 Wissinger 交换棒在关节镜鞘管的指向引导下由二头肌腱上方穿出,再沿交换棒向关节腔内插入一枚直径 5mm 的工作套管。紧邻喙突的外下方使用由外到内的技术建立前下工作通道。将一枚腰穿针插入关节腔,确保其刚好在肩胛下肌肌腱上方(图 1-4)。这枚针的位置非常重要,必须使它能够以倾斜 45°角的方向达到肩盂的 5 点半处,以避免放置缝合锚用的钻孔导向器滑移。放有工作套管的两前方入路的镜下观察见图 1-5。

经后方入路的监视下,使用关节镜下骨膜起子沿肩盂颈松解前方的关节囊盂唇复合体,将其从瘢痕处游离下来(图 1-6A)。非常重要的是一定要完全松解,使之在无张力的状态下可以放置在盂唇边缘(图 1-6B)。接下来用镜下骨锉、打磨钻头或刨刀头处理肩盂前部,建立起供软组织愈合的骨床(图 1-6C)。

经前下入路植入第一枚缝合锚钉。将鱼口钻孔导向器放置在肩盂边缘的 5 点或 5 点半处。钻孔位置应在肩盂前缘并经过软骨面(图 1-7),这样可以使重新附着的关节囊盂唇复合体形成一嵴状突起,起到阻挡的效果。锚钉植入后要测试它的抗拔出强度,并检查缝线是否可以滑动。将准备穿过软组织的缝线支(通常是最下面的那一支)用抓线器从前上入路引出(图 1-8)。

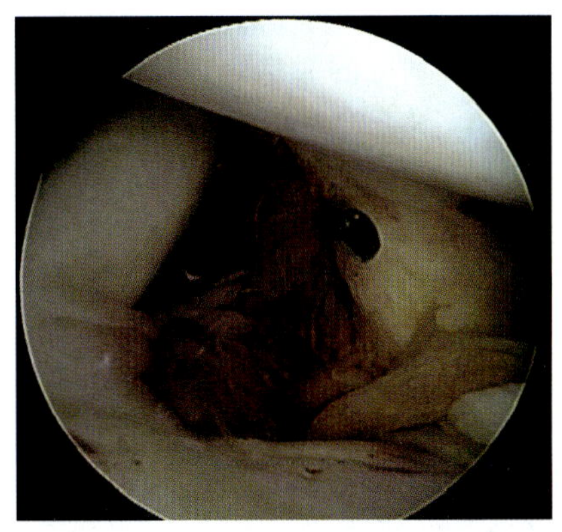

图1-4　右肩关节的后入路镜下观。请注意腰穿针的位置应放置在肩袖间隙内紧靠肩胛下肌肌腱上方，这是盂中入路的最佳位置

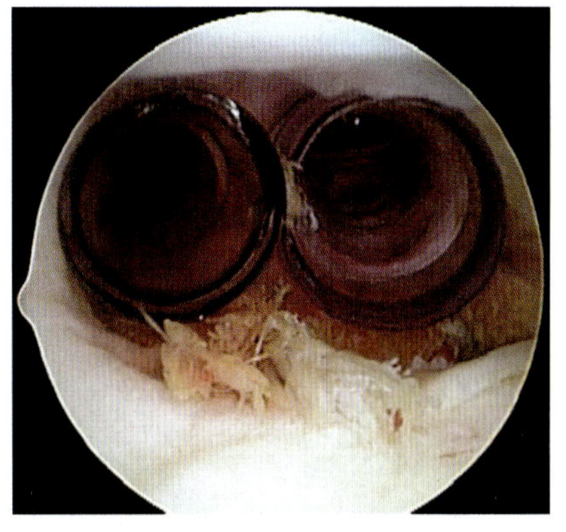

图1-5　侧卧位患者的右肩经后入路的镜下观显示前上入路（左）和前下入路（右）

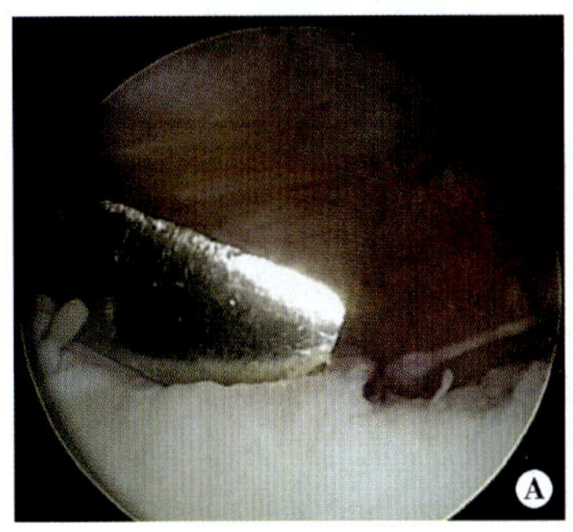

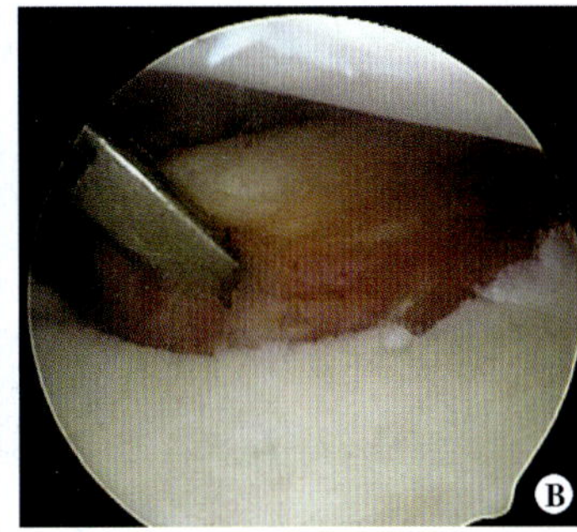

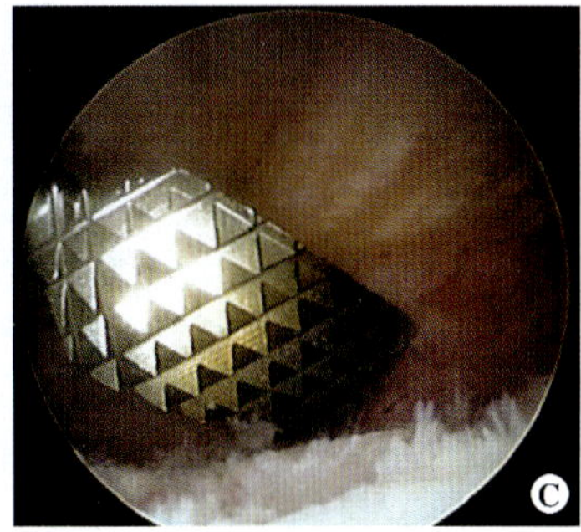

图1-6　A. 右肩关节经后入路的镜下观显示用骨膜起子将关节囊和盂唇自肩胛盂前方松解下来。B. 组织抓钳显示前方的关节囊和盂唇得以完全松解，松解后的组织应当很容易地在没有张力的情况下被拉到前方肩胛盂边缘。C. 骨锉用来打毛肩盂前方部分的骨皮质来准备骨床

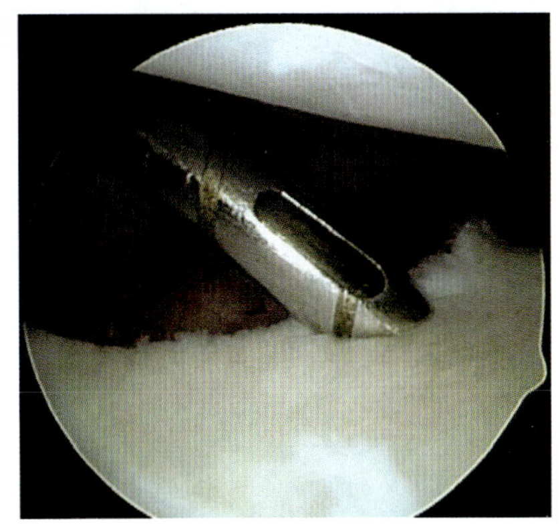

图1-7　经后入路右肩关节镜下观。电钻导向器被放置在肩盂前缘的5:30处附近。注意其与肩盂关节面的角度为45°，这样防止钻芯滑移

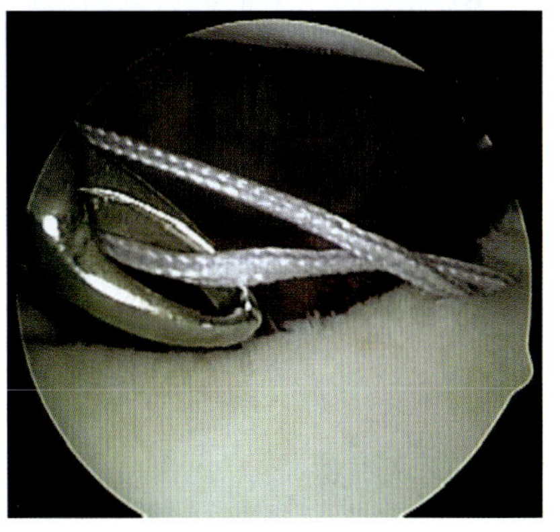

图1-8　经后入路右肩关节镜下观。请注意锚钉被放置在距肩盂关节面边缘2mm处。最下面的缝线支被当做后支，它被从前上入路拉出，并将被穿过关节囊盂唇组织

选择一恰当角度的过线器从前下入路进入关节腔，穿过锚钉下方的盂唇组织，这样可以对这些组织做向上提拉移位。如果想缝合得更紧一些，则可同时抓取少量关节囊与盂唇组织一并缝合。用抓线器将金属丝引线经前上入路拉出（图 1-9A），原来经前上入路拉出的缝线支在金属丝引线的带动下逆行穿过盂唇和关节囊组织（图 1-9B）。用抓线器或者推结器理顺两缝线支，辨别清楚哪一缝线支是穿过组织的，接下来打一镜下滑动结。推荐用一种防滑的滑动结，其后再用数个半结加固它。使用镜下剪线器靠近线结剪断缝线。同样的操作方法在 4 点钟附近植入第二枚锚钉（图 1-9C），在 3 点钟左右植入第三枚锚钉。接下来可以分别经后入路（图 1-9D）和前入路查看评估修复情况。

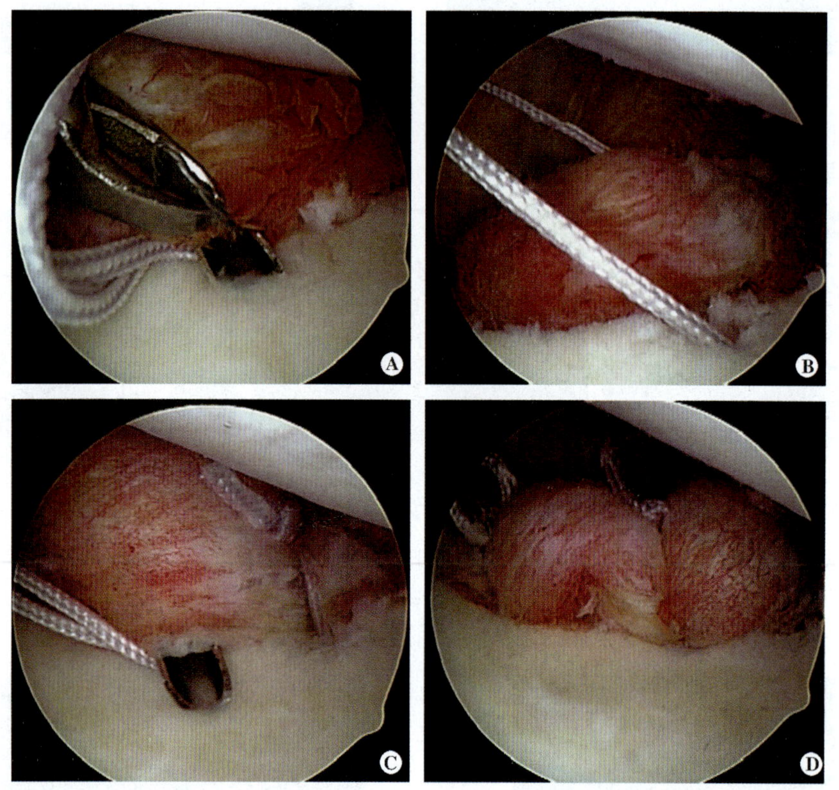

图 1-9 经后入路右肩关节镜下观

A. 过线器穿透缝合锚钉下方的关节囊和盂唇组织，以允许这些组织的提拉上移。金属丝引线经前上入路拉出，最下方的缝线支就被逆行穿过组织并经肩盂中入路拉出。B. 穿经组织的缝线被当做后支，打结前先用推结器沿后支向下推入，确保缝线间没有缠绕。C. 第一个镜下结完成，第二枚锚钉被植入，过线器穿透关节囊和盂唇组织，用和第一枚锚钉同样的方法将缝线穿过软组织。D. 使用 3 枚锚钉完成的修复，可以看到形成了明显的前方阻挡和垄嵴

（四）切口闭合

使用尼龙缝线缝合诸入路切口。

六、术后治疗

此种手术可以在门诊手术室完成，术后患者可以使用标准的上肢吊带固定患肢后出院。

术后第一周内应持续佩戴吊带，并指导患者进行肘关节、腕关节和手指的活动范围练习。术后 1 周左右拆除伤口缝线，并开始康复训练，开始时的练习包括钟摆运动、肩胛骨平面内的被动外展至 90°、上臂内收状态下的被动外旋至 30°，以及内旋至胸壁。6 周时摘除吊带，并开始做主动的活动范围练习。目标是在 3 个月时能够达到全范围的活动。肩袖肌肉和肩胛骨的稳定肌肉的肌力训练要到 3 个月时开始。手工劳作和接触性、碰撞性运动在术后 6 个月时方能允许。

七、避免失误和手术并发症

此种手术对术者的技术要求非常高，所以不能由关节镜初学者来完成。术者在试图做此手术前，应该对镜下的过线技术和打结技术非常熟练。精确的入路定位安置是至关重要的，前方的入路不能安置得太靠近，如果距离太近将会导致在肩关节前方器械操作非常困难。缝合锚钉需牢固地放置在肩盂边缘，偏内侧放置锚钉则不能重建出一个牢固结实的垄嵴。缝线的处理也非常重要，我们可以将缝线分支分别放置在不同的工作通道内以避免缝线的缠绕和扭转，另外每根缝线打结前必须检查确保没有和其他缝线缠结。使用肩关节牵引装置，因为这种固定装置可以对肱骨头起着侧向和轴向的牵引作用，可以使关节面的医源性损伤最小化。

近几年关节镜下肩关节稳定术的复发率已经接近于或等同于切开手术，常见的失败原因包括以下几种：①Bankart 损伤一开始就修复失败或者未行修复；②关节囊过度松弛；③肱骨头或者肩盂的大的骨缺损；④肩关节不稳定方向的诊断错误；⑤未识别出的 HAGL 病损。选择翻修手术方式之前必须准确判断出不稳定复发的真正病因是什么，因此需要仔细了解病史和体格检查，查看手术记录、关节镜下图片，术前进行恰当的 X 线检查、MRI 检查，如果怀疑有骨性病损时应行 CT 检查。

一旦确定失败的原因，可以选择适当的翻修手术方式。如果存在有复发或一直存在的 Bankart 病损，那么可以行 Bankart 翻修手术(切开或镜下)。如果怀疑是关节囊过度松弛所致，那么可以行关节囊紧缩术(切开或镜下)，也可以同时行肩袖间隙的关闭术(切开或镜下)。对于大的骨性缺损如果可能最好行切开手术，这样可以更好地紧缩关节囊并且可以进行植骨。喙突连同联合肌腱的移位术也可用来治疗大的肩盂缺损。

(赵立连 译)

参考文献

Bacilla P, Field LD, Savoie FH III: Arthroscopic Bankart repair in a high demand patient population. *Arthroscopy* 1997;13:51-60.

Barber FA, Snyder SJ, Abrams JS, Fanelli GC, Savoie FH III: Arthroscopic Bankart reconstruction with a bioabsorbable anchor. *J Shoulder Elbow Surg* 2003;12:535-538.

Fabbriciani C, Milano G, Demontis A, Fadda S, Ziranu F, Mulas PD: Arthroscopic versus open treatment of Bankart lesion of the shoulder: A prospective randomized study. *Arthroscopy* 2004;20:456-462.

Gartsman GM, Roddey TS, Hammerman SM: Arthroscopic treatment of anterior-inferior glenohumeral instability: Two to five-year follow-up. *J Bone Joint Surg Am* 2000;82:991-1003.

Hoffmann F, Reif G: Arthroscopic shoulder stabilization using Mitek anchors. *Knee Surg Sports Traumatol Arthrosc* 1995;3:50-54.

Ide J, Maeda S, Takagi K: Arthroscopic Bankart repair using suture anchors in athletes: Patient selection and postoperative sports activity. *Am J Sports Med* 2004;32:1899-1905.

Kim SH, Ha KI, Cho YB, Ryu BD, Oh I: Arthroscopic anterior stabilization of the shoulder: Two to six-year follow-up. *J Bone Joint Surg Am* 2003;85:1511-1518.

Kim SH, Ha KI, Kim SH: Bankart repair in traumatic anterior shoulder instability: Open versus arthroscopic technique. *Arthroscopy* 2002;18:755-763.

Koss S, Richmond JC, Woodward JS Jr: Two- to five-year follow-up of arthroscopic Bankart reconstruction using a suture anchor technique. *Am J Sports Med* 1997;25:809-812.

Mazzocca AD, Brown FM Jr, Carreira DS, Hayden J, Romeo AA: Arthroscopic anterior shoulder stabilization of collision and contact athletes. *Am J Sports Med* 2005;33:52-60.

Stein DA, Jazrawi L, Bartolozzi AR: Arthroscopic stabilization of anterior shoulder instability: A review of the literature. *Arthroscopy* 2002;18:912-924.

Wang C, Ghalamber N, Zarins B, Warner JJ: Arthroscopic versus open Bankart repair: Analysis of patient subjective outcome and cost. *Arthroscopy* 2005;21:1219-1222.

第 2 章　肩关节后方不稳定的关节镜下修复

Jeffrey S. Abrams,MD

一、适　应　证

过去人们一直认为肩关节后方不稳定比其他方向的不稳定相对少见。然而随着诊断水平的提高以及对运动员和其他一些喜好运动的患者进行的一些选择性治疗，人们已经对其转归有着越来越高的预见性。对有症状的患者进行关节镜检查可以辨认出多种软组织病损，这些病损可能源于单次大的创伤，也可能源于多次的微小创伤（过度使用）。正确选择患者并正确识别软组织病损，结合恰当的手术校正可以取得很好的治疗效果。

对好动的患者来讲，后方的半脱位可能是一种反复发生的问题。有过后方脱位或半脱位的患者会主诉前屈上臂时疼痛、无力和功能丧失等。虽然一些保守治疗，如锻炼、避免一些危险动作、改变运动方式等对一些患者会有所改善，但是那些无效的患者则需要通过手术来稳定肩关节。如果患者有肩盂和肱骨头的骨缺损，或者患者的肩胛盂极度后倾，会导致软组织修复有很高的失败风险，笔者建议行切开手术治疗。关节镜下手术现在已经成为一种流行技术，可以进行关节内的评估诊断，可以进行关节囊和盂唇的修补来限制关节的后方半脱位或脱位。

可根据患者是否有随意性或非随意性的始动因素，对复发性后方半脱位的患者进行分类。随意性半脱位者包括习惯性半脱位和那些可以使上肢处于体侧，依靠选择性的肌肉收缩来展示其肱骨头极度后移者。非随意性半脱位者包括上臂向前屈曲时出现半脱位者和那些做肱骨头后方的轴移试验时反复诱发疼痛的患者。有症状的后方半脱位的青少年患者中，很少有在创伤或过度使用后，发展成为症状性非随意性半脱位。根本区别不在于患者能否展示其半脱位，而在于非随意患者不能复位肱骨头而维持其脱位状态并导致了肩关节功能障碍。

后向半脱位可以有也可以没有外伤性病因。一种外伤性病因的例子就是运动员的肩关节受到一个直接暴力或者上臂向前屈曲时受到一暴力，例如足球或曲棍球运动员经常在肩关节屈曲时有推撑或阻挡性动作。非创伤性原因最常见的是锻炼或在其他活动中的过度使用。这些患者中许多有潜在性松弛症，由于重复运动和不对称的肌肉加强训练导致了功能障碍。如果这些患者原始症状发生于后方和下方也可归类于多向不稳定（MDI）。如不考虑其病因，症状性的非随意性半脱位患者非手术治疗失败时应考虑关节镜下的手术修补治疗。

后方肩关节脱位较半脱位少见，病因包括癫痫发作（酒后、癫痫症、电击等）和外伤。如果能够及早诊断并复位，则肱骨头前方关节面边缘的骨缺损可能不严重。如果患者在一段时间的制动后仍有症状，则应建议做关节镜下肩关节后方修补术（图 2-1）。如果脱位较长时间之后才得到复位，因其反向的 Hill-Sachs 病损导致了较多的关节软骨损伤，那么植骨或重建可能会对患者更有利。

有一种不十分明显的后方半脱位叫做隐匿性不稳定。患者上臂前屈 90°时有肩关节疼痛，患者察觉不到半脱位，也没有随着上肢位置的变化出现弹响或复位感。我们应对此类患者分别在坐位和仰卧位进行轴移试验检查(图 2-2)。在做后方的推移时，患者会感觉到肩关节后方的痛性弹响。这种不舒服与仰卧位举重、肩关节前屈挥拍的初始期，或者橄榄球运动时，以及阻拦雪橇时产生的疼痛类似。

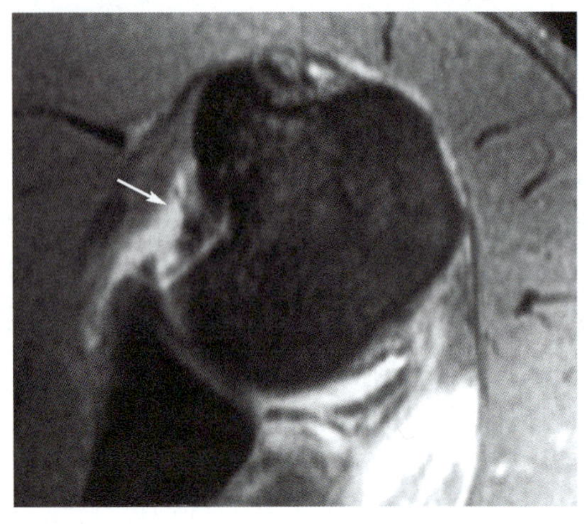

图 2-1 MRI 扫描显示患者肩关节后方脱位后，反向 Hill-Sachs 病损所致的中度肱骨头骨缺损(箭头所指)

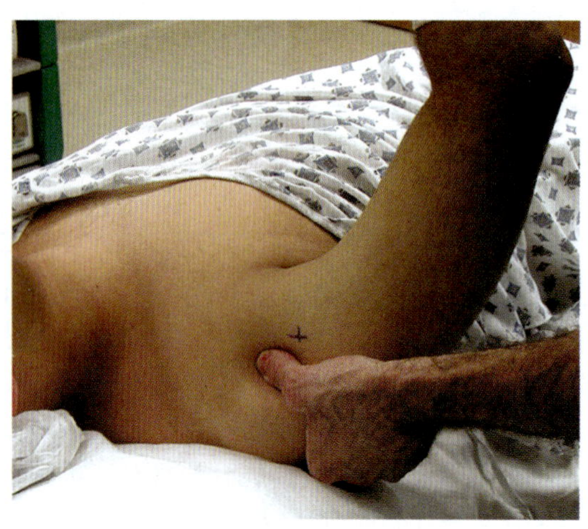

图 2-2 对一个痛性肩关节后方不稳的患者进行肩关节前屈下的轴移试验，诱发临床症状

修补失败的翻修术是镜下手术的另一适应证，但是术者必须对后方半脱位的诊断和治疗有丰富的经验。手术失败的原因可能是治疗不彻底、修补术方向错误和(或)使用的技术(如热疗)没有能够消除关节囊的松弛等。手术相关的并发症包括关节囊射频消融术失败、机械性并发症和不平衡的修补术。所以当考虑对一个失败的手术做翻修之前，完全地了解患者的原始症状和之前的治疗是非常必要的。

镜下肩关节后方稳定术的明确适应证包括:①经非手术治疗无效的非随意性后方半脱位，伴有疼痛和功能障碍者;②因为复位较早骨缺损不明显的复发性肩关节后向脱位，经保守治疗无改善者;③在查体时均能诱发症状出现隐匿性后方半脱位，经康复训练无改善者;④确实有后方不稳定症状的镜下手术失败者的翻修术。

二、禁 忌 证

由于患者的选择至关重要，有几种类型的患者不应考虑镜下修补术。需要特别强调的是那些随意性半脱位的患者，他们不仅能展示其半脱位，而且主诉仅在半脱位和复位时稍有不适。随意性半脱位患者可以通过选择性的肌肉收缩来减少关节的张力或使之松弛，从而使关节半脱位。对于习惯性或随意性半脱位的患者来说，来自教练或父母的注意往往是其始动因素。对这类患者主要依靠非手术治疗方法，有时心理咨询也是必要的。从理疗角度，着重对选择性的肩袖肌肉和肩胛骨稳定肌肉的加强训练可以提高疗效。

肩胛盂的极度后倾可以导致软组织修补的失败。对该类复发性半脱位的患者行后关节囊的紧缩术可能仅有暂时效果，最好的方法是切开行肩盂的楔形截骨植骨术。

继发于后方脱位的后方不稳定患者的骨丢失通常累及肱骨头前缘、小结节内侧。复位过晚可能会增加关节面的丢失，从而使肩关节不稳定更易复发。对于这种反向的Hill-Sachs病损的手术治疗方法主要有植骨术、肩胛下肌移位术或者二者相结合，即将小结节移位到骨缺损处。与肩关节的前方不稳定不同，肩盂后缘的缺损并不常见。现代技术的发展使得这些操作都可能在镜下完成，但是大多数医生在做植骨和肌腱移位术时都宁愿采用切开手术的方式。

三、其他治疗方法

除关节镜下修复外，其他的治疗方法包括切开手术的软组织和骨组织修复术，另外也包括假体置换或表面置换术。对于第一次手术修补时软组织条件不好的患者最好行软组织移植来加强关节囊的修复。对于肱骨头或肩胛盂的结构性缺损需要进行校正，以减少手术的失败率。只有当肱骨头的骨缺损程度达到 25%～40%时，方可考虑骨移植或关节置换手术。

切开关节囊移位紧缩术可以采用肌腱劈开的方法，也可以采用肩袖切断的方法。肌腱劈开的入路是沿冈下肌腱纤维的方向将肌腱劈开，游离关节囊后重叠缝合以使后下方的囊袋变小。而冈下肌腱切断的方法与反向的 Putti-Platt 技术类似，上肢内旋切断肌腱，外旋上臂将关节囊的外侧部分缝合在盂唇上，再将冈下肌缝合覆盖其上作为第二层。

四、结　　果

镜下肩关节后方修补术可以获得非常好的肩关节稳定性，用这种切开的方法来修补是非常困难的。在早期的镜下修补中，使用很多缝线和大头钉做关节囊的移位来重建盂唇的剥离；而现在镜下修补的重点是关节囊皱缩术和盂唇的缝合锚修补术。对关节囊的撕裂和肱骨头侧关节囊的撕脱，可以将缝合锚放置在肱骨头近关节的边缘处来缝合修补。关节囊的横行裂口可以使用边对边缝合的方法将其关闭。这些撕裂简称 RHAGL(反向盂肱韧带的肱骨头侧撕裂)。从早期的一些对轻微骨畸形病例的镜下修复术以及对交锁性的后脱位处理的报告来看，复发率很低，鲜有并发症出现，并且能明确多种关节内病变，有利于诊断。

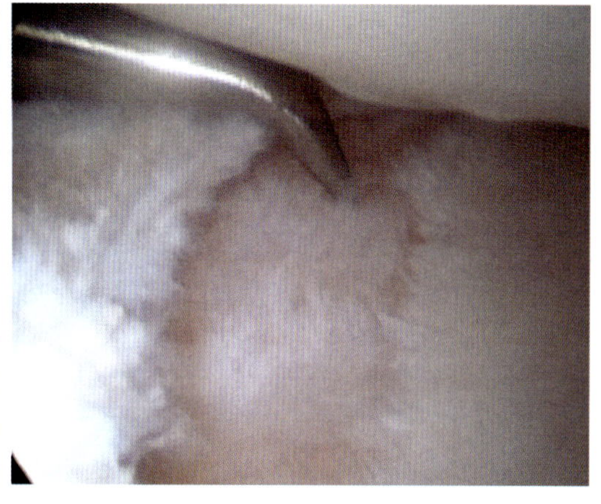

图 2-3　反复后方半脱位患者的镜下观，可以看到后盂唇的撕裂和肩盂的后方关节软骨缺损

有少数患者虽然获得了很好的稳定性，但是仍会残留疼痛。在一组 48 例病例研究中，有 4 例患者术后持续疼痛，这 4 例患者中有 3 例在镜下修补术时发现有关节软骨的缺损(图2-3)。虽然术中用缝合锚将盂唇移位覆盖住了软骨缺损的部位，这些患者也获得

了很满意的关节稳定性，但在一些易诱发的位置仍会产生疼痛。第 4 例患者因二次翻修手术后仍有疼痛而接受了劳动补偿金。如果不考虑病因、术中所见、手术的类型（第一次或二次翻修），也不考虑患者的类型（过顶运动员或领取劳动补偿金人员），镜下后方修补术总的成功率在 88%以上，仅有 4%的患者再发不稳定（表 2-1）。

表 2-1 镜下肩关节后方修补的结果

作者（年份）	例数	平均随访时间（范围）	结果*
Wolf 和 Eakins（1998）	14	33 个月（24～45 个月）	伤后发病，没有多向不稳定，Jerk 试验阳性；86%的患者使用缝合锚进行了盂唇修补术；2 个患者进行了前方盂唇修补；93%的患者术后获得了稳定性，1 例复发；86%的患者效果满意；14%的患者不满意（疼痛、复发）
Antoniou 等（2000）	41	28 个月（12～69 个月）	用 0 号单股可吸收缝线行后方关节囊盂唇皱缩术；10 位有多向不稳定的患者中的 9 人行单纤维缝线肩袖间隙关闭术；78%的患者继发于创伤，22%的患者是肩关节多向不稳定；83%的患者有盂唇病变；46%的患者领受劳动补偿金；85%稳定；患者自觉稳定：68%没有劳动补偿金，46%有劳动补偿金；68%的患者有僵硬感；翻修手术患者：6 人重返工作，2 人稳定
Abrams（2003）	48	30 个月（24～108 个月）	缝合锚和关节囊皱缩术；26 例盂唇撕裂，13 例前方盂唇撕裂，4 例；SLAP 损伤，2 例 RHAGL 损伤；4%复发；4 例患者诉有疼痛，完全稳定；7 例领受劳动补偿金的患者中的 6 例恢复劳动；运动员重返运动场：总体 85%，100%接触性运动稳定，90%恢复投掷翻修手术：80%稳定
Kim 等（2003）	27	39 个月（24～85 个月）	缘于创伤，缝合锚修复；3 例患者有反向 Hill-Sachs 缺损；18 例盂唇剥脱；所有患者 Jerk 试验阳性；4%复发；功能恢复≥90%者：89%
Kim 等（2004）	31	51 个月（34～68 个月）	非外伤性，过度使用，多向不稳定盂唇病损（多向不稳定患者）；12 例患者有 Kim 损伤：不全盂唇剥脱软组织翻转，肩盂和盂唇；3%关节囊成形术；复发关闭肩袖间隙

* SLAP ＝ 上方盂唇及其前部和后部。

五、手术方法

（一）麻醉下检查

患者取仰卧位，患肩置于床缘外。行轴移试验使肱骨头居中，并检查确定肱骨头向前、后、下方的可移位情况。要特别注意有无过度的移位情况、可感知的弹响或摩擦音。同时要检查对侧肩关节，与患肩做对比。当准备行关节镜下修补术时，应该充分地了解和考虑其过度移位的方向和程度。

（二）体位与入路

尽管很多医生喜欢使用沙滩椅的体位行关节镜下手术修补，但笔者推荐使用侧卧位，这样可以更好地对前后方的结构进行观察和操作。用颗粒塑形垫和束带支持和固定患者，腿间和腋窝部用衬垫保护。躯干可以略向后方倾斜 10°，患臂取前屈 20°，外展 30°位。根据具体情况，对患肢施加 10 ～ 12lb（1lb = 0.454kg）的牵引力。无论患者采取何种体位，手术操作是否能达到后方关节囊和关节的前方（上方）部分对能否完成圆周式的修补至关重要。

先用硬膜针向关节腔内注水扩张，建立后方的观察入路。该入路位于肩峰后角的下方 2cm 处。插入关节镜后，在肩峰前下方经肩袖间隙建立一个前方入路通道。有时为了向肩盂后下部分置入缝合锚钉，需要建立一个附加的后方入路。这个入路位于工作通道的下外方（图 2-4）。通常使用硬膜针，采取由外到内的方法建立入路，保证能以合适的角度插入。使用小的皮肤刺破口，以仅允许缝合锚钉经皮植入即可。

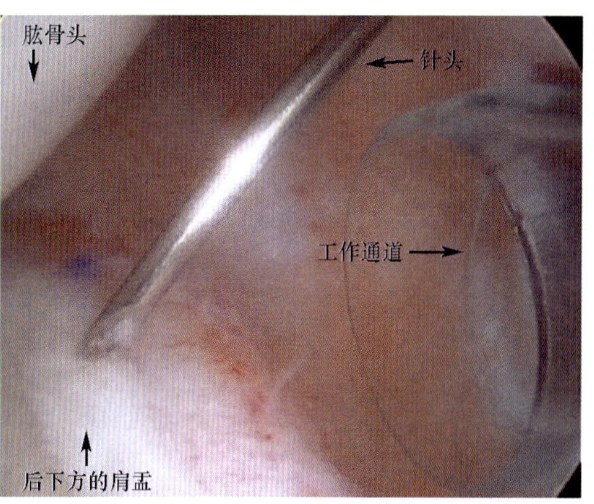

图 2-4　后入路的镜下观，建立一个大的后方工作通道，再用长针头定位缝合锚钉的植入入路

（三）必需的器械、设备和内固定植入物

为把软组织重新附着于骨组织上，需要带缝线的锚钉。可使用金属的、可吸收的，也可以使用塑料的。因为肩胛盂的骨质较硬，为将锚钉植入到合适的深度和位置，我们也需要攻丝开孔器和其他一些工具。

各种角度的缝合钩可以使缝线从不同的角度穿过关节囊。单股线和缝线穿梭器可以帮助编织线穿过组织。缝合线包括单股线、2 号编织线，如果使用锚钉则用加强的缝线。许多医生组合使用多种缝线来完成一个修补手术。笔者推荐使用带有可吸收加强缝线的 Bio Mini Revo　缝合锚（CONMED Linvatec，Largo，PL）。

（四）手术操作

1. 诊断性关节镜检　大多数手术患者后方关节囊有不同程度的扩大。那些创伤导致的不稳定通常合并有其他的病变，如盂唇撕裂和剥脱、关节囊撕裂和少见的关节囊自肱骨头侧撕裂（RHAGL）。Kim 病损是指轻微的盂唇撕裂下面掩盖着更严重的深部撕裂。症状性后下方移位的多向不稳定患者则往往有解剖上的变化，如肩袖间隙增宽、上方盂唇的损伤等。对于反复后方半脱位的患者，如果对前方结构施加牵引可能会导致前方盂唇撕裂或剥脱。

2. 后方关节囊皱缩术　关节镜经前入路放入，用磨钻头、磨锉或滑膜刨削刀（关闭负压）使后方的关节囊粗糙化。将一带弯的缝合钩经后方的工作通道放入关节内（左弯，右肩关节），并在 6 点处穿透全层关节囊，向上提拉缝合钩并将其再次穿过盂唇下方的关节囊（图 2-5）。可用单股线或穿梭器将编织缝线带出。缝线打结可以延宽盂唇并减小下方关节囊袋。沿着后方关节囊重复上述步骤，加强下盂肱韧带的后束。可用一个反方向的缝合钩修补工作套管上方的关节囊，并在退出工作通道后关闭孔道。

3. 缝合锚修补法　当盂唇有撕裂或不能由缝线很好地固定时，使用缝合锚钉修补更为妥当。如果有关节软骨的缺损，可以将盂唇内移覆盖缺损区，形成一软组织垫以减少与肱骨头的碰撞接触。

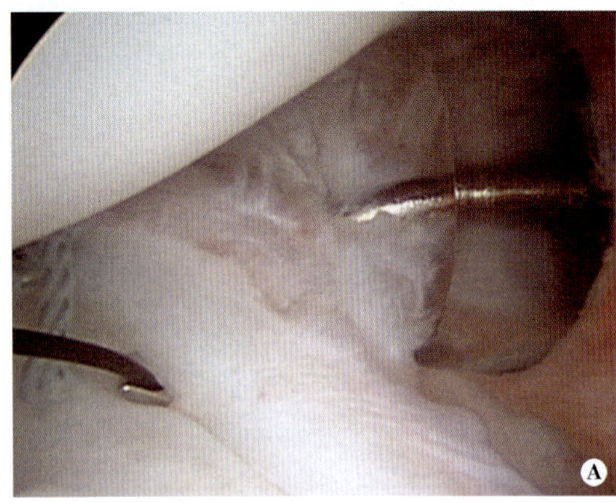

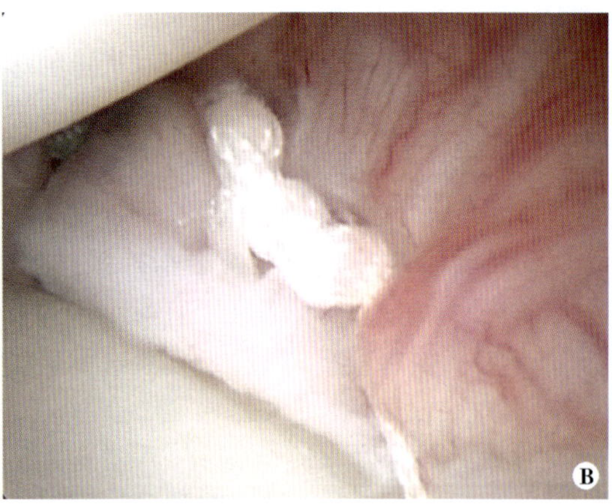

图 2-5 右肩关节的关节囊皱缩术镜下所见

A. 缝合钩被用于抓住下方的全层关节囊并向上提拉，再将其穿过完整盂唇的下方。B. 关节囊移位完成并从前入路的镜下所见，缝线穿梭器可将编织缝线带穿过软组织

关节镜放置在前入路内可以获得最佳视野，除了后方的工作通道外，还需建立一额外通道。在后方工作通道的远外侧方用硬膜针显示缝合锚进入的方向和角度，在皮肤上刺一小切口，用电钻做一缝合锚的导向孔，关节盂的边缘用磨锉准备以利于软组织的再附着。如果选用拧入式缝合锚，则先用攻丝器攻入至合适的深度。第一针是在 6 点处，行皱褶缝合来减小此处的关节囊袋。第一枚锚钉放置在病损盂唇的下缘处(图 2-6)。经工作套管插入一带弯度的缝合钩，先穿缝锚钉下方和远侧的全层关节囊组织，再将缝合钩的尖部穿过盂唇下方，放入缝线穿梭器，缝线的下支被引出、打结，并完成这一带关节囊皱缩术的盂唇修补术。由下往上重复上述步骤。盂唇完整的部位可以额外加行关节囊皱褶缝合。

4. 关节囊撕裂：RHAGL 修补　关节囊自肱骨头处的撕裂从前入路和后入路均可看到。手术修补过程中后上入路和前入路均可以作为观察入路。先以刨刀或小磨头准备肱骨头侧，可通过经皮穿刺的办法将缝合锚钉植入肱骨头内。使用缝合钩缝穿撕裂部并引出缝线，当缝线打结后，可以看到关节囊像升起的旗子一样连于肱骨头(图 2-7)。用缝合钩做边对边缝合打结，使之加强。

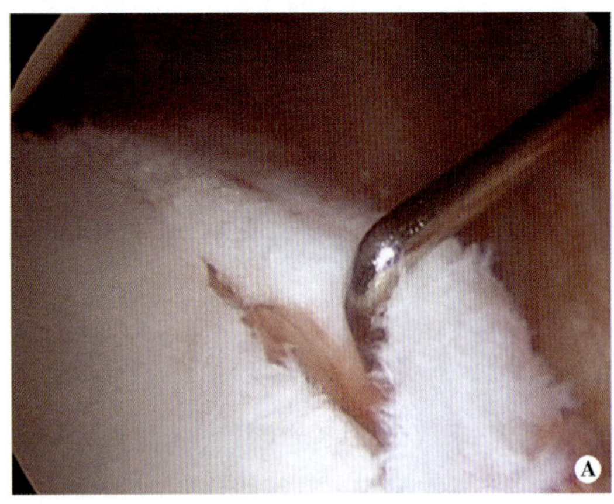

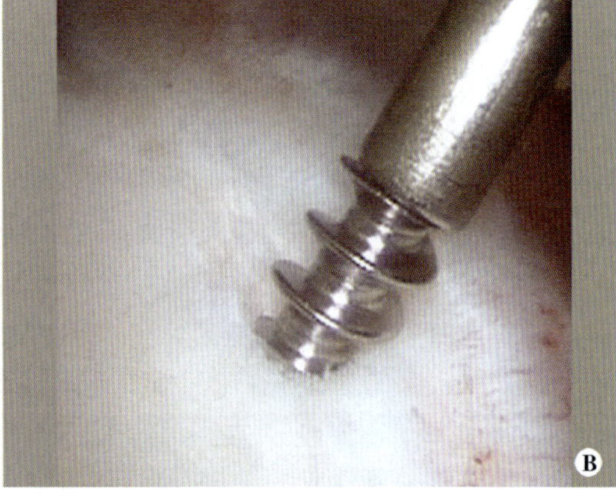

图 2-6 使用缝合锚修补后方盂唇的镜下观

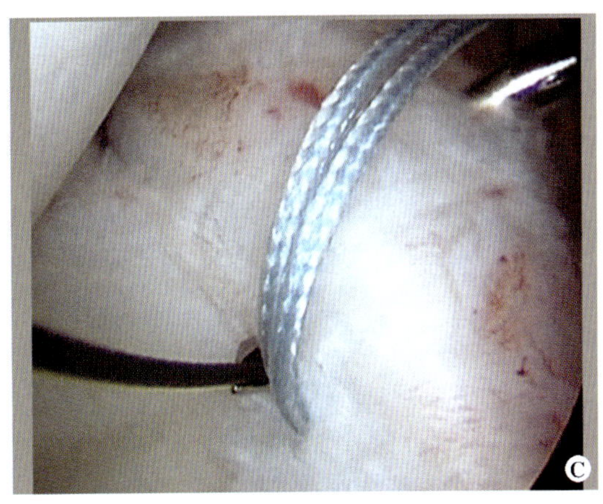

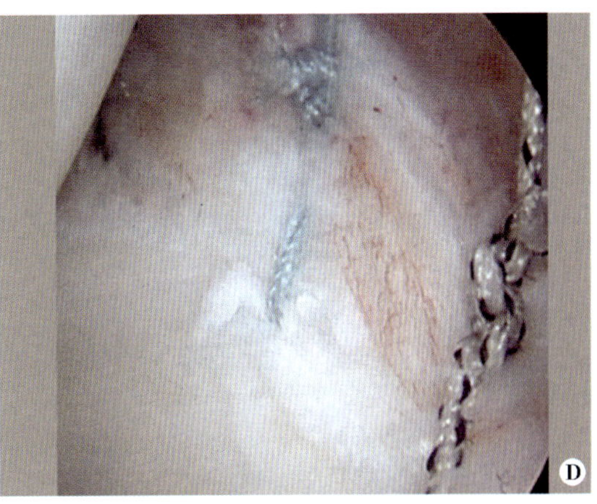

图 2-6 使用缝合锚修补后方盂唇的镜下观(续)

A. 在肩盂后缘观察撕裂的盂唇。B. 沿肩盂的后下边缘的盂唇撕裂下方打入一枚旋入式缝合锚(经允许引自 Abrams JS: Atrhroscopic repair of posterior instability and reverse humeral glenohumeral ligament avulsion lesions. *Orthop Clin North Am* 2003;34:475~483.)。C. 经缝合钩引入缝线穿梭器并穿过关节囊并修补盂唇。D. 使用缝合锚修补重建盂唇的同时行关节囊的提拉

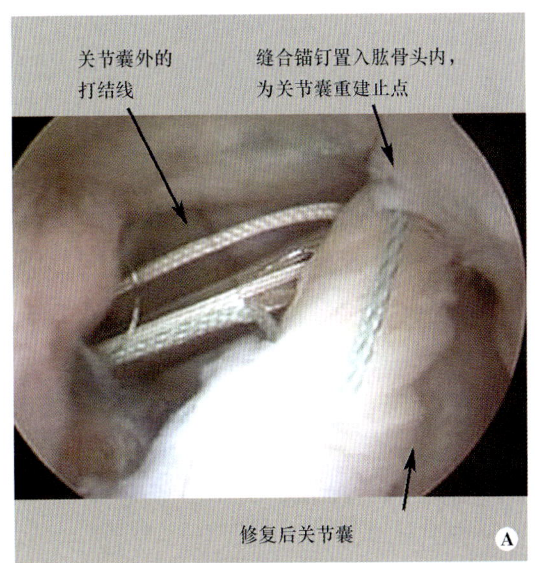

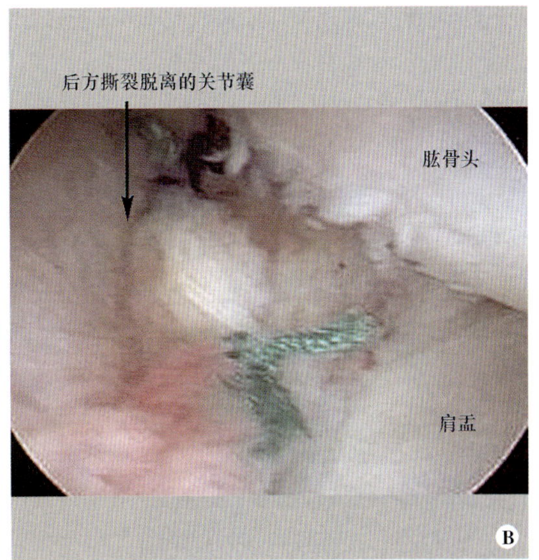

图 2-7 RHAGL 修补的镜下观

A. 一枚缝合锚植于肱骨头内,缝合钩抓回撕裂关节囊的上边缘。B. 关节囊的撕裂用额外的缝线关闭(经允许引自 Abrams JS: Atrhroscopic repair of posterior instability and reverse humeral glenohumeral ligament avulsion lesions. *Orthop Clin North Am* 2003;34:475~483.)

如果由于之前的修补导致组织缺损严重、关节囊热挛缩,或因为其他原因不能实现满意的加强缝合,则可以考虑用冈下肌腱加强。将一枚硬膜针穿过肩袖和关节囊,沿针头放入一缝线穿线器,这样可以带出 2 号编织缝线。再在更高的位置穿入第二针,同样用缝线穿梭器带出另一支缝线,从而形成一褥式缝合(图 2-8)。接下来将关节镜放置在三角肌下间隙,在三角肌下找到缝线并在直视下打结,为关节囊的修补增加了厚度。后方的工作通道入口可

用缝合钩和可吸收缝线关闭，以使减少后方修补术后的潜在张力性破口。

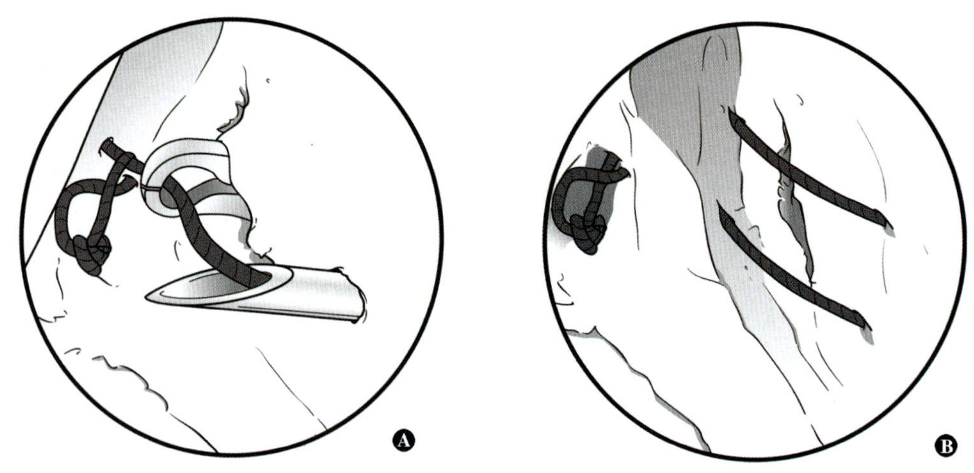

图 2-8　冈下肌腱加强术

A. 硬膜针穿经冈下肌。B. 关节囊做褥式缝合并在三角肌下滑囊内打结

5. 肩袖间隙和 SLAP 病损　有不少患者，不管是创伤性还是非创伤性的，可能会同时合并有肩袖间隙增宽和(或)SLAP 病损。SLAP 病损可以增加肱骨头向后和向下的移位，通常外旋可以减少向下方的移位。然而对于那些肩袖间隙增宽，并且有凹陷征，而且外旋时不能纠正肱骨头向下方移位的患者，应该考虑行肩袖间隙关闭术。

行肩袖间隙关闭术时，应将关节镜放置在后方的观察通道内。用带弯的缝合钩先缝穿盂肱中韧带的上缘，调整缝针方向至向上时，再缝穿过盂肱上韧带的基底部，将缝线打结，收紧固定内侧的韧带。再用一反向的缝合钩依次缝穿盂肱上韧带的全层、盂肱中韧带(图 2-9)，将引入的穿经盂肱上韧带、喙肱韧带和盂肱中韧带的缝线打结。重复上述步骤直至肩袖间隙减小或关闭。

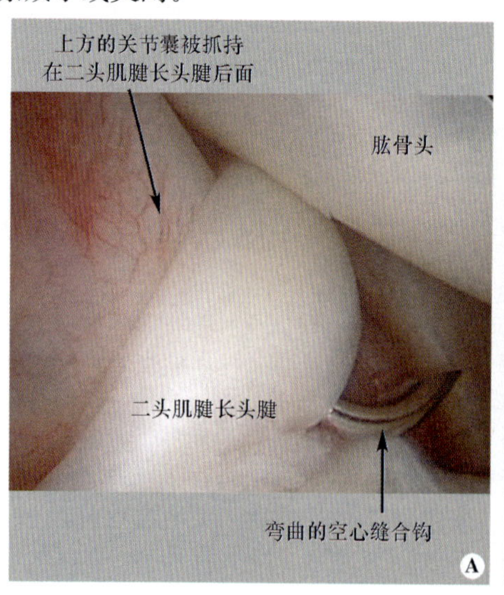

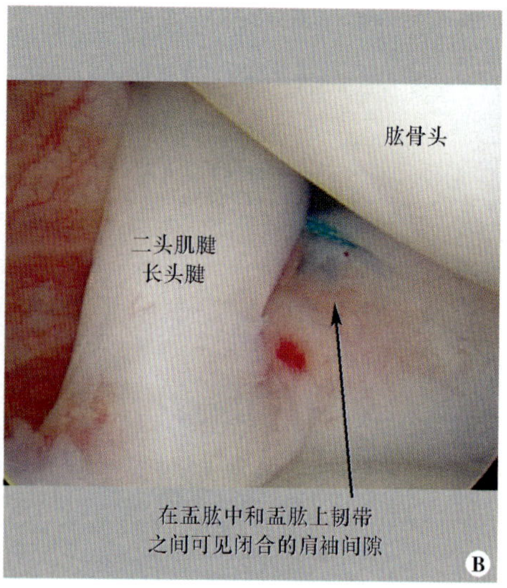

图 2-9　肩袖间隙关闭的镜下观

A. 用缝合钩缝合以减小盂肱上韧带和盂肱中韧带之间的间隙。B. 上盂肱韧带全层与喙肱韧带一起参与修补

如果发现有Ⅱ型 SLAP 病损或者前方盂唇的撕裂，则用缝合锚修补之。盂唇撕脱的修补恢复了稳定，会减少盂肱关节面间的移位。通常将盂唇修补后，肩袖间隙就无需再缝合了。

前方盂唇修补和肩袖间隙关闭术的另外一个原因就是防止那些关节囊松弛的患者术后出现喙突撞击症。这种情况下，对称性修补才能维持肱骨头居中的位置。

（五）切口闭合

各入路伤口用尼龙线单纯间断缝合，伤口部位注射局麻药。用非黏性敷料覆盖伤口来吸收关节镜的灌洗液，术后 2 天时去除。

六、术后处理

术后使用保护性吊带或夹板 6 周。患肢置于吊带内，用一小枕头维持一较小的内旋角度 4～6 周。如果使用了内固定物，术后复查肩盂的前后位 X 线片以确认内固定物的位置。在前四周内行被动外旋活动和辅助的主动运动训练。术后 1 周左右开始耸肩、肘关节屈伸和抓握练习。

4 周后，患者在康复医生的指导下行仰卧位下的被动前屈训练。随着活动度的增加，可以进行辅助下的主动前屈练习。训练时应特别注意控制肩胛骨的活动，并采取适当的体位。一旦仰卧位的活动范围接近正常，就开始坐立位和站立位的辅助下的主动前屈练习。

8～10 周后，方允许胸前的交叉活动，并开始外旋肌力的训练。在 10～12 周时开始进行稳定肩胛骨的肌力训练。12 周内避免向下牵引和用力的后推动作。术后 12～16 周可以开始专业性运动训练和间断性的投掷练习。患者可在术后 4 个月时参加非接触性运动，6 个月后可参加接触性或碰撞性运动。

非创伤源性的患者康复稍慢，对于非创伤源性的患者往往需要戴吊带 6 周。关节囊的牵张训练需缓慢进行，能否恢复接触性、碰撞性运动或过头的投掷类运动取决于稳定性，以及肌力和患者的耐受程度。

七、避免失误和手术并发症

避免并发症和失败的关键因素在于正确地选择患者，绝对不能选择随意性半脱位的患者。虽然丧失工作劳动能力的患者很难恢复，但是这并不是绝对禁忌，超过 75％的患者经过关节镜下的修补术可以恢复以前的劳动能力。接触性运动员和过头的投掷运动员经关节镜下手术的治疗也可取得很好的疗效。

对于那些影像学显示肱骨头骨缺损大于 25％或者肩盂极度后倾而要求很高的患者，在选择关节镜下手术时应慎重。这类患者可能更适合切开的稳定手术。非常有经验的关节镜医生可能对一些特定的功能要求较低的患者采用软组织修补来代偿骨缺损。

植入物的不当可导致早期的骨关节炎。缝合锚钉必须植入适当的深度，正确使用电钻、打孔器、攻丝器等可以保证锚钉植入合适的深度。如果缝合锚钉植入的深度不够，就必须取出来以免划伤肱骨头。

创伤性的半脱位患者常常合并有关节囊的撕裂或边缘的撕脱，我们需要用缝合锚钉将其修补回到肱骨头或肩胛盂，或用缝线缝合关节囊撕裂口。对于前、上盂唇的撕裂应能正确识别并进行修补。对这类患者肩袖间隙通常不需要进行关闭。肩袖间隙的皱缩术主要是针对那些关节囊极度松弛的患者，这些患者会表现为凹陷征阳性，这种凹陷征出现与否与外旋肩关节无关。

对于那些过度使用综合征或症状性多向性不稳定的患者，需要行关节囊袋关闭术、后方皱缩术和包括肩袖间隙在内的对称性修补术。缩小关节囊容积、肱骨头中心化、按部就班的康复训练可以提高手术的成功率。

一些患者术后虽然没有再发生半脱位但仍有疼痛，这种情况可能是因为关节软骨的缺损引起的，这在行关节镜检查时能看到。在终板上钻孔或把盂唇覆盖于缺损处，这在某种程度上有帮助。一些关节软骨损伤处理的新方法也可以作为一种选择。对于一些运动员和要求较高的患者来讲，疼痛可能有所减轻，但是不能完全消除。对于肩关节后方半脱位并且关节镜下发现各种合并损伤的患者，行关节镜下稳定和修补术，可以取得很好的效果。

（赵立连 译）

参考文献

Abrams JS: Arthroscopic repair of posterior instability and reverse humeral glenohumeral ligament avulsion injuries. *Orthop Clin North Am* 2003;34:475-483.

Abrams JS, Savoie FH III, Tauro JC, Bradley JP: Recent advances in the evaluation and treatment of shoulder instability: Anterior, posterior, and multidirectional. *Arthroscopy* 2002;18:1-13.

Antoniou J, Duckworth DT, Harryman DT II: Capsulolabral augmentation for the management of posteroinferior instability of the shoulder. *J Bone Joint Surg Am* 2000;82:1220-1230.

Hawkins RJ, Neer CS II, Pianta RM, et al: Locked posterior dislocation of the shoulder. *J Bone Joint Surg Am* 1987;69:9-18.

Kim SH, Ha KI, Park JH, et al: Arthroscopic posterior labral repair and capsule shift for traumatic unidirectional recurrent posterior subluxation of the shoulder. *J Bone Joint Surg Am* 2003;85:1479-1487.

Kim SH, Kim HK, Sun J II, et al: Arthroscopic capsulolabroplasty for posteroinferior multidirectional instability of the shoulder. *Am J Sports Med* 2004;32:594-607.

Mair SD, Zarzour RH, Speer KP: Posterior labral injury in contact athletes. *Am J Sports Med* 1998;26:753-758.

McIntyre LF, Caspari RB, Savoie FH III: The arthroscopic treatment of posterior shoulder instability: Two-year results of a multiple suture technique. *Arthroscopy* 1997;13:426-432.

Williams RJ III, Strickland S, Cohen M, et al: Arthroscopic repair for traumatic posterior shoulder instability. *Am J Sports Med* 2003;31:203-209.

Wolf EM, Eakins LL: Arthroscopic capsular plication for posterior shoulder instability. *Arthroscopy* 1998;14:153-163.

第3章 肩关节不稳定的治疗——关节镜下肩袖间隙修复和关节囊皱缩术

John E. Conway,MD

一、适 应 证

在盂肱关节不稳定的镜下治疗过程中，肩袖间隙(RI)的手术可以单独进行也可以和镜下稳定术一起进行。然而，肩袖间隙如何影响肩关节的稳定性，什么样的临床表现和镜下发现是肩袖间隙手术的适应证，以及采用何种方法来修补肩袖间隙，仍存在很大的争议。肩袖间隙修补的目标包括：关闭上方的关节囊以恢复关节囊内的负压，恢复喙肱韧带(CHL)或盂肱上韧带(SGHL)的功能长度(单独或一起)，上提盂肱中韧带和盂肱下韧带，限制外旋和过度旋转。预期的目标不同，所使用的修补方法亦不同。

可疑肩袖间隙损伤的患者可被分为五大类。

第一类包括不稳定症状，并且不稳定的根本原因被认为是缘于肩袖间隙部位关节囊变薄，或者是局部关节囊的缺损。对于这类患者，单纯的关节囊垂直方向的皱缩术可能就足够了。缝线越靠内，则喙肱韧带的紧缩作用越强，外旋丧失角度就越大。

第二类患者包括那些过肩投掷类运动员，这些人被认为有CHL变薄和过度旋转所导致的隐匿性前方不稳定。这些患者适宜行垂直皱缩术，但是缝线必须在投掷位收紧打结，以保证内侧的缝线不至于过度限制外旋。这些患者在麻醉状态下检查时往往会发现肱骨头有非对称性的向前方移动，以及前下盂唇的扁平化、裂隙或凹陷等改变，这些现象均意味着轻微的不稳定和外旋的增加是盂肱下韧带变薄的结果，主张先行前下关节囊的皱缩术。如果前下关节囊皱缩后仍有明显的过度外旋存在，则应考虑行肩袖间隙的垂直皱缩缝合。

第三类患者包括前下方盂肱关节不稳定并有前下盂唇的撕裂(Bankart损伤)。如果盂唇撕裂向上方延伸累及SGHL的起点，那么用一枚缝合锚钉将SGHL重新附着于肩盂，并将其作为Bankart修补的向上延伸就足够了。如果Bankart损伤没有向上累及SGHL，则先修补Bankart损伤，修补后对肱骨头向下方移位的程度应再行重新评价。如果仍存在不对称的凹陷征，那么应行水平的SGHL修补。

第四类患者的特点是有后方盂唇的撕裂损伤(后方的Bankart损伤)，这类患者可被分为两亚类组：4A和4B组。4A组包括碰撞运动员、举重运动员以及一些创伤患者，这些患者都有后下方的盂肱关节不稳定，当肱骨头向后方脱位时跨越后方盂唇，从而造成后方的Bankart损伤。这组患者需要使用缝合锚钉修补后方的盂唇，只有存在非对称性凹陷征时才考虑处理肩袖间隙。垂直肩袖间隙皱缩术和水平方向SGHL修补可能同样有效。4B组包括那些投掷类运动员，这些人后方盂唇的撕裂应是在投掷过程中过度的偏心性负荷和关节囊-盂唇牵拉所导致。只有在后方盂唇修补或清创后仍存在肩关节的过度外旋时，才考虑行肩袖间隙的垂直皱缩术。

最后一类患者包括那些有多向不稳定(MDI)而没有盂唇撕裂伤的患者。基于其原发不稳定的方向，需要行前方、后方或全关节囊修补的同时，建议同时行肩袖间隙的修补术。这组患者中盂肱中韧带的解剖变异的不同会影响治疗的选择。对于前方不稳定和多向不稳定的患者，需要用皱缩缝线将盂肱中韧带的上缘上拉至肩袖间隙的上缘。对主要是后向不稳定的患者来说，单纯行肩袖间隙皱缩术而不上提盂肱中韧带更为合适。

二、禁　忌　证

对肩袖间隙的关闭术来说没有绝对的禁忌证，但是肩袖间隙修补或皱缩术的相对禁忌证可大致分为三类：①外展肩关节时肱骨头没有进一步向下方移位的患者；②肩关节不管是内收还是外展时，外旋角度没有进一步增加的患者；③不能接受术后盂肱关节外旋角度丢失的患者。在肩关节外展小于45°时，喙肱韧带(CHL)和SGHL一起限制着肱骨头向下移位，是主要的静态限制装置。如果肩关节外展0度时肱骨头没有进一步向下方移位，就说明这两个主要稳定结构是完整的，这种情况下不应行肩袖间隙关闭术。不论上肢位于体侧还是位于过肩的投掷位置，CHL也是外旋的一个静态限制装置。如果上肢在这两个位置，外旋没有相对增大，说明CHL可能是完整的，也不宜行肩袖间隙关闭术。最后，对于过肩类运动员，如投掷、游泳、排球和网球运动员，不能忍受外旋的丧失，所以对他们而言，术后稍松弛比过紧要好。

三、其他治疗方法

对怀疑有肩袖间隙损伤的患者，保守治疗也是一种合理的选择。然而对第三类和4A类患者，理疗的效果很差。康复训练的计划应侧重于肩胛骨和肩袖肌肉的平衡、节律和耐久性。切开肩袖间隙关闭和皱缩术也是治疗的另外一种可选方式。切开手术包括经三角肌劈开入路的微切口方法，或经损伤更小的三角-胸大肌间隙入路。这两种入路因为有喙突的阻挡，对肩袖间隙内侧的观察均受限，而经三角肌劈开入路则因为肩峰的阻挡而视野受限。肩袖间隙缺损的直接关闭和从下到上的皱缩技术前面均已具体阐述。

关节囊的热皱缩技术曾被用做修补和(或)紧缩肩袖间隙的关节囊和韧带结构。然而最近的解剖生物力学研究显示，虽然肩袖间隙的热皱缩技术可以减少盂肱关节的向下移位，但是使用缝线关闭间隙的方法更为有效。考虑到热能对关节囊组织的短期-长期效应，许多医生都放弃了此种方法。

四、结　　果

数种切开或闭合的肩袖间隙修补术被用于肩关节不稳定手术中，不管它是被单独使用、选择性使用或者常规使用，结果报道均优良。然而，至今没有一项研究直接将肩关节不稳定患者根据有无肩袖间隙修补做对照研究，并显示出是否做肩袖间隙修补，其结果是相似的(表3-1)。

表 3-1　关节镜下肩袖间隙修补或紧缩术的结果

作者(年份)	肩关节数目	术前情况	手术方法	平均随访时间(范围)	结果
Field 等(1995)	15	前下方半脱位	切开 RI 关闭术	40 个月(26～60 个月)	10 优秀，5 优良，87%恢复症状前的活动
Gartsman 等(2000)	53	前下方不稳定	镜下修补，必要时肩袖间隙修补(26%)	33 个月(26～63 个月)	ASES 评分从 45.5 提高到 91.7 分；UCLA 评分从 17.6 提高到 32 分；89%达到了预期的运动水平，肩关节外展 90°时的平均外旋度数为 88°；术前的活动范围未知
Stokes 等(2003)	662	创伤性前方不稳	镜下修补，必要时行肩袖间隙皱缩术	最少 24 个月(24～84 个月)	术后平均 Bankart 评分为 93 分(范围，50～100)；5%再发不稳定，肩关节外展 90°时的平均外旋度数为 110°

五、手术方法

(一) 体位和显露

下面介绍的间隙修补的方法与使用半坐位同样有效。但笔者推荐 30°后倾的侧卧位，而将 Trendelenburg 手术床反向倾斜 20°，这种位置在处理各种肩关节情况时会更容易。将肩关节牵引装置连于床尾，对患肢施加 5～15lb 的 Buck 牵引力。缝线打结时将牵引力减小到 5lb。

建立一个标准的后观察入路，用以观察 RI，另外建立一前或后工作通道用以相关的操作。当计划行 SGHL 的水平皱缩术时，需要先定位并建立一个前上工作通道，使工作套管穿过肩袖间隙上外侧的关节囊，并指向肩盂的前上缘。

下面将描述两种处理肩袖间隙损伤的方法。第一种是肩袖间隙关节囊的垂直皱缩术，可以适用于所有的五类患者；第二种方法是 SGHL 的水平皱缩术，主要是针对第三类和第四类患者。

(二) 必需的器械、设备和内固定植入物

使用本章描述的方法，手术仅需要：一支标准的 4.5mm 的 30°关节镜、刨刀、18 号硬膜针和一枚套索缝线过线器，即可以完成 RI 的关闭术。

(三) 手术操作

1. 垂直肩袖间隙关节囊皱缩术　垂直肩袖间隙关节囊皱缩术应可以达到关闭肩袖间隙缺损，以及紧张肩袖间隙关节囊、盂肱上韧带和喙肱韧带的目的。需要特别强调的是，缝线放置得越靠内侧，喙肱韧带越紧张，因而会丢失更大的外旋角度。

完成关节内的所有其他操作后，先用刨刀(关闭吸引)磨削肩袖间隙的关节囊做修补前的准备。再把关节镜放到肩峰下间隙内，清理肩峰下和喙突下滑囊组织，以利于观察肩袖间隙的滑囊面，缝线植入位置和打结缝线。注意在清创操作过程中不能切除肩袖间隙处的关

节囊，因为保留足够的组织对修补非常重要。接下来再把关节镜经后入路放回盂肱关节腔。

用一 18 号硬膜针在肩峰前外侧角的前方 3cm 处刺入皮肤，并使其指向肩袖间隙下缘的外侧(图 3-1A)。在肩峰前侧做一小切口，将一 90°套索缝线过线器经此切口引入并穿过肩袖间隙上缘的外侧部(图 3-1B)。将过线器内的金属丝环推出尖部约 1cm。接下来将硬膜针穿过金属丝环，再将一根 2 号单股可吸收缝线或 2 号不可吸收的编织缝线经硬膜针送入关节腔。将硬膜针后退一些，使金属丝环能够抓取该缝线。再将金属丝环拉回带出缝线，退出过线器，将缝线跨过肩袖间隙，经肩峰下滑囊拉出皮肤。如果必要，在更内侧的地方用同样方法植入更多的缝线(图 3-1C、D)。再将关节镜返回到肩峰下间隙，在这里将缝线分组并打结(图 3-1E)。对于非投掷类运动员，打结时应将肩关节置于外旋 30°～40°的位置。对于投掷类运动员，打结时应将肩关节置于外展和外旋 60°～70°的位置。

2. 水平 SGHL 皱缩术　盂肱上韧带水平皱缩术应能收紧盂肱上韧带、减小肩袖间隙处关节囊的体积，但对喙肱韧带的长度影响很小。完成关节内的其他所有操作后，如前所述磨削肩袖间隙的关节囊和盂肱上韧带。先用软组织抓钳确定盂肱上韧带，接下来确定关节囊的皱缩量(图 3-2A、B)。将一直径 8mm 工作套管置于肩袖间隙的上外侧角处，将套索过线器经工作套管引入。对一些肩袖间隙较窄的患者，使用工作套管困难可将过线器直接经软组织引入。先将套索过线器的尖端穿过盂肱上韧带的中外侧部，将其再穿经韧带的内侧半部(图 3-2C)。将金属丝环向前推进至关节腔内，移除过线器，用一抓线器经前方工作通道抓取并拉出金属丝环。将一 2 号缝线放入环内，回拉金属丝环，将缝线经关节腔和盂肱上韧带带出工作套管(图 3-2D)。再将缝线按常规的方法在工作套管内打结(图 3-2E)。如有必要可以用同样方法植入更多缝线。这种方法适用于第三类和第四类患者。

3. 修补的评价　肩袖间隙的关闭术一旦完成，就应检查评估上臂位于体侧时肱骨头的下移程度，并分别检查上臂位于体侧和过头投掷位时的肩关节的可外旋角度。软组织的肿胀以及检查者对测试活动范围的极限所产生影响的顾虑，都会导致测试结果有偏差，但是术前检查存在的凹陷征应该会消失，并且应保留与对侧肩关节相同的外旋范围。

4. 伤口关闭　用尼龙缝线单纯缝合法关闭伤口。用敷料覆盖以吸收从入路处渗出的液体，并根据手术需要选择适当的制动方式固定肩关节。

六、术后处理

根据患者的具体情况和其他的手术操作，术后用外旋吊带或外展枕制动患肩 2～6 周。术后 3 周内应绝对避免被动的盂肱关节的向下牵引和超过中立位的外旋。术后 2～4 周开始躯干、肩胛骨和肩关节的稳定性练习(外展角度 45°以内)。

6 周后，着重进行恢复对称性的盂肱关节活动的康复训练。在笔者医院，我们强调先恢复三个平面内的活动：①真正的盂肱关节外展(患者坐立，对肩胛骨施加一下压力，上臂在肩胛骨平面内外展)；②上臂在体侧的外旋练习(外旋范围不能超过对侧肩关节)；③肱骨外展 90°位的内旋练习(对非投掷运动员尽量达到与对侧相同水平，而对投掷运动员而言，与对侧相差 20°以内即可)。

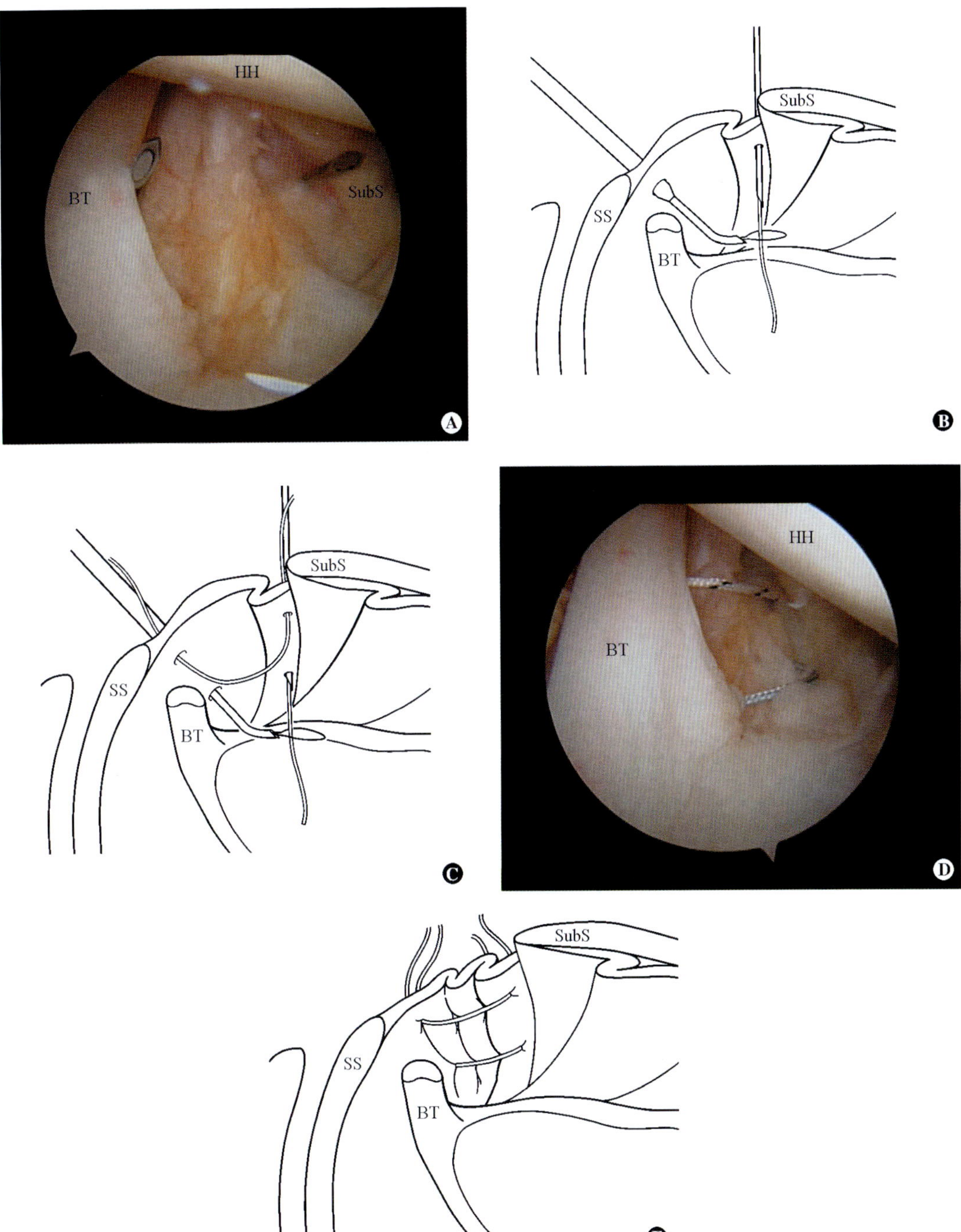

图 3-1　A. 镜下截图显示患者位于侧卧位，由后方入路观察右肩关节的肩袖间隙。2 枚 18 号针头定位缝线植入的适当位置。B. 一根缝线穿经硬膜针进入过线器的套索环内。C. 第二根缝线穿经硬膜针进入套索环内。D. 两个缝线被植入用做垂直肩袖间隙皱缩术。E. 示意图显示在准备好的肩峰下间隙内，将垂直肩袖间隙皱缩术的缝线打结。BT，二头肌长头腱；SS，冈上肌；SubS，肩胛下肌肌腱；HH，肱骨头

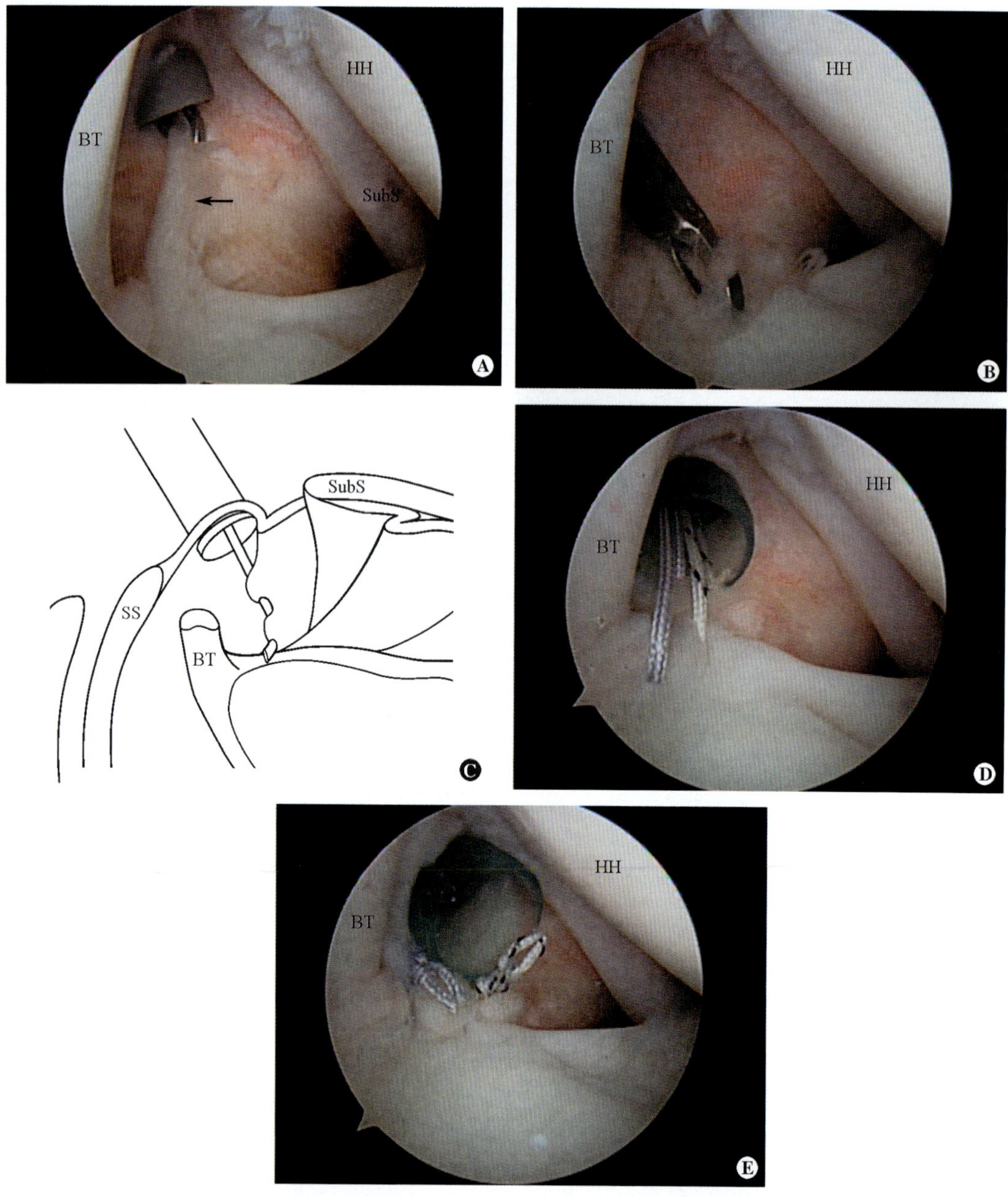

图 3-2 A. 镜下截图显示患者位于侧卧位，由后方入路观察右肩关节的肩袖间隙，将一枚工作套管放置在肩袖间隙的上外侧部，软组织抓钳确认盂肱上韧带（箭头所指）。B. 镜下截图显示使用水平 SGHL 皱缩术后，肩袖间隙容积和盂肱上韧带长度的变化。C. 绘图显示过线器分别穿过 SGHL 的中段和内侧段，过线器内的金属丝套环可以被推入到关节腔内，从而可以在不使套环退出缝合组织的情况下仅将过线器退出来。D. 镜下图示放置在肩袖间隙、用做水平盂肱上韧带皱缩术的两根缝线。E. 缝线通过工作套管打结，完成肩袖间隙的皱缩术。BT，肱二头肌腱；SS，冈上肌肌腱；SubS，肩胛下肌肌腱；HH，肱骨头

七、避免失误和手术并发症

在肩袖间隙关闭术中我们常常会遇到三种问题。第一就是决定肩袖间隙是否需要处理和如何处理。准确的临床诊断及清晰地理解肩袖间隙对盂肱关节稳定性和旋转的贡献，有助于决定哪些患者需要手术处理。第二就是在肩峰下间隙内寻找和缝线打结时，如何避免缝线的损坏或与相邻软组织的卡压。这个问题的解决方法就是在植入缝线前切除肩峰下和喙突下滑膜。第三是因为喙肱韧带过紧所导致的不可接受的外旋丧失。减少这种风险的方法就是避免将缝线放置在肩袖间隙的内侧部分，并将肩关节置于外展外旋位打结。

（赵立连 译）

参考文献

Boardman ND, Debski RE, Warner JJ, et al: Tensile properties of the superior glenohumeral and coracohumeral ligaments. *J Shoulder Elbow Surg* 1996;5:249-254.

Burkart AC, Debski RE: Anatomy and function of the glenohumeral ligaments in anterior shoulder instability. *Clin Orthop Relat Res* 2002;400:32-39.

Debski RE, Sakane M, Wong EK, et al: In situ force distribution in the glenohumeral joint capsule during anterior posterior loading. *J Orthop Res* 1999;17:769-776.

Field LD, Warren RF, O'Brien SJ, et al: Isolated closure of rotator interval defects for shoulder instability. *Am J Sports Med* 1995;23:557-563.

Fitzpatrick MJ, Powell SE, Tibone JE, Warren RF: The anatomy, pathology, and definitive treatment of rotator interval lesions: Current concepts. *Arthroscopy* 2003;19:70-79.

Gartsman GM, Roddey TS, Hammerman SM: Arthroscopic treatment of anterior-inferior glenohumeral instability: Two- to five-year follow-up. *J Bone Joint Surg Am* 2000;82:991-1003.

Harryman DT, Sidles JA, Harris SL, Matsen FA: The role of the rotator interval capsule in passive motion and stability of the shoulder. *J Bone Joint Surg Am* 1992;74:53-66.

Itoi E, Berglund BS, Grabbowski JJ, Naggar L, Morrey BF, An K: Superior-inferior stability of the shoulder: Role of the coracohumeral ligament and the rotator interval capsule. *Mayo Clin Proc* 1998;73:508-515.

Kuhn JE, Bey MJ, Huston LJ, Blasier RB, Soslowsky LJ: Ligamentous restraints to external rotation of the humerus in the late cocking phase of throwing. *Am J Sports Med* 2000;28:200-205.

Stokes DA, Savoie FH III, Field LD, Ramsey JR: Arthroscopic repair of anterior glenohumeral instability and rotator interval lesions. *Orthop Clin North Am* 2003;34:529-538.

Tetro AM, Baue RG, Hollstien SB, Yamaguchi K: Arthroscopic release of the rotator interval and coracohumeral ligament: An anatomic study in cadavers. *Arthroscopy* 2002;18:145-150.

Wolf RS, Zheng N, Iero J, Weichel D: The effects of thermal capsulorrhaphy and rotator interval closure on multidirectional laxity in the glenohumeral joint: A cadaveric biomechanical study. *Arthroscopy* 2004;20:1044-1049.

第 4 章　肩关节多向不稳定的镜下关节囊紧缩术

M. Shaun Holt,MD　Felix H. Savoie III,MD

一、适　应　证

手术治疗肩关节多向不稳定适用于那些接受严格的物理治疗后症状依然存在的患者。此种物理治疗性训练首先着重于加强肩胛骨的稳定性,包括使用支具、贴扎和等长训练等。随后,训练逐渐转移到肩袖,首先试图纠正不正常的肌肉收缩节律,接着改善本体感受机制,最后恢复功能。受过良好教育并能顺应至少 6 个月的康复性训练、存在持续性疼痛和肩关节功能障碍的患者是手术治疗的人选。

应在术前确定不稳定的症状类型,遗憾的是,没有公认的分类体系可以遵循。患有肩关节多向不稳定的患者可能会在多个方向都存在不同程度的不稳定(前方、下方、后方),虽然通常只有一个方向的不稳定居于主导地位。肩关节可能在多个方向出现松弛现象,而仅在一个方向出现的是原发的症状性不稳定。例如,肩关节原发后向多向不稳定的患者,症状主要与肱骨头后移和(或)后向半脱位相关,但是也可能在肱骨头明显前移和下移时出现。这种前移和下移感觉起来范围很大,虽然它并不是症状的根源。有一点要牢记,松弛不一定意味着不稳定。无症状的正常的松弛通常不需要手术治疗。

与切开手术方式相比较,关节镜在治疗肩关节多向不稳定方面具有几方面的优势。在关节镜的放大作用下,使医生确定损伤和异常的诊断能力得以扩大,并允许对关节各个方位的异常或受损结构直接进行修补。从诊断方面看,关节镜提供了肩关节的整体图像,因此,医生可以很容易看到盂唇撕裂、关节囊撕裂、关节囊和肩袖间隙松弛。虽然医生常可以由病史及患者清醒或麻醉状态下的查体来确定肩关节不稳定的方向,但将关节镜放置于关节内,在直视下重复检查观察肩关节内的运动是十分有益的(图 4-1)。关节镜的其他优势还包括肌肉止点得以保留,对病变看得更清楚,并允许在直视下行解剖性修补,且切口小。因为该操作本身是微创的,通常术后患者疼痛较轻。

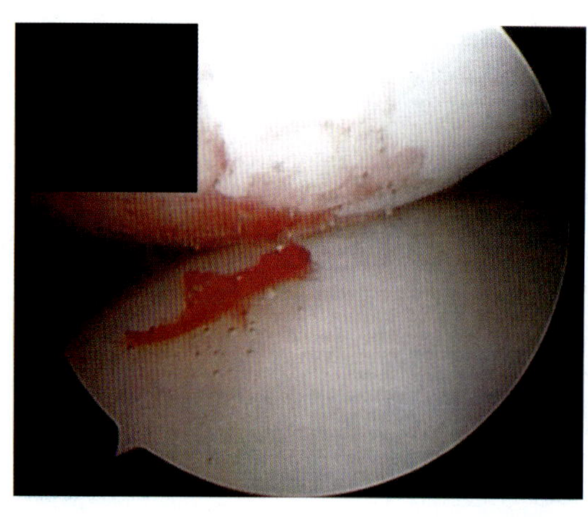

图 4-1　左肩关节镜下观显示肱骨头的前移

二、禁　忌　证

手术的禁忌证包括随意性脱位患者及患有结缔组织疾病的患者。有心理问题的随意性脱位患者由于有继发性获益的因素，通常在手术后会再次出现肩关节脱位，常常使任何手术都前功尽弃。

患有结缔组织疾病的患者也不适宜进行标准的关节囊移位术。Ehlers-Danlos 综合征就属于这种情况，它的表现为皮肤过度延展、关节活动度过大及脱位、骨骼皮肤脆性大、软组织钙化等。此种疾病不同的亚型有不同的成因，但是都在某种程度上与Ⅰ型和Ⅲ型前胶原蛋白异常有关。Ⅰ型和Ⅲ型前胶原蛋白异常，常导致愈合不良。异常组织手术移位导致情况迥异的愈合及各异的成功率。这些组织手术移位后可能会再发松弛和关节囊冗余的情况。对于这些患者，笔者建议采用异体组织进行加强修补。

三、其他治疗方法

非手术疗法是治疗肩关节多向不稳定的主要方法。针对肩袖和稳定肩胛肌肉的大强度物理治疗十分重要。患者必须进行至少 6 个月的训练，这样可以永久性获得新运动技巧及运动协调。如果非手术治疗失败，肩胛带肌肉收缩节律异常依旧存在，患者应决定停止这种使之更加恶化的训练抑或接受手术介入治疗。

切开手术治疗肩关节多向不稳定的方法阐述得很详细。标准方法采用肩关节前方入路，将肩胛下肌作为独立的一层从关节囊上分离下来。以外侧为基底部行横 T 型关节囊切开，继而将多余的下方关节囊以短裤套背心的方式向上平移，关闭肩袖间隙。之后，将肩胛下肌腱重新附着到小结节上。

如果关节囊组织质量不佳或存在结缔组织疾病，应考虑在关节囊紧缩术中使用异体移植物来加强。很多技术曾被描述过，这些都不是本章节讨论的范围。常规肌腱选择包括跟腱和半腱肌肌腱。如所描述的那样行切开关节囊移位术后，在平移后的关节囊表面拉紧异体移植组织，使用不可吸收缝合线将其固定到位。

四、结　　果

有系列报告表明关节镜下治疗肩关节多向不稳定取得了优良的结果(表 4-1)。在关节镜下治疗肩关节多向不稳定的第一个报告中，所有患者在术后 1～3 年的随访中都有所改善。在这些病例中，平均术后 Bankart 评分为 90，并且依据 Neer 评分标准，所有患者都取得了满意的分数。在随后的 24 例关节镜下行关节囊紧缩术治疗肩关节多向不稳定的报告中，依据 Neer 评分标准，术后 2 年随访时，有 5 名患者(21%)对结果不满意。在这些人中，一名患者身陷机动车事故的诉讼中，三名患者涉及工人劳动补偿案件。

在最近一组 25 例关节镜下行关节囊移位术治疗肩关节多向不稳定的报告显示，在平均 5 年的随访中 3 名患者有半脱位现象发生，但是没有复发性脱位。依据 Neer 评分标准，88%的患者报告手术结果满意。

表 4-1 关节镜治疗肩关节多向不稳定结果

作者(年份)	肩关节数目	手术方式	平均随访时间	结果
Gartsman 等(2001)	47	关节镜下皱襞折叠缝合术	35 个月	据 UCLA 评分,94%结果良好至极好
Lyons 等(2001)	27	激光辅助关节囊热挛缩术	2 年	据 Neer-Foster 评分,95%成功
Treacy 和 Savoie (1999)	25	关节镜下皱襞折叠缝合术	5 年	据 Neer-Foster 评分,88%成功
Mclntyre 等(1997)	19	关节镜下皱襞折叠缝合术	32 个月	93%的运动员恢复到受伤前的运动水平
Wichman 和 Synder(1997)	24	关节镜下皱襞折叠缝合术	2 年	据 UCLA 评分,79%取得满意结果
Duncan 和 Savoie (1993)	10	关节镜皱襞折叠缝合术	1～3 年	据 Neer-Foster 评分,90%的患者肩关节稳定

一份 47 例关节镜下行关节囊折叠缝合术治疗肩关节多向不稳定的报告显示,在平均 35 个月的随访中,94%的患者报告手术结果良好至极好。此报告中有 85%的运动员恢复到他们原来的运动水平。

在另一份报告中,有 19 名患者接受了关节镜下关节囊紧缩术中,并对前方和后方关节囊使用了多种缝合技术。在 32 个月的随访中发现,仅一名患者(5%)出现复发性不稳定,再次行关节镜下稳定术取得成功。报告中 93%的运动员重新恢复到先前的运动水平。

五、手术方法

(一) 体位和显露

虽然既可将患者置于沙滩椅体位也可将患者置于侧卧位进行该手术,但是笔者更倾向选择侧卧位,因为这样可以更为容易地对下方关节囊进行操作。采用沙滩椅体位可能需要额外的下方入路以接近和转移关节囊。患者侧卧位时,给予患肢 5～10lb 重量的牵引。外展及前屈角度可因人而异,通常开始体位为外展 45°～60°及前屈 15°～20°一般都是可以接受的。在平移前方关节囊并关闭肩袖间隙时,应将手臂置于外旋 90°的位置,避免过度拉紧肩关节囊。过度拉紧会造成外旋角度的丧失。侧卧位更容易将患肢保持在此位置。

常规应用肌间沟臂丛阻滞麻醉作为术中及术后镇痛之用。肌间沟臂丛阻滞应由拥有丰富的局麻经验的麻醉师进行。为了避免不必要的并发症,该阻滞应在患者清醒状态下进行和(或)在 B 超引导下进行。

(二) 必需的器械、设备和内固定植入物

此手术通常使用一支标准的 4mm、30°镜,但是也应准备 70°镜。应准备半径为 3.5mm 和 4.5mm 全范围的硬刷状软组织刨削刀头,用于关节囊清创、获得新鲜创面,而不是较大部分切除。整套工作套管,是避免损伤周围组织必备的。器械用工作套管应该是透明的,当线结进入关节时医生可以看到缝线和线结,此外,套管应足够大,能允许所有器械出、入。在手

术开始前应装配好所有工具以备使用。

我们可以依靠重力也可以使用压力泵控制入水，既要尽量保持流速又要尽可能低压力，防止软组织的过度肿胀。需准备各种缝线，也应准备一些小直径的肩盂锚钉，如果遇到一些意外的盂唇撕裂或盂唇缺损等，可以用来进行修补。

最后，需要一些工具以便缝线穿过关节囊和盂唇。现在很多过线器在市面上有售，手术医生应在术前进行试用，确定自己喜好的器械。

（三）手术步骤

首先在盂肱关节水平建立标准的后方入路，开始镜下诊断。关节镜下诊断应分别对前方关节囊、下方关节囊或腋襞、后方关节囊、肩袖间隙和盂唇等几个区域进行评估。在某些肩关节多向不稳定的患者中，后方关节囊可能很薄，以至于可以看到冈下肌肌肉。应努力观察前方和后方关节囊在肱骨的附着处，以辨别关节囊的劈裂、穿孔或盂肱韧带的肱骨端撕脱伤（图 4-2）。

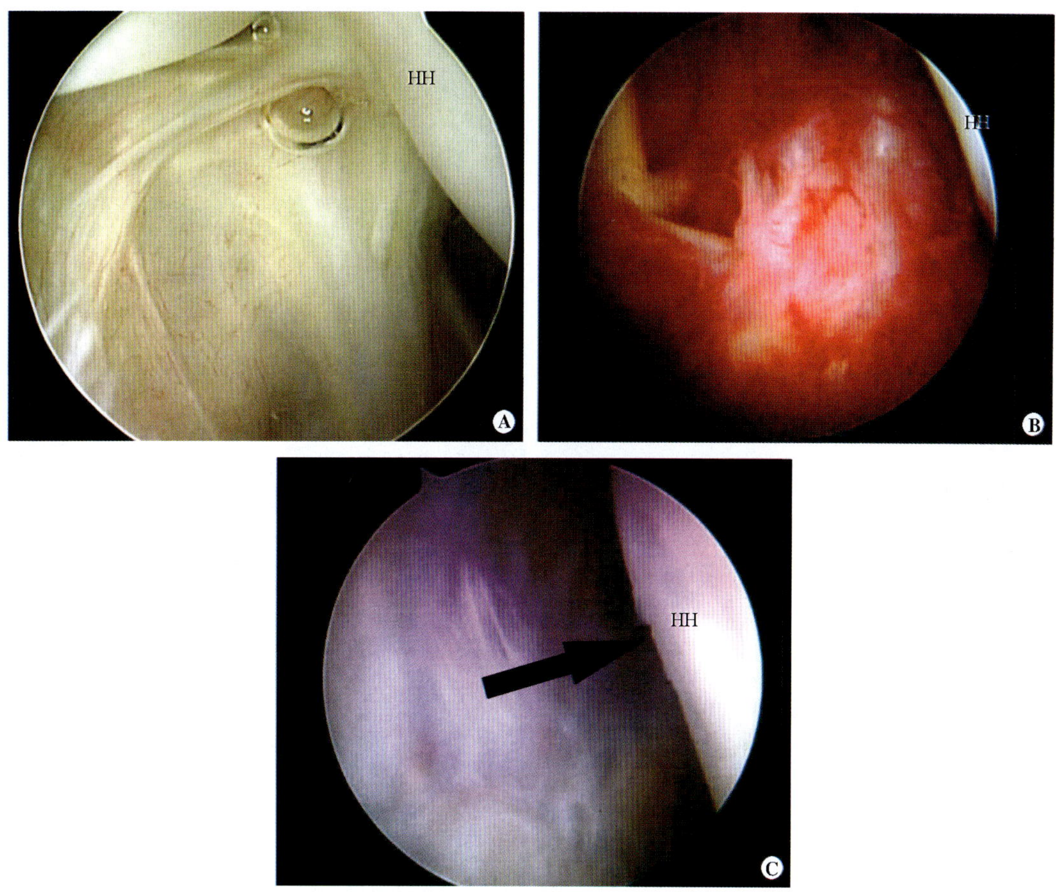

图 4-2　A. 从后方入路观看显示右肩关节前方的关节囊附着在肱骨头上。B. 从前方高位入路的镜下观显示关节囊的移位术。C. 从前方高位入路的镜下观显示盂肱韧带的撕裂损伤。HH，肱骨头

1. 关节囊松弛的治疗　治疗关节囊松弛最好采用折叠缝合术。可依据医生的喜好选择使用生物可吸收缝线或不可吸收缝线。应首先对关节囊表面进行清理以促进愈合，可使用不带负

压吸引的全方位无齿刨削刀或滑膜锉。可将关节囊留在原位或切断它在盂唇的附着点。使用缝合钩在距盂唇约 1cm 处穿透关节囊(图 4-3A),根据关节囊松弛量确定首先穿刺的部位。

标准操作步骤是在关节囊上画一条与肩盂平行的虚拟线,缝合钩由此处进入关节囊。左肩前方关节囊处理方式如下:第一针将缝合钩置于关节囊 6 点位置的虚拟线上,然后旋转缝合钩直至刺破关节囊,之后将整个关节囊向上牵拉直到关节囊呈现紧张状态,此处就是第一针缝合的位置。之后,在此位置使用同一个缝合钩在盂唇和关节面边缘结合处穿透盂唇(图 4-3B)。将过线器或其他单股缝线穿过缝合钩。此缝线用于将最后的缝线穿过关节囊和盂唇,或有些器械可以直接将永久缝线穿入。这样就将关节囊向上向内侧移位,然后将缝线打结,需小心确保缝线的后支在关节囊侧,这样打结后线结可以远离关节面。笔者倾向使用一种滑动、自锁结(改良 Rocder 结)。所有线结都有向关节边缘移动的倾向,因此在拉紧缝线和关节囊的时候,将线结推离开是很重要的。

沿着肩盂逐渐向上重复这些步骤。关节囊的第二针缝合通常位于 7 点的位置,向上牵拉移动直至关节囊呈紧张状态,通常需要拉到肩盂的 8 点位置。用相似的方法沿肩盂逐渐向上增加缝线,直至前方关节囊的松弛部分被完全紧缩(图 4-4)。

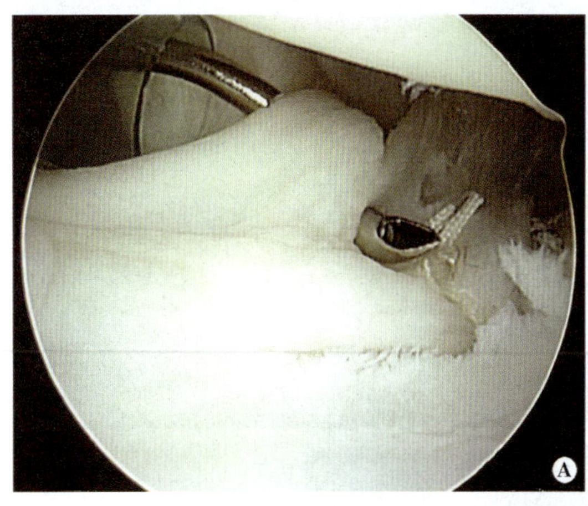

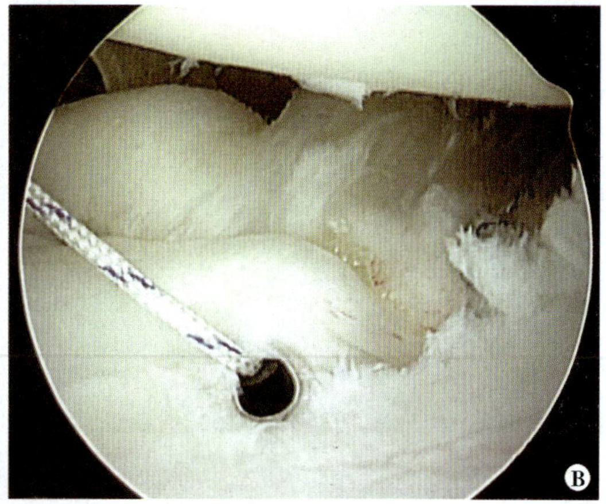

图 4-3 A. 右肩关节的镜下观显示缝合钩刺穿前方的关节囊。B. 同一关节的镜下观显示将关节囊上提后将缝合钩穿过盂唇

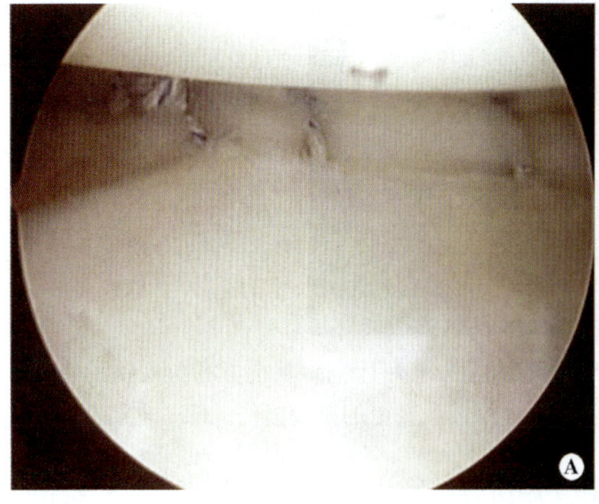

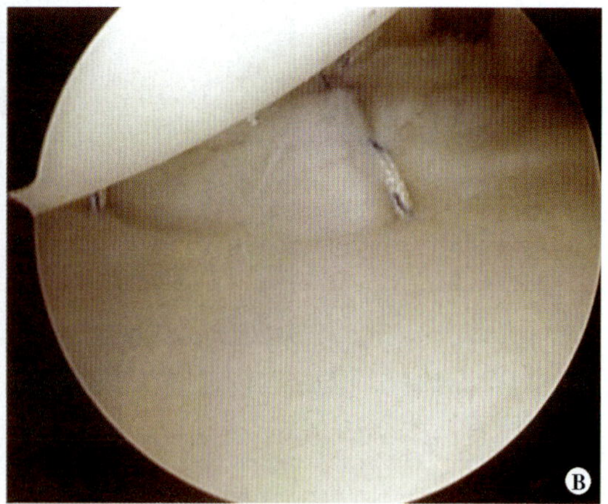

图 4-4 A. 左肩关节的后方入路镜下观显示已完成的关节囊折襞术的前下方肩盂。B. 前上方肩盂

以同样的方式处理后方关节囊。对于左侧肩关节来说，开始于 5 点或 6 点的位置，跟处理前方关节囊一样将关节囊向上平移直至后方关节囊呈紧张状态。沿着后方肩盂边缘向上增加缝针，直至将所有关节囊冗余部分消除（图 4-5）。

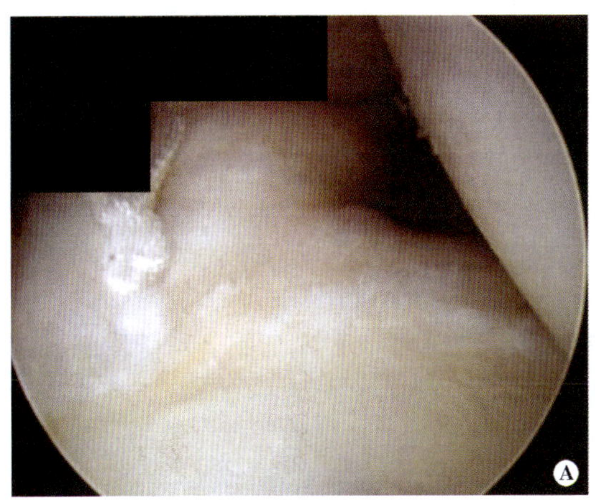
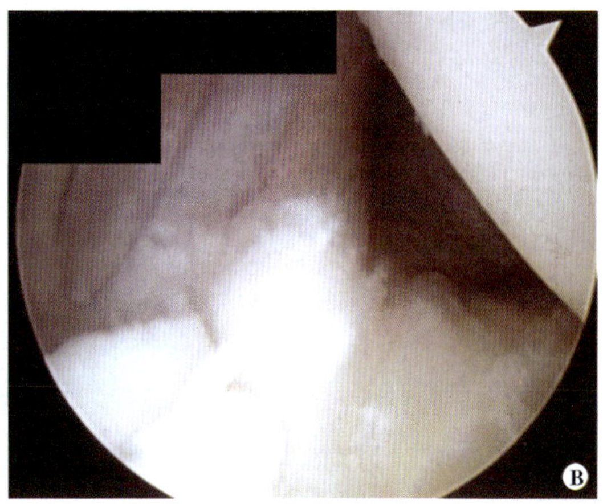

图 4-5　A. 左肩关节的前方高位入路的镜下观显示后方关节囊的折叠术缝线。B. 修补后的后下盂肱韧带

在很多肩关节多向不稳定的患者中，后方关节囊菲薄不能承载折叠缝合的缝线。在这种情况下，可以采用包含冈下肌肌腱的皱襞折叠缝合的技术。首先使用一枚空心的 18G 的大号硬膜针，从上方经皮在近关节囊的止点处刺穿外侧部分关节囊，之后，将一缝线通过缝针送入关节腔。第一针缝线应放置在右肩关节的 7 点位置、左肩关节的 5 点位置处。

抓住穿过腰穿针的缝线，取出腰穿针。使用能抓取缝线的过线器穿透靠近盂唇或恰在盂唇下方的关节囊，然后抓住先前放置的缝线，将其从后方入路抽出。回退工作套管，直到套管恰好位于冈下肌肌腱外。使用一交换棒将套管放置于肩峰下间隙内。关节镜置于关节腔内，用线钩盲取缝线。在缝线拉出的过程中，套管能使冈下肌局部凹陷。之后，将缝线打结，评估关节囊的紧张程度。重复这些步骤直到消除足够的关节囊松弛。在大多数情况下，需要缝合 2～4 针。

随后，将关节镜从后方放置在重建部分的上方，检查肩袖间隙。很多患者前方重建部分的上部可能会将折叠缝合于盂肱中韧带和盂肱上韧带的一部分，从而会关闭部分肩袖间隙。可以使用同一缝合钩将盂肱中韧带和盂肱上韧带的剩余部分重叠缝合，从而关闭肩袖间隙。这样就关闭了肩袖间隙的深层。

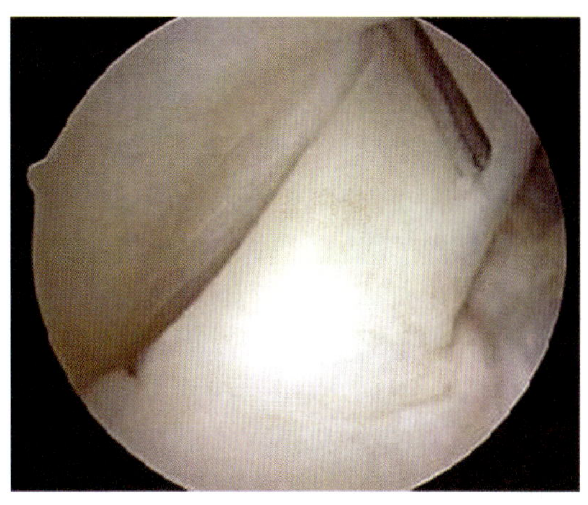

图 4-6　后方入路镜下观显示硬膜针穿经肩袖间隙的上部

对于大多数肩关节多向不稳定的患者而言，需要对肩袖间隙进行额外的关闭术。为了使肩袖间隙的两层都收紧，在距关节面边缘约 1cm，恰在冈上肌肌腱边缘的前方处，经皮将一腰穿针刺入关节腔（图 4-6）。经腰穿

针放入一根不可吸收缝线，并将其留置在前方，以便取回时用。之后，将前方工作套管从关节中退出，直至工作套管恰好位于肩胛下肌肌腱的前方。

随即，将一能抓取缝线的过线器穿过肩袖间隙的前下部分，穿过关节囊进入关节腔。可以将肩胛下肌腱的上缘包括进去，或仅将过线器穿过盂肱中韧带。之后，从前方工作套管抓取抽出经皮的缝线支。使用交换棒将肩胛下肌腱附近的工作套管放置到肩峰下间隙。从关节腔内看，工作套管应在冈上肌处造成局部凹陷。将套管回退，直到凹陷恰好位于缝线前方。用线钩在肩峰下间隙内盲取缝线，并把它从前方工作套管中拉出来。

使用滑动自锁结关闭肩袖间隙。可能需要用相同的方法多缝几针，加针的次序是由外到内。医生也可以将关节镜放置到肩峰下间隙，直视下找取缝线并打结。然而在关闭肩袖间隙时，必须小心避免误将喙肩韧带缝合在内。

2. 关节囊撕裂的治疗及特殊技术　有些存在肩关节多向不稳定的患者可能同时存在盂唇或关节囊撕裂。医生必须在处理关节囊松弛的同时处理存在的这些盂唇撕裂和(或)盂唇剥离，一般使用缝合锚钉来修补盂唇，对这些患者笔者倾向于使用双股缝线锚钉。第一股缝线可采用前面描述过的任一种市场上可用的过线器(不管是可抓取缝线的过线器还是带穿梭递线器的缝合钩)穿过盂唇。第二股缝线穿过关节囊以行额外的垂直关节囊移位。依照盂唇撕裂的位置不同确定锚钉植入的部位和缝线穿经的位置。一旦盂唇被重建，如先前所述，就可以在各个方向进行关节囊折叠术以拉紧松弛的关节。当盂唇修补和关节囊移位完成后，可以处理肩袖间隙的问题。

如果盂唇无撕裂但是盂唇形态不清晰，可以将锚钉打入肩盂，将锚钉的缝线穿越关节囊，从而使关节囊向肩盂做平移靠拢。如果存在关节囊撕裂需要处理，这一技术也十分有用。

(四) 切口闭合

以弹性皮肤拉合胶条关闭入路创口，这样可以不用拆线。如果除关节囊折叠术外，还使用了较大的工作套管进行盂唇修补。我们可以使用生物可吸收缝线先做皮下缝合，表面再以弹性皮肤拉合胶条。在患者麻醉苏醒前，敷盖无菌纱布。

六、术后处理

根据手术方式，将患肢用外展支具、枕头或枪套样支具固定。除洗澡外，应全天佩戴支具 6 周。最初的康复训练重点在是佩戴支具时应保持正确的肩关节体位。

每个患者术后愈合时间都是不同的。对于那些关节囊移位术后愈合较快的患者，如果临床上需要，那么可以进行被动活动和肩胛骨的稳定性训练。但是对于大多数患者而言，这样的训练要推迟到术后 4～6 周进行。

术后 6～8 周开始进行主动训练，应小心保持正确的肩胛骨位置。如果肩胛骨仍保持于翘起的状态，应尽早佩戴动态支具，训练肩胛骨保持在正常的内收位置，包括使用静态支具或短期贴扎等方法。患者和物理治疗师都应认识到，特别是在训练中，重新建立正确的肩关节体位的重要性。正确的肩关节体位重建得越快，越有可能取得成功的效果。

关节囊重建愈合后，患者主诉疼痛逐渐减少并可以保持正确的肩胛骨位置，临床检查会发现有肯定的运动终末点。物理治疗逐步加强，包括肩袖力量训练、神经肌肉本体感觉恢复训练和等长运动等。术后头 3 个月内不允许进行被动拉伸。根据恢复的进度，在术后4～8个月期间，可以开始 Kibler 所述的综合康复训练，类似运动员患者进行的针对特殊运动的训练。综合康复训练强调整个肩关节复合体，不仅仅是肩袖。术后 6～12 个月能否允许患者重新从事体育运动，主要取决于肩关节体位和循迹模式。

七、避免失误和手术并发症

早期最常见的失误是入路不正确或不恰当，可以通过由外向内的技术来正确地放置工作通道。将腰穿针以最佳的位置插入关节腔中，使穿刺针可以到达需要处理的部位。如果腰穿针能够放到需要处理的部分，那么该位置就是合适的。取出针，切开皮肤后，将工作套管按照与腰穿针相同的角度插入关节内，或者可以使用另外一种新型套管，它可以使用一种针样器械穿刺，再将一中空的替换棒套在穿刺针上插入关节腔。需要再次强调的是，替换棒应能达到需要手术处理的区域，这一点十分重要。之后，将工作套管沿替换棒表面推入关节腔。

如果使用压力泵控制水的流入，要尽可能使用最低挡压力和流速来膨胀关节囊，这样可以防止过多的液体溢出。超过 45 分钟，可能会出现肿胀，这将使余下的手术操作变得异常困难。保持液体流速及压力在尽可能低的水平有助于延长手术时间。

与切开手术一样，关节镜下手术也存在同样的风险。腋下皱襞处的腋神经易被损伤。医生应单纯抓取关节囊层向上移至盂唇，这一点十分重要。缝线抓取组织太多就可能会伤及腋神经，或出现更糟的情况，把腋神经环扎进去。

如果线结位置过于靠近关节面，患者可能会主诉在关节活动时有弹响。虽其远期影响不详，最好还是尽可能将线结推离关节面。

最常见的技术错误是医生试图在患者身上使用初次应用的新工具。医生在患者身上使用新工具之前应在肩关节模型和尸体上进行操作练习。如果没有肩关节模型，应提前获得该工具，在橘子皮或香蕉皮上练习使用。在患者身上使用新工具之前，医生应熟悉工具的重量及轮廓，了解如何正确地操作工具。

（赵立连 译）

参 考 文 献

Caspari RB, Savoie FH, Myers JF: Arthroscopic stabilization of traumatic anterior shoulder instability, in Post M, Morrey B, Hawkins R (eds): *Surgery of the Shoulder*. St. Louis, MO, Mosby-Year Book, 1990.

Duncan R, Savoie FH: Arthroscopic inferior capsular shift for multidirectional instability of the shoulder: A preliminary report. *Arthroscopy* 1993;9:24-27.

Gartsman GM, Roddy TS, Hammerman SM: Arthroscopic treatment of multidirectional glenohumeral instability: 2 to 5 year follow-up. *Arthroscopy* 2001;17:236-243.

Kibler WB: Rehabilitation of the shoulder, in Kibler WB, Herring SA, Press JM (eds): *Functional Rehabilitation of the Sports and Musculoskeletal Injuries*. Gaithersburg, MD, Aspen Publishers, 1998.

Levine WN, Clark AN, D'Allessandro DF, Yamaguchi K: Chondrolysis following arthroscopic thermal capsulorrhaphy to treat shoulder instability: A report of two cases. *J Bone Joint Surg Am* 2005;87:616-621.

Lyons TR, Griffith PL, Savoie FH: Laser-assisted capsulorrhaphy for multidirectional instability of the shoulder. *Arthroscopy* 2001;17:25-30.

McIntyre LF, Caspari RB, Savoie FH: The arthroscopic treatment of multidirectional shoulder instability: Two-year results of a multiple suture technique. *Arthroscopy* 1997;13:418-425.

Petty DH, Jazrawi LM, Estrada LS, Andrews JR: Glenohumeral chondrolysis after shoulder arthroscopy: Case reports and review of the literature. *Am J Sports Med* 2004;32:509-515.

Reuben SS: Interscalene block superior to general anesthesia. *Anesthesiology* 2006;104:207.

Soeding PE, Sha S, Royse CE, Marks P, Hoy G, Royse AG: A randomized trial of ultrasound-guided brachial plexus anesthesia in upper limb surgery. *Anaesth Intensive Care* 2005;33:719-725.

Treacy SH, Savoie FH: Arthroscopic treatment of multidirectional instability. *J Shoulder Elbow Surg* 1999;8:345-350.

Wichman MT, Snyder SJ: Arthroscopic capsular plication for multidirectional instability of the shoulder. *Oper Tech Sports Med* 1997;5:238-243.

Wolf RS, Zheng N, Iero J, Weichel D: The effects of thermal capsulorrhaphy and rotator interval closure on multidirectional laxity in the glenohumeral joint: A cadaveric study. *Arthroscopy* 2004;20:1044-1049.

第5章　SLAP损伤的关节镜下修复术

James E. Tibone,MD　Maxwell C Park,MD

一、适　应　证

随着关节镜下手术技术的发展，人们对上盂唇前后(SLAP)病损的认识有了长足的进步，对盂唇的解剖也有了更多的描述。现在逐渐认识的SLAP损伤有十多种不同的类型，开始时仅有四种类型被描述和记载：Ⅰ型的特点主要是盂唇的退变和磨损，但没有不稳定；Ⅱ型是最常见的一种类型，主要特点是上盂唇自肩盂上剥脱下来，在SLAP损伤中比例超过了50%；Ⅲ型又称上盂唇的桶柄样撕裂，其未撕裂部分仍然是稳定的；Ⅳ型也有部分盂唇连续性存在，但其桶柄样撕裂部分延伸到肱二头肌肌腱内。涉及手术技术方面的关键点是正确判断患者是否是真正的Ⅱ型撕裂，二头肌腱的附着点是确定从肩盂的结节处剥脱了下来，还是正常的解剖变异，如半月板样上盂唇(图5-1)。

如果一个患者有SLAP损伤，会有肩关节疼痛和偶发的交锁卡压等机械症状，并有二头肌腱的挤压或牵拉损伤病史(如摔倒时上臂处于伸展位，或者暴力牵拉二头肌的异常收缩等)，或者有重复性头顶以上的工作史(如工业工人或运动员)。另外患者还应该有一些与二头肌腱病损相关的特有的症状和体征(如阳性Jobe复位试验、O'Brien试验、Yergason试验和Speed试验等表现)。O'Brient试验与Ⅱ型SLAP损伤的相关性很好。检查方法是让患者前举患臂90°，并内收20°，检查者对其伸直的前臂施加向下的压力，如果旋前位较旋后位疼痛更重则为阳性。值得注意的是，O'Brien试验在肩锁关节疾病的患者中也有很高的特异性和敏感性，同时也应注意SLAP损伤往往会合并有其他的肩关节病损。用钆做肩关节造影的增强核磁检查可以提高SLAP损伤的诊断。文献报道增强对比磁共振检查诊断盂唇病损的特异性、敏感性和准确性分别是89%、91%和90%(表5-1A)。

有时诊断比较困难，必要时可行诊断性关节镜检。在行关节镜下手术治疗其他肩关节疾病时，偶尔也会发现同时有不稳定的SLAP损伤存在。然而，如果一个患者根据病史、体格检查和影像学均怀疑有SLAP损伤，而非手术治疗对患者效果不佳，那么必须进行关节镜检查。一旦镜下确诊为不稳定的SLAP损伤，不管是否为偶然发现，就应根据患者的活动水平和合并的其他肩关节损伤进行修复。仅有约1/3的SLAP损伤是单独出现的，大多数都合并有其他肩关节病损，包括肩袖撕裂、肩关节前下方不稳定和肩锁关节退变等(表5-2)。

Ⅰ、Ⅲ和Ⅳ型SLAP损伤的二头肌腱起点仍然稳定，简单地清创处理即可，不需要修补。确定患者是否真的有Ⅱ型SLAP损伤是至关重要的，因为这一类型的二头肌腱起点很不稳定应行修复术。如果SLAP损伤孤立存在，患者活动量又很大，也应对其行修复术。如果患者除SLAP损伤外还有其他病损，但是根据病史、体格检查和影像学判断SLAP损伤是疼痛的原因，那么应考虑修复该SLAP损伤。

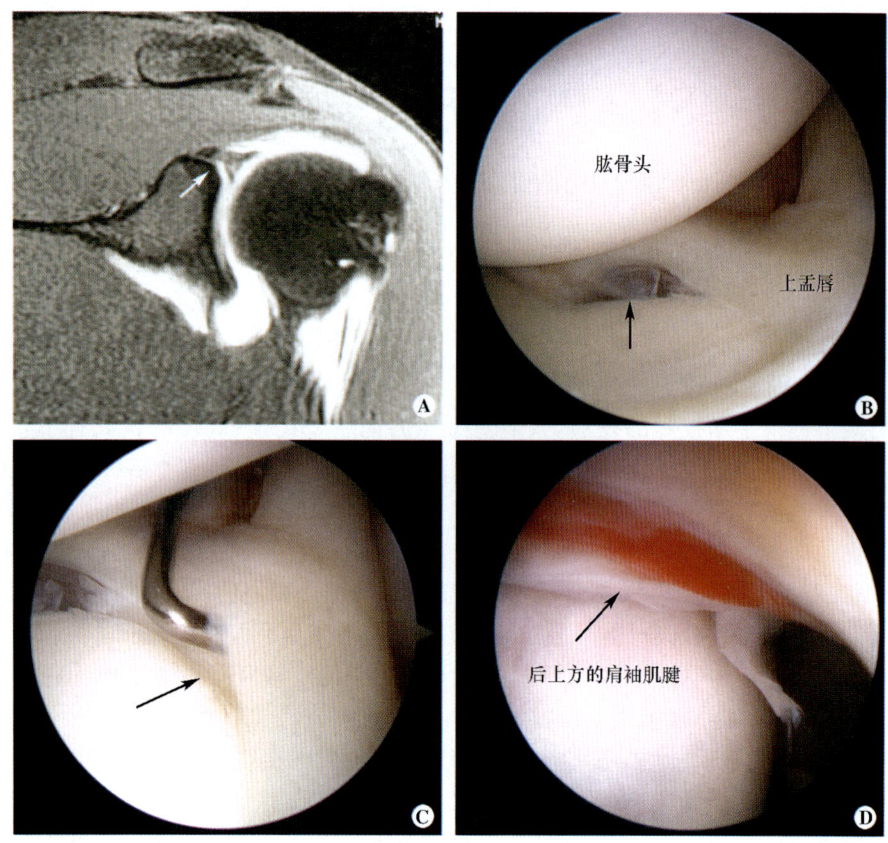

图 5-1 A. 中学棒球投手的 MR 关节造影斜冠状位片显示可疑Ⅱ型 SLAP 损伤(箭头)。B. 术中发现该患者有一解剖变异盂唇下孔(箭头;HH,肱骨头)。C. 并且有半月板样上盂唇,探查其下方为正常软骨(箭头),二头肌腱起点附着牢固。D. 他的症状归因于后上方肩袖处的内撞击(箭头)

对于过头的投掷类运动员,修复 SLAP 损伤时应小心注意保护其外旋功能。这种情况下,如果同时需行不稳定的修复术应当特别小心,因为过多的手术操作可能会造成外旋的丧失,甚至导致其职业生涯就此终止。大多数情况下,这些患者的肩关节松弛仅行修补即可,而无需行关节囊皱缩术。对个别有持续性 drive-through 征的患者才需要额外行关节囊的皱缩术。

对老年患者,特别是那些不经常做过头类运动的患者,SLAP 损伤可能不是疼痛的原因,而应该治疗其他的病损,例如患者有肩袖撕裂或者明显的肩锁关节退变。合并的 SLAP 损伤只是一个偶然发现,这种情况下,在做出是否修补 SLAP 损伤的决定之前,我们应该重新认真审视患者的临床表现。患者的运动水平也影响着手术方案的确定,运动水平相对较高的患者 SLAP 损伤应予以修补。

二、禁 忌 证

SLAP 损伤修复的禁忌证包括粘连性关节囊炎、肩关节周围的活动性感染或者解剖变异以及与麻醉相关的合并症等。解剖变异包括盂唇下孔(图 5-2)或起于二头肌腱的条索状盂肱中韧带伴前盂唇组织的缺失（“Buford 复合体”）（图 5-3）。

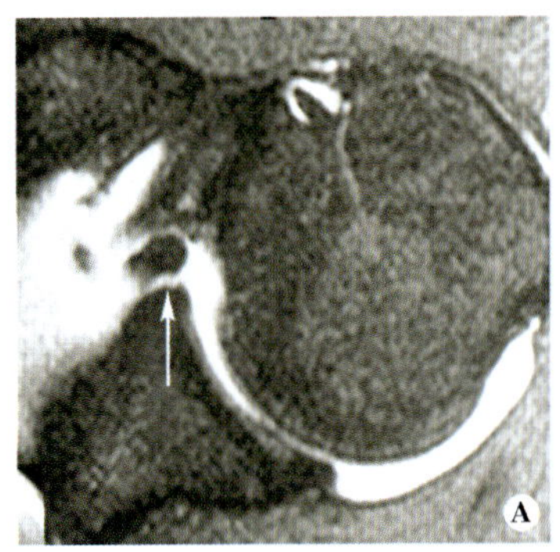

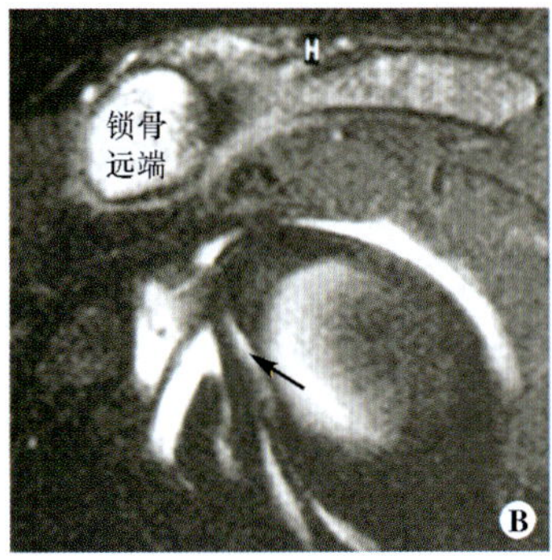

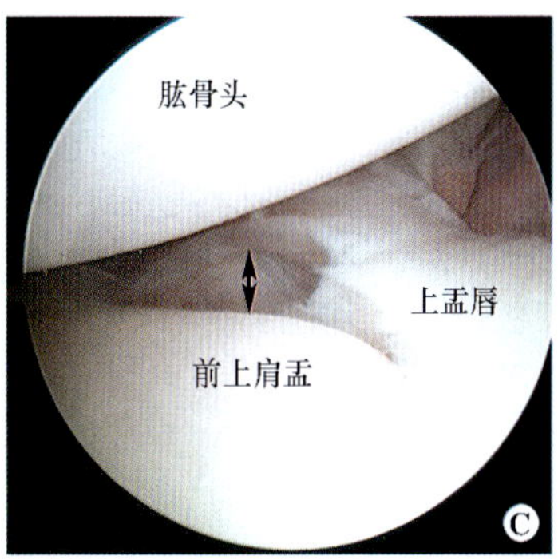

图 5-2 A. 一名 30 岁建筑工人的 MR 关节造影轴位片显示有一明显的盂唇撕裂（箭头）。B. 斜矢状位片显示一盂唇下孔（箭头），注意锁骨远端（DC）内的水肿。这名患者查体 O'Brien 试验阳性，交叉内收试验阳性，锁骨远端有压痛。C. 关节镜下图像显示一盂唇下孔的解剖变异（箭头显示孔的界限）。前方盂唇是圆的，没有盂唇或前方肩盂受创的迹象。注意整个盂唇的过渡非常平滑，虽有一肩盂下孔（HH，肱骨头）。笔者对该患者进行锁骨远端切除术

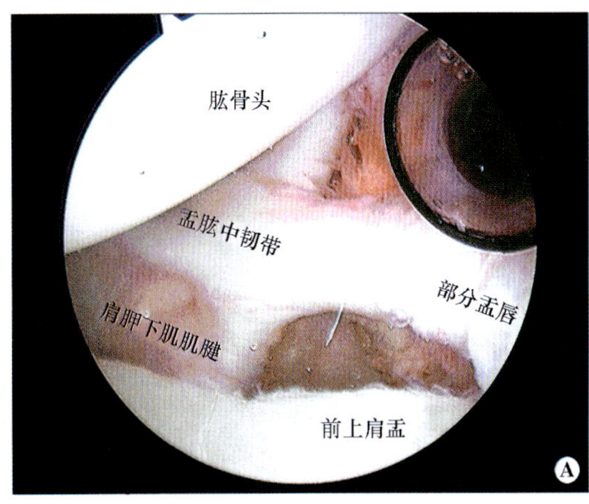

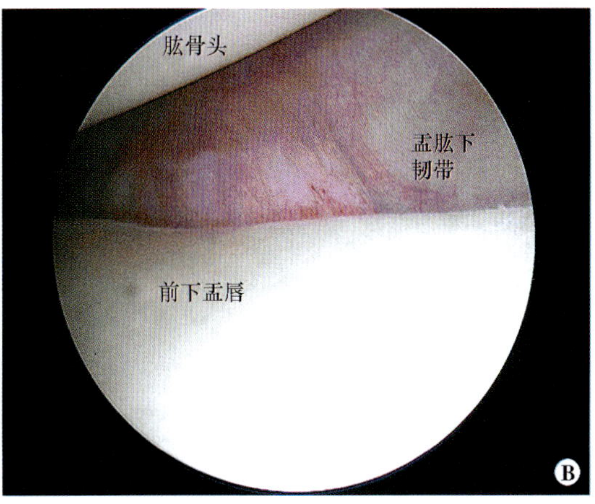

图 5-3 一名 35 岁复发性肩关节脱位的患者的镜下图像

A. 注意条索状的盂肱中韧带（MGHL）起自前上盂唇（HH，肱骨头；SS，肩胛下肌肌腱）。B. 盂肱下韧带（IGHL）位于前下肩盂内侧，盂唇缺失。笔者做了前下方关节囊的缝合术

其相对禁忌证是同侧肩关节合并其他需要手术治疗的损伤。如一个患者合并有需要修补的肩袖撕裂，因为有术后粘连僵硬和（或）术后康复滞后的风险，SLAP 损伤的修复则是一个相对禁忌。是否也同时予以修复 SLAP 损伤最终取决于肩袖撕裂的大小。对每个患者而言，把临床表现和最终镜下发现相结合是必需的。老年人中单纯的症状性 SLAP 损伤非常少见，对于这一人群在考虑修复 SLAP 损伤时应当慎重。

三、其他治疗方法

Ⅰ型、Ⅲ型和Ⅳ型 SLAP 损伤根据定义，其二头肌腱起点是稳定的，所以除修复术之外，

清创术也是一种可选方法。例如，Ⅳ型 SLAP 损伤若仅累及少于 40％的肱二头肌腱，简单的清创术是这类病例的适应证。然而如果肌腱的受累部分超过 40％，对于活动相对较多的患者适合做肌腱固定术，对活动较少的患者适宜行肌腱切断术。

因为仅有 1/3 的 SLAP 损伤是单独存在的，也许除 SLAP 损伤修复之外最常见的“其他”治疗方法是治疗并存的其他损伤，如肩袖撕裂或肩锁关节骨关节炎。手术修复需要充分考虑患者的年龄、既往的活动状况和体格检查；如果患者并存其他严重的损伤，SLAP 损伤可能不需要修补。

四、结　果

单纯性不稳定 SLAP 损伤的镜下修复术已被证明是一种可靠的技术，其结果有很高的可重复性(表 5-1)。虽然对从事于重复性的过头类运动的运动员的结果众说不一，但大多数患者术后症状明显改善，许多运动员均恢复到伤前的运动水平。对过头类运动员，应避免使盂唇关节囊复合体过度紧张。理想情况下是医生对盂唇解剖结构的理解越透彻(这与患者的运动水平和体格检查相关)，关节镜下的手术技术越娴熟，则不稳定 SLAP 损伤患者的术后结果会越好。

表 5-1　SLAP 损伤关节镜下治疗的结果

作者(年份)	内植物的种类	患者数量	SLAP 损伤的类型	平均年龄(范围)	平均随访时间(范围)	结果
Rhee 等(2005)	生物可吸收平头钉金属带线缝合锚	41（44 SLAP 损伤）	Ⅱ型(31)，Ⅲ型(9)，Ⅳ型(4)根据作者的定义所有患者均有二头肌腱止点的不稳定	24 岁(17～43 岁)	33 个月(25～67 个月)	总体来说，平均 UCLA 评分由术前的 23.0 ± 2.4(16～26)分提高到了 32.3±3.4(20～35)分。结果 50％优、36％良、14％差。运动员中 76％重返运动。投掷运动员的结果较非投掷运动员的结果更好；值得注意的是 17 例非投掷运动员中有 11 例是体操运动员
Ide 等(2005)	生物可吸收带线缝合锚	40	Ⅱ型(94％)其他Ⅲ或Ⅳ型损伤(3)关节面侧肩袖非全层撕裂(75％)	24 岁(15～38 岁)	41 个月(24～58 个月)	所有过头类投掷运动员，Rowe 评分从 27.5 分提高到 92.1 分。75％结果优秀、15％良。75％恢复到伤前的运动水平；过度使用组的棒球运动员的完全重返运动场率较外伤组的过头投掷运动员的重返运动场率明显为低

续表

作者（年份）	内植物的种类	患者数量	SLAP 损伤的类型	平均年龄（范围）	平均随访时间（范围）	结果
O'Brien 等（2002）	生物可吸收平头钉	31	单纯Ⅱ型 SLAP 损伤 6 例患者行肩峰成形术	39 岁（16～71 岁）	3.7 年（2.0～7.4 年）	平均 L'lnsalata 评分是 87 分（范围 46.1～100 分）；平均 ASES* 评分是 87.2 分（范围，46.7～100 分）. 平均疼痛分数是 1.5 分（范围，0～5 分）；31 例中有 16 例患者恢复到伤前的运动水平；22 例患者的总体满意程度是好或极好
Kim，等（2002）	金属带线缝合锚	34	所有患者均为单纯Ⅱ型 SLAP 损伤	26 岁（16～35 岁）	33 个月（24～49 年）	总体来说，79%优秀，15%良（根据 UCLA 评分系统）；从事过头类运动的患者与非从事过头类运动的患者相比肩关节评分更低，恢复到伤前运动水平的比例也较低（过头类运动组 72%结果优良而非过头类运动组的优良率为 88%）

注：ASES，美国肩肘外科医师协会。

五、手术方法

现代在关节镜下清创和修复 SLAP 损伤是最容易的一种方式。通常需要 3 个关节镜入路：标准的后入路用于放置关节镜观察，一个前入路用于处理缝线，一个前上入路可用于植入缝合锚钉以及使用过线器穿刺盂唇。有许多过线方法可以使用，例如，用带抓线装置或带缝线穿梭器的过线器，在不使用工作套管的情况下，从 Neviaser 入路（即肩锁关节后方）将缝线穿过上盂唇。另外，对于单纯的前上盂唇撕裂，仅仅使用双入路即可（即一个工作套管入路和一个关节镜鞘管入路）。例如，如果前方盂唇缺损部位通过一个标准的前入路即可以植入锚钉，也可以使用带抓线的穿刺装置穿刺该处盂唇，则第三个前上入路就可以免除。本章中所描述的是最常用的三入路方法，其中两个放置工作套管，一个放置关节镜鞘管。

（一）体位和显露

推荐使用侧卧位，患肢外展 30°～40°、前屈 20°，用 10～15lb 重量牵引固定。将患肢周身垫好避免出现压疮，尤其是下方一侧的下肢腓总神经要保护好。采用全身麻醉，术前应使用抗生素。笔者更喜欢使用重力控制关节镜入水压力和速度，也可以使用压力泵保持关节内的压力在 40～60mmHg。

（二）必需的器械、设备及内固定植入物

术前应准备组装好如下工具：一支 30°关节镜及其鞘管和鞘管芯，两支 7mm 工作套管及

管芯，一个刨刀，一个打磨刨刀头或挫磨器，2～4 枚带 2 号缝线的 3mm 缝合锚，一个探钩，一个过线器，一个勾线器，一个抓线器，一个镜下推结器和一把镜下线剪。

(三) 手术操作

在肩峰后外角下方 2cm、内侧 1cm 软点处做一个 5～10mm 的切口建立后方观察入路，经此后方入路引入 30°关节镜。此时，将关节镜由前上方向前下方移动时可能会出现阳性的直通征(drive-through sign)；这一发现与Ⅱ型 SLAP 损伤相符。接下来，用硬膜针定位，由外向内建立前方入路。在管芯引导下，将 7mm 透明工作套管经肩袖间隙置于肩胛下肌腱的上方，经前方工作套管放入探子。

小心探查肩盂上方二头肌肌腱的起点(图 5-4A)。半月板样盂唇是一种正常的解剖变异，其下方会有正常的软骨，而真正的Ⅱ型 SLAP 损伤部深面是骨组织或肉芽组织(图 5-5A)。盂唇下孔和 Buford 复合体也都属于解剖变异，不应被误为“修补”。如果确诊为Ⅰ型、Ⅲ型或Ⅳ型 SLAP 损伤，通过前方套管用刨刀清创多余的组织。然而，一旦确认为Ⅱ型 SLAP 损伤，则需要在前上方放置第二枚工作套管。通过前方工作套管，可以使用刨刀、打磨头或磨切器等工具去除多余软组织，准备好二头肌肌腱起点部以备修复。

用硬膜针定位建立前上方入路，皮肤切口定位大约在前方入路上方 2cm，肩峰前外侧角的外侧 1cm 处。这个入路方向与上方盂缘形成一“dead-man”角。用定位针确认锚钉可以被置于二头肌腱根部附近，不论是前方还是后方。放入一枚 7mm 的透明套管，小心确保套管位于肩袖“索带”的内侧。通过该套管使用钻和锚钉导向套管先植入后方锚钉，该导向器的目的是为了引导锚钉刚好自上方肩盂边缘的内侧打入。

通过前方套管，钩住最内侧缝线支并将其拉出套管。从前上方套管放入过线器，在锚钉水平处由内向外用过线器穿透盂唇。使用抓线器将递线环自前方套管拉出，将缝线支装入该环。把过线器连同缝线支一起拉出前上方套管；可以通过前上方套管根据医生选择的滑动结进行打结，之后加上 3 个反向半结予以加固。

使用相同的顺序进行前方锚钉的放置和缝合以完成最后的修补(图 5-4B 和图 5-5B)。

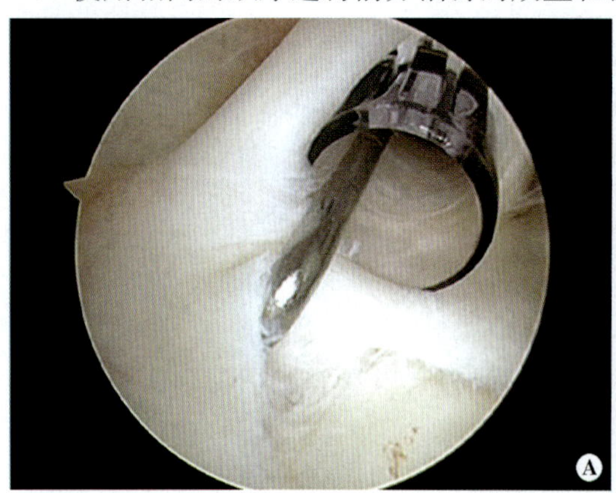

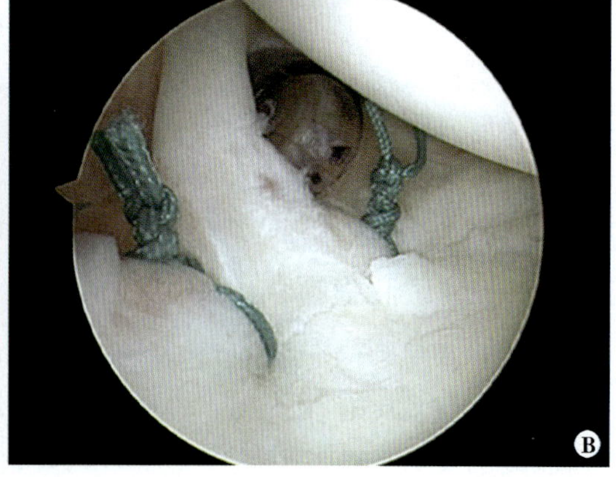

图 5-4 A. 通过前方工作通道，用探钩检查二头肌腱起点处。如果其下方能看到骨组织或肉芽组织则意味着二头肌腱起点剥脱，Ⅱ型 SLAP 损伤。有报道称向上方移位超过 5mm 也符合Ⅱ型 SLAP 损伤。B. 镜下修补Ⅱ型 SLAP 损伤显示二头肌腱两侧的缝线分别从前方和后方固定二头肌腱的附着点

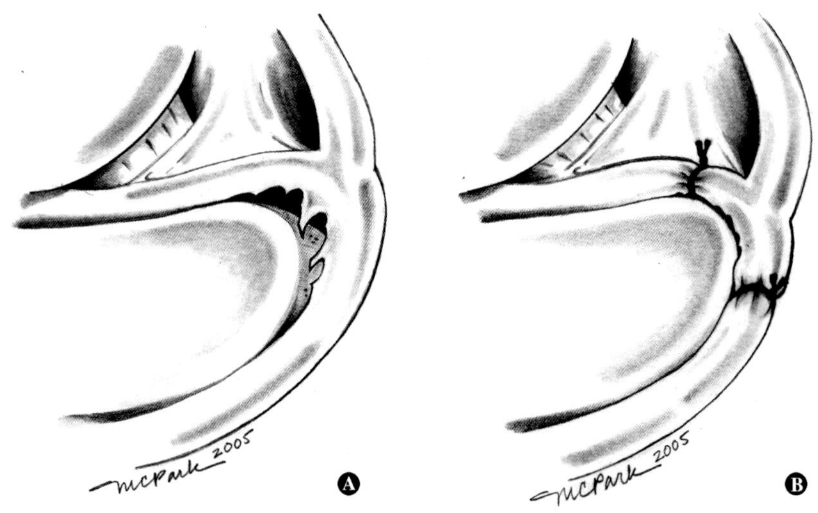

图 5-5　A. Ⅱ型 SLAP 损伤示意图，上盂唇下方的骨组织和二头肌腱的附着点暴露出来。B. 使用二头肌腱前后两侧的带线锚钉完成修补后示意图

如果更为靠后方的锚钉不能通过前上方的套管植入，则可以使用 Wilmington 入路，即在肩峰后角前 1cm 及外侧 1cm 处刺一小切口。该入路仅仅用于导向更靠后的锚钉之用，所以不需要工作套管，这样可以尽量减小对肩袖的损伤。缝合方法与前面描述的步骤相似。通过前上方套管进行打结。

(四) 切口闭合

使用 3-0 号尼龙线对皮肤进行简单缝合。

六、术后治疗

患者术后使用吊带制动，以保护修复的部位，可以在吊带下使用枕头以达到外展固定。应鼓励患者在不做外展上臂的情况下，活动肘关节、腕关节和手。不允许进行肩关节外旋、伸展及单独二头肌的收缩运动。术后第 2 周可根据患者术后恢复情况，去除吊带，增加被动运动练习。术后 6 周方可进行外旋位的外展活动。术后第 6 周可以进行三角肌、肩袖和肩胛稳定肌的温和的力量训练。在术后第 8 周开始二头肌力量训练。第 12 周开始有针对性的运动康复训练，患者可以逐步恢复到受伤前的运动水平。对于从事过头投掷的运动员，在术后 6 个月才可进行无限制的体育运动。

七、避免失误和手术并发症

考虑手术治疗 SALP 损伤时，医生应清楚了解二头肌腱-盂唇-关节囊复合体的正常解剖结构及其解剖变异。起自二头肌腱起点处的条索样盂肱中韧带合并前上方的盂唇组织缺失，以及盂唇下孔都是相对常见的正常解剖变异。半月板样的盂唇组织也可能会误导医师的判断；如果在半月板样的盂唇下方发现关节软骨，就不应怀疑有病理改变。如在上方盂唇下看到炎性组织或骨组织，方能确认Ⅱ型 SLAP 损伤的存在。

对 SALP 损伤的修复需要医生透彻了解盂唇的解剖结构及其正常变异。丰富的解剖知识，加上与建立入路及缝线处理等相关的娴熟的镜下操作技术，可以使医生避免失误，从而对不稳定型 SLAP 损伤进行有效而成功的修复。

（赵立连 译）

参考文献

Ide J, Maeda S, Takagi K: Sports activity after arthroscopic superior labral repair using suture anchors in overhead-throwing athletes. *Am J Sports Med* 2005;33:507-514.

Kim SH, Ha KI, Kim SH, Choi HJ: Results of arthroscopic treatment of superior labral lesions. *J Bone Joint Surg Am* 2002;84:981-985.

Nam EK, Snyder SJ: The Diagnosis and treatment of superior labrum, anterior and posterior (SLAP) lesions. *Am J Sports Med* 2003;31:798-810.

O'Brien SJ, Allen AA, Coleman SH, Drakos MC: The Trans-rotator cuff approach to SLAP lesions: Technical aspects for repair and a clinical follow-up of 31 patients at a minimum of 2 years. *Arthroscopy* 2002;18:372-377.

Parentis MA, Mohr KJ, ElAttrache NS: Disorders of the superior labrum: Review and treatment guidelines. *Clin Orthop Relat Res* 2002;400:77-87.

Rhee YG, Lee DH, Lim CT: Unstable isolated SLAP lesion: Clinical presentation and outcome of arthroscopic fixation. *Arthroscopy* 2005;21:1099-1104.

第 6 章　肩关节前方不稳定的关节囊切开修补术

John J. Brems,MD

一、适　应　证

肩关节不稳定是一种常见的肌肉骨骼疾病,多发生在从事体育运动的人群中。然而,由于创伤的原因,肩关节脱位常发生于运动场外,且可能出现于各个年龄段。走路时滑倒或跌倒在台阶上会产生足够大的能量,而当能量的方向合适时就会导致肩关节脱位。因为肩关节缺少固有的骨性稳定结构(和髋关节对比),肩关节是最容易发生半脱位或脱位的关节。大多数肩关节脱位和症状性不稳定均发生在前方(即肱骨头移向肩盂前方)。大约 85%的盂肱关节脱位是发生在前方。许多肩关节专家认为肩关节不稳定通常涉及不止一个方向,其中前下方是最常见的。在这种情况下,肱骨头移向肩盂前方和喙突下方。针对这种类型的不稳定笔者会在本章进行特别论述。

回顾肩关节不稳定治疗的适应证,最为重要的是对不稳定的类型做出正确的判断。虽然大多数不稳定发生在前方,但是手术医生对患者进行检查并排除其他方向的不稳定极为重要。肩关节多向不稳定(MDI)可能包括前向不稳定、下方不稳定和后向不稳定。肩关节多向不稳定大多发生在一些从事重复性动作运动的年轻女运动员,例如游泳、舞蹈或体操运动员等。肩关节后向不稳定大多数发生在一些有长时间过度举重运动史的高中或大学学生运动员中。了解这些肩关节不稳定的其他类型对患者提供最佳的治疗是十分重要的。采用治疗肩关节前向不稳定的手术方法治疗肩关节多向不稳定的患者不仅仅会造成手术失败,还很可能使患者在中年出现严重的、持续的继发性骨关节炎。

对于诊断明确为前方盂肱关节不稳定的患者而言,手术的适应证仍因患者本身和环境因素而异。肩关节稳定术没有绝对的适应证。患者发生脱位的频率和脱位对患者生活质量造成的影响最终使患者来骨科医生这里寻求最终的治疗方案。稳定手术治疗的一个绝对适应证是夜间脱位(即在患者熟睡时发生脱位)。此种情况下的脱位具有致残性,因此应建议患者采取手术治疗。神经受累也可被认为是肩关节稳定术的绝对适应证。当肱骨头向前和向下移位时,臂丛神经和腋神经可能会被牵拉,患者感觉患臂有感觉异常向下可达前臂和手掌。当这些神经症状和体征出现的强度、频率或持续时间有所增加时,最好应行肩关节稳定术。

当我们将脱位发生的频率作为手术治疗的适应证时,如患者在积极进行康复训练的同时在 12 个月内出现 3 次脱位,那么应建议患者行手术治疗稳定肩关节。相反,如果经常从事运动的运动员第一次出现脱位,则需要更为积极的方式进行治疗;在这种情况下,即使仅出现一次脱位，也宜行手术治疗，恢复肩关节稳定性。在所有肌肉骨骼疾病中，对于肩关节不稳定的治疗，医生需要针对患者的具体情况提出个体化的治疗方案。肩关节稳定手术的适应证还包括患者进行了康复训练但以失败告终。患者应该十分清楚地了解手术后需配合长期康复训练的重要性。

随着磁共振关节造影术的出现，医生可以更为准确地判断盂唇是否完整。有肩关节不稳定史的患者应行磁共振关节造影以便了解盂唇的状态。虽然盂唇撕裂并不是手术治疗的绝对适应证，经验告诉我们这些患者如不进行盂唇修补和关节囊修补，很难对肩关节功能感到满意。相反，如果患者的关节囊盂唇组织看似完好，那么他们在经过肌肉康复训练后，预后更佳。

至于切开手术的特别适应证，与关节镜下修补术不同，前方肩盂缘的状况成为其决定性因素。如果前方肩盂缘呈扁平状，在此区域出现骨量丢失，或存在之前或最近曾发生前方肩盂缘骨折的迹象，那么切开手术恢复肩关节稳定性比关节镜下手术更为适宜。

这种情形被称为"倒置的梨子"畸形。正常的肩盂像一只梨子，肩盂窄头朝上而较宽的部分朝下。由于肩关节不稳定造成前下方肩盂骨折或被磨蚀掉后，肩盂下半部分变得比上半部分窄，因此被称为"倒置的梨子"(图 6-1)。大多数关节镜医生注意到此类畸形是行关节镜下稳定术的绝对禁忌证。

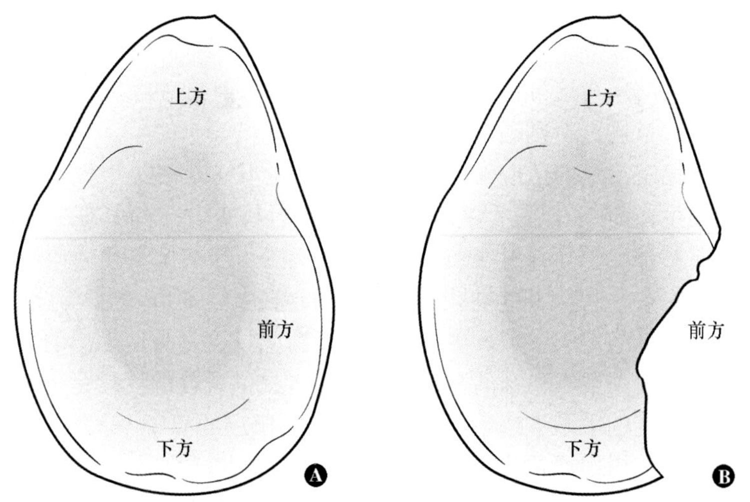

图 6-1 A. 正常的肩盂外观，肩盂上方比下方窄，因此肩盂被描述为梨形。B. 由于复发性不稳定，肩盂前下方会被腐蚀，下方变得比上方窄，因此称为"倒置的梨子"

二、禁 忌 证

肩关节切开稳定术的特别禁忌证包括那些不单是前下方不稳定的不稳定类型。肩关节下方或后方不稳定的患者行前方修补术会导致肩关节快速、永久性地丧失活动和功能，并有致残性。其原有的不稳定症状会继续存在，脱位造成的关节炎后遗症仍将会出现。

一般禁忌证包括患者不能或不愿意参加术后严格的康复性训练。对于那些依从性差以及不愿意或不能接受一段时间强制性制动的患者而言，不宜行手术修补。体弱高龄的患者同样不适宜行切开修补术，因为不能参与必需的周密的术后康复性训练。慢性肩关节前向脱位的高龄患者通常仅仅有极小程度上的功能丧失，因此不作为肩关节重建术的常规人选。

切开肩关节稳定术的绝对禁忌证包括有活动性癫痫发作或癫痫未能很好控制的患者。众所周知癫痫发作与肩关节脱位密切相关，虽然大多数癫痫患者的脱位都发生在后方，但是任何类型的不稳定都有可能出现。如果癫痫患者在至少 12 个月中没有癫痫发作的情况下，方可以考虑行手术修补。患者必须表现出对抗痉挛药物有绝对的依从性，这可以在手术修补前一年通过随机血样检测药物浓度来证实。切开修补术的绝对禁忌证还包括那些患有影响平衡感疾病的患者。有梅尼埃病且出现频繁跌倒的高龄患者不适宜行该手术。帕金森病患者也被认为是高危人群，而这些人由于潜存的疾病，也不能很好地完成肌肉力量训练。

切开手术修补的相对禁忌证包括以周围神经功能障碍为表现的神经系统疾病或情形，包括臂丛神经损伤和腋神经损伤。保持肩关节稳定性需要包括肌肉、韧带和肌腱在内的软组织的平衡。由于神经损伤或者原发性肌肉病变(如原发性肌营养不良)造成了肌肉功能障碍，那么肩关节手术重建能够临床上获得成功的几率会很低。导致肌肉痉挛或麻痹的中枢神经损伤也是切开手术修补的相对禁忌证。肌肉的动态稳定作用和韧带与关节囊的静态稳定作用之间的能否达到一种平衡是临床和手术成功的必要条件。任何对这种平衡起破坏作用的因素都是切开手术的相对禁忌证。

三、其 他 方 法

切开手术修补的其他可选方法包括非手术治疗肩关节不稳定和关节镜下稳定术。非手术治疗由患者教育和家庭康复训练两部分组成。对于关节囊盂唇组织无撕裂的患者或当患者对肩部功能要求较低的情况下，采用这种方法有较高的成功率。康复训练应先从增强肩袖力量开始，肘关节置于体侧重点加强肩关节的内旋和外旋肩袖力量。随后进行包括斜方肌和菱形肌在内的肩胛部肌肉力量训练。每天必须进行两次训练，每周 7 天不间断。若想取得成功，医生应告知患者哪些平面和体位是安全的。患者必须坚持这些训练数月，通常为 3 个月或更长时间，方才有所效果。因此，如果仅仅让患者一周去物理治疗师处治疗 2～3 次，总共才 6 周，治疗必将无效。

如果患者有疼痛，提示存在滑膜炎症，这需要在进行康复训练前口服非甾体抗炎药(NSAID)治疗。极少情况下需要弱麻醉类止痛药，如果需要，则提示可能有其他原因引起的疼痛。用非甾体抗炎药可治疗炎症，而非单单止痛。因此，应选择患者可以得到并且可以坚持服用的非甾体抗炎药。治疗水平应为 24 小时，共持续 6 周。长效非甾体抗炎药[即那些半衰期至少为 12 小时的药品(一日 2 次)]治疗效果最佳，同时患者的依从性也最好。

关节镜下肩关节稳定术为肩关节不稳定的治疗提供了另一个选择。虽然该技术难度较大，需要较长的学习，但是对于经验丰富的医生来说，关节镜下手术的效果几乎等同于切开手术的效果。与切开手术相比，患者术后疼痛较轻，并且美观性大大增加了。但是，行关节镜下手术患者的愈合时间和恢复活动的时间并不比切开手术快。由于患者和病理表现复杂多样，切开手术和关节镜下手术直接而确切的比较几乎不太可能，但是切开手术和关节镜下手术的长期疗效几乎相同。

四、结　　果

根据此类患者多年来的大量系列研究并统计分析显示，切开 Bankart 修补术的效果持久（表 6-1）。早期关节镜下 Bankart 修补术比切开修补术的失败率高，出现并发症的比例也比切开手术高。随着医生的经验日益丰富，手术器械更为先进，医生对肩关节不稳定的解剖和生理了解得越来越透彻，现在关节镜下修补术的效果已经接近切开手术的效果。然而，关节镜技术在不断发展，因此仍应保持耐心、警惕和客观的态度来进行分析。

表 6-1　切开手术和关节镜下修补术治疗肩关节不稳定的结果

作者（年份）	病例数	患者平均年龄（范围）	平均随访时间（范围）	结果
Karlsson 等（2001）	119 例肩 117 例患者	无	28 个月（24～63 个月）	前瞻性研究 所有患者均有 Bankart 损伤 15%行关节镜下手术后复发 10%行切开手术后复发 切开手术 Constant 评分较高 切开手术 Rowe 评分较高 结论：两种方式都很有效
Magnusson 等（2002）	54 例肩 54 例患者	25 岁（16～56 岁）	69 个月（48～114 个月）	回顾性研究 4～9 年的长期随访 所有患者均存在 Bankart 损伤 复发率 17% Rowe 评分 90 Constant 评分 88.5 结论：无法估计的高失败率
Freedman 等（2004）	156 例切开手术 172 例关节镜下手术	无	无	6 项研究结果的 Meta 分析 进行切开手术的患者中 3.4%复发脱位 关节镜下经肩盂或平头钉技术修补的患者 12.6%再发脱位 新型的缝合锚钉也许效果更佳 结论：切开手术的结果好于关节镜手术的效果
Jolles 等（2004）	23 例肩 23 例患者	28 岁（20～46 岁）	36 个月（24～49 个月）	所有患者进行了切开手术 所有患者均存在 Bankart 损伤 无复发性脱位 所有患者都重返工作岗位 19 名患者重返体育运动场 2 名患者出现前方恐惧症 随访中未发现骨关节炎 结论：切开手术很好地恢复了肩关节的功能及稳定性

续表

作者(年份)	病例数	患者平均年龄(范围)	平均随访时间(范围)	结果
Hovelius 等 (2004)	118 肩 113 名患者	27 岁(15～57 岁)	15 年(14.3～20.8 年)	15 年前瞻性研究 所有患者均进行了切开 Bristow 手术 随访时间 2～15 年 术后 2 年:1 位患者发生再脱位 术后 15 年:3 位患者发生再次脱位,1 位进行翻修手术 15 年后 98% 的患者满意或十分满意
Sperling 等 (2005)	11 患者 11 肩 6 切开手术 5 关节镜下手术	57 岁(50～64 岁)	6.5 年(最少 3 年)	所有患者年龄均在 50 岁或 50 岁以上 无肩袖撕裂 无复发 结论:在老年患者中进行 Bankart 修补效果很好,切开手术效果略好于关节镜手术

五、手术方法

(一) 体位

肌间沟阻滞结合全麻会提供很好的麻醉效果。肌间沟阻滞使用超长效麻醉药不仅可以超前止痛,还可以带来术后将近 18 小时的止痛效果。然而,由于手术小组人员术中需要靠近头部和颈部,且需要较大范围的无菌术野,可使用全麻作为辅助麻醉方式,可使患者的面部被铺巾遮挡,不至于感觉不适。全麻还为术中控制性降压技术提供可能,并使肌肉完全松弛。

在麻醉满意后,对双肩关节行活动度和稳定性的检查。将不稳定的方向和程度与患者病史及术前临床检查联系起来。将患者置于沙滩椅位,头和背部放置在 45°角。将手术台稍向健侧倾斜,这样有助于医生获得更佳的肩盂视野。将毛巾卷放在患侧肩胛骨内缘的下方,可以防止肩胛骨在盂唇修补术中向后方移动。

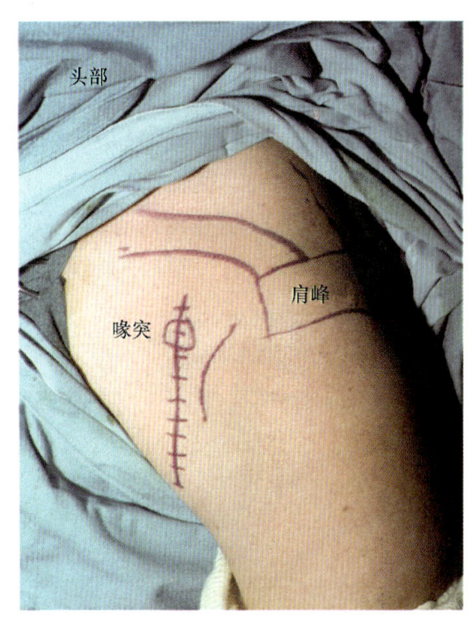

图 6-2　皮肤切口从喙突垂直向下至腋窝顶点。内收手臂有助于辨认皮肤褶皱的解剖位置

(二) 显露

医生可以根据自己的习惯确定皮肤切口的位置,但是切口必须到达胸大肌三角肌间隙,并允许向内侧到达盂肱关节。因此,笔者倾向选择喙突尖部做切口的起点,向下延伸至腋窝上部(图 6-2)。切开

之前，将上臂内收交叉在胸前，在腋窝上缘的皮肤褶皱处做标记。沿着皮肤褶皱做切口，直至喙突尖，这样留下的瘢痕不是十分明显。一些医生在腋窝内做切口，以避免在肩关节前方留下瘢痕。虽然出于美观的考虑这种做法值得推荐，但是这会使深部的显露变得更为困难。

一旦切口切至覆盖胸大肌和三角肌的筋膜，沿筋膜表面做皮瓣游离。皮瓣须向外侧延伸至三角肌前外侧缘，向上至锁骨水平，向内达喙突基底部，向下达腋窝顶点。皮瓣游离到这种程度是为了确保可以从内侧和下方接近关节囊。肩关节周围血运丰富，笔者从未见过或是听说过因为切口的位置或皮瓣的过度游离而导致皮肤坏死。

皮瓣游离充分后，从伤口上部锁骨处找到胸三角肌间隙，并沿间隙向远端做分离直到三角肌止点。将头静脉同三角肌一起向外侧牵开会比较容易，因为大多数静脉分支来自三角肌。结扎没有其他血管或淋巴疾病的年轻患者的头静脉是否会造成不良影响尚不明确。

找到并打开胸三角肌间隙后，笔者会在伤口的中上 1/3 处找到胸肩峰干发出的三角肌支。它们行经喙突内侧到三角肌内侧深面，包括一条动脉和数条静脉。将这些血管进行结扎或电凝后，可将胸三角肌间隙完全打开，近侧可达锁骨，远侧可达三角肌止点。

（三）手术步骤

平行于胸大肌三角肌间隙方向切开胸锁筋膜，该切口应在二头肌短头肌纤维的外侧。在其上端，胸锁筋膜应切至喙肩韧带前缘；向下，胸锁筋膜应切至胸大肌止点肌腱的上缘。

返回到切口的上部分，切开肩袖间隙表面的喙肩韧带的前 1/3。喙肩韧带后 2/3 部分要保持完整，这样可以为肩关节提供一些上方的稳定性。对临床上有肩关节不稳的患者，没有肩峰下减压的适应证。

在下方，将胸大肌在肱骨干上的止点的上方 2cm 处切断。浅深头要同时切开，这样可以更好地暴露盂肱关节下部分。下方剥离完成后，应该很容易就看到盂肱关节的下方部分；腋神经可以安全地触摸到并予以保护。

为了能够暴露内侧，要在肱二头肌短头肌腱和联合肌腱的外缘下方找到一个平面。放入牵开器将联合肌腱向内侧拉开，这样可以特别保护肌皮神经和整个臂丛神经。该操作将肩胛下肌下方的旋肱前血管显露出来。虽然一些作者主张保留这些血管，但在这组患者中笔者常规结扎或电凝并没有骨坏死现象发生。此时，肩胛下肌的止点应完全显露出来。注意肌肉的上半部分有一很厚的肌腱与小结节相连。该肌腱的腱性部分向内侧延伸，通常有数厘米长。相反，该肌肉的下半部分没有肌腱，肌纤维本身直接止于与小结节下方的肱骨干上。

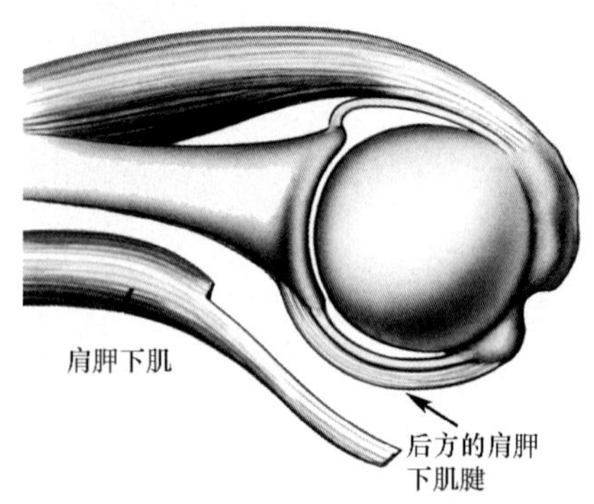

图 6-3 像劈开肌腱一样在冠状面分离肩胛下肌，留下后部加强关节囊

肩袖间隙可以确定肩胛下肌的上缘。仅在肩胛下肌表层做切口，切口上起于肩袖间隙，向下延伸至盂肱关节下部分。切口位于小结节内侧，距小结节尖部 1cm。在此位置做切口，在小结节上应留有足够的袖状肌腱组织，以便手术最后做腱对腱修补。

一旦手术刀切穿肌腱的前半部，就应将刀片转向到冠状面，并向内侧继续切开。应在冠状面劈开肩胛下肌腱，并且保持后方肌腱纤维与下方关节囊的正常紧密连接关系（图 6-3）。若确定肩胛下肌腱的深层与关节囊连接紧密，那么就有更为坚固的软组织结构用于修补。沿冠状面向内侧切开肌腱的前半部直到肌纤维部。在此时，将肌纤维切断使其与关节囊分开，将由肩胛下肌肌腹和与之相连的肌腱的前半部分组成的结构牵向内侧。这样就导致前方关节囊覆盖着肩胛下肌肌腱的后半部分。在切开肩胛下肌肌腱的过程中，应注意腱纤维的水平走向。在水平走向的纤维层内做切开可以确保正确的切开层面。

将肩胛下肌向内侧牵开，可以容易地看到肩袖间隙，通常该间隙都很宽大(图 6-4)。这时，用不可吸收缝线关闭该间隙。笔者更喜欢从内侧开始缝合并逐渐向外侧延伸。在间隙上部分，就在上盂肱韧带前缘处的下方是二头肌长头肌腱。关闭肩袖间隙时，应小心避免该肌腱被缝入。

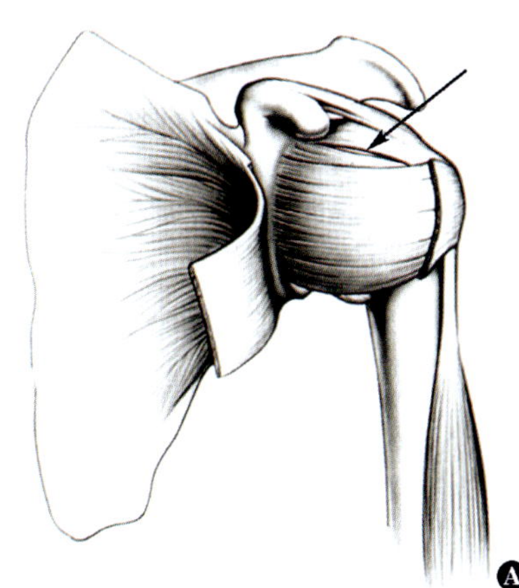

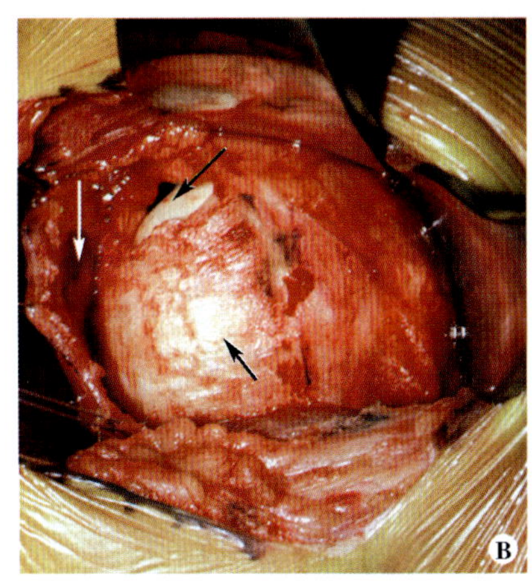

图 6-4　A. 向内侧反折肩胛下肌腱的前半部，留下后方部分加强关节囊，现在肩袖间隙被显露出来(箭头)。B. 术中照片显示在肩胛下肌腱上缘的肩袖间隙(大黑箭头)，肩胛下肌腱的前半部分已经被松解并和肌腹一起向内侧拉开(白色箭头)，同时显示了肩胛下肌腱的后方部分以及被加强的前方关节囊(小黑箭头)

之后将关节囊切开，从肩袖间隙开始向下至肱骨颈 6 点处。该切口是沿肱骨解剖颈做的，在切开之前可用手触摸肱骨颈。切开关节囊时应在肱骨颈侧留下 1cm 左右的关节囊组织。将来关节囊将被修补到肱骨上的这些剩余关节囊上。在关节囊切口的中部，再朝向关节中心位置另做一关节囊切口(图 6-5 A)。在关节囊瓣上角和下角处放置牵引缝线，以利于暴露(图 6-5B)。关节囊切口向内侧延伸时，如存在 Bankart 损伤，切口应延向该损伤。关节囊外侧的松解提供了处理关节囊的多种选择和最佳的结果，同时使重要神经结构受损的风险降到最低。

小心在关节内放置环形牵开器，向后方牵开肱骨头。该步骤允许医生对整个关节，特别是盂唇做仔细的检查(图 6-6)。检查关节后，应对盂唇的任何病变例如盂唇撕裂或撕脱予以修补。对撕裂的盂唇必须进行充分的松解，特别是下方和内侧。应注意，一般只有在前下象限的盂唇有可能会被一些类型的病变受累。上方象限的盂唇附着有很多正常的解剖变异，因此，不要将正常的 Bulord 复合体(即盂肱中韧带和盂唇的变异)认为是病理改变，而将其错误地与肩盂颈缝合到一起，认识到这一点十分重要。为了促进愈合，必须对肩盂颈进行打磨直至出现骨面渗血。在肩盂缘处放置缝合锚钉，尽可能地将锚钉和固定点放置在靠外侧

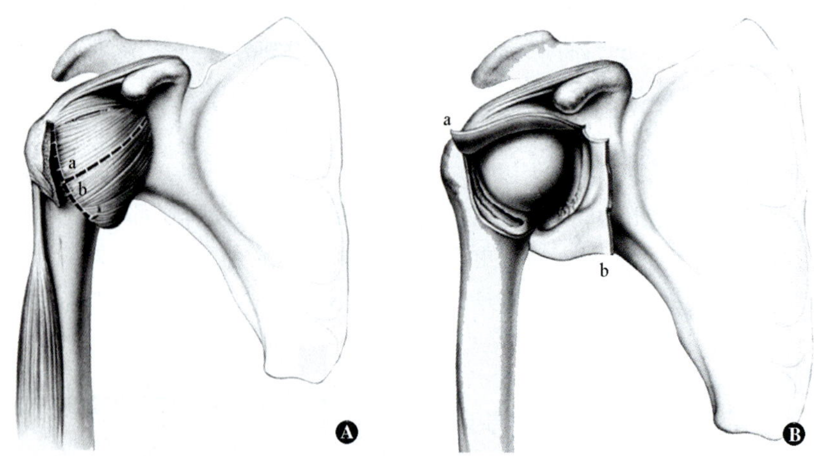

图 6-5 A. 沿肱骨解剖颈切开加强的关节囊，再做一切口延伸至肩盂中心，形成了一个 T 形关节囊切口。a 角向上翻开，b 角向下翻开，这样就显露出关节。B. 关节囊瓣膜被翻开暴露关节，允许医生对软性或骨性 Bankart 损伤进行检查和修补

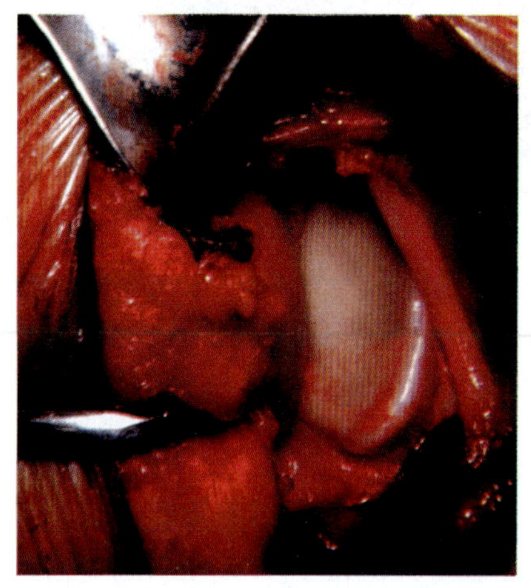

图 6-6 术中照片显示右肩盂唇撕裂（箭头），缺损部分几乎总是累及盂唇前下方部分

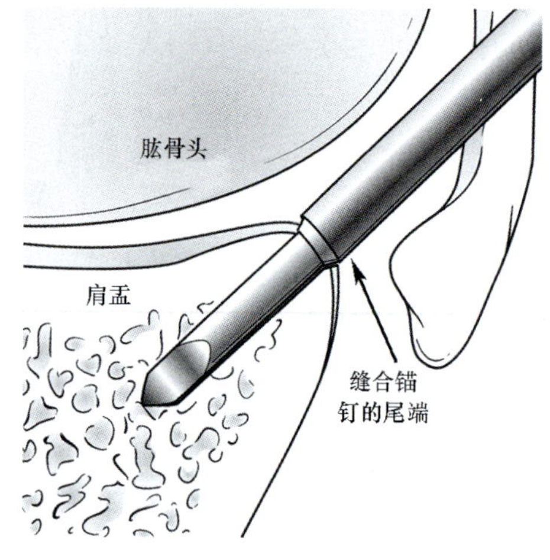

图 6-7 锚钉的放置至关重要，应尽可能将锚钉靠外侧放置，即关节面边缘。如图所示使锚钉向在后内方打入，可以保护关节表面

部位（图 6-7）。将锚钉在后内侧方向放置有利于将其放置在合适的位置。使用电钻导向器确保锚钉埋入外周软骨下，并牢固地固定在软骨下骨中。在此步骤中最常出现的错误是将锚钉放置的位置过于靠近肩盂颈的内侧。

肩盂前下象限是关节囊盂唇组织剥脱的最常见区域。以右肩为例，从外侧面看肩盂，3 点至 6 点部分即为该区域。相反，如果是左肩，缺损位于肩盂颈 6 点至 9 点这一区域。在重建术中使用带单根缝线的生物可吸收锚钉。通常需要用 2～3 个锚钉，锚钉数量取决于盂唇剥离的长度。在安全的前提下，第一枚锚钉应尽可能向下放置。当医生放置好锚钉并检查是否固定后，可将缝线从关节囊盂唇组织的底面穿过该组织，并用水平褥式缝合的方法打

结。这样盂唇和关节囊韧带都被固定在肩盂颈部（图 6-8）。

如果肩盂颈部没有关节囊盂唇撕裂或剥脱，则按照如下方法继续进行操作。在将关节囊修补回肱骨的过程中，将下方关节囊瓣重新缝向偏头端的位置。这样做可以消除多余的关节囊松弛并且拉紧肩关节的韧带。

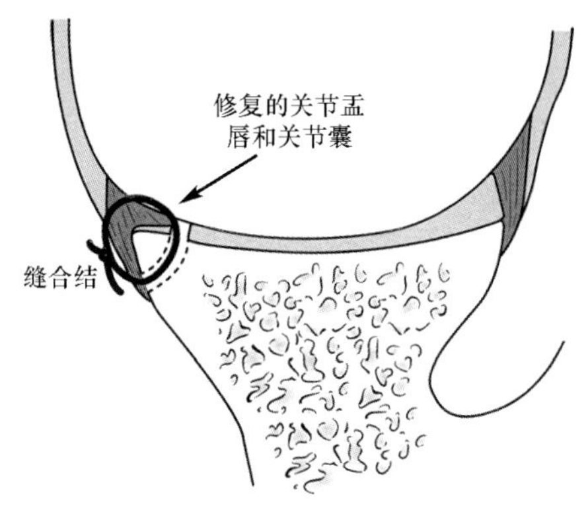

图 6-8　整个关节囊盂唇组织被固定在肩盂缘位置。如图所示在关节外打结

关节囊松解完全，盂唇修补完成后，将肩关节复位，使得肱骨头置于肩盂的中心位置并保持平衡。用高速打磨头将肱骨解剖颈处骨皮质打磨掉，关节囊将修补到那里。在进行关节囊重建时，将手臂置于前屈 10°和外旋 45°位置。一定不要将关节囊拉得过紧，但是应想尽各种办法使关节囊受力均衡。无论关节囊在哪个方向受力过大或由于医源性造成的关节囊张力不平衡时，都被证实会发生脱位性关节炎。

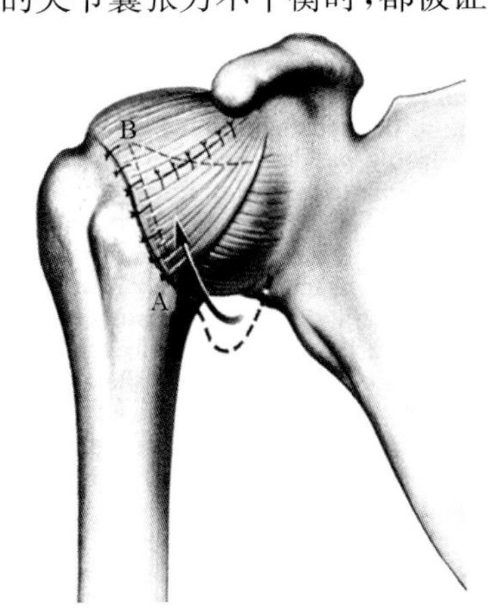

图 6-9　Bankart 损伤修补术后，将手臂放置在外旋 45°和前屈 10°的体位。先向上向外侧牵拉下方关节囊瓣，如图中所示对 B 进行修补。接下来将上方关节囊瓣和 A 向下向外侧拉，进行修补，完成关节囊修补术。这样可以起到拉紧关节囊的效果，同时用双层重叠衣襟技术加强关节囊前方部分

关节囊的修补需要使用一种“pants-over-vest”（短裤套背心）的缝合方法，即沿着去皮质的肱骨颈将游离的关节囊放置在上面，之后将剩余的外侧关节囊覆盖于其上。进行修补时，将关节囊拉向头侧以减小关节囊容积及保持关节囊平衡（图 6-9）。将下方关节囊瓣固定到肱骨颈后，再将上方关节囊瓣向下向外侧拉，以相似方法修补到肱骨解剖颈。这一步骤以“十字”交叉方式有效地加强了前方关节囊。当关节囊两部分都被固定好后，可以对关节的活动范围和稳定性进行检查。最为重要的检查是将手臂放于体侧时外旋。通常情况下，在没有外力作用时，手臂应达到 45°外旋，前屈应在不费力气的情况下达到 160°。如果达不到上述目标，应对关节囊修补进行翻修。

（四）切口闭合

在关节囊修补术完成后，将肩胛下肌腱缝合到原位并保持原来的解剖长度。冲洗伤口，在肩峰下间隙放置引流管，缝合关闭胸三角肌间隙。采用生物可吸收线行连续皮内缝合，采用此缝合方式的好处是当伤口愈合后，几乎看不到切口的痕迹。

六、术后处理

内旋位上肢吊带固定患肢约 4 周。每天换药洗浴时，可将吊带临时摘下，但应告知患者穿脱衣服时要避免上肢外旋超过中立位。鼓励患者每天进行几次屈、伸、旋前和旋后肘

关节的练习，这样可以减少肘关节僵硬的发生。术后 4 周，间断制动，进行轻柔的被动伸展练习。在开始进行伸展练习的最初两个月，外旋角度不得超过 60°，上举角度不得超过 160°。在术后第 3 个月，外旋角度可增加到 80°，上举角度可增至 170°。12 周以后，开始进行力量训练。力量训练由训练肩袖和三角肌力量开始，训练时肘关节位于体侧或接近体侧。6 周内将肩胛带肌肉练习加入到力量练习中。每位患者均应重点强调离心性肌肉力量训练的技巧。接受前方关节囊修补手术的患者通常在 9 个月之内不允许从事对抗性体育活动。

七、避免失误和手术并发症

与切开手术修补治疗肩关节不稳定的并发症可以分成术前并发症、术中并发症和术后并发症。最常见的术前并发症是对肩关节不稳定类型的错误诊断。很多肩关节专家认为确定肩关节不稳定的类型可能是骨科诊断中最为困难的事情。为了方便理解，现已形成很多种分类体系，但是这些分类标准通常让人感到困惑或是相互重叠。有些分类是按照创伤性与非创伤性区分、按自主性和非自主性区分、按神经肌肉性和习惯性区分等。另一些分类是按照不稳定发生的方向（即前向、后向、多向不稳定和这三者的任意结合）或盂唇病变来区分。显而易见，这么多的分类标准使确定肩关节不稳定的类型成为颇具挑战性的工作，但这也是选择合适的手术方案至关重要的一步。一直以来，最重要的部分是获取患者详细的病史资料，通过对健肢和患肢反复检查比较。影像学资料也十分重要，特别是 west point 位或腋位 X 线片和磁共振关节造影术。

术中并发症包括伤口感染、神经损伤、与盂唇修补相关的问题和组织平衡等风险。术前给予预防性抗生素可以将感染的风险降到最低。术中平均失血量应在 100ml 以下，因此，没有必要在术前让患者抽血准备自体输血。医生对神经解剖位置的熟知是避免神经损伤的关键。由于手臂在手术中经常被放置于不同的体位，了解神经的动态三维关系是十分重要的。由于腋神经离下方关节囊很近，因此腋神经受损的危险最高。在修补术中，一定要对腋神经进行游离。当上臂前屈和外旋时，腋神经受到损伤的可能性最小。其他失误与盂唇修补有关。在盂唇修补重建的过程中，固定一定要尽可能靠肩盂缘外侧。常犯的错误是为了保护关节面软骨而将锚钉放置得过于靠内。最后，肱骨头需要在软组织张力适当的情况下，在肩盂上保持平衡，软组织的张力既需保证稳定性又必须保证活动范围。在关节囊修补术中将手臂固定在前屈 10°和外旋 45°位通常可以满足这两点要求。术后外旋角度过度丧失极有可能会导致患者在很年轻的时候就出现关节炎。

术后并发症通常是由于患者依从性差造成的。术后应制动 3～4 周，使软组织得以愈合。在软组织愈合之前进行激进的伸展练习，及在软组织长结实之前就进行活动很可能会导致临床上的手术失败。相反，很多长期随访研究显示，术前对患者进行良好的临床判断并结合仔细的手术理念，就可以取得满意的临床效果和很高的患者满意度。

（赵立连 译）

参考文献

Freedman KB, Smith AP, Romeo AA, Cole BJ, Bach BR: Open Bankart repair versus arthroscopic repair with transglenoid sutures or bioabsorbable tacks for recurrent anterior instability of the shoulder: A Meta-analysis. *Am J Sports Med* 2004;32:1520-1527.

Gill TJ, Micheli LJ, Gebhard F, Binder C: Bankart repair for anterior instability of the shoulder: Long-term outcome. *J Bone Joint Surg Am* 1997;79:850-857.

Gill TJ, Zarins B: Open repairs for the treatment of anterior shoulder instability. *Am J Sports Med* 2003;31:142-153.

Hovelius L, Sandstrom B, Sundgren K, Saebo M: One hundred eighteen Bristow-Latarjet repairs for recurrent anterior dislocation of the shoulder prospectively followed for fifteen years: Study I - Clinical Results. *J Shoulder Elbow Surg* 2004;13:509-516.

Jolles BM, Pelet S, Farron A: Traumatic recurrent anterior dislocation of the shoulder: Two-to four-year follow-up of an anatomic open procedure. *J Shoulder Elbow Surg* 2004;13:30-34.

Karlsson J, Magnusson L, Ejerhed L, Hultenheim I, Lundin O, Kartus J: Comparison of open and arthroscopic stabilization for recurrent shoulder dislocation in patients with a Bankart lesion. *Am J Sports Med* 2001;29:538-542.

Magnusson L, Kartus J, Ejerhed L, Hultenheim I, Sernert N, Karlsson J: Revisiting the open Bankart experience: A Four-to Nine-Year Follow-up. *Am J Sports Med* 2002;30:778-782.

Millett PJ, Clavert P, Warner JP: Open operative treatment for anterior shoulder instability: When and why? *J Bone Joint Surg Am* 2005;87:419-432.

Morioka T, Kojima R, Yasoda T, Tokano T, Ito J, Ozawa N: 75 Long term results following the modified Bristow procedure. *J Shoulder Elbow Surg* 1998;7:343-344.

Sperber A, Hamberg P, Karlsson J, Sward L, Wredmark T: Comparison of an arthroscopic and an open procedure for posttraumatic instability of the shoulder: A prospective, randomized multicenter study. *J Shoulder Elbow Surg* 2001;10:105-108.

Sperling JW, Duncan SF, Torchia ME, O'Driscoll SW, Cofield RH: Bankart repair in patients aged fifty years or greater: Results of arthroscopic and open repairs. *J Shoulder Elbow Surg* 2005;14:111-113.

第 7 章　肩关节多向不稳定的关节囊切开修补术

Sara L. Edwards,MD　Louis U. Bigliani,MD

一、适　应　证

肩关节多向不稳定指的是在多于一个方向存在不稳定：前方、后方和（或）下方。肩关节多向不稳定必须和单向不稳定区分，因为适用于肩关节单向不稳定的标准修复方法不能适用于肩关节多向不稳定。特别指出的是，肩关节前向不稳定或后向不稳定的修复不能改变肩关节多向不稳定的主要病理特征，即关节囊韧带特别是下方关节囊韧带过度冗余。如果行单向修补术后，可能会依然存在下方半脱位。对多向不稳定的肩关节的一侧过度紧缩会加重未经处理的其他方向的不稳定。较差的结果可能是继发于与修补相反方向或固定性半脱位方向的复发性不稳定，从而导致早期出现骨关节炎。

对于肩关节多向不稳定，人们常存在这样的误解，认为肩关节多向不稳定仅发生于年轻而平日缺乏运动的患者，这些患者常有韧带松弛，双侧均有症状，且无创伤史。虽然临床上这种情况较常见，但是肩关节多向不稳定也常常发生在运动员身上，他们中很多人有外伤史。在体操运动或蝶泳中反复发生的微小创伤可能会导致肩关节选择性拉伸到很大程度，检查时其他关节可能并不松弛。肩关节多向不稳定的患者也可能同时存在 Bankart 损伤和肱骨头的压缩性缺损，虽然这些现象不像那些由于单次高能量创伤引起的肩关节单向不稳定的患者那样常见。

不一定总能将肩关节不稳定的患者进行明确的分类。特别是对于运动员来说，其肩关节不稳定常由肩关节松弛开始，反复的微小创伤使他们的肩关节不断受到损伤。需要对肩关节单纯前向不稳定的运动员进行仔细的检查，因为他们的创伤常在从肩关节单向前向不稳定到合并有下方关节囊显著松弛的明显的肩关节多向不稳定这一范围内。

肩关节多向不稳定的患者有多种表现形式。患者可无明显损伤而出现肩关节不稳定，并且可以自动复位。极度过度活动的肩关节在没有特别创伤的情况下也可出现症状，甚至日常活动也可引起。典型表现为患者的肩关节相对松弛，在从事体育运动或与工作相关的活动时肩关节反复受到牵拉。还有一部分患者有肩关节过度活动的家族史。患结缔组织病，如 Ehlers-Danlos 综合征、生物化学异常、韧带松弛综合征等的患者都可能会出现肩关节多向不稳定。

患者的一些症状可以提供肩关节多向不稳定的证据。当患者提重物，如箱子或书包时出现痛疼，或有牵引感觉异常时，提示有肩关节下方不稳定。患者推开笨重的门或旋转门使可引发疼痛，提示有肩关节后方不稳定。患者进行外展运动，手臂举过头顶，或外旋时出现的不适，提示有肩关节前向不稳定。这些症状通常较为复杂、模糊，很难分辨。

体格检查可能发现有全身韧带松弛，例如关节活动度过大。凹陷征是肩关节下方松弛的表现。对肩胛骨胸壁关节的检查也非常重要，有利于发现伴发的肩胛胸壁不稳定。通过轴移试验、向前和向后的恐惧试验、支点试验和再复位试验可以发现多种阳性体征。试验的目的是使肱骨头产生向前、向后或向下移位，并记录由于这些移位是否能诱发出患者的疼痛和不适。

影像学检查如普通 X 线片、CT、进行或不进行关节腔内注射造影剂的磁共振检查都可以帮助确定诊断，普通 X 线片和 CT 通常显示为正常，而磁共振可能显示关节囊容量增大和盂唇缺损。

如果患者持续存在非自主性不稳定症状，且在医师指导下进行的物理治疗和非甾体抗炎药(NSAlD)治疗等非手术疗法无效的情况下，需进行手术治疗。如果磁共振显示有明确的解剖缺损，例如盂肱韧带撕裂，可考虑尽早手术。

二、禁　忌　证

进行非手术治疗期间，应对患者的动机进行仔细评估，确保患者足够成熟，能够配合医师进行术后的康复性训练。同时也要寻找患者脱位的继发性获益的兴趣点所在。有潜在精神或行为疾病的真性随意性脱位的患者常常用不对称的肌肉牵拉使其肩关节脱位，这可能是寻求注意或药物的行为。这些患者不适宜进行手术治疗，通常需要心理辅导，骨科医师应巧妙地规避这类患者。更长时间的物理治疗是一种恰当的干预疗法。更为复杂的情况是一小部分患者有习惯性肩关节脱位，其始动因素是肌肉的不协调收缩，继而肌肉不对称牵拉造成关节脱位。这些患者常常没有意识到这种肌肉不协调，无需心理医生的干预。这类患者也不适宜进行手术治疗，应针对其不协调的肌肉进行肌肉再训练和生物反馈治疗。

三、其他治疗

(一) 非手术治疗

确诊后应开始长期的康复训练治疗，主要是在前臂平举低于 90°的情况下，重点加强肩胛骨的稳定肌肉、三角肌和肩袖肌肉的力量。神经肌肉本体感觉训练也可用来增加肌张力和总体协调性。非甾体抗炎药和(或)肩峰下注射药物可能对患有滑膜炎或继发性撞击征的患者有效。当患者在医师指导下按照严格规范的物理治疗程序治疗，并且患者对物理治疗有着很好的依从性，但是应在该治疗失败时，方可考虑手术治疗。

(二) 关节镜下关节囊平移术

最近，关节镜下关节囊平移术已被用来治疗肩关节多向不稳定。此关节镜技术采用与切开下方关节囊平移术相同的原理。由于关节镜平移术是以肩盂为基础而不是以肱骨头为基础的，其所能达到的机械性关节囊平移的程度比传统的切开肱骨头为基础的平移术要小。

通过在关节镜下把关节囊褶皱到盂唇上，可以达到减小关节囊容积的目的。如果患者盂唇不足，可用缝合锚钉对关节囊进行加强并重建盂唇。关节囊应更多地向上而不是向内侧平移，这样可以避免肩关节活动范围受到限制。可以在关节镜下行肩袖间隙关闭术从而改善肩关节下方不稳定的状况。

关节镜下关节囊平移术治疗肩关节多向不稳定性的短期效果一直很鼓舞人心。早期研究报告88%～95%的患者效果为良好或极好，约85%的患者能够重新进行体育活动。虽然这些最初的结果是喜人的，但是，对于关节囊软组织褶皱的愈合能力令人有些担忧，并且许多接受关节镜下关节囊平移术的患者只有轻微程度的不稳定。

(三) 关节囊热皱缩术

因为操作起来相对简单，关节镜下关节囊热皱缩技术曾经是治疗肩关节多向不稳定及关节囊松弛的热门方法。但是，最近采取这种方式的热情已经消退了。

激光或射频通过探头将能量传递到组织，产生的热量使胶原收缩。将韧带或关节囊组织中的胶原挛缩的最佳温度为65～75℃，这取决于暴露的时间长短和组织中胶原的交联情况。细胞在45℃时死亡，当局部组织被加热到55～65℃时，组织区域内所有的细胞均已死亡。

一些体外研究显示了热技术紧缩胶原的有效性。然而，组织的最终机械状况可能很差。曾有报告显示采用热疗法后，组织的机械性能减退。临床上，一些患者可能继续存在肩关节下方不稳定，另外一些患者可能出现僵硬。并发症包括神经损伤、关节囊退变或软骨溶解，这会导致永久性功能障碍。这些结果提醒我们在治疗真性肩关节多向不稳定时，要谨慎使用关节囊热皱缩技术。

四、结　　果

相关报道较少，仅有的几篇报告显示手术治疗肩关节多向不稳定有很高的患者满意度。对接受切开下方关节囊平移术的患者的肩关节稳定性的主观评价也很好(表7-1)。采用切开下方关节囊平移术治疗肩关节多向不稳定的第一次研究发表于25年前，在对39名患者术后一年的随访中，38人的治疗效果令人满意，主要表现为没有不稳定复发现象，无明显疼痛，恢复正常力量，可以完全正常从事各种活动。只有一人在术后7个月时再次发生了肩关节前方半脱位。3名患者出现了腋神经失用症。

表7-1　前下方关节囊平移术治疗肩关节多向不稳定的结果

作者(年份)	肩关节数目	患者平均年龄（范围）	平均随访时间(范围)	结果
Neer 和 Foster (1980)	40	24岁（15～55岁）	12个月（8～24个月）	98%的患者达到良好至极好的结果 2%失败
Cooper 和 Brems (1992)	43	25岁（17～36岁）	39个月（24～71个月）	79%的患者达到良好至极好的结果 37%重新从事体育运动 9%复发
Bigliani 等(1994)	68	23岁(14～43岁)	48个月（12～108个月）	运动员：97%效果良好或极好，疼痛缓解 94%功能恢复为良好到极好 92%重新从事体育运动 75%恢复到术前运动水平 3%复发

续表

作者(年份)	肩关节数目	患者平均年龄（范围）	平均随访时间(范围)	结果
Ogilvie-Harris 和 Biggs (1995)	26	无	39 个月(26～82 个月)	手术极大地改善了功能 15%复发
Pollock 等 (2000)	49	23 岁(16～42 岁)	61 个月 (24～132 个月)	94%的患者达到良好至极好的结果 4%复发 86%重新从事体育运动 69%恢复到术前运动水平

随后的一项研究对 38 名患者(43 肩)进行了为期最少 2 年的随访。2 年中，4 只肩症状复发(9%)，其中一例是由于创伤导致的。5 名患者(13%)出现持续性恐惧感。尽管如此，其他患者报告的治疗效果令人满意。

在对 49 名手术治疗肩关节多向不稳定的患者进行随访研究发现，平均随访时间为 5 年，手术采取前方入路的患者满意率为 91%；手术采取后方入路的患者满意率为 100%。这些患者中有 36 名是运动员，他们中的 86%能够重新从事体育运动，但是仅能恢复到术前运动水平的 69%。

五、手 术 方 法

(一) 基本原则

肩关节多向不稳定的主要病理改变是出现松弛冗余的关节囊。病理性关节囊松弛可以直接通过下方关节囊紧缩术来解决，它可以将盂肱关节前方、下方和后方的容量减少。该手术通过将最不稳定的一侧关节囊增厚并重叠，将下方和对侧关节囊拉紧从而减少各个方向关节囊容量。例如，肩关节前方和下方脱位伴后方半脱位的患肩，可以通过前入路行下方关节囊平移术(胸三角肌入路)，肩关节后方更不稳定的患者应采用后方入路(冈下肌劈开)。

一直以来，大多数下方关节囊平移术笔者均采取前方入路，在最不稳定的一侧进行关节囊缝合术。有时，选择最佳的入路十分困难。笔者在表 7-2 中总结了选择术式的方法。脱位侧优先于不稳定程度稍小侧，肩关节前方和后方都有脱位者应采取前方入路。虽然一些作者倾向对所有患者都采取前方入路，但笔者并不认为这种简单的入路方式是有益的。

表 7-2　治疗法则：入路的适应证

前方入路	前向半脱位 ＋ 后向稳定或半脱位
前方入路	前向脱位＋后向稳定或半脱位或脱位
后方入路	前向稳定 ＋ 后向半脱位或脱位
后方入路	前向半脱位 ＋ 后向脱位

关节囊冗余过多可以采取三种方式处理，可以从关节囊外侧、中间或内侧进入关节腔。笔者更愿意选择偏外侧关节囊切口，因为这样选择优点较多。关节囊的形状呈圆锥或漏斗形，在外侧或肱骨侧有较宽的止点和表面积。这样，更多的关节囊可以被平移，因为组织可以被平移到较远的地方并重新固定于较宽的止点处。这种方式特别适用于下方关节囊冗余过度的患者。切开关节囊时将肩关节置于外旋和内收的体位下，外侧关节囊切口还可以更好地保护腋神经免受损伤，因为在此体位下，腋神经的位置会更偏内侧。如果关节囊在肱骨侧有撕

裂，外侧入路更有利于诊断和修补。关节囊中间入路切口可以获得内侧肩盂缘的更佳视野，并允许加强盂肱韧带，但是最大的缺点是切开下方时会紧邻腋神经。内侧入路有利于伴有Bankart 损伤的关节囊和盂唇的修补。然而，内侧入路使关节囊平移有更多的局限性。

(二) 体位

患者的体位摆放取决于手术入路。采取前方入路时，将患者置于沙滩椅体位下。虽然不是必需的，但机械臂体位固定器在术中拉紧关节囊时，可以帮助术者将患者维持在适当的体位。采取后方入路时，应将患者置于侧卧位，小心地用肾形体托或其他体位固定器固定。机械臂体位固定器可以放置在手术台对侧，将手臂置于一固定位置以便收紧关节囊时用。

笔者在进行下方关节囊平移术治疗肩关节多向不稳定时更多采用前方入路。在本书中有独立的章节讲述肩关节后方不稳定，故在此不讨论后方入路。

笔者使用肌间沟阻滞麻醉。因为胸部神经间有交错，将腋窝处皮肤和皮下组织浸润麻醉有助于提高患者的舒适度。患者被置于沙滩椅体位，小心用衬垫垫起骨性突起部位，避免皮肤和神经血管受损。头部和颈部的体位摆放要注意避免颈椎过伸或过屈。之后，将头和颈固定在一个稳定的位置，进行麻醉下查体。通常在术前对双肩病史和体格检查进行详细评估后，肩关节最不稳定的方向即可被确定下来。手术入路很少因为基于麻醉下查体结果而术中临时改变。患肢消毒后，沿胸骨、颈根部和肩胛骨内缘处铺无菌巾，患肢游离，给予预防性抗生素。

(三) 显露

沿腋皱襞向上做一延长切口或做一个标准的胸三角肌切口(图 7-1)，任何一种都可行。医师可以在术前与患者协商，按照患者出于美观的考虑最后选择切口方式。腋窝延长切口是在腋皱襞内比较隐蔽的切口，起于喙突顶点和胸大肌下缘之间的中点处。该切口经皮下组织达到胸三角肌间隙，用电刀小心止血，向上游离皮下组织到锁骨下方和肩峰前下方。将头静脉与三角肌一起游离到外侧，将拉钩置于内侧胸大肌和外侧三角肌的下方。如有需要，将胸大肌止点的上 1/3 切断，并做标记供之后修补用。在此操作中，要小心保护二头肌长头肌腱。

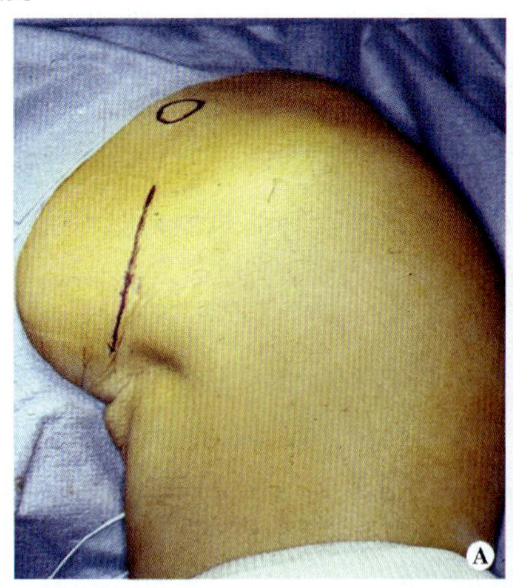

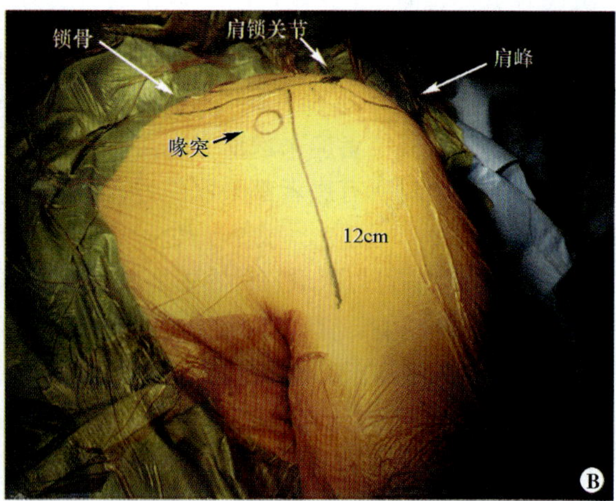

图 7-1　术中照片显示腋窝延长切口(A)和标准胸三角肌切口(B)

接下来切开联合肌腱外侧的锁胸筋膜，轻柔地向内侧牵开。手臂被置于轻度外旋的位置，以便医师辨认肩胛下肌的上缘及下缘。切除所有覆盖其上的三角肌下滑囊，找到小结节。可将喙肩韧带的前缘部分做一小块楔形切除，这样有利于显露。

在小结节止点的内侧约 1cm 处切开肩胛下肌腱。切口自上而下，与腱纤维方向垂直（图 7-2A）。肩胛下肌切口应从上方肩袖间隙向下直至肩胛下肌的下缘。旋肱前血管用电凝止血。小心将肩胛下肌腱从下方关节囊剥离开来。在肩胛下肌腱缝入牵引缝线，并向内侧牵开（图 7-2B）。将外侧止点余下的肩胛下肌腱与底面的关节囊剥离开，这有助于将关节囊瓣和肩胛下肌腱区别开来，随后将其分别修补。医师必须很清楚腋神经的位置，因为它紧邻下方关节囊，在肱骨内收和外旋时，其损伤的危险性较小。如果竖直切口过于靠近内侧，可能会损伤肌纤维，这样就会影响肩胛下肌的修补。

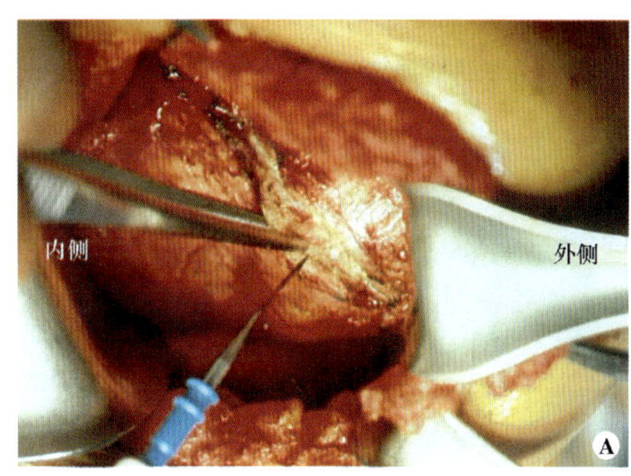

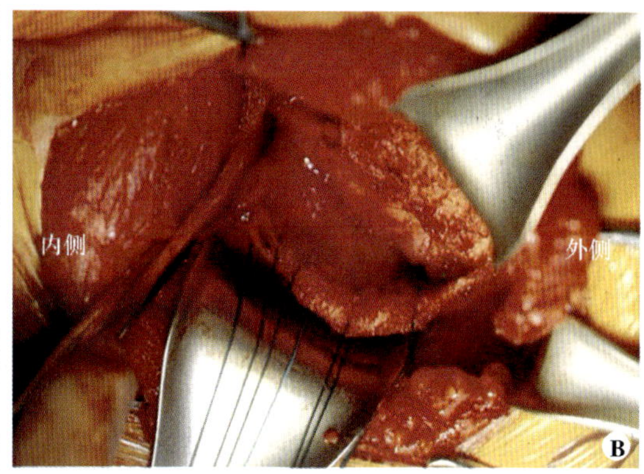

图 7-2 A. 肩胛下肌切口，在小结节上保留 1cm 的肩袖组织。B. 在肩胛下肌上缝入牵引缝线，并将其从关节囊上剥离起来

（四）手术步骤

关节囊的外侧入路起始于肱骨止点内侧 5mm 处（图 7-3）。该切口开始于肩袖间隙水平。当切至下方时，上臂应保持在外旋位以避免腋神经受损。当游离关节囊时，缝入牵引缝线。将肱骨外旋屈曲，沿肱骨解剖颈周围切开关节囊，依照不稳定的程度，将切口尽可能向后方延伸（图 7-4）。可将一手指放入腋下袋对其大小进行评估并确认修补前需要从肱骨松解多少冗余的关节囊（图 7-5）。如为典型的肩关节多向不稳定，应将关节囊向后切断剥离直到肱骨颈的后方部分，当将剥离的下方关节囊向前平移时，后方的这部分关节囊会被拉紧。

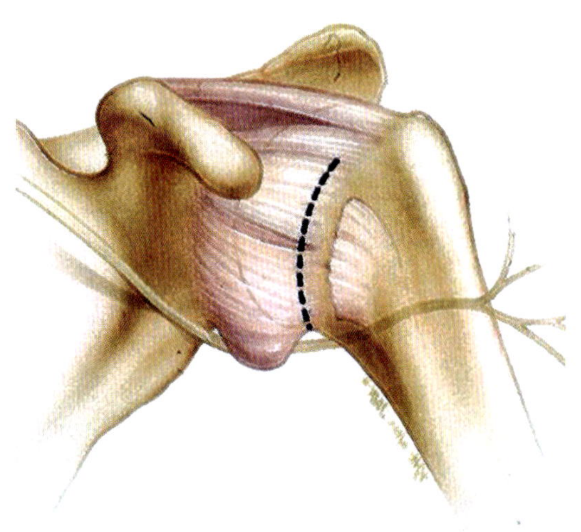

图 7-3 外侧关节囊切口

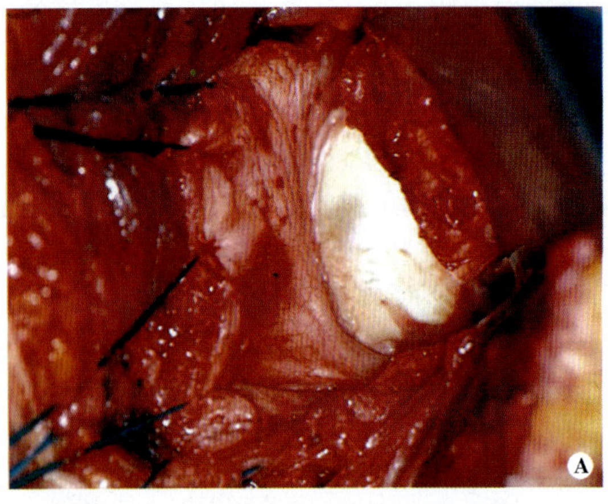

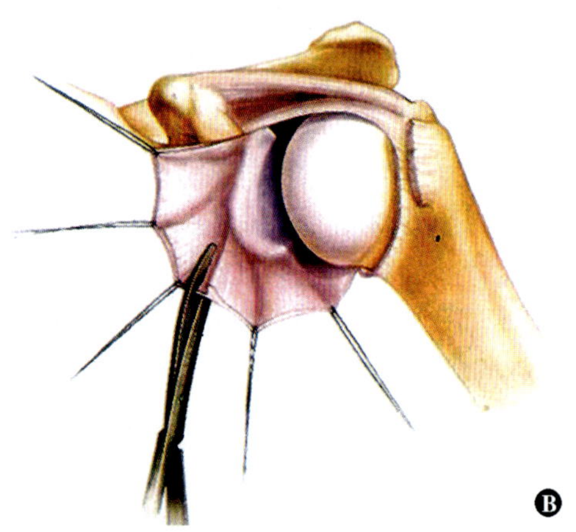

图 7-4 术中照片(A)和对应的示意插图(B)显示关节囊显露到解剖颈后方

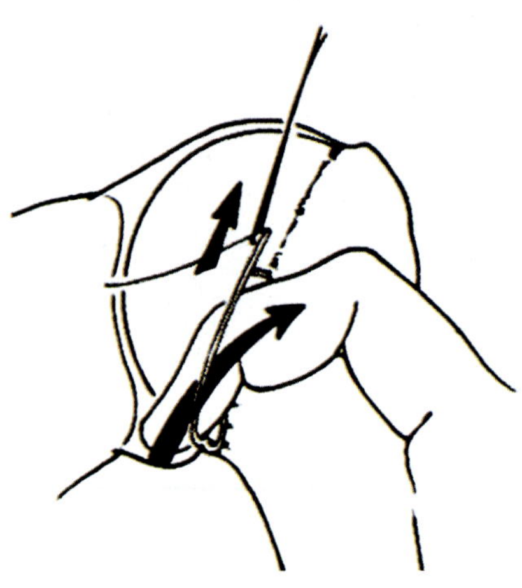

图 7-5 伸入手指估计关节囊的冗余量

放入 Fukuda 环形拉钩检视关节内。可发现关节内病变、游离体、关节软骨缺损等。在此阶段,关节内盂唇病变可使用钻孔缝合或缝合锚钉进行固定来处理。缝合两端都穿过内侧关节囊,打结将关节囊,盂唇和韧带固定到表面粗糙化的前方肩盂颈处。如果关节囊内侧有冗余且没有和盂唇分离,则应将该关节囊容积减小。笔者喜欢选择卷曲缝合,并称之为“圆桶缝合”,用来减少内侧关节囊容积(图 7-6)。使用 2 号编织尼龙缝线,缝合开始于关节囊外侧上方,在关节囊的关节侧沿肩盂缘下方行走 1～1.5cm,之后再穿出到关节囊外侧,在关节囊外侧打结。治疗肩关节多向不稳定很少用植骨。但是,如果发现肩胛盂骨缺损大于 25%以上,此时应行植骨术。

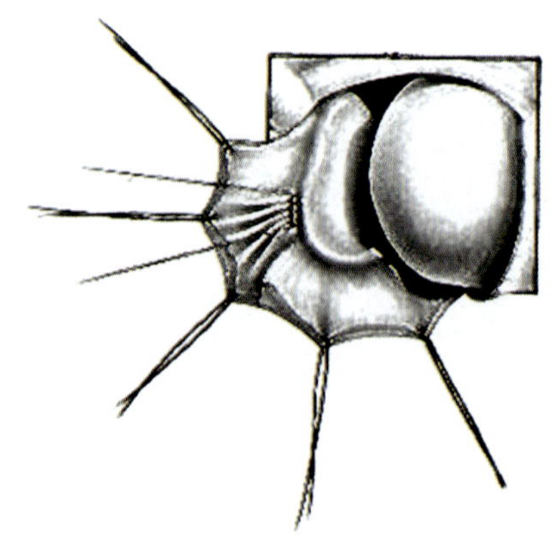

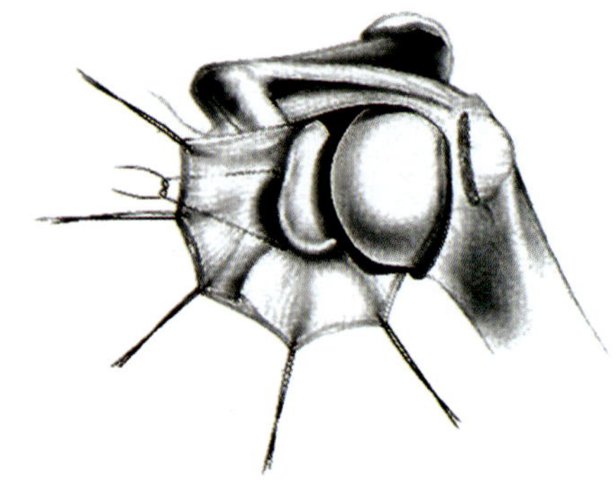

图 7-6 使用桶形缝合技术减少内侧关节囊的冗余

仔细检查关节后,将关节囊水平切开成“T”形。切口通常在盂肱中韧带和盂肱下韧带之间,向上拉动下方关节囊瓣。腋袋应被消除掉，这可以通过在下方腋隐窝放入一手指，然后向上牵拉缝线来进行评估囊袋是否已消除（图 7-7）。将下方关节囊瓣向上平移可以有效去除下方冗余的囊袋，这会将手指挤出腋隐窝。同时，这也拉紧了后方关节囊。清除关节边缘外侧的肱骨，这样有利于愈合。T 形切口允许能够分别调整关节囊内外和上下两个方向的张力。

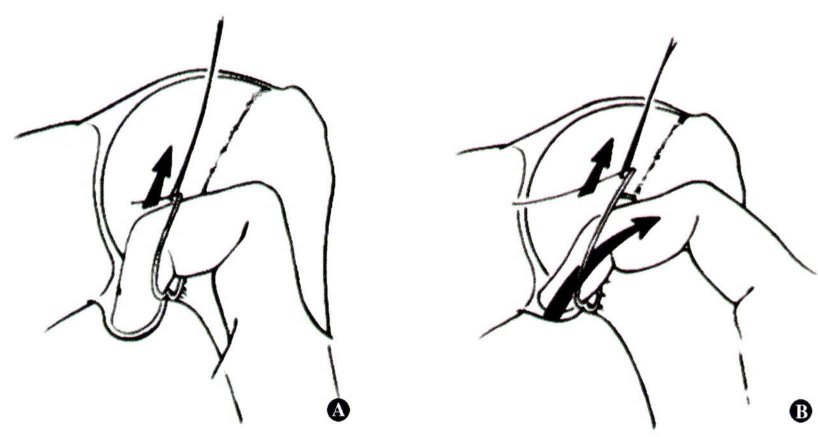

图 7-7　A. 关节囊向上平移。B. 将手指挤出腋隐窝

将上臂置于外旋 25°～45°和外展 20°～45°位修补关节囊。这个角度可以根据患者的个体需求，对侧肩关节检查和优势手的不同进行调整。应注意，竞赛性投掷手在其优势肩关节修补时，需要相对更大的外旋角度（45°～60°）。修复从向上平移的下方关节囊瓣开始。用不可吸收缝合线逐渐向上行单纯间断缝合。将下方关节囊瓣修补到外侧关节囊止点的残端上。有时，当肱骨上残留的关节囊组织质量不好，可以用将缝线穿过肱骨缝合或使用缝合锚钉来修补。使用单纯间断缝合上方裂隙，如肩袖间隙增宽，要将其关闭。之后，将手臂放置于外旋 20°～45°、外展 20°，将上方关节囊瓣修补到下方。

（五）切口闭合

按解剖学位置将肩胛下肌腱重新缝合到其止点。将肌腱两端端对端的用不可吸收线行间断的 8 字缝合固定（图 7-8），不要向外侧平移肌腱。用 3 号可吸收缝线关闭胸三角肌间隙。用可吸收 4 号缝线做皮内缝合，关闭皮肤。

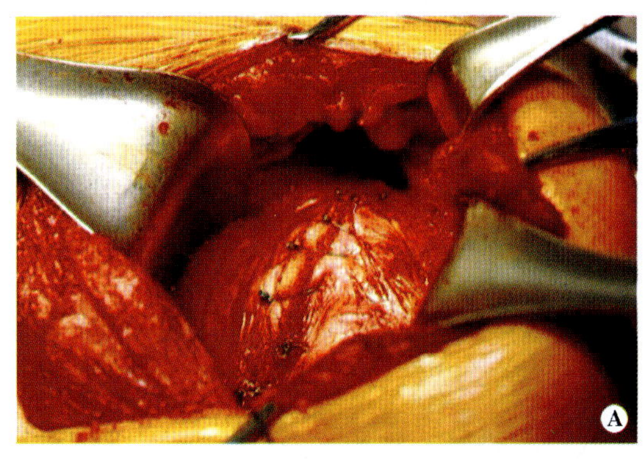

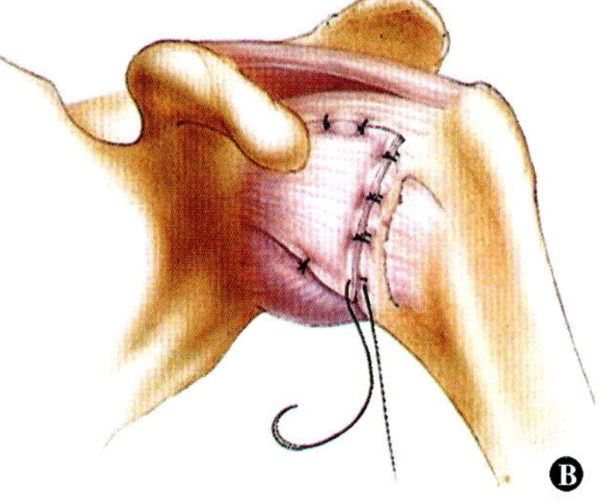

图 7-8　术中照片（A）和对应的示意插图（B）显示已完成的关节囊修补

六、术后处理

肩关节多向不稳定患者术后应使用吊带保护 6 周。术后 10 天，可将手臂从吊带中取出进行锻炼，包括肌肉等长收缩训练和外旋 10°、前举 90°的活动范围练习。术后 2～4 周，被动外旋可增加至 30°，上举可至 120°，此时增加肌肉等长力量训练。术后 4～6 周，外旋增至 40°、上举增至 140°并开始辅助主动练习。术后 6 周，外旋增至 60°，上举增至 160°。术后 3 个月，外旋可进一步增加。上臂可以在 90°以下的中立位，开始进行力量训练。随着康复练习的进展，可以增加更多动力性的力量练习。

肩关节多向不稳定伴后方不稳定的患者术后应佩戴特殊支具 6 周，支具将上臂置于轻度外展和旋转中立位。只能进行轻柔的肌肉等长锻炼及在医师的指导下进行肘腕关节活动范围练习。术后 6 周可以去除支具，逐步开始关节活动范围练习。术后 12 周，开始逐步开始力量训练。

这些练习计划具有普适性，可以根据患者的具体情况进行调整。投掷运动员可能在外旋练习方面进展更快。韧带松弛症患者或青少年患者限制活动的时间可能会更长。通常，术后 9～12 个月方可进行体育运动。

七、避免失误和手术并发症

手术中始终要注意保护腋神经，要清楚腋神经的走行，该神经邻近关节囊下缘。紧贴骨表面进行分离，并清楚上臂所处位置可以避免不慎损伤。

肩胛下肌腱垂直切口如太靠近内侧可能会损伤部分肌纤维，使修补工作变得困难。从尽量保护腋神经和旋肱前血管的角度来讲，建议保留肩胛下肌腱的下方部分。一解剖学研究显示 40%肩胛下肌腱的止点在旋肱前血管下方。术中忽视下方肩胛下肌的松解会影响下方关节囊分离，继而限制下方关节囊向上紧缩的幅度。虽然有可能影响肱骨头的血运，但是因为有来自旋肱后血管的侧支循环的缘故，结扎旋肱前血管并没有发现明显的肱骨头骨坏死风险。

（赵立连 译）

参考文献

Bigliani LU, Kurzweil PR, Schwartzbach CC, et al: Inferior capsular shift procedure for anterior inferior shoulder instability in athletes. *Am J Sports Med* 1994;22:578-584.

Cooper RA, Brems JJ: The inferior capsular shift procedure for multidirectional instability of the shoulder. *J Bone Joint Surg Am* 1992;74:1516-1521.

Frostick SP, Sinopidis C, al Maskari S, et al: Arthroscopic capsular shrinkage of the shoulder for the treatment of patients with multidirectional instability: Minimum 2-year follow-up. *Arthroscopy* 2003;19:227-233.

Joseph TA, Williams JS Jr, Brems JJ: Laser capsulorrhaphy for multidirectional instability of the shoulder: An outcomes study and proposed classification system. *Am J Sports Med* 2003;31:26-35.

Neer CS II, Foster CR: Inferior capsular shift for inferior and multidirectional instability of the shoulder: A preliminary report. *J Bone Joint Surg Am* 1980;62:897-908.

Ogilvie-Harris DJ, Biggs DJ: Multidirectional instability of the shoulder: The results of the capsular shift procedure. *J Bone Joint Surg Br* 1995;77(Supp I):66-67.

Pollock RG, Owens JM, Flatow EL, Bigliani LU: Operative results of the inferior capsular shift procedure for multidirectional instability of the shoulder. *J Bone Joint Surg Am* 2000;82:919-928.

Pollock RG, Owens JM, Nicholson GP, et al: The anterior inferior capsular shift procedure for anterior glenohumeral instability: Technique and long-term results. *Orthop Trans* 1993-1994;17:1109.

Schenk TJ, Brems JJ: Multidirectional instability of the shoulder: Pathophysiology, diagnosis, and management. *J Am Acad Orthop Surg* 1998;6:65-72.

第 8 章　肩关节后方不稳定的关节囊切开修补术

John M. Fenlin,MD　Peter A. Ugolini,MD

一、适　应　证

肩关节后方不稳定的发生率远远少于肩关节前方不稳定，有关后者的研究已十分充分。造成肩关节后方不稳定的原因包括创伤及肩关节在屈曲、内收和内旋位的危险位置的反复受损。但是，很多患者并没有肩部损伤或挤压史，这使对此种症状的诊断和理解变得尤为复杂。

肩关节后方不稳定有各种各样的症状和临床表现，但复发性脱位和可诱发性脱位则较为罕见。更为常见的症状是体位性半脱位，上肢处于某一易诱发脱位的体位时产生不稳定或松弛的感觉，或者做某些活动时肩关节后方有钝痛。查体时，屈曲、内收、内旋上臂可以产生症状性不稳定，但是由于疼痛或肌紧张性反应，不一定总能诱发出来。肩关节前方不稳定常在查体时呈现出真性恐惧，这很少在肩关节后方不稳定患者中出现。患者常常仅仅描述后方关节线处有不稳定感或轻微疼痛，而且这就是其所有的主诉和查体可见情况。肩关节后方不稳定常常是双向或多向不稳定症状的一部分，必须充分考虑到这一点，因为这对治疗方案的确定起着决定性的作用。

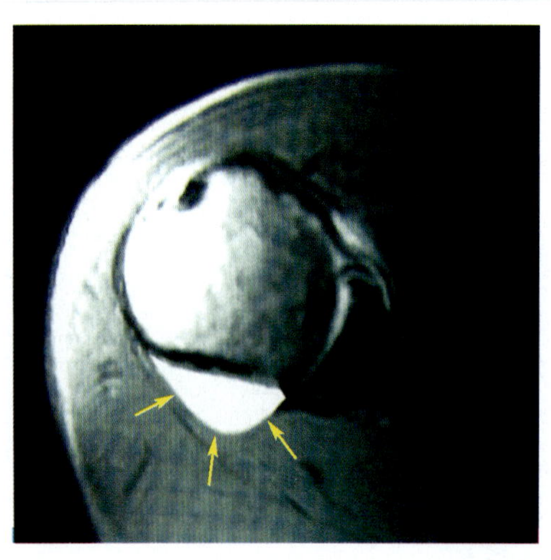

图 8-1　T_1 加权磁共振关节造影显示复发性肩关节后方不稳定的患者后下方关节囊松弛（箭头）（经允许引自 Robinson CM, Aderinto J: Recurrent posterior shoulder instability. *J Bone Joint Surg Am* 2005;87:883-892.）

非手术治疗常被选作治疗肩关节后方不稳定的一线治疗方案。例外的情况包括患者遭受创伤后导致肩关节出现固定性的、无法复位的后方脱位，或创伤造成肱骨头或肩胛盂的严重损坏，以至于不能保持正常的盂肱关节解剖关系或稳定性。在大多数其他情况下，针对肩袖肌肉肩胛骨周围肌肉的加强力量训练是有效的。通常建议延长康复训练的时间；有些作者只有在非手术治疗 1 年后若仍不成功才考虑手术介入治疗。因此，手术治疗最常见的适应证是非手术治疗无效的持续性有功能障碍的肩关节后方不稳定。

关节囊修补这种特殊适应证是以手术方法纠正不稳定的能力为基础的。病史和体格检查均须支持诊断。X 线片和 CT 有助于显示骨性异常或缺损，这些损伤仅通过软组织修补可能远远不够。磁共振和磁共振关节造影有助于识别关节囊修补所要解决的关节囊撕裂或关节囊的冗余部位（图 8-1）。

最后，虽然其他方向可能也存在一些需要处理的不稳定，但肩关节不稳定最主要的方向为后方。

二、禁　忌　证

关节囊修补术治疗肩关节后方不稳定的绝对禁忌证包括患者不能或不愿意配合进行术后的康复训练；一般状况差；手术部位有活动性感染；或者没有足够的关节囊组织用于修补。最后一条是常用于翻修术，在初次手术中少见采用。

相对禁忌证包括可能有碍软组织成功修补的骨性损伤或畸形。肩盂极度发育不良、后倾、肱骨过度后旋、后方磨蚀常与肩关节后方不稳定有关。创伤后后下方盂缘大块骨缺损（反 Bankart 损伤）或肱骨头前方大块骨缺损（反 Hill-Sachs 损伤）等可能引起软组织不稳定。但是，多大的骨缺损可引起这种不稳定目前还不清楚。虽然骨性畸形可导致肩关节后方不稳定，但是大多数损伤或畸形的严重程度还并不足以妨碍软组织修补。对于癫痫引发肩关节后方不稳定，而癫痫又未能很好控制的患者，医生也应延迟对这些患者进行关节囊修补术。

肩关节后方修补术不能解决其他方向（例如前方或下方）的原发性不稳定。事实上，不正确的手术方式会导致肩关节不稳定的原发方向情况恶化。因此，对怀疑有肩关节多向不稳定的患者仔细询问病史，进行体格检查和影像资料研究，以及在麻醉状态下进行检查都有助于确定正确的手术方式。

特别值得一提的是随意性肩关节后方不稳定，因为复发率和失败率极高，已被确为手术治疗的一个禁忌证。然而，应将体位性自主脱位和继发于为了获益而造成的脱位分清楚。随时准备好展示其肩关节不稳定的习惯性脱位患者常有潜在的心理障碍，他们用这样的方式给人留下印象，赢得注意力或获取药物。对这些患者无论采取哪种治疗都很难成功，因此，不应给予手术治疗。但是对于存在体位性自主脱位的患者应另当别论。这些患者可以通过将肩关节置于一个不稳定的体位而造成肩关节半脱位，但是他们非常不愿意这么做，在日常活动中也会尽量避免这些不稳定的体位。通过仔细筛选，这类患者手术的结果与非自主性脱位的患者相似。这两类患者有时没有明显的分别，如医生有任何怀疑都应在手术前让患者接受心理评估。

三、其他治疗方法

非手术治疗是肩关节后方不稳定的首选治疗方案。通常建议对盂肱关节动态稳定的肌肉加强力量和进行协调训练，这样可以弥补因静力稳定结构如关节囊和后方盂唇存在的受损或不足。肩袖肌肉和肩胛骨周围肌肉都应进行锻炼，重点是加强外旋作用的冈下肌和小圆肌的力量。应避免进行屈曲和内收的练习动作，因为这些动作会将手臂置于不稳定的位置。

关于肩关节后方不稳定的病理原因有很多观点，因此有很多种手术方法记载。这包括反向 Bankart 修补、后方关节囊缝合术或平移术、关节囊平移并二头肌腱移位术、冈下肌重叠术（反 Putti-Plait 术式）、关节囊钉合术、肩盂切开楔形截骨术（肩盂成形术）、后方块状植骨术、肱骨旋转截骨术等。与前方关节囊修补术一样，非解剖性软组织重建有很多并发症，失败率也很高。单纯肩盂成形术的结果在文献上报道各异，曾有一些严重的并发症报道，包括骨不连、骨坏死、喙突下撞击症，以及退行性关节病变等。后方块状植骨术和肱骨截骨术二者相似的是都很少使用，特别是在初次手术中很少使用。这些骨性手术方式通常用于伴有严重骨性畸形的患者(如肩盂后倾＞30°的患者可采用肩盂成形术)，或用于翻修术，或用于加强关节囊修补术等。

近来，人们对采用关节镜下手术治疗肩关节后方不稳定的热情越来越高。后方盂唇修补、关节囊褶皱术、关节囊热挛缩术等都被用于治疗肩关节后方不稳定，结果令人鼓舞。目前，关节镜下治疗是相对于切开修补手术的一个可被接受的替代疗法。支持者认为使用关节镜可以360°的处理关节囊而无须增加更多手术入路，术后美观度增加，并且减少了住院时间。然而，另一些人觉得后方关节镜下修补技术要求高，因为医生很少进行此种操作，难以掌握。一般来讲，不应使用关节囊热挛缩术，因为其结果不可预测，并且在此种手术后进行的翻修术中发现关节囊有过度损伤的现象。

四、结　果

对肩关节后方不稳定手术术式的文献回顾显示手术结果相差很大，原因主要是采用的手术方式各不相同。将这些结果集中在一起后发现肩关节后方不稳定手术复发率和失败率很高。然而，如果去除那些有高并发症的手术方式(例如肩盂成形术、冈下肌重叠术、后方块状植骨术和肱骨旋转截骨术等)——这些手术方式大多已被弃用了——结果看起来让人更乐观一些。

切开软组织重建术治疗肩关节后方不稳定的结果和上述结果相似。一位作者的分析指出该手术平均有24%的复发率，复发率为0%～83%。然而，如果除去上述提及的不良技术，则手术复发率明显降低。本章提及的类似的技术的复发率为10%～20%。主观结果不总是与复发率相平行，但大体相似(表8-1)。

表8-1　切开后方关节囊修补术结果

作者(年份)	肩关节数目	手术方法	患者平均年龄(范围)	平均随访时间(范围)	结果
Neerand Foster (1980)	15(in series of 40)	OPCS	24岁(15～55岁)	＞1年	7%不稳定复发；所有稳定肩结果均满意；1例腋神经麻痹
Fronek等(1989)	11	OPCS(with posterior bone block[5])	20岁(11～45岁)	5年(2～7年)	9%不稳定复发；91%结果满意；70%重返运动场，进行低水平的竞技运动；6%无疼痛
Tibone和Bradley (1993)	40	20 OPCS 20 staple capsulorrhaphy	23岁(14～37岁)	(2～10年)	28%不稳定复发；40%失败率；只有28%的优秀投掷运动员重新从事投掷活动；8位患者在投掷时出现中度至重度疼痛；旋转功能严重丧失；高水平运动员手术结果较差
Bigliani等(1995)	35	OPCS	26岁(15～63岁)	5年(2～12.5年)	11%不稳定复发；80%结果良好或极好；63%无疼痛；4例术后活动范围差；之前进行了肩关节稳定手术的患者结果很差

续表

作者(年份)	肩关节数目	手术方法	患者平均年龄(范围)	平均随访时间(范围)	结果
Hawkins 和 Janda (1996)	14	OPCS	27 岁	3.7 年(1.5～4 年)	无复发性不稳定;14 名患者中 13 人满意;4 人轻度致残,不能从事日常活动;6 人工作时感到疲惫;4 人从事体育运动有困难,休息或运动时疼痛均有所减轻
Fuchs 等 (2000)	26(全部患者为自主体位半脱位)	OPCS(盂唇修补,关节盂截骨, posterior bone block)	24.4 岁(15～33 岁)	7.6 年(1.8～14.6 年)	23%复发性不稳定(43%翻修术);93%结果良好或极好;31%夜间疼痛;21%由于肩关节问题更改职业;之前做过肩关节后向重建术的患者复发率高
Misamore 和 Facibene (2000)	14	OPCS	19.6 岁(15～26 岁)	3.75 年(2.2～7.5 年)	7%不稳定复发;14 名患者中 13 人效果很好;14 名患者中 13 人重新从事体育运动;3 名患者存在与运动或天气变化相关的持续性疼痛
Wolf 等 (2005)	44(11 例肩关节多向不稳定,33 例后方不稳定)	OPCS	26.7 岁(10.5～54.6 岁)	7.6 年(1.8～22.5 年)	19%不稳定复发(40%属于肩关节多向不稳定患者);84%效果很好;74%恢复原来的运动/活动水平;3 位患者肩关节稳定,但存在持续性疼痛,结果差;6 位患者 X 线片显示出现中度/重度退行性关节疾病;存在软骨损伤的患者结果很差,年龄>37 岁

注:MDI,肩关节多向不稳定; OPCS,切开后方关节囊移位术。

五、手术方法

大多数外科医生对后方关节囊切开修补术的熟悉程度远不如对前方关节囊切开修补术。然而,两种手术中的很多原则是相似的。对关节囊组织充分暴露和游离,保护神经血管组织,修补术中合理的调整关节囊的紧张度,重新恢复关节囊和盂唇的解剖学结构都是保证手术成功的关键。

摆放体位,进行切开之前要对患者在麻醉下再进行仔细检查。这是对可疑肩关节后方不稳定进行确认的最后一次机会,也是很多患者能够获得的最佳检查的机会。然而,很多患者存在多向不稳定的情况,故对各个活动平面都应进行检查。喙突和肩峰提供了非常有用的骨性标记,可以帮助医生确认关节半脱位的方向以及允许复位的手法。如果检查所见比较轻微或关节处于极不稳定的状态,那么很难对此做出评估。但是,确定是否主要是肩关节后方不稳定是切开后方修补成功的关键,一旦确定诊断,则可进行手术。

(一) 体位和显露

采用后方入路进行手术。患者取侧卧位，患肢在上侧，上肢游离。使用颗粒性塑形袋和与手术床托架维持该手术体位。所有骨性突起部位都应小心垫好。如有必要，可以将手术台放在反向 Trendelenburg 位来抬高肩部，直至某一舒适的操作高度。铺巾应给肩关节后方留出足够的空间，对肩关节前方也应预做准备，以防止某些情况下需要加用前方入路（如 Bankart 修补）。

水平切口和垂直皮肤切口均有描述，最常用的是竖直切口，起自肩峰后外侧缘，向下延伸到腋皱襞（图 8-2）。因为切口通常需要长达 10～12cm，沿朗格线做切口可以使瘢痕最小，所以推荐使用此切口方式。沿皮下组织瓣游离，显露下方三角肌后部（图 8-3）。之后，须将三角肌劈开，以到达肩关节后方。劈开的方向应与肌纤维方向一致并且向远端不要超过 5cm，以防止对腋神经造成损伤。通常，可以沿三角肌的后外侧缝际做劈开，这样可以将出血和肌纤维损伤降到最低。可以从肩峰后侧肌纤维劈开处内外侧将三角肌起点切断 2～3cm，在三角肌内形成一个 T 型窗口（图 8-4），从而扩大暴露范围。大多数研究均支持将此部分肌肉起点离断的这种做法，但是也有报道只采取三角肌劈开的手术入路。这通常需要将三角肌向远端更多劈开以获得充分暴露。在此区域三角肌中腋神经常位于更远侧的位置，因为当它向前方肌肉行进的过程中也同时会向近端走行。这使得延长劈开时，腋神经不易受到损伤。支持者指出该方式的显而易见的优点，可以使术后三角肌起点切断所带来的风险降至最低。然而，在这种困难的手术中充分的显露是至关重要的，笔者仍建议对三角肌起点做额外的部分离断。笔者还没有遇到过术后三角肌起点剥离的情况，并且使用这一方法可以安全有效地获得所需的暴露。轻柔地牵拉肌肉，旋转肱骨头，将下方结构暴露于术野，这样既可以对三角肌创伤最小，又能更好地显露肩关节后方结构（图 8-5）。

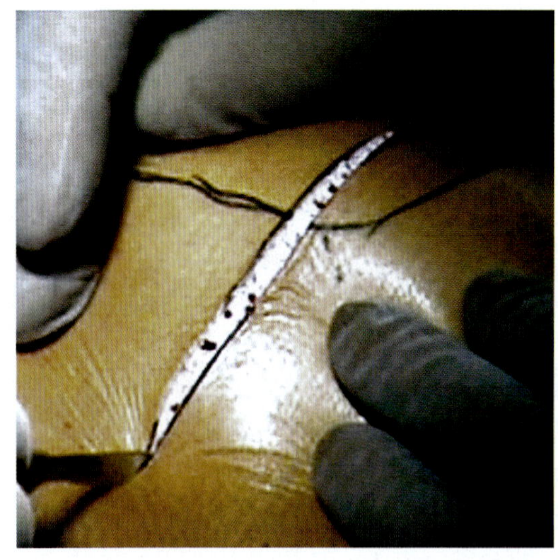

图 8-2　肩关节后方入路切口

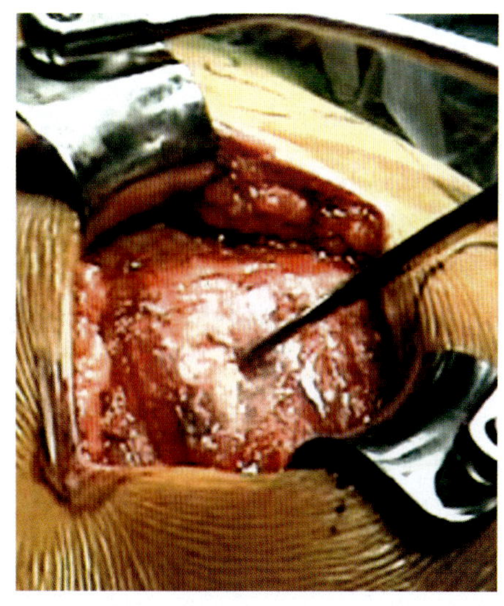

图 8-3　游离皮下组织瓣显露下方的三角肌

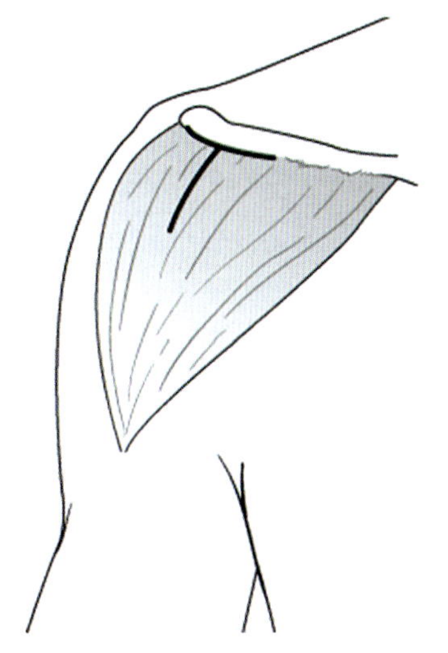

图 8-4　如果单纯三角肌劈开显露不充分，可采用 T 形三角肌切开显露后方肩袖和关节囊

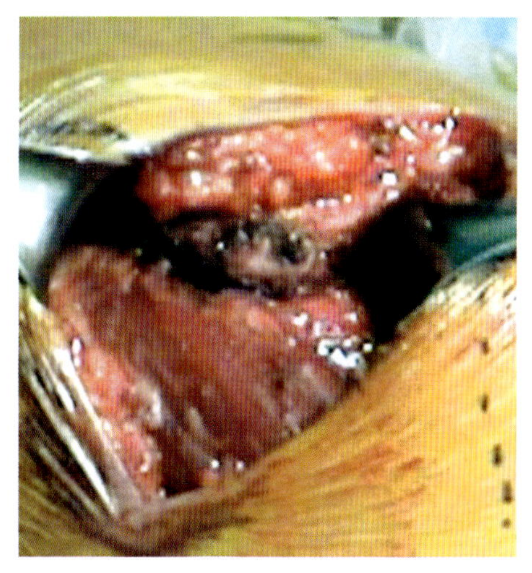

图 8-5　牵开三角肌暴露更深层的冈下肌。本例患者采用了 T 形三角肌窗显露和操作

随后注意力转移到对肩关节后方结构的辨认和分离上来。将冈下肌肌腱从上方冈上肌和下方的小圆肌分离出来。下方的区分至关重要；分离不应达到小圆肌下，因为腋神经和旋肱后血管通过四边孔。在大结节上点附近用电刀垂直切断肌腱。

肌腱切断部位应确保在关闭时肌腱与肌腱能端对端缝合。如果过于偏内侧切断冈下肌，那么会带来一定的麻烦，因为没有足够的腱性结构把持。如果过于偏外侧切断，可以通过穿骨道的缝合方法重新将肌腱固定到大结节来进行弥补。

只有在仔细止血、视野清晰的情况下方可进行冈下肌的分离。这是因为将肌腱与下方关节囊分开是此手术的关键部分。如果操作小心，冈下肌肌腱纤维会逐步退让直至到达关节囊。结合应用钝、锐性分离方法将肌腱从后方关节囊分离下来。小剪刀和 Beaver 手术刀有助于此操作。因为后方关节囊比前方关节囊要薄得多，操作应十分小心。保证后方关节囊的完整是成功修补的关键。

另一种方式是，可以将冈下肌通过肌腹和腱性部分进行水平分离。劈开方向应与肌肉纤维方向一致，其好处是保留了肌腱和止点的大部分，术后肌腱结构无需愈合就可以恢复功能。然而，找出冈下肌缘和恰当的地方进行分离可能不是一件容易的事情。劈开位置过高或过低会妨碍暴露，并且易伤及神经血管结构。其他有些处理冈下肌的方式较为容易，但是如果医生愿意，可以使用此可选方法。无论采用何种技术，分离冈下肌和关节囊都是十分重要的一个环节。

（二）手术操作

一旦将关节囊从冈下肌上游离下来并且充分暴露，将关节囊自上而下做锐性垂直切开。切口距关节囊在肱骨颈止点 0.5～1cm 处。用钝性牵开器将小圆肌向下牵开并在分离下方关节囊时保护腋神经。伸展和内旋上臂有利于暴露。

关节囊切开后，应仔细检查盂肱关节（图 8-6）。将肱骨头内旋并向后半脱位，检查肱骨头前方是否存在挤压伤。在前方放置环形牵开器检查前方盂唇和后方盂唇。如果后方盂唇从盂缘分

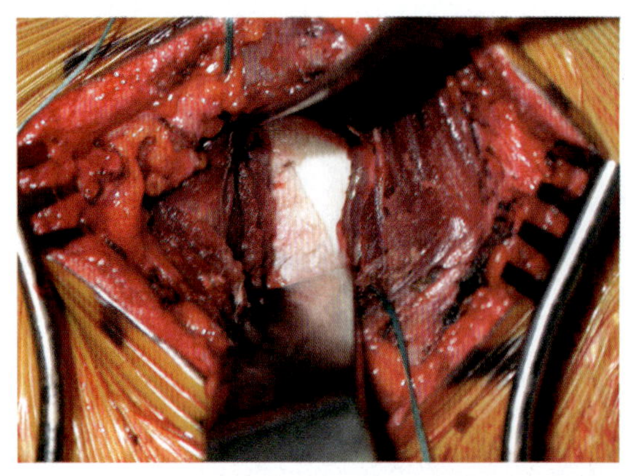

图 8-6 关节囊切开术后，应检查后方肩盂缘。术中照片显示后方关节囊从肩盂处撕裂，需要重新缝合固定

离，应进行缝合修补。向内侧牵开关节囊，用磨头打磨盂缘至骨面渗血，作为修补备用。

沿缺失盂唇的肩盂缘放置缝合锚钉。锚钉放置的位置应将关节凹面和后方肩盂斜坡所构成夹角平分。这样可以避免穿透关节面，确保锚钉处于合适位置并固定牢靠。笔者喜欢使用 Panalok（Mitek，Johnson and johnson，Norwood，MA）锚钉，其他锚钉同样可以使用，这取决于医生的选择。用一空针将缝线支穿过剥离的盂唇和内侧关节囊，留待之后打结所需。直到关节囊瓣形成并游离后再打结，这样可以避免对上臂和组织在操作时牵拉修补处。之后，在肩盂中部水平切开关节囊，从肩盂止点处直至关节囊的垂直切缘（图 8-7）。T 形切开的关节囊形成了上方和下方的关节囊瓣，用来进行关节囊转移术。

关节囊紧缩术比较困难的一点是根据关节囊的松弛度决定恰当的紧缩量。虽然医生的经验从中起着重要的作用，有些指导原则和操作技巧还是有帮助的。当对下方关节囊瓣进行缝合时，医生应将手指伸入到下方的扩张囊袋中。当向上提拉关节囊至重新固定部位时，手指会从隐窝处被挤出。如果张力合适，那么囊袋几乎消失。在拉紧关节囊时，应将患臂置于中立位或轻度外旋位置（5°～10°）。一般而言，如果瓣膜被正确的拉紧，外侧将有 1～2cm 的重叠。

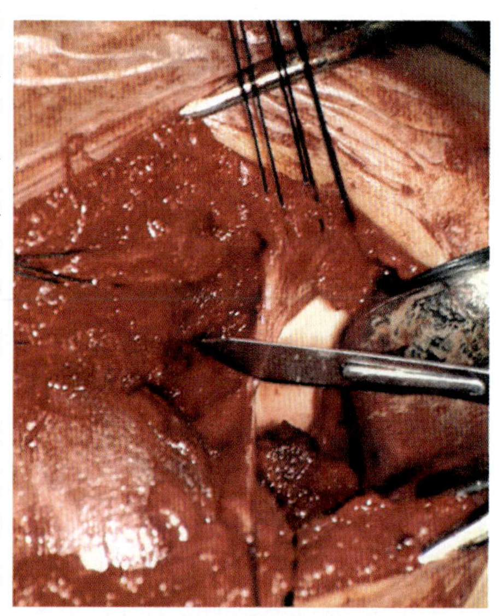

图 8-7 横向关节囊切开是将关节囊向内侧切开直至肩盂中部

对关节囊瓣内侧边缘放置水平褥式缝线来完成关节囊转移术。缝线应靠近关节囊边缘，避免过多的内侧至外侧的重叠，否则会严重限制术后内旋活动。应在关节囊瓣膜被拉紧前将盂唇修补缝线打结。首先将上方关节囊瓣向下转移并缝合固定，再将稍大的下方囊瓣向上转移，与上方囊瓣重叠缝合固定，任何多余的关节囊都被缝至后方用以加强修补（图 8-8B）。

（三）其他治疗方法

除了经典的关节囊转移术，笔者也使用另一种方法。因为相比肩关节其他地方的关节囊，后方关节囊更薄，也没有那么结实，很难将其游离和修补，据此笔者发展并使用了这一技术，在关节囊的平移过程中，将关节囊与其被覆的肌肉一起，将其作为一个整体转移固定。

患者体位和显露方法如前所述。笔者更倾向沿朗格线做垂直切口，以减小瘢痕。之后，沿用前面所描述的 T 形方式将三角肌劈开。当找到后方肩袖肌肉和肌腱并进行游离之后，

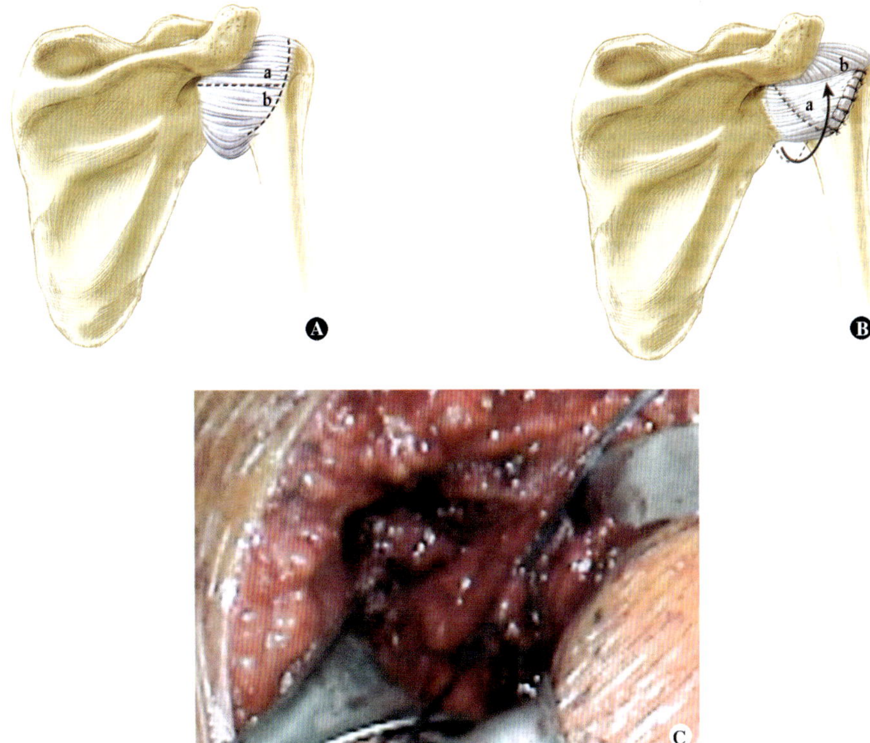

图 8-8　A. 虚线显示垂直关节囊切开和水平关节囊切开位置。B. 关节囊后下方多余部分，通过将以肱骨侧为基底的 T-形关节囊切开术形成的下方囊瓣(b)向上转移覆盖到上方囊瓣(a)上，得以重新拉紧(经允许引自 Robinson CN，Aderinto J：Recurrent posterior shoulder instability. *J Bone Joint Surg Am* 2005；87：883～892)。C. 术中照片显示囊瓣被交叉确定需要转移的量

将手臂外旋，将其在大结节的止点部分显露于术野当中。

用电刀将冈下肌和小圆肌腱从大结节处切断，向内侧分离，同时将后关节囊从肱骨头止点处切断(图 8-9)。在此过程中将一钝头牵开器置于小圆肌下方以保护腋神经。此步骤完成后，后方肌肉肌腱和关节囊结构被保留在一起，形成一个瓣片可以牵拉转移(图 8-10)。

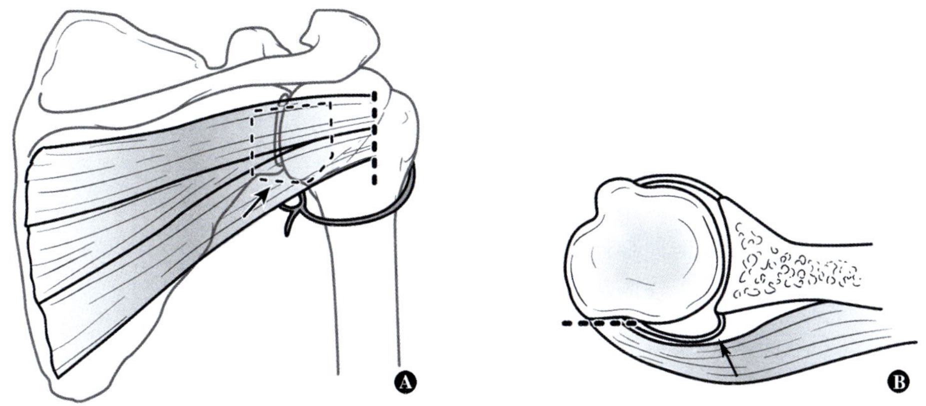

图 8-9　后位手绘图(A)和横断位手绘图(B)显示冈下肌和小圆肌与下方关节囊一起从后方肱骨掀起的位置(虚线)。注意张开的下方隐窝和后方关节囊(箭头)

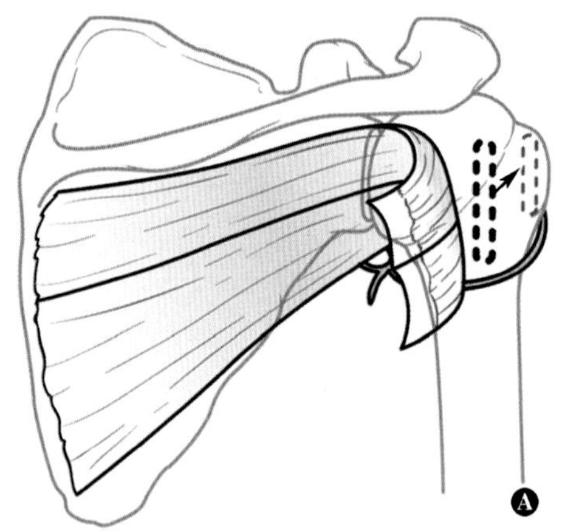

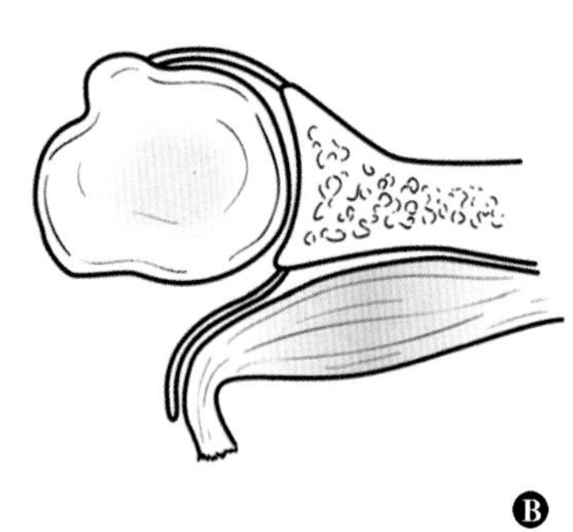

图 8-10 后位手绘图(A)和横断位手绘图(B)显示肩袖肌腱和与之相连的关节囊转移瓣。注意肌腱起点位置(虚线)和肌腱将被重新固定的上外侧区域(点线)

该技术有几个优点。第一,避免薄的关节囊从肩袖分离这一漫长的过程,在这一过程中即使是经验丰富的医生,也常会仅留下菲薄的组织用做修补。关节囊分离和劈开的过程也易损伤神经和血管。最后,不必将冈下肌从其周围肌肉中分离出来,冈上肌、冈下肌和小圆肌之间的间隙通常很难辨认。当医生试图将冈下肌从内侧分开至其在肱骨上的止点,对其边缘的错误判断会导致上方肩胛上神经和下方腋神经的损伤。将肌腱从更外侧的肱骨止点处进行松解可以保护这些神经不受损伤。

随后仔细检查盂肱关节,特别注意是否存在前方盂唇和后方盂唇及肱骨的缺损。这些部位中任何可以被认为是导致不稳定的病理表现都应在此时进行处理。接下来进行关节囊转移,笔者将肩袖肌腱连同关节囊向上向外移动到比大结节原止点处更上、更外侧的位置(图 8-10A)。将 2～3 根 3mm 粗的达克伦索带以水平褥式方式穿过冈下肌和小圆肌肌腱,使用大口径针将这些索带穿过大结节骨质。

此操作和所有其他后方重建术一样,其关键是决定关节囊的紧缩量。笔者将肌腱转移拉紧,直到如前所述,医生的手指会从后下方的隐窝中被挤出的程度。在此操作过程中,患者手臂应被放置于旋转中立位,用电刀在大结节上标记该点。然后,将达克伦索带直接穿过大结节骨质,经前方肱骨外侧骨皮质穿出。一般都需要使用电动打磨器对大结节做预准备,以使穿针得以穿过。在此步骤中,需要十分小心,因为软骨下皮质的过度打磨会严重影响肌腱修补的牢固性。将索带穿过骨道,外旋手臂,拉紧索带,用 3 个方结在骨桥上打结固定。助手用止血钳夹住第一个结,保持紧张度,直至第二个结打好。为了避免缝线过于隆起,我们将打结数量限制为 3 个。在结附近用 3-0 不可吸收普林缝线缝穿索带,防止结松动。这样就形成牢固的经骨隧道的肌腱修补,继而可以保持关节囊的平移(图 8-11)。放置负压引流,关闭伤口,具体操作如下文所述。

(四) 切口闭合

冈下肌腱的可靠修复对保持肩关节外旋功能十分重要。将内侧肌腱缝合到与外侧大结节相连接的肌腱上,用生物可吸收缝线行水平褥式缝合。因为修补很重要,要依照肌腱的大小选择 8～10 根缝线,对整个肌腱进行致细缝合。使用贯穿骨缝合法将三角肌重新固定到

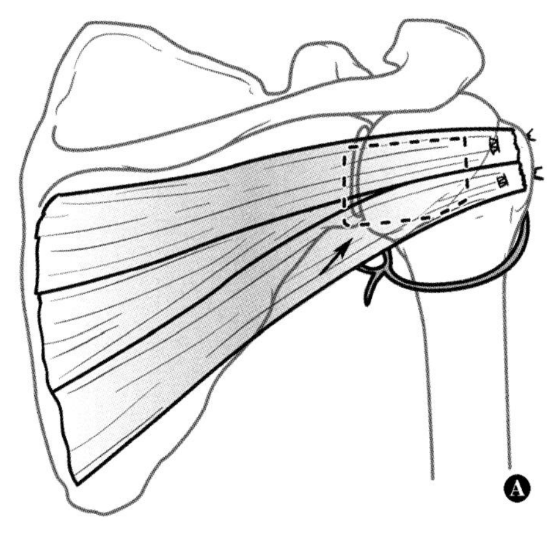

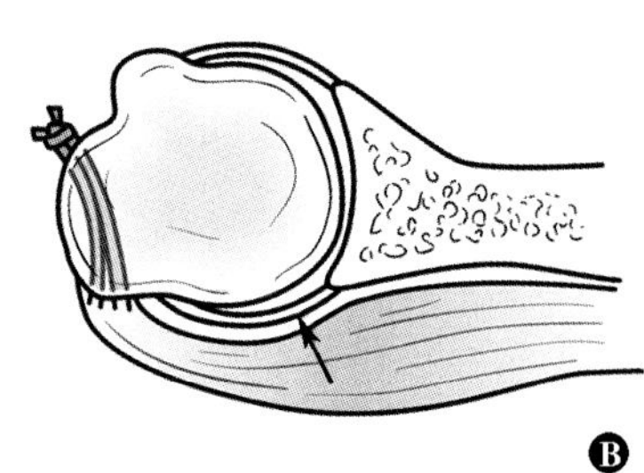

图 8-11　后位手绘图(A)和横断位手绘图(B)显示肌腱平移和固定后已完成的后方修补。肌腱下方的关节囊被间接拉紧,如图中所示后方关节囊松弛度减低,下方隐窝(箭头)体积减少

肩峰后的止点,关闭劈开的三角肌。所有患者均需要放置负压引流管。使用生物可吸收缝线进行皮下和皮内缝合,关闭伤口,敷以皮肤拉合胶条防止瘢痕扩张。

六、术后处理

术后处理包括患臂内收、中立或轻度外旋位固定。以前大多采用石膏、夹板或矫形器来达到制动的目的。目前,重量轻的塑料矫形器更受推崇,因为重量轻,对患者的皮肤护理和卫生有益。石膏和夹板通常很重,会给患肢带来相当大的下压力,导致患者不舒适。患者需在此种体位下固定约 6 周,6 周后开始进行肩关节锻炼。最近,提早锻炼被纳入术后处理方案,有些医生从手术当天或术后第一天就让患者开始进行锻炼。内旋和高于 150°的前屈上举应推迟到术后 3 个月再进行,因为这些体位会过度牵拉修补处。通常,和我们预期的一样,这些肩关节有过度活动患者的运动范围会很快恢复。若患肢的活动度能仅小于健侧 10° ～20°就足够了,因为术后僵硬可能成为一种防止复发的保护性机制。肌肉等长训练在术后 6～8 周开始,术后 12 周达到正常的力量训练。重新从事体育活动,特别是过头运动或投掷运动,应严格限制在术后 6～12 个月方可进行。

应用笔者的手术方法,手臂被置于塑料矫形器中内收、旋转中立位制动。笔者对这种加强的后方修补术很有信心,因此笔者要求患者在术后第一天就开始被动活动练习。要避免前屈上举超过 90°和内旋练习。初期锻炼持续 6 周,6 周后开始全范围内的被动活动练习。术后 12 周开始力量训练,重新从事体育运动的时间严格限制在 6 个月后方可进行。因为关节囊不是单独处理的,理论上存在肌腱移位后有过紧的可能。在这些肩关节有过度活动的患者中,笔者并没有发现这是问题。

七、避免失误和手术并发症

后方关节囊修补术最常见的并发症是肩关节不稳定复发。大多数关节囊修补术报告 10%～20%的患者出现复发性不稳定。其他研究中报告了更高的复发率,但是这些报告中大多包含了一些失败率较高的手术方式。

大多数情况下，复发性不稳定可以归咎于患者的选择不当或是由于手术方式错误造成的。本章节多次强调，术前的认真评估确定患者有无多向不稳定，以及明确患者是否存在继发性获益的情况，对预测手术能否成功方面远比术中的技术操作重要得多。一旦进行手术，术前确定的所有不稳定都应进行处理，包括可能对肩袖间隙病变、前方盂唇病损或较为罕见的肩盂或肱骨头骨性病损的处理等。反复强调诊断的正确性和初次手术时小心翼翼的手术技术是因为肩关节后方不稳定翻修性手术的失败率更高。

虽然肩关节囊过度紧张比复发性不稳定少见，但也是一个大问题。肩关节过度紧张会使盂肱关节容易发生退化变性。这一发现已在前方关节囊手术的研究中被证实，而这一现象同样也在会在后方重建术中出现。因此，医生只可以在很小的范围内进行关节囊调整。笔者认为在准备转移术时将手臂置于旋转中立位，将手指放入后下方隐窝直接判断紧张的程度，将关节囊和肩袖肌作为一个整体去修补，可以帮助取得手术的成功。

最后笔者必须避免三角肌修复失败和腋神经损伤等灾难性并发症。建议使用骨贯穿缝合法，小心对待三角肌的修补；注意保护腋神经，特别是腋神经从四边孔穿出，直接暴露于术野中时。

（赵立连 译）

参考文献

Bigliani LU, Pollack RG, McIlveen SJ, Endrizzi DP, Flatow EL: Shift of the posteroinferior capsule for recurrent posterior glenohumeral instability. *J Bone Joint Surg Am* 1995;77:1011-1020.

Fronek J, Warren RF, Bowen M: Posterior subluxation of the glenohumeral joint. *J Bone Joint Surg Am* 1989;71:205-216.

Fuchs B, Jost B, Gerber C: Posterior-inferior capsular shift for the treatment of recurrent, voluntary posterior subluxation of the shoulder. *J Bone Joint Surg Am* 2000;82:16-25.

Hawkins RJ, Janda DH: Posterior instability of the glenohumeral joint: A technique of repair. *Am J Sports Med* 1996;24:275-278.

Misamore GW, Facibene WA: Posterior capsulorrhaphy for the treatment of traumatic recurrent posterior subluxations in the shoulders of athletes. *J Shoulder Elbow Surg* 2000;9:403-408.

Murrell GA, Warren RF: The surgical treatment of posterior shoulder instability. *Clin Sports Med* 1995;14:903-915.

Neer CS II, Foster CR: Inferior capsular shift for involuntary inferior and multidirectional instability of the shoulder. A preliminary report. *J Bone Joint Surg Am* 1980;62:897-908.

Pollock RG, Bigliani LU: Recurrent posterior shoulder instability: Diagnosis and treatment. *Clin Orthop Relat Res* 1993;291:85-96.

Robinson CM, Aderinto J: Recurrent posterior shoulder instability. *J Bone Joint Surg Am* 2005;87:883-892.

Tibone JE, Bradley JP: The treatment of posterior subluxation in athletes. *Clin Orthop Relat Res* 1993;291:124-137.

Wolf BR, Strickland S, Williams RJ, Allen AA, Altchek DW, Warren RF: Open posterior stabilization for recurrent posterior glenohumeral instability. *J Shoulder Elbow Surg* 2005;14:157-164.

第 9 章　肩盂骨缺损的前路切开修复术

Frederick A. Matsen III,MD　Caroline Chebli,MD　Steven B. Lippitt,MD

一、适　应　证

盂肱关节的稳定性是指在使用肩关节时，肱骨头维持在肩盂窝中心位置的能力。不稳定是指丧失这种定位于中心的能力。与之相对的松弛，指的是肩关节可以在足够大的活动范围内旋转。所以稳定性和松弛性的组合给予了正常肩关节独特的性质。

作用于肱骨头上的主动和被动的外力一起将肱骨头挤压到凹陷的肩盂窝中，使得肱骨头处于肩盂的中心位置，这个作用机制被称之为凹面加压作用。这个作用机制与高尔夫球被搁在高尔夫球座上时会中心化的作用原理是相似的。盂肱关节处于各种正常体位时，凹面加压都能发挥其作用。这包括很多中间位置，在这些体位中，盂肱韧带是松弛的，因此不参与运动。进行全肩关节置换术的医生都会认识到这个稳定机制的重要性，即使切断了所有前方和下方关节囊-韧带复合体，依然靠恢复功能性凹面来获得稳定性。即使缺少正常关节囊的限制，术后仍可以获得稳定而灵活的肩关节。

只要作用于肱骨头的所有被动和主动作用力的合力的方向指向肩盂窝，凹面加压作用机制就会将肱骨头置于肩盂窝的正中。从实际角度出发，这意味着肱骨头的外力方向需指向肩盂中心垂直线(肩盂中心线)的前或后 20°以内。若作用于肱骨头上的净力方向与肩盂中心线夹角大于 20°，则肱骨头很可能得不到肩盂窝的支持。让我们继续使用高尔夫球做类比，高尔夫球托不一定要与地面完全垂直才能使球位于凹面的中心。作用在球上的净力(假设风力不十分大)是垂直向下的。“球托中心线”和作用于球的净作用力的方向(重力)夹角的最大角度仍约为 20°，超过这个角度，球就会脱位。

如果肩盂凹陷和髋臼一样大，那么它就可以在肩盂窝中心线和作用于球的净力方向之间更大的夹角范围内提供稳定性。虽然肩盂没有髋臼那么大，但它拥有的独特特征增加了其保持稳定能力的范围：肩盂窝可以指向不同的方向，因为肩胛骨可以相对于身体进行伸展、收回、上举和下压等活动。肩胛骨的这些活动扩大了肱骨胸壁的体位范围，在这些体位下，作用于肱骨上的净力可被保持在肩盂窝的稳定弧内。

如果球托的某部分被切掉，会发生什么情况？答案是球的稳定性会变得很差。将“有缺口的球托”复原是采用髂骨嵴植骨治疗肩盂骨缺损的核心原则(图 9-1)。

此种手术操作没有绝对的适应证。前方肩盂植骨术可以适用于以下条件的患者。这包括患者知情并且医师认为该患者是适合手术的人选，特别是那些采用非手术治疗和软组织修补术估计成功几率很低的，以及那些肩关节总体状况良好但存在局限性盂唇缺损的患者。

笔者不用 X 线片显示的肩盂骨丢失的特定量作为此手术的标准。医生需要对肩关节进行全面的评估，也要结合患者的需求和期望，方能做出是否行肩盂植骨术的决定。

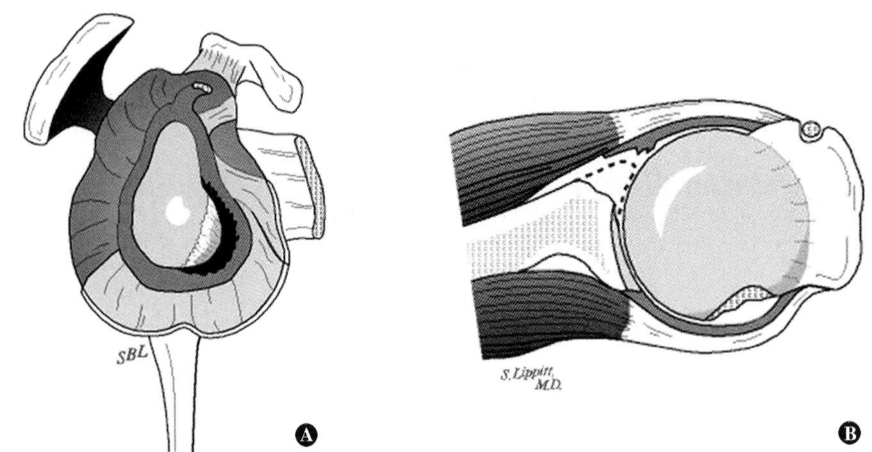

图 9-1 伴前下方肩盂缺损的右侧肩盂的剖面(A)和腋位(B)示意图(经 S. Lippitt 允许使用)

使用髂骨嵴植骨重建前方盂唇,并将关节囊置于植骨块和肱骨头间,以保护肱骨头关节面软骨。有以下情况可考虑采用此方法:①不管手臂位于体侧(图 9-2)还是手臂处于外展位,均有严重的难治性复发性盂肱关节前方不稳定;②前向应力和轴移试验时阻力减小;③X线片显示前下方肩盂骨缺损,例如腋位和顶斜位相显示前方盂唇缺失(图 9-3),在前后位相上也看不到前下方肩盂的皮质线边缘;④仅行软组织修补手术,结果失败。

患者必须被告知以下事宜:①手术目的和操作的具体细节;②其他可用的方法;③相关的手术风险,包括感染、神经血管损伤、关节僵硬、疼痛、无力、骨折、不稳定、髂骨供骨区问题、内固定物松动、盂肱关节炎、进行翻修手术的可能以及麻醉并发症等;④手术的局限性,特别是该手术设计并不能让患者完全恢复原来的舒适度和肩关节功能;⑤患者对术后康复训练的依从性的重要性。这也包括因为取骨处产生的疼痛,术后数周内患者可能需要使用手杖来行走。

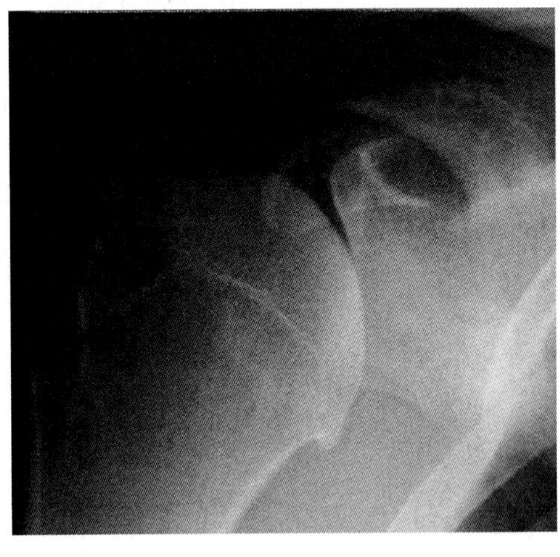

图 9-2 右肩肩胛骨的前后位平片显示内收位的肱骨前下方半脱位和前下方肩盂皮质线缺失

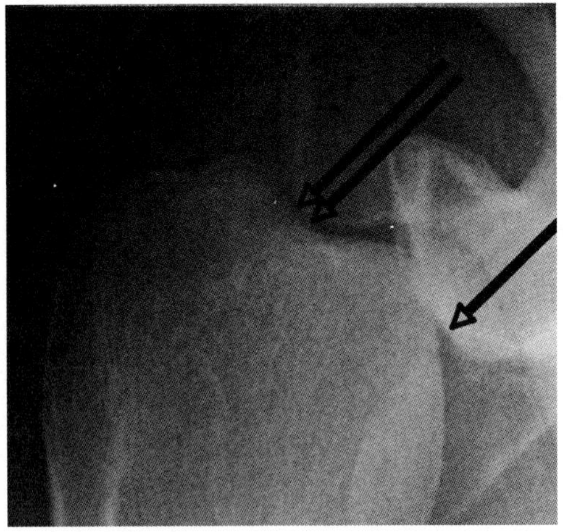

图 9-3 右肩顶斜位片显示肩盂前下方有一大骨缺损(单箭头)以及后外侧肱骨头的骨缺损(双箭头)

二、禁　忌　证

尽管肩盂植骨术联合其他手术依然有用，例如在某些情况下可同时行肱骨侧半肩置换术。但以下情况是单纯髂骨植骨术的相对禁忌证，包括难治性癫痫大发作，三角肌麻痹，肩袖缺损，运动障碍，伴有骨关节炎、感染或肱骨头大面积缺损的不稳定等。

三、其他方法

当严重的肩盂骨缺损影响肩关节稳定性，除了植骨术和盂肱关节融合术外，很少有其他的可选方法。一些医生倾向使用异体植骨块而不是自体植骨块。然而，目前自体植骨块是否比异体植骨块较少发生骨吸收现象尚不明确。虽然可以考虑采用其他的植骨方式，例如 Bristow 或 Latarjet，但是移位的喙突恢复关节表面的正常解剖曲度的能力是有限的。对于肩关节严重不稳定并且合并大面积骨缺损及软组织缺损的患者，还可以考虑行盂肱关节融合术。

四、结　　果

此手术方式对恢复肩盂对盂肱关节稳定性的贡献的有效性在近来一尸体研究中有所记述。该研究显示，在肩盂表面不管是 4:30 位置还是 7:30 位置，大小为 7mm 的标准的前下方骨缺损可以将前下方稳定性降低大约 50%。在植骨术中使用等高的平滑植骨块恢复稳定性的效果可以等同于或优于完整的肩盂所提供的稳定性。作者还报告非等高的植骨块会迫使肱骨头向后方偏离出肩盂中心。

五、手术方法

（一）体位和显露

麻醉满意后，将患者置于低沙滩椅位，盂肱关节置于手术床边缘。小心对肩关节和同侧髂骨区消毒铺巾。如果之前手术留有合适的切口瘢痕，则可以再次利用该切口。否则，用无菌笔在主腋皱襞处做标记，沿腋皱襞做一前方低位切口（图 9-4）。向上方做皮下游离至喙突水平。切开胸三角肌间隙，将头静脉置于外侧三角肌侧。在联合肌腱外侧分开锁胸筋膜，保留上方喙肩韧带。松解肱骨肩胛骨活动界面（肩峰下间隙）中由于之前损伤和手术后造成的粘连和增厚的滑膜。放置自动牵开器，一侧放置于三角肌，另一侧放置于喙突联合肌腱的外缘。触摸腋神经，在整个操作中均应保护它。

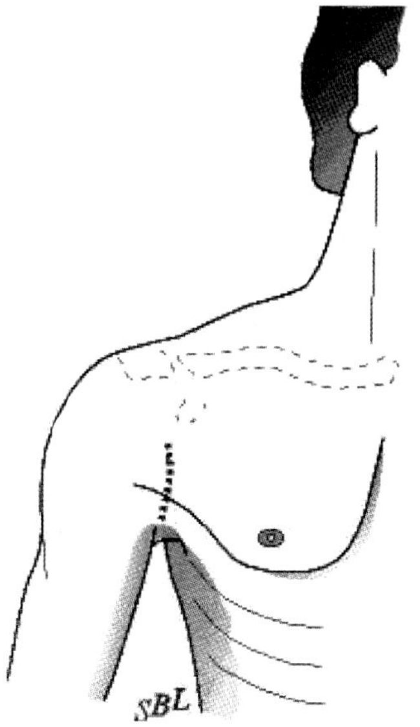

SBL

图 9-4　在正常皮肤皱襞中的低位前腋入路皮肤切口（经 S. Lippitt 允许使用）

在小结节止点附近切开肩胛下肌腱和下方关节囊，在外侧保留足够的组织以便手术结束后将其重新缝合(图 9-5A)。确定肩盂缺损的大小、性质和位置(图 9-5B)。在关节囊和肩胛下肌腱的上角和下角处分别标记缝线。接下来，用刀在关节囊和肩胛下肌之间做锐性分离将其分开(图 9-5C)，直至前方肩盂颈。除去自动牵开器，使用肱骨头牵开器显露肩盂。保护腋神经，在肩盂颈前下方放置一把尖头骨橇。

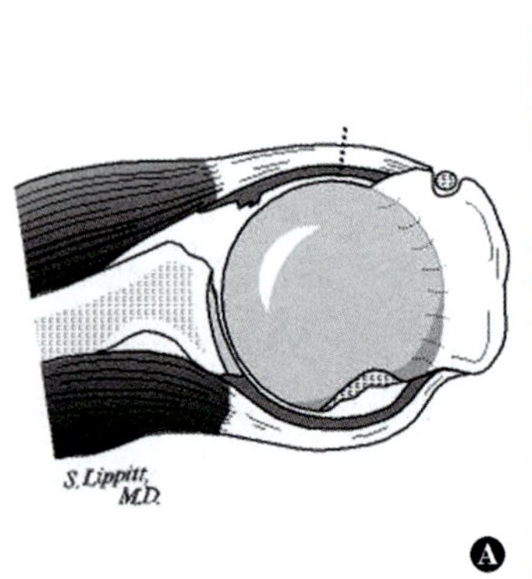

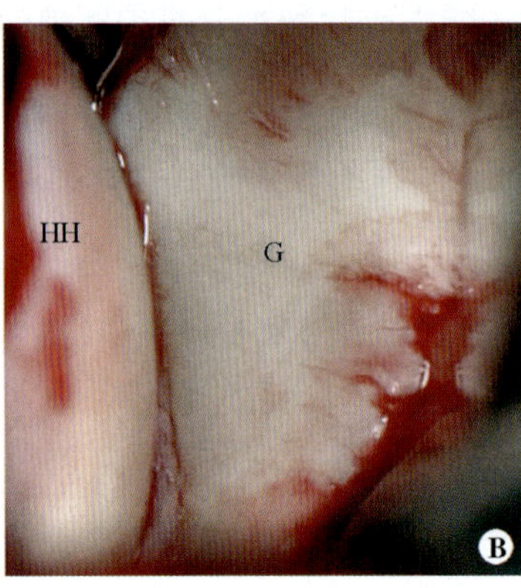

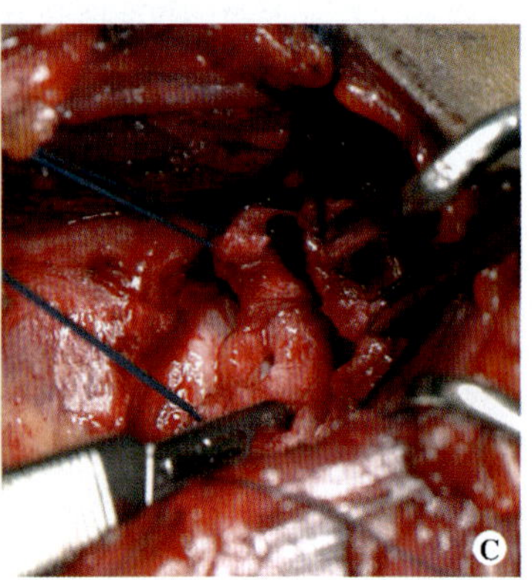

图 9-5 A. 切开肩胛下肌腱和关节囊，小结节上的组织留作之后修补之用(经 S. Lippitt 允许使用)。B. 术中照片显示右肩肩盂前下方处巨大骨缺损，肱骨头在左侧被牵开。HH，肱骨头；G，肩盂。C. 从肩胛下肌腱(刀片右侧)上分开关节囊(刀片左侧)，到达肩盂颈部

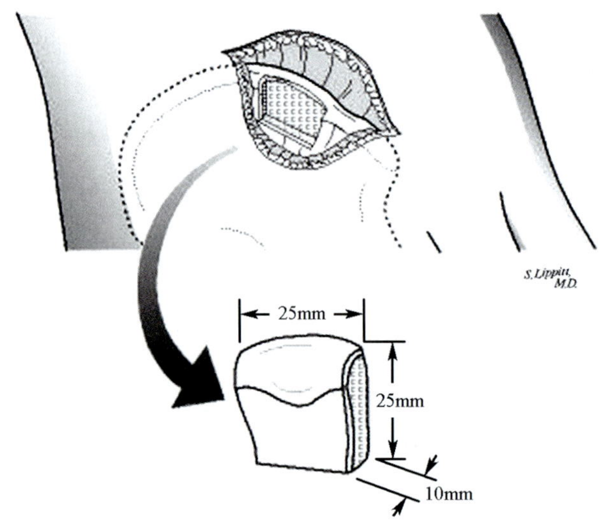

图 9-6 用骨刀劈下髂嵴外板，获取外侧单层皮质植骨块。移植骨体积应为 25mm×25mm×10mm，内板应完整保留(经 S. Lippitt 允许使用)

(二) 手术步骤

通过关节囊撕脱处触摸辨认肩盂颈前下方，并用刮匙去除所有软组织。

如有必要，将关节囊重新附着，使用 1.8mm 钻在残留肩盂关节面的边缘钻孔。用 2 号不可吸收缝合线穿过这些孔，留作随后将关节囊重新附着于残留的骨和软骨缘之用。缝线间相隔 6mm，距残留的关节面边缘 3mm。

之后，将注意力转向同侧髂嵴，在髂嵴线下方做皮肤切口，该切口恰好位于髂前上嵴的后方。将肌肉从上外侧髂嵴处锐性剥离。使用一直而锋利的骨刀获取外侧单层皮质骨块，而不影响骨盆的内板或造成植骨块的骨折(图 9-6)。之后，将植骨块进行修整，预钻孔以与肩盂颈连接固定(图 9-7)。从暴露的髂嵴处同时获取 $2cm^3$ 的松质骨植骨块。之后，将肌肉与髂嵴重新缝合固定，关闭伤口。

将植骨块放置于已准备好的肩盂上，用克氏钉临时固定，然后用自攻螺钉将植骨块与肩盂颈牢固固定。螺钉放置在肩盂的下半部，应避开后方支配冈下肌的神经（图 9-8A）。一旦固定牢固，可以对植骨块继续修整，去除任何多余的部分或突出于肩盂关节表面曲度的部分（图 9-8B）。之后，将关节囊修补到肩盂缘，将弄碎的松质骨粒放置到结构性植骨块的上表面和关节囊的后方（图 9-8C）。图 9-8D 中显示的是重建完成后的样子。

拍摄前后位、腋位和顶斜位 X 线片，显示植骨块和螺钉的位置（图 9-9）。

（三）切口闭合

对剩余关节囊的长度进行评估以确定其外侧部分是否能达到小结节并允许 20°外旋。如果不能达到，将关节囊外侧缘缝合到肩胛下肌腱的深面。

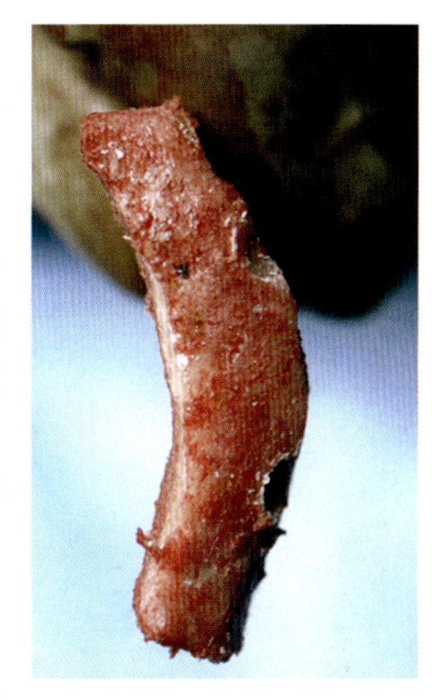

图 9-7 修平整髂嵴植骨块，并预钻两孔，以便用螺钉固定到肩胛盂上

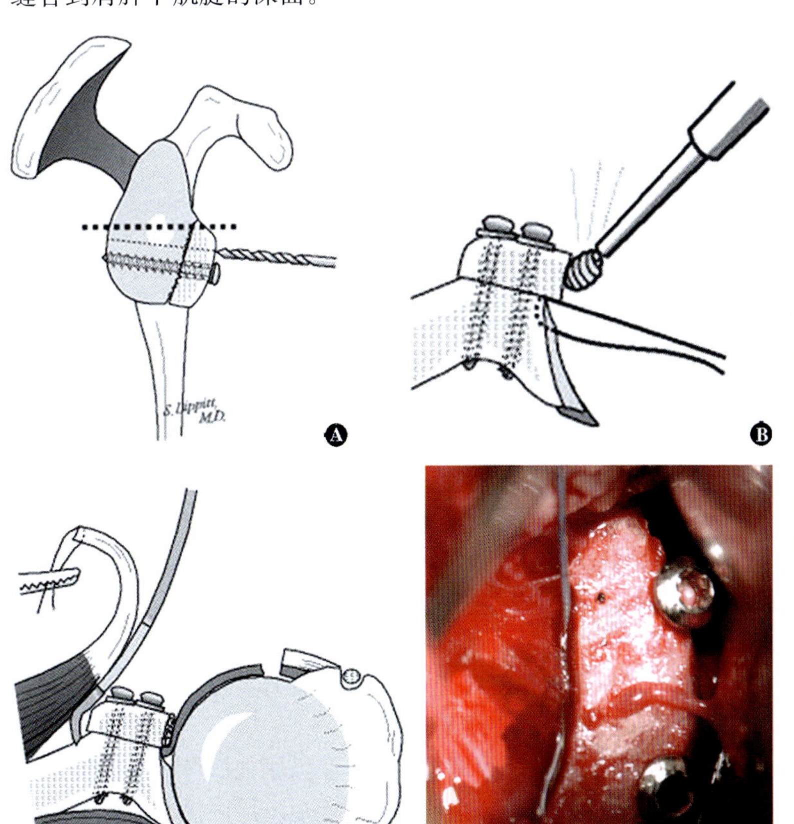

图 9-8 A. 用螺钉将植骨块固定到位，一定要将螺钉放置在肩盂的下半部内，这样它们就可以远离后方支配冈下肌的神经。B. 螺钉固定牢固后，将移植骨进行进一步修平整，使其和关节表面的延伸部齐平。C. 将关节囊修补至肩盂，将松质骨植骨颗粒置于其后。植入的松质骨将通过修补的关节囊与肱骨头的接触压迫来塑形。D. 术中照片显示植骨块（单箭头）和覆盖在肱骨头上的关节囊（双箭头）（图 A、B 和 C 经 S. Lippitt 允许使用）

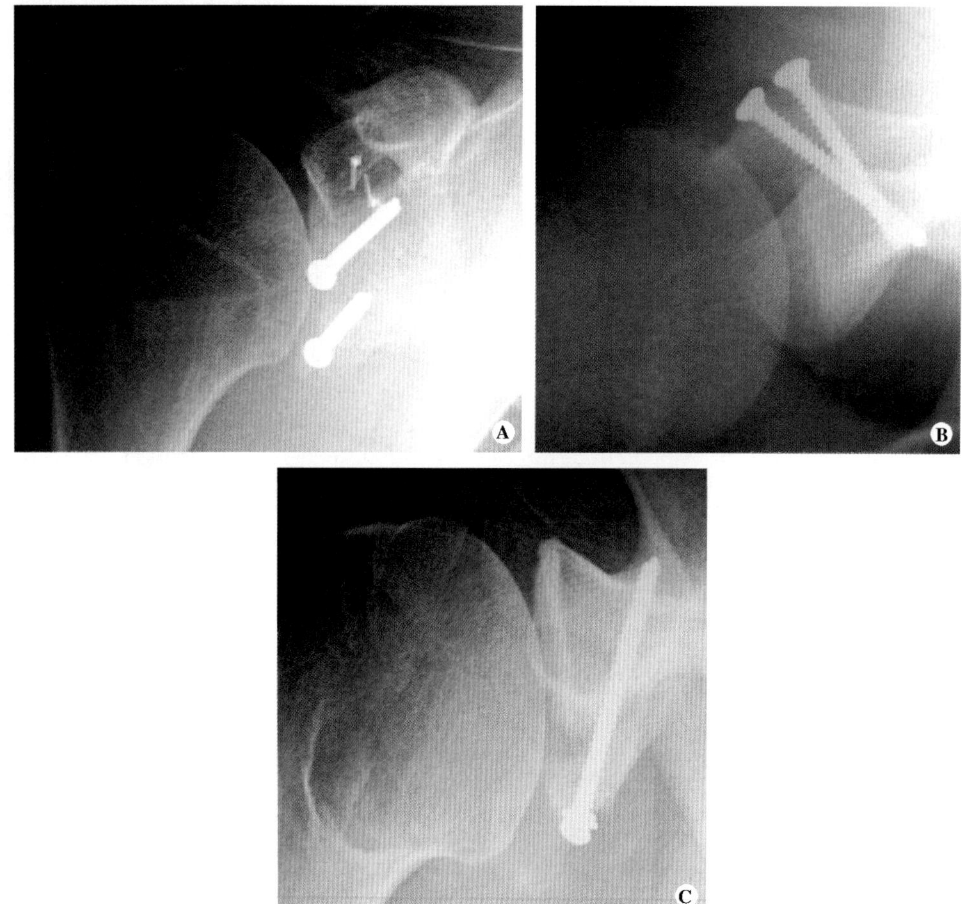

图 9-9 术后前后位(A)、腋位(B)和尖斜位(C)X 线片显示植骨块和螺钉(缝合锚钉来源于先前一次失败的修补术)

然后用 6 根 2 号编织缝线将肩胛下肌腱缝合固定到小结节处的肌腱残端。仔细冲洗伤口,逐层缝合。伤口覆盖干燥无菌的纱布,将患肢置于吊带中,送患者返回病房。

六、术后治疗

术后即刻开始,患者可在指导下进行活动范围练习,范围限制在外旋至 0°和前举至 90°。患者应在健侧使用手杖,直到髂嵴部位在行走时疼痛消失为止。

患者一旦可以走动并可以进行肩关节活动练习即可出院。应鼓励他们在有保护的条件下,摘掉吊带,在允许的活动范围内使用患肢进行轻柔的活动。术后 6 周内提取重物不应超过 1lb。术后 4 周,活动范围可增加到上举至 140°,外旋至 40°。术后 3 个月,应拍摄 X 线片确认固定是否牢固,螺钉位置是否稳定。在患者感觉肩关节无不适,可以达到预期的活动范围,感觉有力稳固,并且 X 线片证明植骨块愈合良好的情况下,可以开始逐步增加活动。

七、避免失误和手术并发症

此操作的目标是使用关节囊覆盖的平滑的植骨块来增宽肩盂弧。其已发生的失误包括：①未能将植骨块与肩盂弧放置到同一平面，因此它不能参与组成关节面的一部分；②将植骨块放置过高，使它将肱骨头向后方推离肩盂中心；③未能修平整植骨块，并使它与肱骨头之间有平滑的接触面；④未能将植骨块与肩胛颈的恰当位置很好地贴合，固定不牢；⑤钻头和螺钉穿过肩盂时，损伤支配冈下肌的神经；⑥未能保护腋神经；⑦过度拉紧前方关节囊；⑧肩胛下肌修补不牢固；⑨未能安全获取髂嵴植骨块；⑩过早允许患者活动。

（赵立连　译）

参 考 文 献

Aston JW Jr, Gregory CF: Dislocation of the shoulder with significant fracture of the glenoid. *J Bone Joint Surg Am* 1973;55:1531-1533.

Bigliani LU, Newton PM, Steinmann SP, et al: Glenoid rim lesions associated with recurrent anterior dislocation of the shoulder. *Am J Sports Med* 1998;26:41-45.

Burkhart SS, De Beer JF: Traumatic glenohumeral bone defects and their relationship to failure of arthroscopic Bankart repairs: Significance of the inverted-pear glenoid and the humeral engaging Hill-Sachs lesion. *Arthroscopy* 2000;16:677-694.

Churchill RS, Moskal M, Lippitt SB, Matsen FA III: Extracapsular anatomically contoured anterior glenoid bone grafting for complex glenohumeral instability. *Tech Shoulder Elbow Surg* 2001;2:210-218.

Edwards TB, Boulahia A, Walch G: Radiographic analysis of bone defects in chronic anterior shoulder instability. *Arthroscopy* 2003;19:732-739.

Gerber C, Nyffeler RW: Classification of glenohumeral joint instability. *Clin Orthop Relat Res* 2002;400:65-76.

Greis PE, Scuderi MG, Mohr A, et al: Glenohumeral contact areas and pressures following labral and osseous injury to the anteroinferior quadrant of the glenoid. *J Shoulder Elbow Surg* 2002;11:442-451.

Hybbinette S: De la transplantation d'un fragment osseux pour remedier aux luxations recidivantes de l'epaule: Constations et resultats operatoires. *Acta Chir Scand* 1932;71:411-445.

Itoi E, Lee SB, Berglund LJ, et al: The effect of a glenoid defect on anteroinferior stability of the shoulder after Bankart repair: A cadaveric study. *J Bone Joint Surg Am* 2000;82:35-46.

Itoi E, Seok-Beom L, Amrami KK, et al: Quantitative assessment of classic anteroinferior bony Bankart lesions by radiography and computed tomography. *Am J Sports Med* 2003;31:112-122.

Kummel BM: Fracture of the glenoid causing chronic dislocation of the shoulder. *Clin Orthop Relat Res* 1970;69:189-191.

Lazarus MD, Sidles JA, Harryman DT II, Matsen FA III: Effect of a chondral-labral defect on glenoid concavity and glenohumeral stability: A cadaveric model. *J Bone Joint Surg Am* 1996;78:94-102.

Lo IK, Parten PM, Burkhart SS: The inverted pear glenoid: An indicator of significant glenoid bone loss. *Arthroscopy* 2004;20:169-174.

Matsen FA III, Lippitt SB: Procedure: Reconstruction of a deficient anterior glenoid lip using an extracapsular anatomically contoured iliac crest graft, in Matsen FA III, Lippitt SB (eds): *Shoulder Surgery: Principles and Procedures*. Philadelphia, PA, WB Saunders, 2004, pp 150-174.

Matsen FA III, Titelman RM, Lippitt SB, Rockwood CA Jr: Glenohumeral instability, in Rockwood CA Jr, Matsen FA III, Wirth MA, Lippitt SB (eds): *The Shoulder*, vol 1. Philadelphia, PA, WB Saunders, 2004, pp 655-790.

Montgomery WH, Wahl M, Hettrich C, et al: Anteroinferior bone-grafting can restore stability in osseous glenoid defects. *J Bone Joint Surg Am* 2005;87:1972-1977.

Palmer I, Widen A: The bone block method for recurrent dislocation of the shoulder joint. *J Bone Joint Surg Br* 1948;30:53-58.

第10章　同种异体骨移植术治疗伴有肱骨近端骨缺损的复发性或慢性肩关节不稳定

Anthony Miniaci,MD,FRCSC　Paul A. Martineau,MD,FRCSC

一、适　应　证

虽然在盂肱关节前脱位后常常出现 Hill-Sachs 损伤,但是针对这种肱骨近端骨缺损治疗的记述并不多。因为大多数 Hill-Sachs 损伤的面积较小或为中等大小,并且一般不会造成明显的不稳定症状,所以不建议一开始就将 Hill-Sachs 损伤的治疗纳入复发性肩关节前脱位的手术治疗的一部分。实际上,Bankart 本人没有对 Hill-Sachs 损伤表示多大的重视,他认为即使发现了这些损伤,也没有什么方法可以应对。然而,一部分患者的确因骨缺损严重,有持续的不稳定感和或痛性弹响、交锁或鼓出感。据报道,对手术治疗复发性前方脱位的术后评估的患者中,76%的患者发现有 Hill-Sachs 损伤。一些作者认为损伤的存在和再发脱位有一定的关系。

近来,人们用"关节面弧长不匹配"这一概念来解释为什么有着大面积 Hill-Sachs 损伤的患者会有持续性的肩关节不稳定感。很多有肱骨近端骨缺损和相关症状的患者曾接受过肩关节前方稳定手术的治疗,但是以失败告终。症状主要在外展和外旋位出现。在此位置下,巨大的 Hill-Sachs 缺损与前方肩盂缘啮合,使得盂缘陷入 Hill-Sachs 缺损。这种现象的确可能会出现在盂肱韧带完好或已修补过的患者中。肱骨侧关节弧的突然丧失,相对肩盂突然出现一个扁平面,从而导致一种象是半脱位的不适感。

肱骨近端骨缺损还可以被分为啮合型或非啮合型。对于啮合型 Hill-Sachs 缺损,当肩关节处于外展或外旋这样的功能位时,骨缺损的长轴与肩盂前缘平行,这样一来,缺损部分与肩盂前下方相啮合。相反,非啮合型 Hill-Sachs 缺损在手臂处于功能位时不能与肩盂啮合,和(或)仅当肩关节处于非功能性位置时(即小角度后伸或小于 70°外展位置)方能与肩盂啮合。

在第一种非啮合型损伤中,当肩关节处于外展和外旋这样的功能位时,Hill-Sachs 缺损部位的长轴与前方肩盂相切。在外旋时,缺损是斜着经过前方肩盂的,关节表面始终处于接触状态,因为 Hill-Sachs 缺损与前方肩盂相切,故不能啮合嵌顿。在第二种非啮合型损伤中,仅仅在肩关节处于一种非功能性位时,Hill-Sachs 缺损方能与肩盂相啮合。通常大家都认为肩关节处于功能位时(肩关节同时有屈曲、外展和外旋动作),如果缺损和肩盂相啮合,症状最为严重。因此,对于第二种损伤,虽然有技术性啮合,但被一些作者定义为功能性非啮合。

虽然不是所有的肱骨近端骨缺损都会造成不稳定,但笔者不完全同意这些定义。从笔者的经验来看，一些有肱骨头缺损的患者在做日常活动时，有明显的症状性不稳定和恐惧感。按照这些标准，这时的肩关节处于所谓的非功能性体位平面内。特别是在某些患者中，外展角度小于70°，却出现了恐惧感。对于这些患者，肱骨近端同种异体骨植骨术可以完全解决其不稳定。

笔者认为，和Hill-Sachs损伤有关的症状性盂肱关节前方不稳定因有关节弧的缺损，其最佳治疗是在整个活动范围内阻止缺损部位与前方肩盂相啮合。笔者倾向使用同种异体骨对肱骨头进行解剖性重建，选用同侧的大小匹配的异体肱骨头的骨关节面作为植骨材料。该技术属于肱骨头的解剖性重建，既保留了盂肱关节的活动范围又消除了结构性病损。

同种异体骨植骨解剖学重建术适用于进行性症状性盂肱关节前方不稳定，并且合并大面积啮合性Hill-Sachs损伤的患者。在治疗复发性肩关节前向不稳定的患者时，通常用此方法作为软组织稳定术失败后的次选方法。然而，如果在首次前向稳定术之前就确认存在有大面积啮合性Hill-Sachs损伤，则可以使用此方法作为稳定术的一部分。对于复发性脱位的高危患者(例如癫痫合并复发性不稳定和大面积骨缺损)，此方法可以在初次手术中使用。

肱骨头近端缺损的同种异体骨植骨重建术也被用来治疗肩关节后脱位引起的肱骨前内侧骨缺损。虽然后方关节囊的损伤对肩关节后向不稳定也起着一定的作用，但是肱骨头缺损面积的大小与复发性肩关节后向不稳定有着更为明确的关系，而在肩关节前向不稳定的患者中这种关系则不明显。肱骨近端前内侧骨缺损的同种异体骨植骨重建术用于治疗骨缺损面积较小的肩关节后向不稳定，在目前所有的推荐方法中只能是另一种可选的方法。但如果骨缺损面积较大，该方法则是除关节置换术外的另一种非常好的可选办法。

患者初次症状出现的时间、持续时间，以及包括疼痛、发作频率、不稳定、功能水平等在内的症状细节都十分重要。应对先前该肩关节的所有手术进行记录。大多数患者会讲述有肩关节反复脱位史，并且是缘于严重创伤和(或)多次针对肩关节不稳定进行的手术。另外一组患者有全身性癫痫发作后肩关节反复前方或后方脱位病史。后一组的患者通常有严重的肱骨头缺损，对使用患肢十分恐惧。由于脱位产生的巨大暴力会造成巨大的骨缺损，并且我们不能预测何时会再次发作癫痫，所以有必要对这些患者在初次手术治疗时就行肱骨头缺损的同种异体骨植骨重建术，因为单纯软组织修补并不足以防止再发脱位损伤。

二、禁 忌 证

肱骨近端骨缺损的同种异体骨植骨重建术的特别禁忌证包括不对称性骨缺损、残留肱骨头骨质量太差(其会导致移植物过度负荷)和严重的盂肱关节骨关节炎。一般禁忌证包括体内有感染灶和任何妨碍全麻下择期手术的并存疾病。

三、其他方法

有数种方法可被用作治疗症状性Hill-Sachs缺损，这包括：①前路切开手术，如切开关节囊平移术，这是为限制外旋角度而设计的，这样肱骨头缺损就不会和肩盂啮合；②肱骨近端旋转截骨术；③将冈下肌转移到缺损处，使关节内缺损变成关节外缺损；④用带皮质骨和松质骨的髂骨或带关节面的同种异体股骨头植骨填充 Hill-Sachs 缺损，这样就再也不会产生啮合。如果缺损严重，推荐使用假体置换，使用半肩或全肩置换（TSA）均可，这特别适用于慢性复发性脱位的患者。

对于后方盂肱关节脱位的患者，若肱骨头前内侧缺损相对较小，缺损约占肱骨头的20％～40％的这些患者，可采取的手术方式包括 McLaughlin 法将肩胛下肌腱移至缺损处，或 Neers 的改良法将小结节一起转移于其内。对于较大的缺损，建议使用半肩置换和全肩置换术。肱骨旋转截骨术治疗肩关节后向不稳定的成功率较低。肱骨头重建术可以采用松质骨植骨来恢复塌陷的软骨和软骨下骨的支撑以获得成功，也可以采用同种异体股骨头的骨关节面植骨块对肱骨头前内侧缺损进行重建，可以取得同样的效果。

四、结　果

肱骨近端骨缺损的同种异体骨植骨术治疗复发性或慢性肩关节前方和后方不稳定系列报道较少。治疗结果按照不稳定症状复发的情况、疼痛缓解程度、功能恢复情况、重返工作情况及出现并发症等方面进行分类（表 10-1）。从结果中可以看到，无论哪一系列，患者的不稳定均被消除，并且活动度均得到了恢复。其中一组患者术前情况都十分严重，他们也多次接受手术进行软组织重建但都以失败告终。肱骨同种异体骨植骨解剖学重建术后再无不稳定现象发生。

表 10-1　肱骨头近端骨缺损的同种异体骨重建术治疗复发性或慢性肩关节不稳定的结果

作者（年份）	肩关节数目	方法或入路	患者平均年龄（范围）	平均随访时间（范围）	结果
Gerber 和 Lambert (1996)	4	股骨同种异体移植治疗后向不稳定	56 岁（42～76 岁）	68 个月（60～76 个月）	无复发性不稳定 50％ 患者无疼痛；2 例极好，1 例好，1 例一般；Constant-Murley 评分为 94 分
Gerber (1997)	3	股骨同种异体移植治疗前向不稳定	无	无	上举＞145°；旋转角度＞70°；Constant-Murley 评分 ＞70 分
Yagishita 和 Thomas (2002)	1	股骨同种异体移植治疗前向不稳定	69 岁	24 个月	无复发性不稳定；无疼痛；没有卡住；达到与对侧完全相同的活动范围
Miniaci 等* (2003)	18	肱骨同种异体移植治疗前向不稳定	31.5 岁（18～52 岁）	50 个月（24～96 个月）	无复发性不稳定；89％重返工作岗位；Constant-Murley 评分为 78.5 分

* Miniaci A, Hand C, Berlet G: Segmental humeral head allografts for recurrent anterior instability of the shoulder with large Hill-Sachs defects: A two to eight year follow-up. 论文发表于：第二十届美国肩肘外科医生闭门年会，2003，Dana Point，加利福尼亚。

NA，无。

五、手 术 方 法

（一）术前计划

术前获得影像学资料是进行术前计划的必要环节，应包括患肢的前后位（图 10-1），真正的前后位、腋位和 Stryker 切迹位 X 线片。应对所有患者的术前轴位影像进行研究(CT 或磁共振),以更好地了解确定肩盂和肱骨头的骨结构,特别是肱骨头近端骨缺损的细节情况(图 10-2)。需对肩关节前向不稳定的患者的影像资料进行仔细分析,因为 Hill-Sachs 缺损的平面相对轴位影像的平面是斜的。因此,如果依照标准轴向影像资料,损伤的大小通常被低估。三维重建术是十分有用的方法,它可以更为清晰地确定损伤的大小和位置,并且能够估算受累的关节表面面积。笔者曾对至少 25%关节弧长受累的肱骨头缺损进行三维重建。对肱骨头缺损进行容量测量的重要性还未得到验证,但是这一方法在判断哪些缺损应进行重建方面可能会起到重要作用。

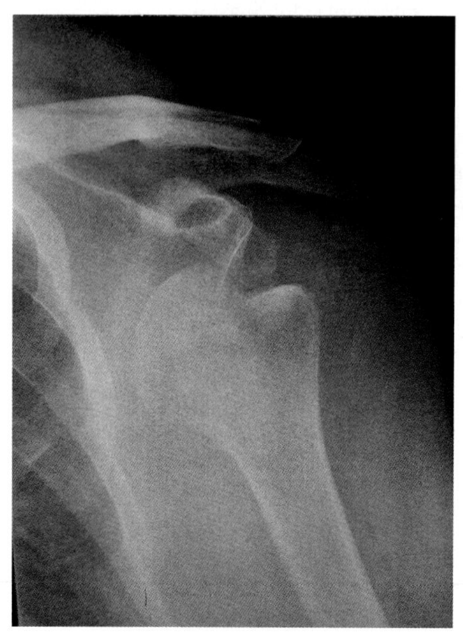

图 10-1 肩关节前后位 X 线片显示一巨大 Hill-Sachs 缺损

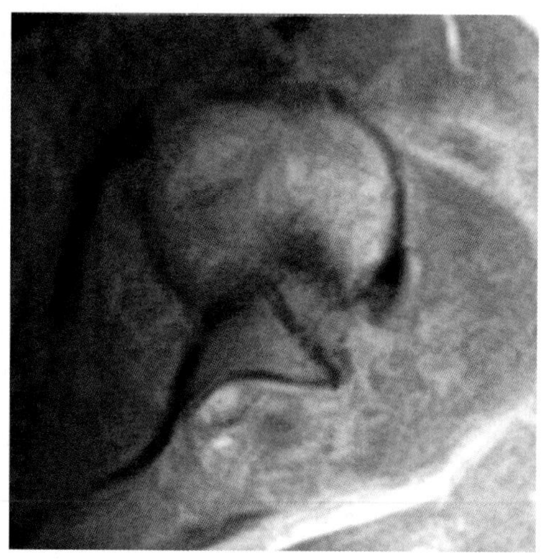

图 10-2 磁共振横断扫描显示一巨大啮合性 Hill-Sachs 缺损

同种异体植骨块的大小可以通过带放大率标记的 X 线片和(或)CT 或磁共振扫描数据进行测量。但是正确的估算所需同种异体肱骨近端的尺寸需要特殊的方案标准,这需要手术医师在术前与组织库联系和安排。

应从信誉好且经注册的组织库获取新鲜冰冻、同侧、大小匹配、带关节面的同种异体肱骨头。植骨块主要是提供结构性功能,在肩关节骨软骨同种异体移植重建术中,软骨的活性不是手术成功的关键。笔者目前采用的方案倾向选择新鲜冰冻组织。

(二)体位和显露

麻醉后,将患者置于改良沙滩椅体位,患肢游离。采用胸三角肌入路,将头静脉和三角肌向外侧牵开,不需要做三角肌止点剥离。辨认联合肌腱外缘,轻柔地向内侧牵开,显露下方肩胛下肌肌腱,不做喙突截骨术。在肩胛下肌肌腱外侧部做标记缝线,在小结节止点内侧 1cm 处将整个肌腱垂直切断。将肩袖间隙切开直至喙突基底。小心在肩胛下肌和前方关节囊之间的间隙内分离,渐向内侧直至肩盂颈部。进一步钝性分离下方关节囊,小心避免损伤腋神经。

也可将关节囊和肩胛下肌作为一个整体处理。但是笔者发现将其分开后，在显露肱骨头和修补关节囊盂唇结构时会更简单易行。平行于肩胛下肌肌腱的切口方向于外侧纵行切开关节囊，并向上延长切口。使用骨膜起子将前下方关节囊从肱骨颈松解下来。在盂肱关节处放置肱骨头牵开器，这样可以发现任何肩盂和关节囊盂唇结构的病理改变。如发现有 Bankart 损伤，可以在前方肩盂缘处使用骨钻孔技术或缝合锚钉以做修补，但是所有缝线要在同种异体骨植骨重建术全部完成后再打结。

撤出肱骨头牵开器，将最大限度的外旋肱骨头以暴露 Hill-Sachs 缺损。去除覆盖在肱二头肌长头肌腱上方的冈上肌的滑囊扩张部，这可使得肱骨更充分地外旋，从而获得更好的视野，也更容易接近 Hill-Sachs 缺损。之后，将一扁窄牵开器放置在肩胛下肌腱下表面的折弯处，并在后部肩袖处肱骨颈的后方，这样可以撬出肱骨头，充分暴露 Hill-Sachs 缺损处以进行重建(图 10-3)。在肩关节后向不稳定的患者中，肱骨近端骨缺损位于肱骨头前内侧，当内旋上臂时会发生啮合。因为其所处位置，前内侧的缺损非常容易显露。

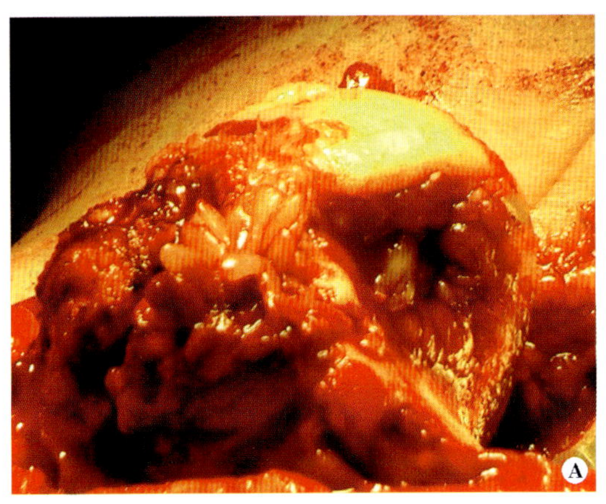

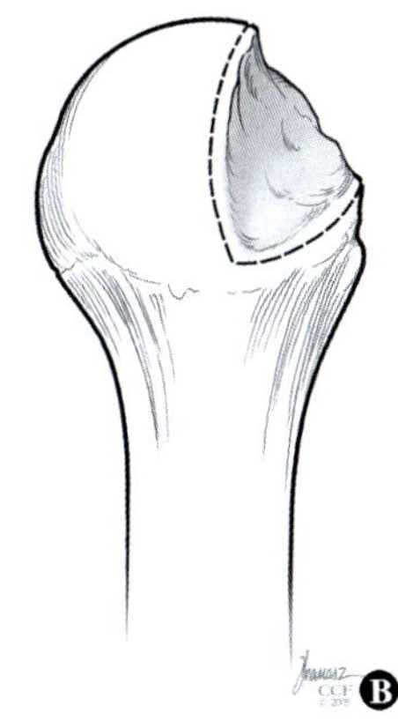

图 10-3　待重建的大面积 Hill-Sachs 缺损的术中照片(A)和肱骨近端大面积缺损的示意图(B)(图 10-3B 由 Cleveland Clinck Foundation，Cleveland，Ohio 允许后重新绘制)

(三) 必需的器械、设备和内固定植入物

除了左右和大小匹配的新鲜冰冻肱骨同种异体骨外，此手术操作需要一些常规器械，包括肩关节工具套，带有用于切开手术的牵开器(如 Darrach 和 Fukuda 拉钩等)；用于测量缺损大小和植骨块的大小的无菌软尺；用来准备骨缺损部位，加工植骨块的微型摆锯；对骨缺损和植骨块进行最后加工的手锉或电动打磨器；用做对植骨块进行临时固定的 0.045in (1in＝2.54cm)克氏针(K-wires)；以及用于对同种异体骨做最后固定的 3.5mm 皮质骨螺钉或 4mm 松质骨螺钉。

(四) 手术步骤

充分暴露肱骨头缺损处，用微型摆锯将缺损打磨重塑成“V”字形(图 10-4A)。用手锉或电动打磨头对缺损部位的基底和侧面进一步修整，直至获得两个完全平坦的表面。测量缺损部分的底宽(x)、高度(y)、长度(z)及其大致外弧长(c)，精确到毫米(图 10-4B)。了解了肱骨头缺损所累及的象限后，接下来术者要从同种异体肱骨头上切取相应部分，切取的植骨块应比缺损部分各方向尺寸上均应大 2～3mm。之后将植骨块放入缺损部位对比大小，分别对其长宽高三个平面内进行修整。用微型摆锯小心去除过长的部分，再分别对植骨块的另外两个平面也进行塑形。然后每次在一个平面上对植骨块大小进行精修，直到在各个面上，不论是底宽(x)、高度(y)、长度(z)还是外弧长(c)，植骨块的大小都达到完美的匹配。如果一次对植骨块的多个平面大小进行修整会导致去除过多的骨组织。

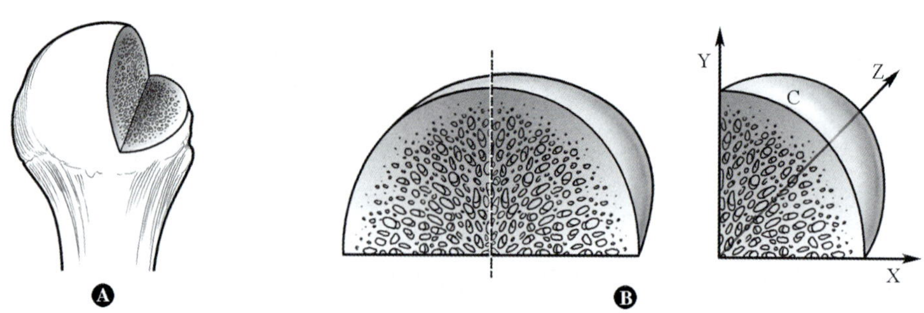

图 10-4 A. 图解显示同种异体植骨重建术中将肱骨近端骨缺损处重新塑形和准备。B. 图解显示对缺损处(左)和植骨块(右)进行必要的测量：底宽(x)、高度(h)、长度(z)和大致外弧长(c)，缺损侧测量精度精确到毫米

将同种异体植骨块放入缺损部位使关节面匹配合适，并用 2～3 枚光滑的 0.045 in 克氏针将植骨块做临时固定(图 10-5A)。之后，将克氏针逐一替换成 3.5mm 全螺纹皮质骨螺钉(图 10-5B)。螺钉尾部用埋头器埋入骨内，使之位于关节表面以下。

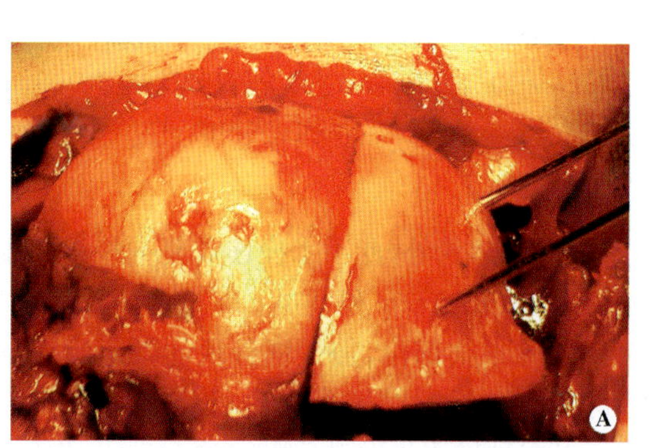

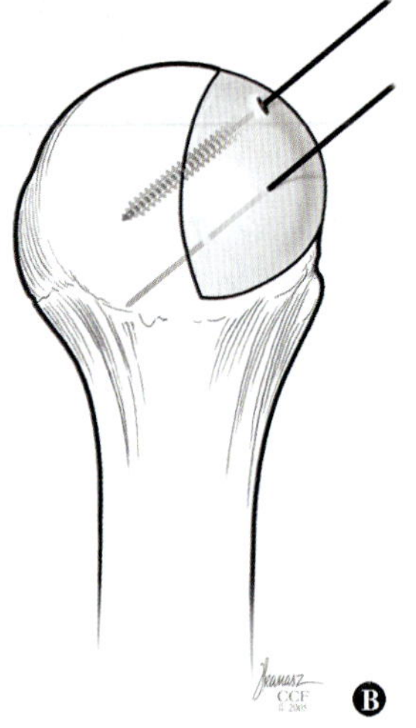

图 10-5 A. Hill-Sachs 缺损的同种异体植骨解剖重建术的术中照片显示，用两根克氏针将植骨块做临时固定。B. 用一埋头螺钉和一枚临时克氏针将肱骨近端骨缺损解剖重建的同种异体植骨块进行固定(图 10-5B 由 Cleveland Clinck Foundation，Cleveland，Ohio 允许后重新绘制)

(五) 切口闭合

冲洗关节腔，并将关节进行全活动范围检查，确保重建的肱骨头拥有光滑一致的关节表面。将用于修补关节囊盂唇病变的缝线打结，使用可吸收缝合线关闭切开的关节囊。用不

可吸收的缝线将肩胛下肌腱按解剖位置缝至其外侧部分，注意不要使其缩短。将联合肌腱、三角肌、胸大肌肌肉重新归位到其解剖位置，关闭胸大肌三角肌间隙。之后进行常规皮下和皮肤缝合，伤口敷盖无菌纱布，将患肢悬吊固定。

六、术后处理

术后，患者佩戴舒适吊带固定患肢，在可以耐受的情况下尽快开始全范围的钟摆活动练习。因为术中切断肩胛下肌腱，应将外旋角度限制在 20°以内，6 周内不做主动抵抗性内旋运动。肩关节后向不稳定的患者使用持枪式吊带，限制内旋角度为 0°。术后 6 周，开始伸展练习和力量练习。在术后 6 周时行 X 线片检查(图 10-6)。术后 6 个月时行 CT 检查，对植骨块的愈合情况进行评估。

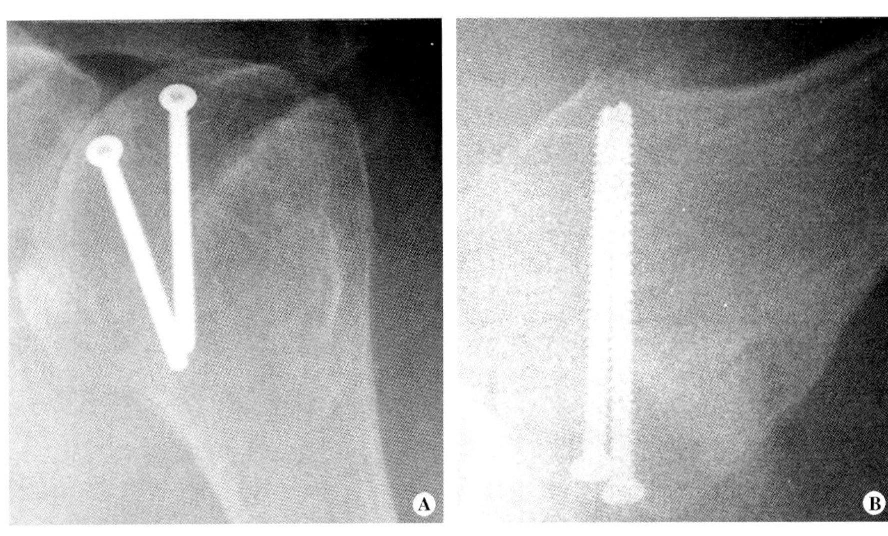

图 10-6 术后肩关节前后位(A)和腋位(B)X 线片显示用两枚埋头皮质骨螺钉对 Hill-Sachs 缺损的解剖重建的同种异体植骨块进行固定

七、避免失误和手术并发症

是否有新鲜冷冻骨可用可能是个大问题，因此笔者在此类手术中使用了射线照射异体骨。然而，在后续的影像随访中发现 2 名患者的植骨块出现了部分塌陷。因为内固定螺钉变得更突出，这 2 名患者主诉极度外旋时疼痛。术后 1 年去除内固定物，疼痛完全消失，无再发性不稳定现象。因此，现在笔者倾向于使用新鲜的冰冻异体骨。如果使用大小不匹配的植骨块或使用股骨头做植骨块，它们可能不能很好地同患者本身的肱骨头的曲度相匹配，通常需要对这些植骨块进行修整从而使其相匹配。然而，如果没有匹配的同种异体肱骨头可用，我们完全可能也有理由选择使用不匹配的肱骨头或股骨头作为替代品。最后要提及的是，使用同种异体组织，存在潜在的疾病传播的危险，虽然这种危险性很小但的确存在，同时也存在感染、植骨块不稳定、移植物-宿主界面骨不连等风险。但是，这些并发症在肱骨近端骨缺损的同种异体骨植骨术中尚未发现和报告。

（赵立连 译）

参考文献

Bankart BA: Discussion on recurrent dislocation of the shoulder. *J Bone Joint Surg Br* 1948;30:47.

Burkhart SS, Danaceau SM: Articular arc length mismatch as a cause of failed bankart repair. *Arthroscopy* 2000;16:740-744.

Burkhart SS, De Beer JF: Traumatic glenohumeral bone defects and their relationship to failure of arthroscopic Bankart repairs: Significance of the inverted-pear glenoid and the humeral engaging Hill-Sachs lesion. *Arthroscopy* 2000;16:677-694.

Gerber C: Chronic locked anterior and posterior dislocations, in Warner JP, Iannotti JP, Gerber C (eds): *Complex and Revision Problems in Shoulder Surgery*. Philadelphia, PA, Lippincott, 1997 pp 99-116.

Gerber C, Lambert SM: Allograft reconstruction of segmental defects of the humeral head for the treatment of chronic locked posterior dislocation of the shoulder. *J Bone Joint Surg Am* 1996;78:376-382.

Hill HA, Sachs MD: The groove defect of the humeral head. A frequently unrecongnized complication of dislocations of the shoulder joint. *Radiology* 1940;35:690-700.

Rowe CR, Zarins B, Ciullo JV: Recurrent anterior dislocation of the shoulder after surgical repair. Apparent causes of failure and treatment. *J Bone Joint Surg Am* 1984;66:159-168.

Yagishita K, Thomas BJ: Use of allograft for large Hill-Sachs lesion associated with anterior glenohumeral dislocation. A case report. *Injury* 2002;33:791-794.

第2部分 慢性肩关节脱位的治疗

第 11 章　慢性肩关节前脱位：切开复位带肌腱的骨移植手术

Jennifer Tantiguchi,MD　Mark D. Lazarus,MD

一、适　应　证

能够引发盂肱关节慢性前脱位的原因大多是由创伤、意外事故、麻醉下的失误操作，或者是伸直牵拉过度所致，这使得治疗面临巨大的挑战。这些脱位常发生在衰老、过度疲劳的患者身上，包括老年人、既往创伤者及酗酒者。患者会主诉肩关节活动范围下降，各种肩关节不适，也可以有神经或血管方面的症状。查体明显可见肩关节前脱位导致的突出畸形。慢性肩关节前脱位的患者可以通过进行标准的肩关节 X 线检查来诊断，这一 X 线检查应包括肩关节前后位和腋位两个位置(图 11-1)。进一步 CT 检查能够更确切地看到“西洋斧征”(Hill-Sachs 畸形)，即肱骨头缺损的大小和肩盂前方缺损的情况(图 11-2)。

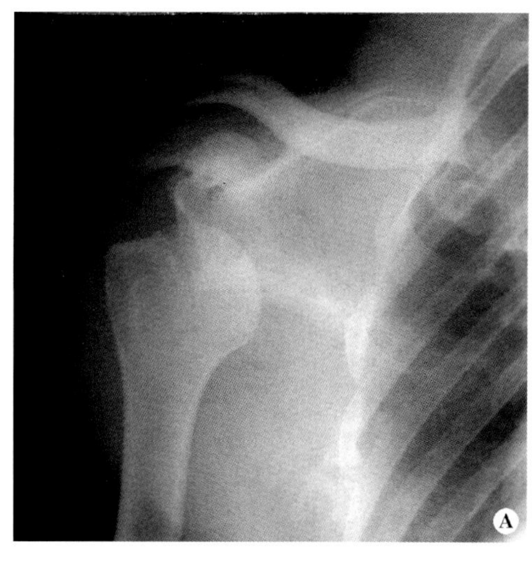

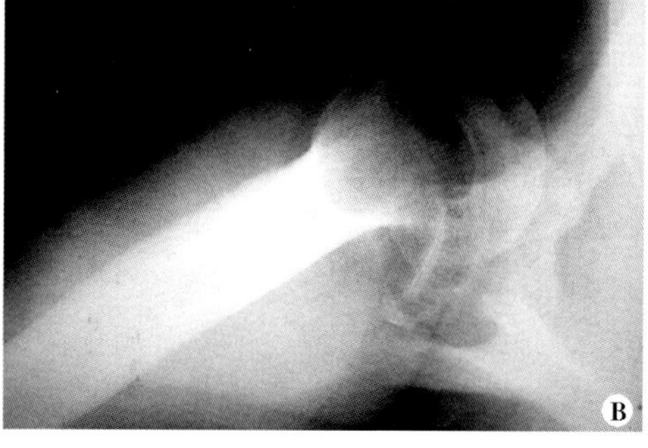

图 11-1　此图显示的是慢性肩关节前脱位患者的肩关节前后位相(A)和腋位(B)X 线片。在前后位片上可以看到肱骨干处于外旋位，在腋位相上可以看到肱骨头位于肩盂前方的边缘上

一旦肩关节前脱位转为慢性的且无法确定受伤时间，即使仅持续脱位几天的患者都将难以治疗，需要采取与急性肩关节前脱位不同的治疗方法进行处理。盂肱关节的脱位时间越长，肩关节周围软组织结构形成挛缩和粘连就越严重，增加了外科手术治疗中神经、血管损伤的危险性，老年患者犹甚，因其软组织结构更缺乏弹性。一旦患者试图提高患肩的活动范围就会导致“西洋斧征”，即肱骨头缺损更加严重，且肩盂骨性缺损在完全肩关节脱位时仍会持续。无法正常活动的缺损肱骨头能够进一步损伤退化，老年患者可能并存骨质量差，骨较脆弱此时任何外界干扰都可能发生骨折的危险。

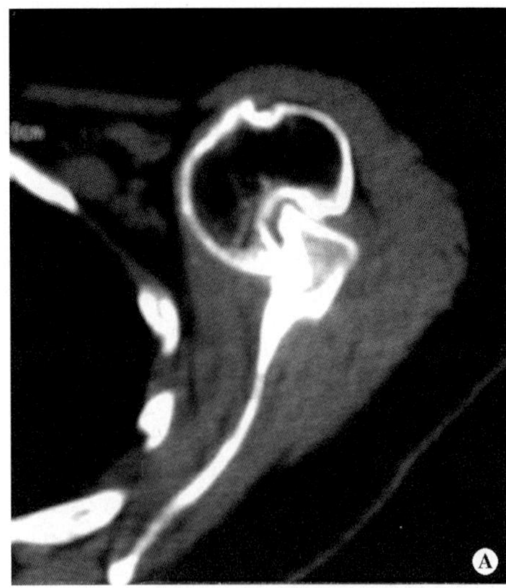

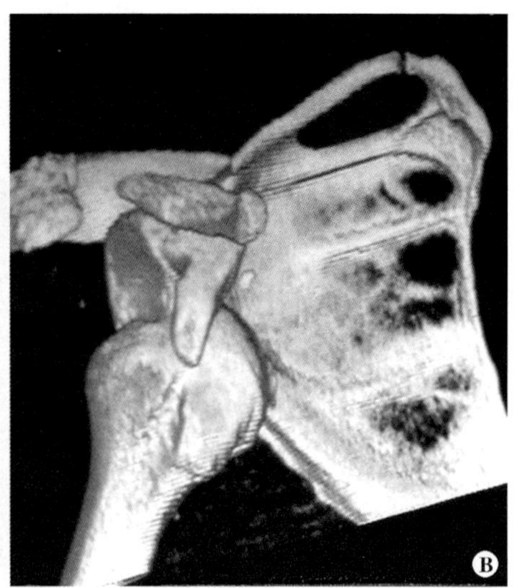

图 11-2 CT 扫描(A)和三维 CT 重建图像(B)显示慢性肩关节前脱位的后外侧肱骨头上存在压缩性骨缺损区

外科手术治疗是可以减轻患者痛苦、恢复患者患肢功能的有效方法。减轻患者痛苦是应最先达到的目标,然而要想立刻获得术后关节活动范围的增加是困难的,一般难以很快达到预期。因此判断盂肱关节后脱位的患者适合进行非手术治疗,还是确实需要施行复杂的重建手术,对于医生来说是一门学问,甚至可以称为一门高级的艺术。

如果患者脱位发生在 3 周内,且肱骨头缺损体积小于 20%,常规选择应为在足够的麻醉和松弛肌肉的条件下进行闭合复位。进行闭合复位前,需要仔细评估患者的年龄、骨质量和神经、血管状况,以避免并发症。如果脱位已经超过 3 周,或曾试图轻柔闭合复位未成功后,则须在进行侵入性手术复位和继续保守治疗之间做出选择。

一旦患者脱位已发生 3 周至 6 个月,笔者推荐在未做特殊治疗前切开复位,因在这一时期闭合复位将很难成功,并可能引起肩关节的更多损伤。影响盂肱关节脱位难以复位的因素有很多,包括“西洋斧征”所致的肱骨头骨缺损、关节囊挛缩、肩盂纤维化、胸大肌的嵌顿、肩盂盂唇损伤、肱二头肌长头肌腱炎、肩胛下肌肌腱炎、关节囊损伤、肱骨大结节骨折、冈上肌和冈下肌损伤,还有小圆肌损伤。

如果肱骨头关节软骨表面缺损为 20%～40%,为稳妥起见,笔者推荐进行切开复位。肱骨头和肩盂骨缺损严重可能导致盂肱关节内在不稳定,并且在进行复位重建时必须对肩周软组织和骨结构进行修复。

二、禁 忌 证

对于那些肩关节一直处于脱位状态,但对功能尚满意且疼痛很轻微的患者而言,侵入性的外科手术是禁忌的。其他禁忌证还包括:患者健康状况较差无法耐受手术,或肩周围骨及软组织损伤非常严重。即使最复杂的重建手术也不可能达到稳定肩关节、提高患者肩关节功能的目的,这种情况也是手术的禁忌。

另外，对于肱骨头缺损面积巨大(超过 40％以上)，并且有明显盂肱关节骨关节退变，持续脱位状态超过 6 个月者，切开复位且使用带肌腱的骨进行移植也是禁忌证，此类患者应施行肩关节置换手术。

三、其他治疗方法

在某些人群中，可适当忽略患者患病状态(即同意保守治疗)，特别是对没有特殊要求的老年患者，他们对保守治疗能够理解，并对其非优势肩关节患病没有太多影响。大多数肩关节活动受限的患者仍能使用其上臂进行日常活动。慢性肩关节脱位的患者的肩关节功能类似于肩关节融合患者。相反，有些患者的肩关节可能在肩胛颈和脱位的肱骨头之间形成假关节，但此关节的活动范围之好常令人惊讶。然而这一保守方法并不适合那些有神经血管并发症的患者，因为这样保守治疗会导致上肢活动范围和功能进行性丧失。

慢性肩关节前脱位 6 个月以上的患者，常伴有肱骨头缺损巨大超过关节面的 40％，合并有严重的骨关节退行性改变，此时肩关节置换是最常用的外科重建肩关节方法。对于那些严重的骨质疏松患者，以及复位后预期容易出现关节畸形的患者也应考虑进行人工关节置换。针对年轻患者，如果肩盂软骨缺损不严重应行半肩关节置换(肱骨头置换)，全肩关节置换主要适用于严重的肩盂软骨缺损的患者。如果患者因肱骨大结节骨不连导致肩袖功能丧失，或存在难以修补的巨大肩袖撕裂，或合并难以挽救的肩胛下肌巨大撕裂，应行反向肩关节置换。

四、结　　果

慢性肩关节前脱位的治疗效果文献总结详见表 11-1。肩关节前脱位后，前方结构的耐

表 11-1　治疗慢性肩关节前脱位的效果

作者(年份)	肩关节数目	治疗方法的选择	患者的平均年龄(范围)	随访的平均时间(范围)	结果评价
Bennett (1936 年)	14	切开复位	51 岁 (25～64 岁)	2.5 年 (6 周至 8 年)	30°～70°外展，大部分患者结果满意
Schulz 等 (1969 年)	44	未治疗(4 例) 肱骨头切除(3 例) 切开复位(14 例) 闭合复位(23 例)	平均 60＋岁 (2～80 岁)	6 个月至 20 年	未治疗者(好) 肱骨头切除者(满意) 切开复位者(满意) 闭合复位者(好)
Ganel 等 (1980 年)	3	未治疗	77 岁 (63～85 岁)	2.6 年 (9 个月至 5 年)	所有患者疼痛消失
Rowe 和 Zanrins (1982 年)	8	未治疗(4 例) 闭合复位(1 例) 切开复位(1 例) 全肩关节置换术(1 例) 肱骨头切除(1 例)	56 岁 (33～76 岁)	4 年 (1.75～12 年)	未治疗者(1 例一般，3 例差) 闭合复位者(失随访) 切开复位者(好) 全肩关节置换术者(优) 肱骨头切除者(一般)
Goga (2003 年)	31	未治疗(5 例)切开复位和重建术(10 例)	45.5 岁 (15～83 岁)	2 年以上	未治疗者(5 例差) 切开复位和重建术者(3 例优，5 例好，2 例一般)

受性要比后方结构差。当上肢外展及外旋时，上肢的位置对于慢性肩关节前脱位会更加不利，上肢将很难贴近面部和躯干，因此非手术治疗的效果是有限的。

当脱位的患者被确诊在 3～4 周内受伤时，约有 1/3 的患者有希望能成功进行闭合复位。对这类急性损伤患者进行切开复位或同时进行关节重建术几乎没有报道，因此也很难从几个切开手术病例中找到可以总结相关经验的信息。

五、手术方法

(一) 闭合复位

对慢性肩关节前脱位的患者行闭合复位时，首先应确使患者完全镇静，保持足够放松，这样可以避免复位时出现肱骨近端骨折或周围血管神经损伤。因此，应在手术中对患者施行全麻和局部神经阻滞麻醉。一旦闭合复位失败，应术前征得患者同意，立即接着进行切开手术复位治疗。闭合复位过程须动作轻柔，尽量小心手法，避免复位时用力过大，对于骨质疏松的患者尤其要小心避免骨折。如复位成功，可通过检查肩关节的活动范围来评价肩关节的稳定情况。如果仅仅是在极度外展和外旋时发生再次脱位，可以再次闭合复位后进行肩关节固定制动，为最佳选择。但如果再次复位后仍然容易发生肩关节脱位，则切开行肩关节重建手术十分必要。在闭合复位后行肩关节周围血管神经检查是必需的，因曾有报道创伤导致腋神经及动脉血管的损伤。

(二) 切开复位

1. 体位和显露　无论采取沙滩椅位还是半坐卧位(坐位时躯干与床成 30°角)，都应对患者施行全身麻醉。患肩应游离放置于同侧手术床边缘，前方的三角肌和胸大肌肌间沟入路是常用的手术入路。为便于显露，胸大肌在肱骨上的止点可以进行部分松解切开。偶尔，在长期前脱位的患者中，整个胸大肌在肱骨上的止点都必须被松解切断，因为只有这样才能使肱骨头横向移动，外旋后彻底复位。复位术后，必须对胸大肌在肱骨上的止点进行修复重建以恢复保持胸大肌的功能。

尽管很少遇到，但喙突截骨把连同附着的联合肌腱的止点一同松解有时是必需的，因为这样能很快显露脱位的肱骨头。当然，在做喙突截骨前，医生必须先在喙突上预钻孔留置螺钉，以便手术结束后重新复位固定喙突原解剖结构。喙肩韧带也应在术中予以保留。肱二头肌腱长头腱常被发现严重受损，如能保留好此解剖标志，将很容易确定结节间沟和肱骨大、小结节。笔者常经肩袖间隙切开进入显露肩盂。

在手术过程中，应探查腋神经并进行保护以免损伤。有时瘢痕组织可致腋神经难于探查，应当了解腋神经的解剖行径通常是沿肩胛下肌下表面深达联合肌腱深面。同时，腋动脉常紧贴已脱位的肱骨头，易被损伤。从小结节和肱骨颈部直接对肩胛下肌和前关节囊进行切开松解，主要是为了能更好地进行肩关节周围结构的重建修补。从第一次受伤脱位起，根据受伤时间和肩胛下肌瘢痕形成的严重程度，可行更广泛的肩周松解，以利于术后肩关节活动范围的恢复。

2. 手术操作过程　在复位前，应从肩胛盂窝中清除所有的纤维结缔组织，肩关节囊周围也应进行充分松解，对任何探查到的肩袖肌腱周围的粘连也要进行松解。肱骨头在从其脱位位置移出时要轻柔缓慢，最终重新移至肩盂窝内。轻柔缓慢地外旋，并向外侧牵引将有助于移出肱骨头，然后持续向外侧保持牵引，使肱骨内旋回置入肩盂窝内。术中需要仔细检查盂肱关节内肱骨头和肩盂的骨缺损情况，有无游离体、撕脱的肩盂碎片和软骨缺损。如果发现肱骨头骨缺损超过 20%以上或肩盂骨缺损超过 30%以上，骨重建是必需的。对肩关节肱骨头受损的程度是通过 CT 扫描进行评估的。关节面受损平面所占比例的计算，是通过 CT 扫描图像中对肱骨头整个关节面弧面的测量作为 100%进行同比例对比测量的(图 11-3)。

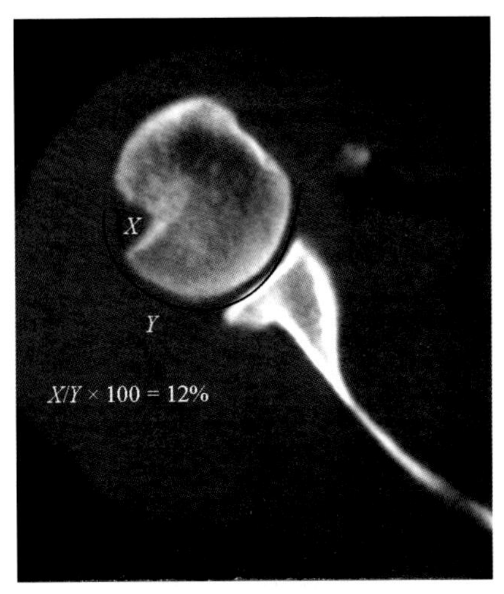

图 11-3　通过 CT 扫描能够计算出肱骨头压缩骨折切迹的尺寸，以肱骨头整个关节面弧面(Y)作为 100%基础，与损伤的压缩骨折弧面(X)进行对比计算。以此 CT 图片为例，肱骨头缺损比例占整个关节面的 12%

软组织的平衡也是保持肩关节稳定的重要部分。后方关节囊过紧将导致关节外旋挛缩畸形并且很容易使关节再次发生脱位。这种情况下，后关节囊切开松解术是必需的，且可以从关节内侧进行松解。如果前关节囊有多余的部分，可以进行关节囊重叠缝合加固。前关节囊复合体应该仔细重建固定于肩盂颈的边缘，这与标准的 Bankart 损伤修补方法是一样的(图 11-4)。

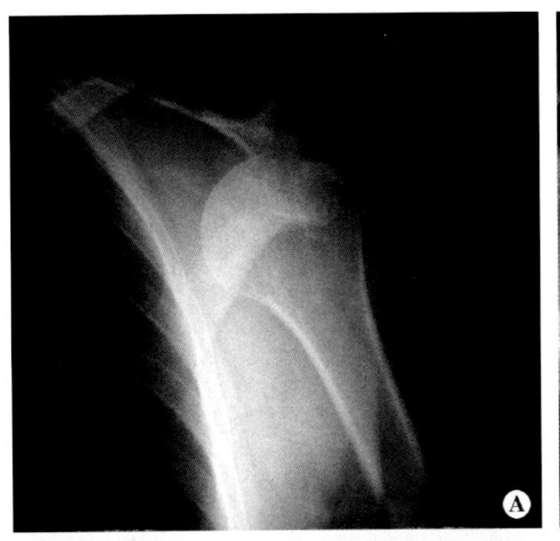

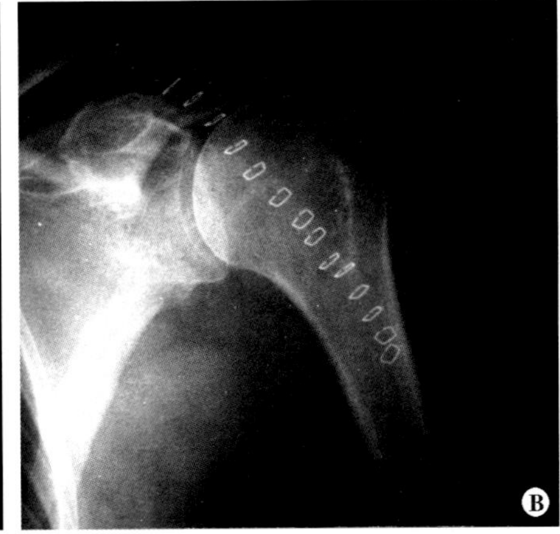

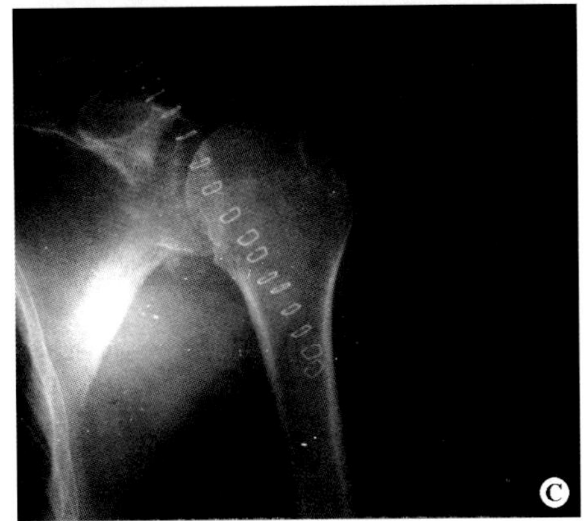

图 11-4　A. 一位 29 岁患者，持续左肩关节前脱位达 6 周时的术前前后位 X 线片，曾经试图进行闭合复位但没能成功。切开复位手术后正位 X 线片(B)和斜位 X 线片(C)显示：肱骨头压缩骨折面积很小，并且复位后比较稳定，只做了肩关节前方软组织的修补

3. 伤口缝合 精确仔细地闭合伤口对于保持关节的稳定性是必需的。应对肩袖肌腱撕裂进行修补以达到重建肩关节动力稳定性的目的。应收紧缝合肩胛下肌和施行关节囊的封闭,一旦肩胛下肌力量缺乏,可以考虑应用跟腱骨肌腱移植以加强其功能。肩胛下肌肌腱的撕裂常发生于肩关节前脱位的患者中。如果患者处于长期的脱位状态及肌腱撕裂中,再对撕裂肌腱进行修补是不可能的,即使进行修补,失败率也很高。这种情况下,进行胸大肌移植可以重建一些功能并对肱骨头向前上方向的移位予以限制。当肱二头肌腱损伤时,对其施行肌腱固定术是可以的。

一旦缝合关闭好肩胛下肌和修补关节囊后,就可以对肩关节的稳定性进行评估。如果前方仍是过度松弛,可对肩胛下肌和关节囊进行重叠缝合或收紧。当检查肩关节稳定性满意后,使用可吸收缝线对三角肌胸大肌肌间沟间隙进行修补缝合。皮下组织也可以用生物可吸收缝线进行关闭缝合,皮肤可用U形钉或常规皮线进行关闭缝合。

(三) 切开复位和重建术

前面已对切开复位的手术进行了详尽介绍。在慢性肩关节前脱位患者中,对肩盂前方边缘缺损最理想的处理意见仍是现在的热点话题。如果肩盂缺损面积超过30%以上,应该进行骨移植手术。常用的自体骨移植材料是取自髂骨嵴的骨块,这一骨块常被放置于前方的肩盂缺损处。取材的骨块应该进行修整使之更匹配肩盂的形态,且应固定在关节囊外侧的位置(放置于关节囊肩盂止点附着处的外面)。把骨块放于这个位置可以为肱骨头提供一个光滑的关节表面,从侧方使用螺钉固定骨块于肩盂上,要使螺钉远离关节间隙,防止对关节活动的阻碍(图11-5)。

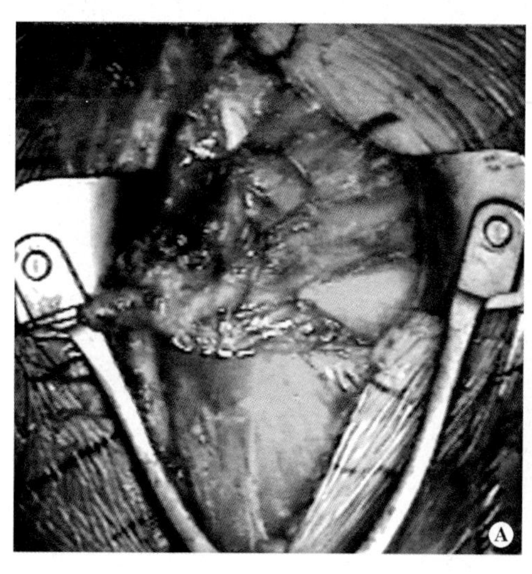

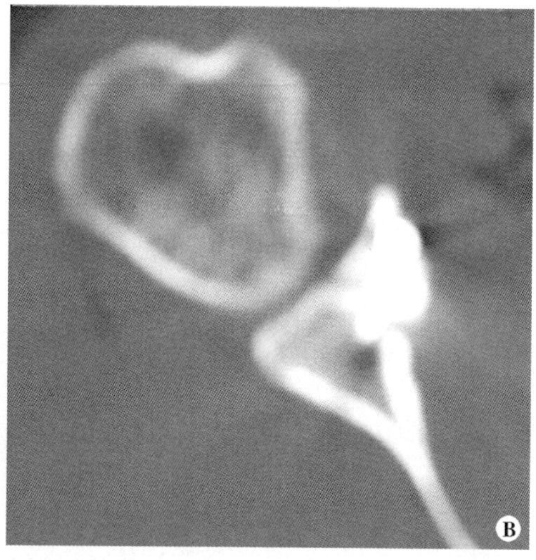

图11-5 手术中的图片(A)和CT扫描(B),这是一位慢性肩关节前脱位并且有盂唇前方严重损伤的年轻患者。可见其前方关节囊缺损,术者使用了自体骨块移植至肩盂前方,做了一个关节成形术

肱骨头的形状必须进行修整。对于有"西洋斧征"缺损的肱骨头(Hill-Sachs畸形),其缺损面积在20%~40%的患者,都应尝试予以额外的关节骨材料进行填充,这是非常重要的。外科的治疗方法包括自体骨软骨移植充填肱骨头缺损的部位。有医生使用肱骨大结节连同附着的冈下肌腱一起移植到骨缺损部位,但这一操作需要从后方入路再切开一个切口

才能完成。

肱骨近端的旋转截骨术也是可行的手术方法，这种方法主要是针对后外侧肱骨头缺损施行的。这样可以防止肩关节外展外旋时，前方肩盂的缺损与肱骨头损伤再次吻合发生脱位，从而起到一定的保护作用。

肱骨骨软骨的自体移植通常是从前方入路植入的，把反复脱位的肱骨摆放于极度外旋位且沿肱骨病变周围为基础施行半肩关节成形手术。骨软骨的移植材料可从自体的肱骨头或腓骨头获得。原缺损的骨床应施行精细整理，移植骨块应该与缺损部分大小将近，至少应该宽出 1mm，使其能够完全吻合骨床。最好选用空心螺纹钉或无头螺纹钉固定骨块(图 11-6)。

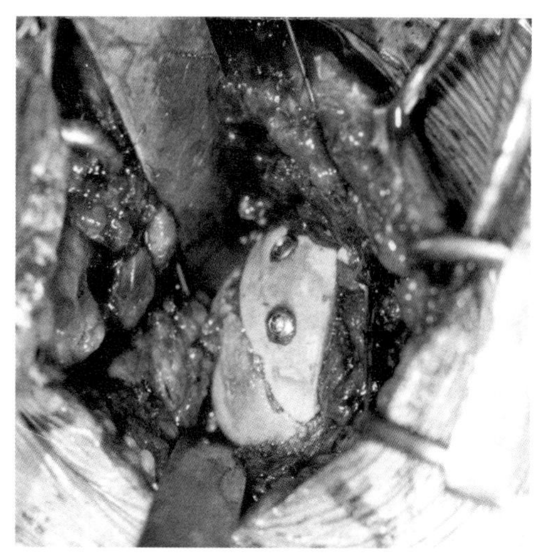

图 11-6　使用骨软骨块移植来填充肱骨头压陷骨折的缺损

如果施行冈下肌止点的转移，需从三角肌后方入路劈开进行操作。当骨缺损较小时(最高也就达到 20％或 30％)，肩胛下肌的止点应该直接被切断，转移固定于骨缺损部位。缝合固定时应把线穿过缺损区域，并且从侧面引出缝线，这样就能确定进行了转移骨的牢固固定。对于巨大的骨缺损病例(少于 40％)，应该把肱骨大结节(附着有冈下肌腱)凿切下来移植固定于缺损部位，然后再用空心螺纹钉进行加固。上述两种方法都能有效填充骨缺损部位，并能预防肩盂前方边缘的骨缺损再次与肱骨头骨缺损吻合而发生再脱位。

肱骨近端的旋转截骨是关节成形重建的方法之一。尽管这一手术方式的适应证还没有更多的人进行总结描述，还有很多不明确的地方，医生仍可以加以考虑。

术中的软组织平衡、仔细的分层关闭伤口和关节成形术后稳定性的评估，都应在手术快结束时予以执行，最后再用前面所描述的标准伤口闭合方法结束手术。

六、术后治疗

成功的进行闭合复位以后，患者应该戴上颈肘悬吊带制动 4 周。对于大多数患者而言，在一定范围内轻柔的前屈上举和适当的外旋活动是可以马上进行的，但外旋活动时只能从内侧外旋到中立位。自第 4 周开始，患者可以进行全方位的活动范围锻炼。伸展运动、抗阻力训练和本体感受的训练最好到术后 8～12 周时才开始。

对于切开复位术后的患者，术后的治疗关键放于如何增强肩关节稳定性，应把保护肩关节和进行肩周肌肉的康复训练作为重点。上臂应该戴上颈肘悬吊带制动 4～6 周。术后肩关节的活动范围应该进行严格限制，可以通过术中评估制订计划，但应注意在安全的活动范围内加强运动的同时，也要避免肩关节僵硬冻结。一旦可以去除佩戴悬吊带后，主动的活动就可以开始了。应记住，患肩耐力和力量的训练在术后未到 3 个月时是不能开始的。

七、避免失误和手术并发症

因为针对慢性肩关节前脱位的治疗最常用的方法就是修补成形术和使用合理的方法复位，所以其最常见的并发症就是反复脱位。当然这可以通过精确的对骨缺损部位的测量，并选择合适的手术方法进行治疗来避免。非常仔细地观察病变周边软组织结构是必要的，特别是在修补缝合前关节囊盂唇止点时，重建前方的稳定非常重要。手术后的制动和康复锻炼也要求要仔细认真指导、监护好，并且患者要有很好的依从性。

由于肱骨头脱位的位置靠近臂丛神经和腋动脉，有发生神经血管损伤的潜在风险。然而，这些并发症是不常见的，医生可通过术中仔细探查和软组织的钝性剥离手法避免其受到损伤。

对于那些患长期慢性肩关节前脱位的患者而言，如果复位困难则有可能出现肱骨骨折的潜在风险。适当的切开松解、软组织分层剥离和周边结构的适当松解等方法将减少其骨折的风险，并且这样更有助于将肱骨头复位回纳入肩盂窝中。

（张耀南 译）

参考文献

Bennett GE: Old dislocations of the shoulder. *J Bone Joint Surg* 1936;18:594-606.

Flatow EL, Miller SR, Neer CS II: Chronic anterior dislocations of the shoulder. *J Shoulder Elbow Surg* 1993;2:2-10.

Ganel A, Horoszowski H, Heim M, Engel J, Farine I: Persistent dislocation of the shoulder in elderly patients. *J Am Geriatr Soc* 1980;28:282-284.

Gerber C: Chronic, locked anterior, and posterior dislocations, in Warner JJP, Iannotti JP, Flatow EL (eds): *Complex and Revision Problems in Shoulder Surgery*, ed 2. Philadelphia, PA, Lippincott Williams & Wilkins, 2005, pp 96-103.

Goga IE: Chronic shoulder dislocations. *J Shoulder Elbow Surg* 2003;12:446-450.

Koenig MD, Neviaser RJ: Chronic dislocations, in Williams GR, Yamaguchi K, Ramsey ML, Galatz LM (eds): *Shoulder and Elbow Arthroplasty*. Philadelphia, PA, Lippincott Williams & Wilkins, 2005, pp 145-154.

Lazarus MD: Acute and chronic dislocations of the shoulder, in Norris TR (ed): *Orthopaedic Knowledge Update: Shoulder and Elbow 2*. Rosemont, IL, American Academy of Orthopaedic Surgeons, 2002, pp 77-79.

Loebenberg MI, Cuomo F: The treatment of chronic anterior and posterior dislocations of the glenohumeral joint and associated articular surface defects. *Orthop Clin North Am* 2000;31:23-34.

Matsen FA III, Titelman RM, Lippitt SB, Rockwood CA Jr, Wirth MA: Glenohumeral instability, in Rockwood CA Jr, Matsen FA III, Wirth MA, Lippitt SB (eds): *The Shoulder*, ed 3. Philadelphia, PA, Saunders, 2004, pp 710-712.

Neviaser TJ: Old unreduced dislocations of the shoulder. *Orthop Clin North Am* 1980;11:287-294.

Rowe CR, Zarins B: Chronic unreduced dislocations of the shoulder. *J Bone Joint Surg Am* 1982;64:494-505.

Schulz TJ, Jacobs B, Patterson RL: Unrecognized dislocations of the shoulder. *J Trauma* 1969;9:1009-1023.

第 12 章 慢性肩关节前脱位：假体置换术

Deenesh T. Sahajpal,BSc,MD,FRCSC Richard J. Hawkins,MD

一、适 应 证

到目前为止，慢性肩关节脱位还没有确定出最有效的治疗方式，如何有效治疗仍是一个存在争议的问题。在大多数情况下，活动受限和疼痛是导致患者求医的原因。各种治疗方法的选择都是基于具体的临床情况而定的。

多数慢性肩关节脱位患者都需要进行手术切开、复位，并结合特殊的治疗恢复其稳定性。发生脱位的确切时间、骨折块的大小、残余关节软骨的形状等因素决定了如何选择针对该患者的最佳治疗方式。在 CT 或 MRI 的轴位图像上，可以很好地评估肱骨头缺损的大小和关节面的受损情况（图 12-1）。当缺损超过 40%时，就有必要进行假体置换术。尽管如此，

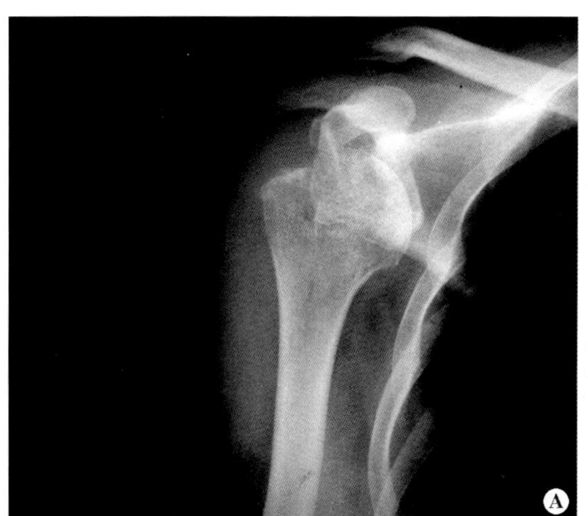

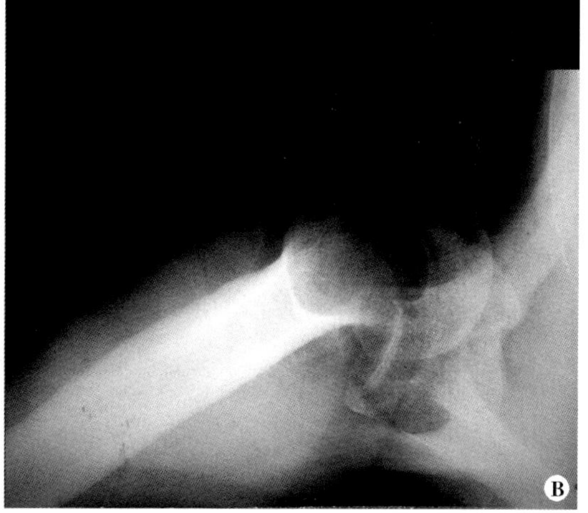

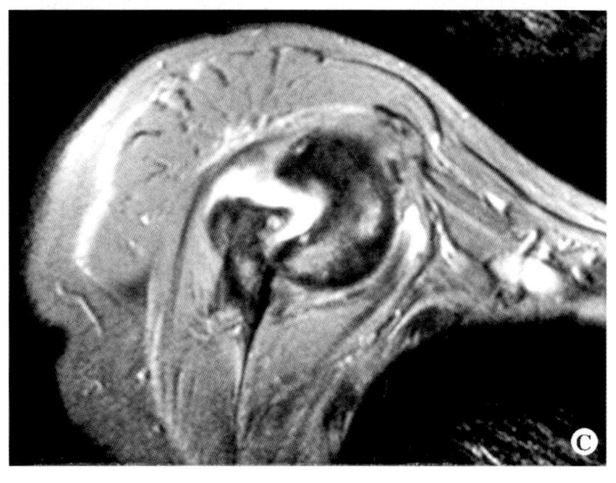

图 12-1 A. 右侧肩关节正位 X 线片显示一例慢性肩关节前脱位病例。B. 腋位 X 线片显示慢性肩关节前脱位。注意：可见肩盂前缘嵌入肱骨头后外侧区域，有明显的压缩骨折。C. 手术前轴位肩关节 MRI 显示压缩骨折的区域约占关节面的 25%

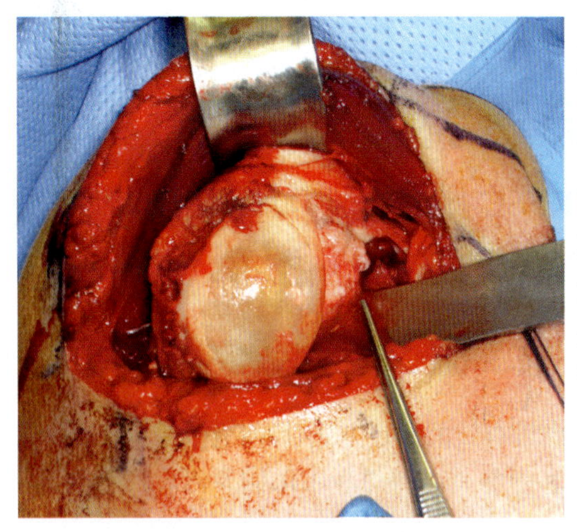

图 12-2　术中图片显示，外旋肱骨头时可见骨质软化、变平。平镊所指的是肱骨头巨大压缩骨折的区域。肱骨头压缩骨折合并骨质软化、变平是行人工关节假体置换的指征

当剩余的关节软骨存在明显的退行性变时，不论缺损大小，都是假体置换的手术指征（图12-2）。在关节盂存在明显的退行性变时，关节盂表面也要进行重建。如果关节盂磨损腐蚀明显，就要通过植骨恢复其稳定性。最后，如果关节脱位时间超过 6 个月，还会出现肱骨头的骨质疏松和关节软骨软化。如果肱骨头被过度挤压对抗关节盂，肱骨头会因此变得扁平，那么必须行假体置换。

二、禁　忌　证

对于肱骨头压缩骨折大于关节面直径 40%的患者，以及慢性肩关节前脱位的患者，进行假体置换术的绝对禁忌证是很少的。已经存在的或可疑的感染灶是绝对的禁忌证。患者合并有明显的其他脏器功能紊乱，也无法承担手术带来的风险。患者存在有明显的包括臂丛神经在内的神经损伤，导致三角肌和肩袖肌群功能障碍，也不适合进行假体置换，行关节融合术也许是一个选择。如果患者对肩关节功能要求很低，或脱位引起的症状不明显，或轻度的关节不稳定，外科手术也不是最佳选择。通常，这些患者继续使用已经脱位的上肢，导致压缩骨折的进一步扩大，最后反而导致肩部活动范围的改善。对于这些患者，非手术治疗也许是更好的选择。

另一个相对禁忌证就是年轻患者，这些患者虽然肱骨头压缩骨折较严重，但残存的盂肱关节通常可以保住。这种情况下，采用同种异体骨移植来处理压缩肱骨头，以改善关节弧的长度，并可防止进行关节盂前缘手术操作时带来的损伤。

三、其他治疗方法

有一部分前脱位的患者可以采用闭合复位的方式治疗。最重要的因素是脱位的时间长短。有些作者报道了成功的闭合复位病例，最长的是在创伤发生后 6～8 周。然而，从笔者的经验来看，在损伤后 3～4 周内进行治疗更容易成功并且可以避免其他结构的损伤。在这些文章里，放射学的评价，包括标准的 X 线摄片（肩胛骨前后位、侧位、轴位）和 CT 都是非常重要的。当 X 线显示存在有大的压缩性骨折、肱骨头与关节盂绞锁的时候，闭合复位就是禁忌证。并且，除了小的肱骨头缺损外，损伤会导致闭合复位后肩关节的不稳定，这种情况有必要进行外科手术以恢复肩关节的稳定性。闭合复位治疗慢性前脱位，包括纵向牵引，主要用于肱骨对抗躯干进行牵引。应用 X 线可以确定肱骨头是否已经脱离关节盂。这时，缓慢的旋转肱骨且施加一个由前向后方向的力量，把肱骨头复位到关节盂窝内。全部的操作在透视下完成。复位后就要进行固定，手臂可以采用标准的悬吊带固定使其保持一个稳定的姿势。闭合复位成功后，需要制动 3～4 周。非常重要的一点是要确定闭合复位是否成功，就要看复位后关节是否稳定，或者一段时间制动以后观察其是否可以达到稳定。如果不

能保证闭合复位后关节的稳定性,那就需要外科手术去校正潜在的病变解剖结构。闭合复位 1 周以后要行 X 线检查来确定复位的效果。复位成功,制动期过后,就要开始锻炼肩关节的活动范围,其中包括主动和辅助下活动范围的锻炼,还要有一些伸拉运动。以等长收缩开始进行力量锻炼,然后是有抗阻力量的训练。

慢性前脱位合并大的肱骨头缺损是切开复位内固定的手术指征。如果关节盂没有退行性改变,且残存的肱骨头能够存活,肱骨头缺损的部位可以进行异体骨移植。如果有明显的可能影响关节稳定性的关节盂前缘骨缺损存在,有可能进行喙突的转移或者用异体骨或髂嵴的自体骨移植进行缺损部位的重建填充。

四、结　果

因为慢性肩关节损伤的特殊性,只有很少的英文文献报道过,关于慢性肩关节前脱位患者施行过关节置换术的病例(表 12-1)。尽管如此,在这些仅有的病例里,关节置换术的结果还是非常成功的。报道的数据结果包括了活动范围的改善、疼痛的缓解和日常生活行为能力的改善。这些文献同时也指出,增加假体的后倾角对于慢性脱位治疗和预防前方不稳定的复发是非常重要的。

表 12-1　慢性肩关节前脱位患者行假体置换后的随访结果

作者(年份)	肩关节数目	手术类型	患者平均年龄(范围)	平均随访时间(范围)	结果
Pritchett 和 Clark (1987)	4	2 例全肩关节置换 2 例关肩关节置换	60 岁(56～63 岁)	2.3 年(2～3 年)	2 例一般 2 例好
Flatow 等(1993)	9	8 例全肩关节置换 1 例关肩关节置换	64 岁(48～73 岁)	3.9 年(2～6 年)	4 例优秀 4 例满意

五、手 术 方 法

对于慢性肩关节脱位,部分病理解剖的改变可能影响盂肱关节的稳定性,必须要考虑到动态稳定结构的情况。也许会遇到肩袖肌腱多个撕裂,特别是肩胛下肌的撕裂。关节盂和肱骨头的缺损也会影响盂肱关节的稳定。慢性肩关节前脱位时,可能会合并有关节盂前下部分的磨损,以及肱骨头后外侧的缺损即 Hill-Suche 畸形。骨缺损的大小必须在术前确定,以便选择一个合适的治疗方案。CT 对于判断这些情况有很大帮助。外科医生要做好充分的准备,在实施肩关节置换术的过程中合理处理这些问题。

(一) 体位和显露

慢性肩关节前脱位的外科治疗应从对外科手术方法过程的理解开始。采用标准的平卧位和前方胸三角肌入路(图 12-3),松解显露三角肌和胸大肌间隙后,可以看到喙突和联合肌腱。这些都是重要的解剖标志,它们标记出解剖的层次,有助于确认周围神经血管结构。肱骨头向前下移位,常位于联合肌腱下方。松解联合肌腱,向内侧牵引显露近断肱骨。顺着肩胛下肌,在它附着于小结节的地方(约内侧 1cm),可以找到小结节和二头肌肌腱走行的结节间沟(图 12-4)。面对关节盂前部将肩袖肌腱分开,以保证其下所有组织都可以从肩胛下肌内显露起来。这一步可以显露肱骨头，从肱骨颈上松解关节囊的前下部分，以便更好地显露术野。做一个二头肌腱固定术，或者行小结节截骨术代替肩胛下肌腱切断术。在手术结束时，要确保被截下部分的小结节及其附着肌腱通过缝合，重新固定于原位上。

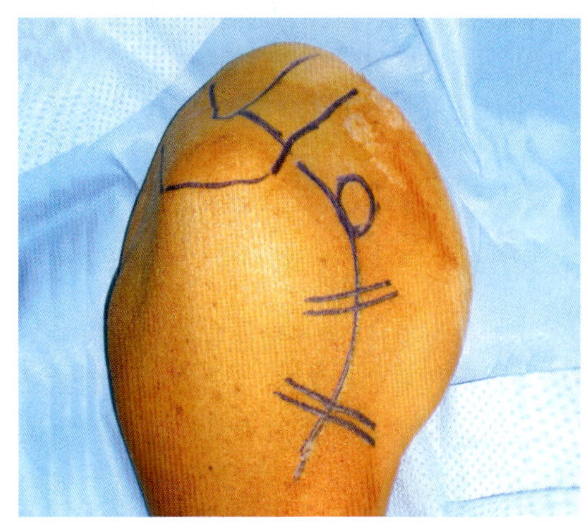

图 12-3 患肩图片显示皮肤切口标记为从喙突至三角肌胸大肌肌间沟切口线

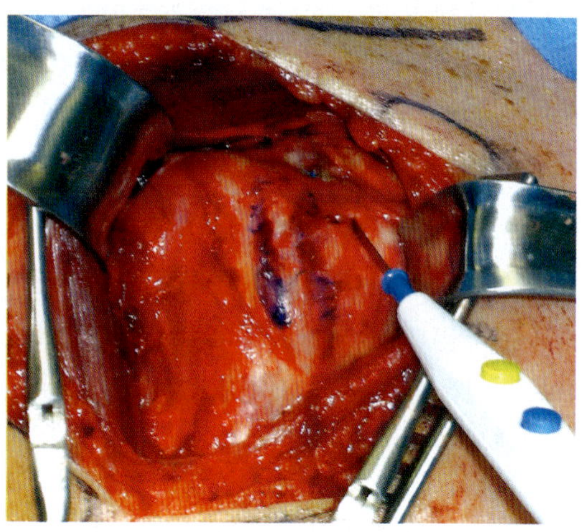

图 12-4 术中图片显示被两条线标记的肱二头肌腱。射频电刀尖所指部位是指在肩胛下肌于小结节止点内侧 1cm 处开始切断该肌腱

（二）必需的器械、设备和内固定植入物

应准备各种不同型号的肱骨头和关节盂以供关节置换时选用。需要准备异体骨和一套插入式的螺钉以处理关节盂骨的缺损。应该随时有一位血管外科的医生待命，以备和肱骨头相邻的血管结构受损时进行处理。

（三）手术操作

对于慢性前脱位的肩关节，手术时可以在肱骨头的后上方触摸到关节盂。在复位前，纤维组织常覆盖着关节盂，轻柔地将肱骨内旋同时应用一个外展牵拉的力量，使肱骨头脱离关节盂的前方。要避免外旋，通过内旋和向外侧牵移，肱骨头可以复回关节盂内。当肱骨头复位后，插入肱骨头牵引器或相似的肱骨头牵引设备以显露关节盂，观察关节软骨情况。牵引显露的同时也会使关节囊后部松弛。因为骨骼比想像的要软，应避免过度牵引的肱骨头，否则关节面软骨下骨会被压缩挤扁。长期肩关节前脱位，肱骨头往往不能被复位，主要是由于相连软组织的挛缩牵拉。因此，在这种情况下，为了充分显露术野行肱骨头截骨术往往很有帮助。这种截骨术可以使近段肱骨、软组织、关节囊后方松弛，得到一个稳定的复位。另外，在关节置换术时，肱骨的假体应该放置在比标准重建多后倾 10°～15°，使关节前方更加稳定。如果在最开始显露的时候做了肱骨颈截骨，没有增加这种后倾角，就应该在置入之前进行调整(图 12-5)。

应该仔细观察关节盂，考虑是否需要进行关节盂面的重建。如果存在关节盂退行性变或明显的前盂侵蚀而影响关节的稳定性，应该进行关节盂重建。虽然肱骨配件模型可以调整，但是关节盂假体不行，同时也不应该反复替换。为了使关节盂固定的可靠，好的骨质量支持是非常重要的。当肩盂的磨损非常明显的时候,对于关节盂假体的支撑就不能满足强度,就需要进行植骨。从肱骨头取下的骨块是可以用的,异体股骨头也是一个选择。截骨和喙突转移的方法也可以利用;尽管如此,要清楚只有很少一部分骨骼可以利用。应该使用螺钉保证前盂颈的植骨稳定(图 12-6)。这样,如果真的需要,关节盂就可以准备放置关节盂假体了。用螺钉将植骨块固定于关节盂缺损区,同时避免螺钉影响关节盂假体及其固定螺钉。

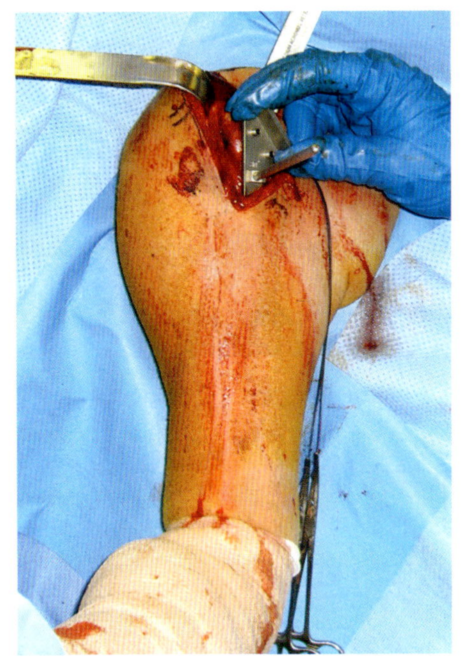

图 12-5　术中图片显示,肱骨切除模具放置于合适的位置保证一定的后倾角

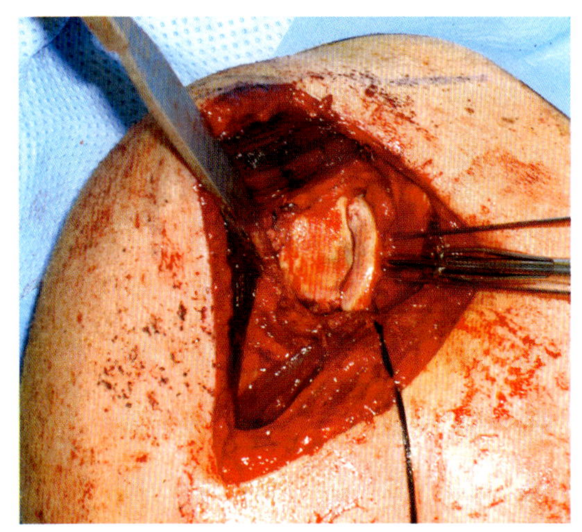

图 12-6　肩盂前方骨缺损需要进行处理增加关节的稳定性。术中图片显示,肱骨头截骨术后修整骨块植入肩盂缺损区,并用空心螺钉固定于肩盂前方

(四) 切口闭合

假体都被放置好后,确定其稳定性,然后要进行精确的肩胛下肌修复,无论是肌腱与肌腱还是肌腱与骨之间,都需要进行修复。从笔者的经验看,这通常包括肩胛下肌腱周围的松解,以达到合适的长度。肩袖肌腱也要被闭合,修复后外旋活动范围也要进行评估。术后可以放置引流,引流在术后 48 小时应去拔除。离开手术室前应该行 X 线检查,评价关节盂和肱骨头假体的位置(图 12-7)。

六、术后治疗

患者术后 24 小时可预防性使用抗生素,术后 48 小时更换敷料和去除引流。稳定的重建后,患者的肩部可以用颈腕悬吊带制动。术后一天可以进行锻炼,包括持续前举、外旋、相对于胸壁的外旋。外旋角度的大小根据术中对于肩胛下肌修复的评价而定。可以主动活动肘部、腕部和手。手术以后当患者无明显不适时可以进行三角肌等长舒缩锻炼和外旋活动。

悬吊 4～6 周后就可以主动进行肩关节活动了。

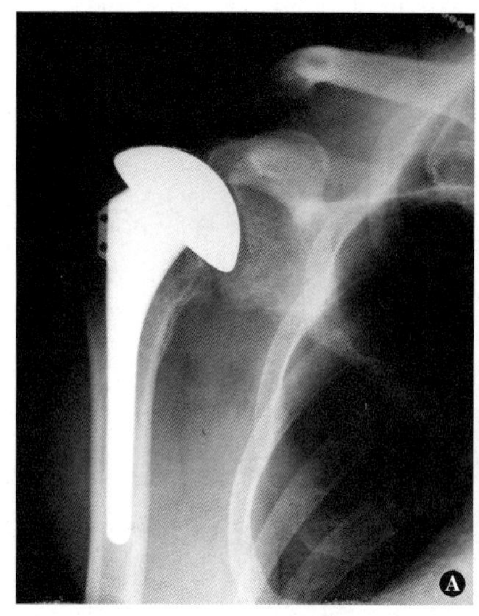

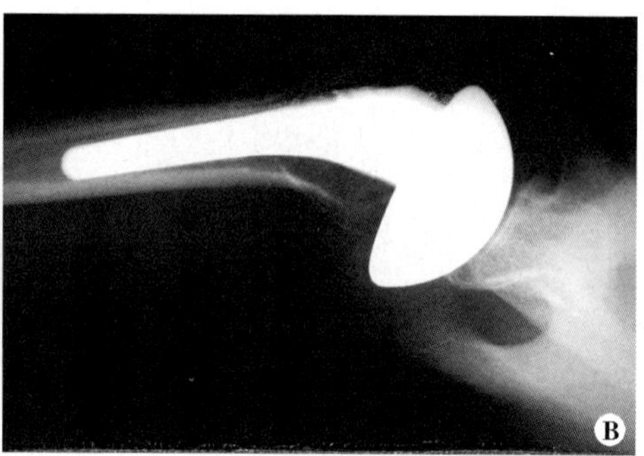

图 12-7 患者术后的正位(A)和腋位(B)X 线片显示，人工假体复位非常重要，并且可见假体周围没有骨折

七、避免失误和手术并发症

手术最常见的并发症就是复发性前方不稳定，可以在最初手术时通过肱骨头 10°～15°后倾和关节盂骨缺损的处理而加强，防止其发生。关节稳定性要在术中进行评估，以确保离开手术室的时候肩部是稳定的。

若在手术中发现肩袖肌腱的损伤缺损，要在放置假体之前予以修复。可以用异体跟腱或腘肌腱加强肩胛下肌。如果患者有较大的无法修复的肩袖肌腱撕裂，应该考虑做反制式肩关节假体置换，但是笔者没有这方面的经验进行比较。

术后肩胛下肌功能不良或断裂，会影响到肩关节的活动范围和稳定性，可以通过精确的修复肌腱和加强缝合予以避免。如果施行了截骨术，要确保骨床固定时用不可吸收线缝合。

神经血管损伤的发生率还没有明确报道。尽管如此，术者医生应该高度警惕，位于慢性脱位的肱骨头上方的神经、血管结构，也许会有瘢痕并与软组织粘连。如果存在任何这方面的迹象，术前应行血管造影和请血管外科会诊，请血管外科医生予以帮助。

(赵宇驰　张耀南 译)

参考文献

Flatow EL, Miller SR, Neer CS II: Chronic anterior dislocation of the shoulder. *J Shoulder Elbow Surg* 1993;2:2-10.

Pritchett JW, Clark JM: Prosthetic replacements for chronic unreduced dislocations of the shoulder. *Clin Orthop Relat Res* 1987;216:89-93.

Rowe CR, Zarins B: Chronic unreduced dislocation of the shoulder. *J Bone Joint Surg Am* 1982;64:494-505.

第 13 章　慢性肩关节后脱位：切开复位、肌腱-骨转移术

Andrew Green,MD

一、适　应　证

盂肱关节是大关节脱位中最常见的脱位关节之一，而盂肱关节脱位中最常见的脱位或骨折脱位是肩关节前脱位。相比之下，肩关节后脱位是非常少见的，只占所有肩关节脱位的1.5%。后脱位可以是肩峰下、关节盂下或肩胛下肌下，但前者是最常见的。许多后脱位是关节盂后缘嵌入在肱骨头的前方而被卡住。更少见的是，患后脱位的患者可以自发地复位。患侧肩关节出现肱骨小结节骨折，肱骨头前方的"西洋斧征"(Hill-Sachs)或压缩骨折，都提示有肩关节后脱位。

肩关节后脱位是非常罕见的，这一事实也说明了为什么慢性肩关节后脱位发生率也极低的原因。如果急性肩关节后脱位被正确、及时地诊断，慢性肩关节后脱位将会更罕见。不幸的是，大多数文献报道的肩关节后脱位可能均是慢性后脱位，事实上有50%～80%的后脱位初诊时被漏诊，大量的研究报道还高于这一数字。

后脱位患者通常都伴有某种程度的可见或明显的肩胛带畸形。临床上，后脱位的特点是更加明显的喙突隆起，一个盂肱关节前沟和向后突出的肱骨头。三角肌和软组织肿胀可能掩盖了骨折移位或后脱位。对于肩部肿胀或肥胖的患者，肩关节后脱位典型的畸形就更难发现。肩关节后脱位的患者通常保持手臂内收和内旋，肱骨轴指向后方。肩部无法上举和外旋，这是一个典型的查体表现(图 13-1)。

准确的 X 线检查是至关重要的诊断依据。轴位片用于评估肱骨头相对关节盂的位置是最有用的(图 13-2)。前脱位可以很容易地在正位片和肩胛侧位片上识别，但后脱位的诊断更加困难，因为后脱位通常无法得到轴位像。即使一个正常的肩关节标准正位片也可显示肱骨头与关节盂重叠。但应当注意，一旦 X 线片上真的发现有肱骨头和关节盂重叠，则预示发生了肩关节后脱位的可能。

如果不能肯定肱骨头相对关节盂的位置关系，行 CT 检查可以明确。除了确定存在后脱位，CT 还在评价和治疗方面也有辅助作用。CT 能用于确定肱骨头背侧 Hill-Sachs 损伤的大小和关节嵌入的程度，以及骨与关节的损伤情况。测量骨折区占关节面大致的比例，可以通过轴向 CT 扫描肱骨头的最大直径而获得(图 13-3)。

治疗肩关节后脱臼时，要判断肩关节后脱位是否由于长期慢性肩关节后脱位造成的结构紊乱所致，并且要评价肱骨近端受损害的程度。如果盂肱关节损伤较小，行闭合复位是最有效和最可能使脱位获得复位的方法。然而若有非常严重的盂肱关节损伤，往往需要手术

治疗才能达到恢复肩关节功能的效果。由于广泛的盂肱关节面损伤、关节骨性缺损和关节软骨退变，长期慢性的盂肱关节后脱位有可能需要重建手术，包括肩关节置换。医生需要关注的重点是，应权衡选择的治疗方法是闭合复位还是手术、肱骨头缺损的程度、盂肱关节软骨退变的程度。

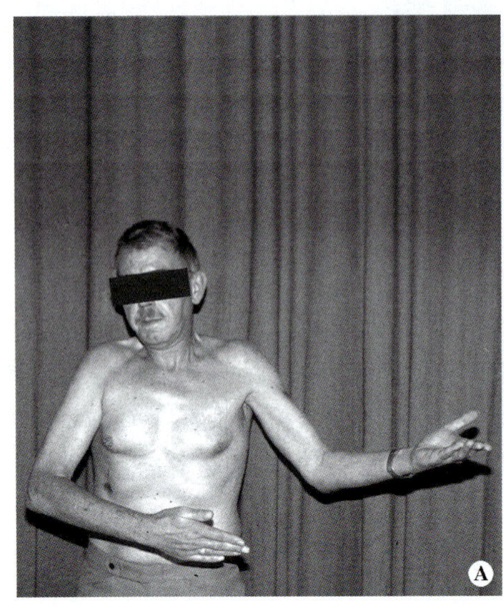

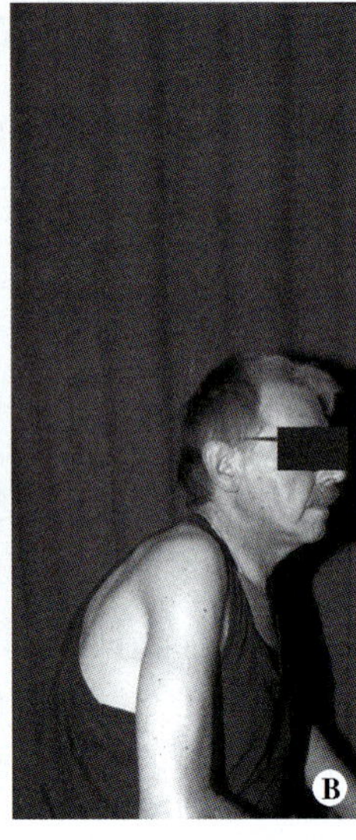

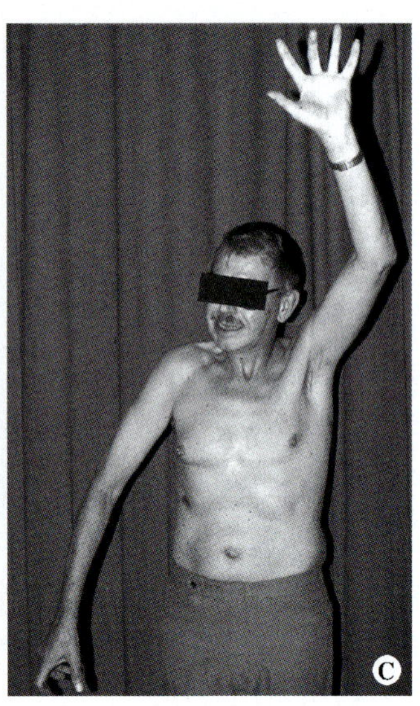

图 13-1　右侧肩关节后脱位患者肩关节畸形的临床照片

A. 患者右侧患肩于内收内旋位时的照片。B. 患者患肩侧位显示肱骨头明显向后突出。C. 患者不能主动上举患侧右肩关节(经 Tom R. Norris 允许使用)

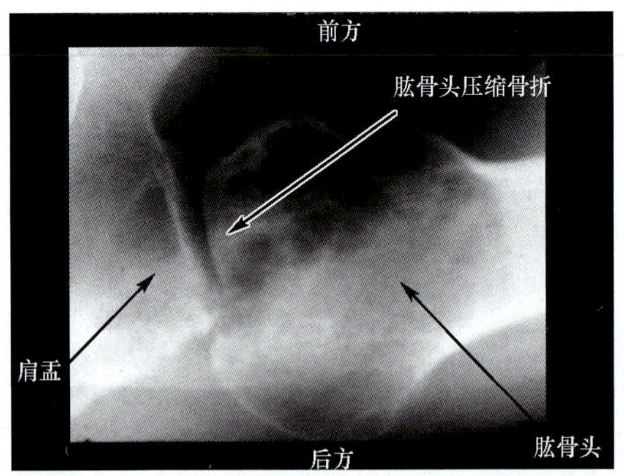

图 13-2　慢性左侧持续性肩关节后脱位患者，其轴位 X 线片显示肱骨头关节面约有 50%骨缺损

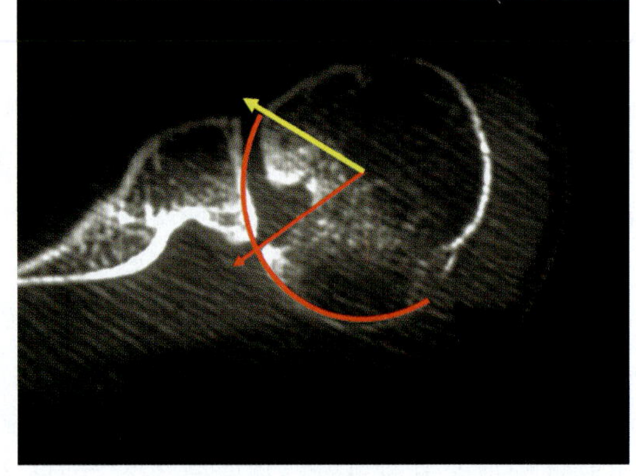

图 13-3　盂肱关节后脱位患者轴位横断 CT 片显示，肱骨头部分损伤区域可以进行缺损面积的百分比测量

闭合复位应只在急性期肩关节后脱位患者中进行尝试。脱位损伤急性期的界定为 3 周之内。当脱位损伤超过 3 周时，开放式手术治疗通常是必要的，为减少肩关节结构损伤和有利于恢复肩关节功能，可行切开复位。手术指征是急性肩关节后脱位闭合复位失败、闭合复位后盂肱关节仍然不稳定者。如果前中部的肱骨头压缩骨折区域少于关节面的 40%，可以行肩胛下肌肌腱连同肱骨小结节转移置于肱骨头缺损处，这样可以提供盂肱

关节更好的稳定性。

二、禁　忌　证

针对需行切开手术复位并需做肌腱-骨转移术肩关节后脱位的患者，其主要的禁忌证也是通常外科手术干预性治疗的禁忌证，包括外科手术损伤会造成患者风险的增大，骨和关节软骨损伤的加重可导致需要假体置换治疗，而且有些患者不愿意或不能配合术后康复。在进行肩关节镜检时，发现肩关节肱骨近端关节软骨缺损，并且有巨大反向的 Hill-Sachs 畸形，肱骨头骨质压缩至少 40％，并且肩盂和肱骨头的关节软骨表面明显显示有退行性改变。还有一些禁忌情况包括年龄非常大且并发症复杂、较多的患者，或是已适应长期慢性损伤的仅能适合非手术治疗的患者，对于这些患者“技术性忽略”最为合适。虽然医生没有对这些肩关节后脱位畸形患者予以治疗，肩功能受限，但有些患者仍可在无菌状态下维持一些适用的肩关节功能。

三、其他治疗方法

采取切开复位和行肌腱-骨转移术治疗慢性肩关节后脱位有几种其他的替代治疗方法可供选择。如上所述，非手术治疗对一小部分患者来说是恰当的。若选择切开复位，需要把肩胛下肌肌腱及其附着止点小结节移位，要根据关节面损伤的程度和关节软骨的病变情况而定。对于慢性后脱位肱骨头压缩骨折的患者，若其关节表面压缩已超过 40％，切开复位时要求能恢复其关节表面。要做到这一点，只有肱骨头假体置换、肱骨头表面部分置换或骨关节同种异体骨部分移植才能完成。对那些长期肩关节后脱位和患有严重肩部疼痛的患者，可以考虑行盂肱关节融合术。虽然盂肱关节融合术不能并改善肩关节的活动范围，但是疼痛的降低实际上也改善了肩关节功能。

大多数报告建议，如果肩关节损伤在 3 周内发生，确定肱骨头关节面缺损小于 20％，可以通过闭合复位治疗。如果闭合复位后盂肱关节是稳定的，肩关节首先应固定在外展 15°，且与躯体矢状面成外旋 15°的位置上。上臂可以用一个较轻的玻璃纤维石膏支具固定或用一个定制的支具固定，可以在闭合复位 2 周后开始肩关节被动外旋运动。

如果肩关节闭合复位后是不稳定的，可以考虑经皮插针的临时固定。对那些关节面缺损在 20％～25％的患者，闭合复位同时经皮插针临时内固定的方法已有许多报告获得成功。当关节表面损伤不超过 20％时，这种方法是非常可靠的。当关节表面损伤在 20％～40％，而患者对扩大的外科手术治疗存在禁忌时，此种固定方法也可以考虑使用。在行克氏针固定时，用从肩峰到肱骨头穿刺还不如采用经盂肱关节面进行固定。克氏针尾端应被折弯后埋于皮下，以避免针道本身感染，并且拔除克氏针一般在术后 4～6 周。每周都应该对患者进行 X 线片检查，以确定克氏针的位置，防止克氏针移位所致的并发症。

对于那些长期疼痛的肩关节后脱位的患者可以考虑行盂肱关节融合术。大多数慢性后脱位患者在肩关节内旋位时，其患臂举手也就达到胸部平面，这也正是盂肱关节融合术的固定体位。当然盂肱关节融合术的位置可以根据患者功能的需要进行调整。

肱骨头置换或全肩关节置换术的手术指征包括：40％以上的关节表面受损，或是盂肱关节面已有明显的退行性改变。使用部分骨关节同种异体骨移植来重建关节的方法前面已经描述过。在这一手术之前,先应确定整个的肱骨关节各部分有无骨量减少和退行性改变的迹象。同种异体肱骨头或股骨头可以作为移植骨材料,同种异体股骨头移植因其具有较好的骨质量,并且有利于固定的牢固性而被使用。新鲜骨面的植骨块楔形插入到肱骨头缺损处,并用埋头螺钉进行固定(图 13-4)。同种异体移植骨在肱骨头部分重建后存活的时间尚不知晓,但从同种异体移植骨用于其他关节重建的经验上看,这一方法还是可行的。

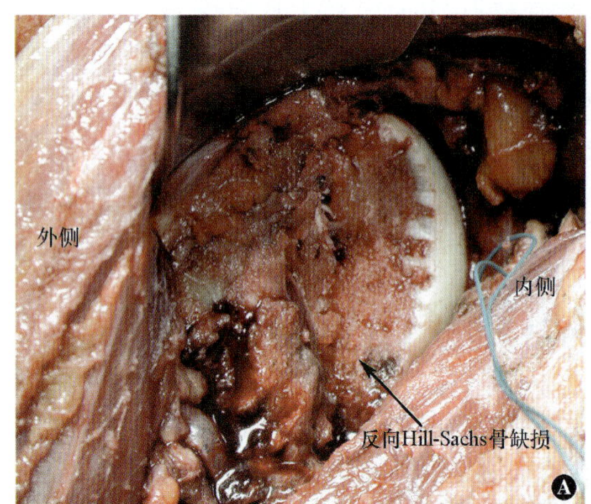

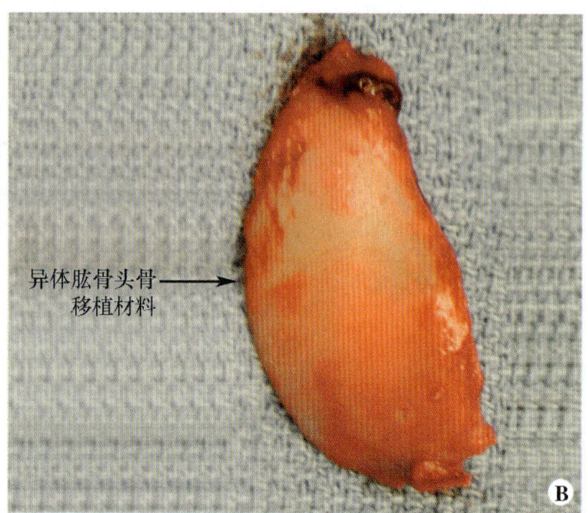

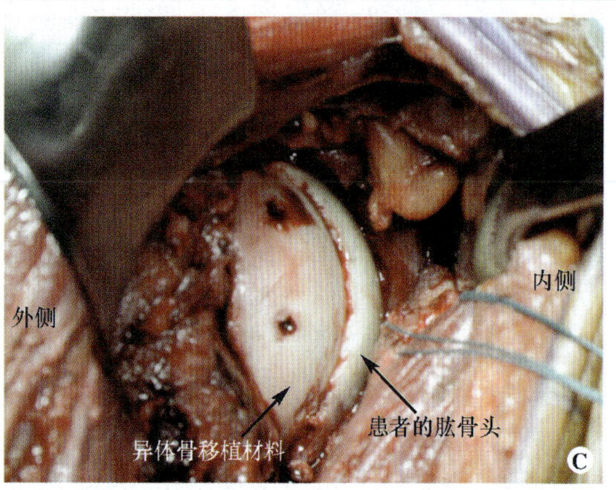

图 13-4 术中照片显示,使用肱骨头部分异体骨移植治疗重建肱骨关节面 20%骨缺损

A. 右侧肩关节肱骨头区反向"西洋斧征"(反向 Hill-Sachs 骨缺损)。B. 为骨缺损区准备的异体骨移植材料。C. 异体骨移植骨块填充骨缺损区完成重建后照片,并可见埋头空心钉固定骨块

当肱骨头缺损小于关节面的 40%,并且关节表面软骨完整时,肱骨近端旋转截骨是另一个可以施行的方案。肱骨近端截骨后当盂肱关节摆于正常位置时,要确保肱骨头缺损总是在肩盂的前方,避免再次发生后脱位。然而,这一手术虽然限制了肱骨头的外旋,但是无法消除肱骨头本身的压缩骨折缺损。此外,旋转截骨的肱骨头关节部分尚有骨坏死的危险。

四、结　　果

对结果进行综合分析是很困难的，因为慢性后脱位的患者非常罕见。大多数的研究报告仅仅描述了少量的病例的结果，并且仅仅提供了几条治疗方案的建议（表 13-1）。因此，以循证医学为基础的治疗参数是难以制定的。

表 13-1　盂肱关节后脱位患者行肩胛下肌肌腱转移术和肱骨小结节转移术后的随访结果

作者（年份）	手术类型	病例数（总数）	治疗时的延误时间	平均随访时间（范围）	评估标准	结果
Hawkins 等（1987）	肩胛下肌肌腱转移术 肱骨小结节转移术后	44	<6 个月	2～8 年 2～9 年	无	全部满意
Walch 等（1990）	肩胛下肌肌腱转移术 肱骨小结节转移术后	37	3 周 8 个月 2.1 个月（1～6 个月）	4.6 年（3～8 年） 2.9 年（2～4 年）	Patte 评分	2 例好，1 例一般 2 例非常好，4 例好，1 例很差
Finkelstein 等（1995）	肱骨小结节转移术后	7	0～10 天	5 年（1～15 年）	无	全部患者均可上举、外展、外旋
Checchia 等（1998）	肩胛下肌肌腱转移术	5(8)	<4 周	3 年（1～7 年）	UCLA 评分	4 例优，1 例好；活动范围正常（$P<0.05$）
	肩胛下肌肌腱转移术	9(13)	>4 周	3.3 年（1～6 年）		3 例优，4 例好，1 例一般，1 例差；上举角度与健侧肩关节对比小于 31 度（$P<0.05$）
Aparicio 等（2000）	肱骨小结节转移术后	2	11 个月		主观评价	好

有报道称，肩胛下肌肌腱转移术（Mclaughlin 法）或肱骨小结节转移入肱骨头缺损术（Neer 改良法），能有效地防止盂肱关节后脱位的复发。报告的结果显示，肱骨小结节转移入肱骨头缺损术似乎优于单一的肩胛下肌肌腱转移术，若患者肱骨头缺损在 25％～40％，并且受伤后 10 天内进行这一手术，则术后效果最好。

治疗肩关节后脱位要想达到良好的功能疗效，一般需要早诊断、早发现，一开始在治疗上就应积极处理后脱位中较小的骨缺损部分，并且应在第一次闭合复位后进行肩关节制动固定肩关节的处理。有几个因素会导致预后较差，其中包括延误诊断、肱骨头关节前方部分有巨大的缺损、肱骨头有畸形或骨关节炎，以及肱骨近端合并骨折。据文献报道，行人工肩关节置换的患者进行功能结果评估，总是不如其他的治疗方法。这并非因为肩关节假体本身的问题，而是由于使用人工关节置换时，对患者的病情选择上，只有非常严重的损伤患者才是肩关节置换的候选者。

五、手术方法

(一) 体位和显露

无论是哪种慢性肩关节后脱位,只要发生损伤后持续超过 3 周,或是伤后 3 周内不可能进行闭合复位,那么开放的手术方法是必要的。即使在闭合复位术后,仍发现有肩关节不稳定的证据,那么稳定肩关节的切开手术也是指征之一。在上述情况下,通常不可能闭合复位,并且强行闭合复位会有医源性损伤的风险。一旦打开盂肱关节,进一步的术中处理要依据于关节慢性损伤的程度和损伤的范围来决定。

笔者喜欢使用内斜角肌区的神经阻滞联合全身麻醉。患者放置于沙滩椅位上,并且患侧肩关节超出手术台边缘要有足够的距离,如有必要,需充分显露肩关节的后方。

切开复位通常都是采用前方三角肌肌间沟入路,因为这一入路能够对肱骨前方压缩骨折和关节前方软组织的处理做出合理的评估。从前方的解剖切开入路是通过三角肌及胸大肌肌间沟间进入的。头静脉被保留并且和三角肌一起被拉向外侧予以保护。在喙突和联合肌腱被解剖清楚后,把胸锁筋膜显露游离至喙肩韧带边缘。认真仔细在术中是非常必要的,因为已破坏的解剖结构难以辨认:肱骨被固定于内旋位,而肱骨头脱位至肩关节的内、后侧。肱二头肌肌腱长头腱被确定后,以它作为标志来指导确定找到肩袖间隙或更接近这一间隙。腋神经也必须被确定并显露。由于脱位后肱骨近端的畸形位置,作者通常也检查神经系统,以确定肩胛下肌肌腹和肌腱是否有损伤,同时也需检查腋神经是否比平常张力更大也需检查。胸大肌止点上方的 1~2cm 处应当进行松解,这样有助于视野的显露。同时,应松解并打开喙肩韧带和肩袖间隙。

(二) 手术操作

此时有几种特殊的打开盂肱关节入路可供选择,在此提供一些有价值的建议:①整个肩胛下肌肌腱可从肱骨小结节上游离;②可以施行肱骨小结节截骨:③肩胛下肌肌腱可由水平方向劈开。肩胛下肌肌腱垂直切断术仅用于治疗急性肩关节后脱位患者。一旦存在慢性的关节挛缩,肩胛下肌肌腱切断术后如果不将它限制住,外旋的活动无法修复。肩胛下肌肌腱转移和肱骨小结节截骨转移至原肩胛下肌肌腱止点的内侧,这有助于克服肩的内旋挛缩。肩胛下肌肌腱或肌腹的横向劈裂更多用于有明显内旋挛缩畸形之前的急性肩关节脱位的患者。盂肱关节囊应进行充分的松解,在右肩一般是从肱骨外科颈 5 点的位置向后(在左肩是 7 点的位置)。肩胛下肌肌腱和肌腹完全松解,要求完全恢复肩关节的活动度。

一旦进入盂肱关节的关节腔内,肩盂关节面通常是被瘢痕组织所填充需要彻底地清除。在肱骨头关节表面的软组织瘢痕也应切除。如果关节囊和关节内的瘢痕已被去除,肱骨头很容易复位。肱骨头如果被卡在肩盂的后方,应平举肩关节,仔细地从肩盂的后方进行关节的松解(图 13-5)。平举肩关节可以使肩盂的后缘有所松动,并且可以使肱骨头离开肩盂。由于肱骨不能外旋与复位,要想复位必须做到后半部分关节面与肩盂后缘间清晰显露。复位过程必须小心进行,以避免损伤整个的肩关节面,同时要严加防护,避免复位时肱骨外科颈骨折。如果术中肱骨头不能松解复位,可以进行关节部分的切除。但是,这一步显然需要进行合理的判断,需排除行肩胛下肌肌腱转移术,或是肱骨小结节转移术的可能性,而是必须施行肩关节人工关节置换术的必要性。

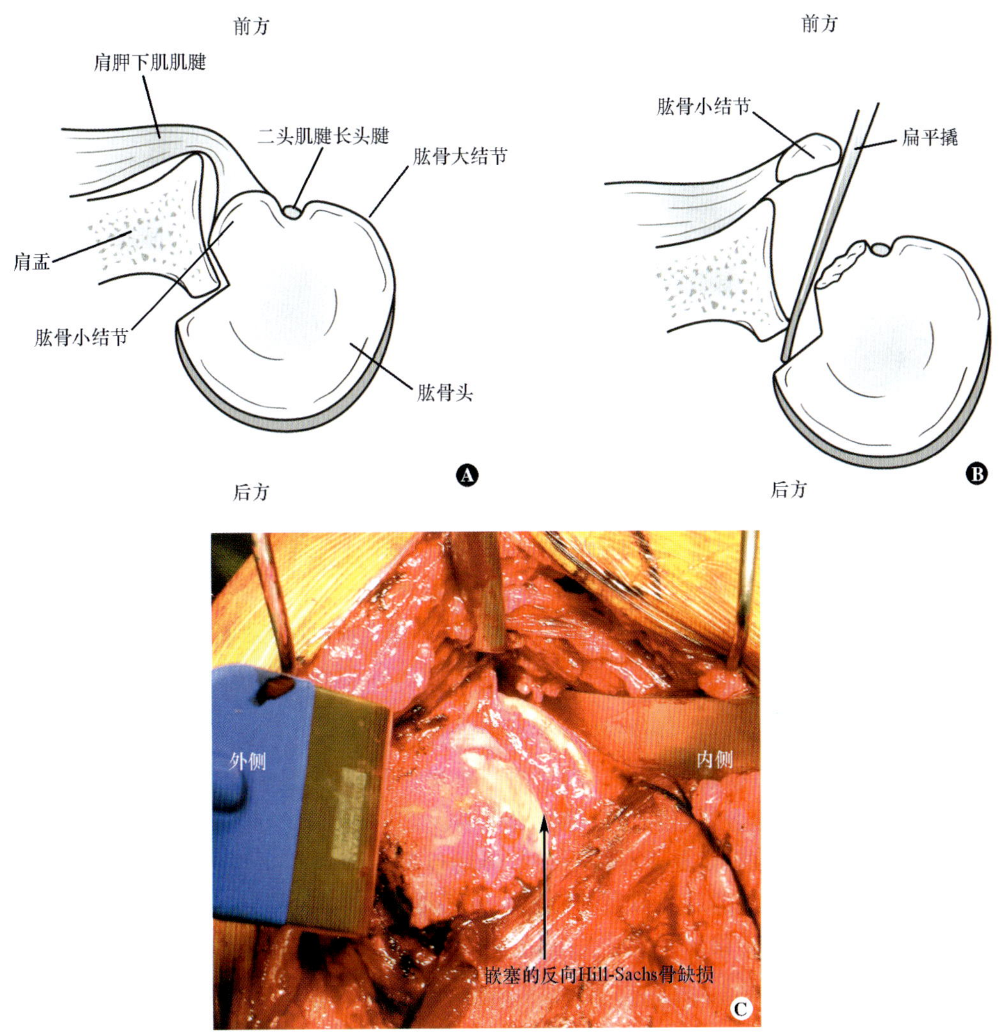

图 13-5　A. 慢性肩关节后脱位切开复位示意图。B. 先把肱骨小结节部分切除，再用一宽平骨撬放于肩盂后缘与脱位的肱骨头缺损后缘之间，使两者分离，则脱位的肱骨头很容易复位。C. 术中图片显示骨撬放于肩盂后缘与脱位的肱骨头之间

有时还可使用另一手术路径，即从后方或是从上方建一手术入路，去接近或是切除肱骨头。类似于肩袖修补时的肩胛下肌的上方切开手术路径，均可使用。通过劈开冈上肌肌腱 5mm 直到肩袖间隙处，肩关节即可被打开。肩盂和肱骨近端从上方能够清晰看到，从而使脱位很容易复位，并且这一方法使肱骨头的损伤和周围血供的破坏风险减少到了很小的程度。

如果关节损害面不到 40%，肩胛下肌腱转移术（Mclaughlin 法）（图 13-6A）或者肱骨小结节转移至骨缺损区法（Neer 的改良法）（图 13-6B）可予施行。采用这两种手术方法时，肩胛下肌必须完全游离，一般是通过松解喙肩韧带和前关节囊，然后上举肩胛颈，游离其周围的肌肉来完成的。肩胛下肌肌腱被转移到肱骨头缺损处时，常用缝合锚钉和经骨缝线缝合

行联合固定。当进行肱骨小结节转移术时，常用加压螺丝钉和经骨缝线缝合联合固定。进行上述两种手术方法时，应检查二头肌腱长头腱是否有撕裂和不稳定。如果此种情况一旦出现，二头肌肌腱长头腱关节内的部分可以施行切除。

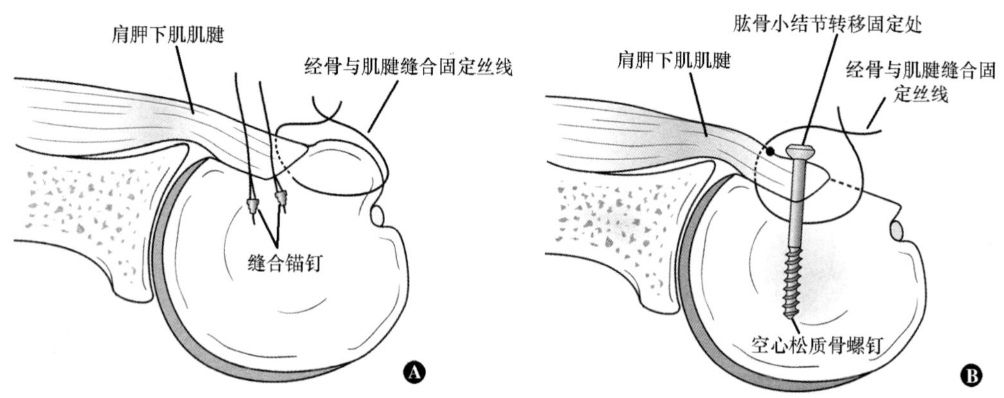

图 13-6　A. 肩胛下肌腱止点转移固定至反向肱骨头缺损处(反向 Hill-Sachs 缺损)，固定方式采用缝合锚钉固定和经骨与肌腱缝合两种方式。缝合锚钉被拧入内侧的关节面骨质内固定。经骨缝合需要先在关节缺损区建一骨床，经关节缺损前方打一孔道通过肱骨小结节后方穿出，进行缝合。B. 肱骨小结节转移术：肱骨小结节部分切下后稍向上移位，移至预先在关节缺损区修建的骨床内并用螺丝钉固定，并经骨行骨间缝合固定

如果损伤是急性的，可以行肩胛下肌肌腹和肌腱横向劈裂切开术，通过这一入路能够直接进入，显露肱骨头关节损伤的部分。清除损伤的软骨后，该肌腱可以直接固定于肱骨头反向缺损部位，同样使用缝合锚钉和经骨缝线缝合术。

在有些情况下，很难确定是否存在后关节囊的过度松弛。比如肱骨小结节的凹陷性缺损病变实际上可能有更多的后关节囊的拉长和变薄弱，从而导致关节囊更松弛。如果肩胛下肌肌腱转移或小结节转移术后盂肱关节仍然不稳定，那么还需要经后方切开入路进行后关节囊重叠缝合术。

（三）切口闭合

在肩胛下肌肌腱或肱骨小结节固定完成后，应行肩袖间隙缝合。仔细地闭合肩袖间隙，应避免肩关节的活动范围受限制。胸大肌的松解可以不用进行修复。闭合的负压引流装置应放在三角肌深面，引流管穿出的位置最好是后面靠近肩峰后外侧缘。三角肌胸大肌间隙的缝合一般使用不吸收的丝线缝合。皮下组织和皮肤的闭合可根据医生偏好采取不同的方法。

六、术后治疗

无论哪一个慢性肩关节后脱位的患者复位后，都应进行肩部的支具固定，常固定在肱骨可旋转 10°的中立位，并且可以适度有 10°外展，这样有助于瘢痕形成和后关节囊的愈合。术后的治疗是特别重要的，因为后关节囊通常是已经过度松弛包绕超过了脱位的肱骨头。如果施行了肩胛下肌肌腱转移和肱骨小结节转移术，因为肱骨头前方的压缩骨折已被填充，后脱位复发

的可能性就不大了。经牢固的转移固定术，外旋位置的制动可从术后 1～2 天开始进行。经过 4 周后，被动的肩胛骨上举和内旋至腹部反而训练可以开始。固定支具在术后 6 周可以间断使用。这时，可进行更循序渐进的主动运动和积极辅助关节各方向活动范围的训练。除了内旋训练以外，一般要到手术后 12 周，各个方向进行循序渐进的力量性训练才可以开始。实际上，抗阻力的内旋锻炼也应该推迟到确保转移肌腱或转移骨充分愈合后进行为好。

七、避免失误和手术并发症

综上所述，对于该病的早期识别、确诊、治疗是必需的，这样可以避免出现慢性肩关节后脱位患者的严重后果和并发症。由于文献报道该病的病例数较少，特别是对肩胛下肌肌腱转移术和肱骨小结节转移术的并发症没有进行充分的讨论，所以患者术后再脱位，关节活动范围的限制，以及术后骨关节炎和骨坏死等最常见的问题尚无统计结果。转移术后发生再脱位最有可能是移植物的断裂，或者移植材料损毁再次出现反向肱骨头缺损。肱骨后关节囊附着处或盂唇后缘骨折也可增加再脱位风险。肩关节损伤或手术后，限制肩关节活动的范围经常会导致瘢痕形成和关节僵硬。对于长期后脱位的患者而言，有效的肱骨头关节面的复位也可能导致该关节活动范围的减少。诊治延误将使关节面退行性改变加重，并且使患者增加患创伤性骨关节炎的风险。如果患者合并有肱骨解剖颈或肱骨近端的骨折，肱骨头关节面发生骨坏死的可能将增大。

（李　方　张耀南 译）

参考文献

Aparicio G, Calvo E, Bonilla L, Espejo L, Box R: Neglected traumatic posterior dislocations of the shoulder: Controversies on indications for treatment and new CT scan findings. *J Orthop Sci* 2000;5:37-42.

Bloom MH, Obata WG: Diagnosis of posterior dislocation of the shoulder with the use of Velpeau axillary and angle up roentgenographic views. *J Bone Joint Surg Am* 1967;49:943-949.

Buhler M, Gerber C: Shoulder instability related to epileptic seizures. *J Shoulder Elbow Surg* 2002;11:339-344.

Checchia SL, Santos PD, Miyazaki AN: Surgical treatment of acute and chronic posterior fracture-dislocation of the shoulder. *J Shoulder Elbow Surg* 1998;7:53-65.

Cicak N: Posterior dislocation of the shoulder. *J Bone Joint Surg Br* 2004;86:324-332.

DeWall M, Lervick G, Marsh JL: Posterior fracture-dislocation of the proximal humerus: Treatment by closed reduction and limited fixation. A report of four cases. *J Orthop Trauma* 2005;19:48-51.

Finkelstein JA, Waddell JP, O'Driscoll SW, Vincent G: Acute posterior fracture dislocations of the shoulder treated with the Neer modification of the McLaughlin procedure. *J Orthop Trauma* 1995;9:190-193.

Gerber C, Lambert SM: Allograft reconstruction of segmental defects of the humeral head for the treatment of chronic locked posterior dislocation of the shoulder. *J Bone Joint Surg Am* 1996;78:376-382.

Hawkins RJ, Neer CS, Pianta RM, Mendoza FX: Locked posterior dislocation of the shoulder. *J Bone Joint Surg Am* 1987;69:9-18.

Keppler P, Holz U, Thielemann FW, Meinig R: Locked posterior dislocation of the shoulder: Treatment using rotational osteotomy of the humerus. *J Orthop Trauma* 1994;8:286-292.

Nicola FG, Ellman H, Eckardt D, Finerman G: Bilateral posterior fracture-dislocation of the shoulder treated with a modification of the McLaughlin procedure: A case report. *J Bone Joint Surg Am* 1981;63:1175-1177.

Robinson CM, Aderinto J: Posterior shoulder dislocations and fracture-dislocations. *J Bone Joint Surg Am* 2005;87:639-650.

Rowe CR, Zarins B: Chronic unreduced dislocations of the shoulder. *J Bone Joint Surg Am* 1982;64:494-505.

Spencer EE Jr, Brems JJ: A simple technique for management of locked posterior shoulder dislocations: Report of two cases. *J Shoulder Elbow Surg* 2005;14:650-652.

Walch G, Boileau P, Martin B, Dejour H: Unreduced dislocations and fracture-dislocations of the shoulder: A review of 30 cases. *Rev Chir Orthop Reparatrice Appar Mot* 1990;76:546-558.

第 14 章　慢性肩关节后脱位：假体置换术

Warren R. Kadrmas, MD　Edward V. Craig, MD

一、适　应　证

肩关节置换术依然是治疗关节面退行性变所致的肩关节长期慢性后脱位的有效方法之一。该治疗方案能够有效缓解疼痛，改善由于肱骨头前内侧较大缺损而不能保留完整肌腱、进行韧带修补重建的部分患者的肩关节功能。尽管这些病例比较少见，但是慢性肩关节后脱位仍然存在着一定的发病率。近几年来，在这个以创伤研究为主的时代，肩关节后脱位的诊断得到了相当的重视。但是，大多数肩关节慢性后脱位的患者在就诊时由于初期临床症状体征不够明显，从而得不到正确诊断。患者常表现为前屈上举一般小于100°，外旋通常由于肱骨头锁定于肩关节盂内而不能（图 14-1）。尽管查体时有可能被体征表现所误导，一旦获得足够的影像学资料如肩关节侧位 X 线片即可以帮助做出正确的诊断。肩关节置换术通常适用于肱骨头关节面前内侧中央区断裂超过 40%～50%（图 14-2）。此外，关节置换术也可以作为其他术式无效，或者导致功能缺失或术后疼痛之后的再次治疗方案。许多肩关节后脱位的患者伴随有进程较快的关节软骨退变，从而没有注意到肱骨本身的缺损。尽管一开始可能只有很小程度的肱骨头损伤，这些患者也迟早要进行肩关节置换术。具体适合选择采取半肩关节置换还是全关节置换术取决于术中所见的肩关节盂的完整性、患者的年龄，以及肩关节盂附属组织的附加稳定性是否为必需的等其他因素。

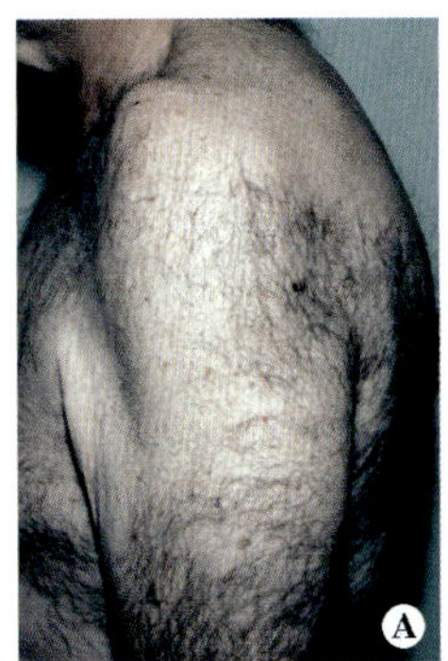

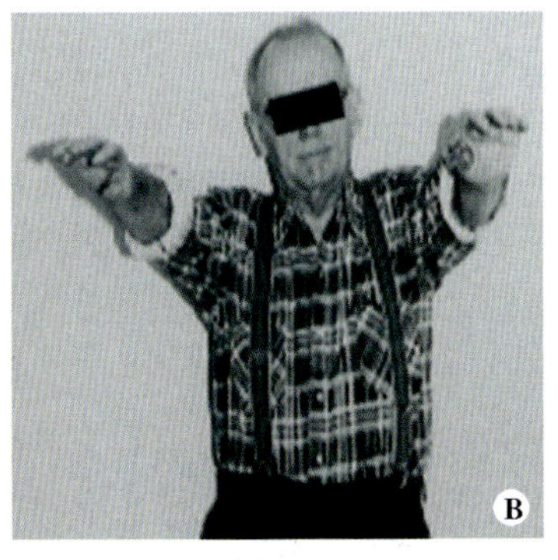

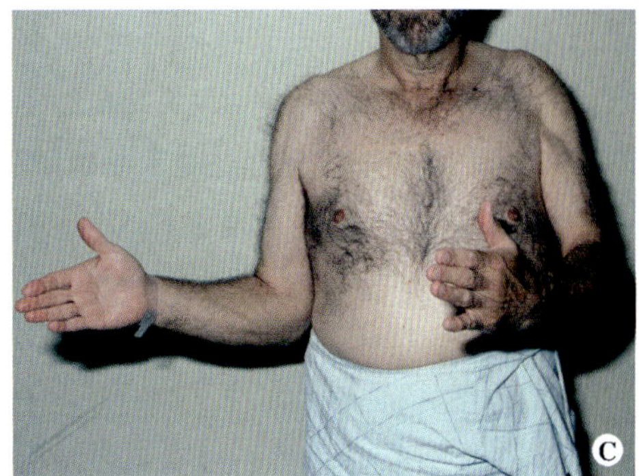

图 14-1　A. 一位患有肩关节慢性后脱位患者的临床表现：变扁凹陷的前面和隆起的后面。B. 该图显示的是患有双侧慢性后脱位的患者，前屈上举也许会相当好。C. 同一患者左肩关节由于慢性后脱位导致的外旋受限

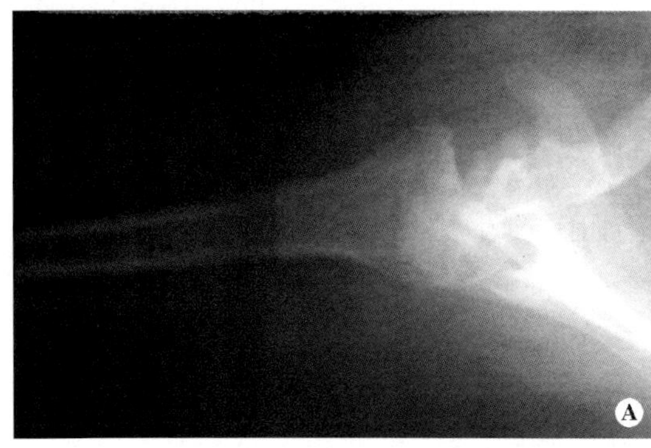
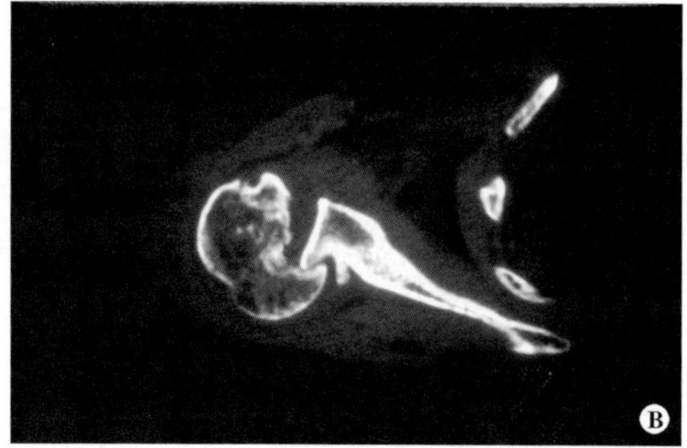

图 14-2 与慢性后脱位相关的明显的前正中骨折的腋位 X 线透视和 CT 扫描成像

二、禁 忌 证

慢性肩关节后脱位采取肩关节置换术的绝对禁忌证包括：活动性的或可疑感染；全身整体状况较差，手术风险过高；手术将会同时损伤三角肌和肩袖肌腱。当患者的慢性后脱位是由于癫痫或者酒精成瘾等情况造成的，需要在处理好上述情况的前提下才能考虑行手术治疗。相对禁忌证包括轻微的不适感、肩关节部分功能丧失但不足以导致主要功能缺失。患者肱骨头关节面缺损面积小于 40%，并且没有相应部位骨关节炎等，可以考虑选择其他的手术方式。

三、其他治疗方法

除肩关节关节置换术外的治疗方法，主要关注疼痛和功能丧失的程度，以及肱骨头关节面缺损的大小。这些治疗方式包括非外科治疗、切开复位、肩胛下肌重建修补术（McLaughlin 法）、肱骨小结节重建术、肱骨头同种异体移植重建术、肱骨头切除术（Jones 方法）、肩关节融合术等。闭合复位通常不适合于慢性肩关节脱位。对于一些疼痛较轻或者医疗条件不足的患者也可以考虑保守治疗。当疼痛程度较轻时，患者也可以达到满意的前屈上举角度。尽管患侧肩的外旋功能完全不能实现，对侧正常肩的功能补偿也可以使患者不至于造成严格意义上的残疾。这些患者可以有良好的生活质量和功能状况，尤其在参加过规范的康复理疗后。

当患者的前正中缺损较小（小于 20%），或者是肱骨头球形度比较好时，可以考虑切开复位。复位后应当测试肩关节内旋的稳定程度。如果肩关节是稳定的，肩内旋应当能够维持一定时间。如果内旋状态下出现再脱位，肩关节应当固定于中立位或外旋 10°～20°。如果必要的话，为了维持肩关节充分的稳定性可以采用后肩关节囊紧缩术，或者同时行前肩关节囊松解术。

如果肩关节切开复位后不稳定，应当考虑采取其他的外科手段予以弥补。肱骨头前正中缺损程度大小一般能够指导采取外科手段的方式。McLaughlin 描述了对于部分肱骨头关节面前正中缺损在 20%～40%之间的患者采取了肩胛下肌修补术的情况。Neer 改良了该术式，增加了小结节截骨术，从而使肩胛下肌能够更好地适合于肱骨头缺损进行重建。缺损在 40%～55%的患者可与考虑肱骨头同种异体移植重建术。对于有更大缺损的患者或者是有骨关节炎的患者应当采取关节成形术，这已经在同行中达成共识。只有当患者同时发生三角肌和肩袖肌腱不可修复的损伤时才考虑肩关节融合术。当有可能出现不可预料的结果时，才可以采用肱骨头切除术作为补救措施。

四、结　果

肩关节置换术对于慢性肩关节后脱位的治疗可以减少疼痛，增加运动范围，改善关节运动功能。因此肩关节置换术可以用疼痛缓解、运动范围和功能恢复的程度作为指标进行评价（表 14-1）。肩关节置换术实施后表现出患侧肩关节疼痛的缓解，同时也能显著地改善关节运动范围和功能。但是，运动和功能的恢复程度相对来说确实不可预料，只有当手术实施后关节的稳定性达到一定程度后，不发生半脱位或全脱位，或者肩袖肌腱功能恢复良好才能达到预期。

表 14-1　慢性肩关节后脱位置换术结果

作者(年份)	肩关节数目	手术方式	平均年龄(范围)	平均随访时间(范围)	结果
Rowe 等（1982）	2	TSA 全肩置换	44.5 岁（38～51 岁）	6.5 年（3～10 年）	Rowe 和 Zarins 标准： 1 例患者良好(75) 1 例患者失败(60)
Hawkins 等（1987）	15	HHR 半肩置换 9 例 TSA 全肩置换 6 例	NA	HHR 半肩置换（2～14 年） TSA 全肩置换(1～8 年）	HHR 半肩置换： 6 例成功 3 例失败(2 周后再发)后采取 TSA 全肩置换 TSA 全肩置换： 5 例成功 1 例失败(再发)
Pritchett 和 Clark（1987）	3	HHR 半肩置换 2 例 TSA 全肩置换 1 例	49 岁(36～67 岁）	2.3 年(2～3 年)	Rowe 和 Zarins 标准： HHR 半肩置换： 1 例 55～70 1 例 55～80 TSA 全肩置换： 1 例 55～85
Cheng 等（1997）	7	TSA 全肩置换	58 岁(40～74 岁）	27 个月(13～63 个月）	疼痛改善(观察评分)(7.7～3.5) 外旋角度改进：−4°～11.4° 前屈改进：76°～109° 内旋改进：S2～T10 ASES 评分(20～55.6)
Checcia 等（1998）	13	HHR 半肩置换 8 例 TSA 全肩置换 5 例	NA	HHR 半肩置换 36.2 个月（12～59 个月） TSA 全肩置换 32.6 个月（23～45 个月）	UCLA 标准 HHR 半肩置换： 平均 25.6(7～35) 3 例优秀 2 例良好 1 例一般 2 例较差 TSA 全肩置换： 平均 17(3～30) 1 例良好 1 例一般 3 例较差

续表

作者(年份)	肩关节数目	手术方式	平均年龄(范围)	平均随访时间(范围)	结果
Sperling 等(2004)	12	HHT 6 TSA 6	56 岁(36～78 岁)	9 年(0.7～22 年)	疼痛改善(观察评分):4.6～2.7 外旋角度改进:−13°～28° 外展改进:82°～96° 内旋改进:L4 HHR 半肩置换: 4 例满意 2 例不满意 TSA 全肩置换: 1 例优秀 2 例满意 3 例不满意

五、手术方法

(一) 体位和显露

患者采取半坐卧位,肩关节前方和后方都应包括在消毒区域内。尽管从肩关节后方入路的手术相当少,但是仍需要在准备工作中包括进去,以防万一。

采取前方的三角肌胸大肌间隙入路,并进行延展(图 14-3)。通过游离三角肌可以获得更好的显露,尽管这有时不一定是必需的。通常以游离胸大肌前方 1cm 来获得更佳的显露。

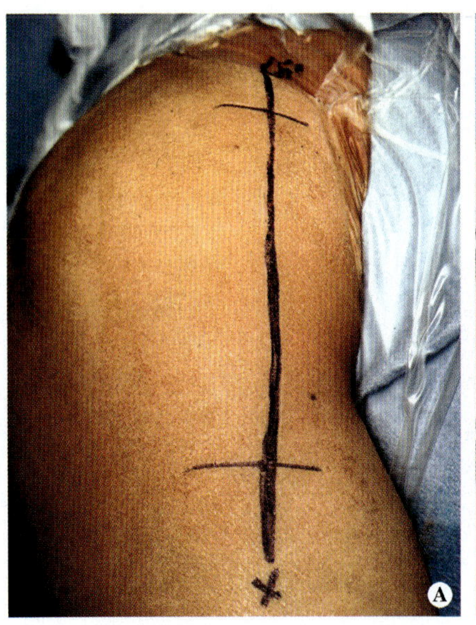

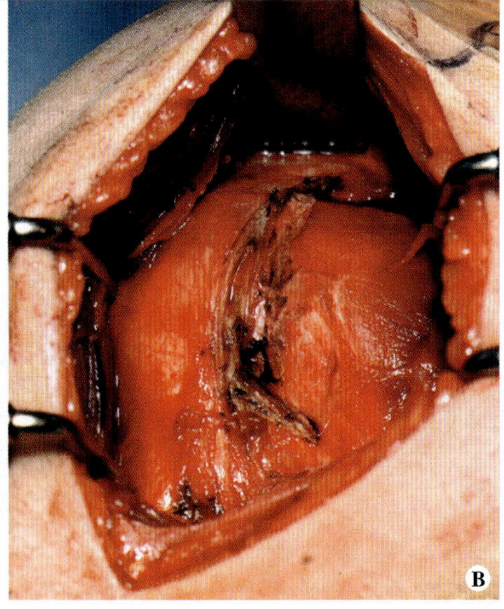

图 14-3 A. 三角肌胸大肌肌间隙入路。B. 皮下的切口入路由电刀事先做出标记

(二) 手术操作

在慢性后脱位的肩关节里经常很难定位肱骨小结节上的肩胛下肌附着的解剖位置。二头肌腱的长头肌腱可以作为肩袖肌腱的间隔定位标志。肩胛下肌肌腱和其深层的肩关节囊可以作为一层,其间有约 1cm 隔着小结节。标志缝线可以定位于肩胛下肌的中间缘。肩袖的撕裂一般是从肩盂颈部断裂,撕裂的肩胛下肌脱离其原位。前正中骨折通常包括有肩胛下肌的撕脱(图 14-4)。

如果患者发现有肱骨小结节骨折,在术中也许会需要行小结节切开显露。轻度的外展外旋后,肱骨头通常就可以行置换术。当由于慢性脱位程度较重导致手法复位失败,肱骨头也许会需要通过适度的截骨术来完善功能杠杆作用(图 14-5),或者在复位前行肱骨头切除术。适当的切除会降低复位的难度,切除术要注意避免肩袖间隙的损伤,在肌间隙内进行操作。与此同时,肱骨近端应当尽量向后回缩以获得更好的显露。

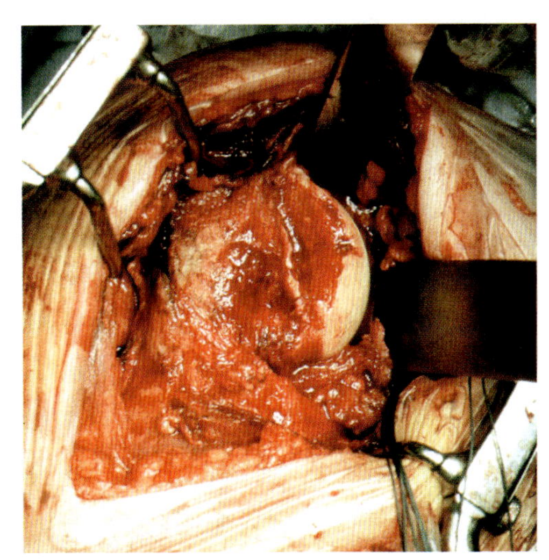

图 14-4　肱骨前正中裂的术中图片

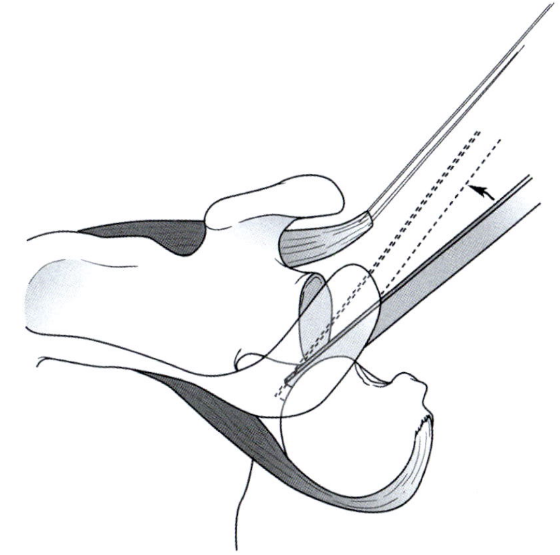

图 14-5　如果手法复位不行,可以采用骨撬作为杠杆来复位

在大多数肩关节慢性后脱位的患者中,通常会考虑行半肩置换。当关节镜检查看到骨质破坏或关节面磨损,必须行关节面的修复。对于存在明显的肩关节软骨表面磨损的年轻患者,也许应当考虑采取关节囊或异体移植性质的生物修复术。尤其对那些存在肩关节骨破坏或损伤的患者,在行半肩关节置换之前需要考虑是否先行骨移植术(图 14-6)。存在慢性肩关节后脱位的患者也许会有肩关节后缘和肩盂颈部的明显缺损,这些缺损也许会需要采取半关节成形术。在骨移植重建后再行肩关节软组织修复术,会增进肩关节术后的稳定性。若肩关节某些部分确实需要移植,关节面需要填充骨水泥(图 14-7)。必须非常注意肩关节置换部分的位置一定要合适,否则将会造成肩关节后部的不对称导致磨损。

肱骨的术前准备要求将上肢摆成外展外旋位,来显露干骺端区域和肱骨干。首先在解剖后倾位时,在肱骨干上连续打孔测试假体位置。部分研究者提倡减少后倾的程度来增加后稳定性;但是笔者并不认为在这种情况下做软组织修整是必要的(例如肩关节囊后方紧缩术)。合适大小的假体于肱骨头放置后,可以通过肩关节的活动范围来评定其稳定性。

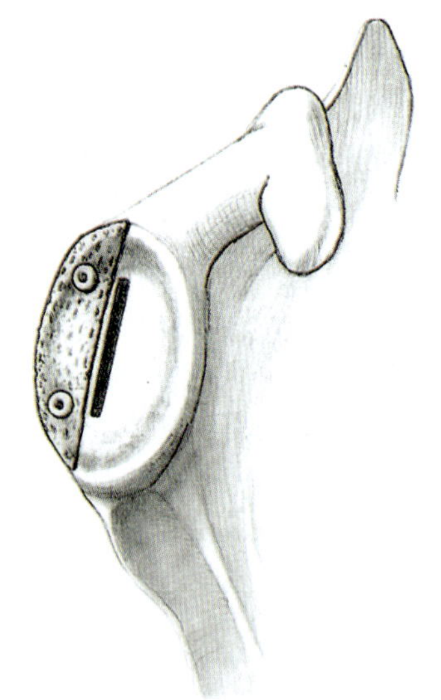

图 14-6　当存在严重的关节盂缘不对称的骨缺损,应当采取内固定,置入修整好的切下来的骨片移植来修补

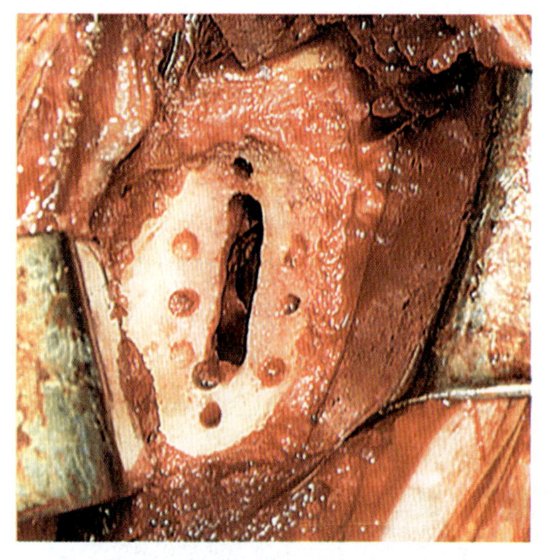

图 14-7　当移植槽切割成形好后,适当对应进行扩槽,在外露的肩关节上行软骨下打孔以备后续的骨水泥使用

如果测试后稳定性牢固,就将试验性假体头取下,开始后肩关节囊修复程序。若发现肩关节后关节囊与肩关节离断,应当采取肩关节囊的重建连接术,理论上应当是在进行肩关节置换术,安置肩关节假体组件前进行重建。可以通过在肩关节盂后缘打锚钉或者穿骨钉进行固定。如果确实肩关节后关节囊松弛或者囊壁多余是导致不稳定的根本原因,应当采用肩关节囊紧缩修复术。可以使用不可吸收缝线,由肩关节囊深层向后面浅层紧缩缝合来完成,将肩关节囊多余部分通过用缝线串联缩紧的模式或者其他类似方式来实现。如果后肩关节囊修复程序是必需的,应当同时采用术后特别的悬吊固定矫形方式,即中立外旋 20°位。

完成后肩关节囊修复术,再次装入肱骨头假体模具测试合适后,将真正的肱骨头假体安置上。采用骨水泥或非骨水泥固定方式取决于骨质好坏和假体填充后是否置入牢固(贴附紧密相配)。关闭切口前,应当测定肩关节的稳定性来决定术后悬吊定型的方式和康复治疗的方式。

前肩关节囊通常不应修补,一般会发生慢性挛缩而采用大块离断的方式处理。肩胛下肌也许会需要采用延长术或者粘连松解术来增进肩外旋的角度。

(三) 切口闭合

肩胛下肌的修补和其他肩袖的肌腱修补是整个手术的重要步骤。肩胛下肌的修补通常需要采用粘连松解术,来增进术后活动角度和范围。通常是将肩胛下肌群从肩关节盂颈前缘和喙突基底部分游离。一般用 2 号不可吸收缝线将肩胛下肌的中间缘逢到它的侧面。内旋肌群可以采用相同的缝线复位于外旋肌群的相应位置上。修补完成后,外旋肌群的数量应当有所记录,以用于决定术后康复理疗的治疗方案(因为会限制到术后理疗锻炼的极限)。胸大肌三角肌间隙和皮下组织采用可吸收线缝合复位,然后采用标准缝皮方式。术后应当在手术室就进行透视来确定置换术后各部件位置合适，以确保肱骨头假体在肩关节盂的中心（图 14-8）。

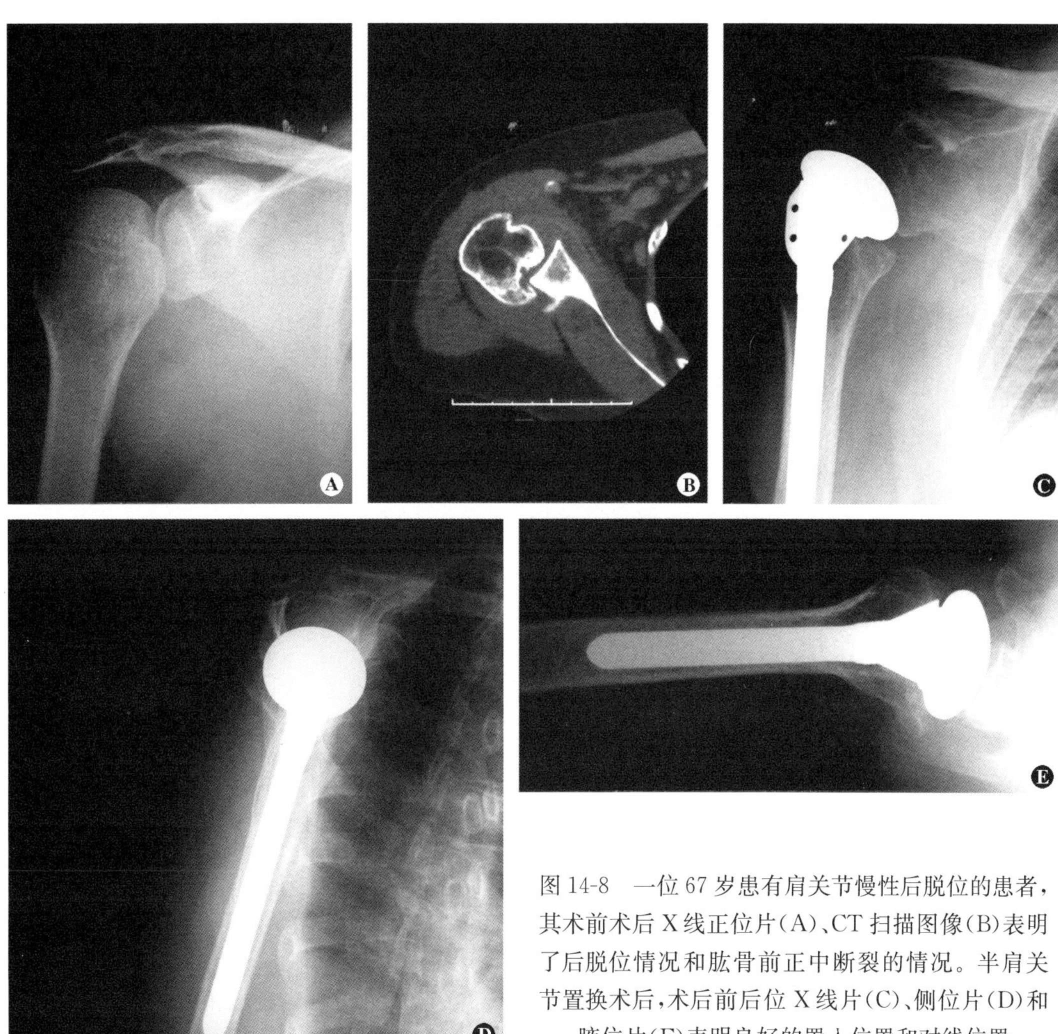

图 14-8　一位 67 岁患有肩关节慢性后脱位的患者，其术前术后 X 线正位片（A）、CT 扫描图像（B）表明了后脱位情况和肱骨前正中断裂的情况。半肩关节置换术后，术后前后位 X 线片（C）、侧位片（D）和腋位片（E）表明良好的置入位置和对线位置

六、术后治疗

术后康复计划的制定取决于通过手术获得的肩关节稳定性。如果肩关节是稳定的，术后可以采取标准的 4～6 周的悬吊。在此期间，应当限制内旋来避免再脱位。肘部应当维持在使肩关节在矢状位平面或在其后。外旋的程度取决于术中肩胛下肌修补后所能达到的程度。肩袖平面的被动运动可以在术后第一日开始，而主动运动应当在 6 周后开始。如果术后担心不稳定，患者应当采用“枪炮工”矫形器将手臂固定悬吊于中立位，或达到外旋 20°至 4 周。肘、腕和手的活动训练可以带着悬吊器训练，被动肩关节运动通常也可以在其辅助下开展。训练包括有带悬吊器的肩袖肌腱不动，被动行前屈上举，活动角度取决于肩胛下肌修补程度，可以进行外旋运动下的钟摆运动。4 周后，可以带一个吊带采取

上述的训练计划。6 周后，在其他情况下，可以开始主动地或辅助主动地运动训练，包括有三角肌和外旋肌群等加量的强化训练，而抗阻力和拉伸训练可以在术后 10～12 周开始。

七、避免失误和手术并发症

治疗肩关节慢性后脱位的关节置换术的并发症通常是由关闭切口前的软组织平衡修补不合适造成的。因此，手术目标之一就是肩关节囊多余部分的去除。有明确的后肩关节囊断裂和软组织平衡性修补差的患者，采取半肩关节置换术后，也许会出现早期的复发性后脱位。否则，在肩关节假体安置合适且软组织结构张力调整合适的情况下，可以恢复肩关节适配性和使后脱位再发风险最小化。有可能需要再行后肩关节囊折叠短缩术来消除肩关节囊过长的情况。如果担心残留部分会导致术后肩关节不稳定，术后应当采用肩关节定型悬吊器。如果肩关节软组织不能进行合适的平衡修补，也许会需要调整肱骨头后倾角来增加关节稳定性。术后早期一般就能体现出关节不稳定性的表现。在部分患者中腋神经位置也许会有改变，所以整个术程中必须小心保护腋神经。最后必须指出，务必通过密切地跟患者和理疗师进行交流，来确保整个术后康复程序中的限制和并发症预防措施得到明确的理解和贯彻执行。

（王　林　张耀南 译）

参考文献

Checchia SL, Santos PD, Miyazaki AN: Surgical treatment of acute and chronic fracture-dislocation of the shoulder. *J Shoulder Elbow Surg* 1998;7:53-65.

Cheng SL, Mackay MB, Richards RR: Treatment of locked posterior fracture-dislocations of the shoulder by total shoulder arthroplasty. *J Shoulder Elbow Surg* 1997;6:11-17.

Craig EV: Total shoulder replacement with intact bone and soft tissue, in Craig EV (ed): *Master Techniques in Orthopaedic Surgery: The Shoulder*, ed 2. Philadelphia, PA, Lippincott Williams & Wilkins, 2004, pp 515-547.

Gerber C, Lambert SM: Allograft reconstruction of segmental defects in humeral head for the treatment of chronic locked posterior dislocation of the shoulder. *J Bone Joint Surg Am* 1996;78:376-382.

Hawkins RJ, Neer CS, Pianta RM, Mendoza FX: Locked posterior dislocation of the shoulder. *J Bone Joint Surg Am* 1987;69:9-18.

McLaughlin HL: Posterior dislocation of the shoulder. *J Bone Joint Surg Am* 1952;34:584-590.

Neviaser JS: Treatment of old unreduced dislocations of the shoulder. *Surg Clin North Am* 1963;43:1671-1678.

Pritchett JW, Clark JM: Prosthetic replacement for chronic unreduced dislocations of the shoulder. *Clin Orthop Relat Res* 1987;216:89-93.

Rowe CR, Zarins B: Chronic unreduced dislocations of the shoulder. *J Bone Joint Surg Am* 1982;64:494-505.

Sperling JW, Pring M, Antuna SA, Cofield RH: Shoulder arthroplasty for locked posterior dislocation of the shoulder. *J Shoulder Elbow Surg* 2004;13:522-527.

Wilson JC, McKeever FM: Traumatic posterior (retroglenoid) dislocation of the humerus. *J Bone Joint Surg Am* 1949;31:160-172.

Zuckerman JD: McLaughlin procedure for acute and chronic posterior dislocations, in Craig EV (ed): *Master Techniques in Orthopaedic Surgery: The Shoulder*, ed 2. Philadelphia, PA, Lippincott Williams & Wilkins, 2004, pp 289-305.

第 15 章　肩关节前方组织缺失的修补：肌肉转移术和同种异体骨移植重建术

George M. McCluskey Ⅲ,MD　Robert G. Lewis,MD

一、适　应　证

肩关节前方组织缺失包括关节囊前方和关节囊下方组织缺损，这两种情况都是关节镜手术和开放加固手术的适应证。为加固而行的开放手术通常需要切断或松解肩胛下肌作为显露盂肱关节的途径，在手术结束时肩胛下肌的修复常可能失败，一旦术后失败通常很难诊断。诊断的延误会耽误治疗，从而导致挛缩，很难再修复撕裂的肩胛下肌。如果松解游离后，或直接将肩胛下肌残余肌腱在肱骨上进行修复有困难，则可转移胸大肌肌腱用来代替原有的肩胛下肌。

无任何手术史的患者可能存在关节囊缺损和不可修复的肩胛下肌病变。慢性的肩胛下肌撕裂可能独立存在或同时并存冈上肌和冈下肌的撕裂。这些情况可能导致盂肱关节前方的不稳。

前方关节囊韧带和肩胛下肌肌腱的缺损需要精确的诊断和出色的手术技术方能达到最优的手术效果。在前方软组织缺失的情况下，各种各样的组织都曾用来作为修复替代组织。

推荐用同种异体跟腱来修复关节囊韧带组织，尤其是针对肩胛下肌肌腱全部或部分肌腱缺损的患者。应用同种异体跟腱避免了自体取肌腱部位的并发症，并且能够提供可靠而牢固的组织，这种组织作为重建肌腱移植物用途很广。

肩胛下肌缺损通常可导致明显的肩痛、功能失调和不稳。目前胸大肌肌腱转移最常用于肩胛下肌缺损。已经有许多报道描述了不同技术用于胸大肌肌腱转移，其中包括部分和全部的肌腱转移，以及浅层或深层部分转移至联合肌腱方法。推荐将胸大肌肌腱深层部分转移到联合肌腱，而浅层部分转移至小结节下方，因为这样更接近重建肩胛下肌肌腱的解剖位置和功能。

胸大肌肌腱转移手术的适应证包括以下几种情况：①不可修复的、孤立的肩胛下肌撕裂并且无手术史的患者；②肩胛下肌手术修复失败后肩胛下肌再撕裂不可修复的患者；③开放的前方稳定术后出现并发症，导致不可修复的肩胛下肌撕裂的患者；④不可修复的、单纯肩胛下肌撕裂并存有前方不稳的患者；⑤肩袖肌腱修补失败后出现慢性前上方不稳定（喙肩弓缺损）的患者；⑥肩关节镜下肌腱修补成形术后出现慢性前方或前上方不稳定；⑦伴有不可修复的肩胛下肌撕裂和可修复的岗上肌撕裂，但有大面积前上方肩袖撕裂患者。

对于大多数患者来说，术前针对肩胛下肌肌腱损伤状况的评估非常重要。MRI 检查能够显示出肩胛下肌肌腱挛缩至肩胛盂前缘，且能看到明显的肩胛下肌脂肪变性。标准的盂肱关节前后位 X 线片和轴位片能显示出肱骨头相对关节盂的位置是否异常。若出现慢性前方或前下方盂肱关节半脱位的症状、体征和上述检查的异常表现,常表明肩胛下肌肌腱存在不可修复的损伤。这对可修复性识别非常重要,术中应进一步检查肩胛下肌肌腱、冈上肌肌腱和冈下肌肌腱的完整情况,以及肌腱组织的质量,这样术者才能最终做出是否进行胸大肌肌腱转移的决定。

确定应用同种异体跟腱加胸大肌肌腱转移的手术适应证包括复发或慢性的盂肱关节前方关节囊和肩胛下肌缺损的、活动能力强的青年或中年患者。对于要求很高的患者来说,将肱骨头再次置于肩胛盂中心,解剖复位会有很好的效果。

对于行肩关节假体置换的患者来说,同时应用跟腱进行同种异体移植很有价值。这些患者的盂肱关节常伴有骨性关节炎、关节囊韧带和肩胛下肌缺损,使用跟腱进行同种异体移植既可单独使用,也可用于因反复手术失败导致的胸大肌和胸大肌肌腱质量差而需要再次重建时合并使用的患者。

在手术过程中尽可能尝试修复和应用自身前方关节囊或肩胛下肌肌腱的任一部分组织进行修补,对修复来说都是可行和合适的。单独或联合进行关节盂或肱骨缺损的手术操作将在另外一章中进行描述。

二、禁　忌　证

肩关节前方软组织缺损的患者,其手术的绝对和相对禁忌证没有确切的规定,目前仍存在争议。患者并存有活动性感染和手术本身对于患者存在不可接受的风险,是手术的绝对禁忌证。患者必须能够很好地遵循术后和康复的指导,在这些方面任何的失误都会阻碍手术成功。与前方软组织缺损相关的胸大肌肌腱转移手术的相对禁忌证包括以下几个方面:①患者同时合并不可修复的岗上肌和肩胛下肌撕裂(伴或不伴有冈下肌撕裂);②伴有肢体假性瘫痪,合并冈上肌和肩胛下肌撕裂(伴或不伴有冈下肌撕裂);③伴有严重的盂肱关节骨性关节炎,或肩袖中冈上肌和肩胛下肌撕裂(伴或不伴冈下肌撕裂);④同时存在腋神经麻痹和三角肌功能障碍;⑤既往手术、外伤或放射导致的胸大肌解剖结构显著改变;⑥既往行 Bristow 手术治疗肩胛下肌缺损失败的患者;⑦无肩痛而要求行显著改善肩关节功能手术的患者。

前方关节囊韧带缺损和复发性盂肱关节不稳的同种异体跟腱移植术相对禁忌证,包括后方或多方向不稳定的患者。应该特别注意既往手术失败患者的自发性关节脱位,这些患者的症状通常有精神因素,从而导致疗效有限或手术失败。

术前精确的诊断很重要,它将有助于对所有关节不稳的症状在任何重建手术过程中得到正确的处理。另外,同种异体跟腱移植重建术为了固定安全,要求必须在前方关节盂颈处有充足的骨量。关节盂处明显的骨丢失或缺损伴骨质量的下降是同种异体跟腱移植的禁忌证。

三、其他治疗方法

前方组织缺损和由此导致功能障碍和不稳的患者,替代的治疗方法不可靠且鲜有成功者。开放或关节镜下组织清理和粘连物清除致使疼痛缓解不可预测,并且由清理术所致的任何疼痛缓解，其结果始终都是令人失望的。而且，单独的关节清理术对力量的保存和手臂功能都不起作用。对二头肌腱结构完整的患者常常采取关节清理术联合二头肌腱切断术，效果显著。

肩关节融合术是伴有前方组织缺损的复发性肩关节不稳的挽救性手术。关节融合术最常用于因不稳而行多次手术的有非创伤性自发性病因的患者。据报道，这是一种可行的选择，但是在这些困难患者中仍有一些不稳的其他报道，甚至有骨不愈合的影像学证据。

四、结　　果

重建关节盂前方软组织缺损的技术相继有报道，但是研究的数量和患者的数量很有限。作者合并了这些研究中的各种自体移植、同种异体移植和肌腱移植，使对比相对较困难。对于应用髂胫束和腘绳肌腱自体移植的方法重建前方肩关节在患者满意度和美国肩肘外科评分(ASES)的提高方面取得了中度成功。对不可修复的肩胛下肌和关节囊撕裂的肌肉转移效果也有报道，其中包括许多胸大肌肌腱转移的改进。表 15-1 和表 15-2 总结了这些研究。

表 15-1　不可修复的肩胛下肌撕裂胸大肌肌腱转移的结果

作者(年份)	肩关节数目	手术方法或途径	患者平均年龄(范围)	平均随访时间(范围)	结果
Wirth 和 Rockwood (1997)	13	上 1/2 的胸大肌肌腱转移到前下方大结节	49 岁 (27～86 岁)	5 年(2～11 年)	10 例患者满意 3 例不满意 外旋从 70°到术后的 43° 不稳修复失败后所有患者肩胛下肌
Resch 等 (2000)	12	上 1/3 或 2/3 胸大肌肌腱转移到喙突下的小结节	65 岁 (49～81 岁)	28 个月 (24～54 个月)	同种评分从 22.6 提高到 54.4 主动前举由 93°升到 129° 前外旋从 55°降到 30° 9 例患者结果优良 无同等结果
Galatz 等 (2003)	14	整个胸大肌肌腱转移到喙突下的小结节	67.5 岁 (40～80 岁)	17.5 个月 (12～31 个月)	疼痛视觉模拟评分从 6.9 降到 3.2 ASES 评分由 27.2 增至 47.7 13 例患者肱骨头被包含 低并发症发生率 主动前举由 28.4°升到 60° 前外旋从 32°降到 28° 应用在大面积肩袖撕裂和不可修复肩胛下肌的老年患者
Jost 等 (2003)	30	整个胸大肌肌腱越过联合肌腱转移到大结节的中部	53 岁 (35～67 岁)	32 个月 (24～70 个月)	同种评分从 42 改进到 62

表 15-2　前方组织丢失患者自体和同种异体肌腱移植结果的争论

作者(年份)	肩关节数目	手术方法或途径	患者平均年龄(范围)	平均随访时间(范围)	结果
Moeckel 等(1993)	3	骨-跟腱同种异体移植治疗前方部初次全肩关节置换和肩胛下肌修复失败后不可修复的肩胛下肌和关节囊	59.7 岁(56～64 岁)	26.7 个月(18～36 个月)	所有肩关节获得稳定
Lazarus 和 Harzman(1997)	25	半腱肌自体移植用于关节囊缺损和多次不稳手术失败的患者	N/A	N/A	70%的患者取得良好的结果
Iannotti 等(2003)	7	髂胫束同种异体移植和自体移植重建用于治疗不可修复的关节囊缺损所致的盂肱关节不稳	36 岁(26～47 岁)	45 个月(24～47 个月)	ASES 评分由 30 升至 55 无持续的不稳定 生理的活动范围和功能 后外旋从 72°降到 35°

五、手 术 方 法

伴随单次或多次不稳修复失败后再发性不稳的患者，前方关节囊可能缺损并且因此不适合应用修复重建的方法。大多数患者前方关节囊的上方和下方已存在缺损，偶然情况下存在下方关节囊的一部分并且可能用来重建。术野与先前正常的手术有明显改变，用来修复的组织必须仔细评估，最好在修复过程开始对盂肱关节进行诊断性关节镜评估。如果前方盂肱关节存在慢性半脱位不宜进行关节镜检。

(一) 体位和显露

全身麻醉用于所有患者。对于技术熟练的麻醉师，笔者建议前肌间沟阻滞补充全身麻醉。神经阻滞的应用提高了术中的放松效果，减少了术中和术后麻醉药物即刻的剂量。如果术后必须对患侧上肢神经功能立即进行评估，不能使用前肌间沟阻滞。

患者采取改良沙滩椅体位：头固定于头托，上臂悬垂游离。术前 1 小时常规预防性静脉滴注抗生素。

盂肱关节最小扩张下行诊断性关节镜检，以避免过多的软组织水肿。如果没有必要行关节镜手术，则用空气代替水进行扩张。应注意前方关节囊组织存在与否和肩胛下肌肌腱的状况，以及任何的盂唇、二头肌和其他任何的肩袖病变。关节镜手术均应在此时完成。

完成关节镜检后，手术床改为 15°沙滩椅位，行腋前切口。显露胸三角肌间隙，如果头静脉不结扎，则牵向一侧。所有的软组织分离平面和层次都可能形成瘢痕，而瘢痕是由明显的纤维化和挛缩形成的。必须仔细解剖，从下面的联合肌腱和带状肌来确认和分离胸大肌和肌腱，并在带状肌和肩胛下肌之间确认和分离间隙，尤其对于未行 Bristow 手术的患者更是如此。

有时可以直接看到腋神经并将其分离出来，有时不能直接看到通过应用抽屉试验触摸定位。如无损伤，从内侧 1cm 的小结节的附着处纵行松解肩胛下肌肌腱。自上而下切开肌腱表面 2/3。沿肩胛下肌的下 1/3 处肌肉横纹延伸到小结节附着处，如果存在肌腱，将在外侧。将下 1/3 肩胛下肌从下方关节囊深层整体分离出来。任何附着在肱骨外科颈的关节囊剩余物必须从深部肩胛下肌表面分离出来，并且将近端肱骨下方和后方颈部分离，以便在同种异体肌腱转移行外侧修复时能够将其转移到上方。

福田(Fukuda)牵开器用来将肱骨头牵向后方以显露盂肱关节。在少数情况下，当确认Bankart损伤，并可应用足够的前下方关节囊组织以保证修复所需。在关节软骨边缘沿前下方关节盂缘应用缝合锚修复Bankart损伤，常规开放性修复手术平均需用3个锚。

(二) 手术操作

1. 同种异体肌腱移植重建修复整体或不可修复的肩胛下肌撕裂　前方盂颈的显露需要行前方残留关节囊组织和骨膜向盂缘内侧推移1cm，这个区域的显露无需切除喙突。用骨锉或电钻磨去关节盂前方的皮质骨(图15-1A)。在前方盂缘内侧自上而下纵行安装3个带有2号不可吸收编织线的缝合锚。在外侧初始置缝线的内侧1cm处自上而下安装另外两个锚，以形成双排缝合锚来固定移植物(图15-1B)。用至少3～5个锚将同种异体移植跟腱的远端固定在前方盂颈的下半部分(图15-2)。

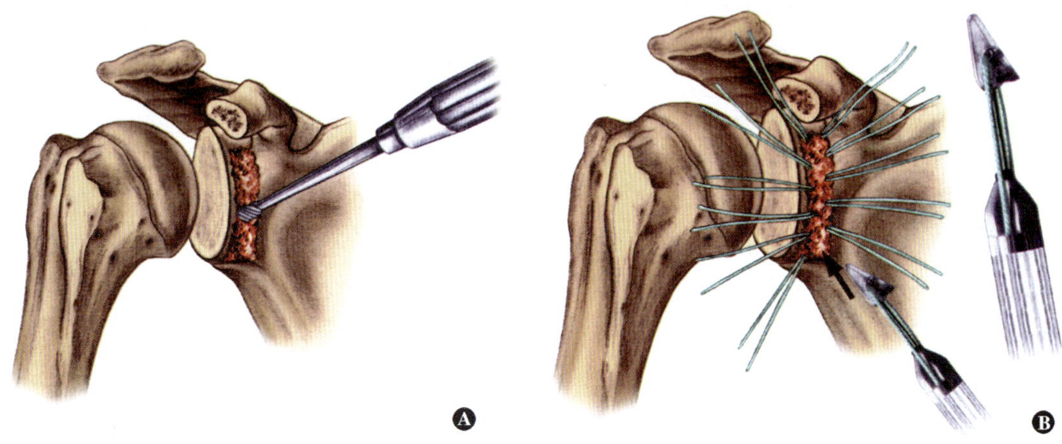

图15-1　A. 电钻将前方盂颈磨到出血骨面。B. 两排纵行的缝合锚沿前方盂颈安装

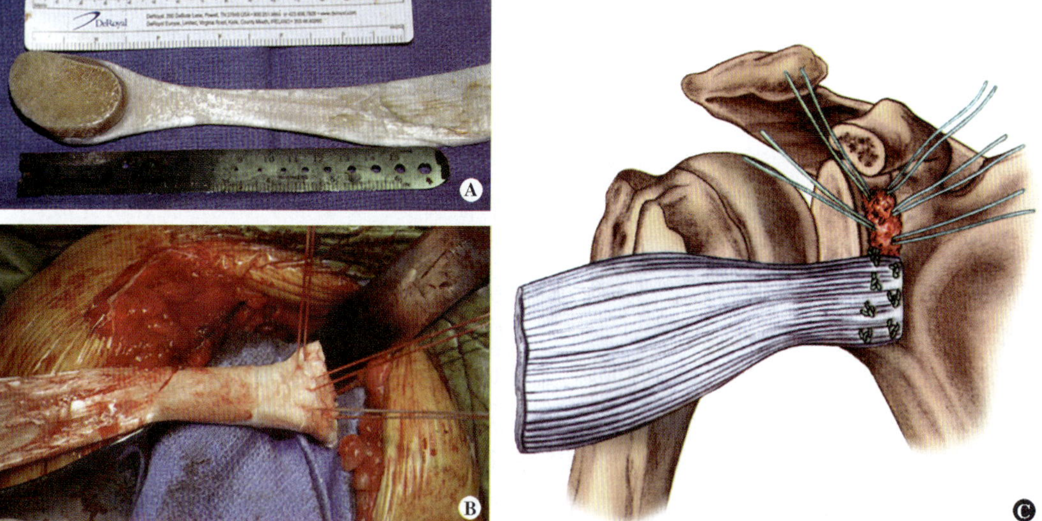

图15-2　A. 典型的同种异体跟腱移植，通常舍弃跟腱的骨端。B. 术中图片显示缝线固定于移植物的远端，将其缝在前方盂颈。C. 此图显示先前安装锚的缝线从前方关节盂的下半部分将备好的同种异体跟腱固定到前方盂颈处

肱骨颈磨至骨面出血；将 3 个带有 2 号编织不可吸收线的缝合锚安装在肱骨头前方关节面边缘稍外侧，两个锚安装在与肱骨颈内排缝合锚平行的外侧 1cm 处。上臂维持在前举 10°、外展 35°、外旋 35°位置，通过盂肱关节的前下方将移植物安装到肱骨颈，并用先前安装锚的缝线固定（图 15-3）。移植物的这个方向重建了前带和盂肱韧带的前下方。在跟腱固定之前，任何可用来沿前方肱骨颈向上转移的自身下方关节囊组织都可缝到骨上。

整个过程都应仔细确保肱骨头位于盂腔内适当位置。然后将跟腱向上自身折叠，用先前安装的缝合锚的剩余缝线将它固定在小结节的顶部和肱骨关节边缘的前下方。此时，上臂体位改为外展 20°、外旋 20°。通过盂肱关节的前上方用先前安装的双排缝合锚将移植物固定于前方肩盂颈的上方（图 15-4）。同种异体跟腱的水平部上下部分缝在一起，并且将上部分缝到冈上肌肌腱的主导一缘来靠近旋转间隙，将下部分缝到剩余的下方关节囊组织来完成关节囊的关闭（图 15-5）。

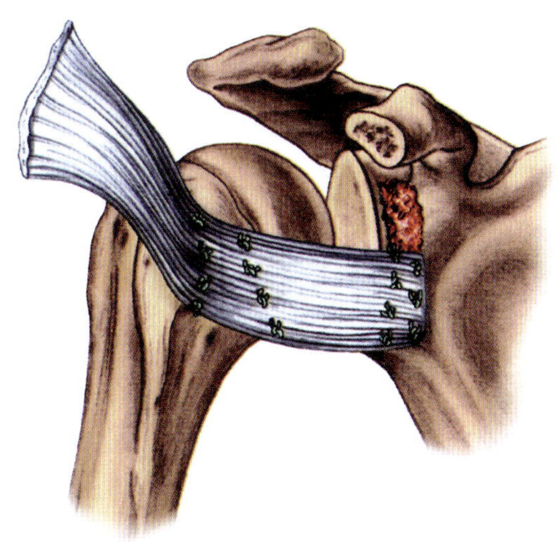

图 15-3　上臂体位合适，盂肱关节复位，通过关节的前下方用双排缝合锚将移植物固定在前方盂颈处

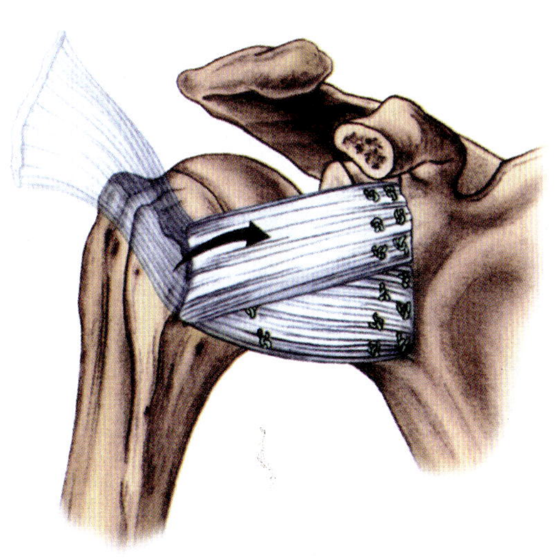

图 15-4　移植物自身折叠，用先前安装的缝合锚通过关节前上方将其固定在前方关节盂表面的上方

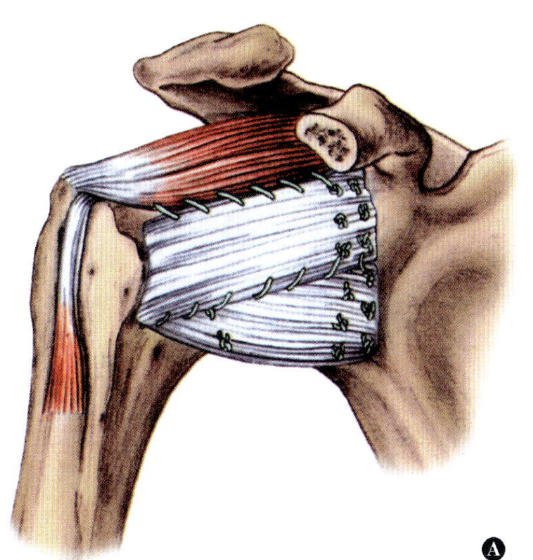

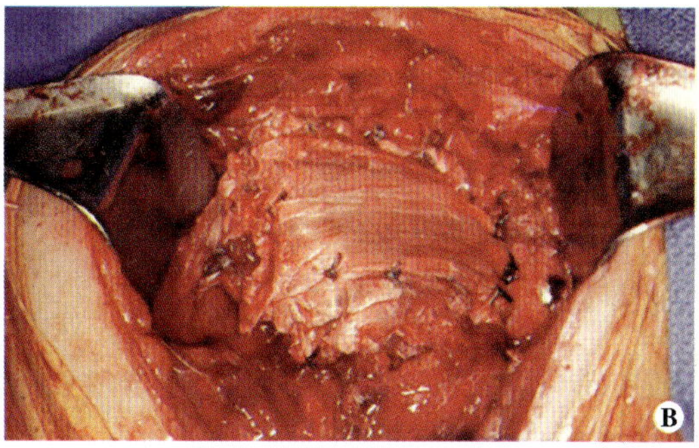

图 15-5　A. 移植物的水平支缝在一起，移植物的上半部分缝和关闭旋转间隙，移植物的下方缝合到下方关节囊。B. 术中图片显示应用同种异体肌腱对前方丢失的完全重建

检查关节的稳定性，应显示肱骨头在盂内没有向前、向下、向后的异常平移。肩胛下肌周边可活动，并且用通过带有 2 号编织不可吸收缝线的缝合锚或经骨通道将其按解剖位置修复到小结节上。将肩胛下肌肌腱直接修复到骨上但不缝到同种异体跟腱上。

肩胛下肌的断裂可能是开放性前方不稳修复术后失败的原因，在此手术中将肩胛下肌剪断然后在修复结束时修复。联合肌腱和肩胛下肌之间的粘连和瘢痕的形成可能导致肩胛下肌和肌腱回缩到内侧。

可能造成不完全的肩胛下肌撕裂，因下方肌肉部分仍然连接在小结节上，而下方肌腱部分回缩到内侧。少数情况下，有一些纤维囊性组织仍然与小结节相连，使得肩胛下肌看起来是完整的。在肱骨前方关节缘和小结节之间直接触摸骨可以确认肩胛下肌确实是撕裂和回缩的。将覆盖的囊性瘢痕整体切除，在联合腱下方关节盂内侧确认肩胛下肌残端。将牵引线安装在外侧肌腱边缘，并且全面松解粘连，包括肩袖间隙内侧到喙突基底部的松解和关节囊粘连前方到盂唇的松解。另外，在关节外松解联合肌腱和肩胛下肌之间的粘连。解剖肩胛下肌的肌肉肌腱时，必须确认和保护腋神经和它的血管束。用在每个缝合锚上的两根 2 号编织不可吸收线将肩胛下肌修复到磨毛(去壳)的小结节上。肩胛下肌通过同种异体跟腱的前方并且直接缝到小结节的骨上，而不是同种异体跟腱的外侧缘。在肩胛下肌修复过程中，上臂始终维持在外展 25°和外旋 30°的位置。

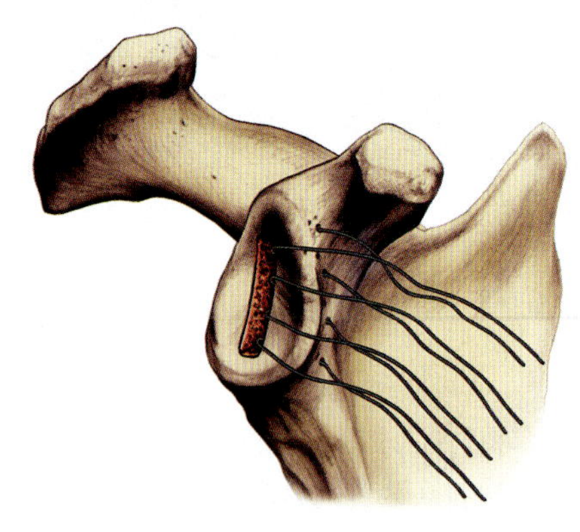

图 15-6 同种异体跟腱移植重建联合全肩关节置换时，通过前方盂颈和存在的盂槽在安装经骨缝线之前创建关节盂的销形孔或鞋跟形槽。尽量将缝合锚也安装在盂颈更内侧，但不必离开关节盂的销形孔或鞋跟形槽

如果存在二头肌肌腱，如稳定且确认无病理改变，则不需治疗。几乎每个肩胛下肌明显撕裂和撕脱的患者，二头肌肌腱往往存在不稳和向内侧半脱位。在这种情况下，用一个或两个带有 2 号编织不可吸收线的缝合锚施行从肌腱到去壳二头肌间沟的肌腱融合术。二头肌很少合并用到同种异体跟腱前方重建步骤中去。

对于盂肱骨性关节炎的患者，有行全肩关节置换的指征，如果需要应用同种异体跟腱修复前方关节囊缺损和肩胛下肌缺损，可同时进行同种异体跟腱修复前方不稳的修复。关节盂准备是关节成形术的常规步骤，应用销子形或鞋跟形的假体。在前方盂缘内侧平均间隔 5mm 从上到下分别钻孔。使用一根 2 号编织不可吸收线通过盂颈上各孔，然后穿过盂上备好的销形孔或鞋跟形槽(图 15-6)。另外，在前方盂颈接近外侧一排经骨钻孔 1cm 处的内侧，安装一排稍内侧的纵行缝合锚。缝合锚如此安装排列，以确保其不会侵犯备好的销形孔或鞋跟形槽，盂颈假体需要这些孔槽。

插入盂假体，由主刀医生决定是否使用骨水泥。将外侧的经骨缝线拉向前方来清除缝线上所有的毛边(slack)。将缝线精确地从假体深面和关节盂软骨下骨面之间穿过(图 15-7)，然后应用前述技术将同种异体移植跟腱固定在前方关节盂面。这样，除了固定关节盂假体，还使得跟腱移植物通过前方肩盂髓质面获得充分的固定。

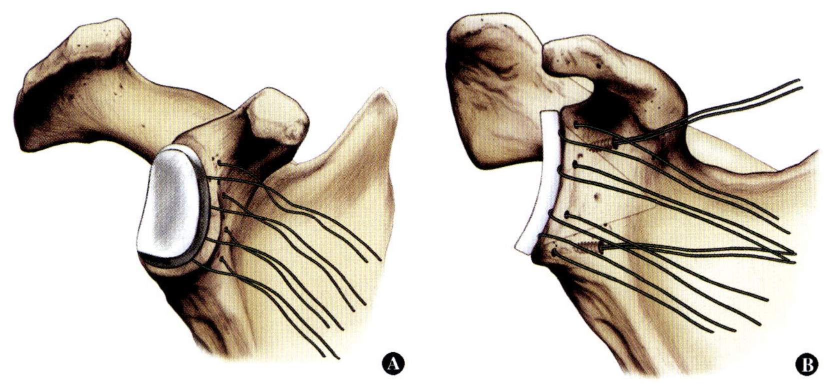

图 15-7　A. 应用经骨缝线安装盂假体以保证同种异体跟腱到前方盂。B. 侧位图像显示外侧的经骨缝线和内侧安装的锚之间的关系，假体固定在预期位置

2. 对于不可修复的肩胛下肌撕裂的胸大肌肌腱转移修复　肩胛下肌肌腱缺损的一些患者应用胸大肌转移联合同种异体跟腱移植治疗并且修复肩胛下肌。这些患者肩胛下肌慢性回缩到前方盂缘伴有显著的肩胛下肌萎缩和(或)不能运动。此手术对于静止性前方或前上方不稳的患者和年轻且患肩需要较大承重的患者特别有价值。对于其他患者，应用胸大肌肌腱转移无需同种异体跟腱转移。

如果需要，同种异体肌腱转移的步骤如前所述。手术时决定应用专门的方法完成胸肌转移，并根据胸大肌肌肉肌腱组织的质量、瘢痕的量，以及相对于先前联合肌腱解剖与肩手术失败的解剖紊乱程度进行预测。

笔者习惯的术式是联合肌腱深面(图 15-8)的整个胸大肌肌腱的喙突下转移，并且将其止于大结节的前上方。游离联合肌腱周边，并且确认肌皮神经。切离在肱骨上的整个胸大肌肌腱，牵引移动到内侧。然后肌腱在二头肌短头喙肱肌联合肌腱下方和肌皮神经表面(图 15-9)之间进行转移。如果应用肌腱移植物，肌腱向前穿过同种异体跟腱到大结节的前上缘，在此用 2 号编织不可吸收线的缝合锚进行固定。

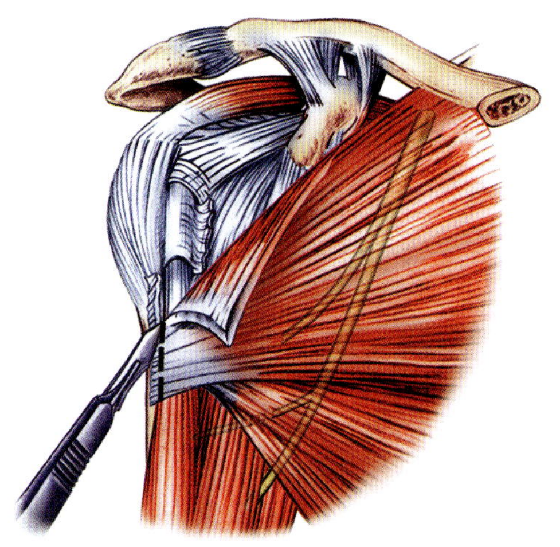

图 15-8　在胸大肌肌腱转移术中将整个胸大肌肌腱从肱骨止点上松解

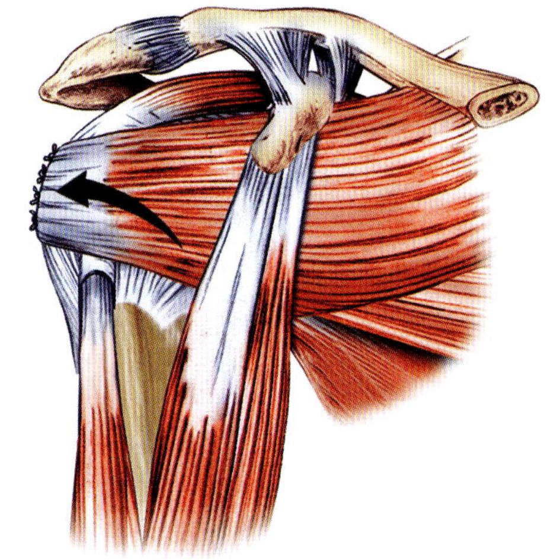

图 15-9　在联合肌腱下而肌皮神经表面行胸大肌肌腱转移，并将其缝到大结节的前上方

当联合肌腱因为先前的手术而有大量瘢痕时，胸大肌肌腱向前穿过联合肌腱，用缝合锚像描述的那样缝到大结节上。完成手术时必须确认肌皮神经无压力、牵引或损伤。

一侧上臂外旋的量决定术后的物理治疗，以便在胸大肌转移和(或)同种异体跟腱移植重建过程中无潜在应力。

(三) 切口闭合

伤口逐层闭合，通常在三角肌下置放 Hemovac 引流管并从上臂皮肤穿出。皮肤钉合器使皮肤边缘对齐，无菌手术敷料覆盖后三角巾悬吊固定上臂。

六、术后治疗

为了保护修复，行胸大肌肌腱转移的肩胛下肌缺损患者术后悬吊固定 6 周。术后 5～7 天开始被动活动，上臂轻度内旋肩胛骨平面被动前升最大 120°，一侧上臂中立位被动外旋最大 40°。术中应该注意并确定被动外旋的安全范围。术后 3 周时开始等张训练，6 周时开始主动辅助和主动运动范围的训练，12 周时开始力量训练。

同种异体跟腱移植重建前方组织丢失的患者患侧肩关节悬吊固定 6 周。即刻可行手和肘的锻炼，术后 6 周不行被动运动。3 个月内被动外旋最大限制在 40°。从手术到术后 3 个月在肩胛骨平面被动前伸限制在 120°。术后 3 个月开始主动运动范围的训练，4 个月时开始力量训练。

在这些挽救性步骤中，手术的目的是促进肌肉转移的愈合、移植物与骨的愈合和加强盂肱关节的稳定性。手术时应该确定组织和修复的质量，从而使得每个患者能得到个性化的术后康复计划。

七、避免失误和手术并发症

前方软组织丢失的肩关节重建成功与否取决于精确的诊断，以及基于对肩的翻修情况下的术前认识(如手术信息:期望什么、放弃什么)、肩的显露和术后管理。在组织库的管理和肌腱转移的自体供者确定方面，既往手术记录对成功的术前计划非常重要。大多数肩关节以前曾有手术史。查明他们是否为无治疗的误诊为独立慢性肩胛下肌撕裂、失败的肩袖撕裂、失败的不稳定手术或继发于关节镜术后的不稳、组织平面异常的结果。分离过程中充分显露和足够的耐心可增加成功率，减少并发症。

胸大肌肌腱转移和(或)同种异体跟腱移植重建与初次不稳手术的并发症相比有很少的相似性。如感染等主要并发症发生率为 0%～8%，总体发生率为 2%～3%，深部腋静脉血栓形成报道一例。

最常见报道的首次前方不稳手术的并发症是复发。多次不稳手术失败的翻修术后复发率高于单次手术失败的翻修术后复发率。

关节囊的缺损和肩胛下肌的整体性似乎增加了复发率。一个小系列的报道特别强调了关节囊的缺损和(或)肩胛下肌的不可修复性对复发率的影响，复发率为 0%～18%，复发的情况是持续性不稳和再次断裂。固定技术和基于对术中评估的严格术后康复计划对减少复发非常重要。带有 2 号编织不可吸收缝线的缝合锚似乎可提供可靠固定。尽管如此，如果术前平片显示出现先前固定的骨质减少骨和囊性变结节，以及术中评估显示骨储量对锚安装是不足的，那么经骨修复就很有必要。应用 Mason-Allen 缝法增加了肌腱的获取。

尽管不认为喙突撞击是初次前方不稳手术的并发症，但认为它是初次开放性后方不稳手术的并发症，在手术中关节盂平面发生改变。据报道喙突上胸大肌肌腱转移有喙突撞击这种并发症，结果关节反应力轻度前移，导致肱骨头向前半脱位，使它与喙突撞击。在喙突下转移时，转移肌腱位于肱骨头和喙突之间，结果使关节反应力更符合解剖，半脱位发生率减少。

有可能发生神经损伤并且也有报道。肌皮神经损伤的发生率为 0%～14%，平均为 4%，并且报道称仅发生在喙突下胸大肌肌腱转移。所有的损伤都是暂时性的。为了减少这种损伤，必须使神经清楚可见，胸肌转移的间隙合适以避免神经张力过高。减小胸肌可使它安全地通过间隙；尽管如此，间隙自身有时需要扩大。如果看不到（或许继发于组织平面扭曲）肌皮神经或间隙太小就不能施行喙突下胸肌转移，喙突上转移就很有必要性。腋神经的损伤风险也在加大，尤其初始时术中对下关节囊和肩胛下肌确认和评估。对回缩的肩胛下肌应用调动技术时，腋神经位置必须仔细解剖，必须确认和保护神经。

（李广学　张耀南 译）

参考文献

Galatz L, Conner P, Calfec R, Hsu J, Yamaguchi K: Pectoralis major transfer for anterior-superior subluxation in massive rotator cuff tear. *J Shoulder Elbow Surg* 2003;12:1-5.

Iannotti JP, Antonion J, Williams GR, Ramsey ML: Iliotibial band reconstruction for treatment of glenohumeral instability associated with irreparable capsular deficiency. *J Shoulder Elbow Surg* 2002;11:618-623.

Jost B, Paskas G, Lastenberger A, Gerber C: Outcome of pectoralis major transfer for the treatment of irreparable subscapularis tears. *J Bone Joint Surg Am* 2003;85:1944-1951.

Lazarus M, Harzman D: Open repairs for anterior instability, in Warner J, Iannotti J, Gerber C (eds): *Complex and Revision Problems in Shoulder Surgery*. Philadelphia, PA, Lippincott Raven, 1997, p 47.

Moeckel B, Altchek D, Warren R, Wickiewicz T, Dines D: Instability of the shoulder after arthroplasty. *J Bone Joint Surg Am* 1993;75:492-497.

Resch H, Povacz P, Ritter E, Matschi W: Transfer of the pectoralis major muscle for the treatment of irreparable rupture of the subscapularis tendon. *J Bone Joint Surg Am* 2000;82:372-382.

Warner J: Management of massive irreparable rotator cuff tears: The role of tendon transfer. *Instr Course Lect* 2001;50:63-71.

Warner J, Venegas A, Lehtinen J, Macy J: Management of capsular deficiency of the shoulder: A report of three cases. *J Bone Joint Surg Am* 2002;84:1668-1671.

Wirth M, Rockwood C: Operative treatment of irreparable rupture of the subscapularis. *J Bone Joint Surg Am* 1997;79:722-731.

第 3 部分　肩袖撕裂的治疗

第16章 巨大肩袖撕裂的关节镜下修补

Stephen S. Burkhart,MD David P. Huberty,MD

一、适 应 证

肩袖撕裂是肩关节疼痛和功能障碍的常见原因。约20%的肩袖撕裂为巨大撕裂,巨大撕裂的定义是最大直径大于5cm或者包括了三个肌腱的撕裂。巨大肩袖撕裂传统使用切开手术,由内向外松解肩袖组织,撕裂的类型很少得到关注。手术的主要目的是闭合撕裂口。肩袖组织通常移动较大,直接损伤肌腱组织,拉紧后修补张力过大可导致修补手术失败。

关节镜技术加深了术者对肩袖病理的理解并使术者修补镜下修补巨大肩袖撕裂成为可能。关节镜优势是视野没有限制,能够精确识别肩袖撕裂类型,评估移动的方向,选择性地移动和松解,使用缝合锚重建精确的解剖止点。虽然也有一些不能修补的肩袖撕裂,但是大部分肩袖撕裂能使用这种技术达到解剖复位修补。巨大肩袖撕裂的患者通常有明显的疼痛而且肩关节功能受限,有时日常简单生活都很困难。疼痛和功能丧失是关节镜治疗主要的适应证,然而手术的决策过程必须要考虑很多的因素。了解患者全身健康状况以及相关的内科疾病非常重要。根据患者目前的功能和期望的功能水平来决定手术方法。放射学片是必需的,通过它可判断是否存在盂肱关节骨关节炎或肱骨近端移位,MRI有利于评估撕裂的大小、是否累及肌腱以及挛缩的程度(图16-1)。

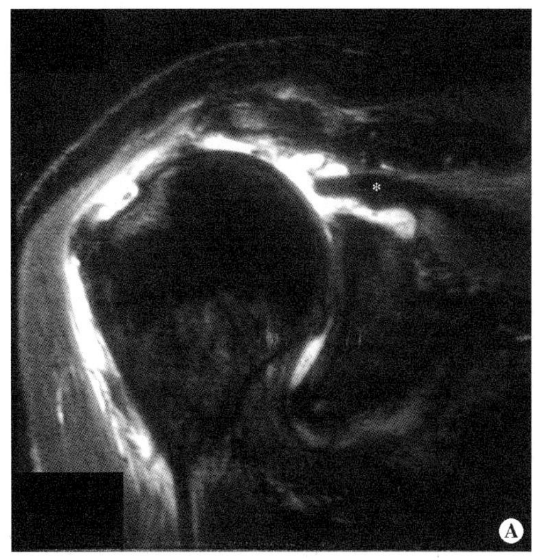

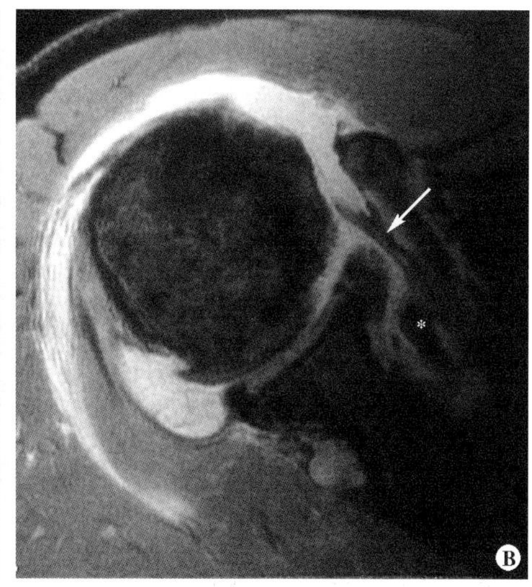

图16-1 累及3个肌腱的巨大撕裂

A. 右肩关节的倾斜冠状位的 T_1 相MRI扫描显示冈下肌腱撕裂并回缩至肩盂水平。B. 轴位 T_1 相MRI扫描显示肩胛下肌的全层撕裂(*)并回缩至肩盂内侧。箭头所示为肩胛下肌肌腱外侧的滑膜,不要与肌腱组织相混淆

对于急性巨大肩袖撕裂且有明显活动受限的年轻患者、要求高的患者首选肩袖撕裂修补。肩袖撕裂的慢性病程是病史中的一个关键因素，但是很难准确确定。患者提供一个外伤病史后功能丧失，提示为急性撕裂；但是详细问病史通常会发现之前的慢性肩关节疼痛，说明是一个长期病程，病史提示患者为一个慢性撕裂伴有急性撕裂加大。只要达到力量平衡，慢性肩袖撕裂的患者肩关节功能一般还好；随着撕裂的加大，肩关节运动功能显著下降。所以询问病史非常重要，因为患者长期慢性疼痛和功能丧失非常可能有挛缩、粘连撕裂，使修补更难，功能提高更难估计。

二、禁　忌　证

巨大肩袖撕裂的关节镜下修补的完全禁忌证极少。但活动性感染、永久性神经缺失和晚期盂肱关节骨关节炎应考虑为禁忌证，还有修补后难以预测预后的也是相对禁忌证。冈下肌肌肉 75%以上的脂肪浸润(能在中内矢状面 MRI 扫描显示)，肩袖修补术后通常难以奏效。轻度到中度盂肱关节骨关节炎和慢性肱骨头向上移位一般也预后差。根据作者的经验，近端肱骨移位但没有骨的放射学变化不是关节镜下肩袖修补的禁忌证。一项研究表明，关节镜下肩袖修补使巨大前上肩袖撕裂的患者移位的肱骨头复位。不能或不愿意遵守术后积极康复锻炼的患者关节镜下修补巨大的肩袖撕裂术后预后多不佳。

三、其他治疗方法

功能要求低的老年患者通常以疼痛为主诉，这些患者应先考虑非手术治疗。肩峰下注射类固醇配合练习计划常使疼痛缓解到一定程度，患者的功能也能接受。

很多研究表明肩袖手术修补的完整性影响临床效果。修补愈合比持续肩袖缺损和复发性肩袖缺损有更好的效果。但是若为罕见的伴有挛缩的撕裂巨大，即使在适当松解后也难以行简单的完全修补，这些患者适合肩袖部分修补，以达到平衡盂肱力量。简单的镜下清理短期内虽疼痛能缓解，但术后功能提高有限，疼痛缓解只是暂时的，主动活动范围没有提高。

传统的可延长的切口入路已经用于治疗广泛的三个肌腱的肩袖撕裂，但暴露的程度限制了视野。三角肌部分松解能提高显露，但要考虑到三角肌分离的风险。广泛的显露造成组织损伤会影响术后运动方案，难免关节僵硬。在肌腱和骨接触的微动消失后，肌腱和骨之间才最容易、最牢固愈合。关节镜修补巨大的肩袖撕裂的优势之一是从不同角度的入路，而且视野不受限制，在极少量的软组织切开情况下，从前往后修补整个肩袖。因此术后僵硬较少，这允许早期功能锻炼，减少骨与肌腱之间的张力和微动，促进了肌腱、骨之间的愈合。

四、结　　果

很少有文献报道一组关节镜下治疗巨大肩袖撕裂，但有一些报道镜下巨大肩袖撕裂修补能产生医生和患者都满意的结果，不过技术要求较高。

无论采用什么样的手术方式，慢性巨大肩袖撕裂都最难获得优良的临床结果。总的来说，目的是减少疼痛和恢复运动、力量和功能(表 16-1)。

表16-1　巨大肩袖撕裂的关节镜结果比较

作者(年份)	肩关节数目	肩袖撕裂的特征	手术方式	平均患者年龄	平均随访时间	结果
Burkhart (2001)	13	13例巨大(5cm)撕裂,其中2例新月形撕裂,另11例U形撕裂	关节镜修补U形撕裂使用对边缝合	不详	42个月(24～60个月)	UCLA评分提高至14～29.9 主动前曲增加90°～132° 据UCLA标准,92%符合良至优的疗效
Jones和Savoie (2003)	50	37例大撕裂(3～5cm),13例巨大巨大撕裂(5cm)	关节镜修补及为组织游离进行选择性松解	61岁(41～76岁)	32个月(12～63个月)	98%患者疗效满意 在大撕裂和巨大撕裂间评分没有差异 据UCLA标准,88%符合良至优的疗效
Lo和Burkhart (2004)	9	巨大撕裂(5cm),严重收缩,不能移动的肩袖撕裂	关节镜修补及1～2个Interval slides组织游离	不详	17.9个月(10～24个月)	89%患者疗效满意, UCLA评分提高至10～28.3 主动前曲增加108°～146° 肌力增加2.2～3.6
Lo和Burkhart (2004)	14	14例修补后复发性肩袖撕裂,其中2例中度(2～3cm),1例大撕裂(3～5cm),11例巨大撕裂(>5cm)	关节镜要求广泛的分离和组织游离	58岁(49～67岁)	23.4个月(33.2～13.6个月)	93%患者疗效满意 UCLA评分提高13.1～28.6 主动前曲增加120.7°～153.6° 主动外旋增加26.1°～44.3°
Galatz等(2004)	18	3例大撕裂(2～3cm),15例巨大撕裂(>5cm)	关节镜单排修复和肱二头肌肌腱割腱术	61岁	最少24个月	所有患者对手术及效果满意 ASES评分增加48.3～79.9 主动前曲增加92°～142° 主动外旋增加44.7°～53.2° 超声可见的复发性或持续的缺陷存在于17例患者中 随着随访时间的延长,结果倾向恶化

大多数患者(85%～95%)镜下巨大肩袖撕裂修补术后持续疼痛得到缓解。术前有盂肱关节骨关节炎的患者必须告知其术后疼痛缓解存在不确定性。

大多数巨大肩袖撕裂的患者术后将重新获得上臂上举过肩的能力。一项研究报道9例巨大(三个肌腱)肩袖撕裂,平均前屈从108°增加到146°。一项研究报道75%的术前上臂不能主动高举过头的患者术后能够完成。能完成日常生活中刷牙和梳头的动作表明主动前屈和外旋活动提高。最后,镜下巨大肩袖撕裂修补术后外旋抗阻力获得了1.5级(0～5级数值范围)。

一般来说,在MRI扫描上冈下肌超过50%脂肪浸润则考虑肩袖修补有不好的预后。然而,脂肪浸润的临界值可能需要增加。这些患者手术修补受挫因为功能没有像期待中一样改善。最近报道冈下肌超过75%脂肪浸润的预后,仅仅40%患者功能明显改善。然而对冈下肌50%～75%脂肪浸润做镜下修补后,疼痛明显缓解和功能明显改善。

在翻修的肩袖修补术中也常常遇到巨大肩袖撕裂。许多报道切开行肩袖修补的翻修术,这些手术总的来说能缓解疼痛但功能改善较少。然而最近报道镜下治疗失败肩袖修补,

93%患者功能明显改善,多数患者是伴挛缩的巨大撕裂。

多数切开肩袖修补的研究发现术后肩袖完整性和临床效果有相关性。肌腱完整愈合的患者比肩袖残余缺损和复发性肩袖撕裂的患者术后疼痛容易缓解,功能容易改善。最近一些镜下肩袖修补的文献发现,单排固定和激进的早期锻炼患者术后超声发现 94%的患者有复发性缺损。大宗病例的研究中使用镜下双排固定修补和早期功能锻炼,85%肩袖修补术后 2 年超声发现肩袖是完整的,最新的研究认为制动和牢固固定(双排)有更高的成功率。

五、手 术 方 法

关节镜下修补巨大肩袖撕裂在技术上是有难度的。关键之处在于撕裂类型的辨别、肌腱可移动度的评估、肩袖肌腱的减张、适当的肌腱和骨的准备、解剖位置的定位、使用双排固定重建解剖止点。

(一) 体位和显露

笔者倾向于气管内全麻下手术。一些手术时间特别长,肿胀明显有时会延伸到颈部软组织。单独给予区域麻醉的患者如果呼吸道周围明显肿胀,可能在术中或术后短时间内有呼吸道堵塞危险。笔者倾向于让患者侧卧于负压垫中,外展 45°和前屈 20°,5～10lb 悬吊牵引。在较长的手术中使用加热毛毯(预防肩关节处的凉盐水从手术区域漏出浸泡患者皮肤造成的寒战效应)。给患者带上保护性眼镜,防止在修补肩胛下肌时插入缝合锚时伤害眼睛。关节镜的压力泵通常维持在 60mmHg,麻醉医师控制收缩压在 90～110mmHg 有利于获得清楚的视野。

(二) 必需的器械、设备和内固定植入物

需要一套完整的关节镜设备,包括 70°关节镜,70°关节镜在一定的体位时提高视野非常有价值。应该依据骨质量和有限空间准备几种大小型号的缝合锚。外科医师应该在关节内缝合顺行和逆行过线方法上很有经验,有这种操作的工具并熟悉关节镜下打结的方法。每个手术包括许许多多的任务和细小的操作,每一步有效和高速的移动都很重要。一个有经验的助手有助于手术成功。

(三) 手术操作

每一例手术应该在麻醉下开始检查。一个巨大肩袖撕裂的患者,应特别注意被动外旋。被动外旋角度增加提示肩胛下肌完全或接近完全撕裂,这些患者在极度外旋时缺乏正常的回弹。肩胛下肌完整的肩关节在最大外旋位松掉外力时应有正常的回弹。

1. 诊断性关节镜　手术从关节镜下诊断开始。通过后方入路进入关节镜,这个入路通常在肩峰后外侧角大约 4cm。笔者倾向于低的后方入路,因为皮肤入路在肿胀之后会向上移位,以便到时笔者开始肩峰下的操作,皮肤入路正好合适。充分评估盂肱关节,包括软骨表面观察,以及盂唇、盂肱韧带和肩袖。要重点评估肩胛下肌止点和肱二头肌内侧头。70°关节镜允许清楚地观察这些结构,提供鸟瞰式俯视视野。助手旋转肱骨时外科医师观察是否肱二头肌从肩胛下肌后方经过(图 16-2)。这个动作提示肱二头肌内侧头功能较差,肱二头肌肌腱不稳定,至少肩胛下肌上部分部分撕裂。当不稳定的肱二头肌并存肩胛下肌损伤时,应该行肱二头肌腱切断或腱固定术。单独留下不稳定的肱二头肌腱将会继续切割肩胛下肌肌腱并毁坏修补。

在处理巨大三肌腱肩袖撕裂时修补的顺序非常重要。肱二头肌病变和肩胛下肌撕裂应该首先处理，因为组织很快肿胀和前方操作的空间显著减少。前方上外侧入路是肩胛下肌主要的修补工作通道（图 16-3）。

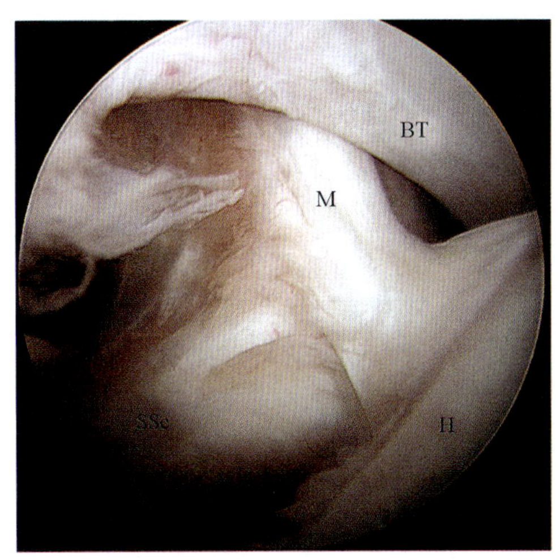

图 16-2　右肩关节的关节镜 70°俯视视野可见肩胛下肌、肱二头肌内侧悬带和肱二头肌肌腱正常的关系。肱二头肌肌腱在肩胛下肌肌腱平面的前方。H，肱骨（经允许引自 Burkhart SS，Lo IKY，Brady P：*Burkhart'view of the shoulder ：A Cowboy' Guide to Advanced Shoulder Athroscopy*. Philadelphia，PA，Lippincott Willias &Wilkins，2006）

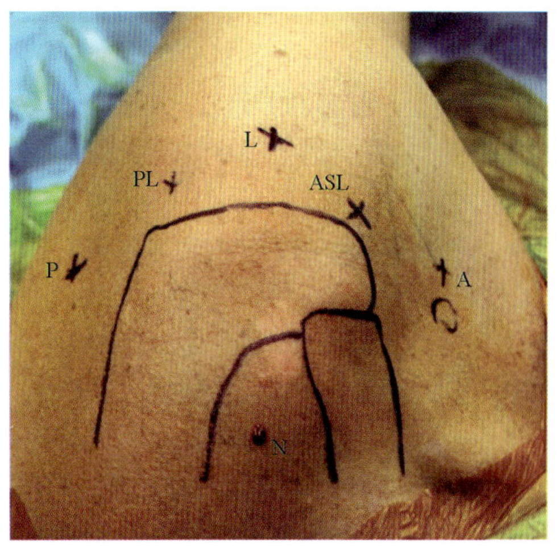

图 16-3　临床左肩照片显示关节镜修补巨大肩袖撕裂的常用入路。从左到右，后入路（P），后外侧入路（PL），外侧入路（L），前上入路（ASL），前入路（A），Nevaiser 入路（N），Nevaiser 入路为肩胛上神经阻滞的入路

2. 肩胛下肌的游离和修补　评估肩胛下肌可利用的空间有利于正确治疗喙突下狭窄和撞击。电灼术（electrocautery）可在肩袖间隙上开个窗口，以识别喙突尖部。如果喙突尖部和肩胛下肌肌腱前面之间的间隙少于 7mm，推荐行喙突成形术。清理喙突尖部的软组织，同时保护联合肌腱附着点。从前方上外侧入路进入完全对准后，平行于肩胛下肌切除部分喙突尖部，显露喙突下间隙 7～8mm。

肩胛下肌完全撕裂的患者，明确挛缩肌腱的边缘是很困难的。切断肱二头肌腱后能扩大视野，定位肩胛下肌的前外侧角关键是逗号征。一个逗号弧线在肩胛下肌前外侧缘（图 16-4）。这个组织实际上是肱二头肌内侧头的剩余部分，由喙肱韧带内侧头和部分盂肱上韧带。当肩胛下肌上部分从骨上撕裂时，肱二头肌内侧悬吊带从肩胛下肌上部分邻近的止点拔下来，变成逗号征。

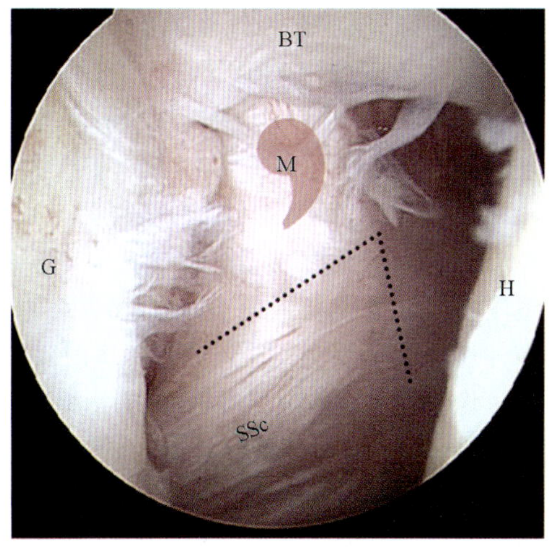

图 16-4　右肩关节的后方入路关节镜视野，图片上端为头端。肩胛下肌完全撕裂，逗号组织为肱二头肌肌腱悬韧带的残端，引导外科医师观察到肩胛下肌上外侧角。H，肱骨；G，肩盂；BT，肱二头肌肌腱；SSc，肩胛下肌肌腱（经允许引自 Burkhart SS，Lo IKY，Brady P：*Burkhart'View of The Shoulder ：A Cowboy' Guide to Advanced Shoulder Athroscopy*. Philadelphia，PA，Lippincott Willias &Wilkins，2006）

在逗号征和肩胛下肌的联合部穿牵引线以帮助移动挛缩的撕裂。使用牵引缝线通过前方上外侧入路牵引。通常有必要三个方向松解(肩胛下肌前方、上方、后方),获得肩胛下肌足够的侧方移动以到达小结节肌腱的骨床。用刨刀和电灼术在前方把肩胛下肌从喙突解剖下来。主要努力使喙突后外侧骨骼区剥离干净,显露喙突的颈部和基底部。在喙突的后外侧操作是安全的,只要外科医师不要误入喙突颈部的下内方。

对于上方松解,30°关节镜下用骨撬松解肩胛下肌上部分和喙突基底和颈部外侧弓之间的粘连带。勿在喙突下部中段内侧操作,因有伤及神经血管之危险。最后,15°骨撬用于松解肩盂颈部下方松解。牵引线用于向肩胛下肌止点牵拉肩胛下肌和判断松解是否足够。肩胛下肌平均到 5mm 才没有功能丧失。

用电灼术去除肩胛下肌止点的软组织和仔细用钻孔器准备骨面至出血。不是创建一个沟也不是去除骨皮质,而是用电钻轻微磨出一个出血的骨面,保留骨量以确保最大的缝合锚把持力。通过前方辅助入路以 45°盲角拧入缝合锚。肩胛下肌肌腱附着处每隔直线 1cm,笔者使用一个双股缝合锚固定,有时肩胛下肌肌腱侧方移动充分能允许双排固定。

顺行缝合肩胛下肌肌腱,喙突妨碍逆行缝合。关节镜下过线工具放置在前方上外侧通道,这个通道是处理肩胛下肌最好的角度。牵拉缝线的张力能帮助过线,然后缝线从下面向上穿过肩胛下肌和打结。最下缝合锚的缝线需要在偏上的缝合锚放置之前打结。上方缝合锚缝线穿过逗号征和肩胛下肌上部分联合体,因为逗号纤维是垂直方向的,能防止缝线向侧方切出。笔者倾向于使用双倍直径推结器打六个静态外科结。为最优化打结和绕圈,当关节镜下已经系上结后,用这推结器与处理缝合锚上的组织(图 16-5)。

3. 冈上肌、冈下肌的游离和修补　在冈上肌和冈下肌移动和修补前需要肩峰下滑膜完全切除。关节镜最初放置在后路入路,电动刨刀从外侧入路进入。切除滑膜和纤维脂肪组织,显露肩峰前外侧沟和肩袖撕裂边缘。显露肩胛冈是有帮助的,首先切除肩锁关节后方的脂肪垫,然后向后沿着和肩胛冈融合的肩峰内侧曲线切除。肩胛冈代表了冈上肌和冈下肌的边界(图 16-6)。下一步关节镜放置在外侧入路,提供肩袖撕裂大峡谷视野。刨刀通过后方入路进入用于清除后方和侧方沟剩余的滑膜组织。在这个阶段彻底的清理术以利于修补,因为滑膜组织肿胀将明显减少视野。

治疗巨大肩袖撕裂,推荐肩峰下打磨光滑,而不需要正式的肩峰下减压,正规的肩峰下减压需要切除肩峰前部突出的部分并松解喙肩韧带。打磨光滑包括肩峰下表面软组织清理并切除小的骨赘,但是要保护喙肩弓的完整性,保留最后的限制肱骨头向前上移位的结构。像之前在外侧入路描述的,用电灼术和电钻准备冈上肌和冈下肌在肱骨大结节上的止点。

下一步的关键是处理其余的冈上肌和冈下肌撕裂,确定撕裂类型并评估肌腱活动性。总的来说,肩袖撕裂必须在最大移动方向上修补,使修补处在最小的张力下愈合。减少张力是肩袖修补的主要目标。每一个肌腱都有其方向上最大的移动度,这可决定它的类型,例如新月形撕裂、L 形撕裂(反 L 形撕裂)、U 形撕裂或伴挛缩的巨大撕裂(图 16-7)。通过外侧入路观察,肌腱抓线器用于牵拉肩袖撕裂边缘,评估每一边缘由内侧向外侧、由前向后和由后向前移动。

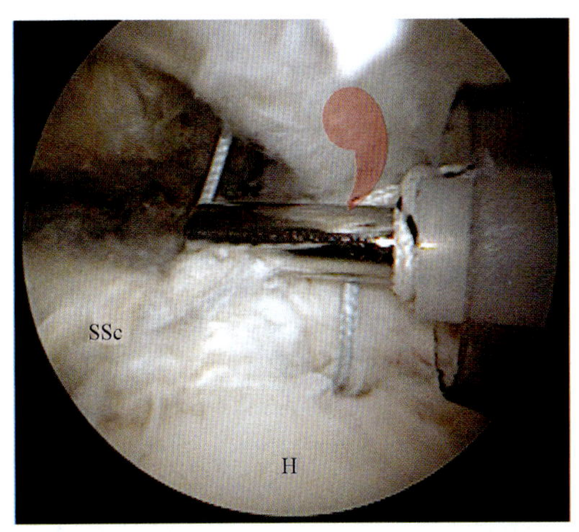

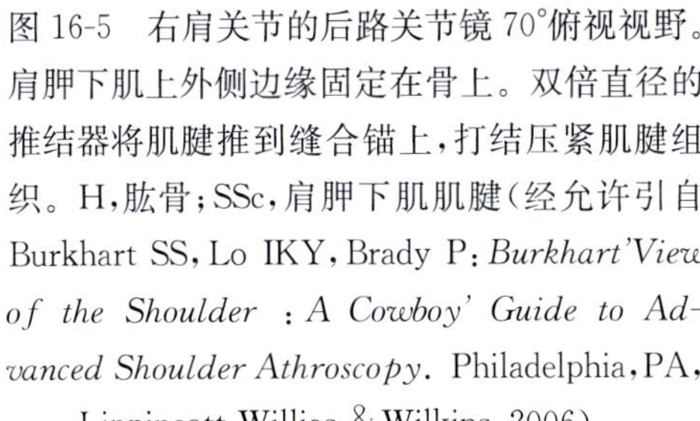
图16-5 右肩关节的后路关节镜70°俯视视野。肩胛下肌上外侧边缘固定在骨上。双倍直径的推结器将肌腱推到缝合锚上，打结压紧肌腱组织。H，肱骨；SSc，肩胛下肌肌腱(经允许引自 Burkhart SS，Lo IKY，Brady P：*Burkhart'View of the Shoulder*：*A Cowboy' Guide to Advanced Shoulder Athroscopy*. Philadelphia，PA，Lippincott Willias &Wilkins，2006)

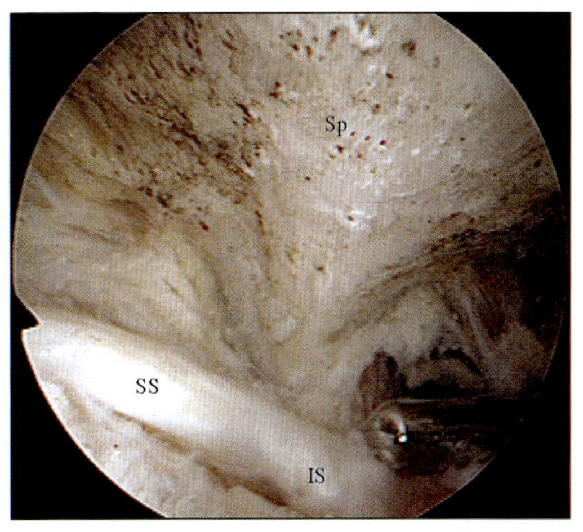

图16-6 左肩关节外侧入路视野。已行完全的肩峰下滑膜切除术。已经显露的肩胛岗(Sp)与船龙骨相似，标记了冈上肌(SS)和冈下肌(IS)分割(经允许引自 Burkhart SS，Lo IKY，Brady P：*Burkhart'View of the Shoulder*：*A Cowboy' Guide to Advanced Shoulder Athroscopy*. Philadelphia，PA，Lippincott Willias &Wilkins，2006)

最大新月形撕裂最容易治疗，它们有较大的内向外移动度，可能以最小的张力直接修补在骨上。L和U形撕裂使用边缘覆盖原则修补。前叶缘或后叶缘或者两个叶缘(在U形撕裂的病例)将证明从前向后或者从后向前移动度。这些撕裂最开始是边对边缝合，接下来由内侧向外侧打结，逐渐向外移动撕裂边缘到骨床，在会聚边缘极其重要的是减少张力。减少肌过度牵拉能保护肌腱-骨之间的修补，然后把肩袖边缘使用缝合锚修补到骨上。伴挛缩的巨大固定撕裂也呈U形或新月形，但是撕裂需要间断滑移以获得需要的肌腱偏移，能修补到骨上。前面和后面间断的滑移已经详细描述过了，可了解由内向外明显改善的肌腱偏移程度。

逐步阐述修补巨大的U形撕裂对认识修补重要的过程有指导意义。关节镜由外侧入路进入，以提供最好的视野来观察收敛边缘边对边缝合的位置。为放置边对边缝线，缝线过线器从后路入路进入，使用2号纤维线恰好在撕裂尖端外侧通过前叶缘。鸟嘴钳或者穿孔型过线器从后路放置，通过后叶缘尖端附近，抓住预先放置缝线的下端(图16-8)。如果需要，这些步骤可以重复。使用缝线可以向外侧移动5～10mm，在任何缝线打结前，收紧所有边对边缝线。通过后方入路观看，从外侧入路带出尖端缝线两端，首先给尖端缝线打结。所有其他的缝线从一个替代入路(通常为前方入路)穿出。清洁的通道使视野最大化并在打结时防止软组织干扰。使用双倍直径推结器在后方叶缘上打结(减少运动时线结和前方肩峰撞击的可能性)，三个半绕圈可获得最适合的结。当边对边缝线相继打结后，肩袖游离边缘见向外侧汇聚于骨床(图16-9)。下一步，用缝合锚把肩袖重建到骨上。若肌腱偏移允许的话，双排修补技术用于最大化重建止点区。后方入路用于观察，并沿止点区间隔大约1cm拧入带双线的5mm螺丝锥缝合锚。用腰穿针定位缝合锚能插入最佳角度的入路。把缝合

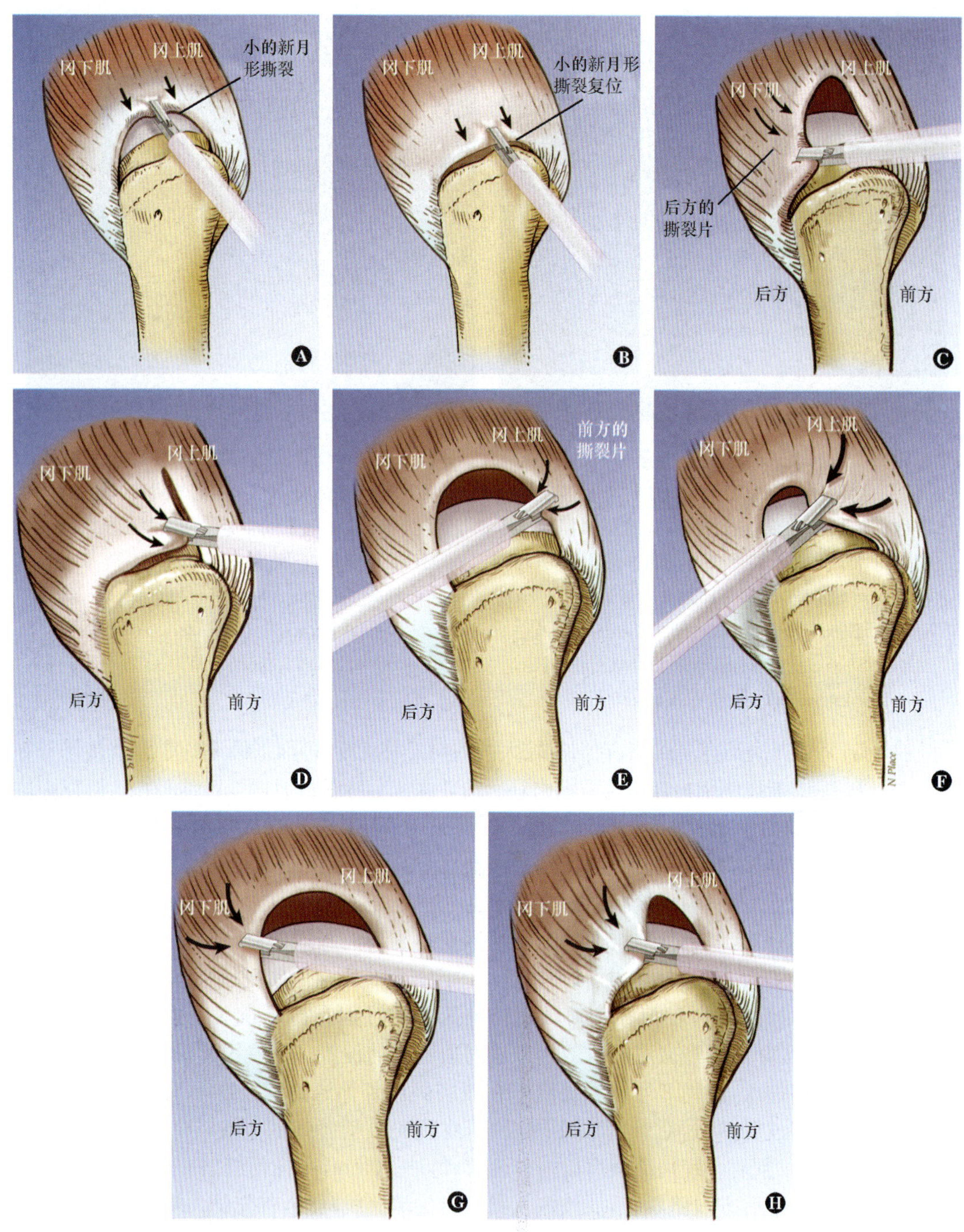

图 16-7 撕裂形式

A、B. 新月形撕裂，肌腱能直接移动并覆盖止点区域。C、D. L 形撕裂，后叶能向前外侧方向移动并覆盖止点区域。E～H. U 形撕裂，撕裂的尖端不能直接向外侧移动。前叶向后移动只能到中线，后叶向前移动也只能到中线。SS，冈上肌；IS，冈下肌；A，前方；P，后方（经允许引自 Burkhart SS，Lo IKY，Brady P：*Burkhart'View of the Shoulder ：A Cowboy' Guide to Advanced Shoulder Athroscopy*. Philadelphia，PA，Lippincott Willias &Wilkins，2006）

锚通过肩峰边缘 3mm 小切口进入，以 45°盲角拧入骨组织。从外侧入路收回缝线一端并顺行（作者的偏好）穿过肩袖组织。过内排缝线时使用 1.5cm 咬合深度（或同类的）的过线器。外排修补时使用 1cm 咬合深度过线器（图 16-10）。如果内侧缝合锚已经放置，内侧缝合锚缝线在前后边缘汇聚尖部，使得边对边的边缘汇聚覆盖到骨上。穿另外一个内侧缝合锚线并用褥式打结。所有缝线已经穿过后，外排缝线从前往后打结。后方入路观察打结，通过外侧入路通道打结。之前描述的推结器用于使肩袖组织向缝合锚靠拢，使肌腱和骨之间形成最大接触。旋转上臂观察并评估修补的安全性（图 16-11）。

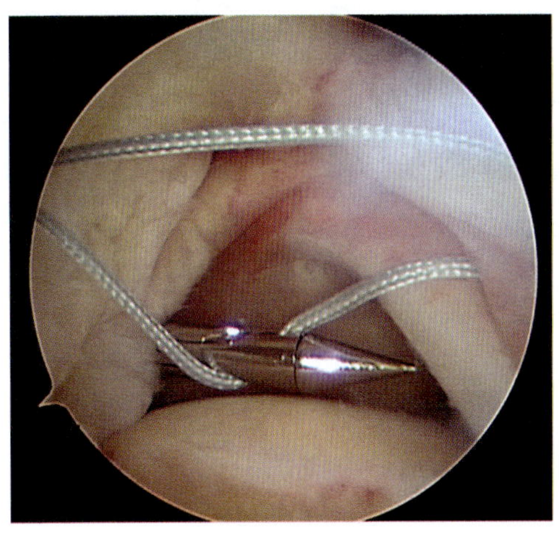

图 16-8　左肩关节外侧入路视野。之前已经用过线器将缝线穿过了冈上肌，再使用鸟嘴样工具穿过冈下肌，完成对边缝合的过线（经允许引自 Burkhart SS，Lo IKY，Brady P：*Burkhart'View of the Shoulder：A Cowboy' Guide to Advanced Shoulder Athroscopy*. Philadelphia，PA，Lippincott Willias & Wilkins，2006）

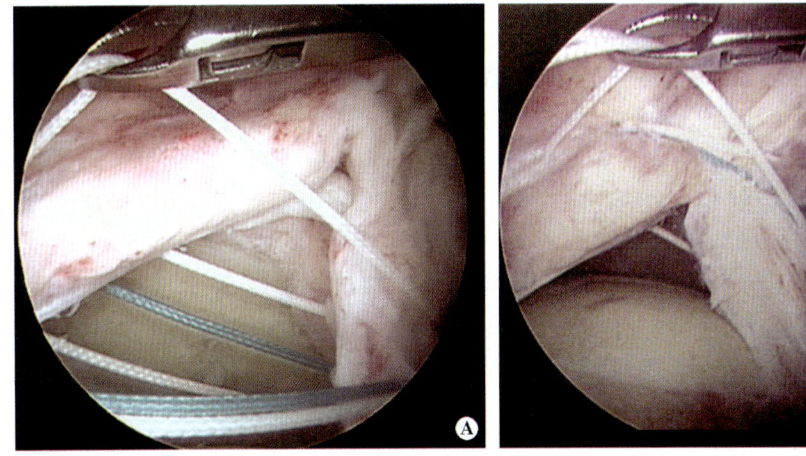

图 16-9　A. 右肩关节外侧入路视野。三个对边缝线已经穿好，尖端缝线最先打结。B. 对边缝合打结后，肩袖外侧缘在骨床处聚合，在将其用缝合锚固定在骨上（经允许引自 Burkhart SS，Lo IKY，Brady P：*Burkhart'View of the Shoulder：A Cowboy' Guide to Advanced Shoulder Athroscopy*. Philadelphia，PA，Lippincott Willias & Wilkins，2006）

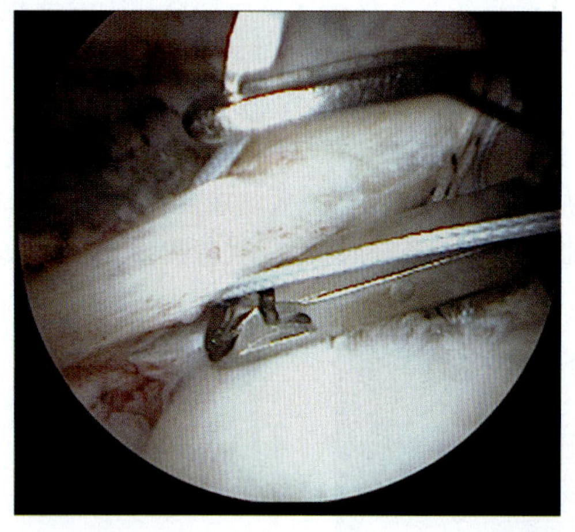

图 16-10 右肩关节的关节镜后路视野。用缝线器穿线后，肩袖外侧修补到骨上（经允许引自 Burkhart SS, Lo IKY, Brady P: *Burkhart'View of the Shoulder : A Cowboy' Guide to Advanced Shoulder Athroscopy*. Philadelphia, PA, Lippincott Willias & Wilkins, 2006）

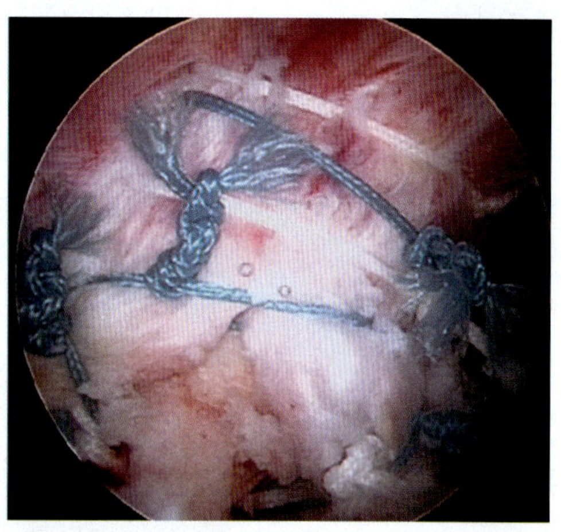

图 16-11 右肩关节外侧入路视野。显示了巨大的U形撕裂按照对边缝合的原则的完全修补（经允许引自 Burkhart SS, Lo IKY, Brady P: *Burkhart' View of the Shoulder: A Cowboy' Guide to Advanced Shoulder Athroscopy*. Philadelphia, PA, Lippincott Willias & Wilkins, 2006）

（四）切口闭合

关闭伤口并用敷料覆盖。腋下放置小的枕头悬吊肩关节。

六、术后治疗

这个步骤一般在门诊患者中进行，患者在2周内回院来观察伤口。建议患者术后第一天开始主动肘关节屈伸锻炼。如果修补了肩胛下肌，禁止外旋超过中立位。术后6周内不能被动过头上举，以避免修补处有明显的张力。早期相对制动能减少肌修补处的活动，使肌腱和骨以最大的几率愈合。一般来说，术后关节僵硬不是关节镜下治疗巨大肩袖撕裂的主要问题，可能与需要的切口小有关。6周内间断地肩关节悬吊。术后4个月开始用弹力带进行对抗性肌肉练习。灵长类的动物模型研究表明，肌腱和骨之间坚强的sharpey型纤维修补12周才能形成。因此，作者一般建议再加4周，超过这个时间后再给修补处应力。这取决于患者功能锻炼的进度，术后9～12个月可恢复无限制性的活动。

七、避免失误和手术并发症

关节镜治疗巨大肩袖撕裂技术要求很高，不能低估它的复杂性和操作难度。即使对一个有经验的外科医师，这样的手术也常需要2～3小时完成。在没有封闭的肩峰下间隙里手术时间增加使液体外渗造成明显肿胀。早期肿胀会显著减少修补肩胛下肌的空间，因此这个肌腱应该首先修补。可能会发生颈部软组织明显肿胀，气管内麻醉对术中保护呼吸道是极有价值的。外科医师和麻醉医师在气管拔管前应该特别注意颈部肿胀。有时在麻醉恢复室早期阶段应该谨慎地保留气管插管。虽然没有报道过肩关节骨筋膜室综合征，但是笔者了解一例患者经历了 6 个小时手术过多的液体外渗后出现了三角肌坏死。如果视野变小或手术时间非常长，应该考虑转为切开手术修补。

在伴挛缩的巨大撕裂的松解和修补中，外科医师应该注意血管神经结构以避免严重的损伤。

最后，笔者相信关节镜修补巨大肩袖撕裂应禁忌早期术后运动。这一节提及的更加保守方法可获得可预期的肌腱和骨间愈合。术后关节僵硬非常罕见，但是如果发生关节僵硬，肩袖愈合后通过第二次关节镜松解非常容易治疗。

（尹自龙　张耀南 译）

参考文献

Bennett WF: Arthroscopic repair of massive rotator cuff tears: A prospective cohort with 2- to 4-year follow-up. *Arthroscopy* 2003;19:380-390.

Brady PC, Burkhart SS: Mobilization and repair techniques for the massive contracted rotator cuff tear: Technique and preliminary results. *Tech Shoulder Elbow Surg* 2005;6:14-25.

Burkhart SS: Arthroscopic repair of massive rotator cuff tears: Concept of margin convergence. *Tech Shoulder Elbow Surg* 2000;1:232-239.

Burkhart SS: Arthroscopic treatment of massive rotator cuff tears. *Clin Orthop Relat Res* 2001;390: 107-118.

Burkhart SS, Barth JR, Richards DP, et al: Arthroscopic repair of massive rotator cuff tears with Stage 3 and 4 fatty degeneration. *Arthroscopy*, in press.

Galatz LM, Ball CM, Teefey SA, et al: The outcome and repair integrity of completely arthroscopically repaired large and massive rotator cuff tears. *J Bone Joint Surg Am* 2004;86:219-224.

Gerber C, Fuchs B, Hodler J: The results of repair of massive tears of the rotator cuff. *J Bone Joint Surg Am* 2000;82:505-515.

Goutallier D, Postel JM, Bernageau J, et al: Fatty muscle degeneration in cuff ruptures: Pre- and postoperative evaluation by CT scan. *Clin Orthop Relat Res* 1994;304:78-83.

Green A: Chronic massive rotator cuff tears: evaluation and management. *J Am Acad Orthop Surg* 2003;11:321-331.

Harryman DT, Mack LA, Wang KY, et al: Repairs of the rotator cuff: correlation of functional results with integrity of the cuff. *J Bone Joint Surg Am* 1991;73:982-989.

Jones CK, Savoie FH III: Arthroscopic repair of large and massive rotator cuff tears. *Arthroscopy* 2003;19:564-571.

Lo IK, Burkhart SS: Arthroscopic repair of massive, contracted, immobile rotator cuff tears using single and double interval slides: Technique and preliminary results. *Arthroscopy* 2004;20:22-33.

Lo IK, Burkhart SS: Arthroscopic revision of failed rotator cuff repairs: Technique and results. *Arthroscopy* 2004;20:250-267.

Rokito AS, Cuomo F, Gallagher M, et al: Long-term functional outcome of repair of large and massive chronic tears of the rotator cuff. *J Bone Joint Surg Am* 1999;81:991-997.

Tauro JC: Arthroscopic "interval slide" in the repair of large rotator cuff tears. *Arthroscopy* 1999;15:527-530.

Warner JJ: Management of massive irreparable rotator cuff tears: The role of tendon transfer. *Instr Course Lect* 2001;50:63-71.

Warner JP, Krushell RJ, Masquelet A, et al: Anatomy and relationships of the suprascapular nerve: Anatomical constraints to mobilization of the supraspinatus and infraspinatus muscles in the management of massive rotator cuff tears. *J Bone Joint Surg Am* 1992;74:36-45.

第 17 章　关节镜下肱二头肌肌腱固定术：软组织技术和骨修复术

Mark W. Rodosky, MD

一、适 应 证

肱二头肌长头腱是盂肱关节第二重要的稳定装置。然而，肱二头肌肌腱不稳定，慢性退化和(或)撕裂导致肩关节明显不适和关节功能障碍。对盂肱关节的作用为病理性而不是生理性的。这种情况下肱二头肌腱固定术已经证明能减少肩关节疼痛而且保存肘关节功能。几种不同的开放性手术已经证明是成功的，但是都需要切开的手术方式，从而增加了患者的创伤。最近几年，随着关节镜技术的不断发展，允许手术操作创伤更小、疼痛更少。

肱二头肌长头腱的病理分为三类：炎症性、创伤性或不稳定。多数肱二头肌肌腱病理是炎症性，并且多数与撞击相关(图 17-1A)。患者反映撞击症状，并且常发现肱骨大小结节间沟压痛。如果炎症没有进展到退化变性，肩袖疾病多数能成功治疗并使患者的问题得到解决。然而，当肿胀或部分撕裂的肌腱将继续受结节间沟的骨面摩擦时，则退化会变得明显。肱二头肌腱固定术可能是解除由肱二头肌肌腱疾病所致的明显疼痛和功能障碍的唯一方法。若超过 25%～50%的肱二头肌长头肌腱变性时，多数外科医师会考虑肱二头肌肌腱固定术(图 17-1B)。虽然肌腱外观正常而治疗困难的顽固病例，也能通过肌腱固定术成功的得到解决，尤其用利多卡因注射已经证明了肱二头肌腱是症状的原因者。

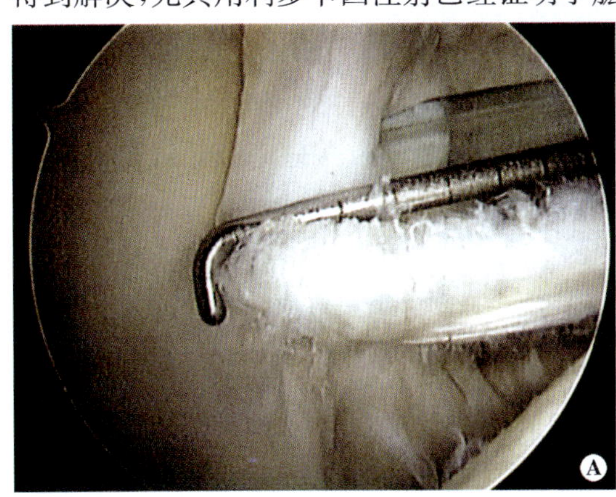

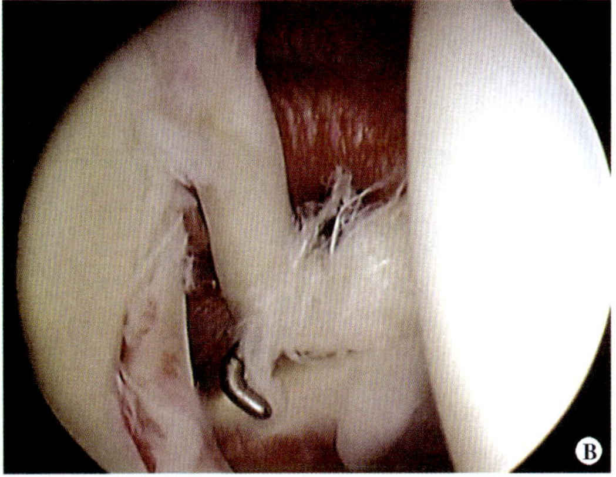

图 17-1　A. 当肱二头肌结节间沟部分肌腱移位进入盂肱关节后，右肩肩关节镜下可见肱二头肌肌腱肌腱炎和退变。B. 另一个肱二头肌肌腱大部分撕裂的右肩关节，可见探针很容易就通过不全撕裂的肱二头肌肌腱

正常的肱二头肌长头腱急性创伤性断裂需要高能量的暴力，而慢性病态的肌腱可能在较少的作用力下就会断裂。急性破裂实际上可能缓解了疼痛，但是会出现厌恶的畸形和肘关节屈曲和旋后力量轻度减弱。有些患者可能出现肱二头肌肌腹痉挛性疼痛，但是这种情况持续时间不会太长。在肱二头肌断裂前行肌腱固定术能避免这些不受欢迎的症状。

不稳定是一个不常见的问题，但是如果不处理就可能会出现症状，有时还会导致肩袖受到伤害。肱二头肌肌腱从肩胛盂上结节向前转 35°进入结节间沟。肌腱通过滑车固定在结节间沟内。滑车系统的防护装置是盂肱上韧带，肩胛下肌肌腱在小结节的止点加强这个韧带(图 17-2A、B)。肱二头肌肌腱不稳定最常见的形式是肱二头肌肌腱半脱位或脱位向下进入肩胛下肌肌腱深面(图 17-2C)。如果不处理，不稳定的肌腱会继续变弱或者导致肩胛下肌肌腱发生破裂。

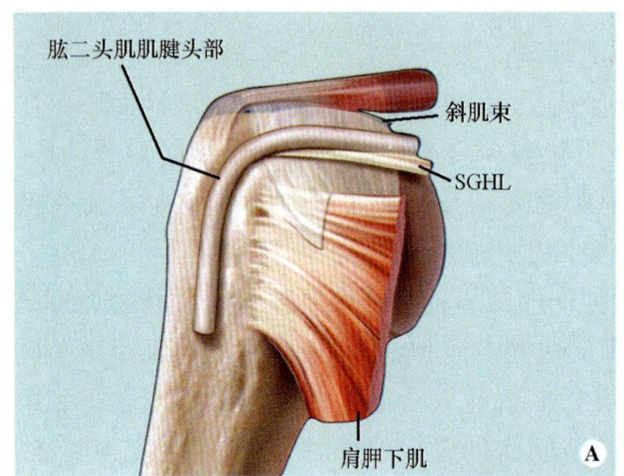

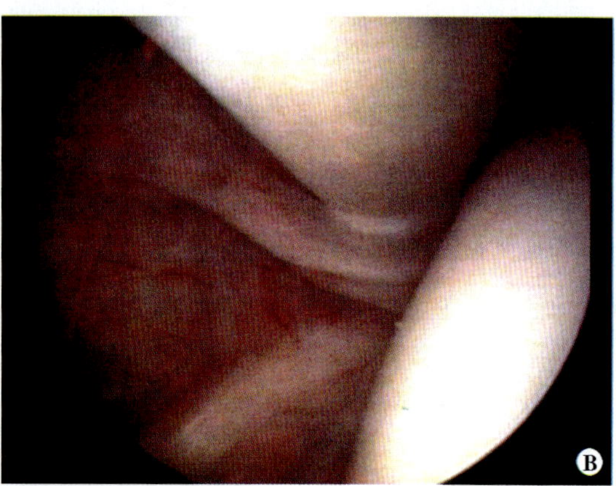

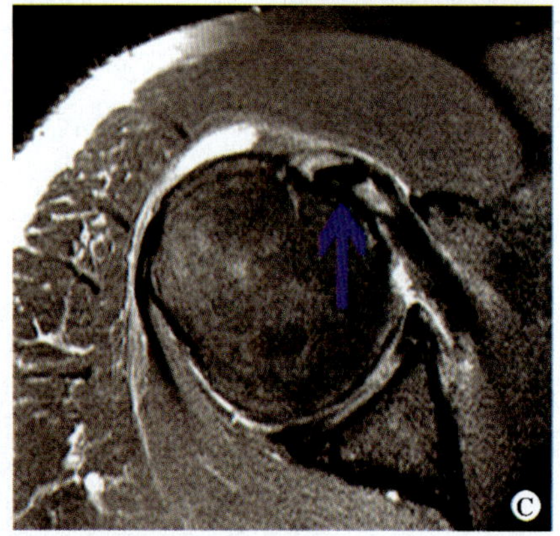

图 17-2　A. 肱二头肌肌腱的底面被肩胛下肌肌腱加强后的盂肱上韧带组成的滑车固定在结节间沟内。B. 肩关节镜下显示正常右肩关节肱二头肌肌腱下盂肱上韧带。C. 右肩关节水平位 MRI 显示肱二头肌肌腱半脱位(箭头)至肩胛下肌肌腱内和深面(A 图经允许引自 Lichtenberg S，Habermeyer P：pulley lesions，in Lajtai G，Snyder SJ，Applegate GR，Aitzetmuller G，Gerber C(eds)：*Shoulder Arthroscopy and MRI Techniques*. Berlin，Germany，Springer-Verlag，2003.)

滑车系统的上面是喙肱骨韧带，向外侧和肱骨横韧带相连续(图 17-3A)，冈上肌肌腱进一步加强。在罕见病例，肱二头肌肌腱半脱位或向下脱位进入或到冈上肌下面。造成肌腱进一步撕裂(图 17-3B)。有两种不稳定的患者在肌腱从结节间沟会诉疼痛性弹出或弹响。偶尔不稳定的肌腱脱位时还能触及脱位的肌腱。肱二头肌腱不稳定且只有症状者就适合做肱二头肌腱固定术,从另一角度说,不稳定的肌腱可能损伤肩袖,这是我们需要重点关注的。关节镜下肱二头肌腱固定术的目的是减少肱二头肌长头腱慢性炎症或病变引起的疼痛及功能障碍。对患者首先应该尝试 3 个月的非手术治疗,包括康复训练和抗炎药物治疗。针对潜在的撞击进行物理治疗,撞击是肱二头肌肌腱炎最常见的原因。无论是顽固性炎症还是明显慢性的肌腱退化导致保守治疗失败,都应该手术治疗。

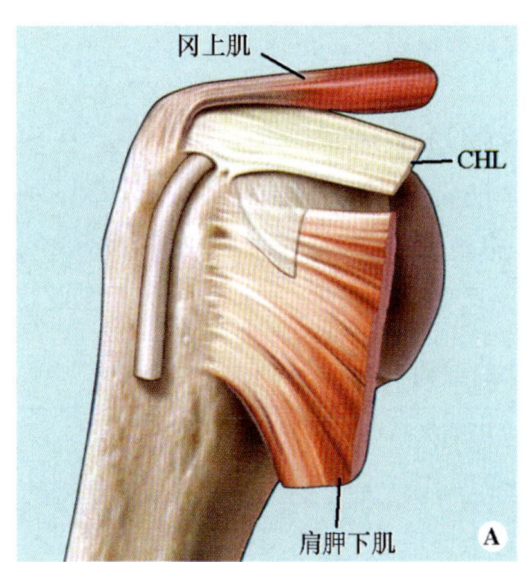

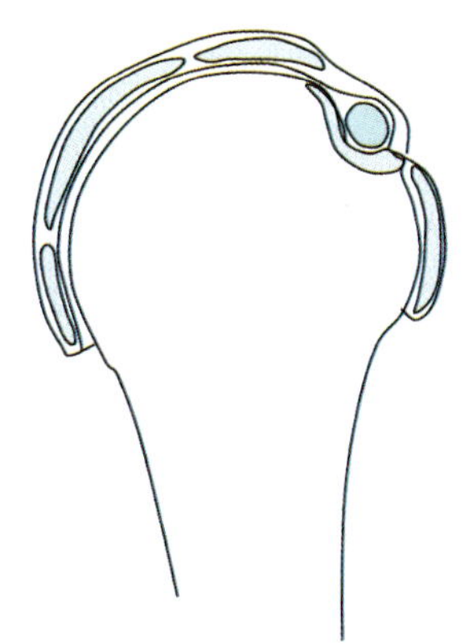

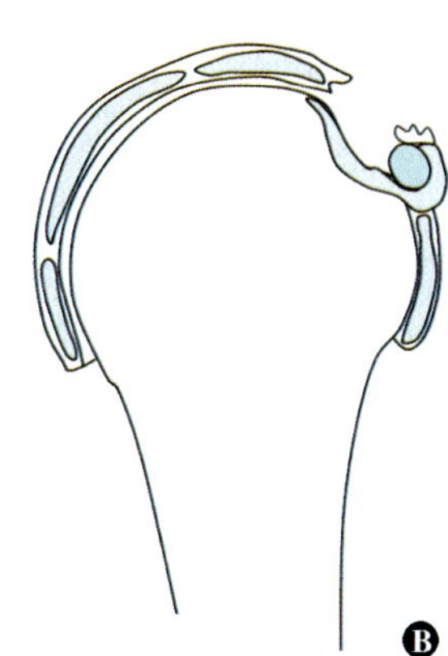

图 17-3　A. 冈上肌肌腱加强后的喙肱韧带覆盖在肱二头肌肌腱的上面。B. 右肩关节图显示盂肱韧带和肱骨横韧带撕裂如何导致肱二头肌肌腱脱位到肩胛下肌表面(经允许引自 Lichtenberg S, Habermeyer P: pulley lesions, in lajtai G, Snyder SJ, Applegate GR, Aitzetmuller G, Gerber C(eds): *Shoulder Arthroscopy and MRI Techniques*. Berlin, Germany, Springer-Verlag, 2003.)

二、禁　忌　证

关节镜下肱二头肌肌腱固定术很少有禁忌证。病变一般还不至于严重到没有足够的肌腱能固定到软组织上或是骨上。肌腱完全断裂回缩到结节间沟以下,最好是不处理或者开放性手术。对疾病比较多或者老年患者减少手术时间是很重要的。肌腱切除术是更好的选择,因为肌腱切除术操作比肌腱固定术更易完成,创伤更小。

三、其他治疗方法

切开肱二头肌肌腱固定术也是一种选择,通过三角肌劈开、胸三角肌切口或者胸大肌下入路操作都可以。但是这些手术都会因切开手术增加患者的创伤痛苦。

肱二头肌腱切除术是另外一种选择。肱二头肌腱简单的从其止点肩盂上粗隆上松解下来,经过结节间沟,让其回缩到上臂即可。然而,可能会出现一些讨厌的畸形,尤其是偏瘦的患者。此外患者还会有上臂肌腹痉挛性疼痛或者肘关节屈曲和旋后肌力减弱,然而临床上肌力减弱症状很少有记录,痉挛有时是短暂的,但是肌腹畸形会长期存在。行肌腱切除术的患者都应该告知有畸形发生的可能性。

如果肱二头肌肌腱不稳定，并且造成肩袖肌腱损伤，针对肱二头肌腱行进行手术以保护肩袖肌腱是有必要的。结节间沟可能加深和肱二头肌肌腱周围损伤的软组织修复。这些处理可能成功地稳定住肌腱；如果不对其处理，肌腱会继续半脱位出结节间沟，导致肩袖修补失败。肩袖对长期的效果来说更加重要，它的完整性不应该被危害。关节镜下肌腱固定术是一种更好的选择。如上所述，肌腱切除术则是另一种的考虑。

四、结　　果

关节镜下肱二头肌肌腱固定术能明显缓解疼痛、预防畸形和保存肘关节的力量。在表17-1中总结了已经发表的相关研究的数据结果。多数患者报告疼痛缓解，且多数报告显示了可以倾向于避免肱二头畸形。对于多数患者，肱二头肌的正常外形是他们主要关心的问题。幸运的是，关节镜下肱二头肌腱固定术是一种预防畸形可靠的方法。

表 17-1　关节镜肱二头肌肌腱固定术的结果

作者(年份)	肩关节数目	手术方式	患者平均年龄(范围)	平均随访时间(范围)	结果
Boileau 等(2002)	43	生物可吸收干扰螺钉	63 岁(25～78 岁)	17 个月(12～34 个月)	Constant 平均得分从 43 增加到 79 力量恢复到术前水平的 90% 2 例术后畸形
Elkousy 等(2005)	12	PITT 技术	55 岁	25 个月(12～48 个月)	没有畸形和痉挛痛，都认为手术效果好 有 1 例仍疼痛

注：PITT，经皮关节内穿肌腱技术。

五、手 术 方 法

肱二头肌腱固定术通常是使用切开钥匙孔式切开手术。它的主要操作是：肱二头肌腱长头腱近端游离后系上结，然后把其填塞到肱二头肌腱结节间沟骨面上预先钻好的钥匙孔中。然而，其中一部分患者因为钥匙孔钻孔术后，由于应力集中会出现肱骨骨折近端钻孔周围骨折，为此这种方法现已经大部分所遗弃。

之后其他技术得到广泛应用，包括肱二头肌肌腱附着到临近的软组织上，如胸大肌肌腱附着点，或者通过打孔或用缝合锚固定到肱骨干骨面上，这些技术都是基于结节间沟周围因为创伤发生的瘢痕能固定肌腱的理论。许多这样的技术需要昂贵的植入材料并包括在骨上钻孔来完成。20 世纪 90 年代后期，笔者应用了简单的全关节镜的软组织技术来固定肱二头肌肌腱。这种技术有 PITT 技术或经皮关节内固定肌腱的技术。

(一) 体位和显露

这种简单的技术不需要特殊的工具，用两个腰穿针、缝合材料和标准的关节镜设备就能进行。PITT 技术能在沙滩椅位、侧卧位和任何其他关节镜的改良体位下进行各种关节镜下肱二头肌肌腱固定操作。水泵系统对清洗视野是有帮助的。

关节镜使用标准的后路进入,在肩袖间隙创建标准的前路入路,经盂肱上韧带的上方或下方都可行。在关节内肱二头肌腱评估前,应该通过关节镜先观察一下盂肱关节内的相关性病理情况,做一个诊断性全面检查。上臂外展前屈、肘关节屈曲旋后位全面观察评估。这个位置允许软组织抓持器或者探针使肱二头肌腱结节间沟的部分进入盂肱关节内(图 17-4)。

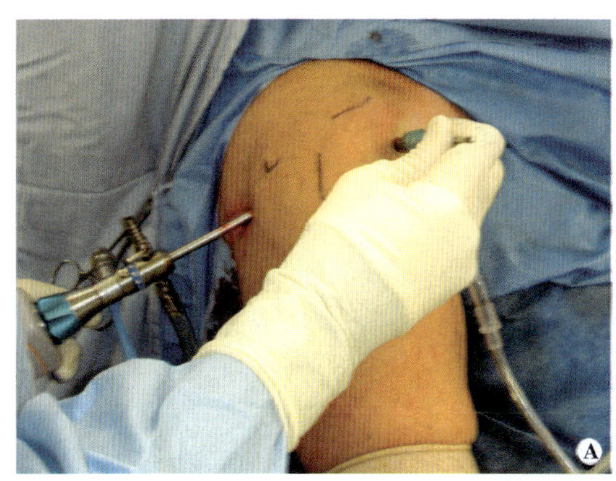

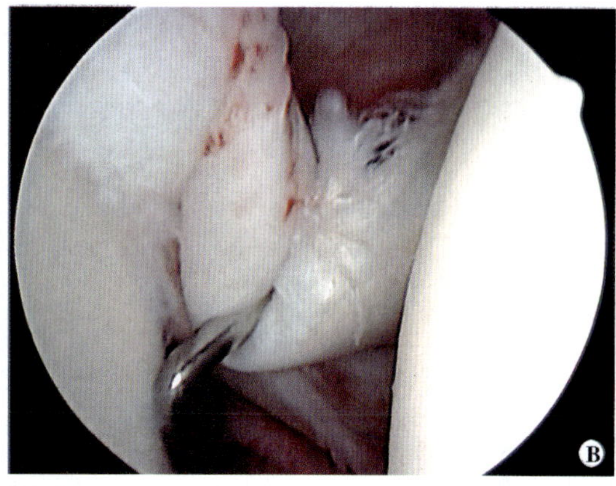

图 17-4　A. 临床图片显示探查肱二头肌肌腱。B. 关节镜显示肌腱退变

(二) 手术操作

1. PITT 技术　验证肱二头肌长头病理后,上臂放置在大约外旋 20 度的位置。下一步,使用软组织抓持器通过前方通道把肱二头肌长头近端 1.5～2cm 拉入关节内。这样能保持最好的张力,以预防肱二头肌肌腹部畸形。在肩峰前下角大约 2cm 处,经皮放置腰穿针穿过皮肤、三角肌或者外侧肩袖间隙,使肱二头肌腱固定(图 17-5A)。直接通过镜观察腰穿针尖横穿结节间沟和刺过肱二头肌肌腱,进入关节内,第二个针以同样的方法穿入。两个针应该穿出肱二头肌肌腱分开 5～10mm,一个针在前下,另一个在后上。0 号单纤维缝线从腰穿空针中穿入关节内(图 17-5B),两个线从前方管道拉出。退出前方管道,一个缝线的一

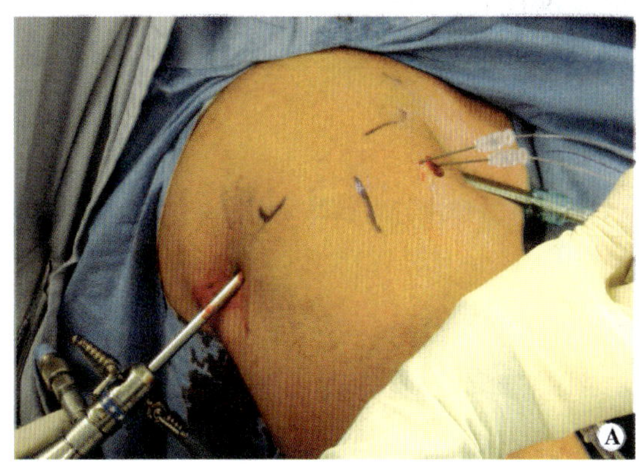

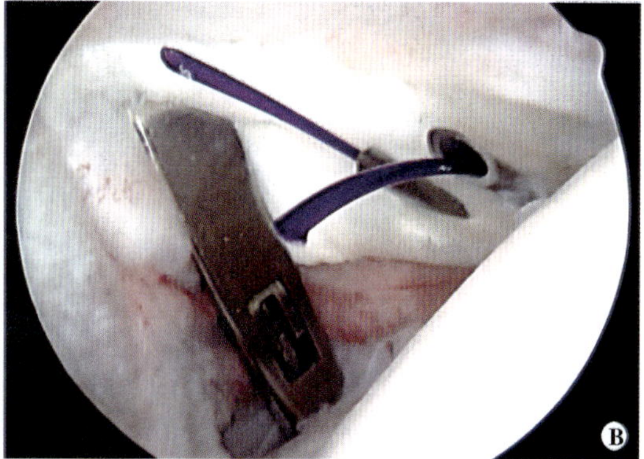

图 17-5　A. 临床图片显示穿梭线过线。B. 关节镜下显示腰穿针里有还未从前方管道拔出的缝线

端系上2号预置好的非吸收缝线,另一个单纤维引线系上预置好的缝线另一端。抓住两个单纤维引线从经皮入口处拉出(图 17-6A);拉紧后编织不可吸收预置线的两端,穿过关节腔,刺入肱二头肌肌腱,经过肩峰下间隙在腰穿针穿入部位退出皮肤。对着肱二头肌肌腱在关节内褥式缝合环端,并且把持住肱二头肌肌腱(图 17-6B)。不同颜色2号预置的不可吸收线重复整个操作(图 17-7A)。第二个缝线穿针的位置,一个针在后下和另一个针在前上,允许褥式环和第一个缝线交叉形成锁定形式(图 17-7B)。软组织肌腱固定术安全的固定肱二头肌腱在结节间沟中(图 17-8)。使用两个不同颜色的缝线对简化缝线管理是有帮助的。

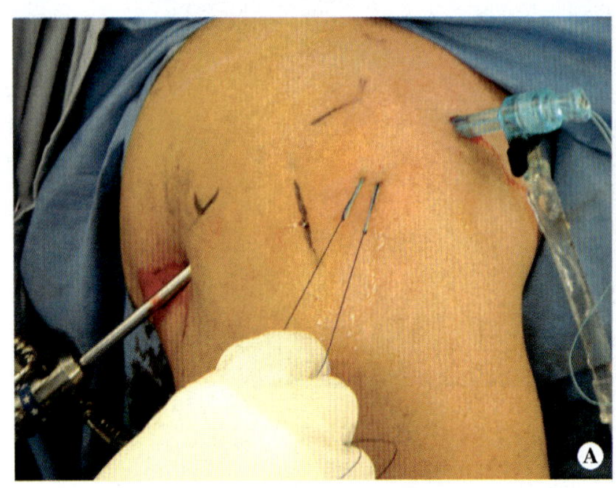

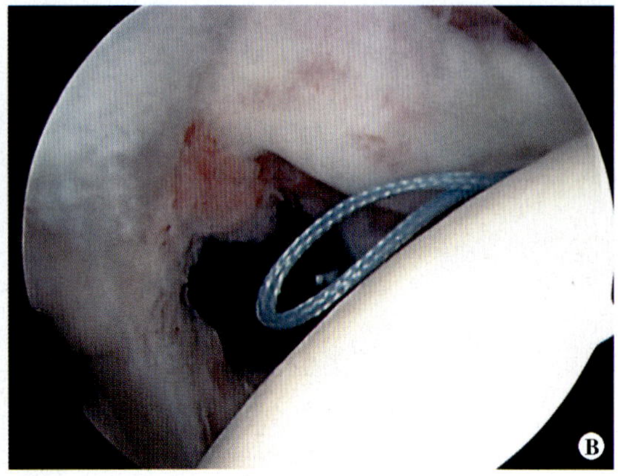

图 17-6 A. 临床图片和关节镜图片显示编制线过线后就形成水平褥式穿过肌腱

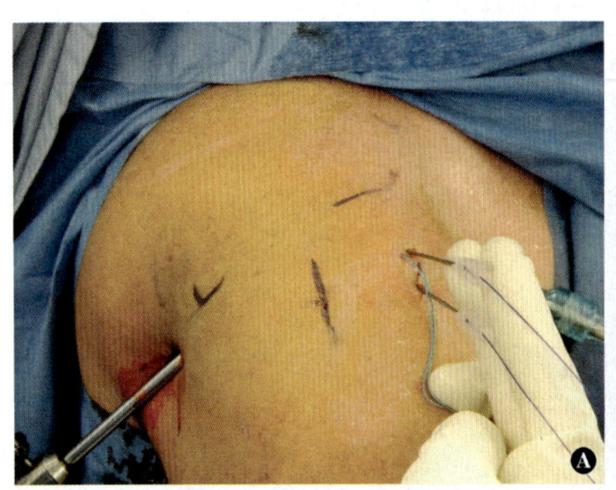

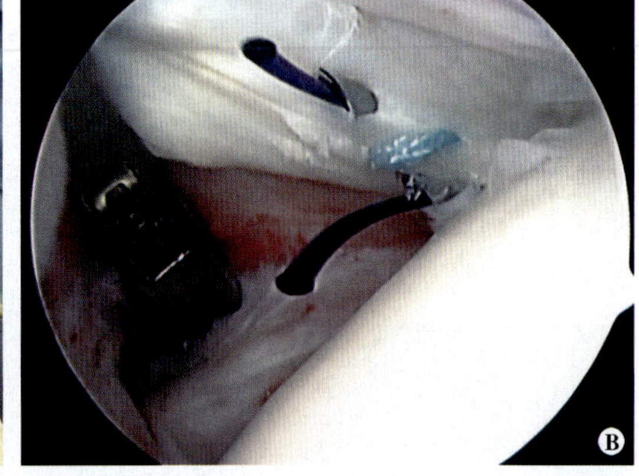

图 17-7 A. 临床图片显示穿第二套缝线。B. 关节镜下见腰穿针在第一个缝线的两侧,这样能帮助肌腱固定在合适的位置

一旦缝线放置好,用一个窄的切工具从肱二头肌腱沿缝线的内侧切下。预防切过缝线,应该拉紧,牵向外侧,远离切割设备(图 17-9A)。肌腱分离后,保留的近端部分用大的刨刀切除,在上盂唇留下光滑的边缘(图 17-9C)。

然后做肩峰下关节镜检,包括滑膜切除术。在肩峰下间隙辨识缝线,使用标准的关节镜打结技术结系在肱骨横韧带上或者外侧间隙组织上,为完全地固定肌腱,要在镜下确认肱二头肌腱在结节间沟中（图 17-10）。使用腰穿针反复穿刺结节间沟中肌腱数次，以产生瘢痕反应，加速愈合过程。

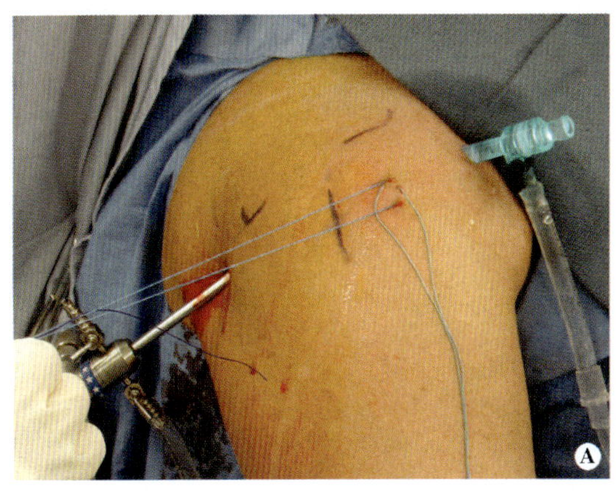

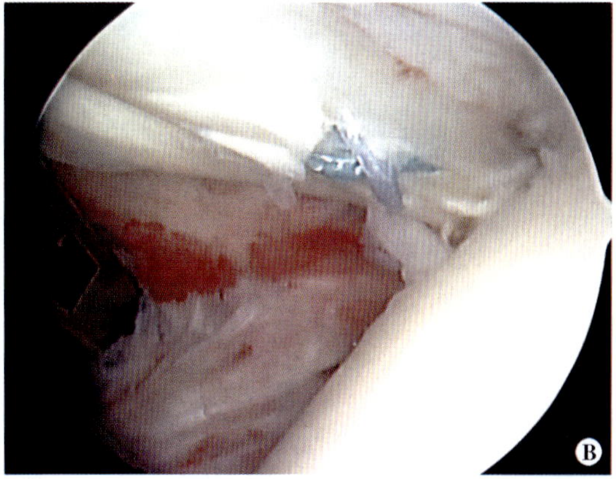

图 17-8　A. 临床图片显示拉紧第二根缝线。B. 关节镜下第二根缝线和第一根缝线相互交叉能固定得更牢固

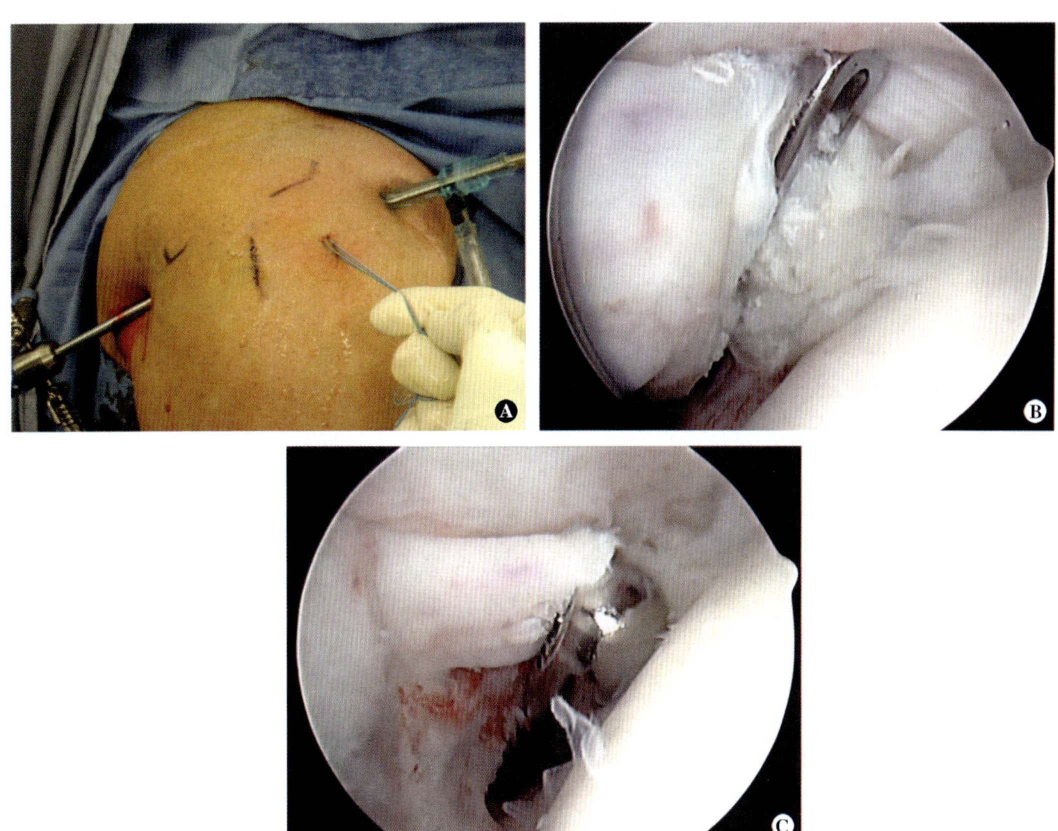

图 17-9　A. 关节镜下剪刀从前方入路进入。B. 剪断肌腱。C. 刨刀完全清理肱二头肌肌腱关节内部分

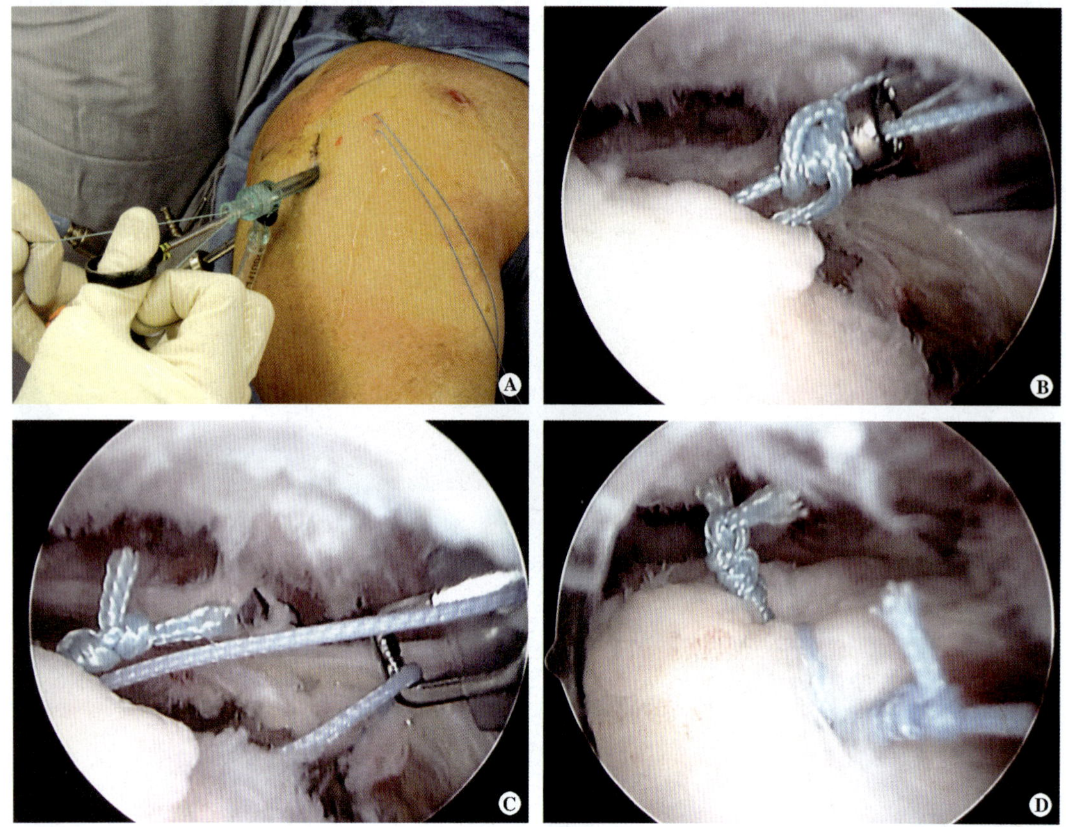

图 17-10 A. 沿通道向下滑动结。B. 进入肩峰下间隙。C. 钳子用于从外侧通道拉出第二根缝线打结。D. 两个结固定牢固后,就完成肌腱固定术

2. 直接缝合技术 一种替代性软组织技术是直接的缝合技术。使用这种技术如之前描述的肱二头肌肌腱引入关节内,一枚或者二枚经皮插入针,每一枚针穿过 0 号单纤维引导缝线,然后进入关节内,从前方的通道拉出缝线,用于维持肌腱的位置。关节腔的肌腱切除,方法同 PITT 技术,维持缝线起到临时固定的作用。行包括滑膜切除术的肩峰下关节镜,肱骨横韧带从小结节横跨到大结节上,覆盖在结节间沟上。借助远端的针予以确认。然后缝线置换成蓝色的 2 号编制不可吸收的缝线,使用标准的关节镜打结技术打结。这个操作过程重复一次以上,以起到足够的固定。在编制不可吸收的缝线固定在结节间沟后,去除临时固定的缝线。

3. 骨修补技术 软组织技术需要完整的或者足够的肱骨横韧带、肩袖或者检修间隙组织。这些组织不够时,肌腱固定术就需要肱二头肌肌腱骨修补术。一些外科医师更喜欢骨修补,而不喜欢软组织技术,因为他们认为修补到骨上会更有把握。然而,生物力学研究报道,如果软组织固定技术很到位,骨技术并无明显的优势,肱二头肌腱的质量是决定肌腱固定术成果或者失败最重要的因素。

4. 缝合锚技术 使用缝合锚钉,关节镜下肱二头肌肌腱固定术已经描述过。建立标准前路、外侧和后方入路,上臂处于中立位或者轻度外旋位。如前所述,当肩袖完整,腰穿针经皮刺入,刺到肱二头肌腱,然后进针直至扎到结节间沟的骨上。肩峰下关节镜包括滑膜的切

除术直至能看到腰穿针。在针的远侧切除肱骨横韧带直至显露出结节间沟内的肱二头肌腱。在合并肩袖撕裂的患者中，位于肱二头肌腱沟内的肌腱可以直接被看到，在任何一个位置，单一负荷的缝合锚放置在临近或在结节间沟。两个锚的两端缝线均穿过肌腱，水平位褥式打结。牢固的固定后，切除关节腔内肱二头肌腱。当肩袖完整时关节内切除肌腱更加容易，在肩盂上止点切除残余肌腱，然后退出盂肱关节腔。

5. 生物可吸收螺钉固定　使用生物可吸收螺钉固定性肱二头肌腱固定术中，之前已经描述。在肩关节大约屈曲 30°、内旋 30°和外展 30°。使用 3 个入路：标准后方入路和两个前方入路。前方入路在肱二头肌腱沟两侧 1.5cm（前内和前外）。这个后方入路和前外侧入路是用于观看和前内侧入路是作为工作通道。

在上述的技术中，关节镜从后方进入盂肱关节，从前方入路进入探针。确认肱二头肌腱病理。在结节间沟经皮刺入腰穿针，使肌腱放在一个合适的位置。在盂上肌腱连接处切除肌腱。

肩峰下关节镜包括滑膜切除术在前外侧入路关节镜下进行。肱骨横韧带从小结节横跨到大结节上，覆盖在结节间沟上，用电刀切开肱骨横韧带和显露肱二头肌腱。肱二头肌肌腱通过前内侧入路拉出盂肱关节腔。

在肱二头肌腱结节间沟中间钻孔，通常在结节间沟中心处，钻出直径 7～8mm 和 25～30mm 深，离结节间沟上端至少 10mm。肌腱放置在孔中的方法依据干扰螺钉的类型改变。

常用的一项技术是使用不可吸收缝线穿过肱二头肌腱末端。缝线一端穿过螺钉管道，另一端留在螺钉外面。这样能牵拉肌腱末端和用套管设备使之拉入槽内，避免钻孔贯通肱骨（图 17-11）。这个技术对多数外科医师来说更加容易和更安全。避免钻孔贯通肱骨，就能避免损伤腋神经的可能性。

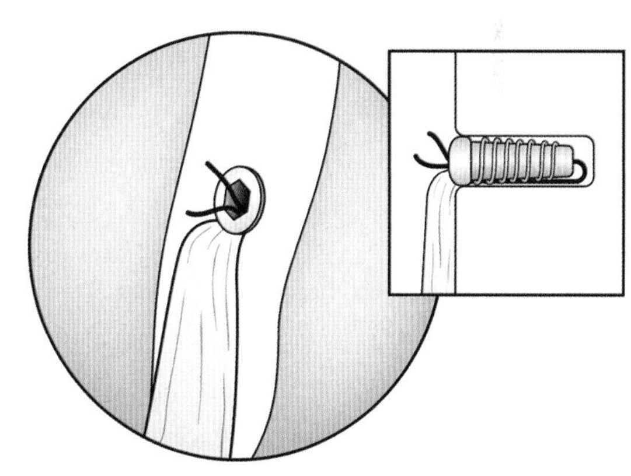

图 17-11　利用挤压螺钉技术把肱二头肌肌腱挤压在结节间沟钻好的孔中

六、术后治疗

单独的关节镜下肱二头肌肌腱固定术术后康复从术后第一周开始。能立即开始作钟摆运动、肩关节和肘关节轻微的主动活动和被动活动。上肢悬吊 3～4 周，建议患者 8 周内避免患肢任何明显的推、拉或者上举，包括肘关节明显的后旋动作。8 周后，缓慢逐渐开始肌肉力量练习。6 个月内避免举重和体育运动。当伴随手术如肩袖撕裂时，应该修改康复计划，以避免和术后保护肩袖相矛盾。

七、避免失误和手术并发症

关节镜下肱二头肌腱固定术是相对安全的技术，很少有潜在的失误。生物力学研究报告不同技术间固定力量很少有区别，选择的原则是依据肱二头肌腱质量。如果肌腱固定的部分质量不好，应该使用更加远侧的肌腱进行固定。某些情况下可能需要开放性手术。替代性的手术入路的选择是简单的，是否适合关节镜内手术的决定，应当认识到低质量肱二头肌腱的失败和肱二头肌腱切除结果是一样的。如果这种结果不能接受，可以选择其他方式的手术。

关节镜下肱二头肌腱固定术术后关节僵硬是罕见的并发症。肱二头肌腱关节内部分必须切除，以预防在盂肱关节内的撞击及关节内紊乱，并可能导致尤其是外展外旋位运动受限。盂肱关节术后立即开始主动和被动运动，能减少僵硬的危险。

神经血管并发症极其罕见。当干涉螺钉放置穿透肱骨，穿过肱骨必须注意导向，远离腋神经。使用标准的钻孔导向器会有帮助。

（尹自龙　张耀南 译）

参考文献

Boileau P, Krishnan SG, Coste JS, Walch G: Arthroscopic biceps tenodesis: A new technique using bioabsorbable interference screw fixation. *Arthroscopy* 2002;18:1002-1012.

Elkousy HA, Fluhme DJ, O'Connor DP, Rodosky MW: Arthroscopic biceps tenodesis using the percutaneous, intra-articular trans-tendon technique: Preliminary results. *Orthopedics* 2005;28:1316-1319.

Gartsman GM, Hammerman SM: Arthroscopic biceps tenodesis: Operative technique. *Arthroscopy* 2000;16:550-552.

Gill TJ, McIrvin E, Mair SD, Hawkins RJ: Results of biceps tenotomy for treatment of pathology of the long head of the biceps brachii. *J Shoulder Elbow Surg* 2001;10:247-249.

Klepps S, Hazrati Y, Flatow EL: Arthroscopic biceps tenodesis. *Arthroscopy* 2002;18:1040-1045.

Mazzocca AD, Bicos J, Santangelo S, Romeo AA, Arciero RA: The biomechanical evaluation of four fixation techniques for proximal biceps tenodesis. *Arthroscopy* 2005;21:1296-1306.

Murthi AM, Vosbrough CL, Neviaser TJ: The incidence of pathologic changes of the long head of the biceps tendon. *J Shoulder Elbow Surg* 2000;9:382-385.

Romeo AA, Mazzocca AD, Tauro JC: Arthroscopic biceps tenodesis. *Arthroscopy* 2004;20:206-213.

Sekiya LC, Elkousy HA, Rodosky MW: Arthroscopic biceps tenodesis using the percutaneous intra-articular transtendon technique. *Arthroscopy* 2003;19:1137-1141.

第 18 章　肩袖部分撕裂的关节镜修补术

Xavier A. Duralde,MD

一、适　应　证

非全层肩袖撕裂是肩关节功能受限、疼痛和致残的常见原因，比全层肩袖撕裂更常见。撕裂的病因包括多方面，与肩袖本身退化、较大创伤、重复性的微小损伤、血运差、不稳定和出口撞击症状有关。无论是组织学研究、尸体研究还是二次手术观察都未发现非全层肩袖撕裂具有自愈性。非全层肩袖撕裂的自然病史与全层撕裂相似，有逐步扩大的趋势，即使肩峰下间隙充分减压后仍然能观察到这些撕裂的进展。

非全层肩袖撕裂患者的临床表现和肩袖炎症、全层肩袖撕裂的患者非常相似。他们的临床症状和检查结果没有显著不同。MRI 的检查结果对诊断也不是非常可靠，报告中 MRI 敏感性为 17%～38%。所以，若其他疾病患者也会表现出肩袖损伤症状，最初应该进行一段时间的非手术治疗，包括疼痛治疗模式的改变、伸展并最后进行力量训练。本体感觉训练和循序渐进的投掷训练计划对过头投掷运动员可能有益。手术治疗的适应证一般是 3～6 个月后非手术治疗无效的患者。

所有并存的病变都应在术中一并治疗。对肩袖撕裂来源于不稳定的患者，如过头投掷运动员，一般通过治疗肩袖撕裂的同时修补上盂唇，在不稳定纠正后能得到更好的疗效。同样，伴有出口撞击的患者行肩峰下减压后常能获得更好的疗效。低于 50%厚度的肩袖撕裂能通过清理和处理其他并存的病变得到治疗。大于 50%厚度的肩袖撕裂会继续撕裂并可能导致进行性疼痛。文献中 50%这个数值只是经验所得，术中要靠外科医师的判断决定是否修补。对诉求高的患者，即使肩袖撕裂厚度稍低于 50%，可能也会受益于可疑损伤肌腱的修补；对功能需求低的老年患者，可能仅仅通过肩峰下减压和清理术就能获得较好的效果。

二、禁　忌　证

MRI 能发现无症状的非全层肩袖撕裂。若非全层肩袖撕裂不是肩关节疼痛的原因就不宜行关节镜修补手术，例如冻结肩或盂肱关节骨关节炎。这些患者只是偶发肩袖撕裂，治疗应针对肩关节致痛的真正病因。

三、其他治疗方法

常规切开或小切口手术和关节镜技术均是报导中的治疗非全层肩袖撕裂的方法。常规切开手术包括切开行肩峰成形术，以及分离尚完整的滑囊面纤维把非全层肩袖撕裂转变成全层肩袖撕裂，然后行传统的全层肩袖撕裂修补术。但此手术有可能无法发现关节面肩袖撕裂，而术前 MRI 又不能明确诊断关节面侧肩袖撕裂，有研究者用过亚甲蓝注射试验但其敏感性仅有 65%。

文献中报告治疗非全层肩袖撕裂可行关节镜清理术或同时行关节镜下肩峰成形术。报告显示未合并出口撞击的过头投掷运动员没有做肩峰成形术也能获得良好的疗效，若有出口撞击的症状，应同时行肩峰成形术。

肩关节镜下肩峰成形术和小切口肩袖修补术结合了关节镜下诊断、镜下肩峰成形避免切开三角肌、小切口肩袖修补操作简单的优势。肩关节镜既能诊断和治疗关节内病变又能在避免切开三角肌的情况下行肩峰成形术，再通过小切口修补撕裂。

四、结　果

若不知非全层肩袖撕裂的病因和撕裂的深度，很难阐述其治疗效果。尽管如此，报告的研究中都没有收集大量的病例(表 18-1)。在几项研究中，治疗过头投掷运动员的损伤时行肩袖撕裂清理术同时治疗隐匿或明显的不稳定均能获得了非常好的疗效。在相同的运动员人群中，只进行肩袖撕裂的清理不处理相关不稳定，据报道失败率很高。肩峰成形的适应证是因出口撞击而引起的肩袖撕裂。肩袖撕裂厚度低于 50%的出口撞击的患者仅仅行肩峰下减压和清理术就能获得较好的效果。但对肩袖撕裂超过 50%的患者仅行肩峰下减压和清理术的效果较差。报告显示关节镜下肩峰成形加小切口肩袖修补术的成功率超过 95%。有些系列报告显示开放性肩峰成形和肩袖修补也有较好或很好的疗效。

表 18-1　非全层肩袖撕裂的治疗效果

作者(年份)	肩关节数目	手术方式	平均随访时间	结果	注释
Andrews 等(1985)	34	关节镜清理术	1.1 年	85%满意	过头投掷运动员随访时间短
Ogilivie-Harris 和 Wiley(1986)	57	关节镜清理术	3.0 年	50%满意	没有肩峰下减压或修补术
Snyder 等(1991)	31	所有的行清理术；18 例行关节镜下肩峰成形术	1.9 年	84%满意	基于滑囊的表现决定是否行肩峰成形术
Itoi 和 Tabate(1992)	38	25 例肩峰成形术的患者都行切开修补术	4.9 年	82%满意	仅出口撞击患者行肩峰成形术
Fukuda 等(1994)	66	切开肩峰成形术和肩袖修补术	2.7 年	94%满意	切除异常的组织和完全修补撕裂
Gartsman 和 Milne(1995)	111	清理术和肩峰成形术；清理术和前方重建术或康复锻炼；切开修补术	2.7 年	88%满意	85 个出口撞击症，14 个不稳定，12 个创伤
Wright 和 Cofield(1996)	39	切开肩峰成形术和肩袖修补术	4.6 年	85%满意	31 个肌腱对肌腱修补术

续表

作者(年份)	肩关节数目	手术方式	平均随访时间	结果	注释
Payne 等(1997)	43	40 例撕裂行清理术;2 例修补术;26 例肩峰成形术	4.0 年	72%总体满意	过头运动的运动员 创伤引起的:64%的运动员回到了运动场 起病隐匿的:45%的运动员回到了运动场
Budoff 等(1998)	79	关节镜清理术	4.4 年	87%满意	40%肩峰下骨赘清理术,除外肩关节不稳定,69%的运动员回到了运动场
Weber (1999)	65	32 例关节镜下肩峰成形术和清理术;33 例关节镜下肩峰成形术和小切口修补术	4.0 年 3.2 年	45%满意 94%满意	在>50%撕裂厚度撕裂时单纯减压效果不好
Levitz 等(2001)	51	所有的行清理术和 SLAP 损伤修补术;没有关节囊皱缩术;关节囊皱缩术	2.0 年	61%满意 86%满意	关节不稳定行手术
Cordasco 等(2002)		关节镜下清理术和肩峰成形术	4.5 年	92%满意	所有撕裂厚度都<50%,滑囊侧撕裂的效果更差
Duralde 和 Kimmerly (2005)	24	关节镜下肩峰成形术和肩袖修补术	1.2 年	96%满意	Takedown 关节镜修补,没有破坏完整的滑膜侧肩袖

五、手术方法

因为磁共振诊断非全层肩袖撕裂的准确性较差,外科医师应该考虑到出口撞击的患者均有非全层肩袖撕裂的可能,术中应及时处理。手术治疗非全层肩袖撕裂成功的关键是同时处理好并存的病变。因此,术前应根据详细的病史、物理学检查和影像学检查做出诊断和鉴别诊断。除非有症状显示出口撞击是非全层肩袖撕裂的原因,否则不能常规行肩峰成形术。另一方面,如果肩关节不稳定是撕裂原因,术中必须处理。本章节介绍了三种非全层肩袖撕裂的关节镜治疗方法,这三种撕裂包括深部关节面侧非全层肩袖撕裂、关节面侧肩袖夹层撕裂和滑囊侧肩袖撕裂。

(一) 必需的器械、设备及内固定植入物

关节镜下治疗非全层肩袖撕裂的成功,首先取决于合适的设备和工具。操作中一般使用标准的 30°关节镜。关节囊灌注压力可通过重力或水泵加压。笔者通常使用四个 3L 生理盐水袋悬挂 8 英尺高处而并不使用水泵。肩袖和肱骨大结节清理使用 5.5mm 全半径滑膜刨刀非常方便,若要再行肩峰成形术可使用 5.5mm 刨刀头。笔者推荐 5.0～ 5.5mm 缝合锚,至于使用金属材质还是可吸收的缝合锚则根据术者的习惯。肩袖肌腱过线需要锐利的软组织穿透器、硬膜外麻醉穿刺针和不同角度的过线器。滑囊侧关节肩袖撕裂还需要第

二个 8mm 的工作通道。

(二) 手术操作

关节镜下治疗肩袖撕裂和并存病变是治疗肩袖撕裂的最新理念。修补表层下肩袖撕裂时,不剥离滑囊侧未撕裂的部分肌腱可恢复大结节的解剖止点区域,并保持肌腱和大结节之间的最大面积接触。这种修补等同于全层撕裂中讲述的双排铆钉修补术。另外,肩袖完整的部分在关节镜下分离再通过单排或者是双排技术的全层修补。创伤性关节面侧肩袖撕裂单纯修补而未行减压的疗效也较满意。

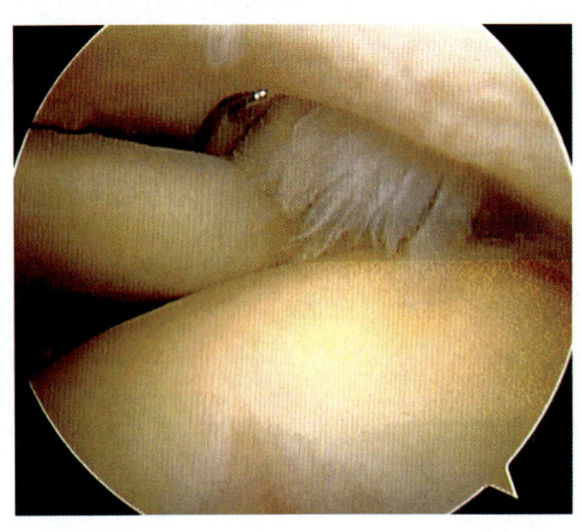

图 18-1 右肩关节通过后方入路的关节镜视野,从后路看到清理前的肩袖撕裂下表面部分(经允许引自 Duralde XA, Kimmerly WS: The technique of arthroscopic repair of partial thickness rotator cuff tears. *Tech Shoulder Elbow* Surg 2005; 6: 116～123)

患者取沙滩椅体位,安置好标准关节镜手术的前、后通道。全身麻醉和肌间沟阻滞麻醉联合使用。由后路进入关节镜行探查诊断,从前方通道建立 8mm 工作通道(图 18-1)。通过前通道进入全半径刨刀,清理肩袖撕裂下表面直到后方完整的边缘。大结节止点区域也应清理以便能清楚观察显露的大结节的面积。用刨刀放在肱二头肌肌腱上方清理肩袖,但保持刨削面朝上以免损伤肱二头肌肌腱。同样,刨刀放在肱二头肌肌腱下方清理大结节止点区域。

从显露的大结节处观察并确定肩袖撕裂的深度。大结节止点区域平均长度约为 14mm,肌腱止点通常在关节面外缘 1mm 处。因此,肩袖止点大于 50%厚度的非全层肩袖撕裂应该显露肱骨大结节至关节面外缘 7mm。关节镜下直径 5.5mm 的刨刀可作为很好的参照物(图 18-2A)。

然后用硬膜外穿刺针经皮穿过肩袖非全层撕裂的缺损处并将 0 号可吸收线穿过穿刺针(图 18-2B)。通过前通道引出缝线,退出穿刺针。这种缝合能看见表层下肩袖撕裂所对应的滑囊侧的位置。

通过后通道调整肩关节镜进入肩峰下间隙,从前通道进水。通过外侧正中的入口在肩峰下间隙置入工作通道,使用全半径刨刀和射频行滑膜切除术,注意避免切断标记线。滑膜切除后可清楚看到缝线,能仔细评估对应于表层下撕裂的滑囊侧肩袖的位置(图 18-2C)。取出标记线,用全半径刨刀仔细刨削此区域,保持刨刀直接放在病变肩袖区域上或轻度加压刨削。明显损伤的肩袖组织很容易被刨削,而不会损伤质量好的肩袖纤维组织。如果此后又发现有全层肩袖撕裂,应立即行标准的肩袖修补术。如果发现滑囊侧肩袖组织的质量很好,表层下撕裂应进行修补。

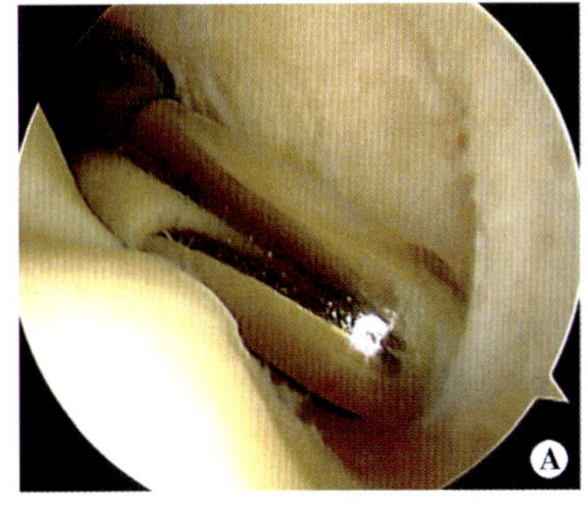
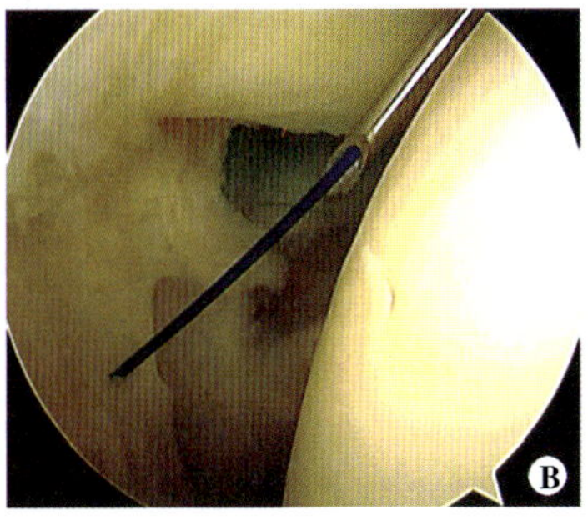
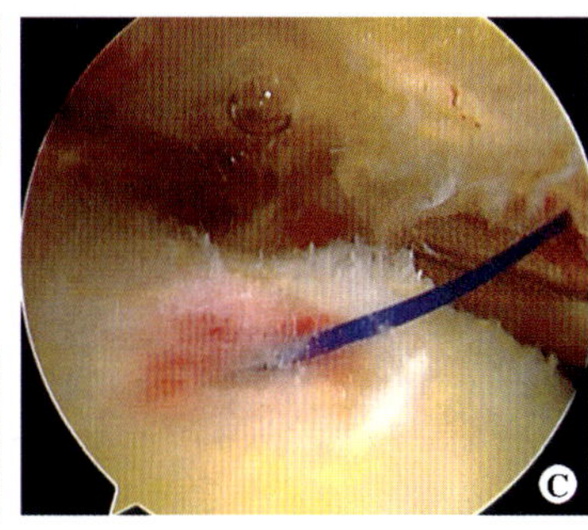

图 18-2 A. 肩关节后方关节镜入路视野，显露的大结节止点区域可用 5.5mm 的刨刀作为参考进行测量。B. 用缝线标记下表面非全层肩袖撕裂的位置。C. 缝线标记出与下表面非全层肩袖撕裂处对应的滑囊位置(经允许引自 Duralde XA，Kimmerly WS：The technique of arthroscopic repair of partial thickness rotator cuff tears. *Tech Shoulder Elbow Surg* 2005;6:116～123)

关节镜再通过后通道进入盂肱关节内，从前入路再置入工作通道。然后通过硬膜外穿刺针以最小角度经皮穿过撕裂的肩袖建立前外侧通道，通道通常对应紧邻肩峰前外侧边缘的位置，但因上肢旋转和撕裂位置不同此表面定位也会变化，所以上肢通常应保持在中立位。撕裂伴不稳定常发生在冈下肌肌腱后方部分，撕裂并存退化或出口撞击通常发生冈上肌肌腱前方部分。选择前外侧皮肤穿刺点进入，此技术可采用金属材质或可吸收缝合锚。金属缝合锚可以一次穿过，可吸收缝合锚在旋入前需要使用尖嘴开槽器和丝锥，两种技术均可行，术者可根据自己的习惯进行选择。

尖嘴开槽器通过前外侧通道进入，穿过肩袖未损伤的滑膜侧进入关节内，在尖嘴开槽器通过未损伤肌腱时，从前路置入探子钩起肩袖有助于穿刺。另外，若在打入骨之前尖嘴开槽器超过激光标记(laser mark)完全进入关节，肩袖进入点就会被放大，所以在用力推尖嘴开槽器时要尽量减少肩袖在显露的肱骨大结节上的压力。这个操作能使术者更加清楚地观察尖嘴开槽器深度，使其不超过最佳深度。把丝锥也从尖嘴开槽器在肩袖缺损的开口处进入并达到合适的深度(图 18-3A)。用 5.5mm 可吸收缝合锚穿过肩袖缺损处，向下进入骨内直至牢固固定(图 18-3B)。

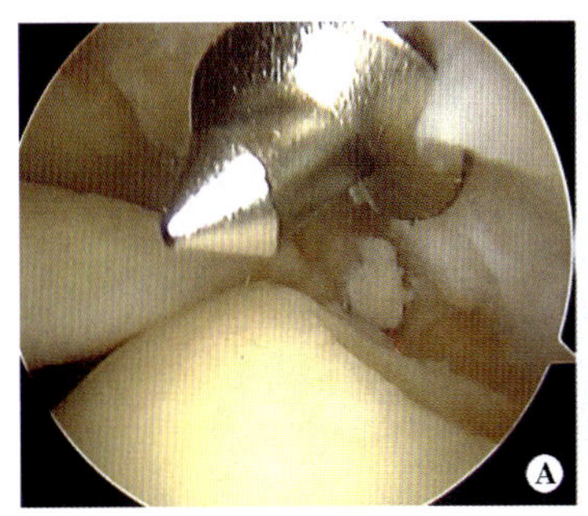
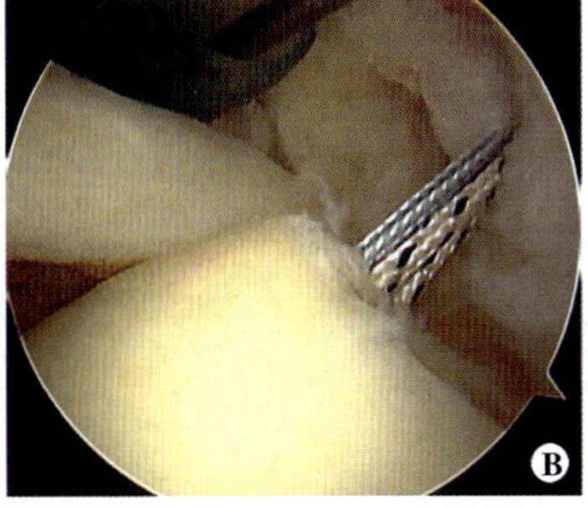
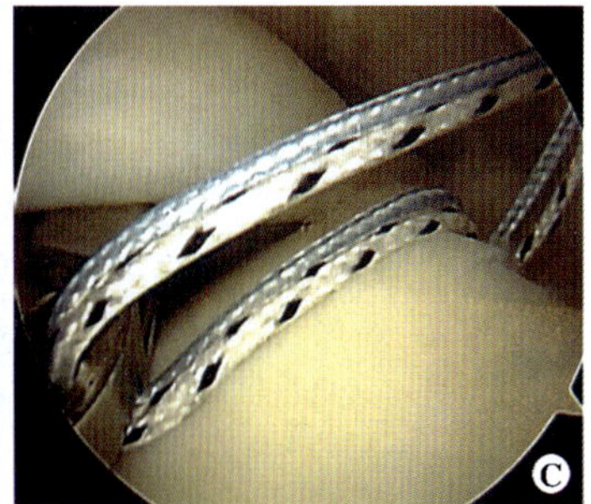

图 18-3 肩关节后方关节镜入路视野

A. 关节镜从前外入路经皮穿入。B. 可吸收螺钉植入在关节面边缘的大结节里。C. 用抓线器收回每一根线的其中一端(经允许引自 Duralde XA，Kimmerly WS：The technique of arthroscopic repair of partial thickness rotator cuff tears. *Tech Shoulder Elbow Surg* 2005;6:116～123)

从前方通道进抓线器，通过这个通道分别各收回两个缝合线的一端(图 18-3C)。注意避免缝线从缝合锚中拉出，在从前方通道拉出缝线端之前助手要拉住两根缝线的一端。这样助手能抓住缝线的一端，让术者从前方通道拉出缝线的另一端。从前方通道穿出的缝线端可以从呈新月形的非全层肩袖撕裂的外缘偏内 1cm 处的未损伤部分穿回来。此操作有几种方法。组织穿过器从前外侧通道进入，穿过新月形撕裂边缘内侧 1cm 未损伤的肩袖组织。抓住前方通道缝线的一端后从前外侧通道牵出缝线（图 18-4A），然后在第一个缝线后方大约 1cm 用组织穿过器重复这一步操作（图 18-4B）。此技术的缺点是组织穿透器会在肩袖上造成一个较大的洞，而用缝线过线器或硬膜外穿刺针操作可避免此问题。这些工具都可在新月形撕裂边缘内侧 1cm 处穿过肩袖。用 0 号线在这个位置穿过肩袖，用抓线器从前方通道收回缝线并最后打结。缝合锚缝线一端以同样方式向上穿过肩袖组织，在第一处缝合的后方 1cm 处重复上述操作。

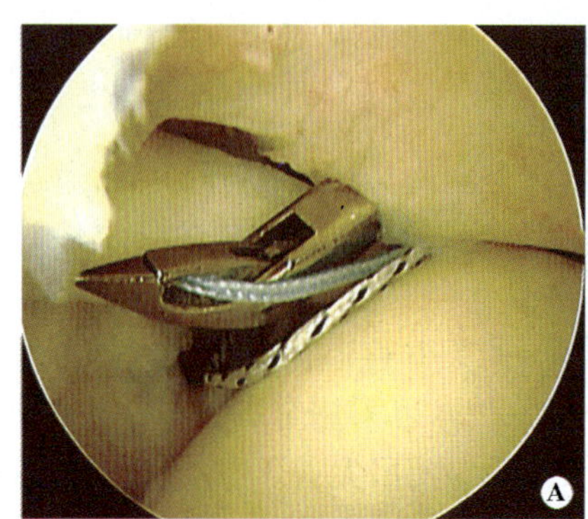

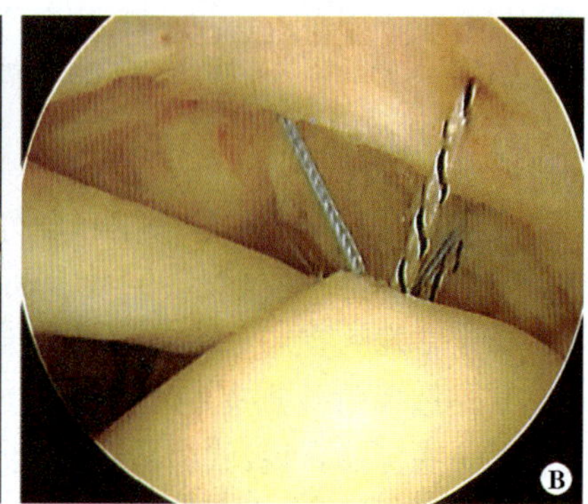

图 18-4　肩关节后方关节镜入路视野

A. 组织缝合器在肩袖完整边缘内侧 1cm 处穿过，从前方入路收回一个缝线末端。B. 两个缝线穿过肩袖新月形撕裂边缘内侧的完整肩袖组织（经允许引自 Duralde XA，Kimmerly WS：The technique of arthroscopic repair of partial thickness rotator cuff tears. *Tech Shoulder Elbow Surg* 2005；6：116～123）

关节镜再次进入从后方通道到达肩峰下间隙，从外侧入口再次建立工作通道。通过前方通道重新灌注。通过外侧通道收回每个缝线的两端（图 18-5A），使用非滑结类型打结（图 18-5B），穿过未损伤肩袖组织的缝线作为支撑点。

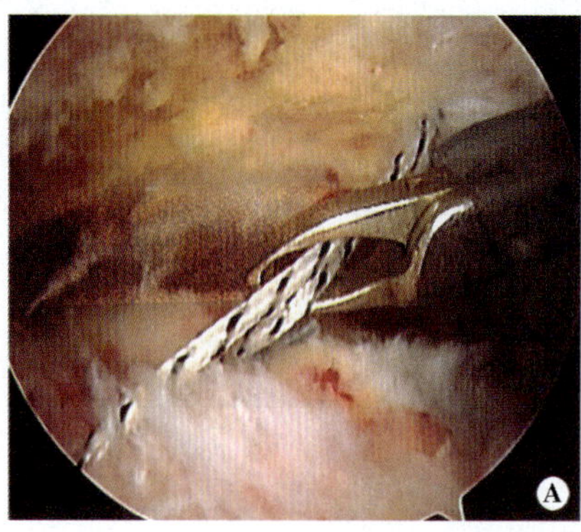

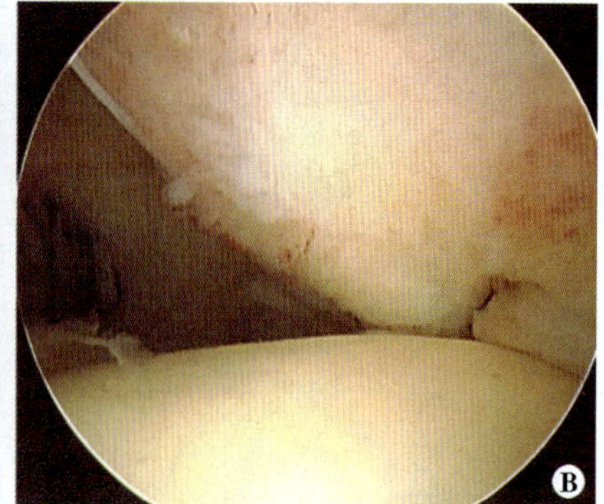

图 18-5　肩关节后方关节镜入路视野

A. 从正外侧入路用抓线器在肩峰下间隙收回缝线。B. 关节内可见肩袖完整的修补（经允许引自 Duralde XA，Kimmerly WS：The technique of arthroscopic repair of partial thickness rotator cuff tears. *Tech Shoulder Elbow Surg* 2005；6：116～123）

如果要进一步做关节镜下肩峰成形，即从此处操作。也可以在修补肩袖前进行关节镜下肩峰成形术，但是组织水肿会使肩袖修补更加困难，因此最好在肩袖修补后再行肩峰成形。如果要修补并存的上盂唇病变，可在修补肩袖撕裂前通过非全层肩袖撕裂处通过 5mm 的工作通道，以便在上盂唇处安置缝合锚，然后取出小的工作通道再修补肩袖。

1. 关节面侧肩袖裂缝　有时肩袖裂隙伴有夹层撕裂，但是没有明显的从止点处分离或大结节的显露，通过简单的缝合就已足够。第一步是确认撕裂深度以及是否与滑囊侧相通，探查是否为全层肩袖撕裂。两个硬膜外穿刺针用于修补，硬膜外穿刺针经皮从肩袖裂隙前后各 1cm 穿过。用 0 号尼龙线穿过硬膜外穿刺针后从前方通道拉出（图 18-6A），这些缝线末端做成一个圈，用一根 2 号丝线从一端穿过此圈。然后拉出 0 号缝线，牵拉 2 号纤维缝线穿过肩袖，两端各穿过裂隙的两侧（图 18-6B）。缝线末端在肩峰下间隙从外侧通道收回并用非滑结打结。如果裂隙和分层较大，可以重复上述步骤。

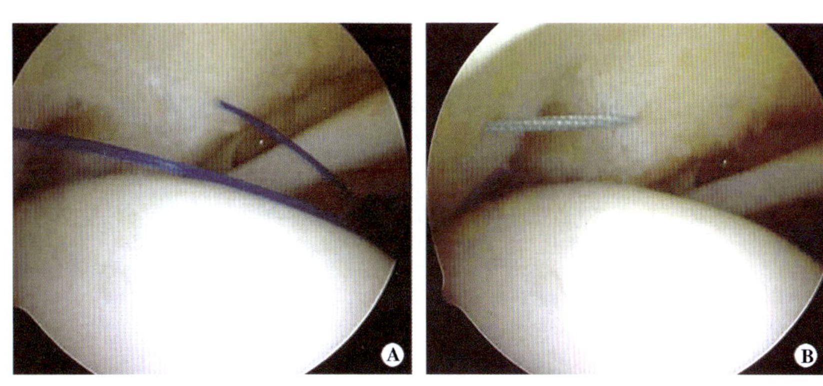

图 18-6　肩关节后方关节镜入路视野

A. 用腰穿针经皮在靠近纵行撕裂处穿过两个 0 号缝线。B. 用两个 0 号缝线把一个 2 号的纤维缝线拉出，2 号缝线横跨撕裂肩袖的肌腱，在肩峰下间隙收回缝线末端并打结

2. 滑囊侧肩袖撕裂　滑囊侧非全层肩袖撕裂比关节面侧非全层肩袖撕裂更少见，在一些研究中是 1/10～1/5。滑囊侧肩袖撕裂的患者，关节镜下盂肱关节检查不会有明显病变，这种类型的撕裂最常见的原因是出口撞击，常在大结节前方临近结节间沟的部位发现。滑膜切除后，从后路进入关节镜再观察这个区域，或在外侧通道观察能更好地辨认肩袖肌腱止点。滑囊侧非全层肩袖撕裂通过金属或可吸收缝线缝合锚很容易修补，缝合锚在大结节外侧打入，单纯缝合肩袖撕裂滑囊侧，关节面侧肩袖可不损伤。修补后肩袖下表面形成褶皱会比较明显，但不会有多大影响。

这种情况下笔者习惯先做肩峰成形，这样更容易在前方入口放置第二个工作通道，但肩峰的骨赘常阻碍前方工作通道通过。前方肩峰成形后，能通过前方入口放置第二个 8mm 工作通道，在工作通道的侧孔放置进水管。将显露的大结节清理刨削直至骨面渗血，清理肩袖的撕裂边缘。清理分层撕裂区域，确保清除所有的滑膜组织。通过外侧通道放置抓持器并推移动肩袖肌腱进行探查，一般滑囊侧肩袖能推移到大结节外侧。

用硬膜外穿刺针沿肩峰前外侧经皮穿入以定位缝合锚放置的最佳位置，临时支撑物的角度是安置缝合锚理想角度并可依此定位此通道的位置。在这个位置相应的皮肤处穿刺，把尖嘴开槽器送入穿过三角肌放到紧贴大结节最外侧的位置开孔，再用丝锥打入到相同的深度，将 5.5mm 可吸收缝合锚拧入到大结节中。然后使用抓线器在外侧通道收回缝线的一端，小心避免缝线从缝合锚上脱落，助手需要抓住缝线的两端。缝线穿梭钩通过前方通道和在撕裂边缘内侧 1～1.5cm 处从肩袖滑囊侧穿孔（图 18-7）。左拐弯的缝线穿梭钩最适合于右肩关节手术，右拐弯的最适合左肩关节。有时根据前方通道和撕裂的位置还需要使用直的缝线穿梭钩。应该小心操作缝线穿梭钩，避免损伤肱二头肌肌腱。用穿梭钩把 0 号线穿过肩袖并从外侧通道穿出，这个线的末端打一个圈，再用穿梭钩把缝线从缝合锚后面穿过肩袖后再从前方通道穿出。然后第二根缝线的一端从外侧通道拉出，第一根缝线沿肩袖后方大约5～10mm 处重复这一步操作。通过外侧入口分别抓出每一对缝线并用非滑结技术打结。从关节面侧和滑囊侧观察撕裂部位，还应该探查确认肱二头肌肌腱没有被缝住。

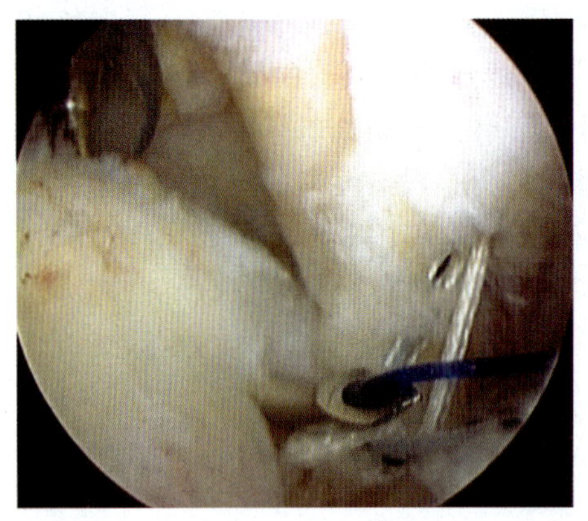

图 18-7 右肩关节后方关节镜入路视野。过线器从前方工作通道进入，穿过撕裂的滑膜层肩袖。用 0 号线拉出缝合锚上缝线一端，按普通的方式穿过肩袖

（三）切口闭合

用 4-0 可吸收缝线单纯内翻缝合，然后覆盖创口贴。

六、术后治疗

患者非全层肩袖撕裂修补术后的治疗与那些小的全层肩袖撕裂的患者治疗方案相同。三天内保持伤口清洁干燥的前提下可以洗浴。在户外或在没有保护时佩戴一个上肢悬吊带；在家中或者在办公室时可取下悬吊带，用肘部支撑好患侧肩部，可进行少量的轻度活动。6 周内患者不应主动上举患肢，对侧患肢避免 5lb 力量以上的体力活动，避免修补处受到张力。

患者能耐受时，术后第一天可以行被动的最大上举和外旋活动，可进行的训练方法包括钟摆样运动、握紧棒子被动外旋或在肩胛骨平面被动上举练习。

术后 6 周患者可以开始主动锻炼，做肌肉等长收缩恢复肌肉力量，开始内旋伸展锻炼。允许日常生活中的轻度运动，上臂可离开身体侧面，间断使用上肢悬吊带。

术后 10～12 周可开始抗阻力训练并继续作伸展练习。3 个月后可以跑步或打高尔夫球，轻度患肢摆动，术后 4 个月开始更加用力的过头运动。

七、避免失误和手术并发症

非全层肩袖撕裂常并存其他病变，于术中需要一并治疗，一般并存出口撞击或肩关节不稳定两种病变。治疗非全层肩袖撕裂的并存病变时制定术前计划和实施处理非常重要。如前所述，上盂唇前部和后部撕裂应该在非全层肩袖撕裂修补前固定修复，因为这时还可经肩

袖的缺损处放置外侧工作通道，放置通道一般不会导致滑囊侧肩袖纤维破裂。滑囊侧肩袖修补前行肩峰成形，因为这样可以更容易放置前方工作通道。

在肩袖缝线穿线前滑膜切除非常重要，因为瘢痕和增厚的滑膜会妨碍观察缝线视野。缝合后再清理滑膜是不安全的，因为刨刀可能卡住并损伤缝线。通过外侧通道可获得观察肩袖撕裂形态的最佳视野。放置缝合锚时内收肩关节有助于大结节远离肩峰，这样放置缝合锚更方便。

因为出血会妨碍肩峰下间隙的观察，所以必要时可将锁骨远侧端切除。有时镜下治疗关节面侧肩袖撕裂时从前方通道进抓线器收线困难。有时也可把抓线器通过前外侧通道从肩峰下间隙进入，或通过尖嘴开槽器在肩袖上打的间隙孔进入盂肱关节。所有四根缝线末端能通过这种方式抓住并进一步推入关节内。然后把抓线器经前方通道进入，经前方通道收回两个缝线末端。同样，有时组织穿透器穿过未损伤肩袖的边缘并抓住前方通道内缝线很困难，可把前方通道推入关节内，然后移动缝线进入关节并靠近组织穿透器。

（尹自龙　张耀南 译）

参考文献

Andrews JR, Broussard TS, Carson WG: Arthroscpy of the shoulder in the management of partial tears of the rotator cuff: A preliminary report. *Arthroscopy* 1985;1:117-122.

Budoff JE, Nirschl RP, Guidi EJ: Debridement of partial-thickness tears of the rotator cuff without acromioplasty. *J Bone Joint Surg Am* 1998;80:733-748.

Cordasco FA, Backer M, Craig EV, Klein D, Warren RF: The partial-thickness rotator cuff tear: Is acromioplasty without repair sufficient? *Am J Sports Med* 2002;30:257-260.

Duralde XA, Kimmerly WS: The technique of arthroscopic repair of partial thickness rotator cuff tears. *Tech Shoulder Elbow Surg* 2005;6:116-123.

Ellman H: Diagnosis and treatment of incomplete rotator cuff tears. *Clin Orthop Relat Res* 1990;254:64-74.

Fukuda H: The management of partial-thickness tears of the rotator cuff. *J Bone Joint Surg Br* 2003;85:3-11.

Fukuda H, Hamada K, Nakajima T, Tomonaga A: Pathology and pathogenesis of the intratendinous tearing of the rotator cuff viewed from en bloc histologic sections. *Clin Orthop Relat Res* 1994;304:60-67.

Gartsman GM, Milne JC: Articular surface partial-thickness rotator cuff tears. *J Shoulder Elbow Surg* 1995;4:409-415.

Hyvönen P, Lohi S, Jalovaara P: Open acromioplasty does not prevent the progression of an impingement syndrome to a tear: Nine year follow up of 96 cases. *J Bone Joint Surg Br* 1998;80:813-816.

Itoi E, Tabata S: Incomplete rotator cuff tears: Results of operative treatment. *Clin Orthop Relat Res* 1992;284:128-135.

Levitz CL, Dugas J, Andrews JR: The use of arthroscopic thermal capsulorrhaphy to treat internal impingement in baseball players. *Arthroscopy* 2001;17:573-577.

McConville OR, Iannotti JP: Partial-thickness tears of the rotator cuff: Evaluation and management. *J Am Acad Orthop Surg* 1999;7:32-43.

Ogilvie-Harris DJ, Wiley AM: Arthroscopic surgery of the shoulder. *J Bone Joint Surg Br* 1986;68:201-207.

Ozaki J, Fujimoto S, Nakagawa Y, Masuhara K, Tamai S: Tears of the rotator cuff of the shoulder associated with pathological changes in the acromion. *J Bone Joint Surg Am* 1988;70:1224-1230.

Payne LZ, Altchek DW, Craig EV, Warren RF: Arthroscopic treatment of partial rotator cuff tears in young athletes. *Am J Sports Med* 1997;25:299-305.

Snyder SJ, Pachelli AF, DelPizzo W, Friedman MJ, Ferkel RD, Pattee G: Partial thickness rotator cuff tears: Results of arthroscopic treatment. *Arthroscopy* 1991;7:1-7.

Weber SC: Arthroscopic debridement and acromioplasty versus mini-open repair in the treatment of significant partial-thickness rotator cuff tears. *Arthroscopy* 1999;15:126-131.

Wright SA, Cofield RH: Management of partial-thickness rotator cuff tears. *J Shoulder Elbow Surg* 1996;5:458-466.

Yamanaka K, Matsumoto T: The joint side tear of the rotator cuff. *Clin Orthop Relat Res* 1994;304:68-73.

第 19 章　巨大肩袖撕裂的切开修补术：组织松解技术

Robert J. Neviaser,MD　Andrew S. Neviaser,MD

一、适　应　证

巨大肩袖撕裂的修复具有一定的挑战性，但是非常有必要修复。主要的手术适应证为肩关节存在难以忍受的疼痛。若患者关节的活动范围虽有缩小但不伴有疼痛，此时手术要慎重，因为手术的目的是缓解疼痛而不是增加关节的活动范围。

许多研究表明，仅仅一个肩袖的撕裂不一定有疼痛的发生或者活动范围的减少。即使大于 5cm 的巨大撕裂，涉及三个肌腱的损伤，关节的功能也有可能正常，仅伴有轻微的疼痛或者没有任何疼痛。虽然此种损伤的机制尚不明了，但此时的肩袖修复反而会增加疼痛或者功能受损。

相对于关节镜手术修复而言，更应充分考虑其开放性手术的指征。手术区域的条件决定了手术的方法，例如直接修复、组织的移植和(或)局部肌腱的转移等。

本章节论述的技术问题，特别是在肌腱转移或者组织移植方面在开放手术时容易完成，而关节镜下的操作则相反。实际上，迄今尚无文献报告通过关节镜来完成上述操作的。此外，通过影像学研究，发现关节镜的手术在恢复解剖结构方面不如开放操作好。因此，笔者更倾向于采用开放手术来修复巨大肩袖撕裂。

二、禁　忌　证

包括活动性感染、存在对麻醉和长时间手术会产生潜在性风险的并发症，以及不能依从手术后的康复训练者。另外，一个特殊的禁忌证是肩袖肌腱质量差和活动性非常差，以至于转移肌腱难以起作用或是无法替代该无移动性的肌腱。这样的患者应该考虑做远处肌肉转移术，例如背阔肌或大圆肌移位等，或者考虑做反向全肩关节置换术。

三、其他治疗方法

首先考虑非手术治疗方法，在某些情况下，非手术治疗可以缓解疼痛、改善功能，不必再行手术治疗。非手术治疗包括口服抗炎药、肩峰下滑囊类固醇药物的局部注射，以及肩关节屈、伸功能的康复训练，包括三角肌前部的肌肉功能训练。

对于一些患者，如果没有特殊的手术禁忌证，非手术治疗无效者也可做肩关节局部清理术、肱二头肌腱松解术，或是肌腱成形术，这些方法也能缓解疼痛。最适合手术的患者应为手术前的症状很重、关节功能受损严重而手术可能得到改善的患者。有些没有做肌腱修复而患者感觉症状改善，是因为疼痛减轻的缘故。做以上操作时，严禁切断喙肩韧带，或者切除肩峰前部。如果将喙肩韧带或者肩峰前部切除，将造成肩关节结构的前上部缺损，由于喙肩弓的缺损，将使得肩关节变得更不稳定。在做耸肩动作时三角肌收缩拉动肱骨近端，使肱骨头向前上滑动移位。一旦肩峰的阻挡效应消失，此处纤维很薄，不能稳定肩关节，肩袖的巨大撕裂也使肩关节不稳定，上肢将无法上举。

四、结　　果

巨大肩袖撕裂的治疗原则是缓解疼痛，改善功能。若肩袖能完整修复，患者可能得到满意的结果。但有些研究报告指出，肩袖的完整修复或者认为是成功的修复，与患者的满意度及疼痛缓解的满意度之间无明显相关性（表 19-1）。

表 19-1　巨大肩袖撕裂切开修复的结果

作者（年份）	肩关节数目	手术方式	患者平均年龄（范围）	平均随访时间（范围）	结果
Neviaser（1971）	10	二头肌腱转位	57 岁（41～68 岁）	12 个月（6～30 个月）	9 例缓解疼痛 9 例上举>140° 9 例满意
Neviaser（1978）	16	异体冻干移植物	58 岁（45～70 岁）	19 个月（12～48 个月）	8 例优秀 5 例良 1 例中 2 例差
Cofield（1982）	26	肩胛下肌转位	不详		25 例满意 22 例疼痛缓解 平均外展 130°（12 例 30°，12 例失去 30°）
Neviaser 和 Nevaser（1982）	17	小圆肌肩胛下肌转位	58 岁（42～70 岁）	4 年（1～6 年）	5 例优秀 7 例良 0 例中 5 例差
Karas 和 Giachello（1996）	20	肩胛下肌转位	61 岁（36～72 岁）	30 个月（23～70 个月）	全部改善疼痛 17 例满意 16 例上举>150°
Bigliani 等（1992）	61	直接修复	62 岁（40～77 岁）	7 年（3～13 年）	52%优秀 33%良好 7%中 8%差

文献报道肩关节功能的改善都与手术方法有关，许多手术被描述成挽救性手术。患者功能改善的期望也与手术前、后的状况相关。

很少有文献分析肩袖修复后解剖的完整性。超声波诊断已应用于开放性手术，或用于肩关节镜下肩袖修复后的评估。开放性修复手术,两个肌腱的撕裂经修复后两年内有 57%仍是完整的,而三个肌腱的撕裂经修复后两年内有 32%保持完整。

五、手术方法

(一) 体位和显露

患者采取沙滩椅位,躯体与地面成 70°角。此坐位的患者便于医生从不同角度观察手术部位,能俯视下同时观察到患者肩关节前部和后部,尤其对于肩袖发生小的撕裂或冈下肌后部及小圆肌撕裂的患者特别重要。患者头部固定于中立位,亦是神经学方面神经系统的中立休息位。有时也可以采用所谓的船长椅位,可使术者在肩关节周围操作起来更容易些。皮肤灭菌包括整个上肢及腕部,这样术中可自由活动上肢,以便提供清晰的手术视野,有利于组织结构的修复和重建。

关节镜诊断有很多益处。首先可评价损伤肩袖的可修补性,如果在关节镜下能看到撕裂,可以在另一小切口的辅助下,直接将肩袖肌腱缝合到大结节上。本章节主要讨论巨大肩袖撕裂,因此仅做有限减压,以避免喙肩韧带的切断或者前肩峰的切除。通常在肩峰的前外角处沿着纤维方向劈开三角肌纤维,劈开三角肌的位置可以变化,主要由肩袖损伤的部位决定。一旦三角肌纤维被劈开,肩峰下间隙显露出来,进一步显露肩袖的步骤与后面叙述相同。

1985 年有文献报道了肩关节前上方入路的方法,但不经常应用,在治疗巨大肩袖撕裂时此入路有一定的价值。如前所述,患者的体位为坐位,采用局部肩胛上阻滞麻醉或全麻,沿肩锁关节后缘做起点,纵行切口,向下延伸至喙突尖的外侧(图 19-1)。分离皮瓣,沿纤维方向至喙突范围劈开三角肌。一旦肩峰下间隙显露出来,从锁骨外侧骨膜下解剖分离三角肌,从肩锁关节解剖肩峰的前外角(图 19-2)。可以切开肩锁上韧带来扩大显露,关闭伤口前一定要修复此韧带。解剖显露不要超过三角肌起点部,否则影响到肩关节的后方稳定性。锁骨外侧端可以在骨膜下切除 7～8mm,使肩胛骨后方旋转成为可能。这个操作与疼痛症状是否存在无关,它只是为了加强肩胛骨的活动能力。

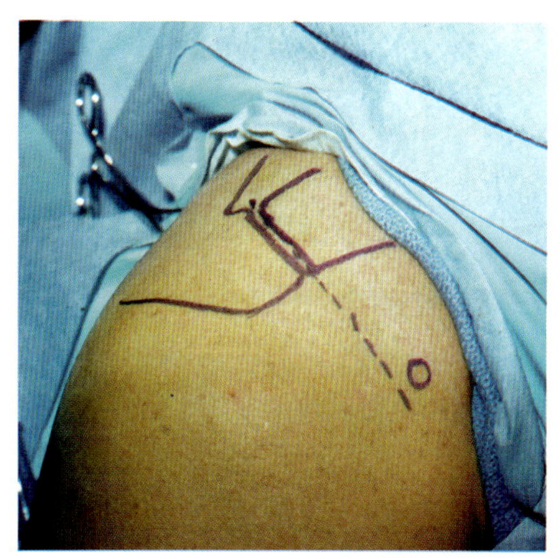

图 19-1　前上入路的皮肤切口

此时可以决定减压的范围。一般情况下若为巨大肩袖撕裂,即使可能直接缝合修复肩袖,也只能做有限减压。把肩峰下表面打磨光滑,但不要切断喙肩韧带也不用肩峰成形后再固定。之后,从肩胛下肌直到后面的小圆肌整个肩袖都可以显露出来。

(二) 手术操作

1. 直接修复　显露出肩峰下滑囊及其反折处,可以观察肩袖的损伤程度并做出评估。缺损

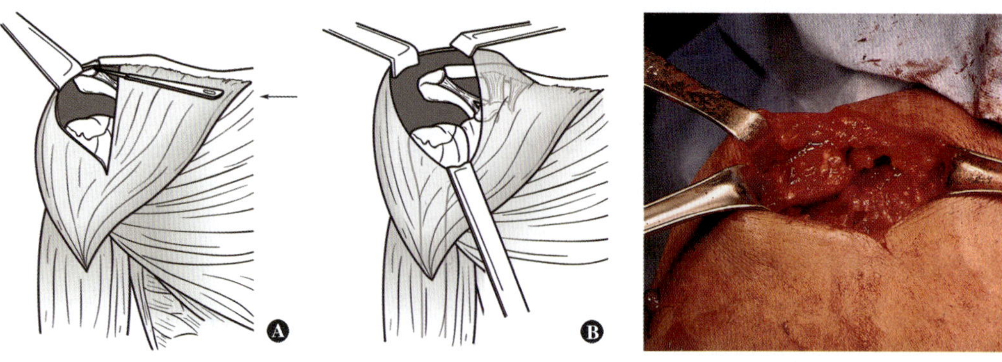

图 19-2 A. 从肩峰上缘处做骨膜下三角肌止点分离。B. 骨膜下三角肌止点分离完成。C. 术中骨膜下三角肌止点分离完成的照片

的大小仅仅是修复的决定因素之一,更重要的是肩袖组织的质地及其可游离的程度。这二者决定了是否允许有 1～2mm 阔度的可缝合边缘来做修复。在肩袖损伤裂缘要做缝合牵引线,尽量放在裂缘的顶点处,以便控制肩袖撕裂的主要部分。在肩袖损伤区的后面,也要放牵引线。

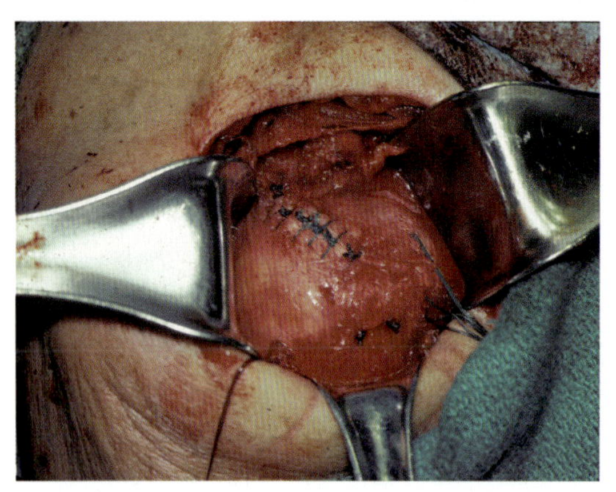

图 19-3 L 形修补的术中照片

放置了牵引线后,可以从滑囊和粘连区中游离出肩袖来。沿肌腱的内外表面进行锐性分离,松解肌腱和喙肱韧带。肩胛下肌、冈上肌、冈下肌和小圆肌可以在肌间隙中进行分离。由于显露了各个肌肉,明确了各肌肉之间的关系,可以反复牵拉牵引线来确定各个肌肉的滑动状态。在肱骨大结节附近,确定肩袖附着点,甚至可以用 1 号不可吸收线缝合肩袖,但需要在肱骨头处开一骨槽,以便形成肌腱与骨的愈合(图 19-3)。

虽然可以用缝合锚来固定肩袖,但是,它提供的是点对点的缝合,而不是肩袖对肱骨头骨质的直接接触性缝合。

上肢保持外展内旋位,牵拉肌腱上的牵引线,使肌腱容易覆盖并达到肱骨大结节处的骨槽,使肩胛下肌的上部与岗上肌形成侧侧缝合状态。这个步骤不仅能关闭肩袖的间隙,也有助于肌腱的复位。

如果肩袖不能游离出来达到覆盖骨的裸露区,也不能恢复到原来的止点,可以采用另外几种方式恢复肩袖的完整性,包括肌腱的转位或肌腱转移术。

2. 插入性肌腱转移　任何一个成功的肌腱转移,其肌肉肌腱组织必须具有活力,能够滑动并具有功能。如果术前的影像学证实撕裂的肩袖被大量脂肪浸润,或者肩袖挛缩已无游离可能,那么肌腱转移也难以成功。如果能将肩袖游离,并具有活力和功能,这种方法还是可以应用的。

3. 肱二头肌腱转移　移植前要确立肌腱的可游离性,若剩余的缺损仍不能覆盖,那么缺损的大小就决定了移植物的类型和来源。小的缺损可以在关节内用肱二头肌的长头肌腱

转位即可。由于肌腱形态的不同,不易给出一个肌腱的非常确切的参考尺寸。

首先用 1 号不可吸收缝线将肱二头肌腱采用三个 8 字缝合,将之缝合到结节间沟处的肱横韧带上(图 19-4)。然后再在肌腱起始端及肱二头肌肌腱沟处分开,使之扩展开来如翻开的书页用以修复缺损的肩袖(图 19-4)。肌腱分别缝合到肩袖和肱骨解剖颈处结节的粗糙面上。如果展平的肌腱转移部分多为腱性组织,可以通过缝合来加强肩袖强度(图 19-4B)。

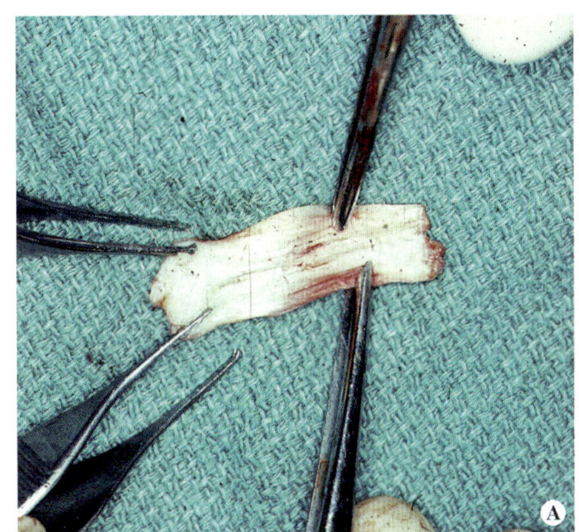

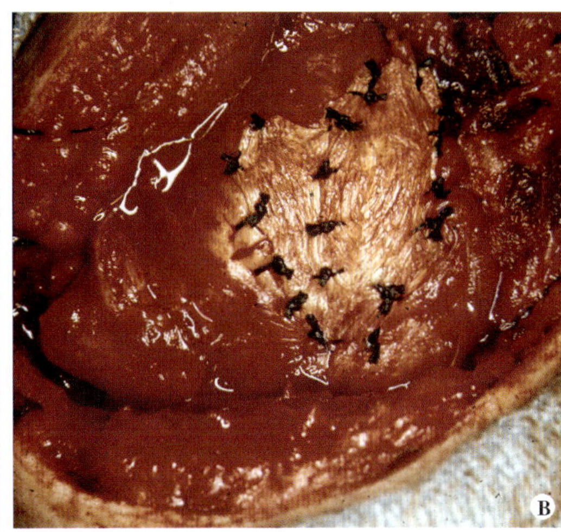

图 19-4　A. 肱二头肌长头腱在关节囊处的部分。B. 移位后的二头肌肌腱

4. 冻干异体肩袖移植　对于巨大肩袖缺损,笔者亦采用冰冻干燥异体肩袖组织来修复。优点是同种异体而不是异种移植,是相同的组织移植。再次强调,移植的肌腱必须要具有功能,且是可移动的肌腱,犹如汽车的发动机一样,手术的目的就是得到一个有功能的肩袖。游离的肌腱在术前要处理,浸泡在灭菌生理盐水中 30 分钟(图 19-5A)。将移植的肌腱修剪成肩袖缺损区同样的大小,清理肩袖的缺损边缘使之出现新鲜创面,移植的肌腱缝合到肩袖断端。另一端缝合到肱骨解剖颈的粗糙面,缝合线要穿过预先打好的骨孔,缝扎之后便于形成骨性愈合(图 19-5B)。

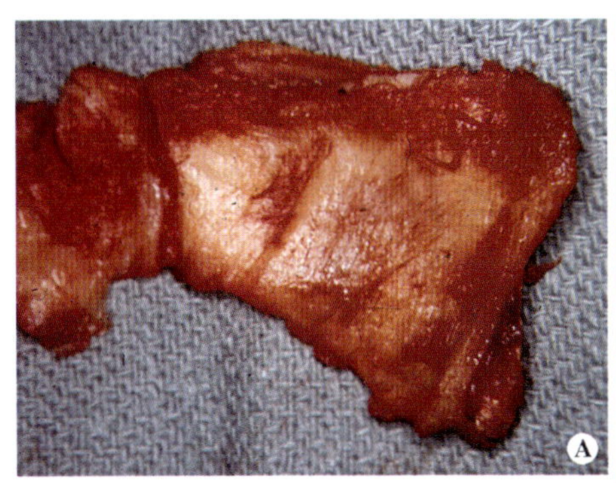

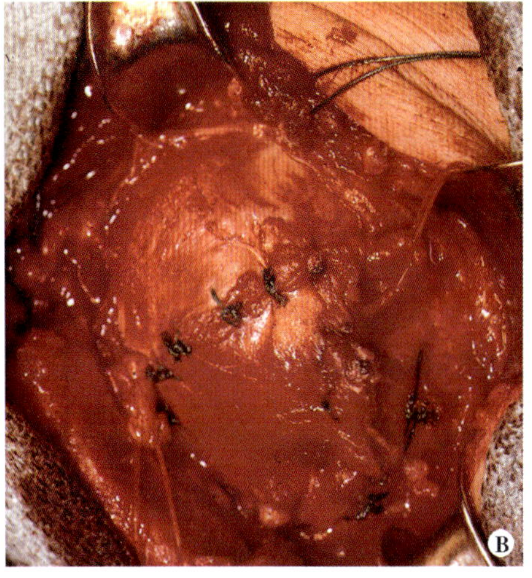

图 19-5　A. 可再生的异体冻干肩袖组织。B. 异体冻干肩袖组织移植后的照片

5. 肌腱转位术 如果患者没有一个能成活的肌腱组织且肌腱移动性差，应考虑做肌腱移位术。本章节仅限于局部肌腱的移位，因为远端肌腱移位术如背阔肌移位将在下一章节描述。需要再次强调的是，肩袖缺损的大小是决定是否采用移位术的重要因素。

6. 肩胛下肌转位术 轻度到中度的肩袖缺损可以采用肩胛下肌转位术。肩胛下肌肌腱的上 2/3 为腱性组织，而下 1/3 为肌肉组织，仅腱性组织可以用来做转位。分离时，要从其深部的关节囊上仔细分离解剖出来，肌腱与周围组织紧密粘连在一起，可从小结节的附着点到肌腱肌肉结合部进行分离。解剖和游离过程中要小心，因为腋神经位于肩胛下肌下缘处。在肌腱上缝合一牵引线后，将肩胛下肌钝性分离，使游离的肌腱能覆盖到肩袖的缺损区(图 19-6A)。肌腱的主要边缘即从小结节上游离下来的肌腱要缝合到肱骨解剖颈的结节粗糙面上，方式是通过预先打好的骨孔来固定缝合线。肩胛下肌的上缘通过侧侧吻合的方式缝合到肩袖的前缘，肩胛下肌的下缘缝合到未受影响的前关节囊上缘(图 19-6B、C)。

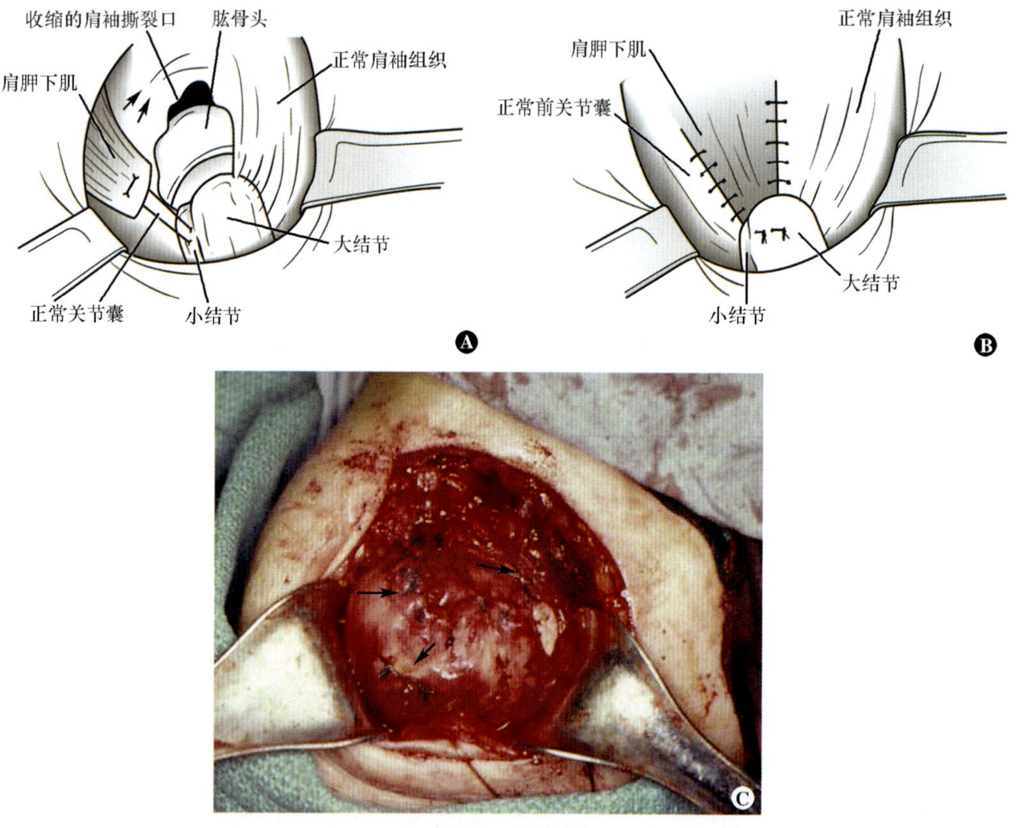

图 19-6 A. 把肩胛下肌肌腱从关节囊前方游离下来并向上转位。B. 肩胛下肌肌腱转位后缝合到正常肩袖组织、大结节和未受影响的关节囊。C. 完成肩胛下肌肌腱转位后的术中照片。肩胛下肌肌腱缝合到结节的骨组织上(下方箭头)、正常肩袖组织(右上箭头)和关节囊上(左上箭头)

7. 肩胛下肌和小圆肌转位术 对于更大的肩袖缺损，小圆肌可与肩胛下肌一起做移位修复。紧贴着关节囊的深面游离后，在大结节附着点处游离小圆肌后(图 19-7A)。小圆肌位于肩胛下肌下方，腋神经也位于小圆肌的下缘。钝性游离小圆肌向上移动与转位的肩胛下肌游离部分会合(图 19-7B)，将这两块肌腱侧侧缝合为一个新的肌腱单位，通过在肱骨解剖颈处的大结节预先打好的骨孔做肌腱固定，形成与粗糙骨面的骨性连接。把移位的小圆肌下缘侧侧缝合到未受影响的关节囊后上缘，移位的肩胛下肌下缘缝合到关节囊上方（图 19-7C、D）。

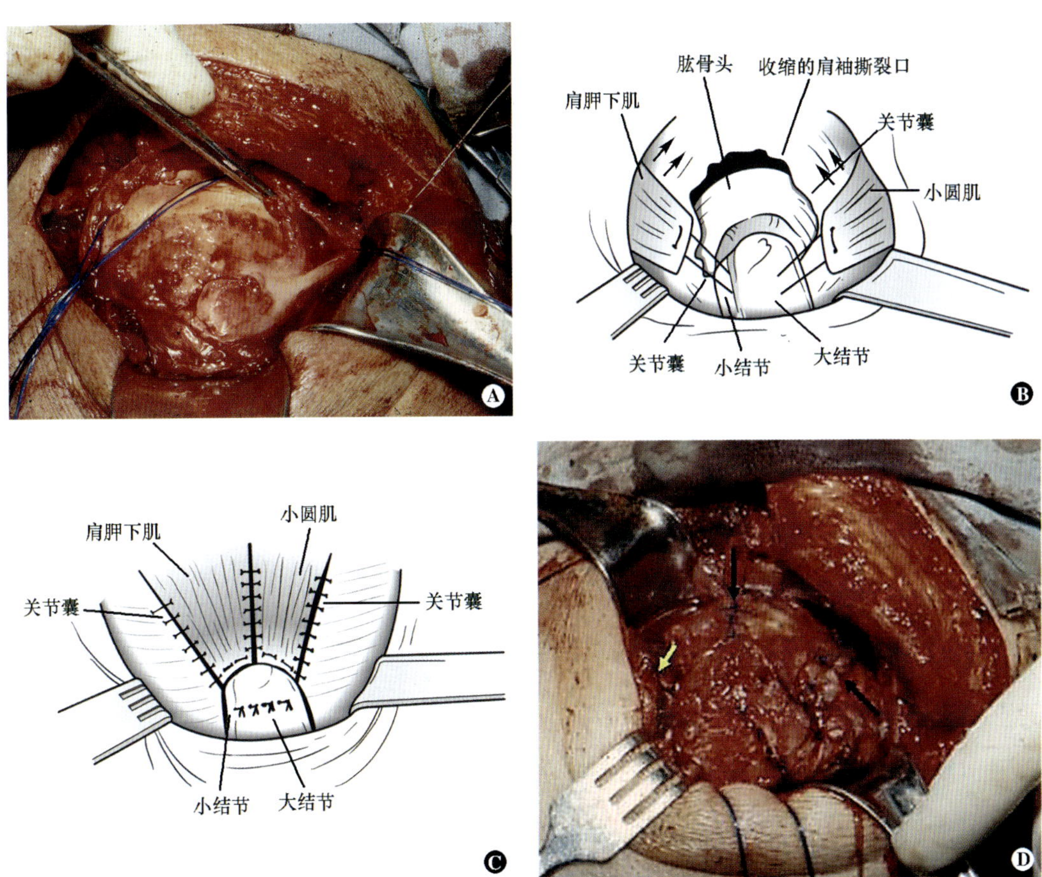

图 19-7　A. 分离小圆肌和后关节囊的间隙。B. 把肌腱从其下的关节囊上游离下来，再把肩胛下肌和小圆肌向上转位。C. 把转位的肌腱缝合一起后再缝合到大结节、未受影响的关节囊的前后处。D. 转位完成后的照片。肩胛下肌和小圆肌缝合到一起（上箭头），小圆肌缝合到关节囊的后面（右箭头），肩胛下肌缝合到关节囊的前面（黄色箭头）

（三）切口闭合

在完成任何方式的肩袖修补操作后，从修复肩锁韧带上方开始以侧侧缝合的方式闭合劈开的三角肌间隙。三角肌肌腱的腱膜扩张部是在肩峰处的骨膜下进行剥离的，因为三角肌起点未做切断，所以三角肌与肩峰间没有修复的必要。皮肤切口的闭合宜做皮内缝合。覆盖无菌敷料后，上肢固定于内旋位，肘关节置于身体前方。

六、术后治疗

患侧上肢应制动 6 周，术后 48～72 小时后开始做被动功能训练。患者需要仰卧位，以避免肢体本身的重力牵拉而影响肩袖的修复。患肢应充分放松，在健侧手的帮助下向前抬起患臂，也可以在他人的帮助下完成动作。最初前举 90°，6 周后活动的范围渐渐加大。另一种训练也是于仰卧位外旋肩关节，利用肘关节旋转前臂使手朝向天花板。6 周后活动范围稍加大 5°～10°，不要超过这个范围。上述两种功能训练每天进行三次，每回重复两种动作各 6～10 次。训练期间，上肢维持制动位。手术后 6 周内可以做物理治疗和被动功能锻炼。在手术后的 3 个月内不做力量方面的锻炼(拉力带、重物或机械工具的辅助)，以避免修复处再次破裂。这样做的目的是为了使肩关节获得活动功能，以后力量的训练可以使肌力再得到加强。

七、避免失误与手术并发症

有些并发症，在肩袖手术中较为常见，例如感染。巨大肩袖撕裂后的修复术往往是第二次手术，或者是多次操作，比一期手术的风险要高。手术前均需要应用抗生素预防感染。

劈开三角肌时容易损伤腋神经，它位于肩峰下方平均 5cm 处，因此在分离三角肌时，距其起点处不宜超过 3cm，因为要从上方看到肩袖的全貌(而不是前方)，所以这种分离方式不影响视野。在骨膜下进一步分离三角肌而不是在浅处再去分开三角肌，这种分离方式能避免三角肌止点剥离，因为肌肉不是从肌腱处或止点处劈开的。

一般在遵循本章所述手术原则后可减少失败的风险。选择一种合适的方法重建肩袖可避免肩袖修复处的过高张力；肩袖修复区的保护非常重要，最小程度的减压对一旦修补失败后避免前上方的肩关节不稳定有益；在手术后 6 周避免主动的功能锻炼和任何形式的力量锻炼；手术后 3 个月才能渐渐开始锻炼，前提是肌腱的愈合已可以承受这种应力。若遵循以上所述，则可减少手术失败的风险。

(路奎元　赵立连 译)

参考文献

Bigliani L, Cordasco F, McIlveen S, Musso E: Operative repair of massive rotator cuff tears: Long-term results. *J Shoulder Elbow Surg* 1992;1:120-130.

Cofield R: Subscapular muscle transposition for repair of chronic rotator cuff tears. *Surg Gynecol Obstet* 1982;154:667-672.

Galatz L, Ball C, Teefy S, Middleton W, Middleton W, Yamaguchi K: The outcome and repair integrity of completely arthroscopically repaired large and massive rotator cuff tears. *J Bone Joint Surg Am* 2004;86:219-224.

Harryman D, Mack L, Wang K, Jackins S, Richardson M, Matsen F: Repairs of the rotator cuff: Correlation of functional results with integrity of the cuff. *J Bone Joint Surg Am* 1991;73:982-989.

Karas SE, Giachello TL: Subscapularis transfer for reconstruction of massive tears of the rotator cuff. *J Bone Joint Surg Am* 1996;78:239-245.

Neviaser J: Ruptures of the rotator cuff of the shoulder: New concepts in the diagnosis and operative treatment for chronic ruptures. *Arch Surg* 1971;102:483-485.

Neviaser J, Neviaser R, Neviaser T: The repair of chronic massive ruptures of the rotator cuff by use of a freeze-dried rotator cuff. *J Bone Joint Surg Am* 1978;60:681-684.

Neviaser R, Neviaser T: Transfer of the subscapularis and teres minor for massive defects of the rotator cuff, in Bayley I, Kessel L (eds): *Shoulder Surgery.* Heidelberg, Germany, Springer-Verlag, 1982, pp 60-69.

Neviaser R, Neviaser T: Major ruptures of the rotator cuff: Section V, in Watson M (ed): *Practical Shoulder Surgery.* London, England, Grune and Stratton, 1985, pp 171-224.

第 20 章　巨大肩袖缺损的背阔肌转移术治疗

Michael L. Pearl,MD

一、适　应　证

将背阔肌转移来治疗肩关节外旋力弱这一方法，最初是用于治疗继发于出生时臂丛神经麻痹，有肩关节外旋力弱后遗症状的儿童。对此类患者，背阔肌转移术仍是一种很重要的术式。在过去的 20 年里，这种术式被用于治疗不可修补性肩袖撕裂。无论文献报告结果如何令人鼓舞，基于各种原因，这种术式治疗不可修补性肩袖撕裂并没有得到广泛认可。这些原因包括对该手术部位解剖不熟悉、手术需要广泛的显露，以及对肩袖撕裂患者治疗方案的确定日趋复杂化等。

对于一个既定的肩袖撕裂是否能够修补，在一定程度上依赖于医生的判断力、技术水平和医疗观念。如果影像学检查发现撕裂的肩袖肌肉明显萎缩和脂肪浸润，通常意味着其修复后肩袖愈合的可能性很低。有些情况下，肩袖的不可修复是由于前次手术的失败所致。现在已很明确，许多手术修补后的肩袖并不能真正愈合，这可以通过术后随访时的影像学得以证实。另外，并非所有的肩袖撕裂都有临床症状，因此对于那些手术修复失败但无症状的病例而言，通常也不认为是临床失败。

作为一种微创的治疗方法，关节镜下肩袖修补技术在不断地发展进步，对于非手术治疗失败的病例，其已逐渐成为切开修补的一种替代性治疗手段。最后，逆置型肩关节置换技术的出现为肩袖巨大缺损的患者提供了另一种可选择治疗方案。这对那些有明显肩关节退变和严重上举无力的老年人可以取到很好的效果。

因此，在笔者的临床实践中，用背阔肌移位法治疗成年肩袖缺损有着严格的限制和特殊的适应证。这种手术对肩袖缺损来讲不是万能的，仅仅适用于那些有明显肩关节外旋力量减弱，当肩关节置于体侧或外展 90°时有明显外旋时的“弹力带征”或“缓行征”的患者。这种方法尤其适用于仍保留有上举功能，但需要更大外旋力量的患者。例如，一个 50 岁有累及冈下肌的不可修复的肩袖损伤的木工，他很难在其腰部及以上水平的高度上用电钻往墙上打孔，那么背阔肌移位术可以帮助患者在轻度前屈的位置上稳定电钻，因为这时需要一定的外旋力量。

二、禁　忌　证

在肌肉移位术前应首先将肩袖修复术作为治疗目标。虽然确定哪种肩袖能够修补仍无章可循，但是我们越来越清楚地认识到，大多数巨大肩袖撕裂在做影像学随访时其肩袖肌腱并不完整(图 20-1)。并且在那些随访中发现有新发肩袖撕裂的患者中，大多数患者临床上并无明显症状，这使得事情变得更为复杂。此外，对于某些患者手术修补的可行性只有在手术中方能得知。一些新的手术技术，如边缘汇聚法可以使某些传统方法不可修复性肩袖撕裂得以修复，成为重建严重回缩肩袖的一种可选方法。在行背阔肌移位术前需要事先与患者沟通讨论以上种种可能。此技术不适用于盂肱关节的关节炎或由创伤导致的结构严重破坏的患者。

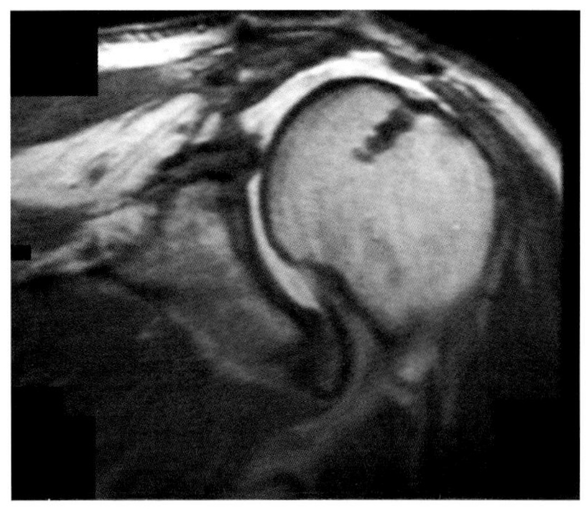

图 20-1　58 岁男性患者，此前曾经历过数次肩袖修补均以失败告终，其横断位 MRI 扫描显示不可修补的回缩的肩袖撕裂以及前几次手术存留的缝合锚钉(经允许引自 Michael L. Pearl，MD，Los Angeles，CA)

三、其他治疗方法

对于肩袖撕裂修补失败所致的单纯外旋力量的减弱，大圆肌移位术曾被提出和研究过。推荐此技术的作者认为，作为冈下肌的替代物，大圆肌肌肉的力线方向优于背阔肌。而此技术的反对者则认为大圆肌肌肉的收缩行程和其肌腱部分的长度不如背阔肌。

对于合并有盂肱关节关节炎或创伤性结构毁损的巨大肩袖缺损的患者，如果其年龄合适，则逆置型肩关节置换术是最为有效的手术方法。近年来研究显示，实施背阔肌移位，结合逆置型肩关节置换术可获得很好的早期临床结果。

四、结　　果

根据临床患者群体的不同，背阔肌移位的临床报告优良率很高，甚至可能有些夸大其有效性(表 20-1)。在新生儿臂丛神经麻痹的患者组中，不管有没有大圆肌移位，背阔肌移位能非常有效地改善上肢外旋力量。然而，由于对肩关节的内旋挛缩未予处理，将降低其最终的临床疗效。

对于退行性肩袖撕裂组的患者，临床报道效果良好，改善了主动外旋力量、主动上举和其他一些临床指标。手术使背阔肌跨过肱骨头上方缝合到肩胛下肌，以端-侧吻合形式修复肩袖残余部分。在笔者的经验中，这个手术操作不会形成一个理想的背阔肌活动力线，在肱骨头顶端形成弓弦样肌腱走行，如此的结构会妨碍肩关节的上举。没有文献报告采用背阔肌移位治疗成人的肩袖功能麻痹，但如果患者没有明显的肱盂关节方面的畸形，并且瘫痪没有涉及背阔肌本身，那么本手术可能会收到较好的效果。

表 20-1 背阔肌移位治疗肩袖缺损的临床结果

作者(年份)	手术方法	病例数	平均年龄(范围)	平均随访时间(范围)	结果
Gerber(1992)	背阔肌移位治疗不可修复肩袖撕裂	16	60 岁(39～75 岁)	33 个月	94%休息痛缓解 81%运动疼痛缓解 肩关节功能指标平均为年龄性别校正正常分数(Constant-Murley 评分)的 73% 术前主动上举 83° 术后主动上举 135° 术前主动外旋 10° 术后主动外旋 23° 术前主动外展 72° 术后主动外展 122° 术后获得正常肩关节功能的 80%
Aoki 等(1996)	背阔肌移位治疗不可修复肩袖撕裂	12	64 岁(48～82 岁)	35.6 个月(26～42 个月)	4 例优、4 例良、1 例中、3 例差(UCLA 评分) 术前主动上举 99° 术后主动上举 135°
Hoffer 等(1998)	背阔肌和大圆肌移位治疗新生儿臂丛神经麻痹后遗症	8	1 周～6 个月	3 年 1 个月(2～5 年)	术后最终随访时,所有患者的外展外旋肌力均有改善 术前被动外旋 −11° 术后被动外旋 51° 术前被动外展 84° 术后被动外展 164°
Miniaci 和 Macleod (1999)	背阔肌移位治疗肩袖修复失败病例	17	55 岁(32～77 岁)	51 个月(24～72 个月)	14 例患者疼痛明显缓解,功能明显改善 3 例患者仍存在疼痛,功能受损 术前主动上举 41.8° 术后主动上举 100.6° 术前主动外旋 18.2° 术后主动外旋 30.9°
Warner 和 Parsons(2001)	一期背阔肌移位治疗不可修复肩袖撕裂	6	62 岁(38～78 岁)	25 个月(18～31 个月)	术后主观结果:优秀 2 例、良好 3 例、差 1 例 术后疼痛结果:2 例全无、3 例轻度、1 例中度 术前主动上举 62° 术后主动上举 122° 术前主动外旋 4° 术后主动外旋 41°

续表

作者(年份)	手术方法	病例数	平均年龄(范围)	平均随访时间(范围)	结果
	肩袖修复后失败后背阔肌移位翻修术	16	56 岁 (26～75 岁)	29 个月 (12～65 个月)	术后主观结果:优秀 2 例、良好 6 例、一般 5 例、差 3 例 术后疼痛结果:4 例全无、7 例轻度、4 例中度、1 例严重 术前主动上举 61° 术后主动上举 105° 术前主动外旋 11° 术后主动外旋 40°
Pearl 等(2006)	关节镜挛缩松解后背阔肌移位治疗新生儿臂丛神经麻痹后遗症儿童	18	5.6 岁 (0.8～12 岁)	3 年 (2～5 年)	主被动外旋活动范围明显增加并一直维持到随访时,并且盂肱关节畸形得以明显重塑 主动上举改善甚微 术前外旋(被动)－22° 术后外旋(被动)58° 术前主动上举 120° 术后主动上举 124°

五、手术方法

(一) 体位和显露

背阔肌移位技术所记述的方法差别很大,主要依作者和患者具体情况而定。对新生儿臂丛神经麻痹而言,其背阔肌和大圆肌要先一并松解并游离,然后一同移植到冈下肌肌腱上。也可以将背阔肌肌腱做"Z"字成形,将肌腱的游离端变更方向绕过肱骨后方,再将其缝至其原残端,这样就将其变为外旋肌。在成人修复的文献报告中,描述最多的方法是采用一顺肌肉方向的大手术切口显露、松解并游离背阔肌,然后将其转移到更上方的另一切口内将肌腱固定(图 20-2)。下面描述的方法适用于所有的临床类型患者,采用最小化的切口,并保证有效的肌腱移位,因此是一种微创化术式。

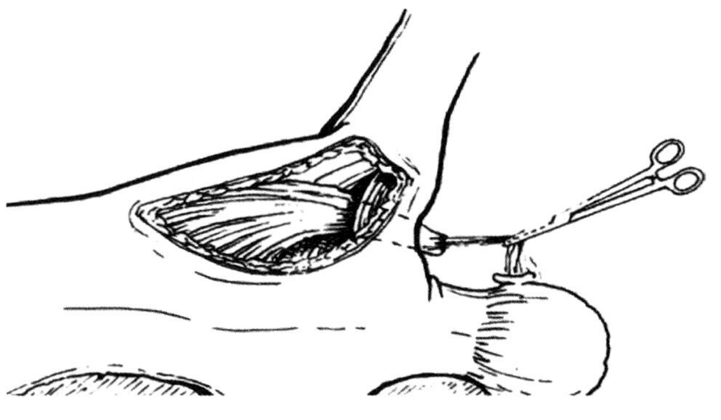

图 20-2　由 Gerber 提出并被广泛推荐,治疗肩袖缺损患者的背阔肌移位技术。注意显露和松解背阔肌肌腱所用的延长切口,以及为固定转移肌腱所做的第二切口(引自 Warner JJ: Management of massive irreparable rotator cuff tears: The role of tendon transfer. *Instr Course Lect* 2001;50:63～71.)

将患者置于侧卧位,这样可以从后方腋皱线和三角肌后部处入路。该手术也可通过前方三角肌-胸大肌入路完成,也可以与肩关节置换术同时进行,需要松解胸大肌肌腱，但是不能将背阔肌与其周围筋膜组织完全游离。

（二）必需的器械、设备和内固定植入物

本手术除常规的肩关节切开手术的器械外，无需特别的器械和内置物。深部拉钩是必需的，特别是采用微创小切口入路操作时。松质骨缝合锚可加强移位肌腱的固定，但笔者更喜欢采用骨隧道来固定肌腱。笔者也相信，术后肩人字石膏固定使上肢处于外旋位是本方法的重要的辅助治疗部分。而且最好术前在患者清醒站立状态下，就将石膏的身体部分提前做好，这样就不用在手术结束时，为打石膏而反复的抬举麻醉状态下患者。

（三）手术操作

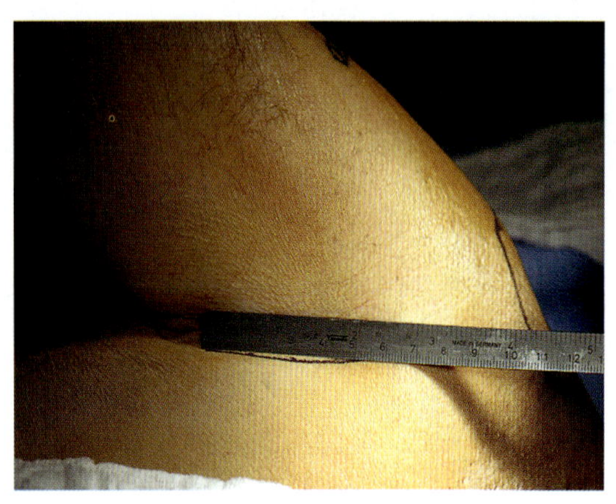

图 20-3　计划对患者所做的长 6cm 皮肤切口，如尺子所示（经允许引自 Michael L. Pearl，MD，Los Angeles，CA.）

图 20-3 显示的背阔肌移位，其切口约 6cm 长，为了使之美观，切口做在后方腋皱线内侧的皮纹内。潜行游离皮瓣，充分显露背阔肌，以便游离并将其经后部三角肌下方作转移。对于太肥胖的患者，或者希望更充分的显露，则沿着背阔肌方向延长切口，直达腋窝，则可完整显露其肌腹和腱性部分。对那些复杂的患者，或者有意同时试图修补肩袖的病例，则可在较为靠上的位置做另一切口以利于重新固定背阔肌肌腱。第二切口要易于修补肩袖，当三角肌有缺损需要修复时，尤其需要做此切口。

背阔肌和大圆肌一同沿肩胛骨外缘走行，并止于肱骨干内侧部分（图 20-4A）。有些患者的这两块肌肉很容易区分开来，而有些患者则需要进一步游离皮瓣，扩大术野，方能分辨。当二者肌腱融为一体时，则从近端肌腹处

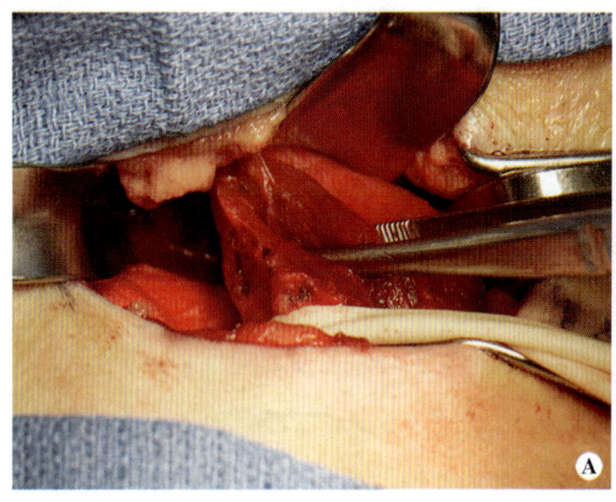

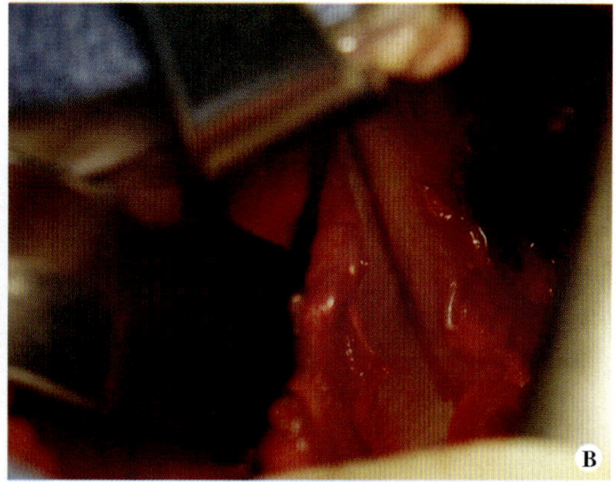

图 20-4　A. 大圆肌和背阔肌相互并行直到其在肱骨近端的止点，在止点处往往合二为一。B. 将背阔肌的肌腱与大圆肌肌腱区分开来并做游离，这样其在肱骨上的止点可以看清并能对其进行操作（经允许引自 Michael L. Pearl，MD，Los Angeles，CA.）

更容易将两块肌肉分辨开来。一旦将背阔肌分离出来，可沿其走行向远端找到其止点。当其肌腱显露清楚后，可直接在肱骨止点处锐性切断（图 20-4B）。

用结实的不可吸收 2 号缝线，以 Bunnel 或 Krackow 法在背阔肌肌腱两侧做牵引缝线。笔者采用棒球式缝合法，但必须留有足够的长度（恰恰超过肌腱与肌肉结合处），以保证其完整性。牵引线牢固的放置后，将背阔肌肌肉和肌腱从周围的筋膜组织中游离出来。牵拉背阔肌的同时在切口周围做潜行松解游离，整个过程中都要小心血管神经束，避免损伤（图 20-5A）。在肩胛骨下角处有一与之相连的厚实的筋膜带，通常需要松解。一旦背阔肌能够无张力的牵拉到肱骨顶端，并不造成表面皮肤的牵拉，那么松解程度就足够了（图 20-5B）。

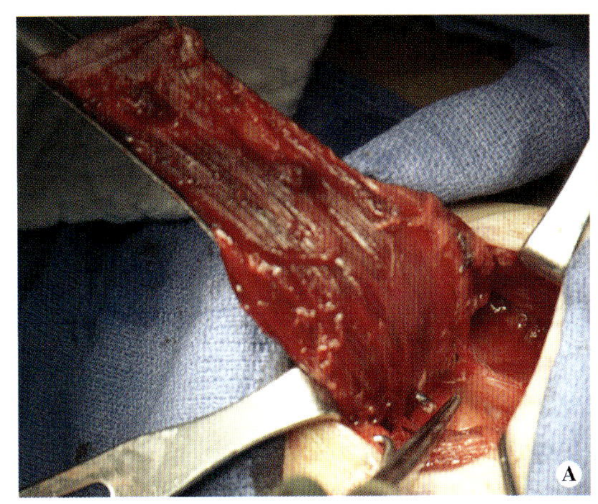

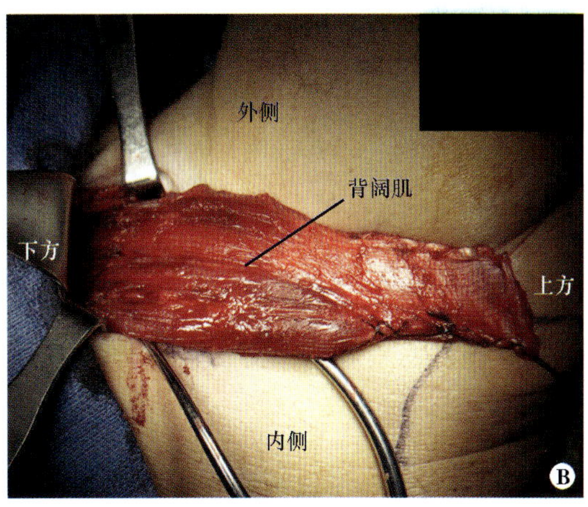

图 20-5　A. 松解整个背阔肌的肌腹和肌腱部分，并小心保护其血管神经蒂。B. 充分松解背阔肌以使它能够达到后外侧肱骨头的上半部分，将结实的牵引缝线缝置在背阔肌肌腱侧边部（经允许引自 Michael L. Pearl，MD，Los Angeles，CA.）

接下来确认三角肌的后缘（图 20-6），其远侧与肱三头肌长头并行。为了避免混淆这些结构，以及损伤桡神经，解剖分离应始于内侧。可以将三角肌后缘与其表面筋膜游离开来，一直游离到它在的肩胛骨起点处。向远端进一步分离，直到充分显露出肱骨大结节。如果计划做肩胛骨上方的第二切口，那么分离到背阔肌腱部分显露出来即可。

如果计划仅仅采用一个切口来完成手术，那么三角肌下间隙必须充分松解开，以便于将肌腱固定到大结节和（或）冈下肌止点处。将深部拉钩置于肱骨头上方，掀起三角肌（图 20-7）。微创概念，如“移动窗口”的显露技术很有用。另外为了使大结节能进入术野中央，外旋上肢是很必要的。对那些伴有内旋挛缩的患者，如新生儿臂丛神经损伤的患者，在背阔肌转移术前应先松解内旋挛缩。笔者的目标是将背阔肌肌腱牢固的固定到一个能让它发挥外旋功能的位置。前面放置在肌腱末端的很结实牵引缝线，对牢固的固定

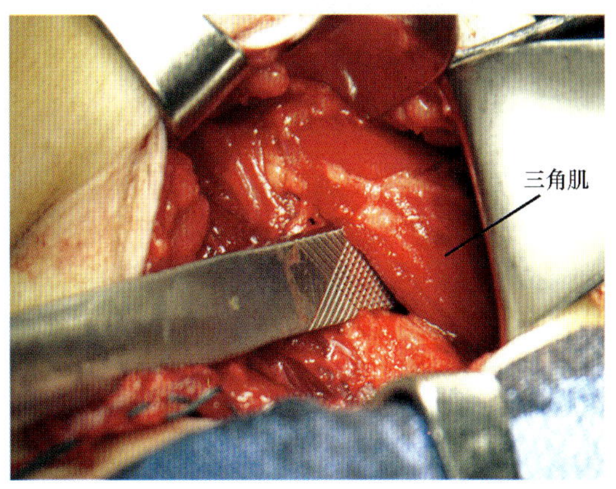

图 20-6　确认三角肌的后缘，并松解三角肌下间隙以利于观察和操作（经允许引自 Michael L. Pearl，MD，Los Angeles，CA.）

至关重要。将这些缝线缝合到上半部冈下肌止点的外侧肱骨大结节上(图 20-8)。对于臂丛神经麻痹的患者,其冈下肌依然存在,它可以作为参考将背阔肌腱固定到合适的位置。对于肩袖变性撕裂的患者,将背阔肌腱固定到大结节的裸露骨处。对所有的患者,笔者都习惯将这些重要的肌腱缝线固定在皮质骨的骨隧道内。对于儿童,常常用坚硬的缝合针即可直接将背阔肌的牵引线缝穿较软的骨头,从而固定肌腱。

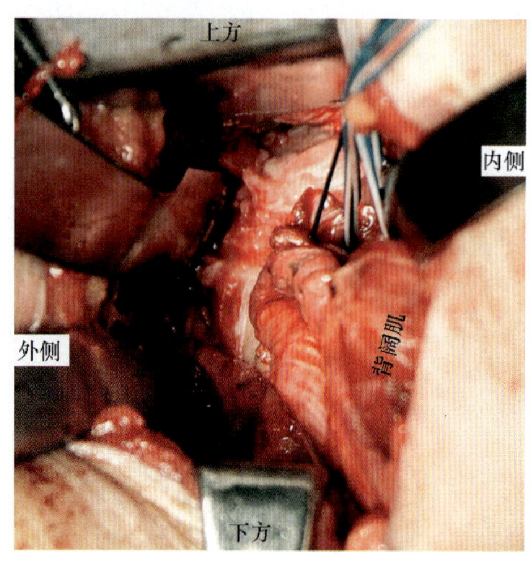

图 20-7 通过骨隧道将背阔肌肌腱牢固的固定到大结节(经允许引自 Michael L. Pearl, MD, Los Angeles, CA.)

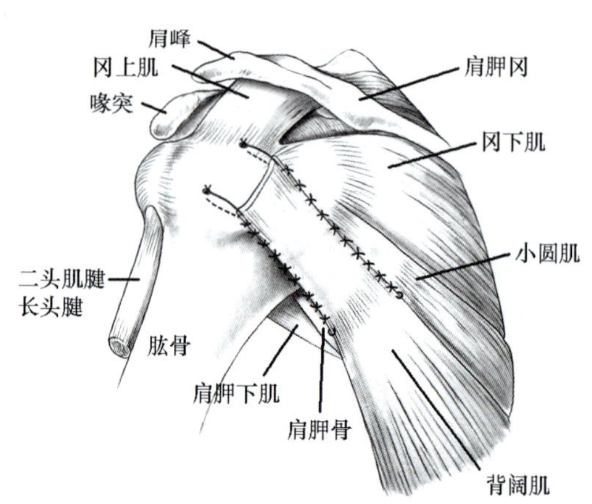

图 20-8 转移肌腱的植入点恰恰位于冈下肌止点的外侧。在新生儿臂丛神经麻痹的病例,冈下肌肌腱是完整的。在退行性肩袖撕裂的病例,肱骨头会是裸露的(经允许引自 Michael L. Pearl, MD, Los Angeles, CA.)

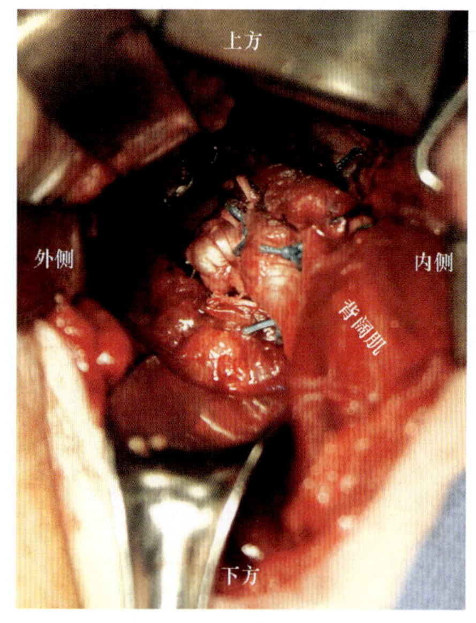

图 20-9 使用额外的缝合锚和(或)肌腱-肌腱的缝线,背阔肌被进一步加强固定到大结节和冈下肌(如果还有)(经允许引自 Michael L Pearl, MD, Los Angeles, CA.)

在周围用额外的缝线加强转移肌腱的固定。另外,如果臂丛神经麻痹的患者的肩袖肌腱可以利用,可以将它和背阔肌腱之间缝合 2～3 针来加强固定。否则,松质骨的缝合锚在加强固定方面非常有用(图 20-9)。

(四) 切口闭合

一旦肌腱固定牢固,常规闭合伤口。此处不需缝合筋膜,仅在必要时放一引流。皮下组织用可吸收线缝合。皮肤采用皮内缝合法,用不可吸收的 Prolene 缝线。也可以使用可吸收缝线,这取决于医生的个人偏好。

六、术后治疗

患者术后采用肩人字石膏固定上肢 5 周,将上肢尽可能的外旋固定,以便使背阔肌处于松弛状态(图 20-10)。对于成年人,肩人字石膏在 3 周时，将上肢部分锯开做成上下开合型，以便患者做主动的肘部活动范围练习和被动的肩关节上举活动。5 周时拆除石膏，开始有计划地康复练习，以恢复肩关节的屈曲功能，并训练背阔肌发挥外旋功能。

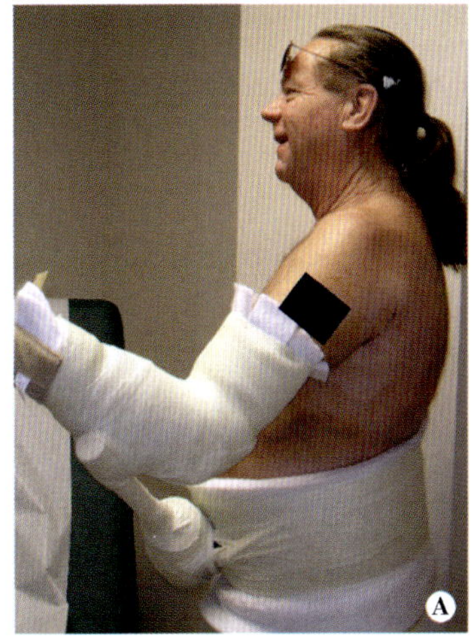
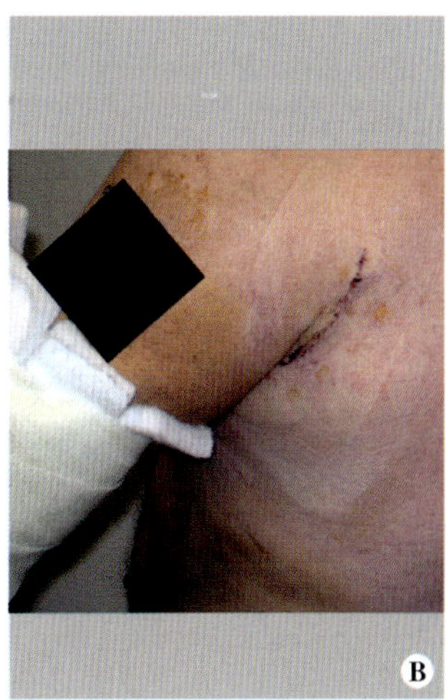
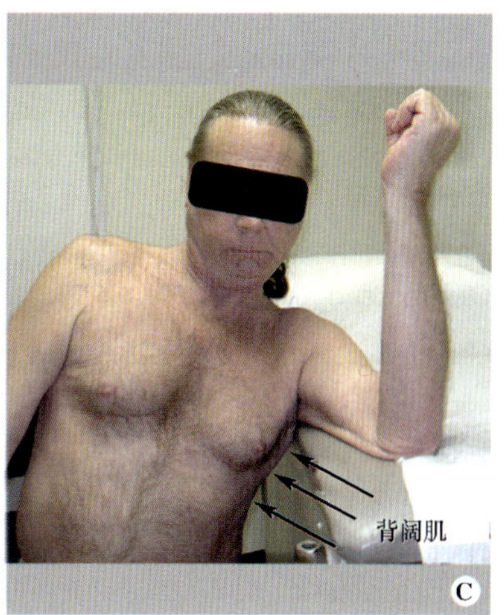

图 20-10　A. 患者用肩人字石膏固定 5 周，上臂置于完全外旋位。B. 术后 1 周时，6cm 长的伤口愈合良好，整个肌腱的移位术就是通过这个 6cm 切口完成的。C. 石膏去除后，开始外旋康复训练，训练时用桌子支撑肘关节，将原来起外展作用的背阔肌（箭头所指）重新训练为外旋功能（经允许引自 Michael L. Pearl，MD，Los Angeles，CA.）

七、避免失误与手术并发症

同所有外科操作一样，要有好的结果必须手术指征要恰当。背阔肌移位术不是治疗肩袖缺损的万能办法。这种手术对于一些选择性的病例，可以加强患者肩关节的外旋功能，但它并不能缓解疼痛，并且不要指望对合并有未校正的盂肱关节畸形或骨关节炎的患者起到很好的作用。另外，对于臂丛神经损伤的患者，必须确定背阔肌没有受累。否则，移植一个力弱或瘫痪的肌肉于事无补。在背阔肌的游离过程中，不能损伤它本身的神经血管蒂。

如果外科医生非常熟悉局部的解剖结构，此肌腱移位术可以采用微创方式操作。肌腱必须用非常结实的缝线，并采用可接受的缝合技术，使之牢固地固定到大结节或相邻的冈下肌肌腱上。缝合锚对那些退行性肩袖缺损的患者尤其有用。这个手术是一个大的肌肉移位术，有很大的张力。因此，笔者认为术后制动必须确实而牢固，不管是采用肩人字石膏还是使用坚固的矫形支具固定。迄今为止，笔者还没有找到一种既可以保证长久的固定效果、又能满足所有患者的不同外旋角度需要的矫形支具，因此仍然推荐使用肩人字石膏。

笔者对 Troy Nagao PA 对本章撰写的准备工作中做出的重要贡献鸣谢。

（路奎元　赵立连 译）

参考文献

Aoki M, Okamura K, Fukushima S, Takahashi T, Ogino T: Transfer of latissimus dorsi for irreparable rotator-cuff tears. *J Bone Joint Surg Br* 1996;78:761-766.

Celli L, Rovesta C, Marongiu MC, Manzieri S: Transplantation of teres major muscle for infraspinatus muscle in irreparable rotator cuff tears. *J Shoulder Elbow Surg* 1998;7:485-490.

Galatz LM, Ball CM, Teefey SA, Middleton WD, Yamaguchi K: The outcome and repair integrity of completely arthroscopically repaired large and massive rotator cuff tears. *J Bone Joint Surg Am* 2004;86:219-224.

Gazielly DF, Gleyze P, Montagnon C: Functional and anatomical results after rotator cuff repair. *Clin Orthop Relat Res* 1994;304:43-53.

Gerber C: Latissimus dorsi transfer for the treatment of irreparable tears of the rotator cuff. *Clin Orthop Relat Res* 1992;275:152-160.

Gerber C, Vinh TS, Hertel R, Hess CW: Latissimus dorsi transfer for the treatment of massive tears of the rotator cuff: A preliminary report. *Clin Orthop Relat Res* 1988;232:51-61.

Harryman DT II, Mack LA, Wang KY, Jackins SE, Richardson ML, Matsen FA III: Repairs of the rotator cuff: Correlation of functional results with integrity of the cuff. *J Bone Joint Surg Am* 1991;73:982-989.

Hoffer MM, Phipps GJ: Closed reduction and tendon transfer for treatment of dislocation of the glenohumeral joint secondary to brachial plexus birth palsy. *J Bone Joint Surg Am* 1998;80:997-1001.

Hoffer MM, Wickenden R, Roper B: Brachial plexus birth palsies: Results of tendon transfers to the rotator cuff. *J Bone Joint Surg Am* 1978;60:691-695.

Klepps S, Bishop J, Lin J, et al: Prospective evaluation of the effect of rotator cuff integrity on the outcome of open rotator cuff repairs. *Am J Sports Med* 2004;32:1716-1722.

L'Episcopo JB: Tendon transplantation in obstetrical paralysis. *Am J Surg* 1934;25:122-125.

Miniaci A, MacLeod M: Transfer of the latissimus dorsi muscle after failed repair of a massive tear of the rotator cuff: A two- to five-year review. *J Bone Joint Surg Am* 1999;81:1120-1127.

Pagnotta A, Haerle M, Gilbert A: Long-term results on abduction and external rotation of the shoulder after latissimus dorsi transfer for sequelae of obstetric palsy. *Clin Orthop Relat Res* 2004;426:199-205.

Pearl ML, Edgerton BW, Kazimiroff PB, Burchette RJ, Wong KL: Arthroscopic release and latissimus dorsi transfer in the treatment of shoulder internal rotation contractures and glenohumeral deformity secondary to brachial plexus birth palsy. *J Bone Joint Surg Am* 2006;88:564-574.

Wang AA, Strauch RJ, Flatow EL, Bigliani LU, Rosenwasser MP: The teres major muscle: An anatomic study of its use as a tendon transfer. *J Shoulder Elbow Surg* 1999;8:334-338.

Warner JJ, Parsons IM: Latissimus dorsi tendon transfer: A comparative analysis of primary and salvage reconstruction of massive, irreparable rotator cuff tears. *J Shoulder Elbow Surg* 2001;10:514-521.

Waters PM, Bae DS: Effect of tendon transfers and extra-articular soft-tissue balancing on glenohumeral development in brachial plexus birth palsy. *J Bone Joint Surg Am* 2005;87:320-325.

Yamaguchi K, Levine WN, Marra G, Galatz LM, Klepps S, Flatow EL: Transitioning to arthroscopic rotator cuff repair: The pros and cons. *Instr Course Lect* 2003;52:81-92.

Zancolli EA: Classification and management of the shoulder in birth palsy. *Orthop Clin North Am* 1981;12:433-457.

Zancolli EA, Zancolli ER: Pallative surgical procedures in sequelae of obstetrical palsy. *Hand Clin* 1988;4:643-669.

第 21 章　急性和慢性肩胛下肌撕裂的切开修补术

David N. Collins, MD

一、适　应　证

一个健康、功能良好的肩胛下肌肌肉是盂肱关节内压力和动力性稳定的主要因素；它也是肱骨最强的内旋解剖结构。多数肩胛下肌撕裂缘于退变，常伴有冈上肌撕裂，很少同时伴有冈上肌和冈下肌撕裂。肩袖前上部分损伤患者累及肩胛下肌肌腱的特有复合体不同程度撕裂，这病变包括部分撕裂、上方撕裂和上 2/3 撕裂(如下面肌肉止点保持完整，肌腱有不同程度回缩)或完全撕裂后回缩超过肩盂。以下情况应考虑修补：患者活动量大；肱骨头处于肩盂中心；肌肉组织脂肪变性不严重；疼痛是这个病变最明显的症状。

孤立的肩胛下肌断裂常缘于损伤，立刻产生急性疼痛、肌力减弱和功能受限。较大的离心力是多数断裂的原因。罕见的是，肱骨抗阻力下突然内旋导致肩胛下肌断裂。这种损伤机制的危险因素包括：①年龄至少 30 岁；②长时间体力锻炼时间；③缺乏专业训练经验；④疲劳；⑤投入运动前没有热身；⑥过度酗酒。对一些患者，尤其是中年或更大年龄的患者，急性断裂会伴有前方盂肱关节不稳定。

急性断裂的误诊会导致疼痛和肌力减弱，导致功能受限。但是正确诊断可能延迟数周、数月或数年。在此期间，患者常治疗例如撞击或盂肱关节不稳定的情况。一旦做出正确的诊断，接下来应计划手术治疗。诊断延迟超过 12 个月会使断裂修补极度困难。

近端肱二头肌肌腱病变和肩胛下肌断裂常同时发生；有时肩胛下肌严重损伤最明显的表现是肱二头肌长头腱急性病变。这种现象常伴有肩胛下肌上缘肱骨止点处滑车断裂，然后肱二头肌肌腱从结节间沟向内侧脱位。

承受创伤性肩胛下肌断裂的多数患者报告有中重度疼痛，尤其是活动时，有时夜间疼痛是主要的症状。临床检查常见结果是肌力减弱导致的疼痛和功能受限，与对侧相比被动外旋活动会增加。然而疼痛很严重合并肌力减弱时，外旋和内旋会消失。有时疼痛有时严重疼痛，患者会拒绝行肩胛下肌断裂的典型体征的检查，例如上举试验和改良上举试验、压腹试验、Napoleon 试验、内收肱骨被动外旋增加。肩胛下肌断裂可能引起 Lag 试验阳性。

肩胛下肌慢性断裂常是忽视或错过的急性损伤。长期后患者可能已经适应了缺乏力量和舒适的生活，然而致残性前方肩关节疼痛、明显功能障碍和肌力减弱并不罕见。

必须综合考虑患者的损伤程度，还应考虑疼痛对功能的影响。只有当肩关节存在明显疼痛并伴有功能障碍时才考虑肌肉肌腱移位手术。在做出治疗方案前应考虑患者年龄、撕裂位置、组织质量、既往手术史、配合康复治疗的能力和意愿、内科并存症和社会经济学问题。

但是邻近肌肉肌腱转移重建术的适应证目前还没有明确。对功能障碍尤其是内旋动作和力量缺损、持续疼痛的患者，如果磁共振显示肩胛下肌肌腱回缩至肩盂水平，肩胛下肌肌腹有明显的脂肪变性，肌肉肌腱移位术对这些患者或许有效。这些征象提示断裂不能直接修补并常在术中得到证实。

手术已经改变了喙肩弓解剖的患者，若有肩胛下肌断裂和巨大的不可修补性肩袖撕裂，可导致肱骨头前上不稳定，可能需要行胸大肌转移手术代替丧失功能的肩胛下肌。

二、禁 忌 证

虽然肩胛下肌急性或慢性断裂的修补或重建的禁忌证尚不能明确，若没有症状则要避免手术治疗。多数慢性断裂的患者中，肩胛下肌主要肌腱的边缘多从小结节的正常止点处分离。随着断裂到诊断之间的时间的变化，肌腱回缩发生纤维化，肌肉和肌腱单元复位的顺应性也随之变化。断裂的结果是肌肉的肌腹萎缩和，继续发展后直至整个肌肉几乎完全为脂肪浸润。明显脂肪浸润是功能预后不良的征象，也妨碍修补和最后功能的恢复，这些患者应考虑肌肉移位术。

在慢性肩胛下肌断裂患者中，如果预备的供体肌肉正常的解剖和物理特性被局部或全身的损伤、之前手术或疾病所改变，那么肌肉肌腱移位术就是禁忌证。有时一般全身状况太差可能不允许肌肉肌腱移位术以及其他任何手术；自主或不自主不能配合术后保护性康复锻炼也是手术禁忌证。了解患者手术的目的和依从性对任何手术的治疗都很重要。

计划修补或重建的手术部位若有活动性潜在或无痛的感染表现会有明显的危险，所以感染控制之前手术是禁忌。

在营养不良、接受免疫抑制或接受全身类固醇激素治疗等的一些患者中，考虑要做肌腱移位的肌腱质量、肌腱再附着的位置和愈合的可能性预计会受到损伤，这些患者不适合行修补或重建手术。

如果皮肤存在问题，那么皮肤条件也可能成为手术禁忌证的原因。开放性伤口、昆虫咬伤、动物抓伤、窦道、免疫性湿疹和其他皮肤病变隐藏着潜在的细菌，细菌可能感染手术部位。

要求低的老年患者是切开修补手术的禁忌证，除非他们疼痛非常严重，能工作的患者也不适合行修补术。非优势肩关节仅在出现疼痛并且判断断裂能修补的情况下才考虑修补。

如果不可修补的肩胛下肌断裂合并有冈上肌（和冈下肌）不可修补的断裂，肌腱移位术是禁忌，因为这种情况下手术效果不好且难以预测。患者有假性麻痹、盂肱关节骨关节病和腋神经病变也不适合肌肉移位术。

三、其他治疗方法

肩胛下肌断裂导致的疼痛能用合适的非麻醉性药物、适当的冷热敷治疗能缓解。治疗性锻炼用于克服屈曲能力缺损并最大程度增强肌肉的力量。非手术治疗适合于冻结肩和巨大肩袖撕裂伴脂肪浸润（若外科无法修补）。有中重度功能受损但没有疼痛的患者最好非手术治疗。

一小部分术前表示不愿配合肩胛下肌修补或重建术后严格的术后康复计划的患者可以考虑行开放性清创术，严重的症状可能行肱二头长头肌腱切除或肌腱固定术和剩余肩胛下肌清创术，但这种手术入路的有效性不可预测。

肩胛下肌慢性断裂且并存盂肱关节病变的患者可行关节置换手术。

四、结　果

（一）修补

文献综述总结了至少 215 例修补术的结果。评价结果参考了很多指标：撕裂程度、并存损伤、病程和肌肉萎缩程度（表 21-1）。早期修补能有良好的效果，确诊时间越长结果越差。丧失正常弹性、肌腱组织萎缩以及明显的肌腹脂肪浸润的患者，修补后即使肌腱愈合，也不能康复，再撕裂率高。

表 21-1　肩胛下肌修补结果

作者（年份）	肩关节数目	撕裂类型	平均年龄（范围）	平均随访时间（范围）	结果
Edwards 等（2005）	84	20 个单独完全撕裂 64 个单独不完全撕裂	53.2 岁（23～77 岁）	45 个月（24～132 个月）	Constant 得分增加：平均 55～77 分；年龄/性别，64～94 分（最重要的因素）；盂肱关节骨关节炎，4～27 分 超过 1/3 的患者有 Lift-off 试验阳性
Kreuz 等（2005）	34	16 个单独撕裂 18 个复合撕裂（不能判断是完全还是不完全撕裂）	51 岁（27～56 岁）	37 个月（28～48 个月）	术前 Constant 得分 42 分 6 个月时所有的患者 Lift-off 试验阴性 30 个患者有优良效果 独立撕裂患者 Constant 得分由 44 分增加到 49 分，复合撕裂的患者 Constant 得分由 41 分增加到 75 分
Kreuz 等（2005）	16	9 个单独完全撕裂 7 个单独不完全撕裂	46 岁（27～64 岁）	36 个月（28～48 个月）	15 个患者有优良效果 不完全撕裂患者 Constant 得分由 51 分增加到 88 分，完全撕裂的患者 Constant 得分由 39 分增加到 89 分 所有患者回到工作岗位和参加运动，14 例患者返回运动场 Constant 得分和诊断延迟时间成反比 1 个患者有轻度坚硬，需要手法松解
Mansat 等（2003）	23	NA	NA	73 个月	总的结果不太满意，相对于撕裂尺寸：单独撕裂效果较好，伴有其他肌腱撕裂效果较差
Warner 等（2001）	19	5 个复合冈上肌撕裂的完全撕裂 14 个复合冈上肌或冈下肌撕裂的完全撕裂	58 岁（36～72 岁）	40 个月（24～75 个月）	5 个患者有非常好的效果，3 个是比较好的效果，有 4 个效果一般，7 个效果差 疼痛评价：3 个不痛，8 个轻度疼痛，7 个中度疼痛，1 个重度疼痛 性别/年龄校正 Constant 评分从 38 分提高到 69 分

续表

作者(年份)	肩关节数目	撕裂类型	平均年龄(范围)	平均随访时间(范围)	结果
					Constant 评分大约症状持续时间>6个月 持续肩胛下肌体征常见 1个腋动脉损伤(已修补)
Deutsch 等(1997)	14	12个单独完全撕裂 1个单独不完全撕裂 1个复合冈上肌撕裂的完全撕裂	39岁(18~64岁)	24个月(19~48个月)	10个患者疼痛缓解 所有患者 lift-off 试验阴性 力量:所有患者都恢复正常肌力,13个患者回到工作中,12个患者回到竞技运动场
Nove-Josserand 等(1997)	18	18个单独不完全撕裂(上1/3)	52岁(33~62岁)	22个月(12~42个月)	13个患者(69%)非常满意,4个(21%)满意,2个(10%)失望 2个患者直到8个月才回到工作中 校正 Constant 评分=89.5(71~100) 如果损伤不是创伤性的或(和)工人的代偿相关,那么肩胛下肌试验都能改善 使用胸大肌三角肌入路的患者和较年轻患者的 Constant 评分都较高
Gazielley 等(1997)	16	16个单独不完全撕裂(上2/3)	41岁(30~69岁)	24个月(12~36个月)	功能结果:9个非常好,4个好,1个一般,2个差; 69%非常满意,25%的满意,6%的一般,没有不满意的;13个患者 lift-off 试验阴性 Constant 评分从55分改善到73分 11个中9个平均在5.5个月(3~12个月)回到工作中
Gerber 等(1996)	16	16个单独完全撕裂	50岁(33~60岁)	43个月(24~84个月)	8个患者有非常好的效果,5个好,1个一般,2个差 主观结果:82%回归正常 11个患者 lift-off 试验阴性,2个减弱,3个阳性 工作的能力明显增强 相关 Constant 评分=82(29~109)

注:NA,不详。

与完全撕裂相比,部分撕裂和不全撕裂更常被误诊,诊断和治疗的延迟容易延误治疗,难以改善症状。孤立病变修补后其结果要比有伴随病变的结果更好,可能的原因是外展功能改善、手术前延误时间短、患者年龄小以及微创手术。撕裂的大部分原因是退变,进行性发展的老年患者比其他患者预后差,修补延迟超过12个月效果也差。

43%~94%患者治疗后的自我评价是良到优。治疗后能缓解疼痛,但并不是所有患者都能解除疼痛,有多达40%的患者可能诉中重度疼痛。一项研究发现使用缝合锚固定于骨的肌腱的质量好坏是疼痛和压痛的主要原因,所以术者更愿意选择经骨隧道固定。文献中术后功能恢复可达到正常范围的 82%，71%～100%的患者可能报告优或良的功能。93%～100%的患者被雇佣回到工作岗位，82%～100%患者恢复到之前的体育运动中。

修补的耐用性尚不清楚，因为通常平均随访时间很少超过 36 个月。然而患者总体满意度非常高，90%～94%的患者表示满意或非常满意。

(二) 重建术

文献中 75 例以上患者的重建结果尚可(表 21-2、表 21-3)，功能自我评价良到优的达到 75%。术后磁共振和肌电图证明转移胸大肌的结构、功能和电活动分别比邻近三角肌和对侧胸大肌恢复得好。

表 21-2　肩胛下肌重建效果

作者(年份)	肌腱转移方式	撕裂数量				
		完全	不完全	孤立	合并肩胛下肌	合并肩胛下肌、冈下肌
Gerber 等(2004)	胸大肌劈开，小圆肌	20		是	是	
Jost 等(2003)	胸大肌	30	0	12	13	5
Galatz 等(2003)	胸大肌	14				
Resch 等(2002)	胸大肌(上 2/3)				8	4
Resch 等(2000)	胸大肌(上 1/2 到上 2/3)			8	4	
Wirth 和 Rockwood (1997)	胸大肌(上 1/2)、胸小肌	13		13		

注：ASES，American Shoulder and Elbow Surgeons。

表 21-3　肩胛下肌重建的效果

患者平均年龄(范围)	平均随访时间(范围)	效　果
不详	20 个月	胸大肌劈裂的 11 个患者 ASES 评分提高(42～61 分) 9 个有明显疼痛缓解 2 个患者转移肌腱撕裂需要翻修 胸大肌或大圆肌劈裂的 9 个患者 ASES 评分提高(34～55 分) 7 个有明显疼痛缓解 1 个患者再撕裂需要翻修 两组都有有限的功能恢复和肩胛下肌试验仍然阳性
53 岁(35～67 岁)	32 个月(24～70 个月)	性别/年龄校正的 Constant 评分从 47 分提高到 70 分 单独撕裂的 12 个患者在初次修补后肯定的效果(82%，伴有和不伴有肩胛下肌修补对比：49% VS 79%) 83%的患者有好到很好的效果，但是仅有 55%术后获得正常功能(23%术前) 23 个患者 Lift-off 试验阳性

肌肉移位术使术前不稳定的肩关节恢复稳定性，但手术不能使静止性半脱位的肱骨头复位。

疼痛缓解(这里定义为疼痛消失)是大多数病例的主要适应证,疼痛缓解率 33%~80%。疼痛对功能康复的影响不显著,大多数患者最终康复。喙突下移位,疼痛缓解可能是肱骨头和喙突之间的嵌入软组织。

与修补组耐用性相比,重建组耐用性因为随访有限尚不明确。总之,重建手术的患者满意度较差,只有 64%~82%表示满意或很满意。

五、手 术 方 法

(一) 体位和显露

患者取沙滩椅位。患者的头放在填满的马鞍状、多个活动关节、可调位置的头架上。皮肤用碘伏消毒后铺单。

关节镜不能用于诊断,因为通过这种方法常不能区分部分撕裂和全层撕裂。仅有小部分肩胛下肌(少于 1/3)能通过标准入路的关节镜看见(例如肌腱撕裂部分被盂肱中、下韧带遮挡)。

三角肌胸大肌入路对显露肩胛下肌肌腱断裂处是必需的。如果冈上肌也撕裂了,再加上上入路,一般情况下推荐三角肌胸大肌入路。切口位于三角肌和胸大肌之间的自然间隙或与之平行。头静脉一般位于两块肌肉沿长轴之间的一束脂肪组织下面。三角肌胸大肌间隙最近端以脂肪组织的三角形作为标记,用做开始分离间隙的参考点,尤其当未发现头静脉时。沿着头静脉走形,分离三角肌内侧缘和胸大肌外侧缘。在此处根据计划是做修补还是做肌腱转移重建术会有所差异。

(二) 必需的工具、设备和内固定植入物

从皮下组织层使用自动牵开器能维持、显露胸大肌三角肌间隙,然后用钝性拉钩维持显露此间隙。在完成肱骨肩胛骨运动平面完全自由活动度的评估后,单向拉钩替代成钝性、右成角自动牵开器牵开三角肌和喙突肌肉群。肩峰下间隙使用单个钝性右成角牵开器能提高肱骨前方和肩胛下肌的视野。为帮助骨的缝线穿过,用电钻在骨上做出一个弧形隧道。隧道的曲率半径对应的曲线半径缝针带着缝线直接穿过隧道,准备固定肌腱到骨上。

(三) 操作

1. 松解 从喙肩韧带向远侧到胸大肌突出的胸骨头切除胸锁筋膜。根据损伤到修补的时限,血液和机化的血肿可能干扰断裂肌腱开始的视野,需要清理。不规则、坏死的或可能难以存活的肌腱边缘需要清创,显露肱骨头和盂肱关节。为方便外科手术操作,需要在肌腱实质部分缝一个或两个临时固定线。

部分撕裂的处理与全层撕裂有些不同,但是在任意情况下肩袖间隙都应切开至喙突基底部以利于观察和触及肩胛下肌上部分。切除部分病变中严重的区域,使外观更加健康的残余肌腱再附着到骨区。

在全层撕裂中,用牵引线牵拉测试肌肉肌腱单元的活动度,若撕裂存在,损伤近期的处理常能够获得充分移动度,但是更多见的是肌腱短缩,需要专门松解肩胛下肌和周围解剖结构。然后探明肱骨、肩胛骨运动平面,允许喙突下、肩峰下和三角肌下间隙之间不间断地联系。

腋神经沿肩胛下肌的前表面并在肌肉肌腱连接处弯曲向下的边缘进入四边孔。在整个操作过程中避免触及腋神经以免不慎损伤，尽可能保留旋肱前动脉和它在结节间沟的终末支。

即使在急性损伤情况下都必须保证肩胛下肌足够的移动度。良好的移动度需要通过分离肩胛下肌和周围组织获得(360°松解)，尤其是喙突、联合腱和喙突肌肉、腋神经、盂肱关节前关节囊、前方肩盂和肩胛骨体部(图 21-1)。这些筋膜间指的是肱骨、肩胛骨运动界面。松解上、后部分是相对安全的，前、下部分有伤及局部神经血管结构的可能。

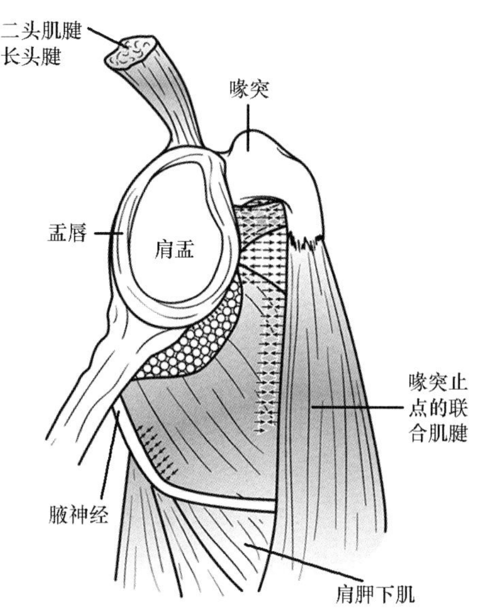

图 21-1　挛缩肩胛下肌周围大量的瘢痕是肩胛下肌再附着在小结节正确位置上最大的障碍。手术从喙突基地部、在喙突上肌肉、腋神经区域和肩胛骨前面(盂肱关节囊。肩胛颈和肩胛体)松解出肩胛下肌，以获得最大的移动度

肩袖间隙是最易操作的部位，从这个部位开始松解。从外侧到内侧喙突基底部分离所有剩余间隙。切除喙肱韧带级任何拘束肩胛下肌上边缘的组织。触诊间隙确定松解是否足够。

沿肩胛下肌前肌腹和其上喙突的肌肉之间继续向下锐性和钝性分离。必须保护腋神经、肌皮神经和肩胛下神经以免不慎损伤，临近的血管和臂丛神经也需要注意。在联合腱深面分离时，应保持在肩盂边缘的外侧，肩胛下神经才不会有损伤危险。在以下的位置操作谨慎是有必要的：①在联合腱下分离；②肱骨外旋时；③牵引肩胛下肌肌腱时；④肩胛下肌向内回缩超过肩盂边缘 1～2cm。一旦超过肩胛下肌下部分，肌肉最下边缘划分界限和移动时腋神经必须保护。留心保护下部分肩胛下神经，因为它一直和腋神经并列行走。

松解的最后一步(从肩胛骨前方)是分离盂唇周围前和前下关节囊，保留与肩胛下肌连接的关节囊。进入肩胛体前部和从肩胛下肌窝，从肩胛骨上完全掀起肌肉，完成 360°松解。轻柔牵拉固定缝线验证肩胛下肌肌肉肌腱单位的顺应性，有一定的弹性和张力放松后可回缩。

脱位的肱二头肌长头腱不会回到结节间沟里。如果肱二头肌腱损伤或肱二头肌长头腱完整但是从结节间沟脱出，可以行肌腱固定术。保持肘关节屈曲，前臂旋后使肌腱有轻微张力，用三根或四根 1mm Dacron 线把肱二头肌长头腱固定在胸大肌肌腱上。另外，肌腱固定位置可能在肱骨近端结节间沟内或附近，肌腱固定的近端肌腱可以切除。如果患者不是特别关注术后的“波沛肌肉”(Pypeye muscle)，可以考虑更合理的肌腱切除术。如果上臂肥胖，肌肉外形变化不会很明显。

常规准备肩胛下肌的附着部位，这样可以保证肌腱和骨之间的连接最好(图 21-2)。如果有残留肌腱，可从小结节下切除。用浅的开槽器轻度刮除皮质或以钻孔器显露皮质骨一直到表面出血，这是使肌腱足够愈合到骨上的细胞来源。如果解剖在附着位置存在偏移，这些偏移和预期的、最佳的外旋决定肌腱的有效长度，插入止点尽量靠近内侧，靠近肱骨头关节软骨边缘。

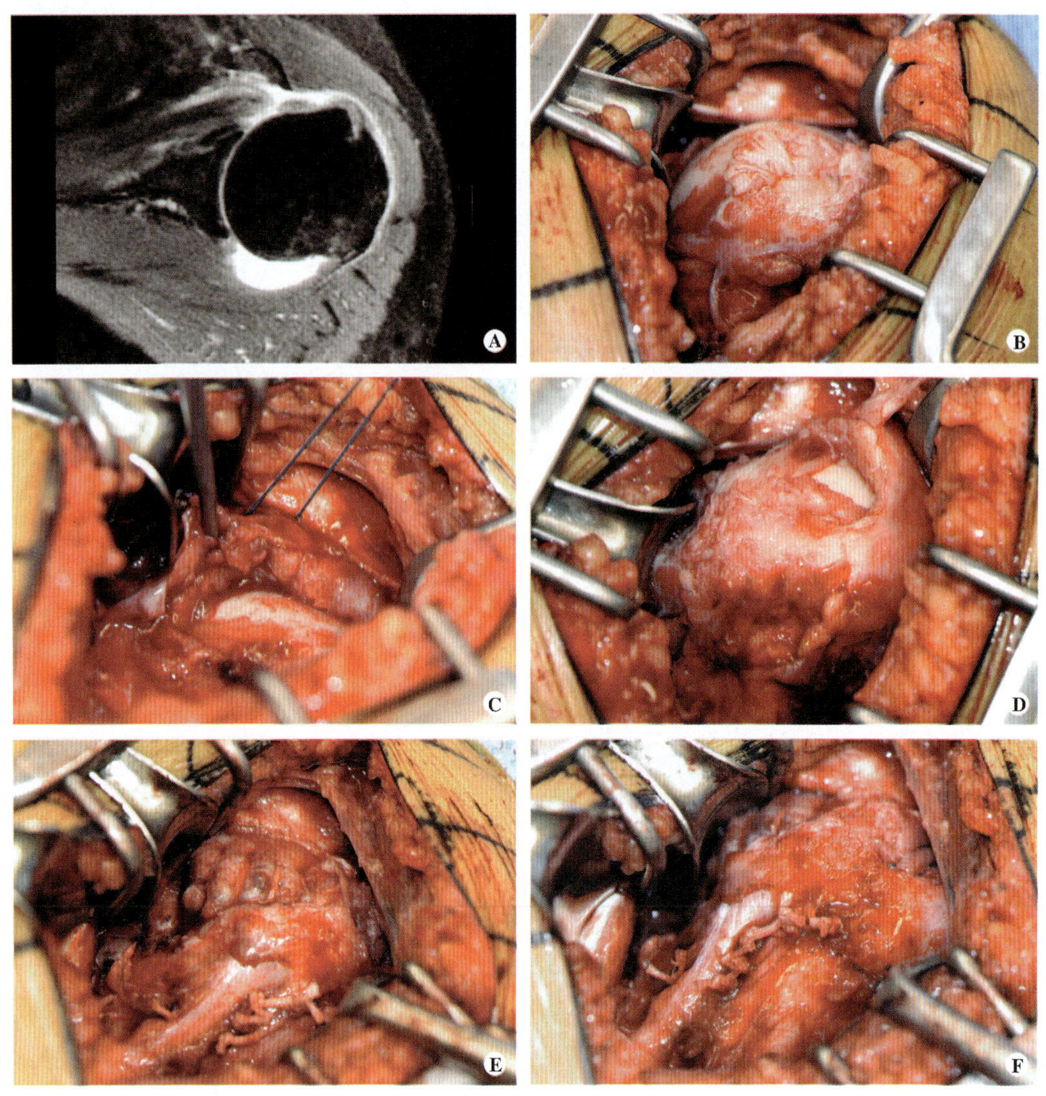

图 21-2 肩胛下肌合并冈上肌肌腱撕裂的外科手术修补

A. MRI 水平位能显示肩胛下肌撕裂。B. 术中照片可见肩胛下肌几乎完全撕裂。C. 小结节有部分肌腱残留。寻找肌腱并游离。D. 冈上肌撕裂。E. 肩胛下肌重建在小结节的解剖止点上。F. 大结节前面打结，把冈上肌固定在大结节上

用不可吸收的 1mm Dacron 线穿过肌腱前表面，从早期触及卷起来的卷曲上缘开始，固定肌腱边缘内侧 1～1.5cm。在肌腱的后方进针和再从前方穿回，缝线的终端在肌腱的后侧，距离 1cm 套圈缝合，一般 5 或 6 个缝合就足够。结节间沟代表肱骨近端最坚实的骨质，这就是用于肌腱再附着的骨隧道。骨隧道的数量比缝线数量多一个。利用可弯曲转头可以钻出弧形隧道，使用专门电钻可以很容易做出。收紧缝合线并穿过隧道，内旋肱骨以减少肌肉张力，相邻孔之间产生骨桥，把缝线牢固系在骨桥上。最远侧的肩袖间隙用 1 或 2 个不可吸收线缝合以便埋住线结。

上臂靠住胸壁，测试被动外旋，然后和对侧的健侧上肢做对比。

2. 重建术　如果肩胛下肌变薄或不可修复、肩胛下肌极度脂肪浸润表现时，可以考虑

肌肉转移术。可做前述的胸大肌、胸小肌和大圆肌转移。

笔者做胸大肌转移的经验最多(图 21-3)。虽然它的起点在前胸壁(不是在肩胛骨上)，胸大肌作为肩胛下肌的代替肌肉，75%患者获得了成功。胸大肌在冠状面的动作和肩胛下肌相似，因为其矢量是向下和向内的。在横断面上对几乎所有患者都是足够的，当然最有审美感的患者除外。胸大肌转移为盂肱关节提供了动力性的前方支持物，胸大肌有特殊的神经支配，如果有要求的话，可以把胸大肌分成上和下两等分，而没有运动功能受损。虽然更可能遇到长期损伤或之前手术导致的瘢痕组织，但是进行表浅分离方式和急性修补相似。清理盂肱关节上的瘢痕和滑膜样组织，也清理滑膜和肩袖的残余部分。如果肱二头肌肌腱仍在的话，可进行肌腱切除术或肌腱固定术；术式选择主要基于女性或上肢脂肪较少的患者有潜在的美观方面的考虑。虽然通常较难，但是仍应尝试和之前肩胛下肌修补相似的方法辨别和使用部分或全部肩胛下肌，即使仅有一部分肌腱可用，也要按之前描述过的肩胛下肌完全游离后在上臂中立位修补到小结节上。

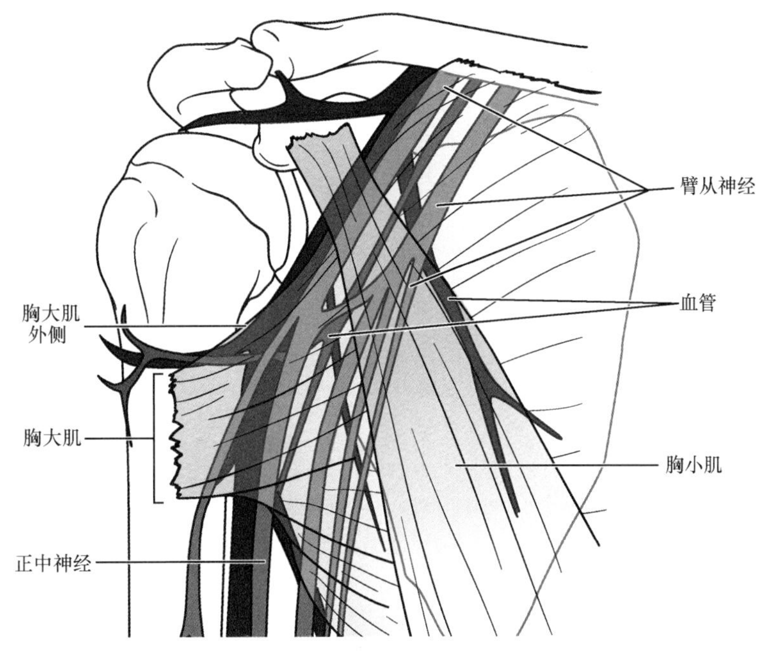

图 21-3 将胸大肌转移进行肩胛下肌重建时，应当避免损伤胸大肌和它比邻的重要的神经血管结构

把胸大肌肌腱从结节间沟外侧缘的止点上松解下来。在转移的部分胸大肌肌腱上留置牵引线。在轻柔牵引下进行锐性和钝性分离，移动全部或选择的部分胸大肌。

熟悉胸大肌肌腱的附着点是有必要的。肌肉在锁骨上的附着部分很宽，它起于锁骨内1/3 并向外下方延伸，胸肋部分的起点也较宽广，包括胸骨柄和体部前表面全长、腹外斜肌筋膜和第 1～6 肋软骨。锁骨部分外侧大部分纤维止点靠上，内侧大部分纤维止点靠下，在结节间沟外侧缘。胸骨肋骨上部分纤维向外侧延伸于锁骨头下方，其肌腱与锁骨头融合在一起。胸肋骨下部分纤维向外上方延伸，位于锁骨和上部胸肋骨部分，纤维旋转 180°，最下方纤维止点在外侧缘最上方，最上方纤维止点在最下方。对转移肌肉定位的重要解剖参考点是喙突、喙突肌肉组和肌皮神经。

转移全部或部分胸大肌，确定转移路线和新止点的位置需要技术，目前仍然没有统一标准(图 21-4)。在一些单发、不可修补的肩胛下肌断裂患者，转移胸大肌上 1/2～2/3 可能已足够。全身肌肉萎缩的老年患者常需要转移整个胸大肌(图 21-5)。

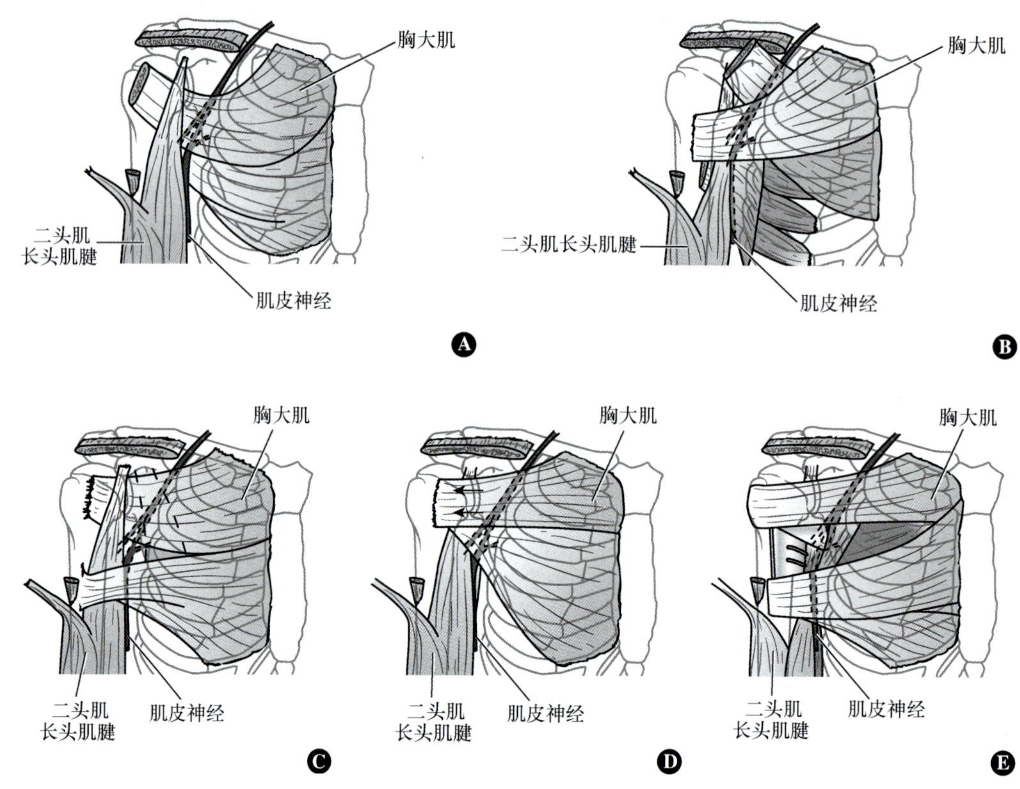

图 21-4　选取部分胸大肌转移行肩胛下肌替代重建术

A. 完整分离胸大肌，从喙突下直至肱骨大结节这一段。B. 劈开分离胸大肌和大圆肌直至肱骨小结节。C. 劈开胸大肌至小结节。D. 完整分离胸大肌转移至肱骨大结节。E. 胸大肌的上 1/3～1/2 部分移至肱骨大结节区

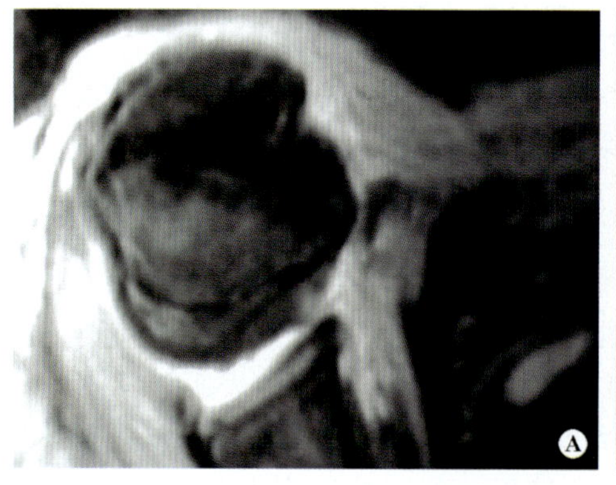

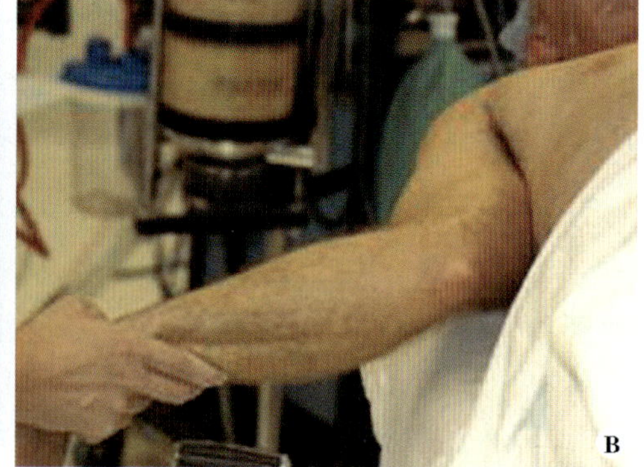

图 21-5　无法修复的慢性肩胛下肌撕裂行手术重建

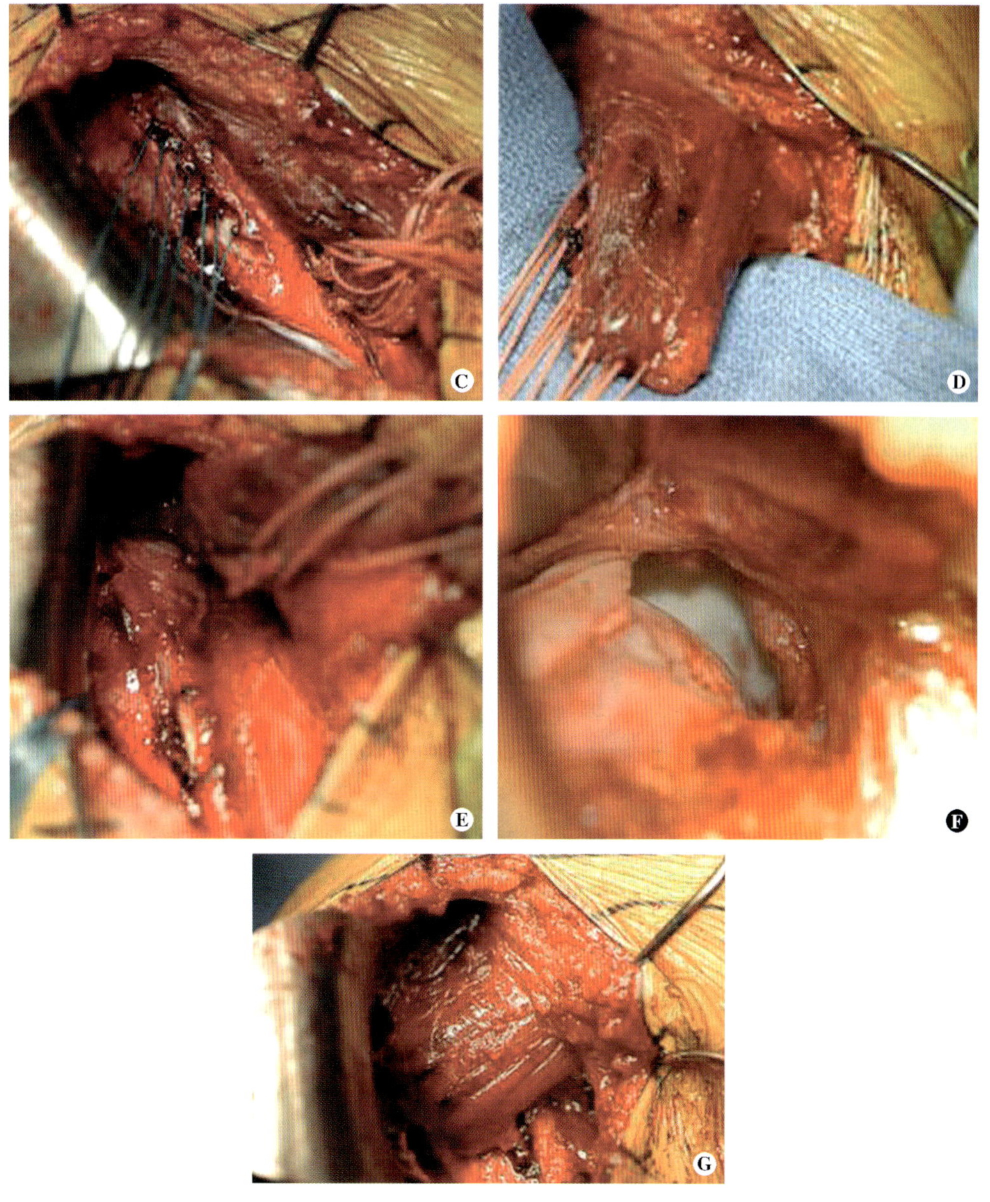

图 21-5　无法修复的慢性肩胛下肌撕裂行手术重建(续)

A. 轴位的 MRI 显示一例慢性肩胛下肌撕裂患者。B. 患者查体照片显示由于肩胛下肌撕裂,患肩关节可以过度外旋无阻力。C. 术中照片显示肱骨大结节肩胛下肌附丽部。D. 充分松解后完整的胸大肌游离端,即将插入的部位和缝合的止点区。E. 瘢痕组织覆盖于盂肱关节外层。F. 盂肱关节正好是在瘢痕组织下方(切除后显露)。G. 移植重建肌肉最终的位置

有人建议胸大肌从联合肌腱深面穿过,他们认为作为肩胛下肌的替代,这样转移的肌腱矢量更接近肩胛下肌的路径,所以更加有效,另外的优点是来自于肱骨头和喙突、喙突肌肉之间软组织的间位效应。联合肌腱和肌皮神经之间空间的解剖变异决定了胸大肌哪一部分可以转移。喙肱肌的单一神经运动支有时可能必须切断才能顺利通过软组织通道。

在分离胸大肌过程中,包括劈开胸大肌,胸内侧和外侧神经无法直视。不要分离内侧超

过 8～10cm，小心避免损伤运动支的止点。如果仅转移胸骨头，轻柔、仔细地分离、游离，然后向上前进到锁骨头下。这个通路可以利用直线的优势，与真正的肩胛下肌更相似，又可保护肌皮神经。

前上不稳定的患者可以考虑整个胸大肌在喙突和联合肌腱下方转移。肌腱可能一定程度上有代偿缺损的冈上肌的作用，若小结节不能再附着，可以附着到大结节上。如果转移整个胸大肌，肌肉下方游离时需要小心，因为胸内神经可能在边缘 1.2cm 内进入。

在游离时为确定胸大肌神经支配的安全性，分离应在胸小肌外侧进行。当考虑从联合肌腱深面穿过时，了解肌皮神经路径和其他分支是很重要的。喙突是常规参考的标志：神经分支离喙突 1.4cm 进入和肌皮神经本身离喙突 3.1cm 进入。这和文献报道的平均距离是一致的，文献中报道喙突尖和神经在联合肌腱插入点之间平均距离是 5.4cm（范围 2～11.2cm）。

穿过胸小肌和联合肌腱连接部的通道足够允许胸大肌的进入和穿过。虽然钝性分离和双手触诊允许识别肌皮神经，直视能解决任何的不确定性。转移肌腱的通路在肌皮神经前方和联合肌腱后方。如果它的体积使神经产生了张力，那么就要减少转移的肌肉。

经骨固定的位置在小结节或大结节的内侧，选择两者之一做个好浅槽。根据转移胸大肌部分呈现的张力和可利用的长度来调整再附着点。在外旋下观察 0°～30°外旋的张力，没有损伤肌腱和缝合之间的界面，因此推荐在肌腱着力部位使用改良的 Mason-allen 缝线。当岗上肌断裂时，为了获得更靠上和外侧的位置，再附着点可能会受到影响。

对伴有前方半脱位的肩胛下肌完全断裂的患者，可以穿过劈裂的胸大肌转移大圆肌。理论上，它可能更好地代替已经断裂的肩胛下肌下部分。通过在离背阔肌结节间沟深面骨性止点 1cm 的位置松解背阔肌后进入大圆肌。仔细分离两个肌腱，小心避免向内侧游离超过 7cm。松解背阔肌下方时尤其要小心，因为此处有损伤桡神经和肱深动脉的危险。大圆肌附着在小结节的下部分，劈裂的胸大肌固定在小结节的上部分，背阔肌到它剩余的肌腱残端。胸大肌上半部修补到存在的或修补的冈上肌上。把转移的劈开的胸大肌和大圆肌的相邻边缘缝合在一起，以提高固定的稳固性。

任何转移肌腱再附着的止点根据游离获得的移动程度有所不同。对于胸大肌，肱骨外旋 30°，可以选择大结节或小结节。然而再附着在结节间沟外侧，有利于恢复胸大肌长度-张力关系。

（四）切口闭合

多数情况下需要彻底冲洗伤口。胸大肌三角肌间隙中放置 1/8 in 引流管，然后用 1 号可吸收缝线缝合间隙。2 号可吸收缝线缝合皮下组织，缝合至接近伤口边缘的真皮层。用 0.5 in 自粘性敷料关闭伤口。

六、术后治疗

上臂悬吊，用一个小的、枕头外形垫在靠近胸壁前下外侧使上臂保持轻度外展和外旋。根据患者身体习惯，简单悬吊一般就足够。

术后第一天开始在理疗师的监督下做被动活动。被动外旋允许至少 0°外旋，有时可稍大，但是应根据术中活动范围和修补的牢固性限制运动度数。轻度内旋上举到 60°或 90°是可以接受的。6 周内被动活动，外旋限制一定程度上少于术中确定的角度，也可以进行钟摆样锻炼。

术后 6 周时允许辅助下主动前举和有限制的辅助下主动外旋。接下来的 6 周外旋能增加到术中最大角度，缓慢地放松对活动范围的限制。3 个月后开始力量练习，具体针对肩胛下肌力量练习。常规不仅要练习抗阻力内旋，而且也练习前后推拉以及拥抱、交叉动作。6 个月后允许全范围内活动。

对胸大肌转移治疗的慢性单纯撕裂的患者，佩带悬吊带 6 周一般足够。加上修补的有时要在上臂和下胸壁间架一个小枕头。术后第一天开始被动活动，伴随外旋 0°和内旋完全上举，6 周内避免内旋后伸。6 周开始辅助下主动活动，12 周才能开始肌力锻炼。

一旦恢复足够的力量，可以进行原来的活动，包括手工工作和体育运动，但是至少要术后 6 个月才能开始。常常 12～18 个月才能达到最佳康复。

七、避免失误和并发症

修补的相关并发症发生率为 5%～23%，重建术并发症发生率为 10%～20%。僵硬、不稳定、肌力减弱和关节面粗糙是肩胛下肌修补或重建术后最常见的不良结果。外科医师控制下的一定因素可能影响这些并发症的发生。

（一）僵硬

僵硬常伴有疼痛，可能对损伤或外科治疗效果影响最大，所以在急性损伤后或在诊断延误后都应努力尝试恢复运动。患者通过非手术方式获得了最大的肩关节活动后再进行外科修补和重建术。

清理瘢痕组织和足够的外科松解不仅可以优化肌腱转移，而且重建对肩关节活动很重要的运动平面。若转移组织的质量和缝线修补组织固定的牢固性都很好，则可以开始预防关节僵硬的早期康复。注意软组织处理的细节，正确康复锻炼已经使关节僵硬成为肩胛下肌修补或重建术后并不常见的并发症。与修补相关的僵硬发生率为 6%～10%间。行肌腱转移术的患者虽然僵硬很少见，但会有一定程度的活动范围（通常是外旋）的丢失。

（二）不稳定

肩胛下肌对盂肱关节的稳定性非常重要。虽然肩胛下肌撕裂可能伴有盂肱关节不稳定，肩胛下肌修补或重建术失败可能也导致盂肱关节不稳定。盂肱关节前方的肩胛下肌失去完整性后就失去了主要的动力性和静态稳定的作用，在特殊情况可能导致某种类型盂肱关节不稳定。所幸不稳定不是肩胛下肌修补和重建术后常见的并发症。

预防不稳定需要肩胛下肌（或它的替代肌肉）牢固的再附着到骨上。以下情况是最佳的：①理论上非常安全的方法是使用粗的不可吸收缝线缝合固定肌腱；②再附着位置的选择要使修补或重建后肌腱张力最小；③经骨固定到渗血的骨面上。如果认为肌腱和骨的把持能力不够的话，可以考虑使用人造或生物材料提高和加强把持能力。

一旦这些关键步骤完成，合适的康复锻炼、患者依从性、预防再损伤对避免不稳定很重要。尽管有这些措施，重建术后还是有5%～15%的患者存在盂肱关节不稳定。

（三）肌力减弱

简单地说，肌力减弱的原因有以下四点：附着、神经失支配、失用或主观症状，仅前面三点适合讨论。

在上面讨论稳定的几点因素也适用于肌腱附着。如果满足了其他的条件，保持肌肉、肌腱和骨的完整性有利于功能恢复。文献报道中再撕裂是最常见的并发症；与修补相关的再撕裂率为6%～10%，与重建术相关的再撕裂率为6%。婉拒进一步手术的患者或能忍受肩胛下肌再撕裂。复发性撕裂相关的长期结果尚不明确。当患者行重建术用转移的肌腱功能代替肩胛下肌的功能时，撕裂率在6%～15%之间。

因为肩胛下肌修补术和重建术并非没有明显损伤知名神经的危险，所以去神经支配是特别要关注的问题，其腋神经损伤是最常见的。腋神经通常在肩胛下肌前表面，并常常沿着一个固定的通路进入四边孔。初次修补或急性损伤的患者，理论上神经很容易触及。慢性损伤的患者或那些之前有手术史的患者，神经很难识别。在这些情况下，通过触诊的手指探查神经可能的位置并同时内、外旋肱骨来紧张和松弛神经来定位之。

肌皮神经支配三块喙突肌肉中的两块，在修补术中需要松解喙突肌肉之间间隙，在重建术中胸大肌的部分或全部要穿过喙突，所以在修补术和重建术都有损伤的可能。外科医生必须了解神经和其潜在的变异的位置。胸大肌从联合肌腱下穿过时损伤肌皮神经所导致的肌力减退的发生率为4%～23%。

肩胛上神经进入肩胛下肌肌腹肋骨面。在游离肩胛下肌时预防神经损伤的原则在这一章节前面已经讲过。在转移胸大肌替代肩胛下肌、恢复肩胛下肌丢失的功能时也有可能损伤胸内侧和外侧神经。如果肌肉劈开后仅转移一部分肌肉，胸大肌的双神经支配有利于肌力保存。为保护胸外侧神经，分离肌肉下面时需要小心，尤其当整个肌肉均进行转移时。大圆肌伴随胸大肌转移时，必须注意肌肉下面的桡神经，向内侧分离超过7cm可能会损伤桡神经。

撕裂后肩胛下肌发生失用性萎缩和脂肪浸润，延误诊断和治疗会导致脂肪浸润。严重脂肪浸润后，肩胛下肌试验如上举试验可能难以引出，这种情况下恢复内旋活动可能需要行胸大肌转移术。

（四）关节面粗糙

虽然修补术后已经发现一些患者出现明显的盂肱关节骨关节病（3%～32%的患者），无论其分期和治疗如何，都属于肩胛下肌撕裂修补术后罕见的并发症。一些危险因素导致难以鉴别，所以不能确定如何避免或预防。肩胛下肌撕裂常常为不完全撕裂，多在肩袖撕裂后期发生。

其他并发症包括深静脉血栓、感染、喙突撞击，但是所有这些并发症的发生率很低。修补术后再附加任何手术的并发症率为3%～6%，重建术后为20%。

（张耀南　李　方 译）

参考文献

Deutsch A, Altchek DW, Veltri DM, Potter HG, Warren RF: Traumatic tears of the subscapularis tendon: Clinical diagnosis, magnetic resonance imaging findings, and operative treatment. *Am J Sports Med* 1997;25:13-22.

Edwards TB, Walch G, Sirveaux F, et al: Repair of tears of the subscapularis. *J Bone Joint Surg Am* 2005;87:725-730.

Galatz LM, Connor PM, Calfee RP, Hsu JC, Yamaguchi K: Pectoralis major transfer for anterior-superior subluxation in massive rotator cuff insufficiency. *J Shoulder Elbow Surg* 2003;12:1-5.

Gazielly D, Gleyze P, Ollangnier E, Prallet B, Thomas T: Surgical repair of isolated tears involving the upper two-thirds of the tendon of the subscapularis muscle, in Gazielly DF, Gleyze P, Thomas T (eds): *The Cuff*. Amsterdam, The Netherlands, Elsevier, 1997, pp 337-340.

Gerber A, Clavert P, Millet J, Holovacs TF, Warner JJP: Split pectoralis major and teres major tendon transfers for reconstruction of irreparable tears of the subscapularis. *Techniques in Shoulder and Elbow Surgery* 2004;5:5-12.

Gerber C, Hersche O, Farron A: Isolated rupture of the subscapularis tendon. *J Bone Joint Surg Am* 1996;78:1015-1023.

Gerber C, Krushell RJ: Isolated rupture of the tendon of the subscapularis muscle: Clinical features in 16 cases. *J Bone Joint Surg Br* 1991;73:389-394.

Jost B, Gerber C: Pectoralis major transfer for subscapularis insufficiency. *Techniques in Shoulder and Elbow Surgery* 2004;5:157-164.

Jost B, Puskas GJ, Lustenberger A, Gerber C: Outcome of pectoralis major transfer for the treatment of irreparable subscapularis tears. *J Bone Joint Surg Am* 2003;85:1944-1951.

Klepps S, Galatz L, Yamaguchi K: Subcoracoid pectoralis major transfer: A salvage procedure for irreparable subscapularis deficiency. *Techniques in Shoulder and Elbow Surgery* 2001;2:85-91.

Klepps SJ, Goldfarb C, Flatow E, Galatz LM, Yamaguchi K: Anatomic evaluation of the subcoracoid pectoralis major transfer in human cadavers. *J Shoulder Elbow Surg* 2001;10:453-459.

Kreuz PC, Remiger A, Erggelet C, Hinterwimmer S, Niemeyer P, Gachter A: Isolated and combined tears of the subscapularis tendon. *Am J Sports Med* 2005;33:1831-1837.

Kreuz PC, Remiger A, Lahm A, Herget G, Gachter A: Comparison of total and partial traumatic tears of the subscapularis tendon. *J Bone Joint Surg Br* 2005;87:348-351.

Lyons RP, Green A: Subscapularis tendon tears. *J Am Acad Orthop Surg* 2005;13:353-363.

Mansat P, Frankle MA, Cofield RH: Tears in the subscapularis tendon: Descriptive analysis and results of surgical repair. *Joint Bone Spine* 2003;70:342-347.

Nové-Josserand L, Levigne C, Walch G: Isolated tears of the upper part of the subscapularis tendon, in Gazielly DF, Gleyze P, Thomas T (eds): *The Cuff*. Amsterdam, The Netherlands, Elsevier, 1997, pp 334-336.

Resch H, Povacz P, Ritter E, Aschauer E: Pectoralis major muscle transfer for irreparable rupture of the subscapularis and supraspinatus tendon. *Techniques in Shoulder and Elbow Surgery* 2002;3:167-173.

Resch H, Povacz P, Ritter E, Matschi W: Transfer of the pectoralis major muscle for the treatment of irreparable rupture of the subscapularis tendon. *J Bone Joint Surg Am* 2000;82:372-382.

Sakurai G, Ozaki J, Tomita Y, Kondo T, Tamai S: Incomplete tears of the subscapularis tendon associated with tears of the supraspinatus tendon: Cadaveric and clinical studies. *J Shoulder Elbow Surg* 1998;7:510-515.

Warner JJ, Higgins L, Parsons IM, Dowdy P: Diagnosis and treatment of anterosuperior rotator cuff tears. *J Shoulder Elbow Surg* 2001;10:37-46.

Wirth MA, Rockwood CA Jr: Operative treatment of irreparable rupture of the subscapularis. *J Bone Joint Surg Am* 1997;79:722-731.

Yoshikawa GI, Hori K, Kaneko H, Matsusue Y, Murakami M: Acute subscapularis tendon rupture caused by throwing: A case report. *J Shoulder Elbow Surg* 2005;14:218-220.

Yung SW, Lazarus MD, Harryman DT: Practical guidelines to safe surgery about the subscapularis. *J Shoulder Elbow Surg* 1996;5:467-470.

第 22 章 肩峰骺板未闭的切开复位和内固定术

Norman K. Poppen, MD

一、适 应 证

在 25 岁之前肩峰骨突的骨化过程中，肩峰与肩胛冈连接处有三个骨骺板逐渐骨化，最常见的是其中一个骨骺骨化不全，一旦与肩胛冈融合失败就可定义为漂浮肩峰。多数人是没有症状的；然而漂浮肩与撞击综合征和肩袖撕裂相关的报道也有不少(图 22-1)。

局部疼痛暗示漂浮肩峰潜在不稳定，常见主诉是夜间疼痛伴有睡眠困难。此症状也可能是由于冈上肌出口结构改变的结果。肩峰前缘疼痛可发生在前肩峰骨骺或活动的居间的肩峰骨骺，前肩峰和居间的肩活动骨骺部分下面，肩峰骨骺生长线水平，或在肩锁关节；疼痛常常是退变或锁骨远端增生的结果。

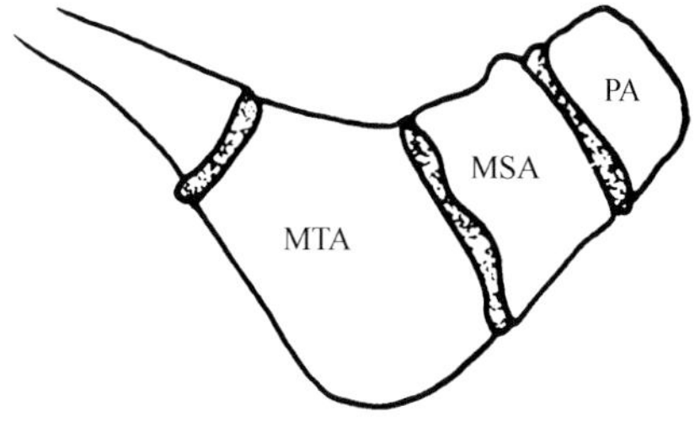

图 22-1 肩峰三个骨骺板骨化中心，这些决定了漂浮肩峰的形状尺寸。PA，前肩峰；MSA，中肩峰；MTA，后肩峰。此图由 Liberson 在 1937 年重新绘出，他是参考了 Folliasson 在 1933 年图例(经允许引自 Edelson JG, Zuckerman J, Hershkovitz I: Os acromiale: Anatomy and surgical implications. *J Bone Joint Surg Br* 1993; 75-B:553.)

在触诊漂浮活动肩峰骨骺时体查常发现压痛点。三分之二的患者主诉有肩锁关节表面的压痛。Neer 试验和 Hawkins 试验都可确诊撞击症。前上举不能超过 120°、伴有主动前屈肌力减弱是典型特征，可以同时伴有或不伴有肩袖撕裂。外展或外旋肌力减弱可能提示合并肩袖全层撕裂。

无症状的漂浮肩峰在人群中发生率较高，有报道解剖样本研究中的发生率高达 13%。需要对肩关节疼痛的患者进行放射学检查来确定诊断。轴位相(图 22-2A)常有诊断意义，冈上肌出口位相(图 22-2B～E)能显示前肩峰部分下斜面和增生的骨赘、骨骺线的分离。正位相可能看到双致密影。锝-99m 骨扫描能显示缺损处代谢活动增加，但是这种增加很难和肩锁关节骨关节炎区分。通过薄层 CT 三维重建能进一步确定不同漂浮肩峰的骨解剖学类型。磁共振成像是评价肩袖和关节内病变最有用的影像学研究。快速顺序翻转复原或 T_2 加权压脂相中的高信号也能提示两部分间存在的活动。

非手术治疗包括非甾体抗炎药(NSAID)，理疗和肩峰下可的松注射常是适用的。多数漂浮肩峰患者没有症状。有症状的漂浮肩峰患者经非手术治疗失败，就有外科手术指征的。明显撞击、肩袖撕裂和活动受限不是禁忌证。校正肩峰斜度可以解决出口撞击。肩袖撕裂可以用关节镜或者保留三角肌止点小切口修补。为解决骨赘引起的撞击，需要行关节镜治疗突出的肩峰中部骨赘。

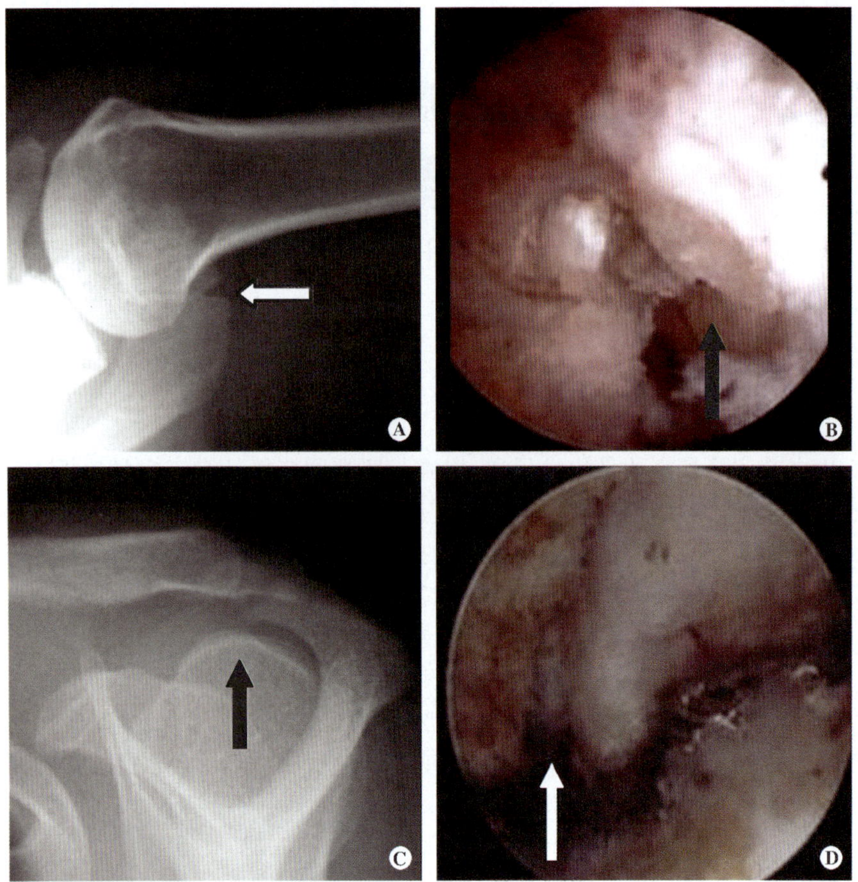

图 22-2 A. 腋位相通常有诊断意义，箭头指的是没有融合的中肩峰骨骺的外侧边缘。B. 术中关节镜下术中照片显示前肩峰下边缘的一部分(箭头)。C. 冈上肌出口相，箭头显示中肩峰肥大增生的骨赘，没有连接的中肩峰骨骺后内侧最突出的部分和肩锁关节后角。D. 术中照片显示增生移动不愈合部分的下边缘(箭头)，其患者撞击的来源

二、禁 忌 证

开放复位内固定术的禁忌证包括活动性感染存在，不稳定的内科状况(例如控制不好的糖尿病、高血压、凝血功能混乱、心律失常、活动性感染)，以及盂肱关节严重疾病。肩峰急性骨折应该评估骨折移位的程度和时间、骨折块不稳定因素。

三、其他治疗方法

如果能修复三角肌起点以避免肌力减弱，小的前肩峰骨折块可以行关节镜下或者切开切除。但对于大块不稳定骨折块切除是有争议的，因为切除肩峰大块部分会使三角肌失去起点，导致疼痛和外展肌力严重减弱。关于肩峰次全或者根治性切除的缺点已经有很多报道。

改良的关节镜下肩峰成形术已经成功应用于生活需求低的患者,但是对于较活跃的个体其结果就不太确定。在 5 项大块骨折切除治疗的小样本研究中,没有得到满意的结果。在另外 22 个没有融合骨突的患者的研究中(15 个中 9 个切开治疗和 7 个关节镜治疗)行改良肩峰成形术,保留表面的皮质壳,86%患者有好效果。然而另外一个研究中不稳定漂浮肩峰行关节镜下肩峰全切除或者近全切除,13 患者中 11 个(85%)有好效果。

在另一研究中的 3 个患者全部在一年时出现复发性疼痛,2 个患者因为漂浮肩峰继发的撞击需要行翻修术,行肩关节镜下肩峰下减压。漂浮肩峰行肩峰全切除或近全切除加关节镜下肩峰下减压减少了三角肌力臂,导致前三角肌前中部肌力减弱,这些情况值得关注。其他研究中有报道切除中间肩峰、三角肌重新缝合在剩余肩峰上、修补肩袖撕裂的治疗效果好。

四、结　　果

切开复位技术是不断发展的。外科操作包括自体骨移植和以下几种固定方式:①张力带;②张力带和克氏针固定;③两个平行 3.5mm 空心螺钉;④空心螺钉加张力带;⑤空心螺钉,线穿过螺钉和 8 字锁定上方移植骨。表 22-1 显示了不同的结果,包括愈合时间、相关肩袖撕裂出现、患者满意度和再次手术取内固定物。

表 22-1　漂浮肩峰切开复位和内固定的结果

作者(年份)	肩关节数目	手术方式	患者平均年龄(范围)	平均随访时间(范围)	效果
Peckett 等(2004)	26	使用加压螺钉切开复位和内固定(17) 2 个克氏针(5) 一个螺钉和一个克氏针(4) 张力带(23) 不可吸收缝线(3)	54 岁(17~75 岁)	1 年	96%患者获得愈合 92%患者有满意的结果 31%患者取出钢丝或螺钉后疼痛缓解 17 患者伴有肩袖撕裂(11 修补,6 个不可修补) 2 个患者有时候骨折 放射学愈合(平均 6 个月)
Boehm 等(2003)	22	张力带固定技术	56 岁(44~70 岁)	24~95 个月(41 个月	7 例放射学融合失败 松解了 22 个患者的三角肌
Poppen 和 Bowman (2002)	4	使用张力带和针或空心螺钉切开复位和内固定	43 岁(29~63 岁)	6 年(1~15 年)	75%患者伴有肩袖撕裂 所有患者取出内固定物后心改良肩峰成形术
Satterlee (1990)	6	穿过无头空心螺钉的不可吸收 8 字缝线	57 岁(19~76 岁)	55 个月(3~6 年)	50%患者伴有肩袖撕裂 没有行肩峰成形术 1/6 取出螺钉 100%效果优秀
Warnar 等(1998)	15(14 个患者)	使用张力带和针切开复位和内固定(5) 张力带重建和空心螺钉(7)所有都使用髂嵴骨移植	54 岁(37~63 岁)	34 个月(24 ~ 47 个月)	8 个患者伴有肩袖撕裂 12 例中有 7 例漂浮肩已融合(6 个空心螺钉;1 个钢丝张力带) 2 个患者术后持续疼痛和肌力减弱 1 个患者切除前肩峰后疼痛缓解 放射学和临床愈合,平均 9 周(7~20 周)

续表

作者(年份)	肩关节数目	手术方式	患者平均年龄(范围)	平均随访时间(范围)	效果
Hertel 等(1998)	15(12个患者)	8字钢丝带和带螺纹针切开复位内固定	55岁(19～71)(包括原始研究中所有41个肩关节)	44个月(13～72个月)	15个患者伴肩袖撕裂 11个患者双侧肩关节肩峰骨骺不愈合 放射学愈合(8例中有7例为 perfused 漂浮肩;7例中有3例为无血运的漂浮肩) 愈合后更好的功能结果
Armengol 等(1994)	14	硬件和骨移植内固定(5)	29.5岁(17～50)	16年	52%患者有满意结果 86%需要对内固定物并发症做翻修术 43%需要行复发性肩袖撕裂翻修术

注:ORIF,切开复位内固定。

引自 Poppen NK,Bowman JL:The morphology of outlet impingement with os acromiale. Abstracts American Shoulder and Elbow Surgeons:19th Annual; Closed Meeting,November 1,2002,Pebble Beach,California。

早期经验显示光滑的斯氏针内固定常失败。在骨块足够大的情况下,挤压螺钉是有效的,但是通常骨折块太小、太软不允许做这种固定。早期研究中使用张力带或光滑钢丝和金属或非金属8字缝线和骨移植。8字张力带和自体髂骨移植重建导致5个治疗的肩关节中4个出现放射学骨不连和持续性休息痛。

有多种技术改良疗效优异的报道。使用空心螺钉和18号钢丝穿过每个螺钉8字形肩峰上表面固定,可获得骨性融合和良好功能。采用肩峰入路,而不是三角肌剥离入路,能避免损伤胸肩峰动脉终末支,保护了非融合肩峰的血管供应(图22-3)。使用两个平行带螺纹2.5mm克氏针和1.6mm8字环扎钢丝做内固定,融合率要高于三角肌剥离技术。

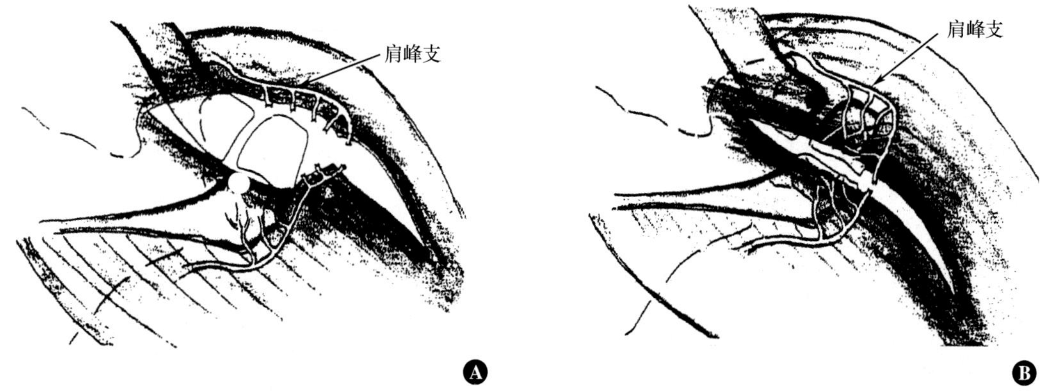

图22-3 A. 三角肌游离入路,胸肩峰动脉肩峰支终末支已经分离;然而不融合的肩峰骨骺取出血管。B. 经肩峰入路,胸肩峰动脉肩峰支终末支保留完整。肩峰骨骺保留活性和保留充分愈合的潜力(经允许引自 Hertel R,Windisch W,Schuster A,Ballmer FT:Transacromial approach to obtain fusion of unstable os acromiale. *J Shoulder Elbow Surg* 1998;7:608.)

两个平行无尾螺钉和背侧8字不可吸收缝线固定取自切除的部分肩峰做骨移植、两个平行3.5mm空心螺钉和来自大结节的骨移植也有好的效果。采用前入路松解三角肌及张力带技术有更高的失败率(22个肩关节中7个失败)。一个研究中使用保留三角肌韧带的3.5mm螺钉和张力带固定或者5号不可吸收缝线固定骨性愈合率和患者满意度高 。

五、手术方法

使漂浮肩峰实现稳定愈合可能证明了这是技术要求较高的手术。技术要点包括:①确保在不影响漂浮肩峰血运情况下切除不愈合部分;②保留三角肌肩峰起点以免大块肩峰骨折切除后可能出现的肌力减弱;③使用大小合适的固定物,尽可能减少肩峰皮质破坏;④复位前方骨块,使其轻度上斜,避免前肩峰向下移位,这会引起持续的撞击。植入物必需的工具包括克氏针、导向器、18 号不锈钢丝、5 号不可吸收缝线和空心螺钉、骨环钻,在手术间应该具备透视屏。

应用术前放射学摄片、磁共振成像,如果需要,薄层 CT 用于确定假关节、形成退变骨赘程度。静脉滴注抗生素预防感染。患者取沙滩椅位,气囊塑形衬垫稳定体位,这样肩关节的前后部都能充分显露。

(一) 体位和显露

肩峰上以肩关节为中心按朗格线行前上切口。切口从肩峰后缘跨过肩峰前缘中部直到肩峰下大约 3cm。皮下分离显露三角肌前后起点。在假关节外小心保护肩峰上表面骨膜。向下压迫肩峰前缘确定假关节的活动度。

(二) 骨准备

完全切除假关节时应小心避免切除过度。咬骨钳切除骨赘上缘,微型电锯切除假关节硬化边缘或者刮勺刮完后再用磨钻清除硬化边缘。目标是获得肩峰骨块切除后光滑外形。肩锁关节囊必须保留,因为它能增加肩峰中部的稳定性。沿三角肌纤维方向分离三角肌。用小剥离子或指力使肩峰中部斜向上,确定合适的复位位置。

(三) 内固定

空心螺钉的第一个导丝由前部分的内侧进入,另一个螺钉平行于第一个在前部分的外侧进入(图 22-4)。复位前方骨块,导丝向后钻孔,经假关节穿出,压紧前方骨块至肩峰稳定的部分上面。用透视或 C 型臂确定复位和位置的情况。垂直假关节中心部分开一个槽,但是槽不超过 4mm 深、4mm 宽和 10mm 长。有一些外科医生在此处表面使用骨移植物,而并不开槽。也有医生在这个位置上开或者不开小的长方形槽,从髂嵴取的骨皮松质骨高嵌体骨移植,再加上松质骨移植。显露髂骨用椎形环钻取得松质骨核心。垂直进入环钻时要小心避免损伤髂骨内壁,或者用来自髂嵴的皮松质骨植骨作为嵌入或嵌上物。笔者偏好用取自髂嵴的宽皮质松质骨移植,以增加松质骨移植,而不是取自大结节、肩峰和肩胛骨嵴的移植骨。随后使移植骨放置在假关节处。

另外一个骨移植来源是锁骨远端,但是需要小心使用,因为切除超过肩锁关节下方的骨赘会增加固定的应力,可能增加了不愈合的机会。笔者更希望肩峰能够愈合,如有必要,应先确定残余的肩锁关节病理改变的部位,再使用关节镜或切开手术方式进行锁骨外侧端切除。

在 1.2mm 空心钻或者 2.7mm 套钻钻孔,或者用 3.5mm 沿导针拧入 3.5mm 或者 4.0mm 松质骨螺钉。

18 号钢丝或 5 号不可吸收缝线穿过每个螺钉,然后在肩峰顶层上打成 8 字,在结构性植骨块上方勒紧。可选择的方式为使用钢丝,或用不可吸收缝线以张力带的方式固定螺钉尾端。通过透视或 C 型臂获得影像。

逐层关闭伤口。用 2 号不可吸收线缝合肩峰上软组织和劈开的三角肌。表皮下连续缝合和皮肤加强缝合。

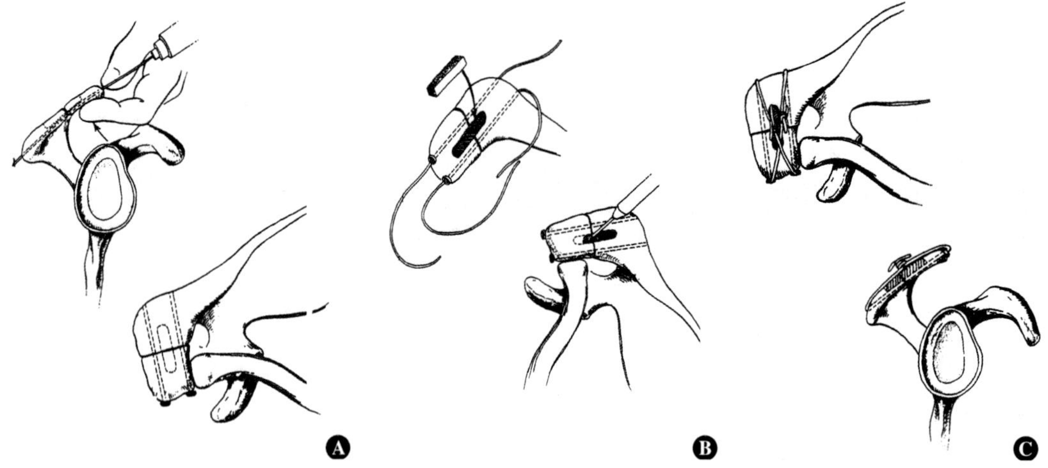

图 22-4 A. 不稳定肩峰部分提升和两个克氏针钉住，用空心螺钉固定漂浮肩峰。B. 皮质松质骨移植骨放置在漂浮肩峰上和 19 号钢丝穿过空心螺钉。C. 张力带结构固定漂浮肩峰和锁定移植骨在肩峰上面的位置上（经允许引自 Higgins LD，Warnar JP：Massive tears of the posterosuperior rotator coff，in Warner JJP，lannotti JP，Flatow ELeds：*Complex and Revision Problems in Shoulder Surgery*，ed 2. Philadelphia，Lippincott Williams &Wilkin，2005，p155）

六、术后治疗

上臂放置在肩关节制动支架上。依据医疗条件和术后疼痛控制，患者可以在门诊治疗或在医院过夜。术后第一天患者就可以开始自如的被动前屈和被动外旋锻炼。6 周后去除悬吊带，允许轻微的主动活动，但是限制在肩关节水平以下的轻微日常活动。12 周后可以全范围内活动。X 线片证实骨愈合后，康复锻炼就应增加抗阻力的力量练习。术中、术后 6 周、12周、3 个月、6 个月和 12 个月分别行 X 线片检查。

七、避免失误和手术并发症

漂浮肩峰切开复位内固定，术后感染发生率报道不多。预防性使用抗生素是明智的。

如果患者主诉有关于针和钢丝的不适和压痛，则需在骨愈合后取出内固定物。太瘦的患者这个问题可能尤其突出。部分肩峰的不完全切除有可能形成分散的骨块，因此在翻修的病例需要小心地切除假关节内侧骨块部分。三角肌起点撕脱后肌肉力量减弱已经有报道。保留三角肌起点不仅对力量而且对前部骨头血运是至关重要的。使用克氏针加张力带固定发生不愈合率为 0%～80%，差别可能是因为切除假关节的完整性不同。使用加压螺钉和 8 字钢丝可能会提高疗效。

内固定物偏心放置或使用太大螺钉可能会造成肩峰骨折，异位骨化可能出现，但报道不做肩峰成形就不会发生。

（尹自龙　张耀南 译）

参考文献

Armengol J, Brittis DA, Pollock RG, Flatow EL, Self EB, Bigliani LU: The association of an unfused acromial epiphysis with tears of the rotator cuff: A review of 42 cases. *J Shoulder Elbow Surg* 1994;3:S14.

Boehm TD, Matzer M, Brazda D, Gohlke FE: Os acromiale associated with tear of the rotator cuff treated operatively. *J Bone Joint Surg Br* 2003;85:545-549.

Edelson JG, Zuckerman J, Hershkovitz I: Os acromiale: Anatomy and surgical implications. *J Bone Joint Surg Br* 1993;75:551-555.

Hertel R, Windisch W, Schuster A, Ballmer FT: Transacromial approach to obtain fusion of unstable os acromiale. *J Shoulder Elbow Surg* 1998;7:606-609.

Higgins LD, Warner JP: Massive tears of the posterosuperior rotator cuff, in Warner JP, Iannotti JP, Flatow EL (eds): *Complex and Revision Problems in Shoulder Surgery*, ed 2. Philadelphia, PA, Lippincott Williams & Wilkins, 2005, pp 129-159.

Hutchinson MR, Veenstra MA: Arthroscopic decompression of shoulder impingement secondary to os acromiale. *Arthroscopy* 1993;9:28-32.

Jehmlich S, Holovacs TF, Warner JP: Treatment of the symptomatic os acromiale. *Techniques in Shoulder & Elbow Surg* 2004;5:214-218.

Mudge MK, Wood VE, Frykman GK: Rotator cuff tears associated with os acromiale. *J Bone Joint Surg Am* 1984;66:427-429.

Neer CS II, Marberry TA: On the disadvantages of radical acromionectomy. *J Bone Joint Surg Am* 1981;63:416-419.

Neer CS II: Cuff tears, biceps lesions, and impingement, in Reines L (ed): *Shoulder Reconstruction*. Philadelphia, PA, WB Saunders Company, 1990, pp 139-140.

Ortiguera CJ, Freehill MQ, Buss DD: Arthroscopic treatment of the unstable mesoacromion. *Techniques in Shoulder & Elbow Surg* 2001;2:219-224.

Osaki M, Kondo M: Rotator cuff tear associated with os acromiale: A report of 6 cases. *J Shoulder Elbow Surg* 1993;2:S35.

Peckett WRC, Gunther SB, Harper GD, Hughes JS, Sonnabend DH: Internal fixation of symptomatic os acromiale: A series of twenty-six cases. *J Shoulder Elbow Surg* 2004;13:381-385.

Ryu RK, Fan RS, Dunbar WH: The treatment of symptomatic os acromiale. *Orthopedics* 1999;22:325-328.

Satterlee CC: Successful osteosynthesis of an unstable mesoacromion in 6 shoulders: A new technique. *J Shoulder Elbow Surg* 1999;8:125-129.

Trenhaile SW, Field LD, Savoie FH: Arthroscopic management of the mesoacromion. *Techniques in Shoulder & Elbow Surg* 2002;3:82-89.

Warner JJ, Beim GM, Higgins L: The treatment of the symptomatic os acromiale. *J Bone Joint Surg Am* 1998;80:1320-1326.

Wright RW, Heller MA, Quick DC, Buss DD: Arthroscopic decompression for impingement syndrome secondary to an unstable os acromiale. *Arthroscopy* 2000;16:595-599.

第 23 章 关节镜下喙突周围减压术

Daniel D. Buss, MD

一、适 应 证

喙突撞击综合征常不是一个典型、独立的临床疾病。早在 1909 年喙突就第一次被列为潜在病理性结构，但是直到最近尚未成为临床或基础科学研究的热点。诊断性肩关节镜的来临允许观察关节侧肩胛下肌和关节内的肱二头肌长头腱的异常，这是传统的切开手术很难看到的（图 23-1）。喙突撞击症是这些混乱较常见的原因之一。

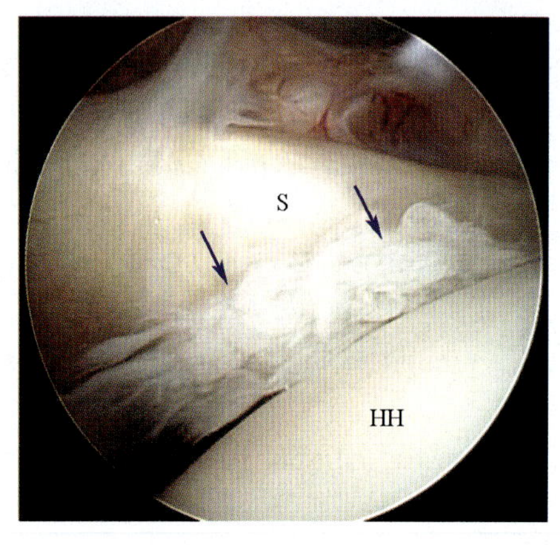

图 23-1 关节镜下肩胛下肌和肱骨头的影像相似肩胛下肌病理，箭头所指

前屈、外展和内旋导致肩关节疼痛的患者可疑存在喙突撞击综合征，临床检查可发现喙突压痛或恰在喙突外侧的压痛。如果上肢前屈内收位内旋时症状再现，那么即是喙突撞击试验阳性（图 23-2）。Catching 这个动作常引起卡压或抓住感。喙突下注射局麻药物疼痛能缓解，药物并不能达到肩峰下间隙。已经有报道这种方法对鉴别喙突撞击和肩峰下撞击很有意义。

肩峰下充分减压术后有肩关节前方残余疼痛的患者中大约 20% 有喙突撞击症状。这些患者可能是喙突减压的候选者，尤其是喙突解剖结构使他们成为容易发生撞击的患者（图 23-3）。无论是骨折还是术后改变，可获得新喙突畸形，如果畸形纠正后则能恢复正常喙肱距离或（和）绘图指数。不幸的是，这些喙突畸形的患者缺乏明确的信息；然而，与正常肩关节斜度和投射对比可能很有用。

二、禁 忌 证

关节镜喙突减压完全禁忌的患者包括有明显创伤后畸形，肩关节前方解剖结构不正常的患者，或已经做过外科手术、手术可能已经改变了前方神经血管结构的患者。

小结节骨折畸形愈合是喙突撞击的原因之一。在此种病例中，因为多数患者都没有足够的喙突可以切除以恢复喙突下出口至正常直径，所以必须恢复正常肱骨解剖。

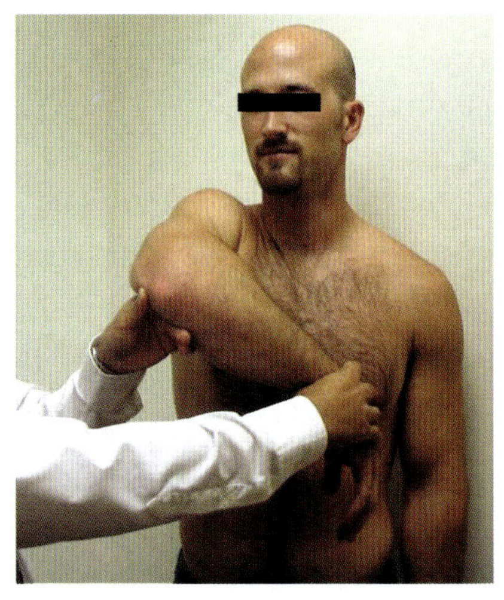

图 23-2　患肩前屈和外展位内旋为喙突撞击试验

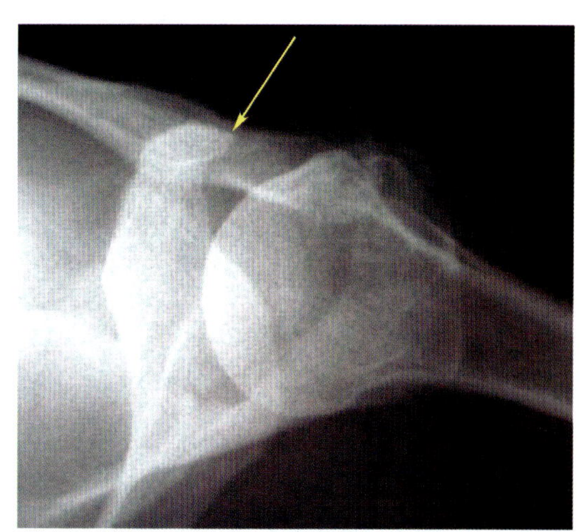

图 23-3　轴位像显示轻度喙突畸形，箭头所指为钩状喙突

相对禁忌证包括因为肌肉力量不平衡、肩胛骨畸形或肩关节前方细微的不稳定、肱骨头不在肩盂中心的患者。如果这些问题不能做出定位和行喙突减压，症状有可能复发。另一个关节镜下喙突减压相对禁忌证是需要附加切开手术操作，液体广泛外渗可能影响切开的手术操作。

三、其他治疗方法

关节镜下喙突减压主要的替代治疗是切开的喙突减压术；几乎没有文献报道其他操作的成功率。切开手术优势是能直接观察到喙突。如果有必要，可以游离和分离联合肌腱，这样允许扩大切除喙突。切开喙突减压常经三角肌胸大肌入路和切开肩胛下肌修补及肱二头肌长头腱炎一起进行。

非手术治疗喙突撞击的效果没有报道。因为喙突下间隙狭窄而外部原因很常见，应该尝试发现肩胛骨任何的畸形、胸小肌挛缩或肩关节不稳定，诊断兼治疗性喙突下注射局麻药物也是符合指征的。

四、结　　果

到目前为止，已经过检验的关节镜或者切开喙突减压手术的研究很少。在表 23-1 中总结的结果显示单独减压或者在有喙突撞击和肩峰下撞击的患者联合关节镜下肩峰下减压术后成功率大约是 90%。

表 23-1　喙突减压效果

作者(年份)	肩关节数目	手术方式	患者平均年龄	平均随访时间	效果
Kragh 等(2004)	12	喙突成形术	32 岁(24～41 岁)	2.7 年(2～5.7 年)	视觉疼痛评分测量疼痛明显缓解($P<0.0001$)和单个数值试验测量功能提高($P=0.006$) 11 患者(92%)效果为优良

续表

作者(年份)	肩关节数目	手术方式	患者平均年龄	平均随访时间	效果
Freehill 等(2004)	26	关节镜喙突减压	44.3 岁	2.5 年(2～3.3 年)	25 患者(92%)效果为满意 13 个术后行磁共振患者中 12 个(92%)肩胛下肌病理改善 22 个患者(85%)回到以前工作或运动水平 术后视觉平均评分=1.3
Dumontier 等(1999)	14	闭合肩袖间隙和喙突成形术	48.5 岁(17～60 岁)	4.2 年(7 个月～11 年)	所有患者诉总的情况改善 平均 Constant 评分从 45.2 分提高到 64.6 分(总分 75 分) 获得除内旋外全范围活动能力
Dines 等(1990)	8	喙肱减压	29.5 岁(17～50 岁)	3 年(2～5.5 年)	所有患者回归到一般活动或职业水平 7 个患者在随访中(88%)获得全范围活动能力 6 个患者在随访中(75%)回馈症状完全缓解

注:引自 Freehill MQ, Hamiton L, Maze NM, Kleist KL. Fritts HM, Buss DD: Coracoid impingement : Clinical results of arthroscopy decompression. American shoulder and Elblow surgeons Closed Meeting, New York, October 2004。

五、手 术 方 法

(一) 体位和显露

关节镜喙突减压能在患者处于沙滩椅位或侧卧位进行。任何肩关节镜操作都要常规关注体位和设备。患者皮肤准备和铺单应有足够显露并能精确标记皮肤上的解剖标志,包括喙突尖。充分的前方显露能使喙突下间隙操作更为方便。

(二) 必需的器械、设备和内固定植入物

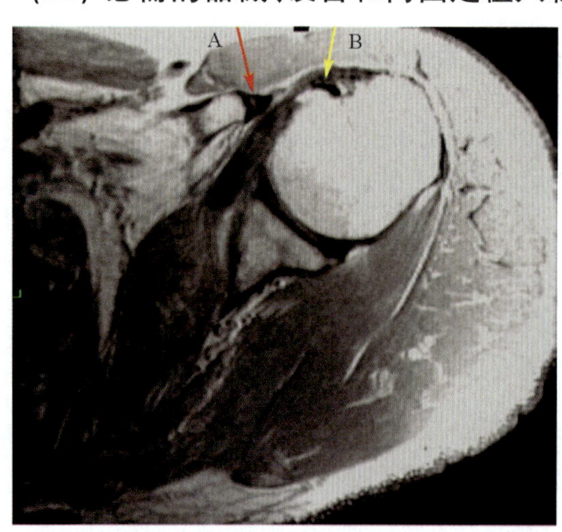

图 23-4 轴位磁共振成像显示喙突组织融合,称为肱骨峡

关节镜喙突减压需用的设备和关节镜肩峰下减压相似。除关节镜视频系统外,还需要中号刨刀、大钻孔器和大小合适可以操作的工作通道。

(三) 手术操作

在喙突下间隙开始任何操作前,必须仔细地检查盂肱关节。常遇到与肱二头肌长头腱相关的肩胛下肌部分或全层撕裂及病变(图 23-4)。任何并发症必须在关节镜喙突减压开始前确定。肩胛下肌和肱二头肌肌腱清理常直线向前。任

何严重肩胛下肌撕裂、肱二头肌肌腱撕裂或肱二头肌长头腱不稳定，决定其修补的技术是基于外科医生的经验和选择。

有两种不同的方法用于关节镜喙突减压：通过肩袖间隙切口直接进入或由上方穿过肩峰下间隙喙突减压。

1. 直接入路　直接入路的优势是喙突正好位于肩袖间隙前方，尤其是喙肱间距窄（图 23-5A）（轴位磁共振扫描显示喙肱软组织间隙和喙肱骨性间隙，喙肱软组织间隙是测量喙突尖软组织和肱骨头之间最短距离，喙肱骨性间隙是测量喙突骨性尖和肱骨头之间最短距离）或者喙突长的患者（图 23-5B）。其缺点是本身肩袖前方薄弱、前方不稳定的患者，一旦打开肩袖间隙可能使前方阻挡机制受损，更易使肱骨头前移。

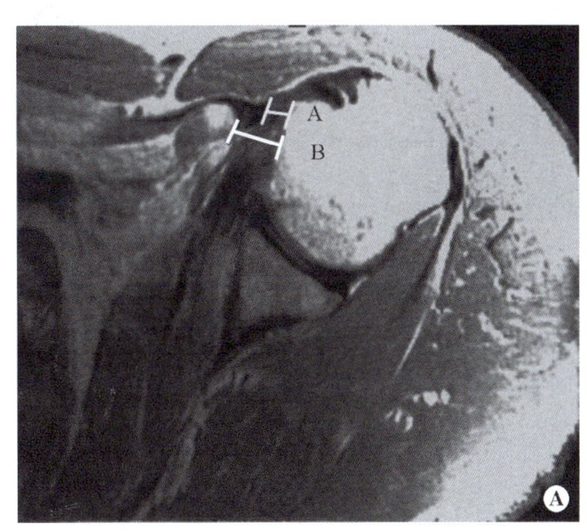

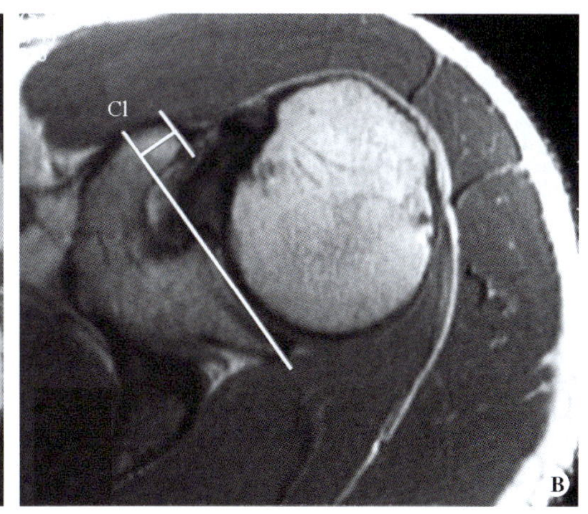

图 23-5　轴位磁共振扫描显示延长的喙突。喙突指数（CI）是测量喙突在肩盂基底水平在喙突投影线前外侧的长度

直接入路从肩袖间隙切口开始（图 23-6）。在这个区域已经常做前方入路，仅需要向内侧和外侧延长切口至 1cm。肩胛下肌上边缘和盂肱上韧带应该避开。关节镜通过这个小切口进入和退出盂肱关节。在这一点，会遇到增厚的喙突下滑囊，用刨刀从上方和前方切除滑囊直至联合肌腱或喙突外侧。

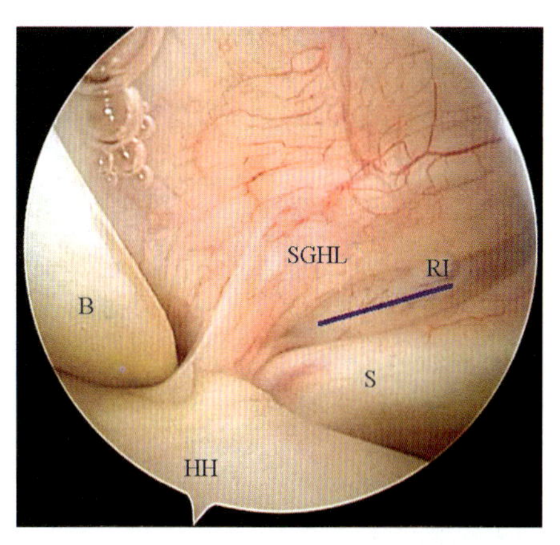

图 23-6　肩袖间隙切口的直接入路的关节镜视野，可见肱二头肌肌腱（B）盂肱上韧带（SGHL），肩袖间隙（RI），肩胛下肌（S）和肱骨头（HH）

很多喙突撞击的患者恰好在喙突外侧都有一层带状增厚的、光滑不柔软的组织。这层组织是联合肌腱和喙突肩韧带融合而成，名字叫做肱骨峡部（图 23-4）。这个纤维束可能明显缩窄喙肱间距或有效增加喙突长度。电刀切除这些组织，然后显露喙突外侧（图 23-7A）。在骨膜下切开联合肌腱起点外侧 3～5cm。

一旦看到喙突外缘（图 23-7B），就能看见联合肌腱和喙肱韧带，然后由前路插入钻孔器，切开喙突外侧 3～6mm。切除的平面应该尽可能和肩盂平面平行。然后检查止血和用骨刀切除剩余骨，最后关节镜下喙突充分减压（图 23-8）。当关节镜再进入关节内，肩袖间隙切口常常自动闭合。

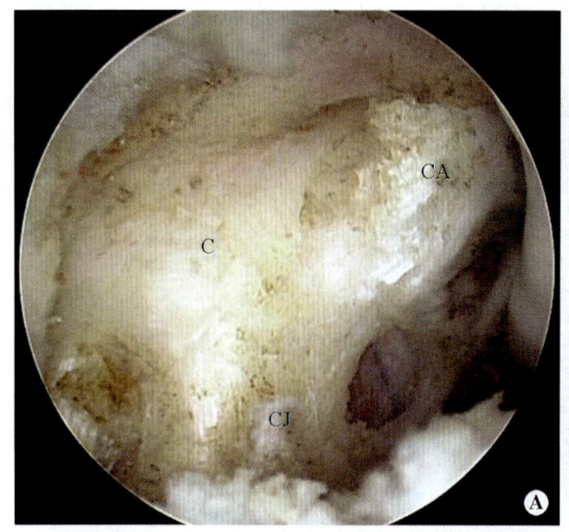

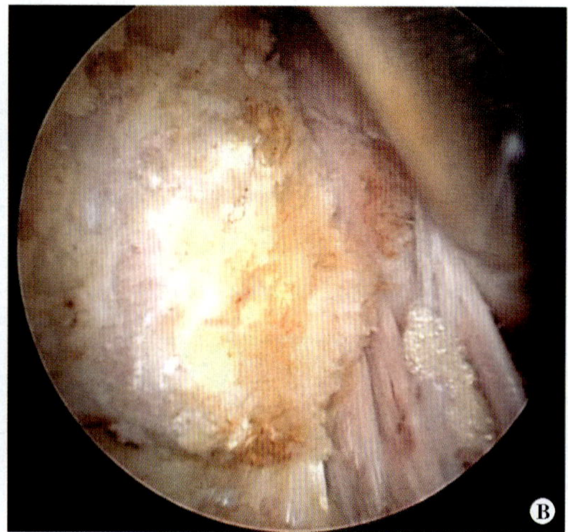

图 23-7 A. 在切除前关节镜所见图片：喙突尖（C）、喙肩韧带（CA）和联合肌腱（CJ）。B. 切除前关节镜所见喙突尖

2. 肩峰下入路 肩峰下入路的优势是：①肩袖间隙没有切开；②能用于喙突减压和肩峰下两种减压。缺点是它需要进入肩峰下间隙和显露前方三角肌下间隙，显露前方三角肌下间隙是困难的并需要娴熟的关节镜技术。只有在盂肱关节显露和关节内操作完成后才应该开始这个路径。

通过标准后外侧入路进入肩峰下间隙。建立外侧工作通道，能建立起肩峰下间隙视野并清理任何软组织。识别喙肩韧带下表面和沿这个韧带向下至喙突外侧。常需要广泛切除或电灼喙突滑囊组织以获得喙突和肱骨峡部显露。用电刀切除纤维组织和喙突骨膜下切开联合肌腱外侧部分。然后从后方或者侧方观察，从侧方或前方建立工作通道，电钻进入在直接视野下切除外侧喙突（图 23-9）。用刮勺移除切除下来的骨碎片并止血。

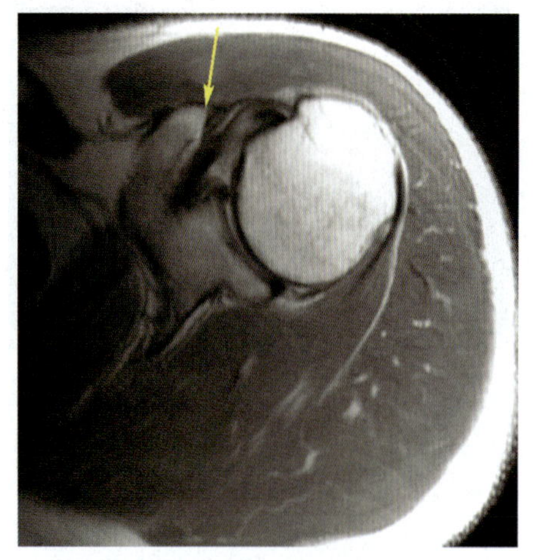

图 23-8 喙突减压后轴位磁共振图像。箭头所指是喙突尖切除后显示出肱骨峡的重新成形

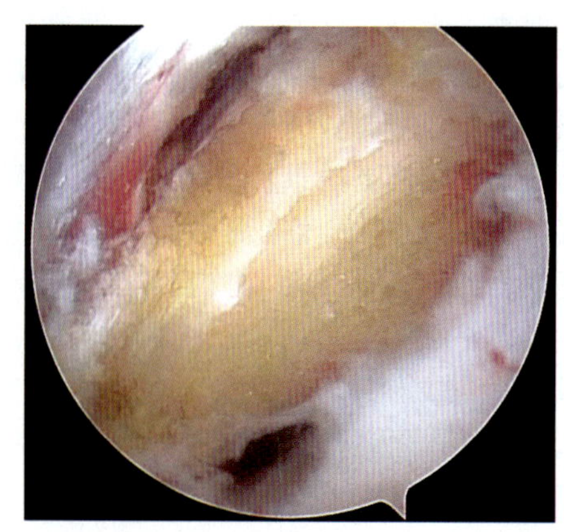

图 23-9 从肩峰下间隙关节镜下所见切除后喙突

（三）切口闭合

和其他关节镜手术相似，也可根据外科医师自己偏好缝合伤口。手术部位放置需要的止痛泵可能对术后疼痛管理有益处。

六、术 后 治 疗

术后近期内，让患者舒服地悬吊上肢和用冰敷装置。鼓励患者使用患侧手和前臂在桌上活动，直到术后第二天伤口辅料和麻醉导管去除。此后开始每周一次理疗和每日正常家庭生活，强调肩胛骨的位置和主动活动、辅助下盂肱关节主动运动。在肩关节获得全部活动范围后，肩关节可以开始不负重低水平的力量锻炼计划。应该避免上肢肩关节和肘关节过度屈曲，在 8 周内避免旋后，直到联合肌腱有足够时间去适应喙突减压。

七、避免失误和手术并发症

在考虑喙突撞击时正确诊断很重要。肩锁关节混乱、肱二头肌长头肌腱单独病变和肩峰下撞击是前方肩关节疼痛更常见的原因。复合性肩峰下撞击和喙突撞击也有可能，在肩胛下肌或（和）肱二头肌肌腱长头腱病变，喙肱间隙狭窄（＜5mm）或喙突过长的患者应该考虑这种可能性。

外科并发症包括软组织内液体广泛外渗、过度切除喙突会剥离联合肌腱附丽并发生出血。用低水压泵并在打开喙突下间隙前完成关节内操作能减少软组织内液体渗漏。联合肌腱在喙突起点外宽大于 1cm，如果在骨膜下和喙肩韧带一起切开，就允许喙突外侧切除 5mm。喙突尖下存在小动脉并途经喙突基底部下方。在切除喙突下滑囊时常碰到比动脉或者如果用电钻在下方和内侧切骨时也常会碰到这个动脉。关节镜电灼是止血的主要方法，血管易于在喙突基底部回缩。

这个特殊操作的术后并发症包括剩余喙突骨折及联合肌腱起点分离。联合肌腱起点分离在文献中还没有报道过，但是能通过肩关节屈曲、肘关节屈曲时避免联合肌腱力量过大的负荷或抗阻力的旋后活动加以预防。

笔者发现喙突减压的患者发生关节囊粘连比关节镜肩峰下减压更加常见。如果术后发生关节囊粘连，多数患者应及时在家开始轻柔的伸展训练康复计划。

（张耀南　赵宇驰 译）

参 考 文 献

Dines DM, Warren RF, Inglis AE, Pavlov H: The coracoid impingement syndrome. *J Bone Joint Surg Br* 1990;72:314-316.

Dumontier C, Sautet A, Gagey O, Apoil A: Rotator interval lesions and their relation to coracoid impingement syndrome. *J Shoulder Elbow Surg* 1999;8:130-135.

Ferrick MR: Coracoid impingement: A case report and review of the literature. *Am J Sports Med* 2000;28:117-119.

Gerber C, Terrier F, Ganz R: The role of the coracoid process in the chronic impingement syndrome. *J Bone Joint Surg Br* 1985;67:703-708.

Goldthwait JE: An anatomic and mechanical study of the shoulder joint, explaining many of the cases of painful shoulder, recurrent dislocations and brachial neuralgias or neuritis. *Am J Orthop Surg* 1909;6:579-606.

Kleist KD, Freehill MQ, Hamilton L, Buss DD, Fritts HF: CT analysis of the coracoid process and anatomic structures of the shoulder following arthroscopic coracoid decompression: A cadaver study. *J Shoulder Elbow Surg* in press.

Kragh JF, Doukas WC, Basamania CJ: Primary coracoid impingement syndrome. *Am J Orthop* 2004;33:229-232.

Richards DP, Burkhart SS, Campbell SE: Relation between narrowed coracohumeral distance and subscapularis tears. *Arthroscopy* 2005;21:1223-1228.

Tan V, Moore RS, Omarini L, Kneeland JB, Williams GR, Iannotti JP: Magnetic resonance imaging analysis of coracoid morphology and its relation to rotator cuff tears. *Am J Orthop* 2002;31:329-333.

第 4 部分　肩锁关节和胸锁关节损伤

第 24 章　关节镜下锁骨外侧端切除术

Benjamin S. Shaffer, MD　Jesse A. McCarron, MD

一、适　应　证

1986 年，Johnson 研究了关节镜下切除锁骨外侧端的可行性。他发现应用关节镜下切除是治疗肩锁关节常见疼痛疾病行之有效的方法，目前结果证实这一观点的预见性。关节镜手术较传统切开切除手术的潜在优点，包括减少三角肌、斜方肌和关节囊的损伤，更快的术后恢复和功能康复以及更好的美观性。其潜在缺点包括切除不充分而残留症状，过度切除或关节囊损伤造成医源性不稳定以及手术时间的增加(特别是在外科医生训练周期的早期阶段)。

应用关节镜行锁骨远端切除适用于两种特殊情况：①患者单发的肩锁关节病变通过非手术疗法难以治愈，如骨关节炎(原发性或创伤性 OA)；②远端锁骨骨溶解(distal clavicle osteolysis，DCO)，这种情况多见于运动员。这两种患者经常主诉其疼痛部位在肩关节的前和(或)上方，并且可能向三角肌和斜方肌区域或颈部放射，或向下放射至前臂。过头动作和那些包括伸展和内旋上肢的动作(例如伸手拿皮夹)或与身体交叉的动作(例如洗对侧的腋窝)经常引起疼痛。伴有远端锁骨骨溶解的运动员在做按压桌面、掏水、滑翔和俯卧撑动作时一般会有疼痛。

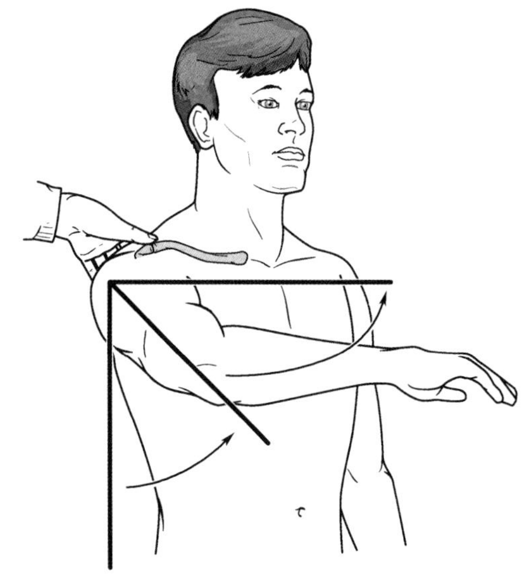

图 24-1　当肩锁关节出现可被重复引出的疼痛时，提示体前交叉内收试验阳性

体格检查可能发现肩锁关节的凸起或不对称，但最显著、最常见的体征是直接触诊关节时的局部压痛。身体前面的交叉内收动作被认为是最可靠的激发试验，检查者握住受累肩关节侧的肘部，使横过身体已内收 90°的肩关节上举，若被重复引出肩锁关节疼痛提示肩锁关节病变，但并无特异性。尤其是有创伤史的患者，肩锁关节不稳定性的检查是必需的。检查者可以用拇指和示指来检测远端锁骨相对于稳定的肩峰的平移关系(图 24-1)。

影像学检查的重要性较小，但仍应行标准的 X 线片检查。标准的肩部前后位像通常不能清楚地显示肩锁关节。Zanca 提出了一种改良的技术，它可为远端锁骨和肩锁关节提供一个清晰而无遮挡的视野，现在被称为 Zanca 视野。这种投照方法是将 X 线光束的投照角度抬高 10°～15°，并且比那些常用的标准盂肱位投射方法降低大约 50％的千伏数(图 24-2)。

关节间隙狭窄、软骨下骨硬化、骨赘形成和关节周围囊肿在骨关节炎患者中常见。有远端锁骨骨溶解的患者中，X 线显示骨量减少或软骨下骨丢失，远端锁骨变细或增大(图 24-3)以及实际上已增大了的关节间隙。其他的影像学检查很少需要，其他的检查事实上可能会引起误导。当锁骨远端骨溶解诊断的可能性很大而标准 X 线检查为阴性时，为明确诊断可选用放射性核素影像(锝-99m 骨扫描)检查。75%的无症状患者行 MRI 检查时会有肩锁关节退变的征象，因此，这种影像学检查不是做出诊断或进行临床治疗的可靠方法。

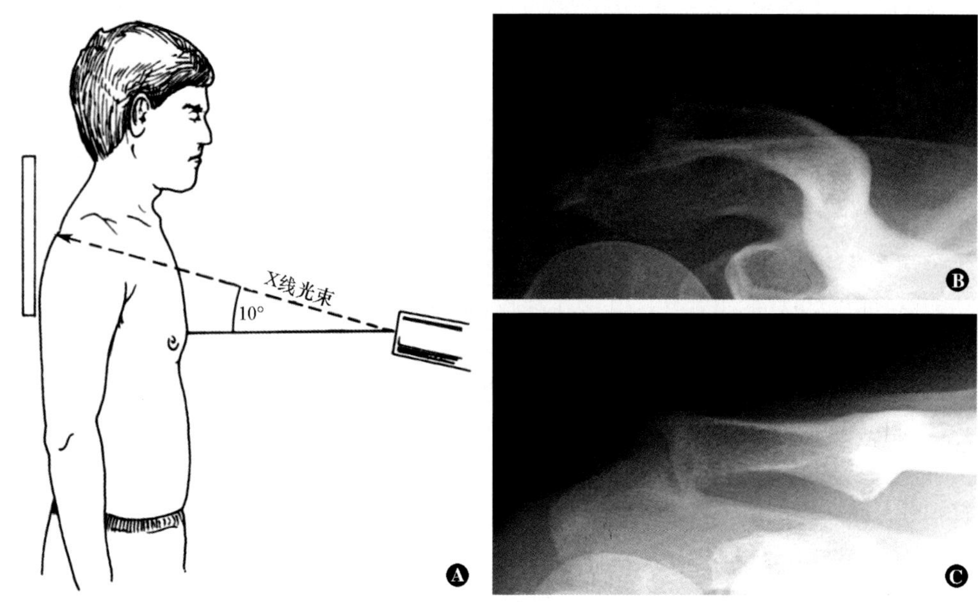

图 24-2　A. Zanca 视野的投照方法是将 X 线光束的投照角度向头端倾斜 10°，并且比那些常用的标准肩关节前后位投射方法降低大约一半的千伏数。B. 标准的前后位视野无法显示肩锁关节的解剖。C. Zanca 视野可以清楚地显示肩锁关节的解剖

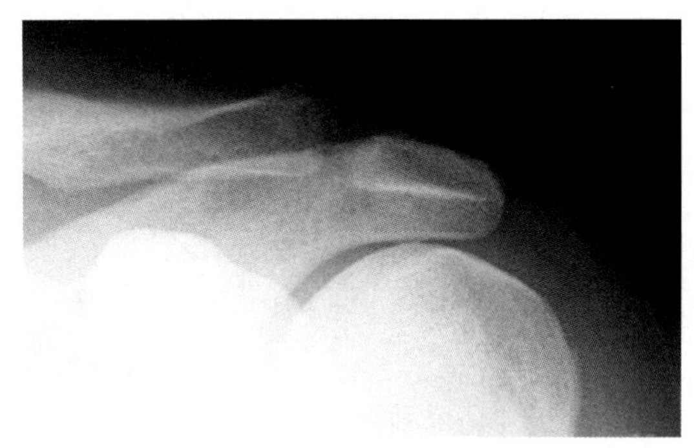

图 24-3　一例远端锁骨骨溶解的患者，Zanca 视野显示特征性的远端锁骨 X 线透亮度增高及锁骨增大

也许确认肩锁关节受累的最有效的诊断方法是直接向关节内选择性的注射局麻药，应用 1%的利多卡因溶液及 23 号针。由于肩锁关节的倾斜角度变异较大，在注射前行 Zanca 位像检查有利于进行更好的关节定位。有空虚感时判断针头进入肩锁关节，注入大约 1ml 的局麻药。肩锁关节的容量不超过 1ml，有时容纳量更少。

若患者没有症状或者虽有症状但没能在注射时诱发，或者注射不准确，那么这一检查的价值有限。为了充分发挥这种检查的最大益处，可采取措施确保患者的症状能在注射前被引出(通过体检触诊关节，行体前交叉的内收动作，如果有必要，还可以在办公室做俯卧撑动作)。5～10 分钟后再次查体，以评估症状改善程度。这个评估需要再次重复注射前的检查动作。

有些患者肩锁关节十分狭窄，常规操作室难以定位，对于这些患者，在 X 线透视下注射不失为一种更佳的选择。

选择性注射具有更广的适应证，例如患者正拟进行一个辅助治疗措施，像关节镜下肩峰下减压，或关节镜下肩袖修补，这些都可能和肩锁关节引起的症状有关。这些患者也有局部压痛，行体前交叉内收试验结果阳性，并且在需要时能够通过注射局麻药消除症状。在许多患者中，影像学检查发现的相关性比临床的发现要低，因为肩锁关节在 MRI 上经常呈异常信号。

二、禁 忌 证

关节镜下远端锁骨切除不适宜应用在以下几种情况：第一，患者的肩锁关节与其症状相关性并不明确。第二，与肩锁关节创伤性关节炎相关的肩锁关节不稳定患者不应进行切除。肩锁关节的症状在Ⅰ型和Ⅱ型肩锁关节分离时非常常见；在不适当的建议下行远端锁骨切除后会有轻微的病理性松弛，但必须避免明显的不稳定。第三，行远端锁骨切除需要一定程度的关节镜专业技术。没有经过适当的训练并缺乏相关经验的人应该行开放性手术更为简单，而且能获得更好的结果。

三、其 他 方 法

相比于特异性的诊断，治疗方法选择更应取决于患者自身的特点与要求。在任何医疗条件下，制定治疗方案必须结合患者的年龄、活动水平、优势肩、职业、活动限制的程度和（或）运动能力，以及治疗目标这几个方面。对一个老年患者来讲，其非优势侧的肩锁关节有轻中度的退变是可以忍受的，但年轻的运动员有远端锁骨溶解将会造成运动残疾。对那些症状并不十分严重的患者或那些决定避免手术干预的患者，可以选择非手术治疗方法。如果外科医生的关节镜技术不够熟练，应选择切开手术行外侧锁骨切除。

（一）非手术疗法

伴有疼痛的骨关节炎性或溶骨性肩锁关节炎最初应采用非手术疗法。治疗手段包括制动、保温、应用对乙酰氨基酚类镇痛药和（或）非甾体抗炎药、皮质类固醇激素注射以及理疗。对年轻的运动员来讲，制动可能有特别的价值，他们的症状多是由身体提升引起的。对于这些人，暂时改变其常规训练内容，如停止推压板、掏水、飞翔和（或）俯卧撑动作，可能会减轻或消除症状。患者如受过创伤，可以通过理疗来恢复肩袖和肩胛肌群的正常弹性和强度，理疗对单一的肩锁关节症状的缓解是有限的。

关节内注射皮质类固醇激素可以有效缓解症状，但一般只能得到暂时的改善。在操作时，应仔细触诊和标记关节，充分准备，将 0.5ml 利多卡因和 0.5ml 皮质类固醇激素的混合物注射进肩锁关节。可以用标准的 X 线监测来辅助关节定位，但有时这一操作非常具有挑战性，例如骨关节炎患者，特别是当关节间隙非常狭窄时。

注射后，患者在 3～5 天内应注意避免肩部活动，理论上这一时期周围软组织结构会变薄弱。在 3～6 个月期间，患者注射超过 3 次一般提示效果不良，虽然这只是经验之谈。

非手术疗法的治疗时间变异较大。尽管有人建议在考虑手术干预治疗前至少应行 6 个月的保守治疗，但这一时期内活动受限对某些患者来讲是无法忍受的，特别是工人和运动员。当然也有例外情况，在两项关于锁骨远端溶解患者的回顾性研究中，没有经过手术治疗的运动员依然获得了良好的治疗效果，仅仅是因为停止了那些让他们感到不适的活动，但文献中并未提及有关这些患者的病史资料。

(二) 开放手术切除治疗

切除远端锁骨的治疗方法早在60多年前就有人描述过，从那时起，它成为一种治疗肩锁关节疼痛的可靠方法。对大多数骨科医生而言，这种切除方法仍然被当做“金标准”，它具有简单、快速、且疗效显著的特点，但关节镜技术的发展亦在突飞猛进。在下面几种情况下应选择切开手术的方法：①切开手术可同时治疗相关的肩袖病变；②由于关节镜技术的局限性，在切除遇到障碍时（例如影像问题、肿胀、时间限制）切开手术可作为一个“救场”方法；③关节镜应用不熟练；④患者仅有肩锁关节骨关节炎，关节间隙太窄而不能直接进镜；⑤外科医生不愿损伤肩峰下间隙。

四、结　　果

如果手术指征和操作得当，切开手术和关节镜切除都能带来良好的效果。关节镜下行远端锁骨切除的结果与切开手术所报道的相一致，有较高的满意度。大多数作者报道其整体手术成功率为83%～100%，疗效优良，且与操作技术无关。大多数患者术后能够恢复活动（表24-1）。尽管关节镜操作有明显的优点，但尚没有足够数据证明其优势。

表 24-1　关节镜下行肩锁关节切除术预后

作者（年份）	病例数	诊断	入路	患者平均年龄（范围）	平均随访时间（范围）	预后
Gartsman等（1993）	20	肩锁关节炎	间接	51岁（33～61岁）	2.4年	切除10～15mm 85%良好/极好
Flatow等（1995）	41	肩锁关节炎，远端锁骨溶解症	直接	32岁	2.4年（2.0～4.1年）	切除5～7mm 骨关节炎/远端锁骨溶解症患者中93%良好/极好 肩锁关节Ⅲ度分离患者中58%良好/极好
Snyder等（1995）	46	肩锁关节炎，远端锁骨溶解症	直接	42岁（19～60岁）	2年（0.6～4.1年）	切除15mm 94%良好/极好
Zawadsky等（2000）	41	远端锁骨溶解症	直接	39岁（22～54岁）	6.2年（2～10年）	切除4～7mm 93%良好/极好 失败：创伤性病因
Martin等（2001）	32	肩锁关节炎，创伤	间接	36岁（18～67岁）	4.8年（3～8年）	切除7～15mm 所有患者功能评分得到提高：术前2.7，术后3.9
Kay等（2003）	20	肩锁关节炎，远端锁骨溶解症，创伤	间接	未提供	6年（3.9～9年）	100%良好/极好 Constant肩关节评分：术前（70±11.2）分，术后（98.5±2.1）分

五、手术方法

通常选择两种操作中的一种来进行关节镜下切除肩锁关节和(或)远端锁骨:肩峰下间接入路或在上方直接操作。通过肩峰下间隙入路行间接操作最普遍,它在患者进行完肩峰下减压后再处理并存的肩峰下病变时最为适用。

相对于切开或肩峰下入路的间接操作,直接的关节镜操作有着不同的优点。它可以避免损伤三角肌、斜方肌筋膜以及在生物力学上有更重要意义的上方的肩锁关节囊。它还可以在治疗远端锁骨溶解时,使术者在通常宽大的关节间隙中轻松地操作器械。由于手术创伤对肩锁关节很小,患者在术后早期康复的症状非常少。

(一) 体位和显露

两种操作方法在侧卧位或是沙滩椅位上都可以进行。

(二) 手术操作

1. 间接入路　操作前注意做出皮肤标记,特别是标记出肩峰和肩锁关节(图 24-4A),从传统的后方入路观察盂肱关节,再将关节镜直接置入肩峰下间隙,需要时可以在肩峰下行减压操作(图 24-4B)。在进入肩锁关节时也需要小心,但其底面为软组织覆盖比较安全。可以通过将腰穿针置于肩峰前外侧用可触及的肩锁关节的前、后缘来辅助定位。

切除操作的方法取决于外科医生的习惯。最常用的入路是在开始时关节镜从后方置入,在前外侧建立操作通道,位于肩峰侧缘且刚好在前外侧肩峰的后方(图 24-4C)。工作通道应该与前肩峰和肩锁关节保持在同一条线上。

由后方置入关节镜并将操作器械从外侧通道进入,以双极电刀清理肩锁关节下的软组织和脂肪垫。这一预防性步骤非常重要,可以避免因出血造成视野模糊。应尽量让麻醉师维持患者收缩压低于 100mmHg(保证患者处于安全状态),这样可以进一步降低出血的可能性。其他辅助措施包括用压力泵维持关节囊膨胀并可添加肾上腺素(一支 1∶1000 的安瓿加入到每袋 3L 的盐水袋中),这样更容易获得一个没有出血的术野以利于保持视野清晰。在切除操作过程中,必须用电刀仔细描出远端锁骨的轮廓,从而确保定位的准确性。

接着将关节镜重置于侧方通道,可以提供一个远端锁骨顶端的视野,随即在肩锁关节前方建立第三个通道(图 24-4D)。该入路应该完全在肩锁关节以下以便操作器械能够容易导入,腰穿针可以帮助精确定位。如果术前 X 线检查显示关节是倾斜的或术中锁骨远端视野模糊,可以切除肩峰面的内侧底面,从而提供一个更好的远端锁骨视野。

从前方入路置入一个 5.5mm 的圆形或椭圆形钻锥,以序贯方式切除锁骨远端,即从远端锁骨的下方开始并由前至后操作。通过从下面到上面的操作以及期间持续的清创,可以轻松去除整个远端锁骨的骨膜管(图 24-5)。要获得更好的操作方法,可以通过去除锁骨端的下面部分,使之暴露于术野中(图 24-6)。切除完成后,将关节镜放置于前方通道,直接评估切除是否充分(图 24-7)。如果有问题,应行术中 X 线检查。可以通过与已知度量的关节镜器械进行比较(如 5.5mm 的钻锥)来评估术中切除量的多少。另一个可选择的方法是,用针在切除锁骨的末端和肩峰近端做出定位,然后用尺子在皮肤上测量其体表距离(图 24-8)。

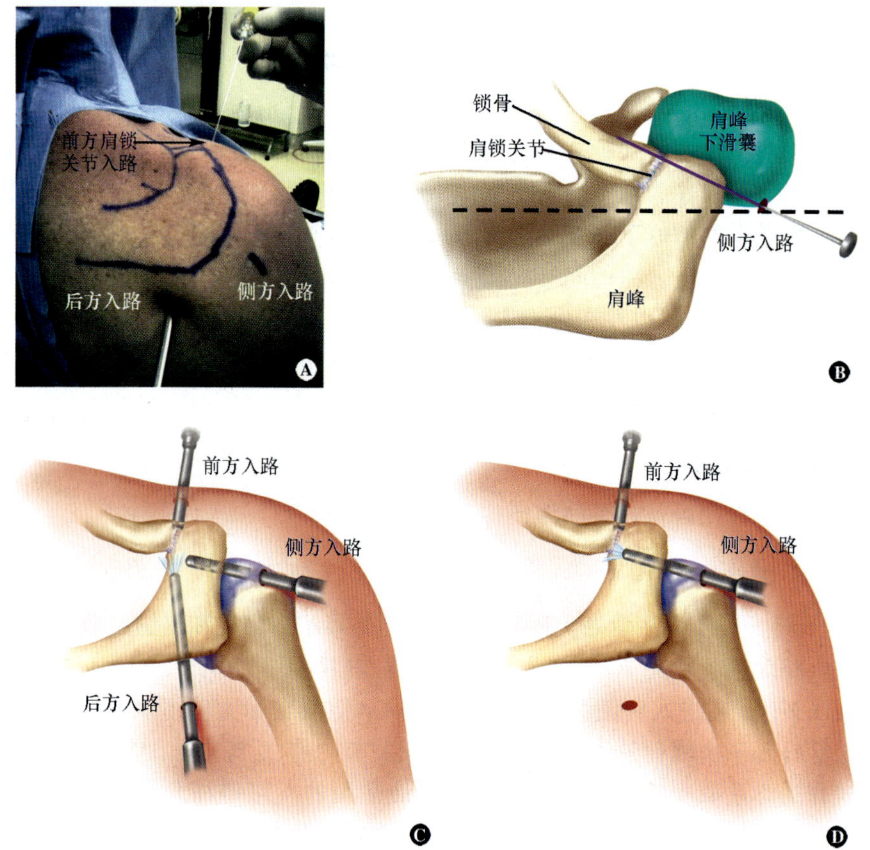

图 24-4 A. 行间接切除术时标准工作通道的外面观。B. 恰当的外侧工作通道设置可以确保充分进入肩峰下间隙和肩锁关节。C. 关节镜置于后方工作通道，操作工具置于侧方通道。D. 行远端锁骨切除时，将关节镜调整到外侧通道，切除时可通过肩锁关节前方的通道

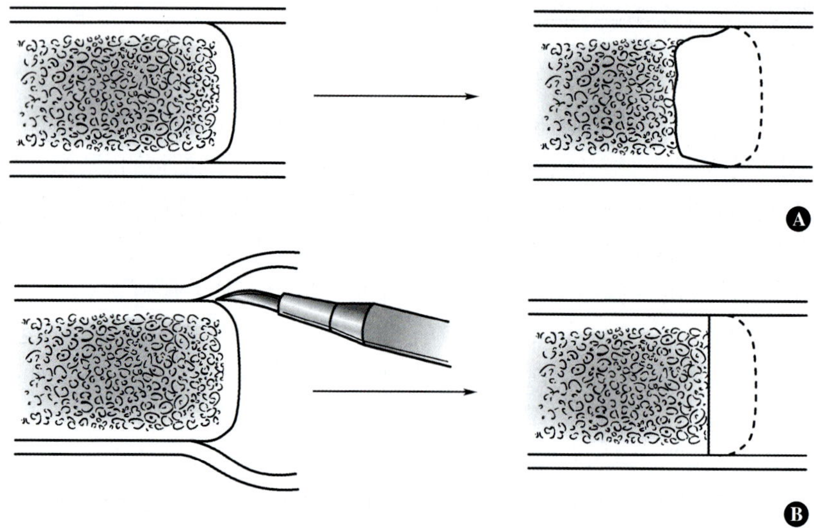

图 24-5 A. 图示远端锁骨皮质边缘不充分切除的可能性。B. 沿远端锁骨骨膜下剥除以避免残留皮质骨边缘

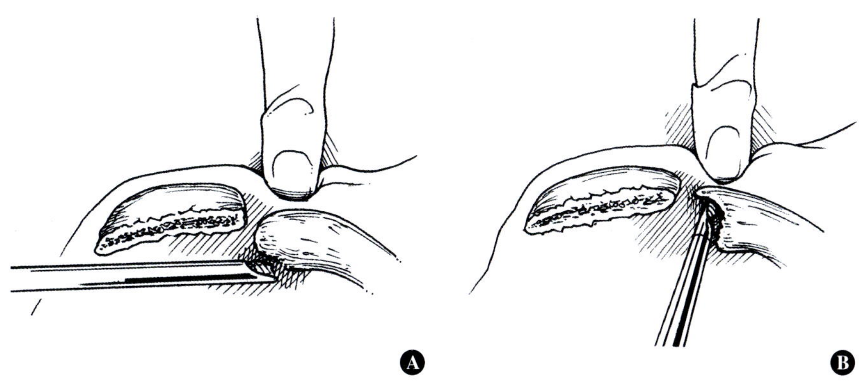

图 24-6　A. 去除远端锁骨下面部分。B. 为直接行准确的切除提供更好的视野

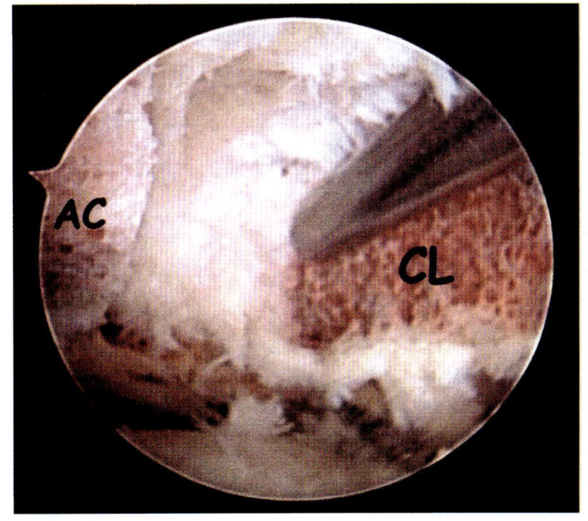

图 24-7　关节镜下示充分切除远端锁骨。AC，肩峰；CL，锁骨

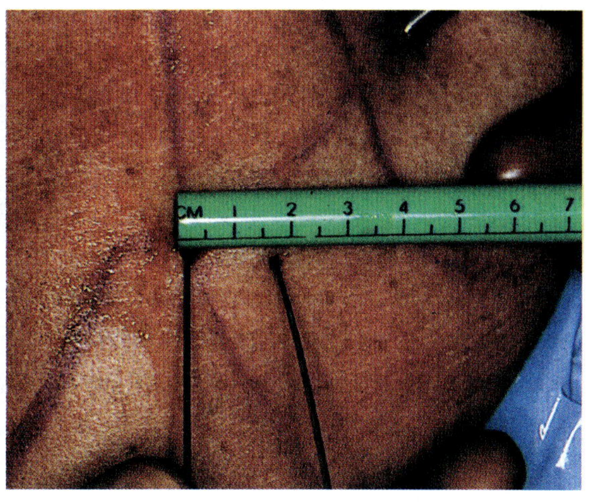

图 24-8　用针经皮肤在切除锁骨的末端和近端肩峰定位，然后用尺子测量出切除的范围

充分冲洗关节以去除骨屑。用布比卡因浸润关节和周围的软组织，行单纯间断缝合关闭入路切口。

2. 直接入路　上方或直接入路反映了操作器械从头侧视角的解剖入路。在摆好体位并且完成麻醉诱导，以混有肾上腺素的 1～2ml 0.25%的布比卡因浸润关节。可参考患者的 X 线检查，使关节定位和器械操作会更容易。在关节的后上方做一个小的切口，将 2.7mm 的关节镜镜芯及套筒插入关节，当有液体从套筒溢出时，可以确认已进入关节。用压力泵从进水管进行灌注，连接关节镜套筒，在关节前方做第二个小切口，直接进入肩锁关节。接着在直视下置入带着管芯的工作通道套筒，连接小号 2mm 的软组织刨刀（图 24-9）。可以通过小号刨刀行关节内软组织和碎屑清理，再应用刨刀行骨切除。可切除少部分的近端肩峰和远端锁骨。当通道条件允许时，可以将小号关节镜和刨刀更换成更大的组件（5.5mm 的套筒、4mm 的关节镜、4.5mm 的刨刀和 5.5mm 的钻锥）。关节前面的部分切除完成后，操作器械要更换位置，将关节镜置于前方而刨刀/钻锥置于后方。接着尽量切除锁骨远端的后方，使由前到后的过渡显得平滑。

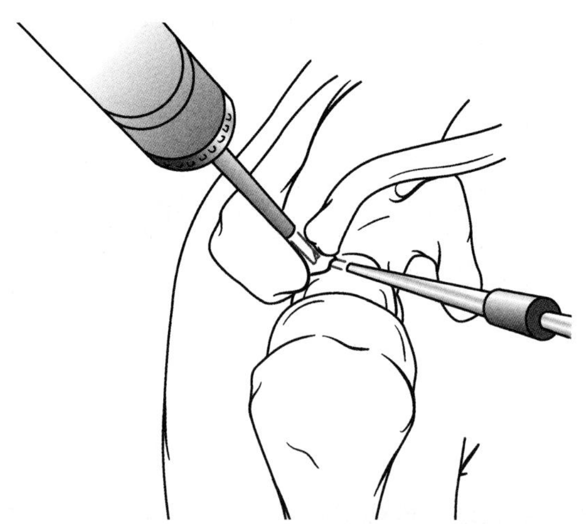

图 24-9 通过直接入路切除肩锁关节，需将关节镜置于后上方操作通道，切除器械(刨刀/射频)置于前上方通道

六、术 后 治 疗

为了保持患者舒适术后早期可使用悬吊带。在可以忍受的情况下进行上肢活动，并且在症状允许的情况下尽快恢复日常活动，直到患者恢复了完全的活动范围且没有疼痛时，才适宜体育运动和过头动作。在术后最初正规理疗完成后，患者一般可以独自进行术后康复活动。专门的理疗方案包括逐渐恢复活动范围，减轻肿胀和疼痛，增加肩袖、三角肌和肩胛肌群的强度。虽然会出现一些与治疗相关的并发症，但大部分患者能够在 3 个月内恢复完全活动。

七、避免失误和并发症

术中经常因为入路受限关节镜切除时操作困难，相对来讲，锁骨远端切除的术中并发症并不常见。但是其术后并发症并不少见，而且大多和曾报道过的切开手术并发症相仿。

(一) 持续疼痛

在行关节镜远端锁骨切除术后，最常报道的并发症是不能缓解疼痛，这可能有几个原因：①术前诊断错误或没能准确判定患者症状的真正来源；②远端锁骨切除不够充分；③锁骨远端不稳定(创伤性或医源性)。

(二) 充分切除

持续疼痛缘于切除不充分，这大概是手术失败最常见的技术原因，与传统切开操作相比，在关节镜操作中更多见。它通常是由于远端锁骨后方/上方部分切除不充分，造成远端锁骨后方与肩峰相遇(图 24-10)。传统上，切开手术切除的适宜长度为锁骨远端的 1.5～2.5cm。但近些年，生物力学研究证实切除远端锁骨 4～8mm 可能已经充分，肩锁和喙锁韧带更适合于这种切除范围，从而预防在远端锁骨和肩峰间形成骨桥。行关节镜切除操作通常在切除后能提供大约 1cm 的间隙。

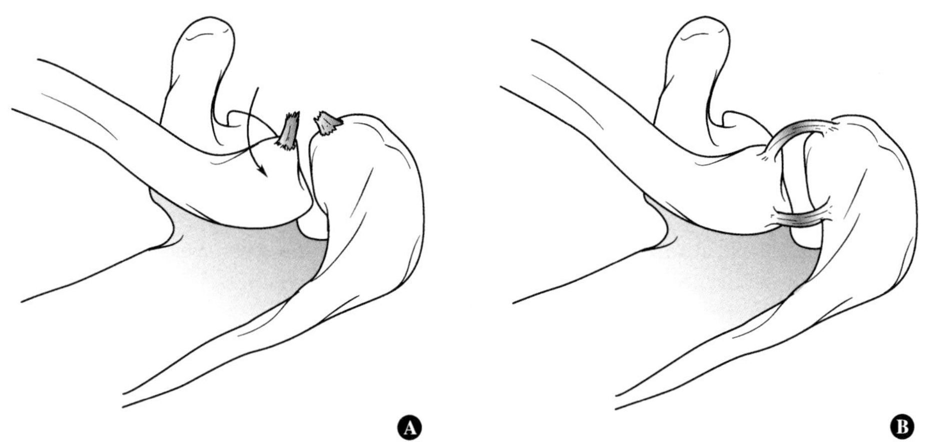

图 24-10 A. 切除远端锁骨后方/上方部分不充分，可能会造成肩峰与残留的远端锁骨后方突起相邻，引起持续的疼痛。B. 切除后方/上方的突起可以防止这一并发症

应该切除多少骨质一直没有确定的答案。切除量不是恒定的，骨关节炎的患者的切除量要多于远端锁骨溶解的患者，尽管最终切除后都有 1cm 的间隙，骨的最佳切除量仍然难以界定。

（三）不稳定

不稳定在关节镜和切开手术后均被作为一个引起进行性症状的原因被提及。对创伤后有肩锁关节疼痛的患者，应仔细评估其增加的远端锁骨平移度，因为肩锁关节创伤后微小的不稳定无法仅用切除解决。即使患者术前没有不稳定，由于术中切除了过量的关节囊或骨质，术后也可能出现不稳定。例如，斜方肌韧带附着于远端锁骨末端 15mm，已证明它对控制轴向负荷十分重要。过度的切除会增加关节的活动性，从而造成患者关节骨桥和术后持续的症状。

（四）其他并发症

报道中关节镜操作后的其他并发症包括伤口表浅感染、感觉缺失和瘢痕形成。有症状的骨化现象并不常见，但有的报道认为这也是术后失败的原因之一。

（石 磊 纪 泉译）

参考文献

Flatow EL, Cordasco FA, Bigliani LU: Arthroscopic resection of the outer end of the clavicle from a superior approach: A critical, quantitative, radiographic assessment of bone removal. *Arthroscopy* 1992;8:55-64.

Flatow EL, Dualde XA, Nicholson GP, et al: Arthroscopic resection of the distal clavicle with a superior approach. *J Shoulder Elbow Surg* 1995;4:41-50.

Gaenslen ES, Satterlee CC, Schlehr FJ: Comparison of open versus arthroscopic distal clavicle excision with acromioplasty. *Orthop Trans* 1995-1996;19:258.

Gartsman GM: Arthroscopic resection of the acromioclavicular joint. *Am J Sports Med* 1993;21:71-77.

Kay SP, Dragoo JL, Lee R: Long-term results of arthroscopic resection of the distal clavicle with concomitant subacromial decompression. *Arthroscopy* 2003;19:805-809.

Klimkiewicz JJ, Williams GR, Sher JS, Kardura AR, DesJardins JD, Iannotti JP: The acromioclavicular joint capsule as a restraint to posterior translation of the clavicle: A biomechanical analysis. *J Shoulder Elbow Surg* 1999;8:119-124.

Martin SD, Baumgarten TE, Andrews JR: Arthoscopic resection of the distal aspect of the clavicle with concomitant subacomial decompression. *J Bone Joint Surg Am* 2001;83:328-335.

Snyder SJ, Banas MP, Karzel R: The arthroscopic Mumford procedure: An analysis of results. *Arthroscopy* 1995;11:157-164.

Tennent TD, Beach WR: An improved technique for arthroscopic resection of the acromioclavicular joint. *Arthroscopy* 2003;19:E7-8.

Tolin BS, Snyder SJ: Our technique for the arthroscopic Mumford procedure. *Orthop Clin North Am* 1993;24:143-151.

Zawadsky M, Marra G, Wiater JM, et al: Osteolysis of the distal clavicle: Long-term results of arthroscopic resection. *Arthroscopy* 2000;16:600-605.

第 25 章　肩锁关节重建术治疗Ⅴ型肩锁关节急性损伤

Peter B. MacDonald,MD,FRCSC

一、适　应　证

关于肩锁关节分离的文献有很多,反映出学术界对此问题讨论热烈。虽然原始的 Tossy 分级只包括三类损伤,大部分的辩论焦点集中在Ⅲ型完全损伤。20～30 年前,广泛采用传统的手术疗法治疗这些损伤,但是自 20 世纪 80 年代后期,开始有报道指出采用一些非手术疗法能获得更好的疗效。

之后,在 1985 年 Rockwood 将 Tossy 分级进行了修订,将它分为六种类型。虽然 Rockwood 分级法Ⅲ型损伤的手术治疗适应证仍存在争议,但似乎大部分肩部外科医生广泛接受应行手术治疗Ⅴ型损伤的观点(图 25-1)。手术治疗的理论基础包括美容和功能。肩锁关节和喙锁韧带的完全断裂、并存锁骨穿过斜方肌筋膜突出,导致了潜在的不可恢复的“ear tickler”畸形。对于第三类损伤,也有人重新热衷于采用手术治疗,因为手术后患者功能的改进更为明显,尤其是在投掷者和重体力劳动者中。

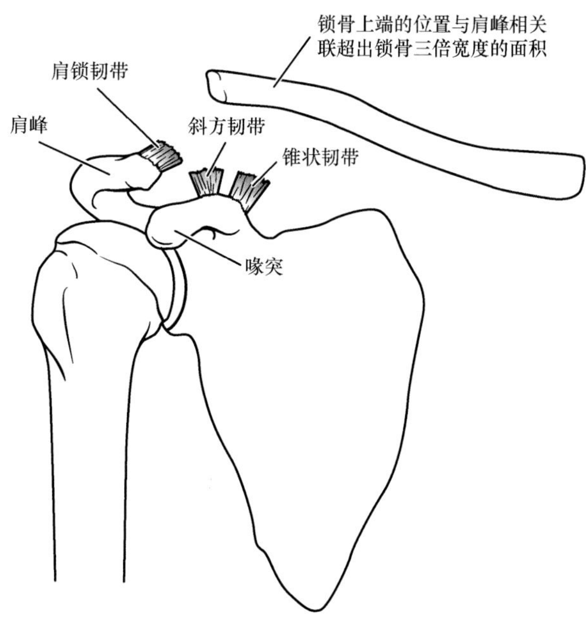

图 25-1　三角肌和斜方肌筋膜从远端锁骨大范围撕脱的Ⅴ形分离

描述修复完全性肩锁关节分离的技术有很多。Weaver 和 Dunn 在他们 1972 年的文章中所确定的目标到今天依然准确并有重要意义,特别是:①消除植入物和软组织损伤的可能;②消除肩锁关节晚期退变的可能;③产生美观和功能都可接受的结果。因为严重的肩锁分离破坏了肩锁关节和喙锁韧带,上肢的全部重量形成了导致畸形的力量。所以,任何重建都必须相应坚固以对抗这个畸形因素。牢固的重建术可以使患者更早开始活动范围的练习,还能加速康复锻炼。本章描述的解剖学上的喙锁韧带和肩锁韧带重建,似乎能达到这一目标,然而应用喙肩韧带行喙锁间重建时,即使用强化固定也未必能获得好的效果。

二、禁 忌 证

这种手术的禁忌证和其他大多数手术情况类似：①全身一般情况差(如免疫受损、此区域的放射治疗史)；②潜在的组织愈合不良可能；③先前的锁骨或喙突骨折导致的严重解剖改变；④局部或远处存在感染；⑤术后治疗依从性差。有报道Ⅲ型分离的患者经过非手术治疗可以更快地恢复体育活动，因此，对于那些需要很快恢复体育活动的患者来讲，手术治疗可能是相对禁忌证。但是，这个限制不适用于Ⅴ型分离的患者，因为他们具有强烈的手术指征。

三、其他治疗方法

非手术治疗是经常可供选择的治疗方式，甚至对Ⅴ型损伤的患者也同样适用。患者会选择避免手术，而接受非手术治疗来达到美容和恢复功能的效果，他们也可能决定过一段时间再行手术，尽管延迟手术但其效果仍可预测。

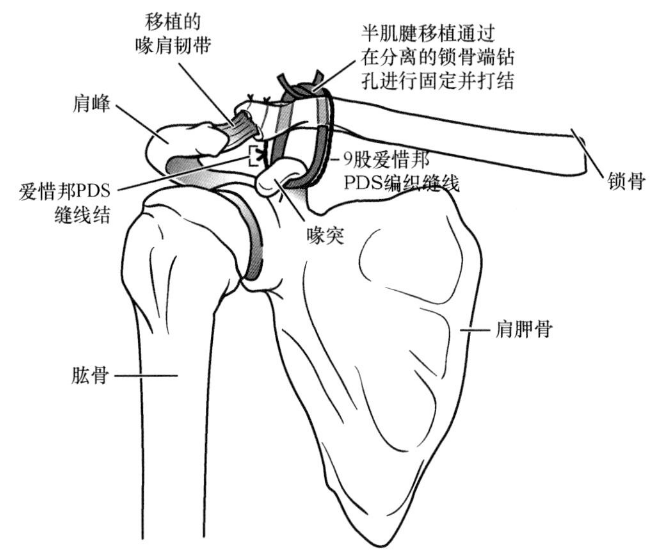

图 25-2 应用半腱肌移植物行喙锁韧带及喙肩韧带移植，行解剖性肩锁关节重建

手术方式也有多种可供选择，一般分为两大类，即软组织或骨修复手术。软组织修复的焦点是修复或重建肩锁和(或)喙锁韧带。最流行的修复方式是重建喙锁韧带，像 Weaver 和 Dunn 描述的那样，后来的改进包括增加移植的韧带。最近，一种更符合解剖学的重建方法备受青睐，即应用半腱肌自体移植物或异体移植物进行重建(图 25-2)。

重建的另一大类，是用坚强的固定装置来重建肩峰和远端锁骨间的骨性联系，尽量使软组织得到继发愈合。包括贯穿肩锁关节的克氏针，穿过关节的钢板(包括最近设计的钩形钢板)和从锁骨穿到喙突的螺钉(Bosworth 最早描述)。这种坚强内固定操作的缺点包括可能出现固定物的拔出、移位和感染，以后可能要求取出这些内固定物。贯穿肩锁关节的克氏针有造成晚期关节病的风险。这种硬性固定物会妨碍肩部的早期活动并引起生物力学异常，理论上可能导致肩胛骨、肱骨和锁骨复合运动机制的长远改变。

四、结 果

尽管 1975 年 Rockwood 把Ⅴ型分离归类为一种特殊的类型，但是还没有针对这种分离类型的专门研究。有时，区分Ⅲ型和Ⅴ型分离仍很困难。表 25-1 概述了一些对“高度”分离类采取急性手术固定的研究以及不同亚型中得到了类似的结果。笔者剔除了以克氏针或金属钢丝贯穿肩锁关节的研究，因为这种操作会导致更高的并发症发生率。表中包含的研究同时也包括了一些 Weaver Dunn 增加的喙锁韧带修复的类型。注意有 65%～85%的患者获得了非常好的结果，但有一项研究报道指出，随着时间的推移结果会逐渐变差。

表 25-1 手术治疗高级别肩锁关节分离的预后情况

作者(年份)	损伤例数	修复类型	患者平均年龄(范围)	平均随访时间(范围)	预后
Morrison 和 Lemos(1995)	14(急性 10 例，慢性 4 例)	合成线圈(锁骨向喙突)	36 岁(13～80 岁)	42.7 个月(13～80 个月)	85%的患者有良好或极好的预后
Weinstein 等(1995)	44(急性 27 例，慢性 17 例)	喙肩韧带转移加粗线	32 岁(17～57 岁)	48 个月(24～84 个月)	96%的早期修复患者和 77%的晚期修复患者预后满意
Guy 等(1998)	23(全部为慢性)	喙肩韧带转移加喙锁螺钉	30 岁(20～70 岁)	5.2 个月(2～11.5 个月)	61%的患者有极好的预后，26%的患者预后良好
Pavlik 等(2001)	17(全部为慢性)	喙肩韧带转移加喙锁螺钉	37.2 岁(18～55 岁)	36.6 个月(18～66 个月)	11 例患者有极好的预后，6 例患者预后良好

五、手术方法

关节镜下固定锁骨远端已有报道，但是这种技术仍未被广泛应用。如前所述，将克氏针打入关节来固定肩锁关节也会带来一些风险，比如克氏针移位或断裂，引起关节损伤，最终可能导致后期骨关节炎的发展。

笔者倾向于采用开放的锁骨远端切除术，并以游离的半腱肌异体移植物行解剖学固定。以 9 股生物可吸收编织缝线作为延长，与喙肩韧带移植(以肩峰为基础)联合起来重建肩锁韧带。

(一) 体位和显露

患者取仰卧改良沙滩椅椅位，将床头升高 20°，将 1L 的静脉注射袋垫在受损伤的肩胛骨下(图 25-3)。上肢取自由悬吊位，充分暴露肩锁关节区域。切口沿着朗格线，从远端锁骨后方一直向前到喙突水平。首先解剖远端锁骨，在Ⅴ型肩锁关节分离中远端锁骨从斜方肌筋膜穿出，并且在没有行骨切除或软组织松解时难以复位(图 25-4)。用一个小摆锯垂直于锁骨干将锁骨远端 1cm 切除。

接下来解剖喙突，包括分开覆盖在表面的三角肌纤维。骨膜下的剥离至距喙突顶端周围大约 3cm 处，接着依次穿过一把止血钳、胆囊钳，最后是在这一水平喙突周围做一弧形缝线固定(图 25-5)。在此处以单独的 1 号单纤维线经喙突周围穿过固定。

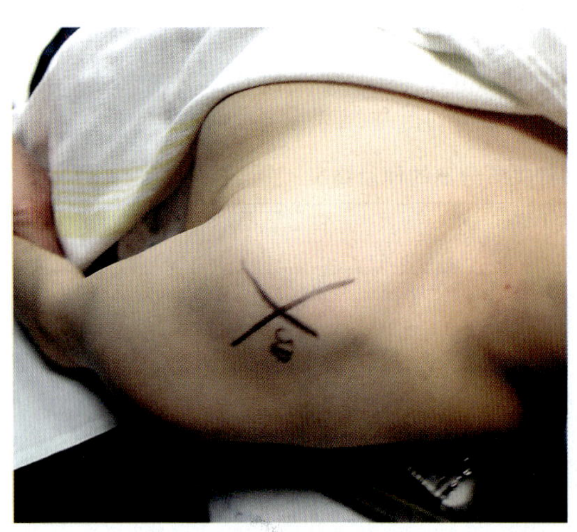

图 25-3 患者的合适体位，注意肩胛骨后面的静脉内囊

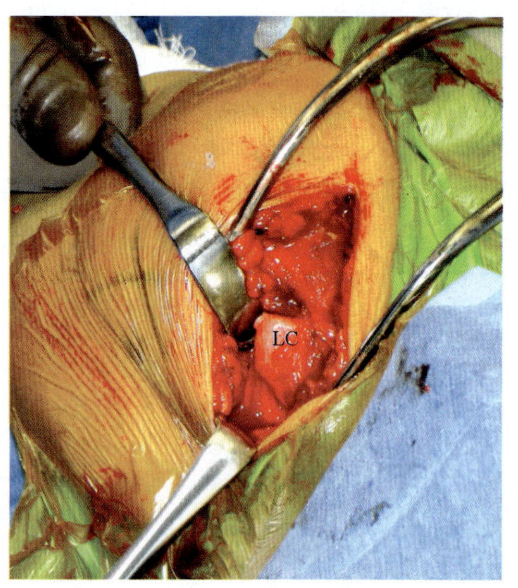

图 25-4 初始的显露，注意锁骨和肩锁关节的位置。LC，外侧锁骨

（二）手术操作

1. 移植物的准备 解剖完成后，在背面的手术台上准备游离的半腱肌移植物，穿过引导线（2 号不可吸收线）来固定两端。然后用 9 股 1 号生物可吸收缝线编织为半腱肌移植物的延长部分。首先用单股缝线像梭子一样穿过移植物的引导线，将移植物穿绕过喙突，随后，将移植物的延长部分从同样的路径穿过（图 25-6）。

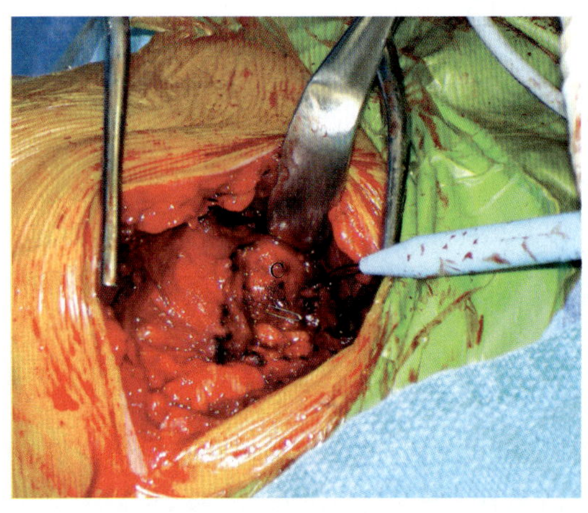

图 25-5 显露喙突周围的穿线装置，注意应用带有金属线圈的弧形穿线装置。C，喙突

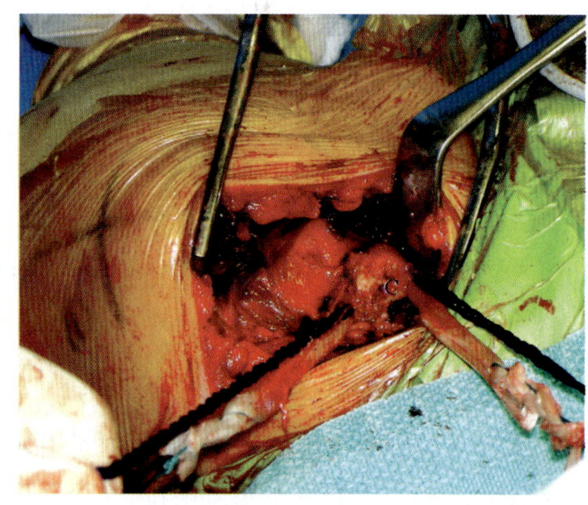

图 25-6 半腱肌及其延长线穿绕喙突。C，喙突

2. 锁骨远端的准备 下一步是准备锁骨远端。尽量恢复到解剖中立位，从锥形韧带和斜方韧带在锁骨的止点上分别钻两个孔（图 25-7）。完成这一步骤首先要穿过引导钢丝，然后通过测量半腱肌束和缝线延长部分，将锁骨上的孔扩钻出合适的直径。接着将移植物的

各束穿过锁骨上各自的孔，解剖学重建喙锁韧带。

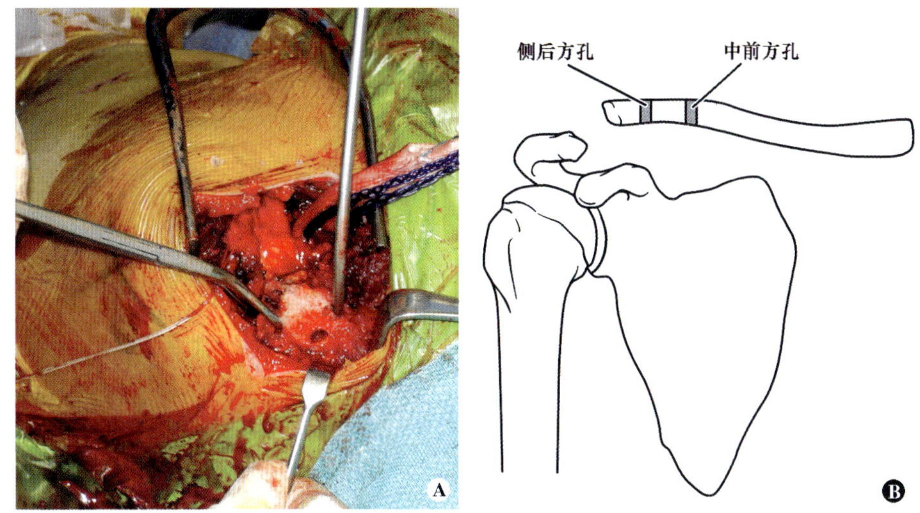

图 25-7　A. 远端锁骨 2 个钻孔的上面观，对应锥形韧带和斜方韧带的插入处。B. 图示 2 个钻孔位置的前面观

3. 肩锁关节重建　为了加固重建，可以将喙肩韧带在喙突上的附丽部分游离下来，使它可以沿着肩峰上的附着点翻转(图 25-8)。接着用 2 号不可吸收线将韧带的游离端通过远端锁骨上的钻孔固定。当缝线辫子收紧并且将锁骨复位后，再将这些缝线打结(图 25-9)。

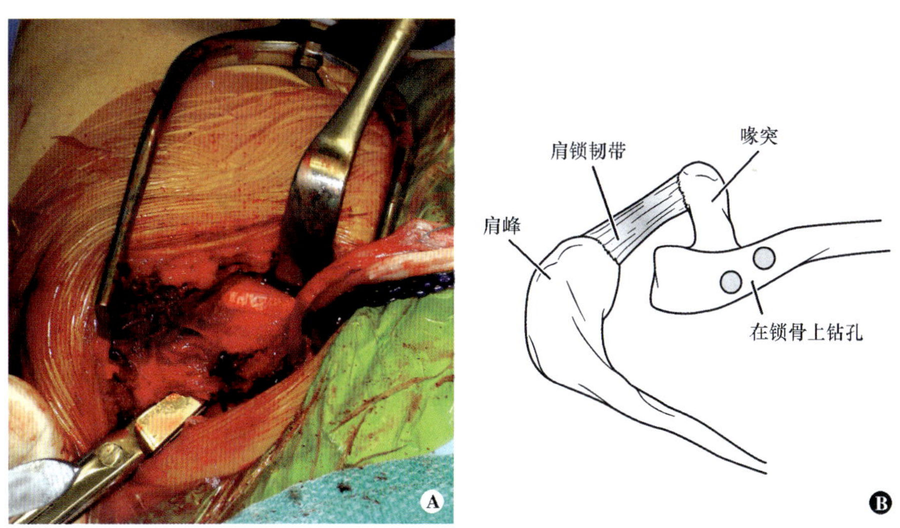

图 25-8　术中照片(A)和图示(B)显示移动喙肩韧带(剪刀下方)并去除喙突附着点以转移到远端锁骨

4. 固定　锁骨相对于喙突和远端锁骨两方面都达到复位标准。接着将编织缝线各束收紧固定来重建结构，打结的位置在锁骨和喙突之间的下方。缝合线延长部分起到了内部固定夹板的作用，直到肌腱移植物达到生物性结合。这时可以将转移的喙肩韧带安全地系

在远端锁骨上。半腱肌肌腱移植物已被穿过并系住，所以这个肌腱上的结扣应位于锁骨上方(图 25-10)。

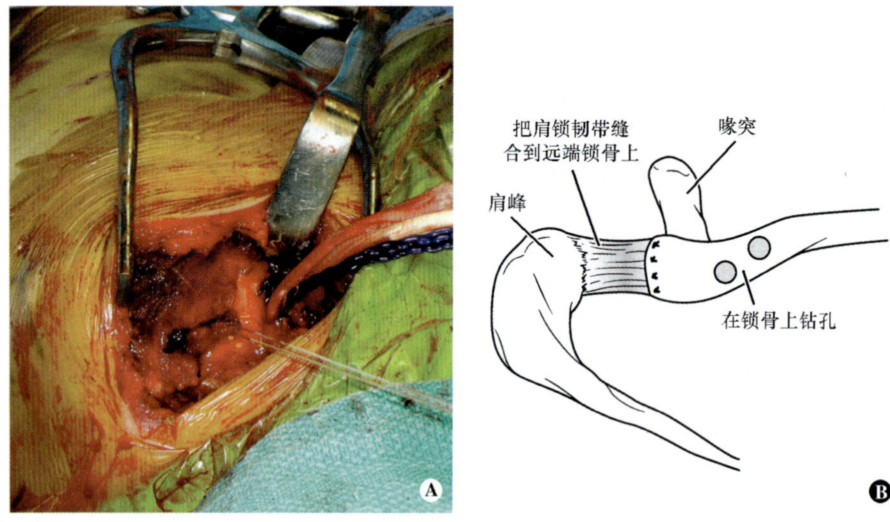

图 25-9 术中照片(A)和图示(B)显示通过缝线穿过锁骨上的钻孔将喙肩韧带固定于远端锁骨上

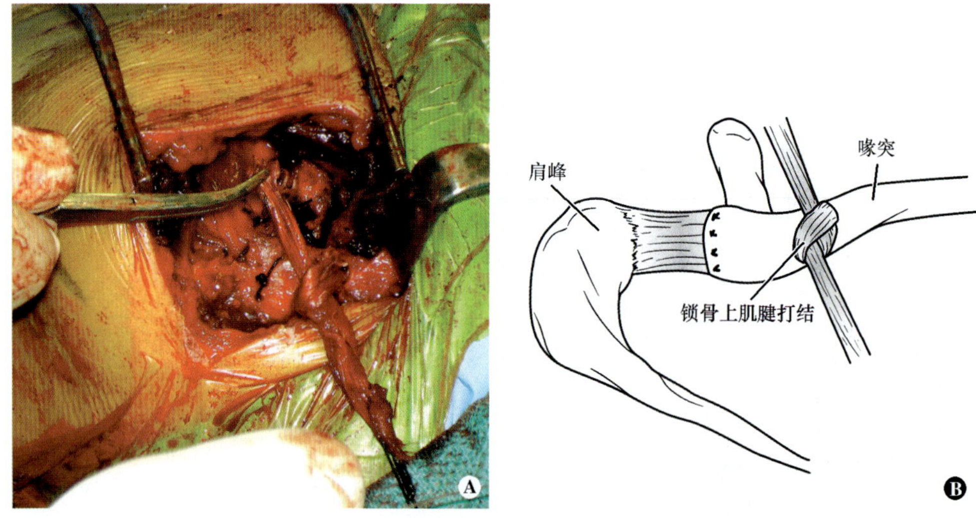

图 25-10 术中照片(A)和图示(B)显示将半腱肌在锁骨上部打结

最后一步，任何肌腱移植物多余的游离末端要折叠起来，并将一股缝至锁骨下方的腘绳肌腱移植物的一部分，与另一股缝合重建肩锁关节(图 25-11)。

(三) 切口闭合

仔细关闭三角肌和三角斜方肌筋膜，覆盖缝合的线结和锁骨顶部。最后行皮内缝合关闭伤口。

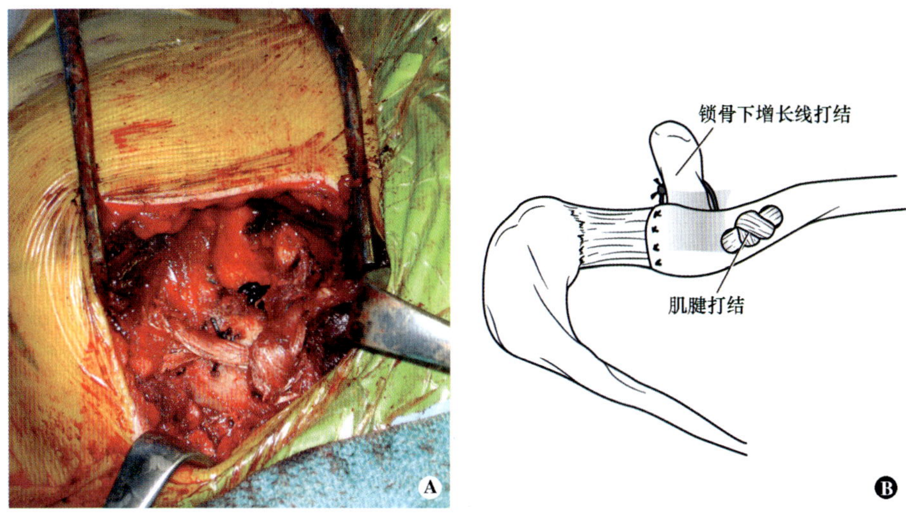

图 25-11 术中照片(A)和图示(B)显示最终重建后的情况

六、术后治疗

手术后患者需要应用吊带,并且立即开始轻微的钟摆动作练习。完全辅助性的被动活动练习要延迟至手术后 4 周再开始进行。主动活动练习在术后第 6 周开始,有阻力的活动练习在术后第 8 周开始。完全恢复到对抗性的体育运动和典型的重体力劳动要在术后第 14～16 周。

七、避免失误和并发症

作者认为上述的方法是最安全的,可以避免严重的并发症。但是,注意每个步骤中的细节仍是十分重要的,这可以保证重建结构的稳定和持久。特别是仔细显露和解剖喙突周围对避免损伤主要神经血管束十分重要。建议对局部解剖还不是很熟悉的外科医生先在尸体上练习。另外,对锁骨的显露和钻孔要注意避免骨折。钻的孔不能离得太近,防止裂缝延伸导致骨折。在穿过移植物复合体之后,必须在固定移植物前将锁骨复位。系紧移植物和生物可吸收线时,锁骨上两个钻孔之间可能会发生骨折。一旦发生骨折,可以选择的方法是将移植物和生物可吸收缝线围绕整个远端锁骨固定。关闭伤口时一定要仔细覆盖系紧的半腱肌肌腱,以避免局部突起或出现伤口问题。

(石 磊 纪 泉译)

参考文献

Bosworth BM: Acromioclavicular separation. *Surg Gynecol Obstet* 1941;73:868-871.

Deshmukh AV, Wilson DR, Zilberfarb L, Perlmutter GS: Stability of acromioclavicular reconstruction. *Am J Sports Med* 2004;32:1492-1498.

Guy DK, Wirth MA, Griffin JL: Reconstruction of chromic and complete dislocations of the acromioclavicular joint. *Clin Orthop Relat Res* 1998;347:138-149.

Jari R, Costic RS, Rodosky MW, Debski RE: Biomechanical function of surgical procedures for acromioclavicular joint dislocations. *Arthroscopy* 2004;20:237-245.

Jones HP, Lemos MJ, Schepsis AA: Salvage of failed acromioclavicular joint reconstruction using autogenously semitendinosus tendon from the knee. *Am J Sports Med* 2001;29:234-237.

Lee SJ, Nicholas SJ, Akizuki KH, McHugh MP, Kremenic IJ, Ben-Avi S: Reconstruction of the coracoclavicular ligaments with tendon grafts. *Am J Sports Med* 2003;31:648-655.

MacDonald PB, Alexander MJ, Frejuk J, Johnson GE: Comprehensive functional analysis of shoulders following complete acromioclavicular separation. *Am J Sports Med* 1988;16:475-480.

Morrison DS, Lemos MJ: Acromioclavicular separation: Reconstruction using synthetic loop augmentation. *Am J Sports Med* 1995;23:105-110.

Pavlik A, Dezso D, Hidas P: Surgical treatment of chronic acromioclavicular dislocation by modified Weaver Dunn procedure. *Knee Surg Sports Traumatol Arthrosc* 2001;9:307-312.

Rockwood CA Jr: Disorders of the acromioclavicular joint, in Rockwood CA Jr, Matsen FA III (eds): *The Shoulder*. Philadelphia, PA, WB Saunders, 1985, pp 413-476.

Tossy JD, Mead NC, Sigmond HM: Acromioclavicular separations: Useful and practical application for treatment. *Clin Orthop Relat Res* 1963;28:111-119.

Urist MR: Complete dislocations of the acromioclavicular joint: The nature of the traumatic lesion and effective methods for treatment with an analysis of forty-one cases. *J Bone Joint Surg* 1946;28:813-837.

Weaver JK, Dunn HK: Treatment of acromioclavicular injuries, especially complete acromioclavicular separation. *J Bone Joint Surg Am* 1972;54:1187-1194.

Weinstein DM, McCann PD, McIlveen SJ, Flatow EL, Bigliani LU: Surgical treatment of acute acromioclavicular separations. *Am J Sports Med* 1995;23:324-331.

第 26 章　肩锁关节重建术治疗Ⅴ型肩锁关节慢性损伤

Barbara G. Frieman, MD　Jennifer L. Vanderbeck, MD

一、适　应　证

上肢内收时，肩的外侧部分受到直接打进击是造成肩锁关节损伤的典型原因，如从自行车上摔下。这一损伤应力作用于肩胛骨的下面和锁骨的上面。

治疗肩锁关节损伤很大程度上决定于损伤的类型和慢性病期。如果损伤后疼痛和功能缺失的症状持续超过 3 周到几个月，那么肩锁关节的损伤为慢性损伤。对于Ⅰ型和Ⅱ型的肩锁关节损伤行非手术治疗是有文献支持的。急性Ⅲ型损伤的治疗方式仍有争论，但现在大多数作者建议采用非手术疗法。但如果Ⅲ型损伤转为慢性，则应该选择手术治疗。对于Ⅳ到Ⅵ型的损伤，无论损伤是急性还是慢性，都应选择手术治疗。已经有报道，对于有这类较为严重损伤的患者，行非手术治疗效果欠佳。在早期临床病程中，Ⅲ型损伤很难与Ⅴ型损伤区分，这是因为前者经常演变为两种类型的过渡类型。这种不确定性使一些Ⅴ型损伤的患者在开始阶段采用了非手术治疗，致使效果欠佳，并导致了慢性功能上的症状。

第Ⅴ型损伤定义为肩部上方悬吊复合体(SSSC)撕裂(图 26-1)，这种损伤可以引起持续的疼痛、不稳定以及组织薄弱。疼痛可能与肩胛骨不稳定有关，也可能是由于三角肌和斜方肌继发性的受到远端锁骨的“扣孔”(buttonholing)样刺激引起的。组织薄弱可能是由于斜方肌或肩胛提肌的疲劳引起的，这些肌肉起着稳定 SSSC 的作用以防止肩胛骨的下沉。组织薄弱和疼痛也可能继发于牵拉臂丛神经所造成的刺激。活动范围的减小、持续存在的畸形以及胸廓出口综合征，都是手术治疗完全性肩锁关节损伤的适应证。行重建手术治疗第Ⅴ型损伤的目标是恢复 SSSC 的解剖稳定性。

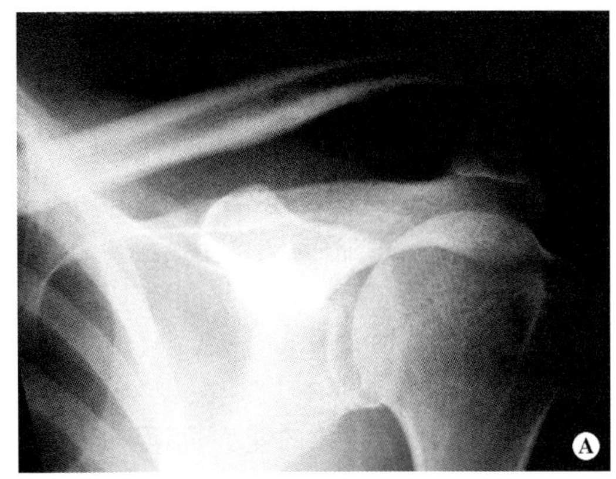

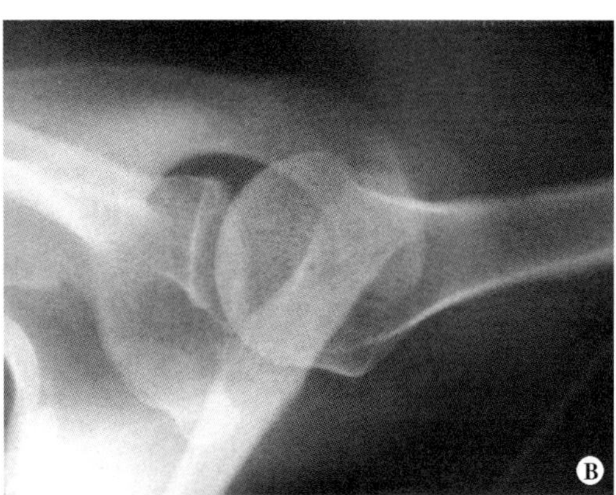

图 26-1　肩锁关节Ⅴ型损伤的前后位(A)和腋位(B)X 线片

二、禁　忌　证

对于手术治疗第Ⅴ型肩锁关节慢性损伤来讲，几乎不存在禁忌证。心肺疾病或一些其他的相关疾病会增加患者的并发症发生率及死亡率，这对外科手术来讲是共有的禁忌证。就现有技术来讲，喙突骨折是行肩锁关节重建术的一个禁忌证，因为通常需要利用喙突基底部来进行修复。

三、其他治疗方法

治疗第Ⅴ型肩锁关节损伤的方法很多，并且都很有效。尽管患者愿意选择非手术治疗，但其效果并不令人满意。第Ⅴ型肩锁关节损伤造成的畸形很难闭合复位，因为有软组织嵌插其中。即使能够行闭合复位，由于缺失了起稳定关节作用的软组织结构，闭合复位仍极不稳定，任何形式的制动均很难维持。非手术治疗仅仅是观察，最终会导致慢性脱位、疼痛、疲劳、不稳定以及组织薄弱。

报告中有一些以钢丝、螺钉、钢板松动的并发症。肩锁关节很小的旋转动作都可能导致内固定物松动。内固定物移位到重要器官或大血管从而造成损伤的报道并不少见，因此现在不再建议用内固定物直接固定肩峰与锁骨。一种可选择的方法是用一个钩形钢板暂时固定肩锁关节，同时行喙锁间的重建修补。对于有助于喙锁结构重建的内固定物也应在重建完成后去除。另外，有报道指出，进行这种操作造成的表面组织感染和伤口延迟愈合的发生率为28%。

将喙锁韧带转移至远端锁骨是一个标准的重建方法。尽管有临床研究报道，短期随访用这种方法治疗的患者中有超过75%的人获得了优良的结果，但生物力学研究发现解剖重建的喙锁韧带的强度并不足以使SSSC稳定在其原来的位置。转移喙锁韧带的方法疗效欠佳，可能会因肩锁关节不能复位而造成残留疼痛和不稳定。也有作者报道了在转移喙锁韧带的同时行肩锁韧带重建，并应用其他内固定物，但临床效果依然欠佳。无论是否重建肩锁韧带，现代的技术理念要求从生物力学角度行更为坚强的喙锁韧带重建。

在维持肩锁关节稳定的动态过程中，附丽于喙突的联合肌腱转移至锁骨的下面。可以通过肱二头肌动态的方法来控制锁骨的移位。这种转移连接处的不愈合和延迟愈合均有报道，这种固定方法无法获得一个稳定的SSSC结构，因此现在已不建议应用。也有行喙突移位时造成肌皮神经的损伤的并发症报道。

四、结　　果

在肩锁关节损伤的相关文献中，经常将急性和慢性损伤混杂在一起。早先对1984年制定的肩锁关节损伤分类系统进行了扩展，但并没有将损伤类型区分开来，只起到了描述肩锁关节完全损伤的单一作用。另外，大多数数据都来源于小样本量的研究。在表26-1当中，所报道的结果包括疼痛的缓解程度，是否残留不稳定（例如维持复位的能力）以及所有患者的满意度。那些数字和结果所对应的损伤既包括急性也包括慢性，损伤类型也没有明确的区分。通过上述的各种外科方法，如果能够获得 SSSC 的稳定性，大多数患者都会获得满意的疗效。应用现代的重建技术，有 73%～95%的患者能够获得优良的疗效。

表 26-1　手术治疗肩锁关节Ⅴ型损伤的预后

作者(年份)	肩关节数目	操作类型	患者平均年龄(范围)	平均随访时间(范围)	预后
Weaver 和 Dunn(1972)	15(3>1 周)	CAL 移位，DCE	31 岁(18～52 岁)	35 个月(16～52 个月)	11 例患者预后良好 3 例效果一般(不完全复位) 1 例预后不良(需重新翻修)
Shoji 等(1986)	15(3>3 周)	带骨块的 CAL 移位	26 岁(17～35 岁)	2.1 年(1.5～3 年)	4 例无症状骨化 1 例移位失败 1 例活动时偶发痛
Warren-Smith 和 Ward(1987)	29(20>5 周)	CAL 移位，DCE	29 岁(15～51 岁)	38 个月(12～92 个月)	16 例患者预后极好，12 例良好，1 例不良(不适感，僵硬，无力)
Ferris 等(1989)	20(13>4 周)	动态的肌肉移位	急性：38 岁±8 岁 慢性：32 岁±12 岁	急性：5.6 年(6 个月～12 年) 慢性：4 年(6 个月～11 年)	6 例残留痛 3 例肩锁关节骨关节炎 2 例表浅感染 2 例暂时的冻结肩 1 例自觉无力
Morrison 和 Lemos(1995)	14(4>6 周)	CAL 移位，DCE，CC Gore-Tex 环	36 岁(27～53 岁)	42.7 个月(13～80 个月)	12 例患者预后极好/良好 2 例不良 1 例肌腱断裂需翻修 1 例术后僵硬需麻醉下手法松解
Sim 等(1995)	16(3>2 个月)	肩锁关节钩型钢板	31 岁(22～53 岁)	38 个月(12～68 个月)	8 例患者预后极好，7 例良好，1 例不良 1 例牵引钩脱位 1 例植入物弯曲 1 例活动范围减少 4 例活动时疼痛 6 例感染 13 例肩峰钻孔增宽
Weinstein 等(1995)	44(17>3 周)	CAL 移位，DCE，CC 缝线带	32 岁(17～57 岁)	4 年(2～9 年)	33 例患者预后极好，6 例良好，1 例一般，4 例不良 2 例复位时完全松动，其中 1 例需要翻修 3 例复位时部分松动 3 例持续疼痛/无力
Guy 等(1998)	23(>2 个月)	CAL 移位，DCE，CC lag 螺钉	30 岁(20～70 岁)	5.2 年(2～11.5 年)	16 例预后极好，3 例良好，2 例一般，2 例不良 2 例螺钉损坏 1 例螺钉松动 1 例暂时的表浅神经麻痹

续表

作者(年份)	肩关节数目	操作类型	患者平均年龄(范围)	平均随访时间(范围)	预后
Pavlik 等(2001)	17(>4 周)	CAL 移位，CC lag 螺钉	37 岁(18～55 岁)	36.6 个月(18～66 个月)	11 例预后极好，6 例良好 13 例无症状性骨化 复位时 6 例轻微松动，2 例部分松动 3 例活动时疼痛 3 例肩锁关节骨关节炎 2 例复位时螺钉松动引起部分松动 2 例活动范围减低

注：CAL，喙肩韧带；DCE，远端锁骨切除；OA，骨关节炎；CC，喙锁间。

五、手 术 方 法

应用外科技术治疗完全性肩锁关节损伤要求注意以下几个方面：肩锁关节、肩锁韧带、喙锁韧带以及三角肌斜方肌筋膜。当前的文献支持应用生物学材料行喙锁韧带的解剖学重建，通常是在喙突和锁骨之间应用肌腱移植物。由于韧带生物力学强度不够，先前的喙锁韧带移植方法已经被摒弃。更好的方法是在肩锁关节钩形钢板或喙锁韧带缝合锚的保护下行喙锁韧带重建，直至移植物达到生物愈合。修复三角肌斜方肌筋膜对重建也有重要作用，因为在肩锁关节部位有三角肌斜方筋膜最厚的部分。

为了预防可能出现的症状性肩锁关节病，锁骨远端应被切除。目前大都建议切除 5mm 或更少的远端锁骨以避免过度切除。要保持锁骨的长度，可以通过直接将肩锁韧带修复回锁骨上，或是应用移植物行韧带的重建。

笔者更推崇的手术方法是，切除 5mm 或更少的远端锁骨，在喙锁韧带缝合锚的帮助下，以半腱肌肌腱的同种异体移植物行喙锁韧带重建，并直接修复肩锁韧带和三角肌斜方肌筋膜。这一技术已得到临床研究支持。生物力学研究表明，与过去的方法相比，在喙锁韧带缝合锚的帮助下，以肌腱移植物分别行锥状韧带和斜方韧带解剖重建能够提供更好的强度。

(一) 体位和显露

患者采用沙滩椅位，并在腋下放置一个可移动的支持物，如可调节的无菌臂板，用来帮助复位(图 26-2)。专门为行肩关节手术设计的手术床附件可以帮助术者很容易地接近患者的肩部。在去除手术床顶部后，这些附件可以固定患者的头部，使术者可以从各个方向对患者肩部进行操作。如果手术室中没有这些专用设施，那么应将患者手术侧的肩部轻轻吊离床板，头部转向对侧。气管插管及其他麻醉器械均应朝向非手术侧。

沿朗格线在肩锁关节内侧 2cm 的位置做一皮肤切口(图 26-3)。切口应该由锁骨后方大约 1cm 开始并向下延伸至前方的喙突。切开浅表组织至三角肌斜方肌筋膜，分离切口以使远端锁骨能够被触及。如果没有造成三角斜方筋膜损伤和骨膜的剥离，则应沿远端锁骨的轴线纵向分离。应注意全层剥离骨膜和筋膜，因为这些组织还需被叠盖住。应在前方行骨膜下切开以暴露远端 3cm 长的锁骨。

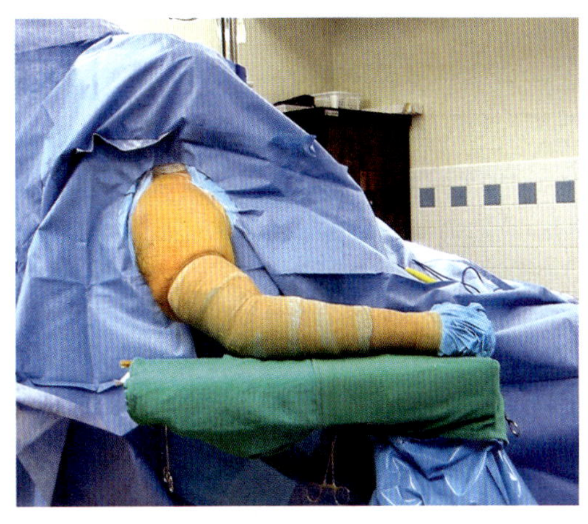

图 26-2　患者的沙滩椅体位

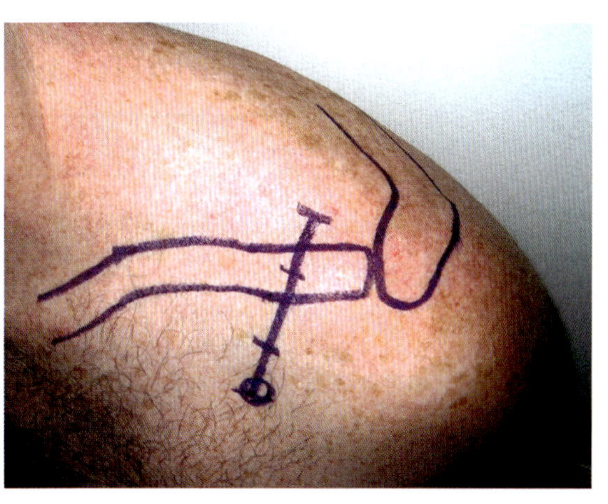

图 26-3　进入喙锁关节间隙最佳入路的皮肤切口。骨性标志包括肩峰、锁骨和喙突。切口应定位于肩锁关节内侧 2cm 的位置，并向下延长至喙突

（二）手术操作

1. 远端锁骨切除术　应用骨钳或巾钳来抬高远侧锁骨末端，以便切除肩锁关节内残留的关节盘。在锁骨的前缘和后缘放置两个小的 Hohmann 拉钩，以保护骨膜和三角肌斜方肌的筋膜外套。以骨刀和丁字锯切除锁骨远端 3～5mm，并以钻锥或锉刀将锁骨远端打磨光滑。

2. 喙锁韧带重建术　牵开三角肌以显露锁骨底面和喙突的基底部。放置一个深牵引器以保护喙突基底部的血管神经组织。用高速钻在锁骨上面打一个孔，这个孔应打在锁骨中前三分之一的交界处，直接指向喙突基底部的上方，约在肩锁关节内侧 3cm 的地方（图 26-4）。正确的打孔定位有助于锁骨的解剖复位，并能避免复位时造成的锁骨向前半脱位。肌腱移植物将从这个孔穿过，在锁骨上打的第二个孔应在第一个孔内侧，在锁骨中前三分之一的交界处，用来穿过缝合锚。这两个孔之间至少保留 4mm 的骨桥，以免锁骨在骨桥处骨折。

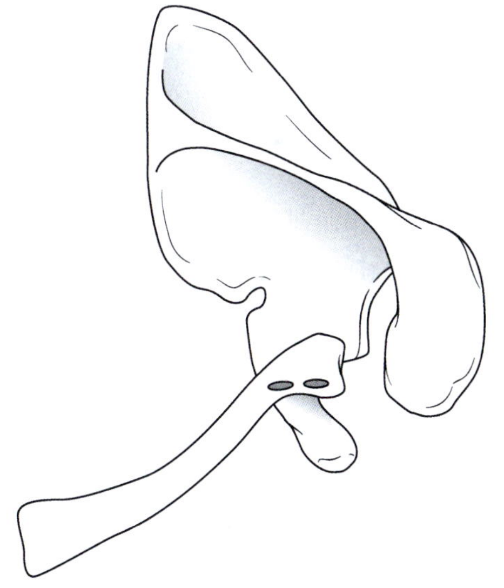

图 26-4　锁骨上钻孔应打在锁骨中前 1/3 的交界处，在喙突基底部的上方。这可以避免远端锁骨在穿过移植物后向前方半脱位

准备一个两端带有 Bunnell 自锁缝针的半腱肌同种异体移植物，缝针上应用 2 号不可吸收缝线（图 26-5）。接着用一根 5 号不可吸收线从喙突基底部下面穿过，将它作为引线。将半腱肌移植物从锁骨上第一个孔穿过，再将一个 3mm 的缝线带穿过第二个孔。将锁骨向肩峰做 5mm 过度复位，可以通过以喙突为支点的杠杆作用实现，将肩胛骨和肩峰向锁骨提升。肩锁关节保持一个过度复位的位置后，使缝线带与它自

身打结，用一根不可吸收线来保护缝线带上打的结。再将穿过锁骨上小孔的肌腱移植物拉紧，并用 2 号不可吸收线将其与自身缝合(图 26-6)。

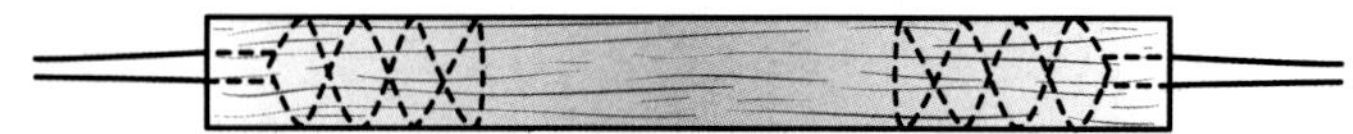

图 26-5 腱肌移植物上的 Bunnell 自锁缝线

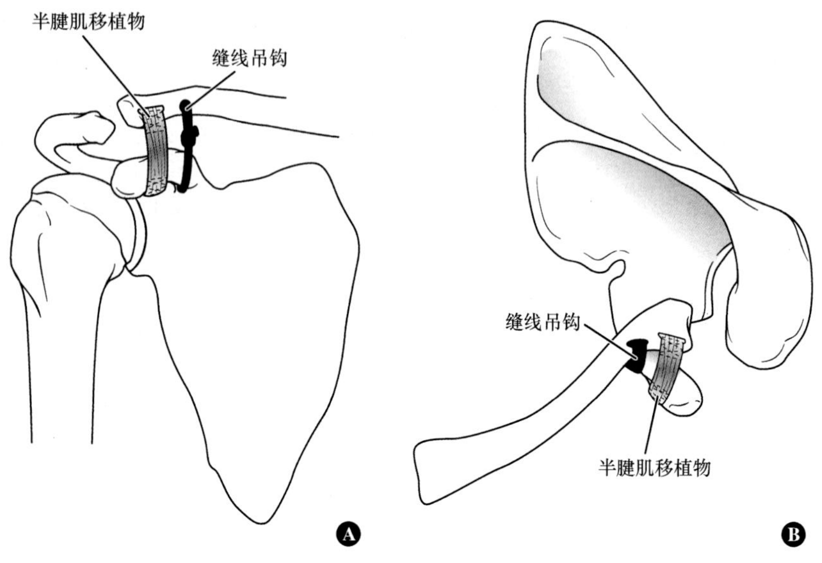

图 26-6 应用半腱肌肌腱移植物和缝线带行肩锁韧带重建的前面观(A)和后面观(B)

可以通过去除上肢支持物，在重力作用下牵拉肩胛骨的方法来检测重建术的效果。如果不能维持复位，可以应用肩锁韧带的肌腱移植物重建术或肩锁关节钩形钢板来加强固定。

(三) 切口闭合

修复三角肌斜方肌筋膜是重建术中很重要的部分(图 26-7)。应将筋膜覆盖骨膜修复成“裤子盖着衬衫”(pants-over-vest)的样式。

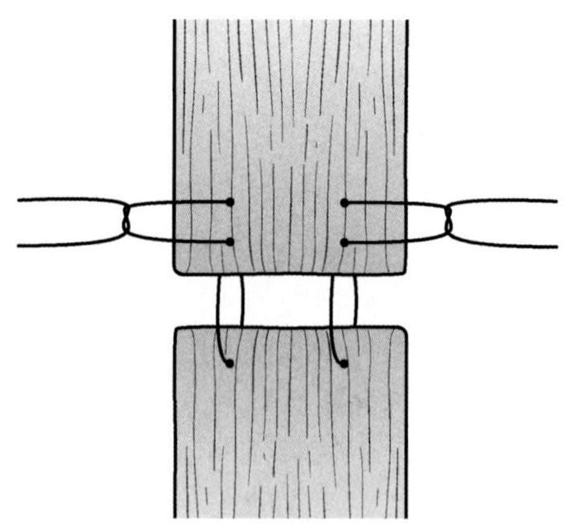

图 26-7 三角肌斜方肌筋膜的瓦状重叠

皮下组织用生物可吸收线紧密的间断缝合，可采用生物可吸收线做连续皮内缝合的方式关闭皮肤切口，以无菌纱布覆盖伤口，并以胶带固定。

六、术后治疗

患者在术后 2 周内应保持悬吊位，之后再开始主动的全范围活动康复练习。术后 6 周，可以开始限制 5lb 负重的主动活动。术后 3 个月可以开始无负重限制的主动活动。完全恢复体育活动需要在术后 6 个月。

七、避免失误和并发症

术前应仔细检查锁骨、肩峰和喙突是否有骨折或骨不连。忽略喙突基底部的骨折会导致重建术不可避免的失败。

应保证远端锁骨切除充分以避免术后出现肩锁关节骨关节炎的可能。在穿过移植物和缝合锚的过程中，应仔细操作，充分显露喙突基底部，以免损伤肌皮神经。锁骨前脱位是一种常见的并发症，在锁骨前中 1/3 交界处的适当位置钻孔可以最大程度地减少锁骨向前移位。在收紧缝合锚时，锁骨应向肩峰有轻度的过度复位。过度复位可以在术后早期做伸展动作时保护重建的筋膜。在修复肩锁关节和三角肌斜方肌筋膜时必须加以小心，因为它们是限制远端锁骨前后移位的最基本的保障。

（一）疼痛的缓解

疼痛的缓解与 SSSC 的稳定密切相关。在大多数Ⅲ型损伤的人群中，非手术治疗可以达到足够的稳定性，实现上肢的无痛使用。但是，对更加不稳定的Ⅴ型损伤，只有通过手术重建的方法才能恢复其稳定性。如果能够通过手术获得一个稳定的 SSSC，患者疼痛的缓解大都满意。尽管如此，有 25％的患者在通过手术治疗慢性Ⅴ型损伤后，在活动时仍会残留疼痛。

（二）不稳定

行手术治疗肩锁关节Ⅴ型慢性脱位，最常见的并发症是无法达到或维持畸形的肩锁关节解剖复位。如果无法充分恢复 SSSC 的稳定性，则需要改变手术方式。尽管应用手术重建来治疗慢性肩锁关节损伤，术后不稳定的发生率依然有 5％～10％。文献报道，手术治疗慢性损伤后，有高达 44％的复位失败率。复位失败并不等同于治疗失败。即便没有完全恢复解剖结构，如果能保持一个稳定的 SSSC，同样意味着手术的成功。

（三）活动范围

有少量的病例报道指出，患者在肩锁关节损伤行手术重建治疗后，需要在麻醉下行手法治疗。创伤后的粘连性关节囊炎是任何肩关节手术后都可能出现的并发症。术后早期活动可以减少这一并发症的风险。在肩锁关节损伤的重建术中，患者如果应用了辅助性的内固定物来帮助或保护重建，那么患者可以在术后早期开始活动。

(四) 其他并发症

在肩锁关节损伤的患者中，有50％～85％的人出现了喙锁间隙的骨化。这一数据反映了采用不同治疗方式喙锁关节骨化的发生率，这提示了某些病例损伤的机制。有报道提到一名行非手术治疗的患者，其短暂的臂丛神经麻痹与喙锁关节间隙骨化相关。行重建术时，若应用的内固定物穿过肩锁关节或没有行远端锁骨切除，则容易造成远端锁骨吸收和肩锁关节的骨关节炎。

（石　磊 译）

参考文献

Baker JE, Nicandri GT, Young DC, Owen JR, Wayne JS: A cadaveric study examining acromioclavicular joint congruity after different methods of coracoclavicular loop repair. *J Shoulder Elbow Surg* 2003;12:595-598.

Costic RS, Labriola JE, Rodosky MW, Debski RE: Biomechanical rationale for development of anatomical reconstructions of coracoclavicular ligaments after complete acromioclavicular joint dislocations. *Am J Sports Med* 2004;32:1929-1936.

Debski RE, Parsons IM III, Fenwick J, Vangura A: Ligament mechanics during three degree-of-freedom motion at the acromioclavicular joint. *Ann Biomed Eng* 2000;28:612-618.

Ferris BD, Bhamra M, Paton DF: Coracoid process transfer for acromioclavicular dislocations: A report of 20 cases. *Clin Orthop Relat Res* 1989;242:184-194.

Guy DK, Wirth MA, Griffin JL, Rockwood CA Jr: Reconstruction of chronic and complete dislocations of the acromioclavicular joint. *Clin Orthop Relat Res* 1998;347:138-149.

Jerosch J, Filler T, Peuker E, Greig M, Siewering U: Which stabilization technique corrects anatomy best in patients with AC-separation? An experimental study. *Knee Surg Sports Traumatol Arthrosc* 1999;7:365-372.

Kwon YW, Iannotti JP: Operative treatment of acromioclavicular joint injuries and results. *Clin Sports Med* 2003;22:291-300.

Lemos MJ: The evaluation and treatment of the injured acromioclavicular joint in athletes. *Am J Sports Med* 1998;26:137-144.

Lemos MJ, Tolo ET: Complications of the treatment of the acromioclavicular and sternoclavicular joint injuries, including instability. *Clin Sports Med* 2003;22:371-385.

Morrison DS, Lemos MJ: Acromioclavicular separation. Reconstruction using synthetic loop augmentation. *Am J Sports Med* 1995;23:105-110.

Mumford EB: Acromioclavicular dislocation. *J Bone Joint Surg Am* 1941;23:799-802.

Pavlik A, Csepai D, Hidas P: Surgical treatment of chronic acromioclavicular joint dislocation by modified Weaver-Dunn procedure. *Knee Surg Sports Traumatol Arthrosc* 2001;9:307-312.

Post M: Current concepts in the diagnosis and management of acromioclavicular dislocations. *Clin Orthop Relat Res* 1985;200:234-247.

Rockwood CA Jr, Williams GR, et al: Disorders of the acromioclavicular joint, in Rockwood CA Jr, Matsen FA, Wirth MA, Lippitt SB (eds): *The Shoulder*, ed 3. Philadelphia, PA, Elsevier, 2004, pp 521-595.

Rudzki JR, Matava MJ, Paletta GA Jr: Complications of treatment of acromioclavicular and sternoclavicular joint injuries. *Clin Sports Med* 2003;22:387-405.

Shoji H, Roth C, Chuinard R: Bone block transfer of coracoacromial ligament in acromioclavicular injury. *Clin Orthop Relat Res* 1986;208:272-277.

Sim E, Schwarz N, Hocker K, Berzlanovich A: Repair of complete acromioclavicular separations using the acromioclavicular-hook plate. *Clin Orthop Relat Res* 1995;314:134-142.

Urist MR: Complete dislocation of the acromioclavicular joint: The nature of the traumatic lesion and effective methods of treatment with an analysis of 41 cases. *J Bone Joint Surg Am* 1946;28:813-837.

Warren-Smith CD, Ward MW: Operation for acromioclavicular dislocation: A review of 29 cases treated by one method. *J Bone Joint Surg Br* 1987;69:715-718.

Weaver JK, Dunn HK: Treatment of acromioclavicular injuries, especially complete acromioclavicular separation. *J Bone Joint Surg Am* 1972;54:1187-1194.

Weinstein DM, McCann PD, McIlveen SJ, Flatow EL, Bigliani LU: Surgical treatment of complete acromioclavicular dislocations. *Am J Sports Med* 1995;23:324-331.

第 27 章 胸锁关节重建术治疗慢性脱位

John E. Kuhn,MD

一、适 应 证

胸锁关节(sternoclavicular joint,SC)是一种关节面间有内关节盘的可动关节;它也是高度非限制性的关节,所以需要一系列的韧带结构来维持稳定,特别是前方和后方的关节囊(也被视为胸锁韧带)、锁骨间韧带和肋锁韧带。最近的生物力学研究报告,后方关节囊对限制关节前后平移起着最重要的作用,前方关节囊则明显有助于限制关节向前移位。

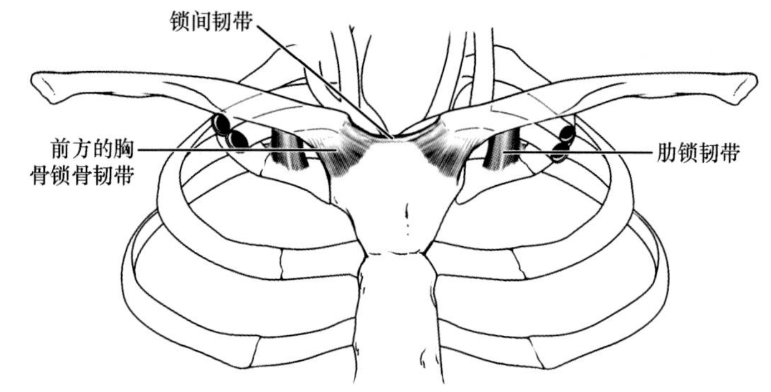

图 27-1 胸锁关节解剖。胸锁关节的支持韧带,包括锁骨间韧带,肋锁韧带,以及前、后方的关节囊。大血管和气管位于胸锁关节后

胸锁关节不稳定并不常见,只见于大约 3%的肩部周围损伤。前方脱位的发生率是后方脱位的 2～3 倍;但是,后方脱位会损伤到一些位于关节后的重要血管、气管和其他纵隔结构(图 27-1)。早期的诊断和治疗是非常关键的,因为后方脱位一般属于骨科急诊。有时会将 Salter-Harris Ⅰ型或Ⅱ型长骨生长部的骨折误认为是脱位,因为锁骨内侧端的骨骺最后才会融合,一般发生在 23～25 岁。

因急性创伤造成的胸锁关节不稳定通常通过紧急复位的方法治疗。两种类型的脱位都建议采用闭合复位治疗;但是,后方脱位的复位过程中要谨慎,因为胸骨头会对撕裂的血管造成填塞。因此复位时患者应进行全麻,并且有胸外科医生在场。无法复位的前方脱位可以先搁置,尤其是患者无临床症状时,而且许多患者在没有进一步干预的情况下康复良好。但是后方脱位需要复原,因为据报道有一些晚期后遗症,例如错位的锁骨头磨损大血管,可能进一步发展为气管-食管瘘。急性无法复位的后方脱位和慢性后方脱位都是手术重建的适应证。无法复位的前方脱位患者如果有明显症状,也可以从重建术中受益。

二、禁 忌 证

不能手术的患者包括无损伤自发的胸锁关节不稳。相对禁忌证是患者有结缔组织病变,例如 Ehlers-Danlos 综合征。一般来说,有非创伤性不完全脱位而影响胸锁关节的患者不推荐进行手术重建,因为造成这种不稳定的广泛韧带松弛可能会导致重建手术失败。另

外，一系列病例证明，创伤性胸锁关节前方脱位的患者采用非手术治疗的康复良好。但是一些患者因锁骨头脱位横在胸骨前面，会有明显的症状，这种情况也适合晚期的重建术。

三、其他治疗方法

对于创伤性胸锁关节前方脱位和反复发生的非创伤性半脱位的非手术治疗包括休息、使用 8 字绷带以及避免可引起症状的活动。大部分创伤性前方脱位的患者有锁骨头突出的情况，但是通常会产生足够多的瘢痕组织来防止脱位和症状的发展。

治疗胸锁关节不稳定的手术技术多种多样。在治疗不稳定时切除锁骨的胸骨头端可能带来不良后果。重建韧带结构的方法包括肌腱移植、筋膜环成形和人工合成替代物。另外还有肌肉成形术、胸锁乳突肌胸骨头肌腱固定术和锁骨下肌腱固定术。在固定急性不稳定的手术中，复位关节用大孔径的空心螺钉、带临时螺钉的前方钢板和外固定器。尽管一些作者建议使用临时克氏针或斯氏针，但是这些方法现在已经被淘汰了。因为有报道指出这些钉子会破坏并且移位到重要的解剖结构中，导致严重的甚至致命的损伤。

一些胸锁关节重建的手术方法被认为可以避免内固定物和潜在的并发症。Burrows 技术把锁骨下肌腱从肌腹中游离出来，完整保留第一肋骨上的肌腱附丽点，距锁骨头大约 2cm 从锁骨上方到下方钻孔，然后将锁骨下肌腱从上到下由钻孔穿过，再与自身缝合(图 27-2)。Rockwood 提出一种重建不稳定胸锁关节的方法，即切除锁骨头，注意保持肋锁韧带完整，然后把关节盘和韧带穿进锁骨的切除末端(与 Weaver-Dunn 手术治疗远端锁骨不稳定十分相似)(图 27-3)。Spencer 和 Kuhn 发展了另一项技术，将半腱肌移植物以 8 字形穿过柄状突起和内侧锁骨。生物力学测试表明，25％的患者由于锁骨下肌腱太小，所以不能应用 Burrows 技术，8 字形重建术相比较于 Burrows 和 Rockwood 技术有着更好的生物力学特性。

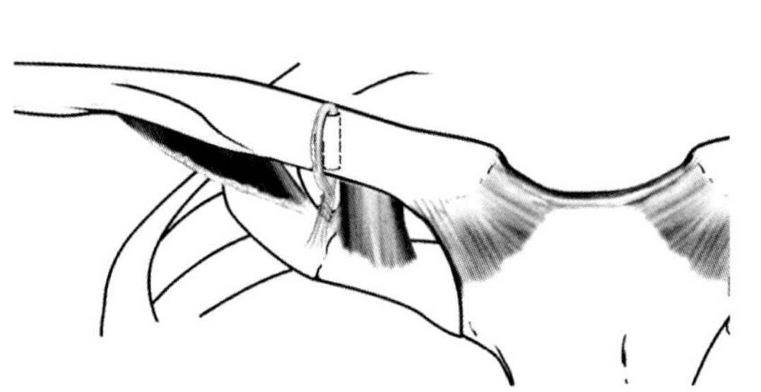

图 27-2 应用 Burrows 技术重建胸锁关节。把锁骨下肌腱从肌腹中游离出来，完整保留第一肋骨上的肌腱插入点。将肌腱穿过锁骨前方的钻孔，并且与自身缝合

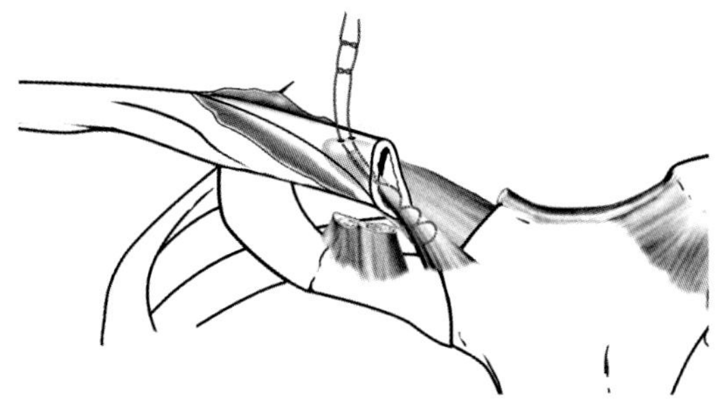

图 27-3 应用 Rockwood 技术重建胸锁关节。切除锁骨内侧端，将关节盘和韧带穿进随腔内，通过缝线引导穿过锁骨顶端的小钻孔并打结

四、结　　果

胸锁关节不稳定是很少见的，需要手术重建的则更少。相关文献仅局限于病例报告和用不同方法治疗的一系列病例；因此，推荐治疗方法非常困难。一项研究中描述了 25 年前曾有 5

位患者采用 Burrows 技术进行治疗，其中 3 位患者应用了螺纹骨圆针，这种方式今天已不推荐使用，因为可能有威胁生命的并发症发生。研究者报道这 5 名患者中有 4 例获得了成功。

Rockwood 技术曾用于治疗锁骨内侧切除失败的患者，这些患者会因为肋锁韧带受损后出现不稳定。在 Rockwood 的 7 例病例中，只有 3 例预后良好。另一项研究采用了 3 种不同的方法来固定不稳定的胸锁关节，包括用筋膜环绕第一肋骨（$n=3$），有时用掌肌腱行 8 字形加强固定（$n=5$），以及锁骨内侧切除（$n=4$）。综合这些结果，就像 Rockwood 的病例一样，锁骨内侧切除术的结果均不满意。

在另一项对 15 名行手术治疗前方胸锁关节不稳定的青少年的研究中，其中 8 例用半腱肌移植物行 8 字形重建，4 例行锁骨内侧切除，2 例行基本的关节囊修补，还有 1 例以胸锁乳突肌筋膜行重建术。这组病例中总共有 13%的患者仍有不稳定，但单独组别的结果没有报道；因此，很难从这组数据中得出结论。

由于治疗方法各种各样且报告结果不一致，很难明确推荐一个治疗方法，而更多的却是指出与锁骨内侧切除相关的一贯的不良结果。

五、手 术 方 法

行 8 字形重建的手术操作和治疗前、后方脱位的操作一样。潜在的血管损伤在这两种脱位中可能都会出现，但是可能在锁骨复位时才会显现出来。因此，在排除这种损伤之前有一名胸科医生在场是非常重要的。胸科医生可以对胸骨后平面的显露提供帮助，并且对胸骨缝合等提供帮助。

如果可能的话，不要切除锁骨头。切除锁骨头会减少内在的骨骼稳定性，并给重建术造成压力，有可能导致潜在的失败。如果必须切除锁骨头，医生必须考虑在第一肋骨和锁骨之间环绕另外的移植物，使之起到肋锁韧带的作用，达到加固重建。另外，要额外把一片卷起的半腱肌肌腱置于关节空隙里，使之起到软组织衬垫的作用，从而防止远端锁骨的骨性突起。

（一）体位和显露

患者取仰卧位，胸部和颈部完整显露并铺单准备好。建议显露范围尽量广泛，一旦损伤胸骨下结构可以及时处理。切口沿着朗格线切开，沿着胸锁关节上方弧形切到中线（图 27-4A）。分离皮肤和皮下组织，确定胸锁乳突肌和胸骨切迹。切开胸锁关节的关节囊，显露锁骨内侧头并复位（图 27-4B）。

锁骨的复位具有挑战性，特别对后方脱位的患者。必须仔细去除原来关节间隙中的瘢痕组织，以保护关节囊和韧带。可以用巾钳和骨拉钩来抓住锁骨上提，同时请一位助手协助牵引上肢。可能需要继续剥离内侧胸肌软组织，使锁骨充分游离，以便进行复位。

前方脱位一般比较容易复位，并不需要剥离较多的软组织。必须清除关节间隙中的瘢痕组织，同时保留后方关节囊。复位时可以牵引上肢并施加一个直接向后的力量。

罕见的慢性脱位中，锁骨复位可能非常困难。在这种情况下，可以考虑切除锁骨内侧头，但就像前面提到的，内在骨性稳定的丧失会给重建增加额外的压力，并可能导致失败。这种情况下，应该考虑用肌腱移植物将锁骨和第一肋骨环形缠绕来加固重建，解剖一般由胸科医生来完成。

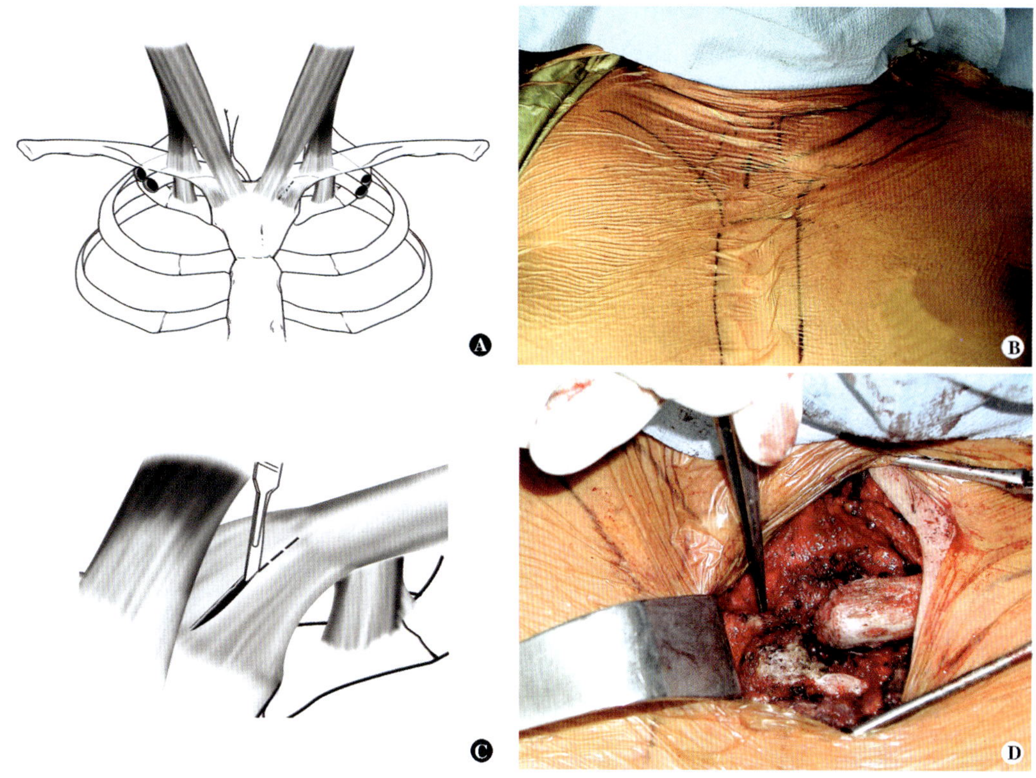

图 27-4 图示(A)及术中照片(B)显示沿着朗格线行项链弧度的皮肤切口。图示(C)及术中照片(D)显示平行锁骨切开前方的关节囊,并且仔细从锁骨及胸骨柄上分离。轻柔的操作可以为后面的缝合保留组织

(二) 手术操作

在胸骨切迹上方的颈阔肌上做垂直切口(图 27-5A),这个切口胸科医生常用于行纵隔镜检查。通过手指的摆动将胸骨后组织直接从胸骨上剥离下来,胸骨后方和锁骨内侧后方必须游离。这时,可以将一个可延展的条状牵引器置于胸锁关节后方(图 27-5B)。

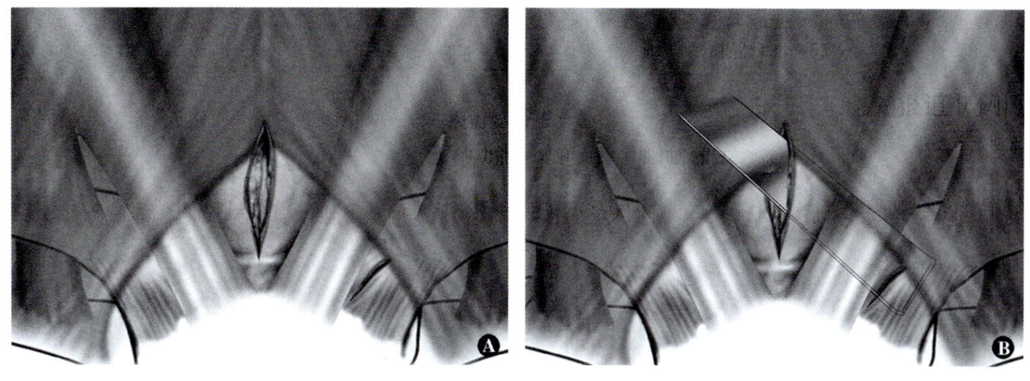

图 27-5 A. 在胸骨切迹上方的颈阔肌上做一类似纵隔镜入路的垂直切口,用手指将胸骨柄和胸锁关节后方的软组织钝性分离下来。B. 胸骨后方和锁骨内侧后方必须游离,将一个可延展的带状牵引器置于胸锁关节后方。选择这一入路行手术需要胸外科医生的辅助

用 0.25 in 的钻头在锁骨内侧钻两个孔，并在关节面的软骨下骨板后面的胸骨柄上钻两个平行的孔(图 27-6)。钻头必须缓慢进入以避免钻入纵隔，将条状牵引器或手指置于关节后方，钻孔开始钻抵后方皮质层时即可，不要完全钻透；然后可以插入一个刮匙，轻柔地完成制孔。这些孔应尽可能平行，这样在随后固定移植物时可以阻止锁骨旋转。

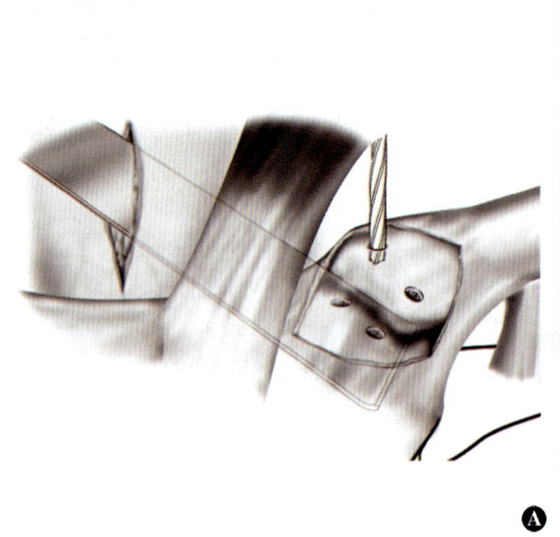

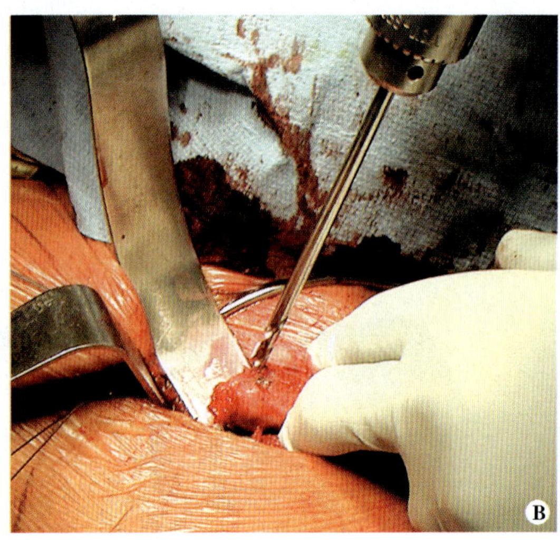

图 27-6 图示(A)及术中照片(B)显示四个平行的钻孔，两个锁骨上，另两个在胸骨柄上。将带状牵引器或手指置于关节后方来保护下方的结构

随后将一个光滑的钢丝圈或缝线引导器插入一个孔中。确认钢丝弯曲的一端置于胸锁关节后方，然后从肩胛切迹上的切口中拉出。接着，将缝线袢穿过用来通过肌腱移植物的制备孔。在胸骨柄上的两个孔和锁骨上的两个孔重复这一步骤(图 27-7)，完成后，要用一根单独的缝线穿在每个钻孔里，并都从胸骨切迹上穿出。

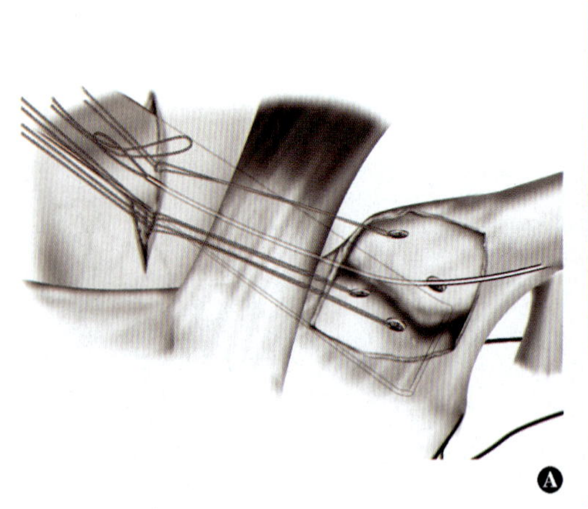

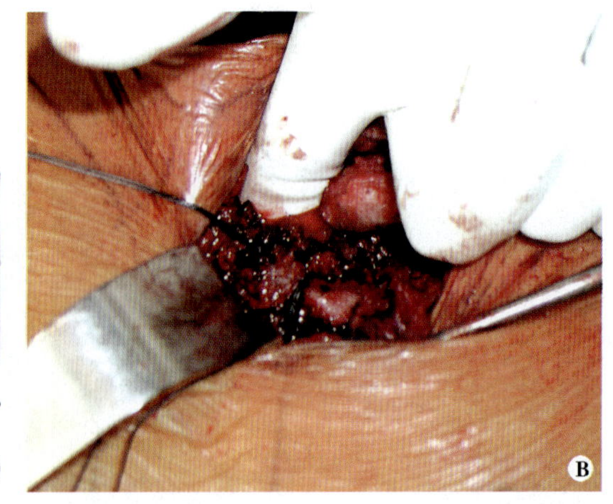

图 27-7 图示(A)及术中照片(B)显示将 4 个 2 号不可吸收缝线制成的线圈穿过钻孔，并且由胸骨上切迹的切口穿出。这些线圈用来穿过肌腱移植物

此时准备好半腱肌移植物。在可能的情况下，笔者倾向于采用自体移植，但也可以使用

异体移植。在移植物的引导端用 2 号不可吸收缝线锁边缝合，使缝线两端游离作为备用。用移植物引导端的缝线穿过缝线袢，并将移植物的一端穿过每个钻孔，随后用这些引导端的缝线将移植物穿过骨通道。这些骨通道有时候必须用刮匙加宽，以便使移植物组织通过。对于后方不稳的患者，移植物首先从胸骨柄下面的钻孔由表面向深层穿过，再由锁骨下面的孔从深层到表面穿出。移植物从胸锁关节前面横贯穿越，经胸骨柄上面的通道从表面向深层穿过。最后，将移植物从锁骨上方由深层向表面穿过(图 27-8)。移植物这样穿越，其平行的纤维才能在不稳定的一边起作用。对于前方不稳的患者，移植物是反向穿行的，这样才可以使移植物纤维平行留在锁骨的前面。

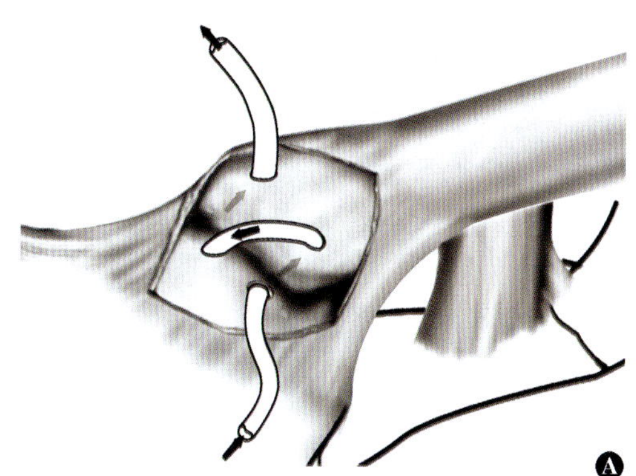

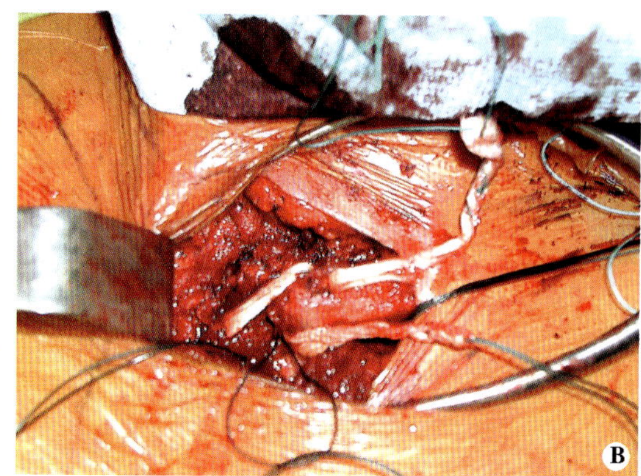

图 27-8 图示(A)及术中照片(B)显示以“8 字”形穿过半腱肌移植物。注意照片中第二根腘绳肌腱在锁骨和第一肋骨周围的重建物的侧方穿过，从而延长重建物。这是因为锁骨头结构异常，并且无法提供内在的骨稳定性

接着，将移植物与自身打结，并且在胸锁关节复位后与自身缝合(图 27-9)。应避免移植物打结过紧，这样可能会导致限制关节运动和(或)锁骨的定向旋转，这可能导致静止状态下肩胛骨的摆动。

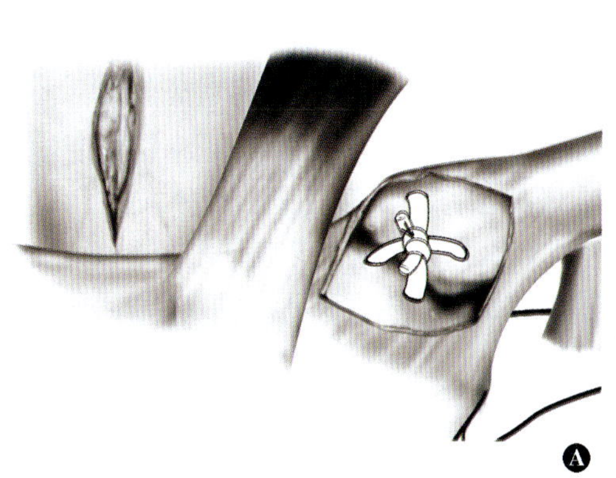

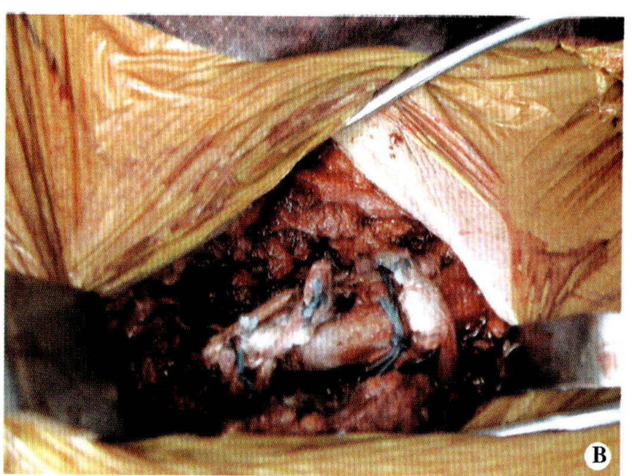

图 27-9 图示(A)及术中照片(B)显示将移植物与自身打结，并且以 2 号不可吸收线与自身缝合。应避免移植物打结过紧，从而预防关节运动受到限制。注意照片中第二根腘绳肌腱在锁骨和第一肋骨周围的重建物的侧方穿过，从而延长重建物。这是因为锁骨头结构异常，并且无法提供内在的骨稳定性

(三) 切口闭合

在移植物固定后,用不可吸收缝线修复关节囊。如果在显露时将胸锁乳突肌的胸骨头离断,必须将其按照解剖位置稳固地修复(图 27-10)。在胸骨柄上可能需要应用小缝合锚,接着缝合皮下组织和皮肤。

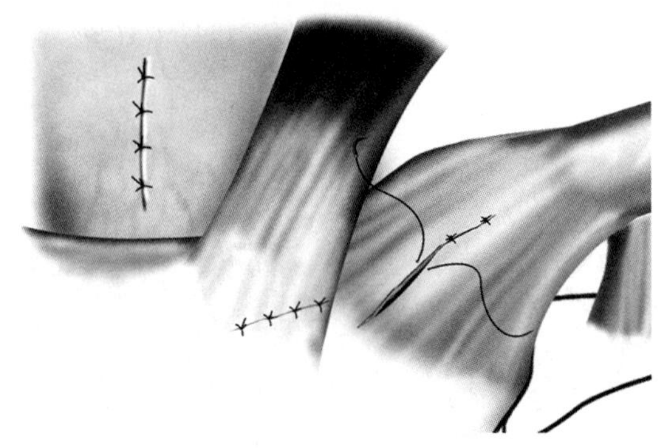

图 27-10 在移植物固定后,用不可吸收缝线关闭前方关节囊覆盖重建物。如果在显露时将胸锁乳突肌离断,必须将它修复

六、术后治疗

用锁骨“8 字”固定带上肢制动 4 周,避免肩部活动,宜调整到患者舒适的状态。4 周后,可以去除固定带,再应用吊带 4 周。术后 6 周,可以开始被动活动,患者仰卧时可以逐渐开始辅助性的主动活动。术后 8 周,开始主动活动。术后 8～12 周,可以完全恢复活动,术后 12 周,可以开始加强肩部力量的练习。

七、避免失误和手术并发症

包括和所有外科手术相关的并发症,如感染、复位不足和失败。仔细处理软组织及术后制动是十分重要的。在理论上,胸锁关节重建后的退变,以及锁骨和(或)胸骨柄钻孔后出现骨折都是可能的,但是文献中没有相关报道。在笔者使用“8 字”形技术治疗 6 位患者的有限经验中,有两例出现了并发症。一位患者的锁骨有轻微向前旋转的趋势,大概是和钻孔没有与胸骨柄上的钻孔平行有关。患者在静止时有轻微的肩胛骨摆动,但是可以完全活动而且没有疼痛。其他的并发症是否和旋转的位置有关尚待进一步观察。另一位患者有严重的后方不稳定,是因为没有遵术后制动医嘱。尽管后方不稳定没有复发,但是无症状的前方不稳定最后还是发生了。

(石 磊 纪 泉译)

参考文献

Bae DS, Kocher MS, Waters PM, Micheli LM, Griffey M, Dichtel L: Chronic recurrent anterior sternoclavicular joint instability: Results of surgical management. *J Pediatr Orthop* 2006;26:71-74.

Booth CM, Roper BA: Chronic dislocation of the sternoclavicular joint: An operative repair. *Clin Orthop Relat Res* 1979;140:17-20.

Brinker MR, Bartz RL, Reardon PR, Reardon MJ: A method for open reduction and internal fixation of the unstable posterior sternoclavicular joint dislocation. *J Orthop Trauma* 1997;11:378-381.

Burrows HJ: Tenodesis of subclavius in the treatment of recurrent dislocation of the sternoclavicular joint. *J Bone Joint Surg Br* 1951;33:240-243.

De Jong KP, Sukul DMKS: Anterior sternoclavicular joint dislocation: A long-term follow-up study. *J Orthop Trauma* 1990;4:420-423.

Eskola A, Vainionpaa S, Vastamaki M, Slatis P, Rokkanen P: Operation for old sternoclavicular dislocation: Results in 12 cases. *J Bone Joint Surg Br* 1989;71:63-65.

Leighton RK, Buhr AJ, Sinclair AM: Posterior sternoclavicular dislocations. *Can J Surg* 1986;29:104-106.

Lunseth PA, Chapman KW, Frankel VH: Surgical treatment of chronic dislocation of the sternoclavicular joint. *J Bone Joint Surg Br* 1975;57:193-196.

Rockwood CA Jr, Groh GI, Wirth WA, Grassi FA: Resection arthroplasty of the sternoclavicular joint. *J Bone Joint Surg Am* 1997;79:387-393.

Rockwood CA Jr, Wirth MA: Injuries to the sternoclavicular joint, in Rockwood CA Jr, Green DP, Bucholz RW (eds): *Rockwood and Green's Fractures in Adults*, ed 4. Philadelphia, PA, Lippincott-Raven, 1996, pp 1415-1471.

Spencer EE, Kuhn JE: Biomechanical analysis of reconstructions for sternoclavicular joint instability. *J Bone Joint Surg Am* 2004;86:98-108.

Spencer EE, Kuhn JE, Huston LJ, Carpenter JE, Hughes RE: Ligamentous restraints to anterior and posterior translation of the sternoclavicular joint. *J Shoulder Elbow Surg* 2002;11:43-47.

第 5 部分　肱骨近端骨折的治疗

第 28 章　三部分、四部分骨折及骨折合并脱位的切开复位内固定治疗

Kenneth A. Egol，MD

一、适　应　证

绝大部分的三部分和四部分骨折、骨折伴脱位的肱骨近端骨折需要手术治疗。三部分骨折包括较常见的外科颈合并大结节骨折和较少见的外科颈合并小结节骨折。三部分骨折存在大结节骨折时可同时伴有前脱位，存在小结节骨折时可伴有后脱位。这些骨折的处理方法很多，可通过单纯缝合、Ender 钉、钢板等进行治疗。但当骨质量很差时选用肩关节置换更合适。关节囊内侧血供没有破坏，所以外翻型嵌插的三部分和四部分骨折的预后较其他类型三部分、四部分的移位骨折预后好。因为与假体置换相比内固定修复的效果较好，所以目前切开复位钢板内固定的适应证有所扩大。

详细的病史应包括左优势手还是右优势手，日常活动水平、职业和娱乐活动能力，还应当记录伤后至入院的时间。明确服用某种药物、近期外伤或脑卒中等可能诱发患者骨折的一些因素，应当弄清病因并在处理骨折时一并治疗。物理学检查大多发现肩胛带的肿胀和压痛。若伴有前脱位者，可能触诊到肱骨头。肩关节被动活动时可出现骨摩擦音(感)。肱骨近端伤后 24～48 小时内可出现皮下瘀斑并可沿患肢向下或向腋窝和胸壁扩散。

仔细检查神经体征很重要，因为很多复杂骨折的患者无论是否伴有脱位，都有可能出现腋神经和肌皮神经麻痹。合并神经损伤的患者可多达 45%，血管检查也是必需的，肩关节的侧支循环非常丰富，所以存在远端桡动脉的搏动并不能排除肱骨近端的血管损伤。在贯通伤时，若肩胛带可触诊到动脉振颤或杂音有必要请血管外科专家会诊。

与肩关节其他骨折一样，肩关节外伤后的标准平片包括前后位、肩胛骨侧位和轴位(图 28-1)。轴位评价肱骨头与肩盂的相对位置关系非常重要。若患者不能耐受轴位相，可用 Velpeau 轴位相替代。CT 可提供关于肱骨头以及大小结节移位的更多信息(如 Hill-Sachs 损伤或肱骨头劈裂骨折)，CT 重建三维图像可提供骨折的解剖形态和附加信息，但不作为常规检查。

二、禁　忌　证

禁忌证包括肩关节功能伤前就很差或手术高危的患者。其他切开复位内固定的禁忌证包括合并神经性关节病或浮动肩。因为易导致缺血性坏死，肱骨头劈裂骨折也是禁忌证之一。对这些患者先进行 7～10 天的制动(缓解症状并使骨折块相对稳定)，然后在指导下进

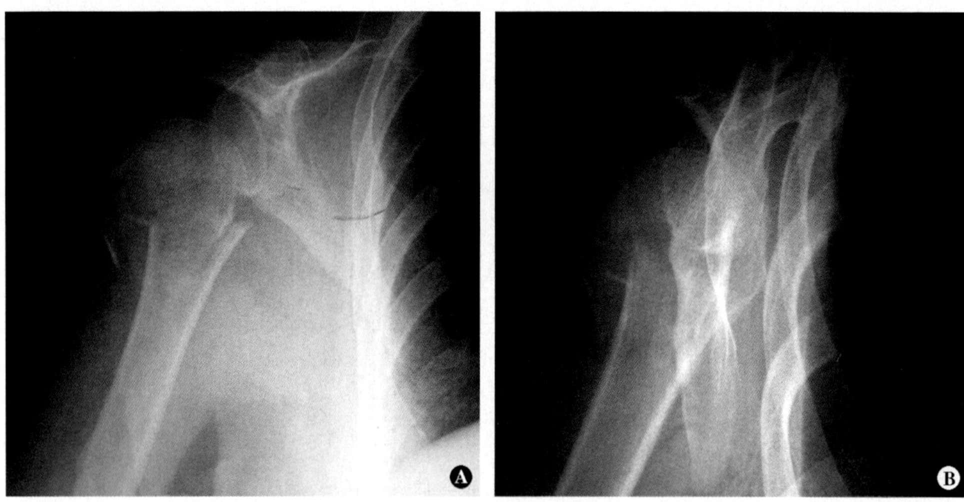

图 28-1 前后位(A)和侧位(B)60 岁右利手的女性患者外翻嵌插畸形的右肱骨近端三部分骨折

行康复训练,包括钟摆样运动、在适当范围内的轻度被动功能练习。一般术后 6 周影像学显示骨折有愈合征象时可开始主动功能练习。

三、其他方法

移位的三部分、四部分的肱骨近端骨折包括非手术治疗和手术方法,研究显示老年人的骨折非手术治疗后效果很一般,但缺乏年轻患者非手术治疗效果的类比研究。手术内固定包括多种方式:缝合固定、张力带、Ender 钉加张力带、髓内钉、闭合复位经皮钢丝或空心螺钉固定、切开复位非自锁钢板固定。但有时三部分、四部分骨折的复位非常困难且术后肱骨头坏死发生率很高,采用半肩假体置换并重新固定大、小结节也已成为一种可选择的治疗方法。

四、结果

由于锁定钢板是一种相对较新的技术,因此关于这种治疗方法的长期随访还很少。这类骨折切开复位使用锁定钢板内固定的文献资料显示:骨折术后的坏死率较以往报告的低很多,而且术后发生有症状的骨坏死并影响肩关节功能的更少。近期文献表明,通过客观的评分系统(DASH 和 Constant 评分),无论是否使用锁定钢板,切开复位内固定术后临床效果和关节功能评分均较好(表 28-1)。

表 28-1 肱骨近端三、四部分骨折切开复位内固定的结果

作者(年份)	骨折数目	入路和内固定物	患者年龄	平均随访时间	结果
Esser(1994)	31	三角肌胸大肌入路三叶草 AOT 型钢板	55 岁	6.7 年	23 例患者功能优,2 例良(都是三部分骨折伴脱位),6 例可(4 例三部分,2 例四部分伴脱位);4 例内固定物松动;3 例翻修(2 例取出内固定物,1 例麻醉下手法松解)

续表

作者(年份)	骨折数目	入路和内固定物	患者年龄	平均随访时间	结果
Wijgman 等(2002)	50	三角肌胸大肌入路 T 型钢板和环扎钢丝	48 岁	10 年	Constant 评分 52 例(80%)优良;仅 8 例(13%)评分较低;48 例(80%)前屈和外展至少 90°;22 例(37%)有骨坏死(17 例肩关节 Constant 评分优良)
Robinson 和 Page(2003)	25	劈开三角肌入路 小钢板和螺钉	67.2 岁	24 个月	1 年时 Constant 评分 80 分;平均 DASH 评分 22 分;平均前屈 164°,2 例伤口感染;3 例暂时性腋神经麻痹;3 例术后肩峰下撞击
Frankhauser 等(2005)	29	三角肌胸大肌入路 AO 锁定板	64.2 岁	12 个月	1 年时 Constant 评分 74.6 分;2 例骨坏死;2 例翻修;1 例腋神经损伤;3 例术后肩峰下撞击;3 例固定松动
Plecko 和 Kraus(2005)	36	三角肌胸大肌入路 AO 锁定板	57.5 岁	31 个月	Constant 评分 63 分(81%,年龄校正后);平均 DASH 评分 18 分;3 例骨坏死但未翻修;2 例感染需取出内固定物

五、手术方法

(一) 体位和显露

外科治疗最好能在伤后 1～2 周内进行,即在骨折块开始愈合之前而且此时异位骨化的风险较低。全麻或全麻加斜方肌阻滞联合麻醉用于术后疼痛控制。笔者习惯于在船长椅上使用沙滩椅体位,使患侧充分暴露。C 形臂透视仪置于患者头部上方使用双平面透视。气管内插管置于手术的对侧以减少术中可能的脱管。患者上 1/4 皮肤区域灭菌铺巾使之成为无菌区。

1. 三角肌胸大肌入路　三角肌胸大肌入路在肩关节外科中广为采用,可以显露肱骨近端所有类型的骨折。从喙突稍外侧开始向远侧延长至三角肌止点。掀开皮瓣后确认三角肌胸大肌间隙并保护好头静脉(图 28-2),可将静脉牵向内侧或外侧。笔者习惯于切断外侧肌束把三角肌牵向外侧,把静脉牵向内侧,张力不大时一般不会损伤头静脉。若胸锁筋膜未在骨折时同时损伤,可在三角肌胸大肌间隙深处将之切开。确认肱二头肌长头腱并注意这可能是唯一保留在原来解剖部位的结构标志。可通过松解喙肩韧带以便更好的显露上方结构,但不宜作为常规方法。用布朗三角肌拉钩显露骨折端,内旋或外旋肱骨干以暴露大小结节。

2. 三角肌劈开入路　近来有作者倡导通过劈开三角肌入路显露肱骨近端,皮肤切口可自肩峰外侧垂直向下或弧形切口向下显露三角肌。无论哪种方法,三角肌都是从肩峰外侧纵向劈开,必须确认并保护腋神经,因为腋神经正好从劈开的间隙通过(图 28-3)。神经上下各有一软组织间隙,可分别显露移位的大小结节、肱骨头(上)和肱骨干(下)。这种入路的优点是可充分显露后移位的大结节,缺点是存在潜在的腋神经损伤的风险。

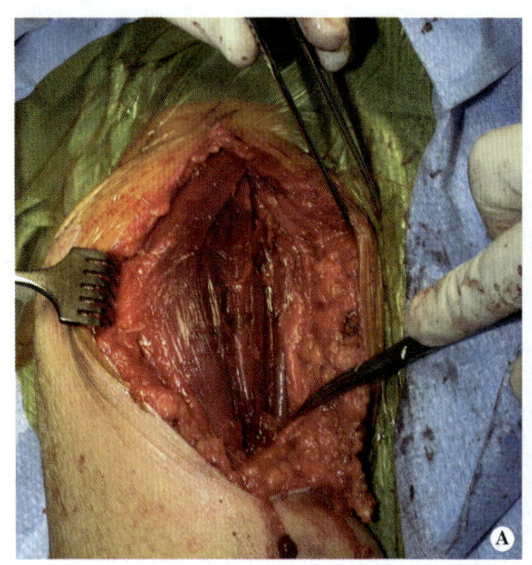

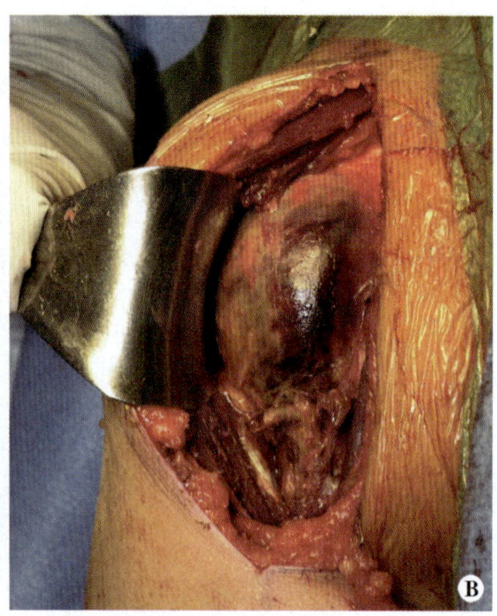

图 28-2 三角肌胸大肌间隙

A. 头静脉和胸大肌一起被牵向内侧。B. 三角肌拉钩可帮助显露肱骨近端和肱骨干

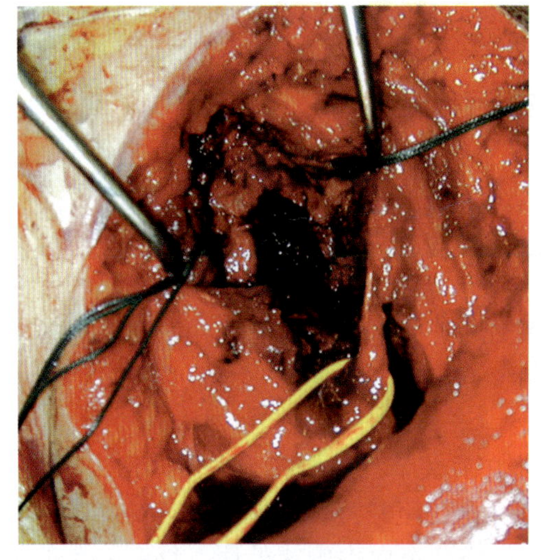

图 28-3 在劈开三角肌入路中,必须注意腋神经的确认和保护(黄色血管袢),因为它恰好通过三角肌中,约在肩峰平面下 5cm 处

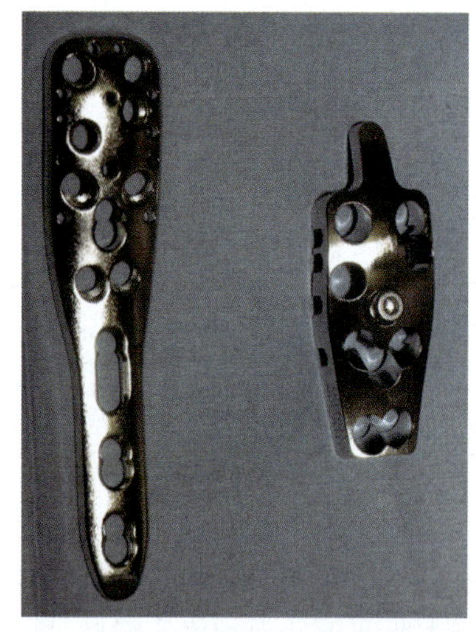

图 28-4 肱骨近端锁定钢板和瞄准装置(未安装),注意钢板周边上的用来缝合固定的两排小孔(Synthes,Paoli,PA 惠赠)

(二) 手术操作

锁定钢板与骨组织牢固地固定为一体,不同于传统的钢板技术。因为螺钉以固定角度与钢板和肱骨固定,在螺钉—骨界面上产生稳定,而不是像传统钢板那样主要依靠螺钉的扭矩所产生的钢板与骨之间摩擦力的稳定作用。螺钉的作用不再是使钢板紧贴于骨组织,所以钢板和骨组织的界面摩擦就毫无必要。螺钉的作用像紧固的门闩,与钢板复合体一起抵抗剪切力。

锁定钢板可不必紧贴骨组织，所以这种钢板的优点理论上是可避免钢板下的应力遮挡，从而预防局部骨坏死并增强抗感染的能力。当轴向和弯曲应力作用时，螺钉和钢板复合体作为一个整体抵抗应力，在两者界面上无成角改变。而且复合体固定的强度与所有螺钉抗螺钉-骨界面上剪切力的能力相当，而不是单一螺钉的把持力，所以对骨质疏松性骨折有潜在的优势。

切开复位内固定对年轻并有良好骨量的患者最适合，以往在骨质疏松性骨折中屡有螺钉固着不牢固导致固定失败。应注意避免剥离骨折块上的软组织，可临时采用克氏针做预固定，钢板固定种类较多：T 形支撑钢板、三叶草形钢板或用胫骨远端关节钢板扭转 180°再使用。随着专为肱骨近端骨折设计的锁定钢板的出现，可实现在骨质量相对较差的骨折中达到稳定固定。

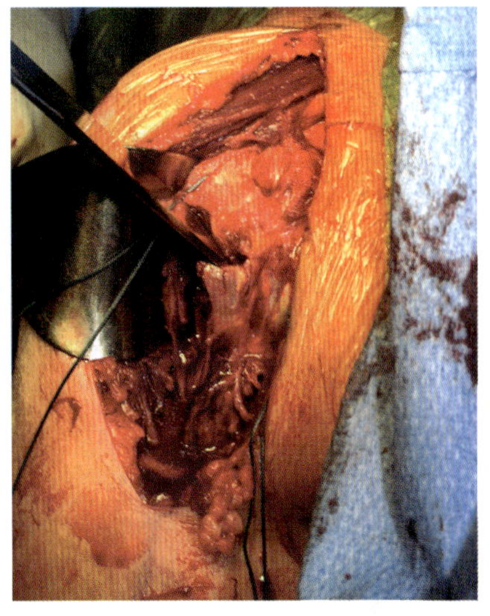

图 28-5 撬拨嵌插的肱骨头和肱骨颈，之后会在干骺端松质骨间留下较大空腔

一旦骨折块被确认，将几束不可吸收编织缝线穿过大结节-肩袖的肌腱界面并使骨块能被拉动。将骨折端游离的血块清除并用盐水充分冲洗。在透视引导下，用宽骨刀撬拨起肱骨头骨折块（图 28-5），注意避免损伤内侧软组织铰链。当肱骨头复位后，用至少两枚克氏针暂时固定保持复位，继续复位其余骨折块。撬拨后干骺端空虚时可使用具有骨诱导作用的充填材料，笔者习惯使用小颗粒异体松质骨，最近有报告使用磷酸钙骨水泥充填取得较好效果（图 28-6）。

然后，将大小结节用 5 号不可吸收缝线逐一缝合修复，再选用适当长度的锁定钢板置于肱骨近端和肱骨干的外侧面。注意避免将钢板放置的过高以致成角螺钉孔的位置不合适而不能达到最大的骨接触（图 28-7）。笔者一般愿意用一枚非锁定螺钉固定于肱骨干上可使钢

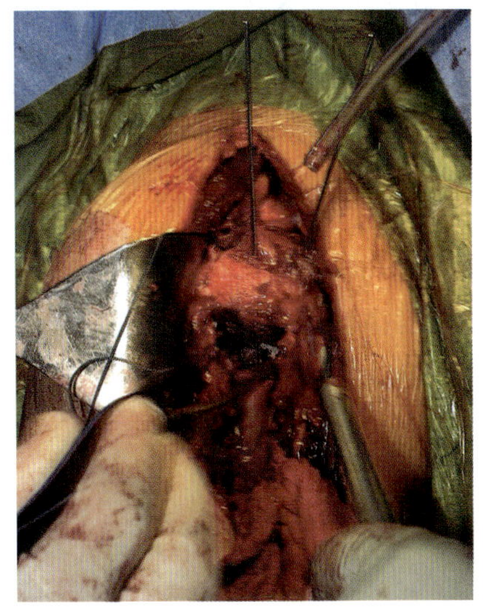

图 28-6 干骺端的空腔可用骨诱导材料充填，本手术使用的是异体骨松质骨颗粒

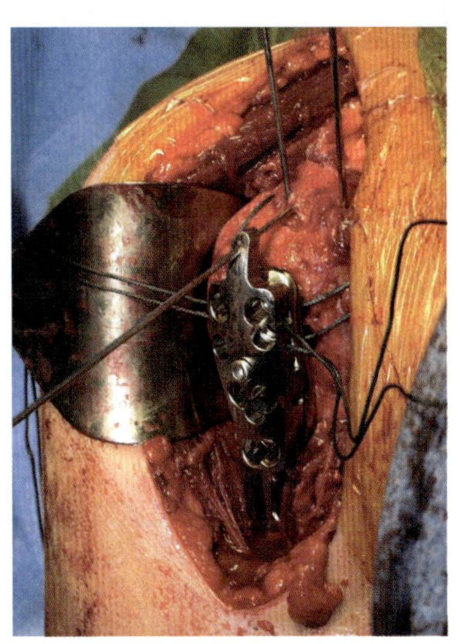

图 28-7 临时复位后，将钢板置于肱骨外侧，内旋肱骨干可显露，钢板置于肱二头肌间沟的外侧

板远近端滑动调整位置，并把肱骨干拉向钢板。这是在钢板螺钉复合体中使用的唯一一枚非锁定螺钉。钻孔、测量后通过导向器使用 4～6 枚锁定螺钉固定。要避免徒手操作安放螺钉以确保钢板和螺钉的锁定和一体化。螺钉的交叉螺纹或所谓“冷焊接”技术（请见钛板部分内容）使将来需要取出内固定物时较困难（图 28-8）。所有螺钉长度必须通过正侧位透视测量确认未穿出肱骨头（图 28-9），固定完成后，术中活动肩关节对固定作评估，以证实活动范围内无任何障碍。

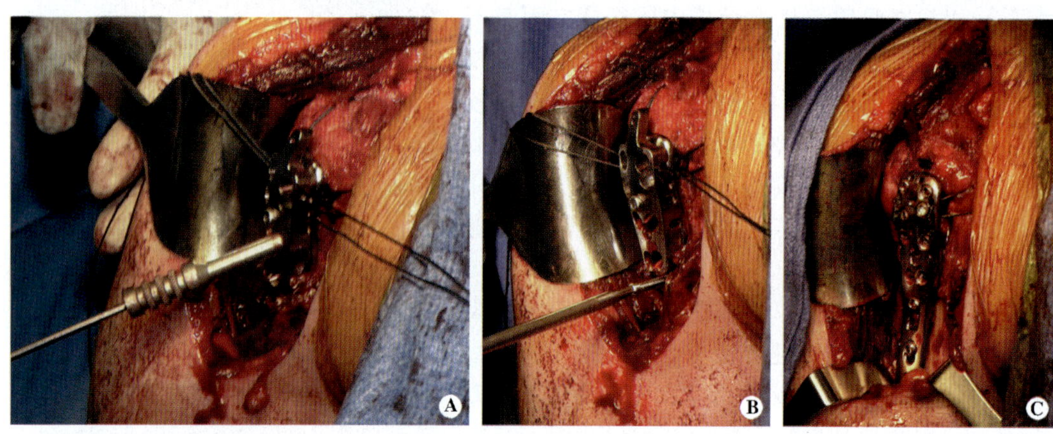

图 28-8 通过锁定套打孔（A）然后将螺钉通过正确的通道拧入（B），这样锁钉可牢固固定于钢板上。最后将较粗的不可吸收线缝合大结节于钢板上以确保其稳定（C）

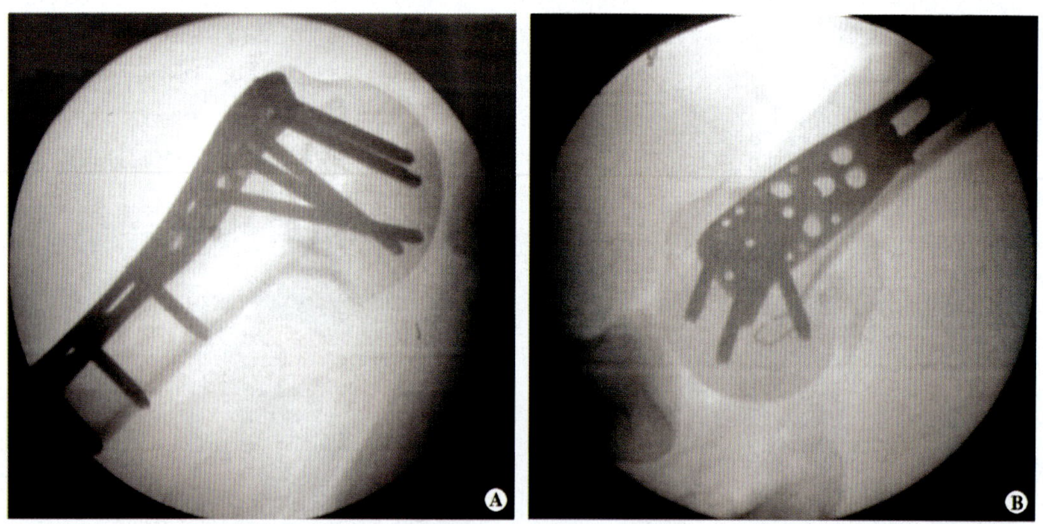

图 28-9 术中 90°外展的前后位（A）和轴位相（B），确认钢板的位置和复位情况

（三）切口闭合

伤口逐层关闭，放置负压引流管避免血肿形成。

六、术后治疗

引流和抗生素使用至少 24 小时，大多数患者在床头抬高约 30°时比较舒服，容易入睡。

术后第一天肩关节开始活动，通过被动活动检查手术修复后有无活动范围内的限制。肱骨近端解剖结构恢复后，肩关节的活动范围也应该得到相应的恢复。直至 6 周后大小结节愈合前，笔者主张限制主动外展、前屈以及旋转，但是术后第一天就应开始肘关节、腕关节、手指间关节的主动运动，三角肌、肱二头肌和肱三头肌的等长性肌肉力量锻炼也应同时开始，以防止盂肱关节的假半脱位。出院后，患者应在门诊继续练习。

患者术后 2、4、8、12、26 周定期复查。影像学随访按照肩关节损伤系列，包括肩胛骨正侧位、轴位相 X 线片，由此评价骨折愈合、大小结节位置、骨折复位和有无骨坏死等情况。

七、避免失误和手术并发症

很多复杂的肱骨近端骨折手术的并发症其实都是可能避免。一小部分患者发生腋神经损伤，术前仔细检查神经血管功能对鉴别骨折引发的神经麻痹和手术的医源性神经损伤非常重要。注意用劈开三角肌入路时应确认和保护腋神经，否则，三角肌前半部分的失神经支配将导致关节功能甚差的后果。

如术前未能正确判定骨折类型可能导致术中的困难。肱骨头劈裂骨折的漏诊不仅使骨折固定困难，预后也很差。一定应确保术前器械准备完备，以便在难以完成骨折复位重建时可随时转换为半肩关节置换。

骨折复位失败的情况包括：大结节高于肱骨头位置，肱骨颈内翻位畸形复位，这都可能导致撞击。而且，肱骨颈干角不能恢复为适当的外翻位可能导致术后早期固定失败。

螺钉穿透在早期（钢板放置不正确或术中透视较差未及时发现）或晚期（骨折碎片）都可导致软骨溶解、疼痛和关节盂周边磨损。拧入螺钉时要避免穿出肱骨头，否则会导致肱骨头骨折块的晚期碎裂，术中通过仔细的双平面透视可避免此问题发生。任何可疑的穿出螺钉必须取出，更换较短的替代物（图 28-10）。

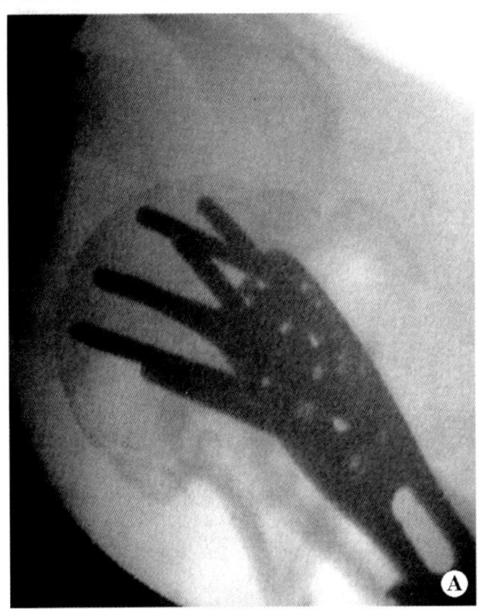

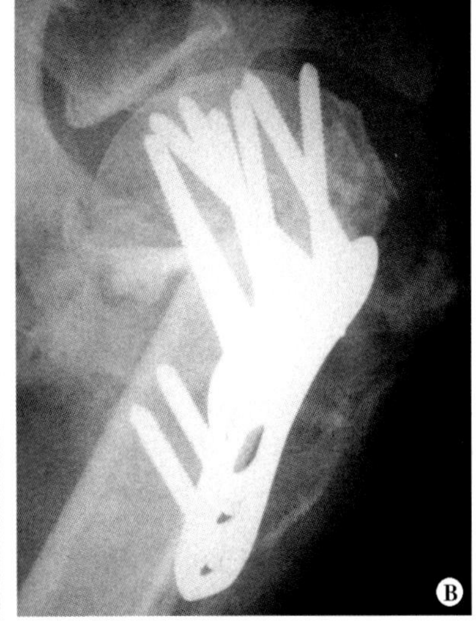

图 28-10　术中透视显示螺钉位置良好，均在肱骨头内（A）。术后 6 个月螺钉穿出肱骨头提示术中无意间可能一枚螺钉打入关节面（B）

要避免大小结节固定的失败，因为这种并发症非常难以治疗，可能导致肌肉无力、撞击、不稳定和慢性疼痛。通过多重编织的不可吸收缝线穿过肌腱-骨界面加强螺钉固定并捆绑于钢板上的小孔，这种失误多可避免。

（纪　泉　文良元 译）

参考文献

Esser RD: Treatment of three- and four-part fractures of the proximal humerus with a modified clover-leaf plate. *J Orthop Trauma* 1994;8:15-22.

Fankhauser F, Boldin C, Schippinger G, Haunschmid C, Szyszkowitz R: A new locking plate for unstable fractures of the proximal humerus. *Clin Orthop Relat Res* 2005;430:176-181.

Hessmann M, Baumgaertel F, Gehling H, Klingelhoeffer I, Gotzen L: Plate fixation of proximal humeral fractures with indirect reduction: surgical technique and results utilizing three shoulder scores. *Injury* 1999;30:453-462.

Lungershausen W, Bach O, Lorenz CO: [Locking plate osteosynthesis for fractures of the proximal humerus]. *Zentralbl Chir* 2003;128:28-33.

Moda SK, Chadha NS, Sangwan SS, Khurana DK, Dahiya AS, Siwach RC: Open reduction and fixation of proximal humeral fractures and fracture-dislocations. *J Bone Joint Surg Br* 1990;72:1050-1052.

Plecko M, Kraus A: Internal fixation of proximal humerus fractures using the locking proximal humerus plate. *Oper Orthop Traumatol* 2005;17:25-50.

Robinson CM, Page RS: Severely impacted valgus proximal humeral fractures. Results of operative treatment. *J Bone Joint Surg Am* 2003;85:1647-1655.

Wijgman AJ, Roolker W, Patt TW, Raaymakers EL, Marti RK: Open reduction and internal fixation of three and four-part fractures of the proximal part of the humerus. *J Bone Joint Surg Am* 2002;84:1919-1925.

第 29 章　三部分、四部分骨折的切开复位内固定：经皮克氏针固定技术

Leesa M. Galatz，MD

一、适　应　证

肱骨近端骨折的外科治疗具有一定的挑战性，需要固定的不稳定骨折块在强壮的肌肉牵拉下易发生移位，导致获得复位并维持复位的稳定性困难很大。而且这种关节内骨折须在不能直视关节面的条件下进行固定。虽然骨折周围的肩袖阻挡了视野但是又必须对其保留并加以保护。术中使用二维透视来判断三维骨折，需要对骨折处的解剖和移位的外力有充分的了解。若能通过解剖复位固定既保全了肩关节，又使肩关节功能得到恢复，比半肩置换手术要好，所以只要有可能应尽量选择前者。

以往外科手术治疗的适应证是移位 1cm 以上或伴有 45°旋转移位的肱骨近端骨折。最近文献表明，外科颈移位骨折非手术治疗结果的接受程度相对好一些，而大小结节的移位骨折尤其是移位的大结节非手术治疗效果能接受的程度较差。大部分外科医师认同伤前功能良好尤其是喜欢运动的患者的大结节骨折移位达 5mm 是手术的适应证。判断骨折是否需要固定分类的另一种方法是根据骨折的稳定性。稳定性骨折的特点是肌肉韧带没有使其附丽的骨折块移位，故通常不需要手术固定。但是不稳定骨折由于肌肉韧带的牵拉造成了移位，一般多需要外科手术复位固定。

肱骨近端骨折成功的手术治疗需要达到接近于解剖的复位、稳定的固定、对软组织尤其是肩袖的保护。切开复位使用钢板内固定虽使结构稳定，但需要剥离较多软组织，可能会损害肱骨头的血运，影响小结节骨折块的存活。微创手术复位和固定的优点是减少了软组织和骨膜的破坏，这些组织在肱骨近端骨折中并未损伤。经皮复位后的稳定依赖于韧带的完整性，这样可使其保持解剖位置，所以一些高能损伤导致的大结节移位并伴有肩袖损伤的患者可能不适合微创固定手术。微创手术的其他优点是手术时间的缩短，出血量少，减少了三角肌下和肩峰下瘢痕形成，切口也较美观。

尽管切开复位内固定对所有类型的骨折都适用，然而只有一部分骨折患者适合于经皮固定针固定，其适应证包括：①骨质量良好，可为固定针提供较好的把持力；②干骺端未粉碎或轻度粉碎；③大结节仍完整；④患者信任度高并主动配合；⑤术中透视方便并能熟练使用透视检查。应当得到稳定的复位并在透视下轻度内、外旋转上肢，确认骨折得到了稳定的复位，大结节骨折块的体积要足以固定 1～2 枚螺钉。恰当地选择患者也非常重要，有些患者往往对于早期的制动会有抱怨。既往文献有固定针游走进入胸腔和腹腔的报告，因此，术后监测固定物稳定情况，及早发现固定针的游走非常重要。

外翻嵌插型四部分肱骨骨折是经皮穿针固定的最佳适应证。这种骨折肱骨干的长轴和关节面的成角为90°，正常颈干角消失。嵌插的肱骨头使大小结节向外移位，常高于关节面(正常情况下关节面高于大结节5～8mm)。这种骨折虽然分类上属于四部分骨折，但肱骨头的血运可由后方的旋肱后动脉分支供应，它通过下方关节囊进入解剖颈。这些血管在内侧铰链侧骨膜，通常未受损伤，所以此类骨折可用经皮穿针内固定治疗。

二、禁 忌 证

经皮穿针固定对于骨质量较差患者不适用，不能达到牢固固定的目的。干骺端和肱骨干的粉碎骨折因为不稳定也难以经皮穿刺固定，这就像把高尔夫球放在一个破碎的球座上一样，无稳定性可言。四部分骨折伴肱骨头外侧移位的老年患者，骨坏死几率非常高，较好的处理方法是半肩关节置换手术。大小结节粉碎的骨折宜采用切开复位内固定以确保粗大的不可吸收线能牢固固定结节。依从性差的患者可能难以定期随访，应避免采用经皮穿针固定术，以防固定物移位或固定针游走。每例患者在完成穿针固定后都要在透视下轻轻旋转肩关节，一旦发现固定不稳定应改用切开复位固定。

三、其他方法

切开复位用钢板固定是很好的替代性方法。多种专为肱骨近端骨折设计的锁定钢板已经得到开发应用，基本上都是固定角度的设计。这些钢板的螺钉可以从不同角度锁定钢板和骨折部位，使之牢固。透视是评价复位质量和钢板位置的必要手段。即使在开放性手术中也要尽量试用间接复位，可减少软组织剥离并保存骨折部的血运。

另一种替代方法是髓内钉加环扎钢丝或缝合固定，此外适合于肱骨近端骨折的带锁髓内钉本书已作介绍，尽管这些都是已被接受的方法，并得到生物力学实验的验证，但都有机械性刺激肩峰下间隙的缺点。尽管这些内固定物放置得足够低，仍有一些患者诉述术后肩关节疼痛，要求以后能取除内固定物。

半肩置换对肱骨头外侧移位的老年四部分骨折非常适合，但对年轻患者应尽量保存肱骨头，即使将来肱骨头坏死的几率会很高。

四、结 果

文献中最早报告使用经皮穿针固定的是外翻嵌插型四部分骨折(表29-1)。与其他骨折类型相比，这种骨折的骨坏死概率较低，所以内固定较半肩置换手术要好。在早期的一组小样本量的研究中，5例此类患者采用闭合复位经皮穿针固定术后肱骨头坏死率是26%。之后，在更大样本的研究中，48例患者(包括多种骨折类型)使用经皮穿针固定的疗效优良，只有一小部分患者出现短暂的骨坏死。在另一项有27例患者的三部分、四部分骨折研究中，四部分骨折患者经皮穿针固定术后骨坏死率为11%，此研究发现解剖复位程度与临床效果呈正相关。

表 29-1　经皮穿针固定肱骨三、四部分骨折

作者(年份)	例数和骨折类型	术式	平均年龄	平均随访时间	结果
Jakob 等(1991)	19 例外翻嵌插四部分骨折	14 例切开复位，5 例经皮穿针固定	49.5 岁(24～81 岁)	4.2 年(2～10 年)	26%患者骨坏死；Neer 评分：4 例优，10 例良，2 例不满意，3 例失败
Jaberg 等(1992)	29 例外科颈骨折 3 例解剖颈 8 例三部分骨折 5 例四部分骨折 3 部分骨折半脱位	经皮穿针固定	63 岁(17～85 岁)	3 年(2～7 年)	1 例骨坏死，8 例短暂性骨坏死，34 例优良，4 例固定失败
Resch 等(1997)	9 例三部分骨折 18 例四部分骨折 (均为外翻嵌插型)	经皮穿针固定	52 岁(26～68 岁)	24 个月(18～47 个月)	四部分骨折患者 11%骨坏死；三部分骨折患者疗效均优
Chen 等(1998)	19 例二、三部分骨折	经皮穿针固定	43 岁(8～89 岁)	21 个月(14～29 个月)	84%优良
Soete 等(1999)	31 例骨折 7 例二部分骨折 20 例三部分骨折 4 例四部分骨折	经皮穿针固定	68 岁(29～82 岁)	45 个月(25～67 个月)	5 例骨坏死(3 例移位的四部分骨折) Constant 评分平均为 80 分

五、手 术 方 法

(一) 体位和显露

患者仰卧于手术床的一侧，手术床需要穿透 X 线以保证肩关节前后面都能得到透视。灭菌、铺巾前先要确认透视的效果。用头架固定头部，将患者向手术床的近端和一侧移动身体。用一机械固定架固定上肢，这样在必要时将有助于牵引及维持肢体不同的旋转角度的体位。患者仰卧位或取 10°～15°沙滩椅体位，全麻加用或不加用斜角肌肌间隙阻滞，C 形臂透视机置于床头与患者平行，随时可为术者和助手提供肩关节侧位的透视图像(图 29-1)。另一种方法是将 C 形臂透视机置于与患者垂直的位置，但会妨碍术者的手术操作，术中常需要移动透视机。监视屏幕最好放在手术床的对侧。皮肤上不可使用自粘性塑料贴膜，否则易粘住固定针并将其带入伤口内。肩关节的灭菌铺巾需要足够大的范围以保证在需要改变手术方案时可方便转换。

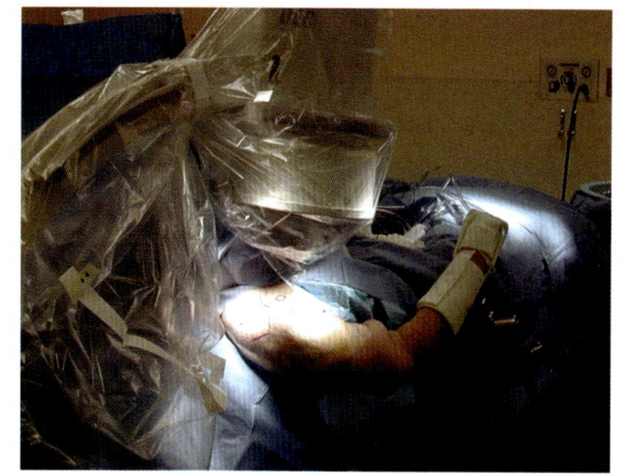

图 29-1　患者仰卧于手术床的一侧，充分暴露肩关节的前后侧，C 形臂透视机置于床头并与患者平行，给术者和助手预留足够的空间

(二) 必需的器械、设备和内固定植入物

选用 2.5～2.7mm 的末端带螺纹固定针逆行从肱骨干打入到肱骨头内。笔者常采用 7.3mm 空心螺钉的导针，大结节使用 4.5mm 的空心螺钉固定。尽管 4.0mm 螺钉可能已足够大，但导针较滑而螺钉长度不够。使用复位装置时利用套管保护软组织，拔牙器或其他小沟子有助于大小结节复位。

(三) 手术操作

在皮肤表面仔细标出骨性标志(图 29-2)。肱二头肌长头腱在肩关节前方标出，经皮复位是穿刺后经一通道用钝性工具以手法撬拨将骨折闭合复位。复位通道入口长 1～2cm，位于肩关节前外侧，肩峰前外侧角旁 2～3cm，在累及大小结节的骨折中，结节间的骨折线位于结节间沟后方 0.5～1cm 处，肱二头肌总是与小结节在一起。因此，为了方便骨折复位，通道的切口应恰好位于结节间的骨折线处的表面。对肱骨外科颈骨折，复位通道在肩峰角前外侧远端，外科颈骨折平面与肱二头肌长头腱后方 1cm 处，可在透视下确认外科颈的位置(图 29-3)。

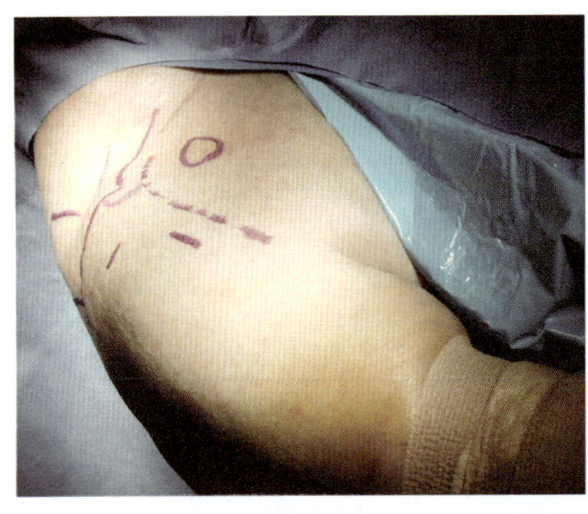

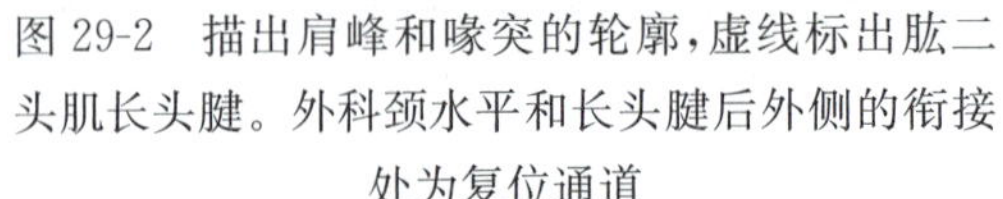

图 29-2　描出肩峰和喙突的轮廓，虚线标出肱二头肌长头腱。外科颈水平和长头腱后外侧的衔接处为复位通道

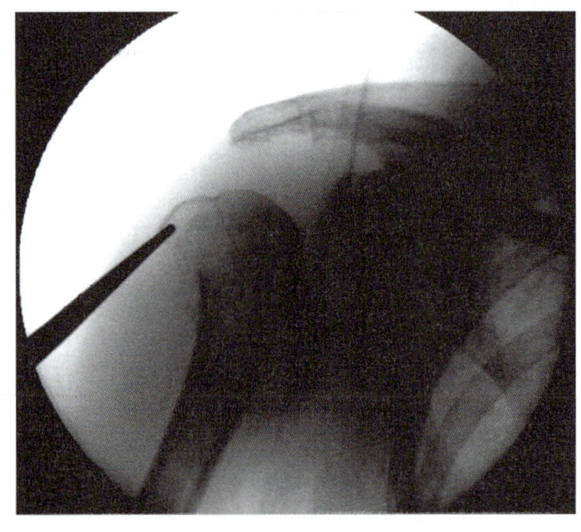

图 29-3　在透视下用一把直钳定位外科颈水平

在通道入口处钝性劈开三角肌应避免腋神经的损伤，复位手法取决于骨折类型。包含外科颈和和大结节的三部分骨折最为常见，肱骨干被胸大肌向内侧和前方牵拉，而大结节在肩袖的牵拉下向后方和内侧移位。通过屈曲、内收和轴向牵引肱骨干可以达到复位。从肱骨后侧推压肱骨干协助经复位通道置入的钝性复位器撬拨肱骨头使之复位(图 29-4A、B)。稳定的复位取决于肱骨颈内侧皮质肱骨颈矩部的解剖复位，因此要特别注意在肱骨距处恢复正常的后倾角是复位中首要的目标。一旦达到，骨折的复位一般已稳定，其余步骤就变得比较简单了。从复位通道进入小钩子使大结节复位，然后需要立刻固定以达到稳定。若小结节也有骨折可用小钩子以同法复位。

用 2～3 枚针逆向从肱骨干打入肱骨头内(图 29-4C、D)，通过小切口置入细的导针，最好使用套筒保护软组织。将针以一定角度斜行通过皮肤直接进入可避免软组织的卡压，这在体型肥胖的患者较难做到。用带螺纹的固定针固定可以预防移位，但全长螺纹针插入有

更多的损伤软组织的风险。固定针从前外至后内方向打入，以保证肱骨头正常的后倾角。固定针应有足够大的间距呈分散型并从多个方向固定，这样可最大程度地保持骨折块的稳定性(图 29-4E)。必须避免密集的单一方向的多根针固定，这样不能防止旋转。

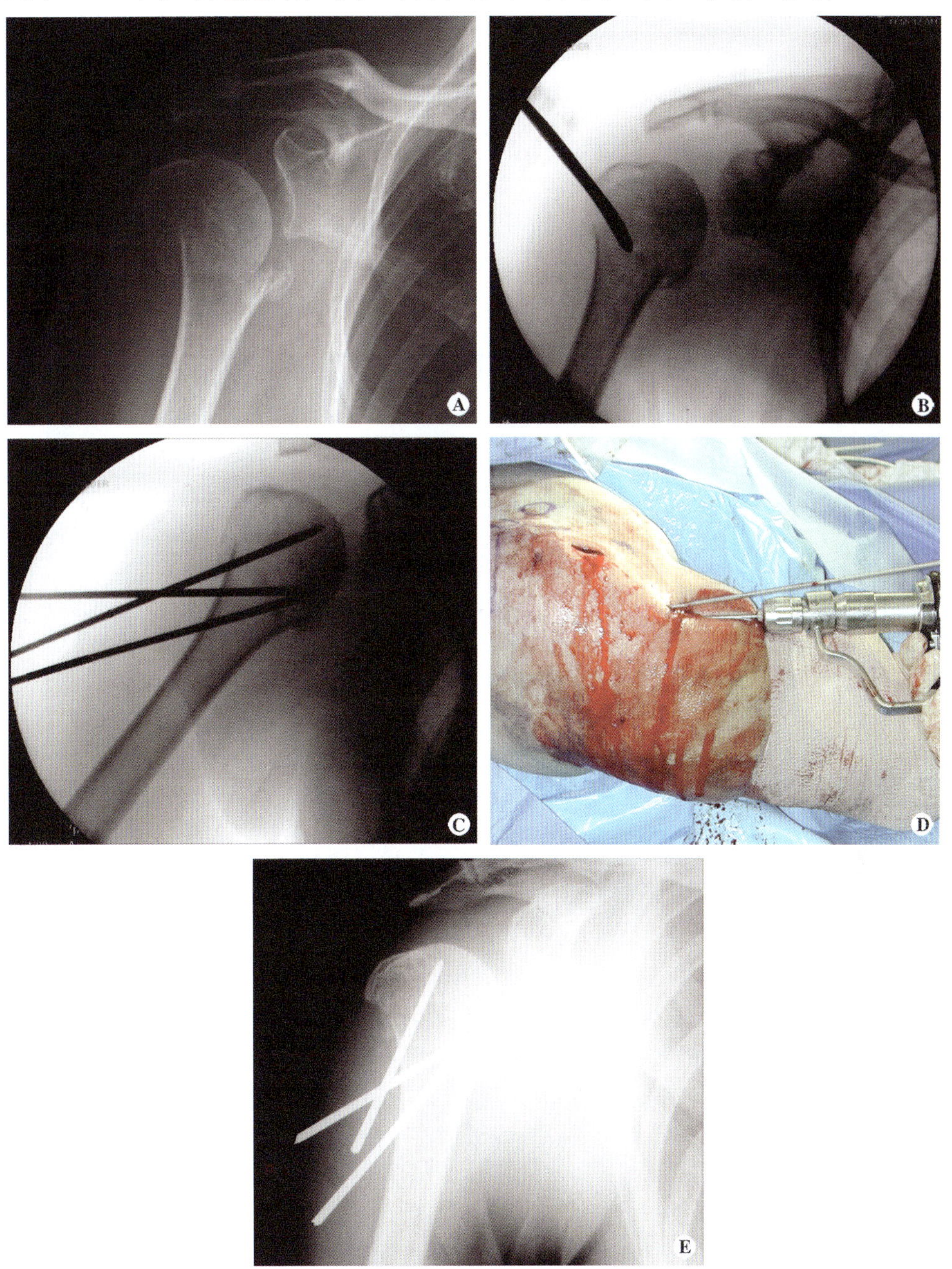

图 29-4　A. 前后位显示外科颈和小结节骨折，大结节仍在肱骨头上。B. 透视下的影像，在肱骨干上的钝头牵引器向外牵引肱骨通过杠杆作用把肱骨头撬到肱骨干上。内侧肱骨距的解剖复位对稳定性至关重要。C. 透视下将三根固定针逆行穿过肱骨外科颈。D. 术中照片显示经皮穿刺的固定针的位置必须在透视下得到确认。E. 穿针后前后位透视显示复位固定良好

外翻嵌插的四部分骨折通过复位通道很容易复位(图 29-5A),将钝性复位器从复位通道插入到大小结节之间,用复位器用力向上撬动肱骨头的外侧缘骨折线使之恢复正常的颈干角。内侧的软组织铰链多未受损,韧带等组织悬吊机制可避免骨折块向内侧移位还可为复位提供稳定。在外翻嵌插的骨折中,一旦肱骨头复位成功,大小结节多能自动复位。其余的移位可在小钩子等器械的帮助下较易得到复位。最后应在透视下确认复位质量。

用 4.5mm 空心螺钉固定大小结节。在透视定位后,在对应大结节处另外切一切口,钝性分离三角肌,置入套管保护好软组织。导针从大结节贯穿外科颈固定,导针和螺钉要把持住内侧皮质。测量导针长度估计螺钉长度后将螺钉和垫片顺导针置入(图 29-5B)。可用全长或半长螺纹的螺钉,要避免拧入螺钉过紧,否则垫片容易造成大结节骨折,大结节骨质量较差,不能承受过高的压力。若大结节体积够大,可在相同方向用第二枚螺钉固定,或者用第二枚松质骨螺钉将骨折块固定到肱骨头上。

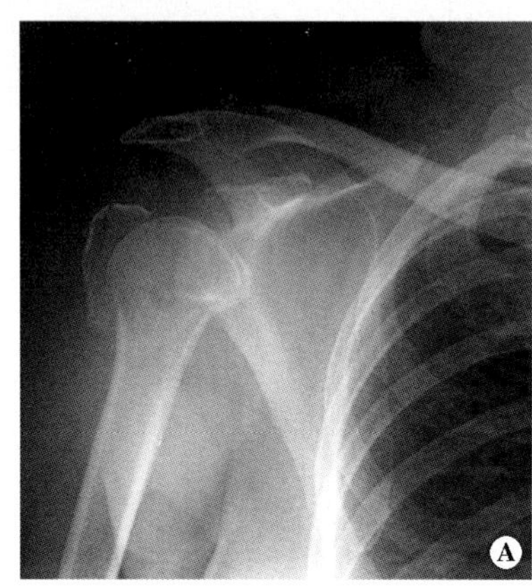

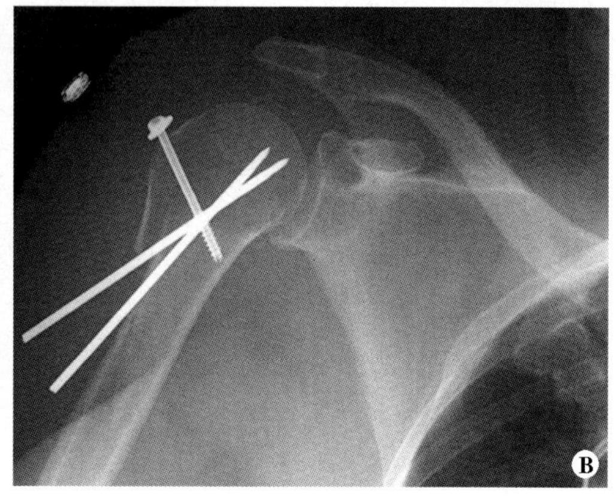

图 29-5 术前(A)和术后(B)显示外翻嵌插的肱骨近端四部分骨折闭合复位后穿针固定

通常情况下,小结节应位于解剖位置上,不需要再以螺钉固定。即使有移位,用小钩子很容易将其复位,必要时用一枚螺钉经另一个通道由前向后方向固定小结节。当所有内固定完成后在透视下小心、轻柔地旋转肩关节观察肱骨近端是否呈整体运动。如出现任何位移或不稳定都是不能接受的,这意味着应是切开复位钢板固定的指征。

大结节的固定是用螺钉,而不是用固定针。尽管有文献报告用针固定大结节,但是三角肌近端在肩关节任何活动时都很容易受到损伤。此区域内,突出的固定针在任何角度的动作或轻柔地摆动锻炼都不可避免地损伤三角肌。逆行打入的针尾端要置于皮下以避免感染。这些固定针在普通诊所或手术室在局麻下即可取出。

(四) 切口闭合

用尼龙线间断缝合这几个小切口。

六、术后治疗

患肢悬吊制动。每日指导患者去掉悬吊做 3～4 次屈、伸肘关节锻炼,腕关节和手关节的活动次数应更多。患者术后第一周到门诊随访拍摄 X 线片,因固定针尾突出容易损伤皮肤故需仔细检查局部皮肤。若复位稳定而且皮肤良好，患者可在术后 3 周复诊；若有任何意外情况，必须每周定期复查更密切地进行观察。依据骨折稳定性和愈合情况，术后 4 或 6 周取出固定针。若发生针滑动现象应立即取出，因为这种固定针已不能为骨折继续提供稳定性。肱骨近端骨折一般情况下愈合较快，术后 3～4 周可开始摆动、旋转或被动屈曲功能练习。术后 6 周或更早一些若有骨痂形成，可开始做主动功能锻炼。

七、避免失误和手术并发症

过于剧烈的手法复位会导致骨折块进一步碎裂或肩关节损伤。肱骨近端骨折多发生于伴有骨量减少的老年人，大、小结节和肱骨头非常脆弱，若通过规范的手法复位不能成功，大小结节或肱骨头开始碎裂，应当立即改为切开复位。外翻嵌插的肱骨头关节面在手法复位中容易发生骨折，若肱骨近端骨折不是新鲜的，可用一些钝性的器械在肱骨颈处分离早期骨痂，但此法仅限于对此项技术有一定经验的外科医师。

穿针中最常见的技术错误为将固定针穿透后方皮质，而前后位的透视并非总能及时发现，直到在内旋位或轴位相才被发现。为避免此种失误，固定针和肱骨干的角度要相对较小，这个角度实际上也很难把握，因为固定针在抓持骨皮质前常会发生滑动，对肥胖患者更是一种挑战。术者要通晓这种倾向并在影像学上确认正确进针的位置。固定针的位置要分散，宜多方向性固定以提供更佳的稳定性。

尽管文献报告较少，但神经损伤是术者应当非常重视一个重要的问题，对其可能性已给予了足够的关注。一项解剖学研究表明，肱骨近端侧位逆向打入的固定针平均距离腋神经 3mm，固定结节的螺钉距腋神经和旋肱后动脉平均 6～7mm，前方的固定针与肱二头肌肌腱很近，而距离头静脉约 11mm，而且可能潜在损伤肌皮神经。这些研究结果进一步强调了套管对保护软组织的重要性。逆行固定针的进针点若在三角肌止点之上一般不会损伤桡神经。

固定针的游走是最常见的并发症。通常是针的滑出，可行早期拔除予以解决。从许多正式文献报告与非正式报告中，固定针可向近端游走于胸腔或腹腔内。这些固定针很可能在固定时就未能牢靠地固定于骨皮质上，是否如此我们并不知晓，但游走的可能性总是存在的。必须定期随访仔细检查患者早期发现固定针的游走。

仍然具有争议的是，闭合复位和经皮穿针的技术最重要的是选择合适的患者。患者必须具有良好的依从性和自控性，一旦发生皮肤问题或是感染都能及时告知医生，患者的固定针最终都会被取出。不能定期随访的患者不宜选用此术式。主动定期随访和早期制动非常关键。经皮穿针手术适合于低能量损伤，一些未在骨折中受损的软组织有助于保持复位的稳定。术前的治疗计划也应考虑骨质量，因为骨量减少的骨骼很难把持住固定针，操作完成后一旦发现有任何复位不稳定的迹象应立即改为切开复位内固定术。当术者在离开手术室时绝不能有“这次手术也许会没问题的”的想法，只能是有或没有。术者若觉得不确定，必须改为切开复位固定手术。

（纪　泉　文良元 译）

参考文献

Chen CY, Chao EK, Tu YK, et al: Closed management and percutaneous fixation of unstable proximal humerus fractures. *J Trauma* 1998;45:1039-1045.

Jaberg H, Warner JJP, Jakob RP: Percutaneous stabilization of unstable fractures of the humerus. *J Bone Joint Surg Am* 1992;74:508-515.

Jakob RP, Miniaci A, Anson PS, et al: Four-part valgus impacted fractures of the proximal humerus. *J Bone Joint Surg Br* 1991;73:295-298.

Resch H, Beck E, Bayley I: Reconstruction of the valgus-impacted humeral head fracture. *J Shoulder Elbow Surg* 1995;4:73-80.

Resch H, Provacz P, Frohlich R, et al: Percutaneous fixation of three- and four-part fractures of the proximal humerus. *J Bone Joint Surg Br* 1997;79:295-300.

Rowles DJ, McGrory JE: Percutaneous pinning of the proximal part of the humerus: An anatomic study. *J Bone Joint Surg Am* 2001;83:1695-1699.

Soete P, Clayson P, Costenoble V: Transitory percutaneous pinning in fractures of the proximal humerus. *J Shoulder Elbow Surg* 1999;8:569-573.

第 30 章　肱骨近端四部分骨折的治疗：半肩置换术

Joseph D. Zuckerman，MD　Kaveh R. Sajadi，MD

一、适　应　证

四部分骨折占肱骨近端骨折的 2%～10%，Codman 最先对此类骨折进行了描述，之后由 Neer 进一步改进为目前最常应用的分类系统，它以肱骨近端四个主要的移位骨折块的数量为基础：关节面部分、大小结节和肱骨干。作为此分类系统的每一部分骨折块移位应大于 1cm 或旋转移位角度大于 45°，骨折块的移位是由肌肉的牵拉造成的。肱骨近端多由胸大肌向内侧牵拉，小结节被肩胛下肌向内侧牵拉，冈上肌和冈下肌牵拉大结节向后上方移位（图 30-1）。关节面一般无软组织覆盖，所以包含解剖颈的四部分骨折发生后，肱骨头缺血性坏死的风险较高。肱骨头最重要的滋养动脉是骨内的弓状动脉，很容易在四部分骨折中损伤，特别是包含肱骨解剖颈的骨折。

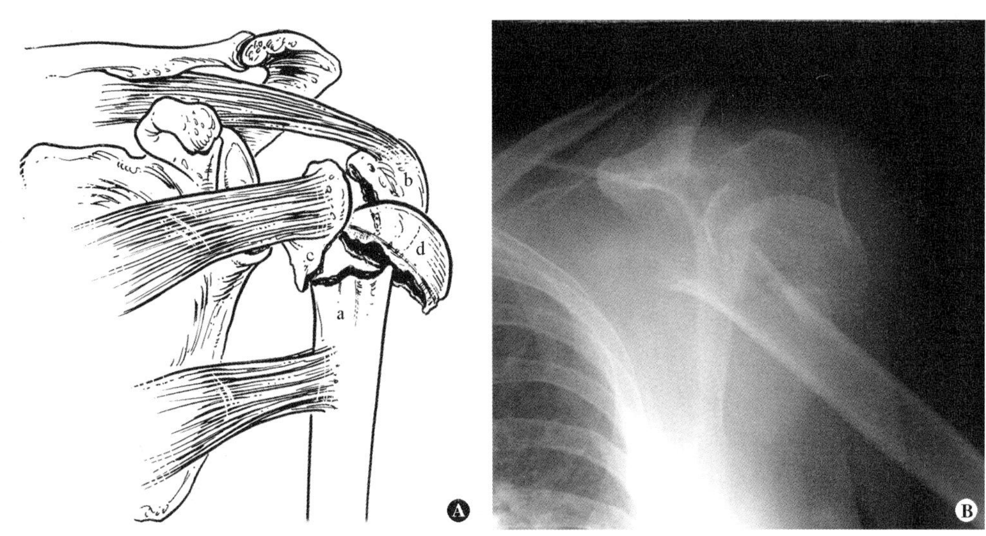

图 30-1　常见四部分骨折的图解（A）和前后位片（B）
a，肱骨干；b，大结节；c，小结节；d，关节面

半肩关节置换适合于那些四部分骨折患者和骨质疏松性骨折合并脱位的老年患者（图 30-2）。在两类骨折中，能够得到稳定复位和成功的内固定是很困难的，预期骨缺血性坏死率很高。当骨折粉碎较重并且骨质量很差难以得到满意的复位及内固定时，即使是三部分

骨折或骨折合并脱位也可选用半肩关节置换术，肱骨头劈裂的近端骨折也应采用半肩关节置换；稍年轻患者的四部分骨折若难以达到满意复位也可考虑半肩置换。但是所有采用半肩关节置换的患者必须有良好的依从性，能够主动参与术后康复训练。

肱骨近端四部分骨折采用半肩关节置换手术需要遵守以下重要原则：采用三角肌胸大肌入路以保存三角肌的起、止点；恢复肱骨的长度和肱骨头的后倾角；将大小结节牢固地固定于假体或肱骨干上，并相互捆绑。

二、禁 忌 证

肱骨近端四部分骨折或骨折伴脱位的患者若患有较重的并存症不能耐受手术，一般不适宜半肩关节置换，对肩关节功能要求很低的患者也不必置换肩关节。这类患者的骨折畸形可以接受，因为即使闭合复位也往往难以达到并维持理想的复位位置。

对年轻患者的外翻伴嵌插的四部分骨折患者，若骨质量较好是行切开复位内固定手术的适应证(图 30-3)。这部分患者的肱骨头缺血性坏死率明显较低，保存肱骨头比半肩置换手术更合适。坏死率较低的原因可能是内侧骨膜袖套(medial periosteal sleeve)尚未被损伤。

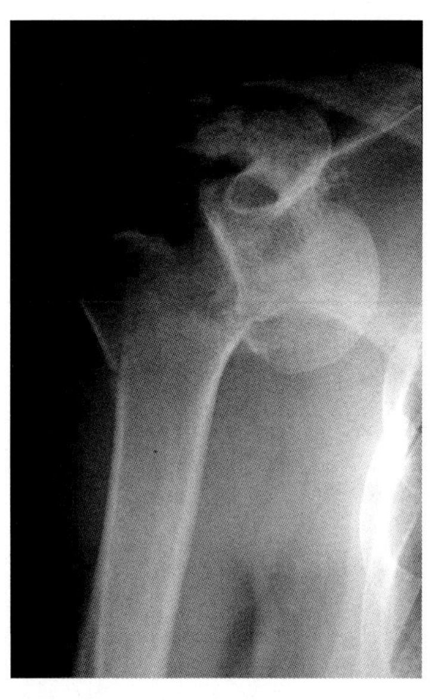

图 30-2 四部分骨折前后位平片显示肱骨头前脱位于喙突下

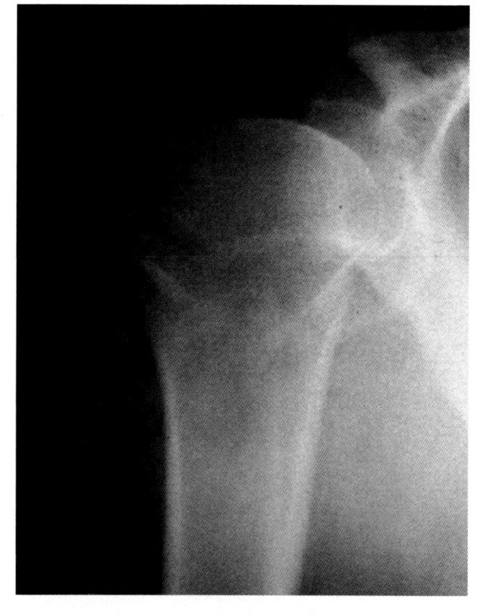

图 30-3 前后位平片显示外翻型嵌插的四部分骨折，肱骨头关节面外翻，大小结节无明显移位

活动性感染是半肩置换的绝对禁忌证。不愿或不能接受术后康复锻炼的患者半肩置换的效果都较差，他们更适合采用非手术治疗。

三、其 他 方 法

治疗肱骨近端四部分骨折除了采用半肩关节置换以外，其他可选用的方法包括：非手术治疗、闭合复位经皮穿针固定、切开复位内固定术。非手术治疗的疗效一般较差，多用于有严重并存症而不能耐受手术的患者以及不愿或不能接受术后康复锻炼的患者。闭合复位也难以消除导致骨块移位的肌肉牵引力。同样原因也造成经皮穿针内固定困难，并且疗效不一。年轻患者外翻嵌插的肱骨近端四部分骨折的骨量较好，最好选择切开复位内固定手术，这种骨折一般容易解剖复位或接近于解剖复位，固定也较牢固。一些学者主张对所有四部分骨折都一律激进地采用内固定治疗方案，而半肩置换只作为备用方案，但是晚期重建手术的效果多不如初次置换的疗效，尤其是大结节畸形愈合、后期翻修置换时又需要做切骨术的患者。

四、结　果

半肩置换手术治疗肱骨近端四部分骨折的疗效相对难以评价，因为许多文献对疗效的评价包含了骨折的分类，疗效评价标准偏倚较大，使这些研究结果难以进行比较。尽管存在局限性，除了肩关节功能恢复较为一般，半肩置换手术可以明显缓解疼痛，患者满意度也较好（表 30-1）。

表 30-1　半肩关节置换治疗肱骨近端四部分骨折的疗效

作者（年份）	骨折数目	平均年龄（岁）	平均随访时间（范围）	分类方法	满意度
Neer（1970）	32	55.6	4.8 年（1～16 年）	Neer	31（97%）
Kraulis 和 Hunter（1976）	11	65	3 年（1～3 年）	Neer	2（18%）
Tannner 和 Cofield（1983）	14	69	3 年（2～7 年）	主观判断	14（100%）
Stableforth（1984）	14	65.6	NA	根据恢复的功能	11（79%）
Willems 和 Lim（1985）	10	62	2.5 年（6～83 个月）	Neer	4（40%）
Green 等（1992）	28	NA	41 个月（11～96 个月）	ASES	25（89%）
Moeckel 等（1992）	13	70	36 个月（26～49 个月）	HSS	12（92%）
Hawkings 和 Switlyk（1993）	18	64	40 个月（11～94 个月）	UCLA	8（40%）
Goldman 等（1995）	20	67	30 个月（12～66 个月）	根据活动度和功能	12（60%）
Dimakopoulos 等（1997）	38	56	37 个月（12～48 个月）	Neer	32（84%）
Bosch 等（1998）	19	64.5	42 个月（5～98 个月）	UCLA	16（84%）
Skutek 等（1998）	10	62	50 个月（6～98 个月）	HSS	9（90%）
Prakash 等（2002）	15	69	33 个月（6～93 个月）	主观判断	14（93%）

1. 疼痛缓解　比较肯定的是半肩置换手术治疗肱骨近端四部分骨折可以明显缓解疼痛。很多作者的研究支持这一结论，61%～97%患者手术后骨折疼痛完全缓解。Constant 评分可达到 11.5，疼痛分数一般为 4 分或更高（在 0～5 分系统中，0 代表最严重疼痛）。残存的明显疼痛多与中等程度的活动量有关，轻微疼痛在休息时发生。即使活动范围和功能受限，疼痛的缓解仍是持久的。

2. 患者满意度　文献报告中患者满意度差异较大，从 58%～92%，部分原因是因评价疗效和满意度的标准不一。较高的分数主要获益于疼痛的缓解，而不是活动度和关节功能的改善。即使功能很差，若疼痛缓解满意仍可获得较高的满意度评分。

3. 功能结果　肩关节术后评分系统较多，如 UCLA 评分、美国肩肘外科学会评分、Neer 评分和 Constant 评分等。当检查一些特殊动作时，大多数患者能做会阴部护理、穿衣、患肢使用器具进食，并可以术侧卧位睡眠无痛。有研究表明 77%患者平均术后 33 周恢复到术前的活动水平，包括游泳、骑自行车以及跳舞，但其他作者没有重复出相似的结果。受到限制的功能常是上举、提持重物、高于肩水平的手部作业。另一篇文献报告只有一半患者能在高于或平齐肩关节水平的手部作业。

4. 影响预后的因素　患者年龄是疗效的预测因素。年轻患者(通常指 60 岁以下人群)容易获得较好疗效，较大的活动范围以及更高水平的功能康复。这些疗效部分缘于术后康复训练的主动参与性和依从性以及肩袖组织结构上的完整性。

另一项预后因素是受伤和手术时间的间隔。文献显示较长时间的手术延迟可降低术后活动度和功能恢复。然而从手术的时间表的各种交错研究中得出伤后 1 周内手术疗效较好。

其他可导致功能较差的术前因素包括术前有神经损伤、吸烟史、酗酒以及女性患者。但是女性这一因素存在争论，因为在确定这一因素的文献中女性患者的年龄都明显高于男性患者，所以可能是一个尚未弄清楚的因素。

大、小结节的位置和愈合是预后功能的决定性因素。大结节骨折畸形愈合是半肩置换手术治疗肱骨近端四部分骨折中最常见的并发症，大结节位置高于肱骨头 5mm 以上或低于人工肱骨头平面 10mm 的患者功能较差。低于人工肱骨头 2cm 的大结节位置也将导致较差功能。有报告认为大结节位置在人工肱骨头下 10～16mm 对肩关节活动范围最佳。非解剖位置畸形愈合的大结节总体上会影响肩袖的功能从而影响活动度并损害肩关节功能，尽管它们的疗效会稍有差别，小结节畸形愈合认为不如大结节那么重要，一般不会明显影响术后功能。

五、手术方法

(一) 术前评估

肱骨近端四部分骨折患者的术前评估包括详细询问病史和物理查体。病史应包括受伤机制、左右利手、伤前活动水平和肩关节功能，并要评估并存症以及预期患者对术后康复计划的依从性。

除了标准的物理检查，还要检查患者的合并损伤，特别是神经血管的合并损伤。肩关节周围的血管钙化或动脉硬化血管易受损伤，尤其是当骨折合并脱位时更容易发生。腋神经是最常见的受损神经，若忽视检查肩关节外侧皮肤感觉很容易漏诊，而腋神经损伤及之后的三角肌无力对预后有很大的影响。

标准创伤 X 线片系列包括肩胛骨前后位、肩胛骨侧位及轴位相，可以用来确定骨折类型(图 30-4)。CT 对进一步确定骨折粉碎程度和移位脱位有益，尤其当肱骨头可疑劈裂骨折或脱位时。可做对侧肩关节的前后位以评估患侧肱骨的真正长度，通常情况下这一检查并不是必需的。

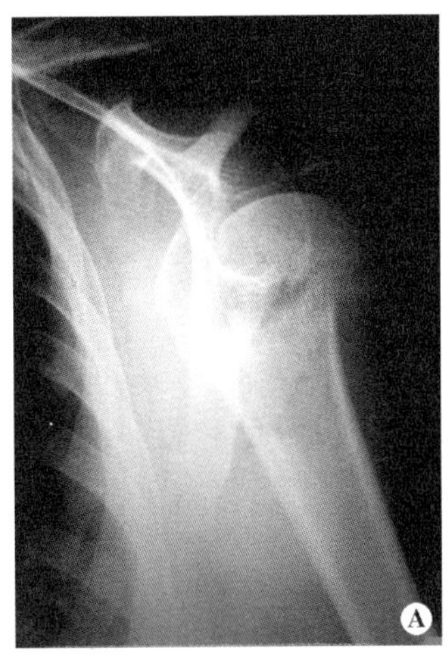

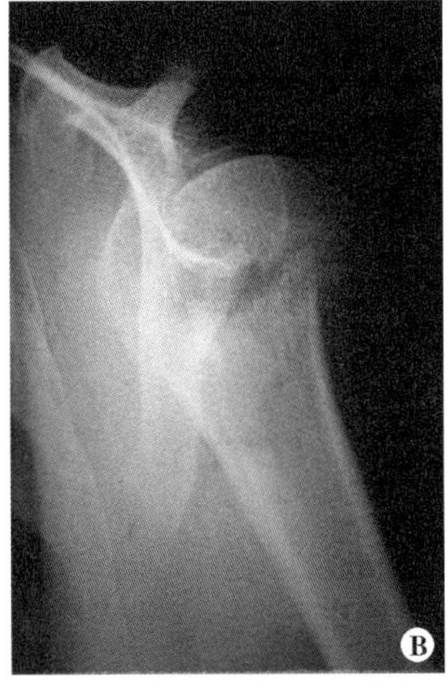

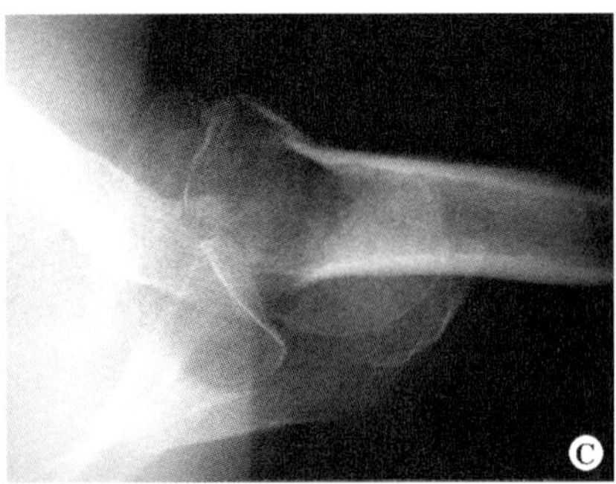

图 30-4 四部分骨折的“创伤 X 线片系列”包括肩胛骨前后位(A)、肩胛骨侧位(B)、轴位相(C)

(二) 必需的器械、设备和内固定植入物

使用手术床上的工具固定患者的头部同时保持患侧肩关节游离，这样可充分暴露肩关节并保持患侧上肢最大的活动度。有很多可利用的体位固定工具，笔者术中是使用移动式 Mayo 立架来支撑患侧上肢，尤其在重新固定大小结节时，也有使用其他如标准上肢平板支具的。笔者使用可移动的 Mayo 支架是因为它可在手术过程中随时变换。一套完整的牵开器是必备的工具，在手术开始暴露阶段，可更换不同型号叶片的自动拉钩供随时之需。暴露肩盂时可使用带角度的肩盂后方拉钩。缝合肩袖肌腱组织时需要使用大号弧形针，而穿过假体上的小孔时需要小号弯针缝合。

治疗肱骨近端骨折的半肩关节假体的设计在过去的十年中得到较快发展。以往曾把治疗退行性肩关节骨关节炎的假体用于治疗骨折后的重建。但是以目前观点来看改进设计后的假体有助于提高骨折患者的肩关节功能。初始的改进是肱骨假体外侧翼上的小孔数目和位置来改进大小结节的固定。假体设计的改进还包括中心性开窗使植骨方便并有利于大小结节愈合。最近临床开始应用新设计的解剖型假体，这种假体分左右侧以补偿左右侧肱骨头之差异，并且尤其重视大小结节的重建(图 30-5)。前外侧翼与直接外侧翼相对，可使大小结节的重建固定更牢固。这些设计降低肩关节活动时大小结节的张力，并可减少结节移位，由于上述原因，作者建议选择使用解剖型假体。

(三) 体位和显露

患者取改良的沙滩椅位仰卧位，在标准手术床旁可用“船长椅”或支架固定支持患者头部和颈部，并使患侧肩关节充分暴露。床头抬起约 30°，患侧肩部肩胛骨后方可用一靠垫，患者靠一侧床边，以保证患侧上肢能有最大范围的内收和后伸而不受手术床和支持工具的影响(图 30-6)。灭菌、铺巾时要注意保持手术全程中整个上肢可游离活动，术中用可移动的 Mayo 支架支撑上肢。

笔者常用三角肌胸大肌切口，从喙突尖外侧直切口，向远端和外侧延伸至三角肌止点(图 30-7)。切开时保持上肢轻度外展并处于旋转中立位，锐性分离直至筋膜，内侧和外侧的

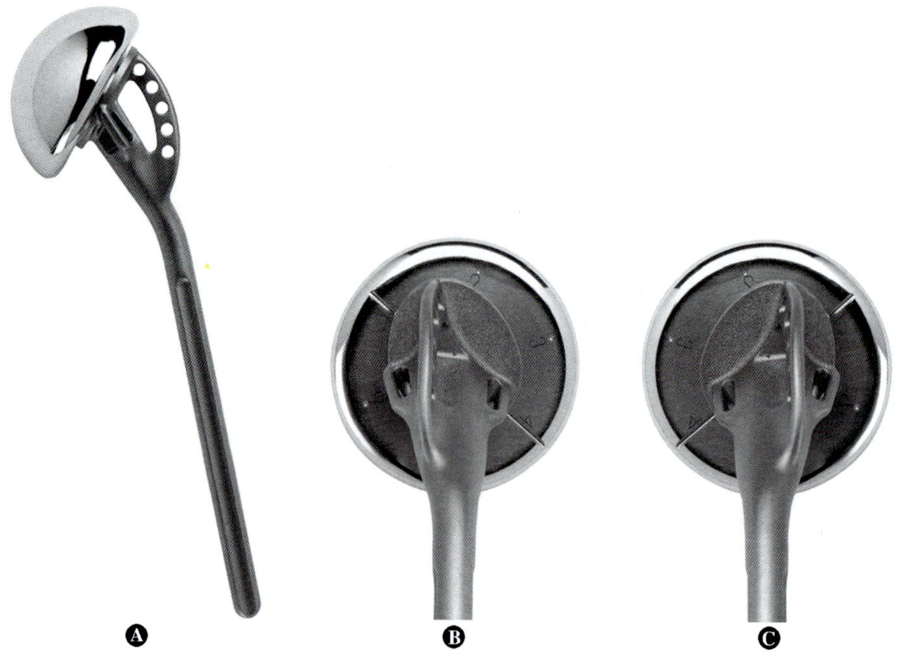

图 30-5 为治疗肱骨近端四部分骨折设计的解剖型肱骨近端假体(Exactech,Inc)。左侧肩关节(A 和 B)假体和右侧假体(C)。请注意假体上前外向的翼面以及用来缝合结节的植骨床的大小与大小结节相对应

包含皮下组织的大块皮片掀起以充分显露深部肌肉层。确认头静脉有助于找到三角肌胸大肌间隙,头静脉可和胸大肌牵向内侧或和三角肌一起牵向外侧。由于很多分支从三角肌侧汇入头静脉,所以经典的做法是使头静脉牵向外侧,但是牵向外侧也可能更容易损伤头静脉。因为它正好在喙突近侧穿过肌肉间隙,必须小心保护好头静脉以避免术后上肢的肿胀。

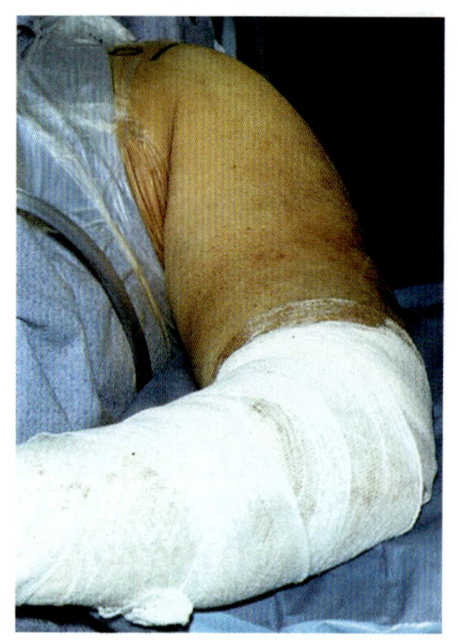

图 30-6 患者仰卧位暴露肩关节,患肢游离,术中上肢可用 Mayo 支架支撑

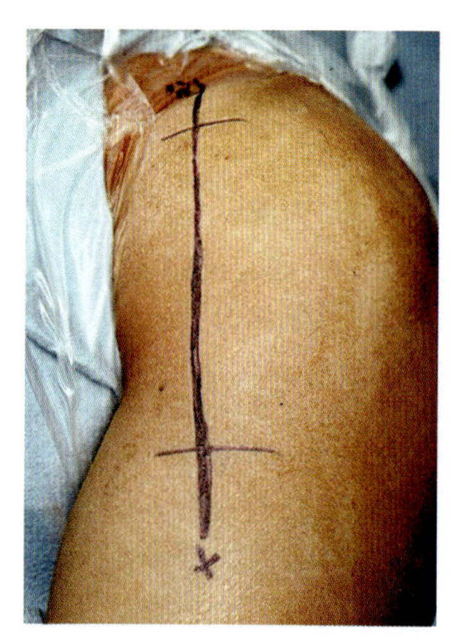

图 30-7 由喙突外侧沿肱骨至三角肌止点采用三角肌胸大肌直切口

用钝性骨撬分离三角肌下间隙和肩峰下间隙以充分显露并提高活动度，紧贴联合肌腱外侧分开肩锁筋膜，向近侧分离直至喙肩韧带，向远端分离至胸大肌肌腱，但不要损伤韧带和肌腱。若显露困难，可将韧带最前方入口处劈开但要尽量保留韧带组织否则容易引起前上方不稳定。一旦分开了胸锁筋膜，骨折血肿和骨折处就可显露出来。用可更换叶片的自动拉钩分别向内侧和外侧拉开深部的联合肌腱和三角肌，确认肱二头肌长头腱并活动肩关节观察其滑动。内侧的小结节和后外侧的大结节是非常重要的解剖标志，确认后也可活动肩关节观察骨块的移动(图 30-8A)。用 2 号缝线穿过大小结节的肌腱-骨结合部位作标志性缝合，此区较直接缝合大小结节更安全(图 30-8B)，否则容易加重大小结节骨折块的粉碎程度。将小结节牵向内侧，大结节牵向上外侧，显露骨折的关节部分。这部分骨折块通常没有软组织相连所以容易去除，然后测量肱骨头的大小估计肱骨头假体的型号。

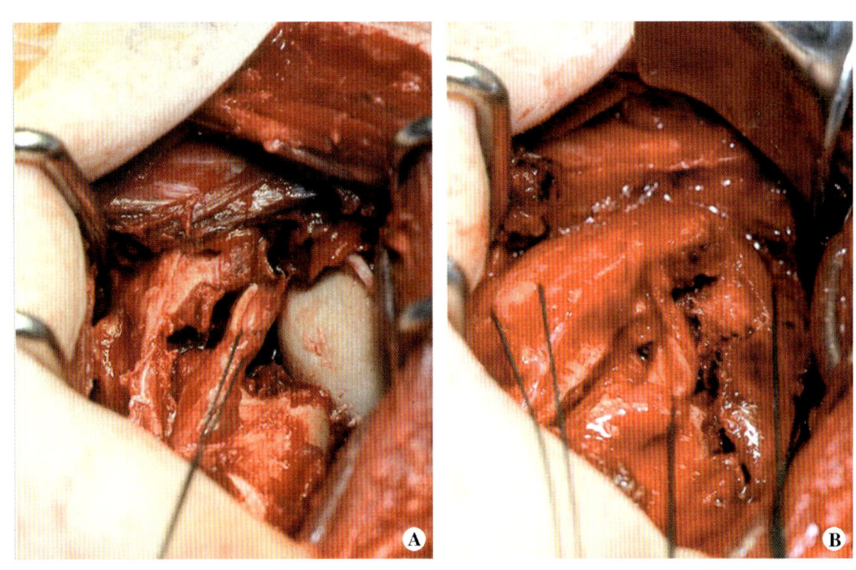

图 30-8 A. 确认肱二头肌长头腱(缝线处)有助于找到内侧移位的小结节和后外侧移位的大结节。请注意肱骨头关节面处于外旋脱位的位置。B. 将大小结节固定于肌腱-骨结合处

这时候还要观察肩盂关节面确认有无骨折、骨和软骨的损伤以及是否存在退行性改变。若术前诊断腋神经麻痹，需要通过“牵拉试验”(Tug test)确认腋神经的连续性。这个试验通过触摸腋神经在肩盂下方通过的部分和绕过肱骨颈后向外进入三角肌下面的部分探查其完整性，轻轻前后方向牵拉腋神经以确定其连续性。

(四) 手术操作

移走可移动的 Mayo 立架，内收肱骨并最大程度地后伸来显露肱骨近端(图 30-9A)。按照器械厂家的操作指导对肱骨髓腔逐步扩髓直至骨皮质与假体有足够的接触面(图 30-9B)。肱骨柄假体型号多比扩髓钻小 1 号(约 2mm)这样可保证良好的骨接触面，也为骨水泥的充填预留空间。笔者认为放入骨水泥栓子可以提高骨水泥的固定效果。

置入大小合适的假体试模，因为肱骨近端骨丢失较多，肱骨柄的放置显较顺畅和容易，一些器械设计的假体柄上有定位装置帮助维持柄的位置(图 30-10A、B)。也可以用一些外科海绵包绕假体柄近端来模拟骨水泥套，以维持假体的位置(图 30-10C)。

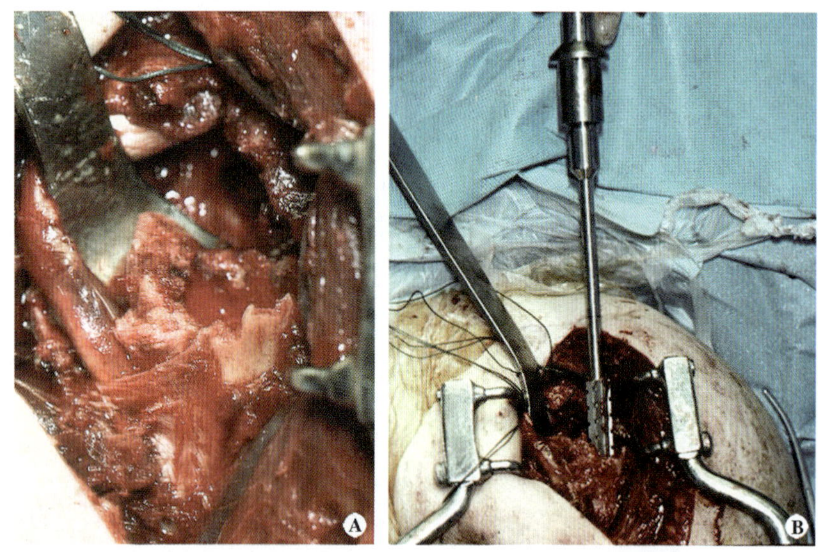

图 30-9 A 后伸内收外旋上肢显露肱骨干。B 在肱骨内收外旋位置依次扩髓

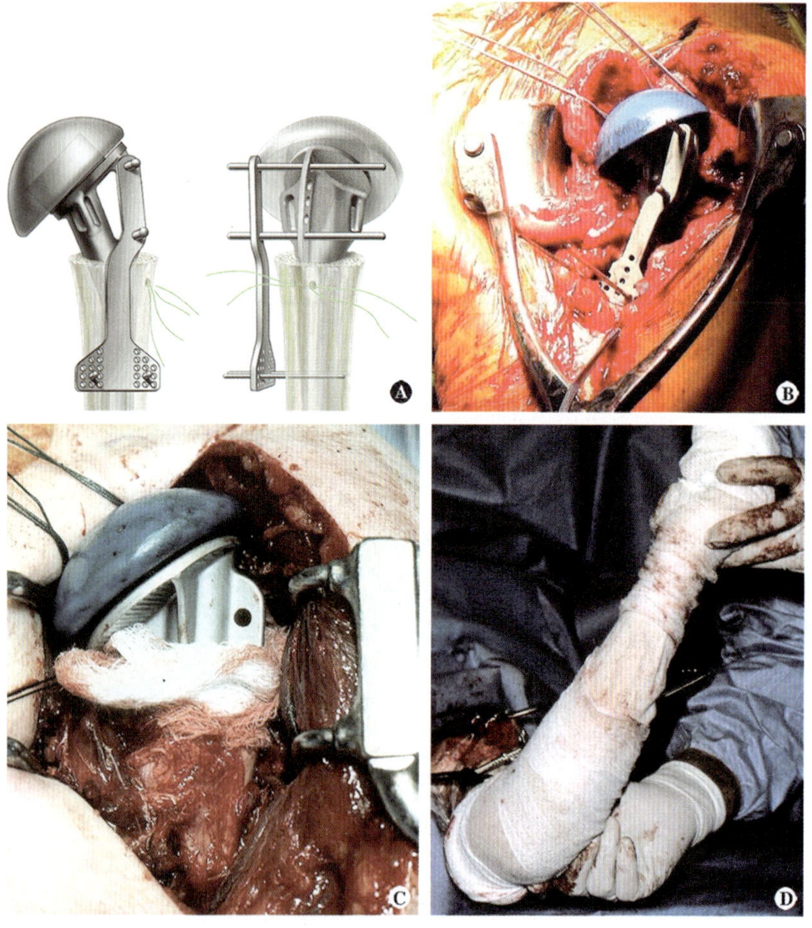

图 30-10 图解(A)和术中照片(B)显示用来固定假体位置的装置。C. 在假体周用一团纱布包绕帮助固定假体位置。D. 屈肘 90°后，外旋中立位的假体的角度确定后倾角

然后再确定后倾角，选择事先预定的后倾角，一般为 20°～35°，这是解剖学研究出的肱骨头后倾角的平均范围。肱二头肌肌间沟的远端也可作为重要的骨性标志来帮助确定后倾角。使用非对称性假体时，笔者将假体的前外侧翼和结节间沟的远端对齐，这样得到的后倾角与解剖上的基本一致。无论使用何种技术，假体的后倾角都可以通过与肱骨的经髁轴线或当肘屈曲 90°位与前臂的相对位置来确定。肱骨头的型号可由先前取出的关节面骨块来确定，选择合适的肱骨头假体放在试模柄上。

然后试行复位，将肱骨头回纳入肩盂中，再将大、小结节复位到原位，即结节间沟的两侧，松开自动拉钩恢复软组织张力。用几种方法确定肱骨头的合适高度。一种是向远端牵引肱骨，即牵拉试验(pull down test)，肱骨头的顶端应与肩盂的最高位置相近。另一种手指试验(finger test)是指在大结节和肩峰间能放入一手指(即肩峰下间隙)，然后通过向前、后、下三方向牵拉肱骨头检查其稳定性。向后和向下牵拉移位少于 50%以内是可以接受的，但向前移位不能超过 25%。任何方向上的过度移位都要重新调整髓腔中假体柄的深度和后倾角，若软组织过于松弛，可使用较大号的肱骨头试模，若软组织过紧，可试用较小号和(或)较短的试模假体。无论做了任何调整，都要重新进行复位重复以上检查步骤来确定合适的假体和合适的位置，确定之后取出试模。

再进行肱骨干的准备。在结节间沟附近打两个孔，大约在外科颈骨折线远端的 1.5～2cm(图 30-11)，用两根 5 号不可吸收缝线(或与之相当的缝线)穿过一个孔进入髓腔再从另一个孔中穿出，这样可对大小结节进行垂直缝合固定。将髓腔充分冲洗后去除所有游离碎屑、碎片，再置入海绵吸取以使髓腔的内侧皮质充分变干以达到骨水泥的最佳固定。

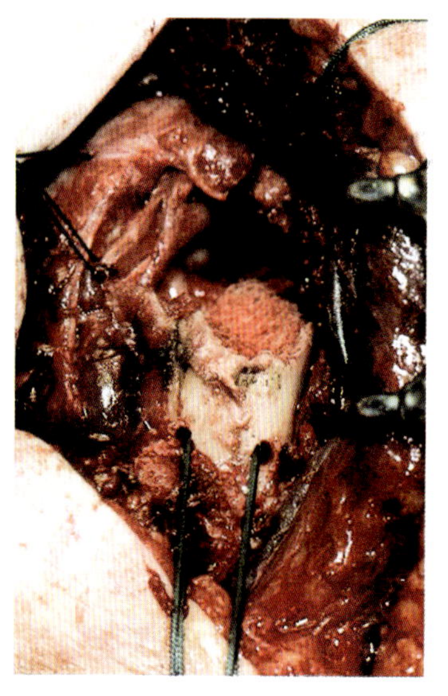

图 30-11　在肱骨干近端的结节间沟远侧的两边分别打两个孔，用来穿线缝合固定大小结节

虽然可使用标准的骨水泥枪注射骨水泥，笔者更习惯用一 60ml Toomey 型注射器，若需要，可在前方加上一个短的胸腔引流管。在注射器的 30～35ml 刻度附近开一小孔(图 30-12A)，这样在注入骨水泥时空气可自小孔溢出，有利于骨水泥柱的形成(图 30-12B)。骨水泥搅拌 1 分钟后倒入注射器中，推入活塞，可根据需要加上胸腔引流管。用手指加压注入骨水泥，然后放入肱骨柄，此时一定要根据安装试模时定出的标记来保持合适的深度和正确的后倾角，设计有定位装置的假体此时可保持假体在最佳位置，这一设计此时非常实用。持续维持假体的位置直至骨水泥固化。在此过程中，先前穿过的两根垂直缝线要保持能在打孔中滑动，去除多余的骨水泥，选择合适的肱骨头安装压入到干净无水的 Morse 锥形柄上。

正如前所述，大小结节的解剖位愈合是手术获得成功的重要预测因子。将大小结节固定于假体、肱骨干上并相互缝紧，其目的是指导患者术后顺利进行康复训练。为保证大小结节的满意固定，大小结节必须是在肱骨干上愈合并互相连接。可取一部分肱骨头的松质骨组织植在大小结节之间以及结节与肱骨干靠近的部位，这样可达到骨性愈合。一些假体设计时在近端留孔可以植入松质骨充填以便加强固定效果。

大、小结节的固定需要遵循几项重要的原则。不可吸收粗缝线要穿过肩袖肌腱的止点

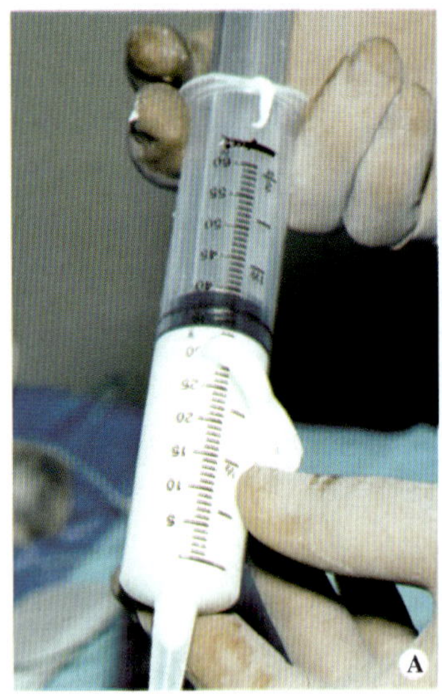

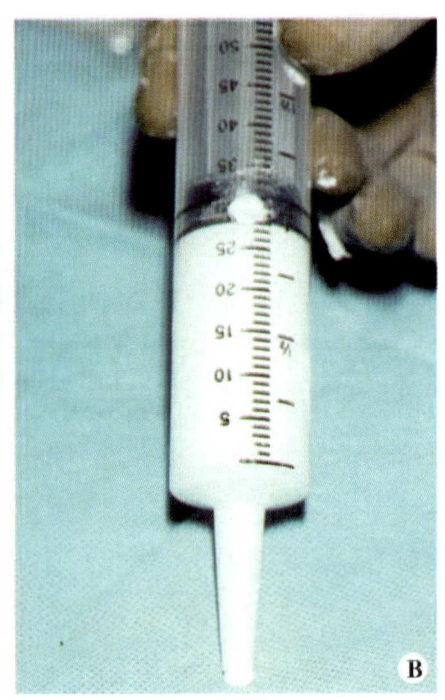

图 30-12 用一个后端开口的 60ml 注射器注入骨水泥。在 35ml 刻度处开一小孔，这样在注入骨水泥时空气可由开孔处排出(A)，这样可持续注入骨水泥在髓腔内做成一完整的骨水泥圆柱(B)

部分而不是穿过大小结节本身，结构重建范围包括水平面、垂直面和环扎缝合固定，水平面缝合是将大小结节固定于假体上，垂直面缝合是将大小结节固定于肱骨干上低于肱骨头假体上端 5～10mm 的部位，环扎缝合是保证大小结节固定在合适的位置。环扎缝合对大小结节固定非常重要，试验结果显示它可减少骨折块间的微动和应力，并使骨折最大程度地稳定。固定大小结节时上肢应保持于屈曲 0°、外展约 20°位。

笔者使用的解剖型肩关节假体，其设计反映了肱骨近端的解剖结构(图 30-5)。这需要假体设计时注意区分左、右肩关节的差别。笔者使用的肩关节假体设计有一大和一小两个骨床以安放大小结节进行固定。假体近端部分要有缝合孔利于缝线穿过，使大小结节重新固定到假体近端前、后和内侧部分，当假体柄被骨水泥固定后，选择合适的肱骨头压入锥形柄上，肱骨头复位到肩盂内随后完成大小结节的固定。

笔者用不可吸收粗缝线(5 号编织线或 2 号加强线)缝合。第一针穿过冈上肌肌腱，从假体后内侧翼上的小孔再到翼上方的小孔；第二针同样穿过岗下肌和假体后内侧的小孔，再穿过主翼下方的小孔(图 30-13A)，这两针缝线用来使大、小结节直接固定于假体上。第一针穿过肩胛下肌的上部和假体前内侧的小孔，再穿过翼上方的小孔，第二针穿过肩胛下肌下部和假体前内侧的小孔，再穿过翼下方的小孔(图 30-13B)，这两针穿过后备用暂不收紧打结。然后，环扎缝合过肩胛下肌的中部，绕过假体的内侧再穿过肩袖后方靠近冈上肌和冈下肌肌腱联合处(图 30-13C)，若需要可用同样方法再环扎缝合一次。

在上述部位缝合可以使大小结节复位。小结节放置于假体柱的前内侧和前外侧翼之间，先将上方的缝线收紧打结，随后收紧下方的缝线，这些缝合可使小结节牢固的固定于假体上(图 30-13D)。之后使大结节置于假体柱的后内侧和前外侧翼之间，收紧缝线打结，先结扎上方的缝线随后再收紧下方的缝线打结使大结节固定到假体上。这时候需要轻柔地内外旋肩关节以检查大小结节缝合固定的牢固性，希望至少在中度以上的旋转和上举中是比较安全的，没有必要用过度旋转、上举去验证稳定性。

下一步是用 2 号不可吸收缝线修补肩袖间隙(图 30-13E)用 3 针或 4 针穿过肩胛下肌腱的上部至岗上肌腱的前部以加强肩袖间隙，此时保持肱骨外旋位以避免以后旋转过度受限。

关闭了肩袖间隙后，再进行垂直面的缝合。用一缝针穿过髓腔然后再穿过肩胛下肌肌腱与结节的结合部做“8 字”缝合。第二针穿过冈上肌/冈下肌结合部同样以“8”字缝合固定(图 30-13F)。收紧小结节的缝线，然后是大结节的缝线，之后再次验证固定的效果。上述固定结节的每一个步骤中，稳定性是逐渐增加的。然后收紧环扎缝线进一步加强固定(图 30-13G、H)。若还有另一根环扎缝线此时应收紧打结。完成了大小结节的固定后，做肩关节可动域检查，包括前举、外展、内外旋并检查固定的牢靠程度。此次检查结果对术后体疗提供重要的指导，前举、外展、内外旋运动均不能超过此范围。缝合固定要牢固，大小结节应接近于解剖原位。

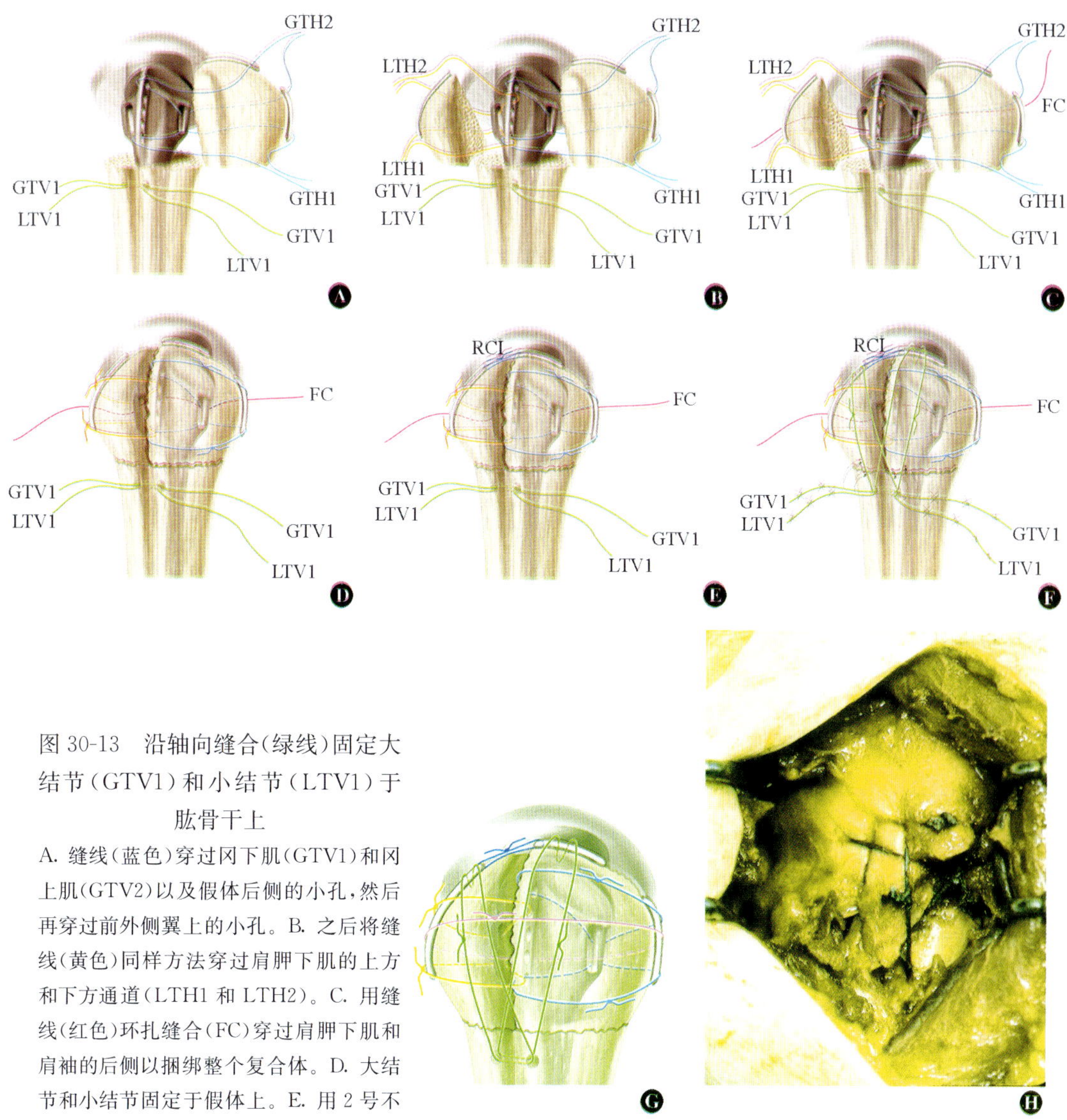

图 30-13　沿轴向缝合(绿线)固定大结节(GTV1)和小结节(LTV1)于肱骨干上

A. 缝线(蓝色)穿过冈下肌(GTV1)和冈上肌(GTV2)以及假体后侧的小孔，然后再穿过前外侧翼上的小孔。B. 之后将缝线(黄色)同样方法穿过肩胛下肌的上方和下方通道(LTH1 和 LTH2)。C. 用缝线(红色)环扎缝合(FC)穿过肩胛下肌和肩袖的后侧以捆绑整个复合体。D. 大结节和小结节固定于假体上。E. 用 2 号不可吸收缝线缝合修复肩袖间隙。F. 缝线(绿色)垂直穿过小结节(LTV1)和大结节(GTV1)的肌腱-骨结合部。G. 最后将环扎的缝线(红色)收紧完成重建。H. 术中照片显示所有缝合完成后大小结节回归原位固定

(五) 切口闭合

然后进入关闭切口的步骤。大量冲洗伤口,深部放置中号的负压引流管,从三角肌胸大肌间隙引出,从远端的外侧穿出皮肤。用 0 号可吸收缝线关闭三角肌胸大肌间隙,皮下组织用 2-0 可吸收缝线缝合,皮肤切口用钉皮器关闭,或是用皮内缝合的方法,用清洁敷料盖住伤口。

笔者在手术室内即获取一系列 X 线片,包括肱骨内、外旋的前后位以及轴位像(图 30-14)。这些 X 线片有助于判断肱骨内的假体位置、肱骨头的位置以及大小结节的位置以及其与假体的相对位置,然后悬吊患肢。

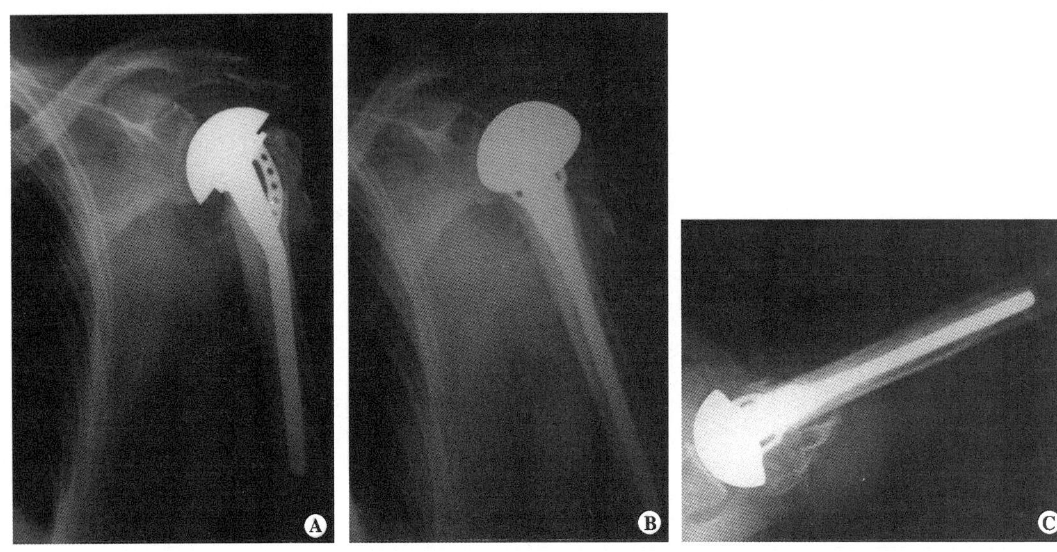

图 30-14 术后外旋时的前后位(A)、内旋时的前后位(B)以及仰卧位的轴位像(C)显示假体组件和大小结节对线和位置都良好

六、术后治疗

笔者在麻醉恢复室指导患者进行术后康复锻炼。肌间沟麻醉可在术后维持一段无痛时间,让理疗师在术后即刻就可对患者进行被动的功能锻炼。这样早期开始锻炼是有益的,患者可立刻体验、理解康复锻炼的重要性。起始阶段的锻炼包括被动的肩关节锻炼:前举、外旋、向胸壁的内旋。活动范围的限度由术中验证重建的大小结节稳定性所决定的。前举一般不受限制,外旋的范围可参考术中活动的情况,内旋一般到触及胸壁即可。患者也可主动活动肘关节、腕关节和手指关节。

术后 6～7 周内进行被动训练和肩关节悬吊固定,患者术后 10～14 天拆线时再次评估肩关节功能。拍摄 X 线片观察假体的位置与肩盂的关系,以及大小结节的位置若无改变,被动功能锻炼可继续进行。下一次随访是在术后 6～7 周,再次拍摄 X 线片观察大小结节的位置和骨折愈合情况。X 线片中通常难以显示出大小结节形成骨痂。不过只要大小结节维持在原位达 6～7 周,骨折多已有足够的愈合,可以开始主动功能练习。之后几天可以去除悬吊带，开始过渡到辅助性主动以及完全主动功能锻炼和活动范围的训练：前举、外旋、触及背部的内旋，逐渐扩展以增加活动范围。去除悬吊带后可开始三角肌和肩袖的等长肌肉练习。当主动上举动作能达到肩关节水平后可加上阻抗训练。术后约 12 周可开始强度更大的伸展训练以增加整体活动范围。必须指导患者训练直至术后 6～9 个月，某些患者甚至到术后 1 年才能恢复肩关节功能。

七、避免失误和手术并发症

半肩关节置换治疗急性肱骨近端骨折的并发症包括感染、神经损伤、假体周围骨折、不稳定、结节畸形愈合和不愈合、肩袖撕裂、异位骨化、肩盂损蚀和关节僵硬，尽管每一种专有的并发症发生率相对较低，但总体发生率至少达到了 15%。详细地探讨各个并发症已超出了本章的范围，但是我们仍将讨论避免感染、不稳定、结节畸形愈合和不愈合、异位骨化的方法。

感染和伤口并发症的发生率约为 4%，包括急性术后感染和和术后 6 个月内出现的亚急性感染。增加感染风险的因素有短期内二次手术（即第一次内固定失败后）、患者免疫系统功能受损（如慢性肾功能衰竭患者进行透析、营养不良患者、化疗患者、糖尿病患者）。预防感染需要特别注意术前皮肤准备和灭菌、铺巾，需要警惕来于自身腋窝部位的沾染。围手术期抗生素预防性应用是有指征的，术中爱护软组织也很重要。实际上，这些损伤多发生于老年人，他们的软组织对损伤和手术更敏感，所以对老年人而言保护软组织更应强调其重要性。若术后早期伤口出现问题，处理更须积极，包括使用抗生素，必要时进行清创。

半肩关节置换术后不稳定也是个较严重的问题。不稳定的定义不统一，以至于文献报告的发生率也不同。有几种因素使患者术后容易发生不稳定：假体安放位置不良、肩袖损伤及大结节的问题等。这些因素当中，假体位置不良是最重要的因素，若假体安放的后倾角不正确或是肱骨长度未能恢复，肩关节不稳定发生的可能性极大。术中仔细、正确地安放假体并在骨水泥固化时保持位置不变很重要。插入假体柄时需要参考一个固定的骨性标志定出合适的后倾角，骨水泥固化时保持恰当的后倾角和柄的深度有些困难。笔者发现骨折复位钳有助于固定假体，如果插入假体时应用合适的方法就可以避免假体位置不良。笔者认为使用骨水泥固定假体可令假体保持在合适位置，尤其是在肱骨干骺端缺乏骨性支撑时。

肩袖的损伤也可造成不稳定，而且结果常常导致大结节的损伤。要避免这一并发症，需要把大、小结节回复到正确的位置并可靠固定。尤其在术后早期，若发生结节移位，不稳定很难避免。小结节的移位会使前方支持结构遭受损害导致前方不稳定，大结节的移位会造成明显的上方和前方不稳定。虽然后方不稳定也有发生，但较少见。造成结节移位的因素有结节固定不牢固、患者术后康复的依从性差。按照本章所讲原则可靠地复位、固定大、小结节（横向、纵向、环扎固定）有助于减少结节固定失败。指导患者循序渐进的康复训练对依从性差患者能降低潜在风险。结节移位造成不稳定后的治疗是很困难的。若结节移位被早期发现，应考虑重新固定。术后 6 个月后发现结节移位的治疗非常棘手，此时结节的分离和游离相当困难。若患者有明显的疼痛而且存在不稳定，需要考虑翻修手术，也许需采用逆置式肩关节假体。

结节不愈合是半肩关节置换术后另一个常见并发症。导致结节不愈合的因素主要是固定结节的方式，尤其是是否得到了正确的复位和牢靠固定。骨和软组织的质量也影响固定的效果。结节不愈合有不同含义，但一般是与移位和分离的程度相关。有限的移位和分离常导致活动无力和受限但没有不稳定；分离较大者可有无力和活动受限以及不稳定和疼痛的症状，预防结节不愈合的最佳方法是采用最恰当的方式固定结节。笔者在本章节中已详述了重建的方法，用多重缝合使固定可靠，此外从切除的肱骨头上取一部分松质骨植入有利于促进骨愈合。

大、小结节的畸形愈合偶有发生，但发生率较不愈合为低。畸形愈合多与术中未能得到充分复位和充分固定有关，这样，骨折块在移位的非解剖位置畸形愈合，所以术中将结节复位到解剖位置是避免这一并发症发生的关键。若有必要，应在术中拍摄 X 线片确认复位位置。术后早期也应拍摄 X 线片以便确保无移位发生。大结节的不愈合比小结节不愈合的后果严重得多，大结节向后方或上方移位会限制肩关节的活动并可成为疼痛的原因。结节畸形愈合的治疗取决于功能状态。若结节畸形愈合导致明显疼痛而且活动范围显著受限，应考虑外科手术：游离大结节，在更符合解剖的位置上重新固定。若存在假体位置不良，假体的翻修手术应予考虑。这些操作的难度都很大，因此，这一点是十分清楚的，对结节畸形愈合最有效的方法就是预防。

半肩关节置换治疗急性肱骨近端骨折，术后出现异位骨化相对较常见，但不一定有临床意义。小范围的异位骨化和反应骨一般不影响关节功能和治疗效果，但大范围的异位骨化，尤其是肩峰下间隙的异位骨化或是肩峰和肱骨近端的桥接骨赘对肩关节功能影响较明显。造成有临床症状的异位骨化发生的因素有高能损伤（骨折伴脱位）、急性损伤后延迟手术达 10～14 天，异位骨化也可发生在早期内固定失败用半肩关节置换翻修的患者中，尤其当内固定术后 2～4 周内翻修会明显增加异位骨化的风险。无论如何都应预防异位骨化的发生，初次手术时精细操作爱护软组织很重要，手术时机也很重要，应当避免“高危期”手术。若患者是发生异位骨化的高危人群，可采取预防措施：术后应用非甾体抗炎药和（或）一次剂量的放射治疗。但是应用这些预防方法时也要权衡是否会影响结节愈合，应当采用个体化的治疗方案。

（纪　泉　文良元 译）

参考文献

Boileau P, Krishnan SG, Tinsi L, Walch G, Coste JS, Mole D: Tuberosity malposition and migration: Reasons for poor outcomes after hemiarthroplasty for displaced fractures of the proximal humerus. *J Shoulder Elbow Surg* 2002;11:401-412.

Bosch U, Skutek M, Remerey RW, Tscherne H: Outcome after primary and secondary hemiarthroplasty in elderly patients with fractures of the proximal humerus. *J Shoulder Elbow Surg* 1998;7:479-484.

Dimakopoulos P, Potamitis N, Lambiris E: Hemiarthroplasty in the treatment of comminuted intra-articular fractures of the proximal humerus. *Clin Orthop Relat Res* 1997;341:7-11.

Frankle MA, Greenwald DP, Markee BA, Ondrovic LE, Lee WE III: Biomechanical effects of malposition of tuberosity fragments on the humeral prosthetic reconstruction for four-part proximal humerus fractures. *J Shoulder Elbow Surg* 2001;10:321-326.

Frankle MA, Mighell MA: Techniques and principles of tuberosity fixation for proximal humeral fractures treated with hemiarthroplasty. *J Shoulder Elbow Surg* 2004;13:239-247.

Goldman RT, Koval KJ, Cuomo F, Gallagher MA, Zuckerman JD: Functional outcome after humeral head replacement for acute three- and four-part proximal humeral fractures. *J Shoulder Elbow Surg* 1995;4:81-86.

Green AG, Barnard W, Limbird R: Proximal humeral replacement for acute three- and four-part fractures and fracture-dislocations. *Orthop Trans* 1992;16:335.

Hawkins RJ, Switlyk P: Acute prosthetic replacement for severe fractures of the proximal humerus. *Clin Orthop Relat Res* 1993;289:156-160.

Kraulis J, Hunter G: The results of prosthetic replacement in fracture-dislocations of the upper end of the humerus. *Injury* 1976;8:129-131.

Kwon YW, Zuckerman JD: Outcome after treatment of proximal humeral fractures with humeral head replacement. *Instr Course Lect* 2005;54:363-369.

Loebenberg MI, Jones DA, Zuckerman JD: The effect of greater tuberosity placement on active range of motion after hemiarthroplasty for acute fractures of the proximal humerus. *Bull Hosp Jt Dis* 2005;62:90-93.

Mighell MA, Kolm GP, Collinge CA, Frankle MA: Outcomes of hemiarthroplasty for fractures of the proximal humerus. *J Shoulder Elbow Surg* 2003;12:569-577.

Moeckel BH, Dines DM, Warren RF, Altchek DW: Modular hemiarthroplasty for fractures of the proximal part of the humerus. *J Bone Joint Surg Am* 1992;74:884-889.

Neer CS II: Displaced proximal humeral fractures. II. Treatment of three-part and four-part displacement. *J Bone Joint Surg Am* 1970;52:1090-1103.

Prakash U, McGurty DW, Dent JA: Hemiarthroplasty for severe fractures of the proximal humerus. *J Shoulder Elbow Surg* 2002;11:428-430.

Robinson CM, Page RS, Hill RM, Sanders DL, Court-Brown CM, Wakefield AE: Primary hemiarthroplasty for treatment of proximal humeral fractures. *J Bone Joint Surg Am* 2003;85:1215-1223.

Skutek M, Fremerey RW, Bosch U: Level of physical activity in elderly patients after hemiarthroplasty for three- and four-part fractures of the proximal humerus. *Arch Orthop Trauma Surg* 1998;117:252-255.

Stableforth PG: Four-part fractures of the neck of the humerus. *J Bone Joint Surg Br* 1984;66:104-108.

Tanner MW, Cofield RH: Prosthetic arthroplasty for fractures and fracture-dislocations of the proximal humerus. *Clin Orthop Relat Res* 1983;179:116-128.

Willems WJ, Lim TE: Neer arthroplasty for humeral fracture. *Acta Orthop Scand* 1985;56:394-395.

Wretenberg P, Ekelund A: Acute hemiarthroplasty after proximal humerus fracture in old patients: A retrospective evaluation of 18 patients followed for 2-7 years. *Acta Orthop Scand* 1997;68:121-123.

第 31 章　肱骨近端骨折的切开复位内固定治疗：髓内钉固定技术

Gregory J. Gilot, MD　Jeffery O. Anglen, MD

一、适　应　证

肱骨近端骨折是个治疗的难题，常导致患者肩关节功能障碍。Codman 描述了四部分骨折包含的内容，Neer 进一步将骨折分类，包括骨折块移位和成角移位的角度大小，对决定骨折的治疗和判断预后有一定帮助。绝大部分骨折都是无移位的，对移位骨折来说，可以使用多种内固定方法治疗，但是尚无一种最佳的方法能够避免任何并发症。临床资料的不确定性、观察者自身以及观察者之间对骨折类型判断的差异导致了确定外科治疗适应证的困难。

肱骨近端骨折外科治疗的适应证与骨折类型、骨质量、肩袖、患者年龄和日常活动水平有关。手术治疗的目的是骨折尽量解剖复位并牢固固定，可以早期活动。仔细评估骨折和患者的因素后，移位的二部分骨折、很多三部分骨折、一部分四部分骨折适合做手术接骨。

肱骨近端骨折可使用多种内固定器械。无肱骨头损伤的肱骨近端骨折若骨量较好复位后可用髓内钉固定。绝大多数情况下髓内钉适用于二部分外科颈骨折，当然有时也可应用到伴有大结节移位的三部分骨折或移位的四部分骨折（小结节无或轻度移位）。髓内钉对肱骨干骨折或同时合并肱骨近端骨折的患者是适应证。肱骨髓内钉也可用于病理性骨折以及病理性的即将骨折的患者，可减少入钉点的软组织分离，并能稳定肱骨干远端的跳跃性病灶。

二、禁　忌　证

肱骨近端骨折的手术禁忌证包括并存严重影响上肢功能的神经系统损伤（即偏瘫）、内科并存症导致巨大手术风险者、预期寿命不长及存在活动性感染等。髓内钉的禁忌证还取决于医生对骨折分型的评估、骨折粉碎程度和骨质量。有其他更适用于老年人明显移位的四部分骨折、骨折伴脱位、肱骨头劈裂骨折、解剖颈骨折和一部分伴有重度骨量减少的三部分骨折的方法。在上述情况下，髓内钉不能达到稳定固定的目的。肱骨近端合并肱骨干骨折的患者若伴有桡神经麻痹则不适合用髓内钉，否则术中闭合式复位容易使骨折块卡压桡神经。

三、其 他 方 法

大部分肱骨近端骨折轻度移位，可通过上肢悬吊和早期活动进行非手术治疗，但是

15%～20%的肱骨近端骨折患者伴有明显移位，应考虑手术治疗。其他外科治疗方法包括切开复位钢板内固定术、张力带钢丝和不可吸收粗缝线缝合、经皮穿针或螺钉固定，非带锁髓内钉以及假体置换手术等。

四、结　　果

治疗移位的肱骨近端骨折的最终目的是恢复一个无症状的功能良好的肩关节。因此，手术结果可通过疼痛缓解程度、活动度、并发症的发生率以及需再次手术翻修率来评估（表 31-1）。

表 31-1　髓内钉的疗效

作者（年份）	骨折数目	内固定物	平均年龄（范围）	平均随访时间（范围）	结果
Lin 等（1998）	21 例二部分骨折	N/A	65.8 岁（42～96 岁）	19.2 个月（13～33 个月）	18 例患者（86%）优，2 例不满意，1 例差；无患者翻修
Bernard 等（2000）	4 例二部分骨折 7 例三部分骨折	Polarus	65.8 岁	N/A	11 例中 5 例（45%）失败；7 例三部分骨折中 5 例失败；5 例需要翻修
Rajasekhar 等（2001）	25 例二部分、三部分骨折	Polarus	男性 55 岁（46～79 岁） 女性 71 岁（39～85 岁）	18 个月（2～24 个月）	20 例患者（80%）为优或良，5 例（20%）差；其中 1 例做了翻修
Adedapo 和 Ikpeme（2001）	10 例三部分骨折 6 例四部分骨折	Polarus	68.7 岁（27～100 岁）	1 年（N/A）	8 例无或轻度疼痛，2 例重度疼痛；4 例翻修
Agel 等（2004）	16 例二部分骨折 3 例三部分骨折 1 例四部分骨折	Polarus	48 岁（18～80 岁）	10 个月（4～28 个月）	13 例（65%）骨折愈合；1 例翻修

注：N/A，无法确定。

（一）疼痛缓解

大部分患者感觉髓内钉固定后疼痛明显缓解、肩关节评分增加。研究表明疼痛缓解程度和临床效果与骨折类型和年龄相关。最近一项对 23 例患者的研究发现：10 例三部分肱骨近端骨折患者中有 6 例无或轻微的疼痛，无重度疼痛；10 例四分部分骨折患者中 2 例无或轻微疼痛，6 例明显疼痛，2 例严重疼痛。三部分骨折患者肩关节 Neer 和 Constant-Murley 评分分别为 83.6 和 88.4；四部分骨折患者的评分分别为 62.5 和 67。其他文献报告 Neer 和 Constant-Murley 评分可达到 80%～86%。

（二）活动度

疼痛缓解、活动度的恢复依骨折类型而异。四部分骨折平均治疗效果较三部分骨折患者的差。但是，一些肱骨近端骨折适合使用髓内钉固定的患者术后可获得较好的活动度和良好的肩关节功能。有报告显示髓内钉治疗三部分骨折术后 1 年平均活动度可达到前屈

170°、外展 155°、内旋 90°、外旋 60°。另一项研究对 21 例二部分骨折患者平均随访 19 个月，平均前屈 152°、外展 153°、内旋 65°和 48°外旋。

(三) 并发症和内固定失败

文献报告的并发症包括内固定器械断裂、松动、髓内钉突出、骨折不愈合、关节僵硬、骨坏死、内翻塌陷、表浅感染。其中需要再次手术的并发症是内固定物松动和骨坏死。

在一项包括 11 例二部分和三部分肱骨近端骨折患者的研究中，45%患者(5 例)在髓内钉固定术后 6 个月需要再次手术，这些患者都是三部分骨折；3 例患者固定失败最终转换为半肩置换手术，1 例患者需要更换髓内钉，1 例患者需要取出近端的一枚锁钉。

五、手术方法

(一) 体位和显露

术前准备包括评估肩关节创伤的系列标准 X 线片：盂肱关节前后位、肩胛骨侧位相和轴位相。轻度牵引时拍摄 X 线片有助于辨清伴有骨量减少的骨折患者骨折的解剖。X 线片质量或有所差别，因此移位骨折若考虑手术治疗须再做 CT 检查，尤其是肱骨头未得到良好显示的骨折。

最好的手术体位是在一张能透过 X 线的手术床上采用改良的沙滩椅位。床头倾斜大约 30°，患者靠近术侧床边，这样患侧肩关节能游离出来，保持肘关节的活动范围。头部使用头架固定保护，术中定时检查头部的安全性。手术床向手术对侧轻度倾斜，这样在手法复位时不致滑落床下。C 型臂可跨过手术床或是从床头引伸过来，透视时保持射线与肱骨长轴垂直。闭合复位后需做两个平面观察了解骨折复位情况，评估骨折的稳定性。为确认手术床不阻挡透视，皮肤灭菌准备和铺巾前必须做好透视的调整。

(二) 必需的器械、设备和内固定植入物

技术方面重要的内容包括：①保持良好的患者体位；②透视骨折时可从两个平面观察到肩关节和上肢；③骨折复位；④髓内钉的置入。除了必需的内固定物，还应准备必要时需使用的合适设备。必须结合参照 X 线透视。带螺纹的 2.5mm 克氏针有助于临时固定控制近端的骨折块，闭合复位后使用顺行髓内钉并且近端多重锁定。若透视下发现骨折无法闭合复位、髓内钉无法使用时，必须转换为半肩关节置换或其他内固定治疗。

1. 手术过程　闭合打入髓内钉可通过劈开三角肌入路，从大结节处沿三角肌上方纵向切开皮肤或是喙突前外侧缘的前外侧“Saber 切口”(图 31-1)。沿三角肌纤维在前中间隙纵向劈开不超过喙突下 5cm 以避免腋神经的损伤，内收上肢可显露肩袖的外侧和大结节，若需要切开复位，可选用三角肌胸大肌入路。

2. 骨折复位　切开冈上肌腱前可用一枚克氏针在透视下确定预想的进钉点，然后沿纤维方向切开冈上肌腱。对于任何类型的髓内钉，进钉点是避免不良复位最重要的方法。进钉点位于解剖颈和大结节的结合部，靠近关节面，离肱二头肌腱沟约 1cm，紧邻大结节。有多种方法可做出进钉点。根据骨折类型和内固定物的种类，透视下用尖嘴开槽器做出进钉点(图 31-2)。开槽器尖端进入骨骼足够深度以便能使髓内钉进入髓腔。之后插入导针并通过骨折部，然后透视确认导针位置确认未从骨折处穿出。近端的干骺端用手动扩髓器扩髓，

注意避免损伤肩袖的肌腱。必要时用 1 或 2 枚克氏针使肱骨近端内收帮助骨折复位和对线，也有助于显露进钉点(图 31-3)。必须证实克氏针放置得恰到好处不妨碍髓内钉的插入。

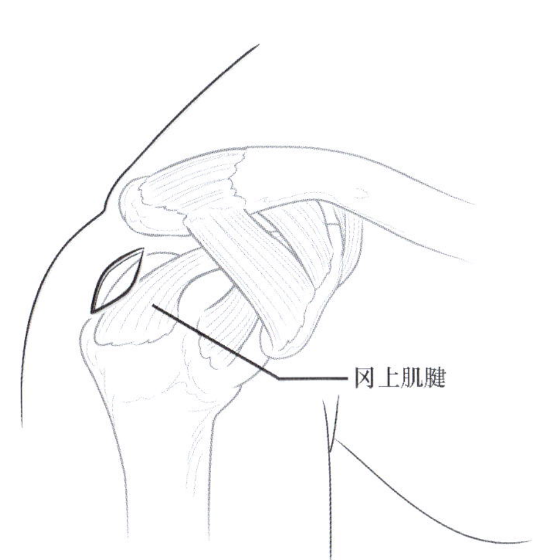

图 31-1　沿大结节纵向切开，在三角肌的前中部之间劈开，显露冈上肌腱

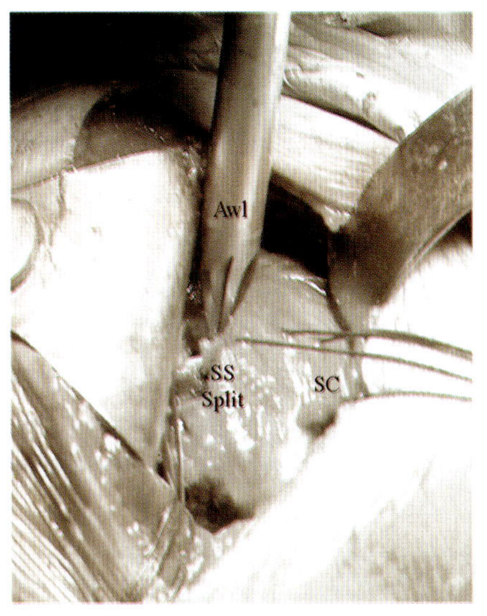

图 31-2　尖头开槽器用来做出进钉点，沿解剖颈，在大结节和关节软骨的交界处，于结节间沟后方约 1cm，大结节中点处。SS，冈上肌；SC，肩胛下肌(经允许引自：Parsons M，O'Brien RJ，Hughes JS：Locked intramedullary nailing for displaced and unstable proximal humerus fractures. *Tech Shoulder Elbow Surg* 2005；6：75-86.)

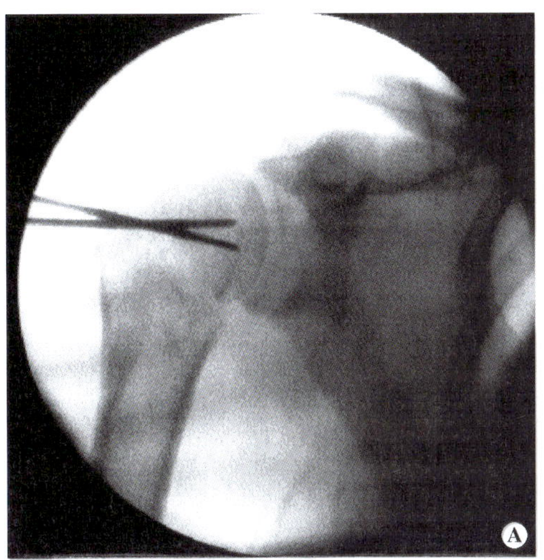

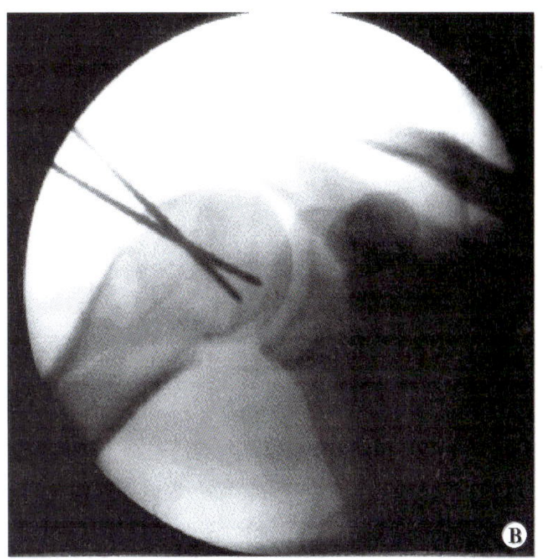

图 31-3　经皮克氏针固定可使肱骨近端内收，有助于骨折对线和复位(A)并可帮助显露进钉点(B)(经允许引自：Agel J，Jones CB，Sanzone AG，Camuso M，Henley MB：Treatment of proximal humeral fractures with Polarus nail fixation. *J Shoulder Elbow Surg* 2004；13：191-195.)

另一种方法是在透视下用小钻头从近端皮质开口，或是开槽以利于导针进入髓腔，应避免经外侧的切口。这种方法对骨折线通过大结节或外侧干骺端粉碎的骨折有较好效果。

3. 髓内钉置入　在透视引导下，把装在导向手柄上的髓内钉沿导针插入，同时用手法或经皮穿针固定保持骨折处复位的位置。将髓内钉徒手插入髓腔直到钉尾陷于于骨皮质下，以避免撞击肩峰下的结构。但也要注意勿将尾端下沉超过软骨面 5～10mm，否则导致近端螺旋钉放置的位置不良，导向手柄和髓内钉方向一致后再插入松质骨螺钉，这样可使松质骨螺钉固定大小结节和肱骨头。螺钉长度和位置应通过透视加以确定。

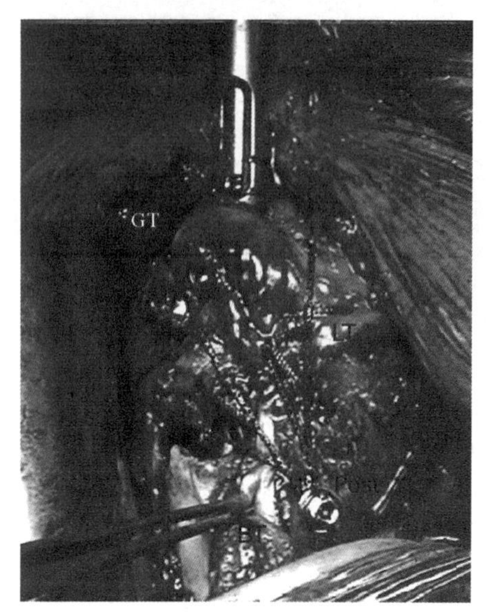

图 31-4　不可吸收粗缝线穿过肩袖的后上方骨-肌腱结合部(BT)，绕过前方的小结节(LT)上的螺钉来固定大结节(GT)(经允许引自：Parsons M, O' Brien RJ, Hughes JS: Locked intramedullary nailing for displaced and unstable proximal humerus fractures. *Tech Shoulder Elbow Surg* 2005;6:75-86.)

有一些大、小结节骨折需要进行额外固定，局限性的三角肌胸大肌切口，通过缝合性张力带技术加固结节的复位和稳定。粗大的不可吸收缝线穿过肩袖后上方的骨-肌腱结合部向前绕过固定小结节的近端螺钉加强大结节的固定(图 31-4)。同样，在四部分骨折中，缝线穿过肩胛下肌的骨-肌腱连接部和固定大结节的螺钉做加强固定。也可用单皮质螺钉或外侧皮质打孔作为缝合肌腱的附着点。依据内固定物的类型，可用螺钉加垫片对骨折的大小结节固定。

远端锁钉通过导向手柄打入后，可提供垂直方向和旋转方向的稳定性。通过钉道测量深度，透视下拧入螺钉。通过在皮肤上的小切口，止血钳钝性分离三角肌，形成通道置入套管和近、远侧的锁定螺钉，这样可减少腋神经及其分支损伤的危险。在透视下旋转肱骨干观察骨折复位和固定的稳定程度，确保使远近端骨折块呈一体化的运动，最后再次应确认螺钉未穿透关节面(图 31-5)。

(三) 切口闭合

用粗的不可吸收缝线缝合冈上肌肌腱的切口，一般用两个边对边 8 字缝合即可。三角肌筋膜重新闭合，最后缝合皮肤切口。

六、术后治疗

术后早期即开始上肢的活动，为了使患者舒适可间歇使用吊带固定。术后开始在康复师的指导下进行适当范围的被动功能练习，用一 3ft(1ft＝0.3048m)长的手柄与头上方的滑车装置作被动外展与前举动作，开始适应阶段每日进行 2～3 次，在此之前应先进行轻度钟摆样练习。对小结节固定的患者，外旋练习应限制至中立位。患者术后 2、4、6 周及 3、6、12

个月定期随访复查，拍摄 X 线片评估骨折愈合情况以及有无内固定物的并发症。检查患者术后是否有早期的关节僵硬并观察骨折临床愈合的临床征象。

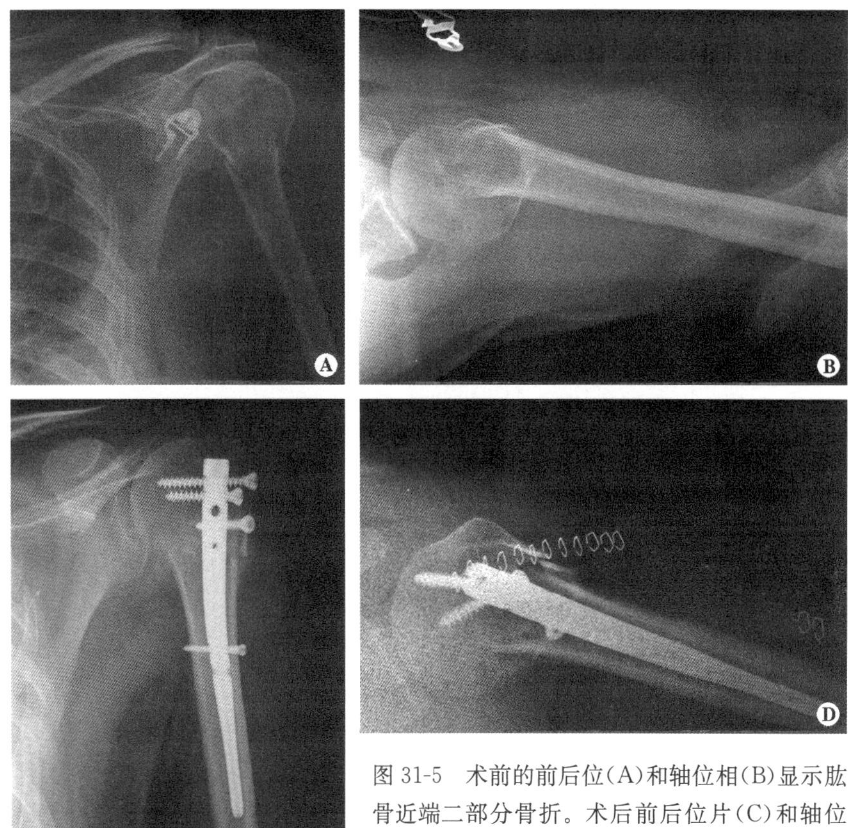

图 31-5　术前的前后位(A)和轴位相(B)显示肱骨近端二部分骨折。术后前后位片(C)和轴位相(D)显示骨折复位良好，无螺钉穿出

术后 4～6 周，当临床和影像学上出现骨折愈合征象，患者可开始在适当范围内做主动或部分主动练习，目标是被动屈曲和外旋可分别达到 140°和 30°，此时开始三角肌的等长训练。术后 10～12 周当患者能达到无痛无不适的功能活动范围后，开始做三角肌、肩袖的抗阻力以及肩胛骨的稳定性练习。

七、避免失误和手术并发症

髓内钉固定肱骨近端骨折的并发症与切开复位内固定术和肩置换成形术相似。文献中的大部分并发症都与固定术有关，这些并发症都出现于复杂骨折的髓内钉治疗或发生于伴有骨质疏松的老年患者中。有一组病例报导翻修率达到了 45%，该作者建议在移位的三部分、四部分骨折中不应使用髓内钉治疗，因为近端锁钉难以牢固把持住粉碎的近端骨折块(图 31-6)，因此正确选择患者是避免此类并发症的最佳方法。

一些文献报告骨质量差的骨折或结节粉碎的骨折中，容易出现近端螺钉滑出或松动，需要取出这些螺钉。在骨质量差或粉碎骨折的患者中，加用张力带缝合固定有助于避免固定

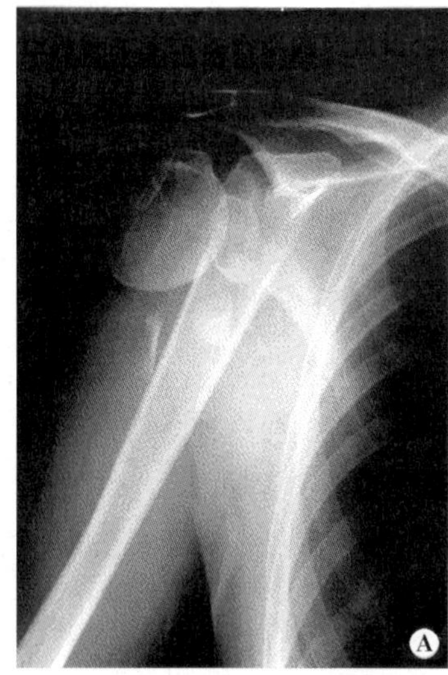
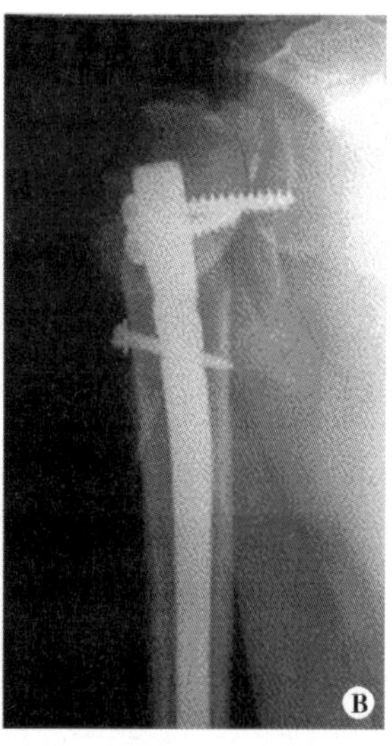

图 31-6　A. 严重移位的粉碎性肱骨外科颈骨折。B. 由于近端锁钉把持力不足导致固定失败(经允许引自:Bernard J,Charalambides C,Aderinto J,Mok D:Early failure of intramedullary nailing for proximal humeral fractures. *Injury* 2000;31:789-792.)

松动的并发症。如前所述,可用加带垫片螺钉固定粉碎的大小结节。若近端锁钉位置不佳或主钉尾端未沉入软骨下常会导致肩峰下撞击。

创伤后并发症如骨坏死、骨折不愈合、畸形愈合等发生率较低,闭合复位髓内钉固定术可减少肱骨头血运的破坏和软组织的剥离。最后,正确的选择进钉点和使用经皮克氏针的临时固定可使骨折最大程度地复位(图 31-7)。

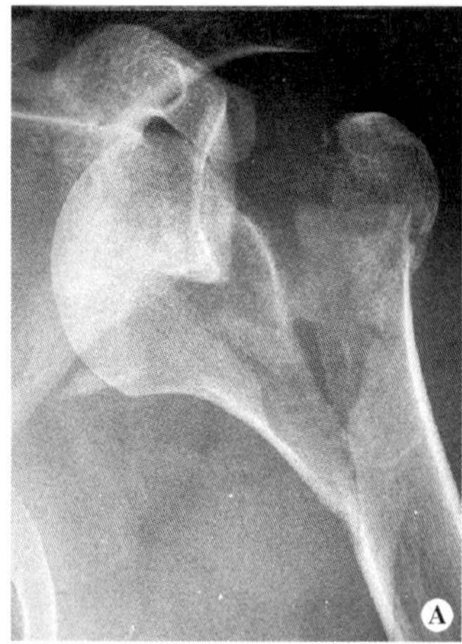
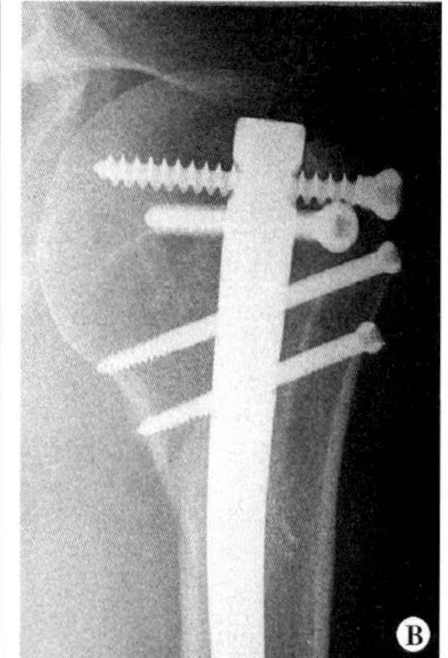

图 31-7　A. 肱骨近端骨折线恰好经过大结节处的进钉点。B. 满意复位后选择正确的进钉点固定能达到良好效果(经允许引自:Parsons M,O'Brien RJ,Hughes JS:Locked intramedullary nailing for displaced and unstable proximal humerus fractures. *Tech Shoulder Elbow Surg* 2005;6:75-86.)

(纪　泉　文良元 译)

参考文献

Adedapo AO, Ikpeme JO: The results of internal fixation of three- and four-part proximal humeral fractures with the Polarus nail. *Injury* 2001;32:115-121.

Agel J, Jones CB, Sanzone AG, Camuso M, Henley MB: Treatment of proximal humeral fractures with Polarus nail fixation. *J Shoulder Elbow Surg* 2004;13:191-195.

Bernard J, Charalambides C, Aderinto J, Mok D: Early failure of intramedullary nailing for proximal humeral fractures. *Injury* 2000;31:789-792.

Hessmann MH, Hansen WS, Krummenauer F, Pol TF, Rommens M: Locked plate fixation and intramedullary nailing for proximal humerus fractures: A biomechanical evaluation. *J Trauma* 2005;58:1194-1201.

Iannotti JP, Ramsey ML, Williams GR, Warner JJP: Nonprosthetic management of proximal humeral fractures. *Instr Course Lect* 2004;53:403-416.

Koval KJ, Blair B, Takei R, Kummer FJ, Zuckerman JD: Surgical neck fractures of the proximal humerus: A laboratory evaluation of ten fixation techniques. *J Trauma* 1996;40:778-783.

Lin J, Hou SM, Hang YS: Locked nailing for displaced surgical neck fractures of the humerus. *J Trauma* 1998;45:1051-1057.

Neer CS: Displaced proximal humeral fractures: I. Classification and evaluation. *J Bone Joint Surg Am* 1970;52:1077-1089.

Neer CS: Displaced proximal humeral fractures: II. Treatment of three-part and four-part displacement. *J Bone Joint Surg Am* 1970;52:1090-1103.

Parsons M, O'Brien RJ, Hughes JS: Locked intramedullary nailing for displaced and unstable proximal humerus fractures. *Tech Shoulder Elbow Surg* 2005;6:75-85.

Phipatanakul WP, Norris TR: Indications for prosthetic replacement in proximal humeral fractures. *Instr Course Lect* 2005;54:357-362.

Rajasekhar C, Ray PS, Bhamra MS: Fixation of proximal humeral fractures with the Polarus nail. *J Shoulder Elbow Surg* 2001;10:7-10.

Ruch DS, Glisson RR, Marr AW, Russell GB, Nunley JA: Fixation of three-part proximal humeral fractures: A biomechanical evaluation. *J Orthop Trauma* 2000;14:36-40.

Wheeler DL, Colville MR: Biomechanical comparison of intramedullary and percutaneous pin fixation for proximal humeral fracture fixation. *J Orthop Trauma* 1997;11:363-367.

第 32 章　肱骨外科颈骨折不愈合的切开复位内固定治疗

Robert D. Shin, MD　Jesse B. Jupiter, MD

一、适　应　证

肱骨近端骨不愈合较为罕见，常发生在肱骨外科颈水平，其准确发病率并没有确切报道。骨折后 3 个月没有放射学愈合迹象，怀疑骨折延迟愈合；6 个月没有放射学愈合迹象，可以诊断为骨折不愈合(图 32-1)。肱骨近端骨不愈合会导致上肢功能严重受损，特别是那些形成滑液性假关节的患者。老年患者中，骨折不愈合发病率会更高。

肱骨外科颈骨折不愈合的相关因素包括严重的骨折分离(图 32-2)和内固定失败。有些病例是因为在骨折线内嵌入软组织，嵌入的软组织可能是肱二头肌长头腱、三角肌和肩袖组织。制动过久和上臂悬吊产生的分离应力可能导致骨折不愈合。上臂必须贴胸而置，肘放置在腋中线前方，以防止因胸部推挤导致的成角，否则骨折块对位不良，可能会发生骨折不愈合。

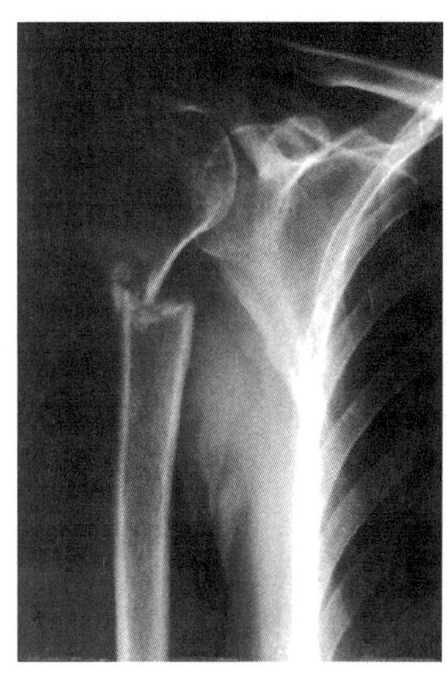

图 32-1　萎缩性肱骨外科颈骨折不愈合前后位图像

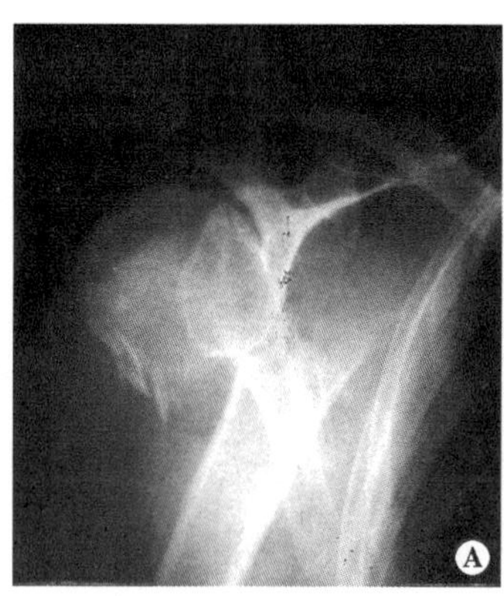

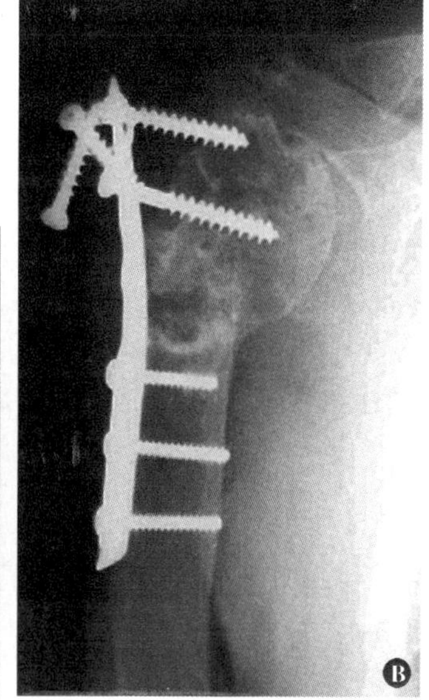

图 32-2　A. 肱骨近段骨折严重脱位前后位图像，如果未进行治疗就会发生骨折不愈合。B. 另外一个患者前后位图像，因为骨折不稳定导致肱骨头内固定不充分，形成了骨折不愈合

骨折稳定前过早活动也会导致骨折不愈合，在愈合初期，任何微小活动都要求骨折块间作为整体活动，这必须要求骨痂成熟。过度体能康复训练会影响软骨内骨化，导致增生肥大的假关节形成。

对于经过外科治疗的患者，内固定的不充分和骨折固定不稳定是骨折不愈合的原因。在手术室治疗期间中，一定要确保肱骨头和肱骨干之间活动时是一个整体。不稳定的内固定可能会使患者发生骨折不愈合，预示着失败，特别是不稳定内固定术后过早进行标准的康复训练。此外，手术中过度显露和骨折处软组织过度剥离会影响骨折愈合。

感染也是必须要考虑的因素，病史、体检和实验室检查并不能完全确定这种情况。只要怀疑有感染可能，术中必须进行革兰染色和冰冻切片。继发于感染的骨折不愈合是一种灾难性的并发症，可能需要行切除性关节成型术。

有症状的肱骨外科颈骨折不愈合需行手术治疗。手术适应证包括：通常有严重的疼痛性肩关节功能丧失；能理解手术存在的困难，准备好进行长期的严格的功能康复；能主动合作、有足够的认知能力、参与康复训练的患者。

患者常常由于各种程度的疼痛和严重功能丧失而就诊。大部分报道至少为静息时中度疼痛和发力运动时显著疼痛，例如提、推、拉、投。甚至简单的日常生活可能变得非常困难，大部分患者提不起一磅重的东西。

体检会发现骨折不愈合处的不稳定及三角肌和肩周肌肉的萎缩。必须仔细检查皮肤，注意前次手术切口和入路位置。骨折不愈合处任何一边的骨性突起都会造成皮肤压迫。感染性的骨折不愈合尤其难治，需要更多复杂的手术治疗；所以，任何伤口情况都必须得到注意。往往很难区分盂肱关节与滑液性假关节的真正活动范围。

因为骨折不愈合引起的疼痛和无力，肩袖肌群的功能很难被评估。所以，必须进行全面的神经系统检查。神经系统损伤可能是外伤的直接结果，或是既往手术造成的。骨折不愈合手术治疗前，必须查清任何神经系统的损害，避免混淆神经损害的时间和原因。特别关注腋神经和桡神经损害。如果，体检证据不明确，应行神经电生理检查进行诊断。

放射学检查应包括三个标准体位：肩胛骨前后位、肩胛骨 Y 位和轴位。骨折不愈合的部位能明确显示。下面有几个特征比较重要：萎缩性或肥大性骨折不愈合、骨丢失量、肱骨头骨性坏死以及支持病理学损害的证据。尽管 CT 通常不是必需的，但可以帮助我们确定肱骨头和大结节的边界，尤其是在肱骨头出现凹陷时。CT 还能帮助确定骨折不愈合。如果怀疑肱骨头坏死，但放射学证据不清时，可行 MRI 检查。

二、禁　忌　证

多病和体质虚弱的患者不适合手术治疗，应行非手术疗法。不能或不愿进行术后长期康复的患者也应避免手术治疗。活动性感染和感染性骨折不愈合是绝对禁忌证。这个问题应该在骨折不愈合再次手术和功能重建手术前得到根除。

三、其他治疗方法

文献中有几篇文章提到使用髓内钉治疗肱骨近端外科颈骨折不愈合，但报道的结果让人失望。尽管骨折不愈合能被治疗，但功能都很难恢复。肩峰下间隙髓内钉机械性撞击是一个常见问题。大多数情况下，撞击征要求将髓内钉取出。尽管加用张力带能加强髓内钉抗旋转稳定性，提高疗效，但用髓内钉治疗外科颈骨折不愈合还没有被证实是最有效的治疗方法。

对于某些肱骨近端骨折不愈合，肱骨近端假体置换术也是一种不错的选择。是否置换肱骨头的影响因素有：肱骨头坏死；不能获得稳定内固定的骨折。关节面软骨的状况也非常重要。对合并骨关节炎的患者，内固定治疗就不理想了。半关节置换术对外科手术失败导致的肱骨头坏死是最理想的。因为会影响来自肩袖肌群的血液供应，这种术式在治疗肱骨外科颈骨折中很少用到，对于老年患者中骨质疏松性骨缺损甚或小块的近端骨折也适合用半关节置换术。创伤后骨性关节炎和慢性脱位导致的盂肱关节不适配也必须应用半关节置换术。后者因为软组织和韧带失衡使治疗异常困难。极少数患有肩盂磨损的患者，应该使用全肩关节置换术。切除性关节成型术是一种补救方法，可以作为最后的选择。由于明显的功能不良，这种切除性关节成型术一般应尽量避免使用。这种手术多用于顽固性感染的患者，或者多次重建手术失败后发生严重不可修复的软组织挛缩的患者。

四、结　果

治疗的目标是缓解疼痛和提高功能。因为文献报道的治疗方式疗效不一致，各家治疗方式选择也很多种。首选治疗为切开复位钢板螺钉内固定术(ORIF)，能满足大部分病例的治疗要求(表 32-1)。比较起来，其他可供选择的方法也有不错的疗效。

表 32-1　肱骨外科颈近端骨不愈合治疗结果

作者(年份)	病例数	治疗方式	患者平均年龄(范围)	平均随访时间(范围)	结果
Galatz 等(2004)	13	用扁平钢板或T形钢板切开复位内固定	61 岁(25～77 岁)	3 年(1～10.4 年)	优良率 92% 愈合率 92% 平均疼痛评分从 4.2 减到 1.2(最大为 5) 平均功能评分从 23%提高到 86%(最大 100%) 并发症发生率 8%
Ring 等(2001)	20	用扁平钢板切开复位内固定	61 岁(22～80 岁)	3.3 年(1.5～6 年)	优良率 92% 愈合率 92% 改良平均 Constant-Murley 评分从 12 提高到 75 平均 DASH 评分从 77 减少到 21 并发症发生率 15%
Duralde 等(1996)	20	肱骨头置换术，切开复位内固定术	64 岁(23～96 岁)	4.3 年(2～10.3 年)	优良率 55% 既往曾用切开复位内固定术治疗的患者疗效明显不佳 并发症发生率 75%
Nayak 等(1995)	17	Rush rod，肱骨头置换术	60 岁(31～94 岁)	6.3 年(2～11 年)	优良率 35% 两组疼痛、功能和活动范围没有差别

续表

作者(年份)	病例数	治疗方式	患者平均年龄(范围)	平均随访时间(范围)	结果
Healy 等 (1990)	25	不治疗，髓内钉，肱骨头置换术，切开复位内固定术	66 岁 (19～80 岁)	2.2 年 (0.3～10 年)	未治疗组和髓内钉组疗效差 肱骨头置换组疼痛缓解，但运动受限 切开复位内固定组优良率 92%、愈合率 85%

疼痛的缓解经常是出乎意料的，同时也是唯一可以预见到的结果。在几项研究中，ORIF 的愈合率高达 92%。然而，功能恢复的程度差别却很大。优良率统计结果在 55%～92%，而其他治疗方法的优良率却无显著性差异。各种方法的并发症发生率波动于 8%～75%。

五、手 术 方 法

(一) 体位和显露

由于以下原因，手术可能会非常困难：解剖层次不清、瘢痕形成、关节囊挛缩、既往手术内固定物的失败。肱骨近端骨折经常发生在患有骨质疏松症的老年患者中。女性患者发病率是男性的两倍。所以，骨质量是选择手术方案的重要参考因素。

切开复位内固定术要求处于 30°沙滩椅位。笔者使用亨利(Henry)的前外侧三角肌和胸大肌间切口，因为该切口显露很好。该切口起于锁骨，行经喙突内侧，达三角肌止点，长 15～20cm(图 32-3)。三角肌和胸大肌间的头静脉必须被确认和保护，其经常随胸大肌一起被牵于内侧。胸锁筋膜可以在联合腱外侧切开，联合腱和三角肌分别向内、外两侧牵开。为了获得更好的显露，可以切开三角肌止点前部和胸大肌止点近侧一半。肱二头肌肌腱是肱骨结节的解剖标志。为了治疗肱骨外科颈骨折不愈合，切口显露一般不必延伸到盂肱关节。如果有大结节骨折不愈合，则需行关节松解术。

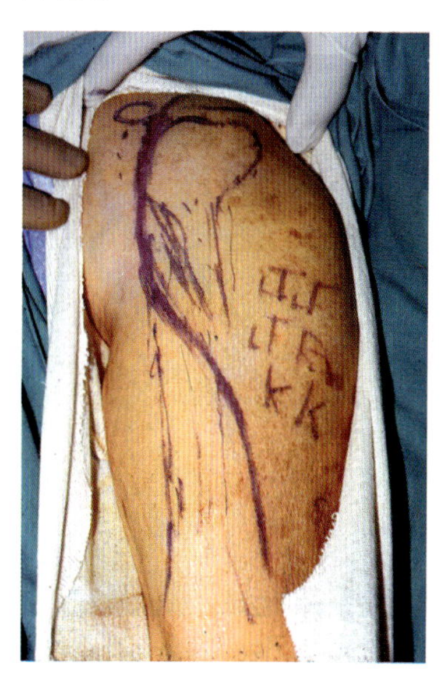

图 32-3　胸三角肌间沟切口，用以显露不愈合部位；该切口远端切口操作时应注意保护桡神经

松解肩峰下间隙粘连能增强滑动机制。三角肌下间隙也应该在前后方向上移动松解，远端分离后在中外三分之一处劈开肱肌。尽量减少骨膜和肌肉的损伤，但是还要满足钢板所需要的空间。如果需要使用长钢板，那么就应该解剖桡神经并给予保护。如果患者原来使用了内固定物，应该将所有的内固定物取出。确定骨折位置，清除纤维组织(图 32-4A)。清除骨折表面硬化和没有活性的骨组织。为确保骨折愈合，要钻通两端的髓腔。当骨折块对线不良时，要使用骨骼牵开器帮助恢复骨折块对线(图 32-4B)。

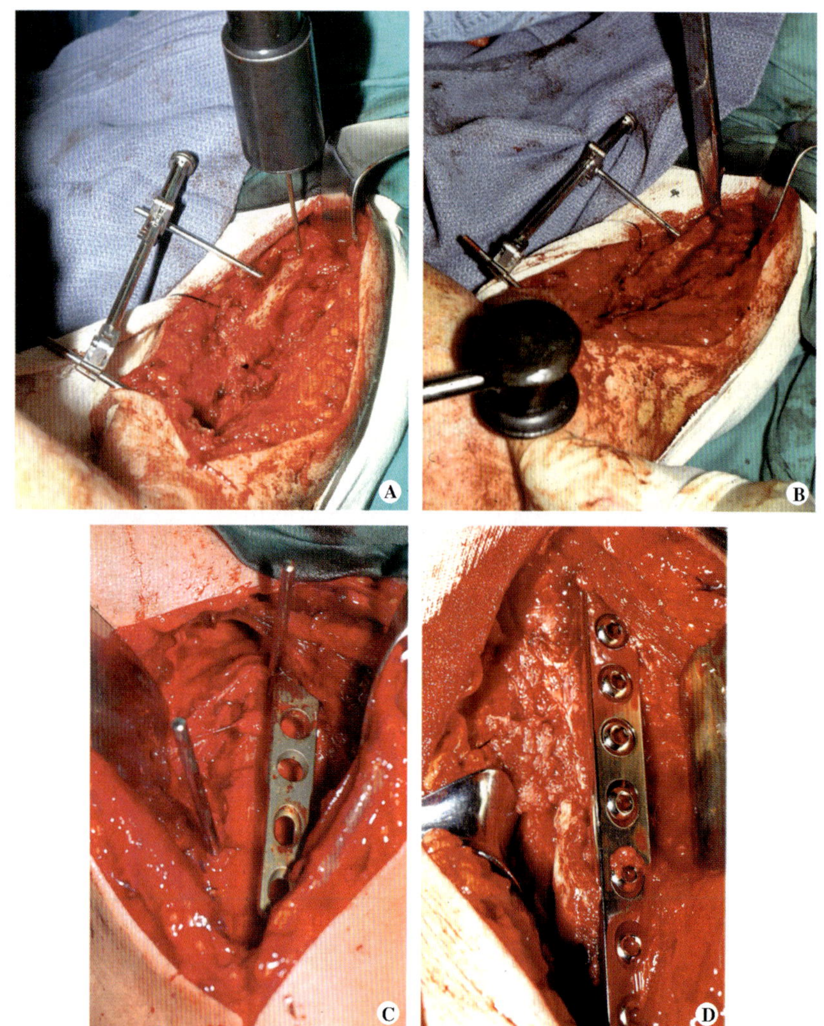

图 32-7 A. 推荐使用中空片钢板，应用导丝会利于钢板放置。B. 用骨凿帮助放置钢板。C. 在肱骨头上钢板位置放置正确有利于头和干之间的复位。D. 若干枚骨折不愈合部位的 3.5mm 皮质骨螺钉，远端骨折块上钉孔应使用加压模式，使骨折不愈合部位骨块间有一定的压力

如果选定 3.5mm 肱骨近端 LCP 钢板，那么手术过程不会有太多不同。主要显露结节间沟外侧面，这是钢板放置被推荐的位置。骨折不愈合部位的准备和肱骨头干间复位基本不变。临时应用克氏针固定肱骨头和用肱骨干远端螺钉（螺钉位于延长孔远端以备后面加压）固定。注意钢板上部空间以防止发生肩峰撞击症。钢板被设计放置于岗上肌止点远端 8mm 处。前后位 X 线片上，钢板上端应恰好位于肱骨头关节外侧面下方。

锁定螺钉时，透视下每一个螺钉拧入应该相同。通过克氏针套筒放置克氏针，克氏针测量，通过钻头套筒放置 2.8mm 钻头，拧入 3.5mm 合适长度锁定螺钉。首先保证肱骨头固定牢固，然后再固定肱骨干。肱骨干第一个螺钉要用标准 3.5mm 固定于加压孔。其他螺钉可以标准地固定在中间位置。尽管有时有严重骨质疏松症或肱骨干长度不够，肱骨干一侧一般不用锁定螺钉。如果肱骨干侧的固定不够充分是因为钢板长度不够，应该延长钢板的长

度。如此看来,术前测量确定钢板长度非常重要。

植骨是非常重要的步骤,特别对于萎缩性骨折不愈合的患者,笔者推荐自体髂骨松质骨植骨。当缺损较大(大于 6cm)或软组织被斑痕化、延展性不佳时,应该考虑使用带血管的骨移植,例如游离腓骨干。当关节内发生纤维化时,应该松解粘连,不仅能促进恢复关节活动范围,而且还有利于减少骨折不愈合处的应力。少数情况下,盂肱关节发生骨关节炎时,笔者建议使用假体置换术。

(四) 切口闭合

闭合伤口前,透视下多角度检查肱骨头,确保没有钢板或螺钉进入关节腔内(图 32-8B)。全方位活动盂肱关节,确定固定的牢固程度并能满足关节松解术的需要,以利术后进行康复锻炼。为防止血肿形成,三角肌下间隙应放置伤口引流。伤口应该分层次闭合。术后患肢悬吊,直到术后 10～14 天伤口拆线为止。

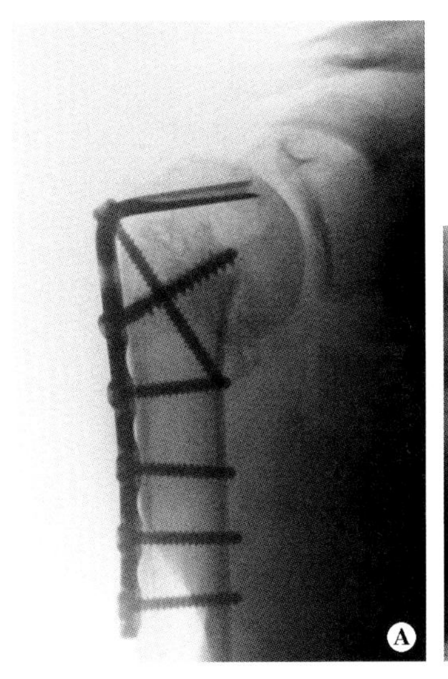

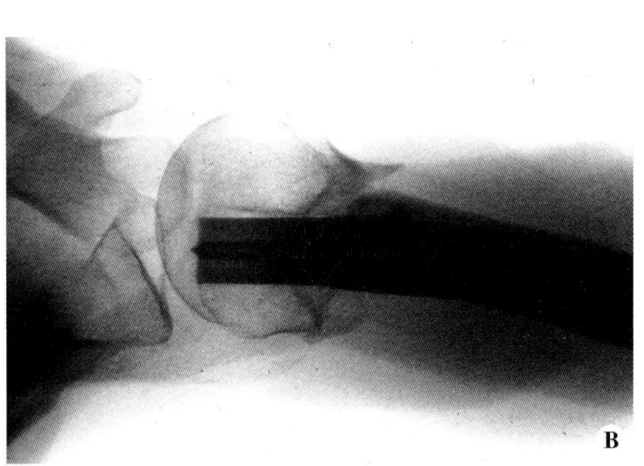

图 32-8 最后行肩胛骨前后位和轴位透视,确定骨折复位和内固定物的位置,确保没有钢板或肱骨头内螺钉进入盂肱关节

六、术后治疗

术后 2 周内悬吊制动。术后训练初始的 6 周内,患肢先行钟摆运动,逐渐扩大运动范围,运动范围以能耐受为限。如果 X 线片上显示有早期愈合迹象,可以进行第二节段康复锻炼,通常也是 6 周。这阶段着重于辅助下的主动练习,包括用健肢辅助抗阻力带锻炼。最后阶段于术后 12 周开始,该阶段主要任务是进行伸展运动和用器械辅助行 1～5lb 加强锻炼。全过程都要关注肘关节、前臂、腕部和手的主动功能训练和辅助下的功能训练。

一定要告知患者,要最大程度恢复肩关节功能,康复时间有可能会需一年甚至更久。瘢痕组织和关节粘连使关节功能恢复过程异常艰难和漫长。气候性疼痛、用力时疼痛和永久的功能限制是很常见的结果。为患者精心准备教程,能缓解患者的焦虑和改善医生和患者之间的关系。

七、避免失误和手术并发症

为了扩大肱骨近端显露范围，在锁骨和肩峰上松解三角肌是冒险的。三角肌分离后力量减弱并且治疗非常困难。三角肌止点部分松解，内旋肱骨近端，就能满足骨折不愈合部位的显露和内固定的需要。

有时肱骨显露较远时可能伤及桡神经，造成暂时性麻痹。应该告知患者这种可能性。如果神经位置不明确时，容易发生更严重的神经损伤，暂时性神经麻痹相对而言更容易让人接受。

骨质疏松会给治疗带来问题，钢板不必紧密贴合。实际上，放置钢板的空间应该足够宽，方便钢板插进和取出。扁平状隧道远端皮质应该做成斜坡形，以便钢板折弯时不会撞击骨质外侧皮质。如果骨皮质很薄，则推荐使用锁定钢板。

肱骨近端骨折线如果过于靠上，则很难固定；要加强固定强度，应于钢板折弯处置钉斜着穿过远端皮质。通过钢板上小洞缝合肩部旋转肌群有利于固定近端骨块。

（张　良 译）

参考文献

Boyd HB, Lipinski SW, Wiley JH: Observations on nonunion of the shafts of the long bones, with a statistical analysis of 842 patients. *J Bone Joint Surg Am* 1961;43:159.

Coventry MB, Laurnen EL: Ununited fractures of the middle and upper humerus. *Clin Orthop Relat Res* 1970;69:192-198.

Duralde XA, Flatow EL, Pollock RG, Nicholson GP, Self EB, Bigliani LU: Operative treatment of nonunions of the surgical neck of the humerus. *J Shoulder Elbow Surg* 1996;5:169-180.

Galatz LM, Iannoti JP: Management of surgical neck nonunions. *Orthop Clin North Am* 2000;31:51-61.

Galatz LM, Williams GR Jr, Fenlin JM Jr, Ramsey ML, Iannotti JP: Outcome of open reduction and internal fixation of surgical neck nonunions of the humerus. *J Orthop Trauma* 2004;18:63-67.

Healy WL, Jupiter JB, Kristiansen TK, et al: Nonunion of the proximal humerus. *J Orthop Trauma* 1990;4:424-431.

Henry AK: *Extensile Exposure*, ed 2. Edinburgh, Scotland, Churchill Livingstone, 1973.

Jupiter JB, Mullaji AB: Blade plate fixation of proximal humeral non-unions. *Injury* 1994;25:301-303.

Nayak NK, Schickendantz MS, Regan WD, Hawkins RJ: Operative treatment of nonunion of surgical neck fractures of the humerus. *Clin Orthop Relat Res* 1995;313:200-205.

Norris TR, Turner JA, Bovill D: Nonunion of the upper humerus: An analysis of the etiology and treatment in 28 cases, in Post M, Morrey BF (eds): *Surgery of the Shoulder*. St Louis, MO, CV Mosby, 1990, pp 63-67.

Ring D, McKee MD, Perey BH, Jupiter JB: The use of a blade plate and autogenous cancellous bone graft in the treatment of ununited fractures of the proximal humerus. *J Shoulder Elbow Surg* 2001;10:501-507.

第33章 肱骨外科颈骨折不愈合的肱骨近端假体置换术治疗

Bradford O. Parsons, MD　Evan L. Flatow, MD

一、适 应 证

肱骨近端骨折是一种常见的外伤，经常发生在肱骨外科颈区域。一般来说，无论何种治疗方法都能使骨折愈合。然而，当骨折不愈合发生时，涉及的因素很多，包括解剖因素、并存症、治疗方法等。大部分肱骨外科颈骨折不愈合是因为移位的肱骨外科颈两部分骨折治疗失败造成的。少数情况下，有些三或四部分骨折也会发展成骨折不愈合，常常合并大结节畸形愈合或骨坏死。

肱骨外科颈骨折不愈合很少发生，但经常会存在受累关节的疼痛和功能受限。历史上，症状性骨折不愈合的治疗是具有挑战性的，有一些外科治疗方法可供选择，包括数种内固定技术。当肱骨近端的骨、关节解剖结构存在时，这些方法还是可以去尝试的。然而，如果肱骨近段有严重的骨质疏松，或者肱骨头坏死和(或)囊性变，那么内固定术并不是好的选择。当肱骨近段骨质量不好，例如囊性变的肱骨头，或近段骨块太小不宜行固定时，坚强内固定就不适用。如果患者已有盂肱关节骨关节炎时，易发生其他并发症；僵硬、粘连的关节可能产生骨折部位的异常活动，导致不愈合。

当内固定不能重建稳定性或关节面已损坏的患者，可以推荐使用肱骨近端置换术(图33-1)。关节置换术的优点之一是残余的肱骨头可以用做骨移植，尤其是如果骨折不愈合已经造成肱骨头和近段肱骨干的吸收，在两者之间产生较大空隙时。尽管半肩置换术是一个合理的选择，因为这方面文献较少，但缺乏外科技术的明确适应证和共识。

二、禁 忌 证

骨折不愈合时肱骨头置换术的绝对禁忌证与其他肱骨头置换术的禁忌证一样。特别的是，当患者肩关节有活动性或可疑感染时，尤其是继发于以前手术内置物的感染时，不宜行关节置换术。患者有其他并存疾病，外科手术风险较大时，也不宜行关节置换术。当然，这要与相关医疗专家讨论之后才能决定。

对于外科颈骨折不愈合肱骨头置换术的相对禁忌证包括肱骨头有足够骨量关节面尚好。针对这些患者，尤其对于年轻和活动较多的患者，要尽一切努力促使骨折不愈合处愈合，而且不需要牺牲肩关节。那么，切开复位内固定术更加适合这些患者。

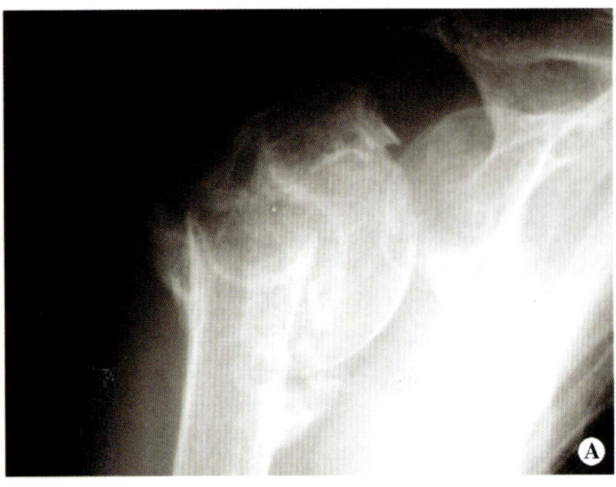
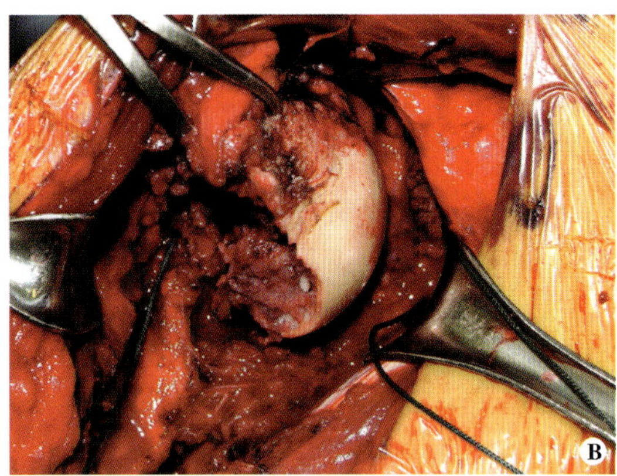

图 33-1 A. 前后位 X 线片显示肱骨外科颈骨折不愈合骨丢失的程度。B. 照相显示肱骨头的严重囊性变(经允许引自 Flatow EL,Bishop JY:Nonunion of proximal humerus fractures,in Warner JJP,Iannotti JP,Flatow ELeds:*Complex and Revision Problems in Shoulder Surgery*,ed 2. Philadelphia,PA,Lippincott Williams & Wilkins,2005,343.)

三、其他治疗方法

没有症状或不在意功能受限的患者,可以不进行外科治疗,而只做功能训练。然而,对于有症状并且不能忍受疼痛和功能受限的患者,仅有两种治疗方式可供选择:行骨折内固定或者行肱骨近端置换术,两者的适应证已经在前面阐述过。肱骨大结节缺失或肩袖萎缩的患者可考虑用逆置型假体。切除性关节成型术能缓解疼痛,但不能恢复功能,这种方法常常仅限于合并感染的骨折不愈合患者。

四、结　　果

尽管症状性肱骨外科颈骨折不愈合适合用肱骨近端置换术,但技术难度较大。历史上,它与治疗骨关节炎和急性骨折的肱骨头置换术相比效果较差。Neer 了解到这一点,报道了既往有创伤史患者的手术难度大且手术疗效不佳。所以,必须告知患者手术预期的效果。

表 33-1 总结了关于肱骨近段置换术治疗症状性肱骨近端骨折不愈合的一些文献。大部分患者疼痛缓解,缓解程度较大。然而,功能改善程度却无法预期。经常是前举和旋转有一定程度的提高,但不能做头顶以上的运动。功能不良的结果经常与截骨术后大结节畸形愈合的并发症有关。在一项研究中,因骨折不愈合而置换了假体的患者(全部患者都经过大结节截骨术)与未行截骨术创伤性关节炎的患者相比术后临床效果更差。这样的结果让作者认为:除非是肱骨头塌陷的患者,否则不要采用假体置换术。

表 33-1　症状性肱骨外科颈骨折不愈合经肱骨近端假体置换术的结果

作者(年份)	病例数	骨折类型	治疗方法	平均年龄(范围)	平均随访时间(范围)	结果
Nayak 等(1995)	7	NA	肱骨大结节截骨(7 例)	64 岁	76	UCLA 评分从 4.8 提高到 21.4 疼痛评分平均提高 3 级 没有优秀，3 例好，3 例良，1 例差 上举由 20°提高到 110° 外旋提高 10°
Norris 等(1995)	4	混合型骨折不愈合和畸形愈合 外科颈三部分骨折(3 例) 外科颈四部分骨折(1 例)	肱骨大结节截骨(1 例)	53 岁	49	全部患者疼痛缓解 3 例满意，1 例(大结节切除)不满意(因为骨连接不正) 对于骨折不愈合的患者功能结果没有特别注明
Duralde 等(1996)	10	症状性骨折不愈合(6 例) 外科颈三部分骨折(4 例) 外科颈四部分骨折(1 例)	ORIF 和 HHR 相结合不切除肱骨大结节	64 岁	51	功能和疼痛评分相似，与治疗方式无关 55%患者优秀或满意，45%患者不满意 疼痛评分由 3.9 减少到 1.4 上举从 37°提高到 86° 外旋由 10°提高到 37°
Boileau 等(2001)	6	症状性骨折不愈合(2 例) 外科颈三部分骨折(2 例) 外科颈四部分骨折(2 例)	肱骨大结节截骨(6 例)	59 岁	19	Constent 评分由 22 提高到 57 上举由 50°提高到 63° 外旋由 10°到 26° 切除大结节患者与未切除的患者相比，上举恢复明显减少，并发症明显增高
Antuna 等(2002)	25	症状性骨折不愈合(16 例) 外科颈三部分骨折(7 例) 外科颈四部分骨折(1 例)	HHR（21） TSA(4) 肱骨大结节截骨(14 例)	65 岁	72	类似疼痛评分由 4.6 减少到 1.8($P<0.05$) 活动范围提高有统计学意义 上举由 41°提高到 88° Neer 评分：优秀 1 例，满意 11 例，不满意 13 例 三部分或四部分骨折的患者结果更差 14 例大结节截骨的患者中有 12 例发生骨不连接、吸收、骨折不愈合

续表

作者(年份)	病例数	骨折类型	治疗方法	平均年龄(范围)	平均随访时间(范围)	结果
Flatow 等(2005)	9	症状性骨折不愈合(9 例)	HHR(8 例) TSA(1) 不切除肱骨大结节	63 岁	69	7 例患者疼痛完全缓解,2 例患者中度缓解 活动度明显提高 前举由 43°提高到 113° 外旋由 9°提高到 54° 术后 ASES 评分 80,持续评分 64 2 例肱骨距吸收

注:HHR,肱骨头置换术;TSA,全肩关节置换术;ASES,美国肩肘外科;NA,无效的。

尽管早期文献报告功能改进程度并不一致,尤其是因行假体置换术而大结节截骨的患者,但笔者仍然发现用改良方法处理大结节,术后关节功能提高较大。当然,对于肱骨大结节畸形愈合的原因还不确定。随着肱骨近端骨折畸形愈合,大结节可能已经随之固定,因其与肱骨干间不正确的相对关系,导致治疗困难。然而,随着肱骨外科颈骨折不愈合,大结节固定于肱骨头部,小结节与肱骨干间无固着。这种情况下,畸形愈合发生在大小结节之间。但是以笔者的经验,假体置换术中这种畸形不需要矫正,是可以接受的。

那么,对于大多数用假体置换术治疗肱骨外科颈骨折不愈合,笔者认为大结节不必被作为独立部分被截骨。而且,大结节如与小结节相连,就应该保留,他们与内侧的肱骨距组成 C 形骨环或完整骨环。肱骨假体植入肱骨干髓腔内后于外科颈处使骨环复位,可以用内侧肱骨距植骨加强。本方法能减少大结节不愈合和畸形愈合的发生率,确保功能稳定提高。肱骨结节和肱骨近端的处理将在技术章节论述。

此外,除了大结节截骨游离的问题,一些研究描述了假体设计对假体置换成功率的影响。在这些研究中,使用干骺端较大的肱骨近端假体会限制植骨;那么,使用外形较小的假体能提高植骨量,包括肱骨距处植骨,如此能提高愈合趋势和最后功能。

(一) 手术方法

关节置换治疗症状性肱骨外科颈骨折不愈合,技术难度很高,特别是残留的固定物使解剖结构混乱不清时难度更大。因此,术前有必要制定详尽的治疗计划。正位 X 线片有利于制定手术计划,而且有时需要使用三维图像辅助(图 33-2A、B)。如果计划行全肩关节置换术(TSA),要用 CT 帮助分析肱骨距缺损的程度、确定大结节的位置和肩盂的完整性。体内如没有金属物,可以用 MRI 确定肩袖的病理状态,肩袖如不完整则不能行全肩关节置换术(图 33-2C)。特别是残留内固定物需要取出时查阅既往手术记录能准确得知曾经做过的治疗。

(二) 必需的器械、设备和内固定植入物

为全肩关节置换术准备标准设备,包括牵引器、失状锯和高速磨转。电钻和小钻头(2mm)用来钻肱骨近端通道以固定大结节。在行关节假体置换前要用专用设备取出以前的内固定物,假体固定一般要用骨水泥。笔者推荐使用干骺端设计的小型肱骨假体,能保证有足够的空间行充分植骨(图 33-3)。粗糙的材料表面,如多孔的钽,能提高骨性愈合。

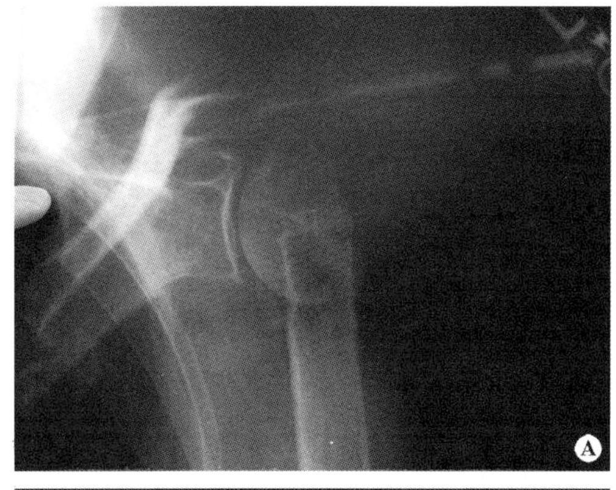

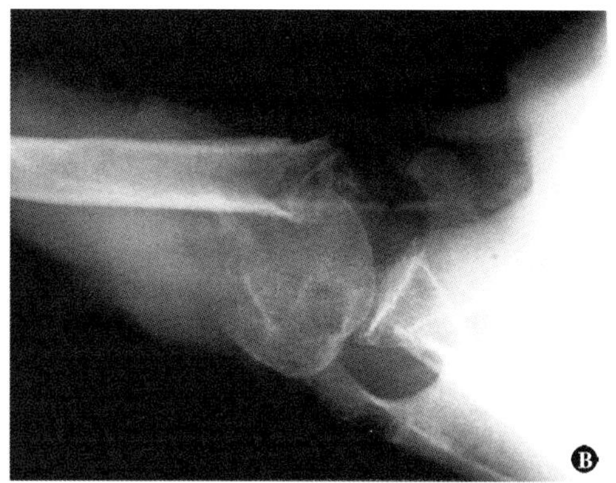

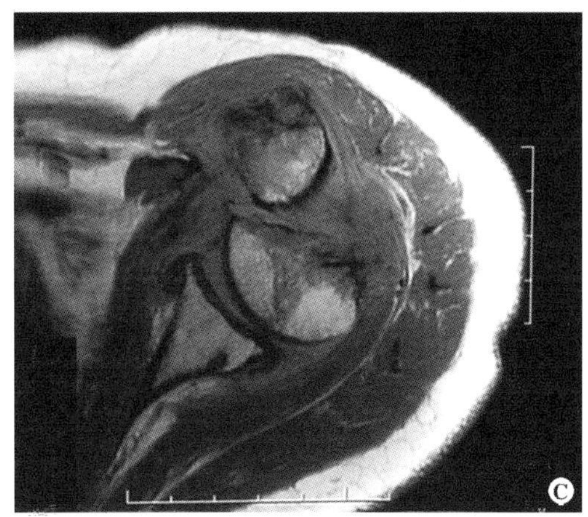

图 33-2　A. 前后位。B. 轴位 X 线片显示外科颈骨折不愈合，内侧肱骨距吸收严重和肱骨头囊性变严重。C. MRI 显示进一步的骨性变化(经允许引自 EL，Bishop JY：Nonunion of proximal humerus fractures，in Warner JJP，lannotti JP，Flatow EL(eds)：*Complex and Revision Problems in Shoulder Surgery*，ed 2. Philadelphia，PA，Lippincott Williams & Wilkins，2005，332.)

(三) 体位和显露

患者仰卧，沙滩椅体位，消毒铺巾，充分显露患侧肩关节。术中使用液压上臂固定器维持上臂位置。选择三角肌和胸大肌间切口，头静脉随胸大肌向内牵拉并给予保护。切开胸锁筋膜，显露联合肌腱及下方的肩胛下肌肌腱。肩胛下肌腱前方能摸到腋神经，术中一直要注意保护。取出全部内置物，去除所有螺钉和钢板，否则可能会影响假体放置。

根据肱骨距骨吸收程度的不同，可以用不同的方法处理肩胛下肌腱。如果肱骨距被吸收较多，那么不移动肩胛下肌腱肱骨头可以通过肩胛下肌肌腱下方被触到。如果肱骨距相对正常，那么肩胛下肌肌腱应该从它的止点粗隆上切下。在此之前先要结扎旋肱血管，这样有利于显露盂肱关节和肱骨头。用四根二号不可吸收缝线穿过小结节上的通道，有利于假体置换术后重建肩胛下肌肌腱止点。显露关节后，要切除肩关节前、下、后方的关节囊。

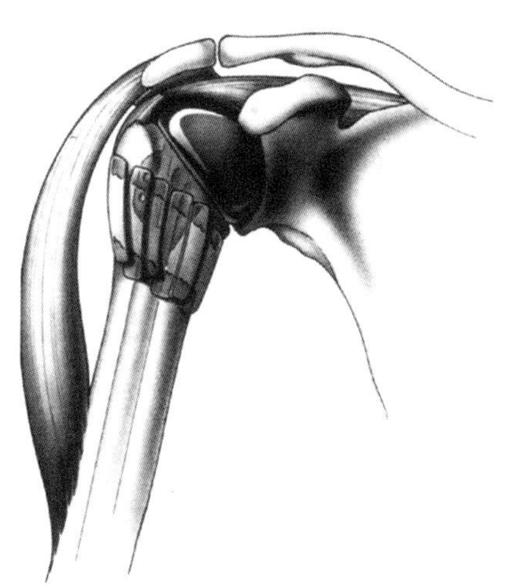

图 33-3　外科颈骨折不愈合部位肱骨假体插入周围移植骨的排列(经允许引自 Duralde XA，Flatow EL，Pollock RG：Surgical treatment of nonunions of the surgical neck of the humerus. *J Shoulder Elbow Surg* 1996；5：169.)

之后将注意力投向骨折不愈合的部位，清除该部位的纤维组织，用刮勺和咬骨钳清理骨面至新鲜出血。在解剖颈水平用矢状锯或骨刀截掉肱骨头，可以获得C形或完整的环形截骨面(取决于肱骨距的完整性)，包括大小结节都在骨环上(图33-4)。将缝线置于腱骨结合处的粗隆，便于之后重新修复到肱骨干上去。评估关节肩盂的损伤程度，如果损伤累及全层则应一并置换。

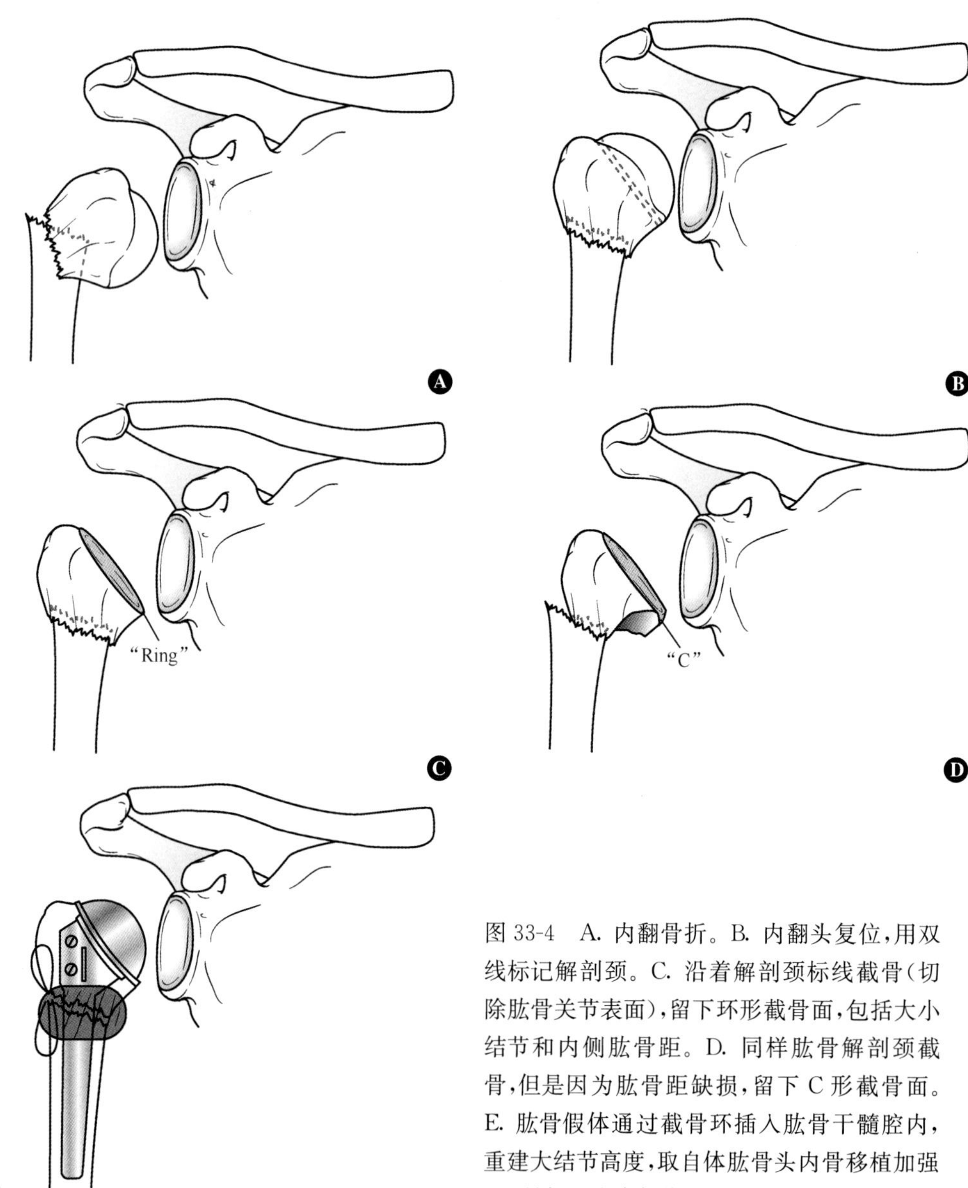

图33-4 A. 内翻骨折。B. 内翻头复位，用双线标记解剖颈。C. 沿着解剖颈标线截骨(切除肱骨关节表面)，留下环形截骨面，包括大小结节和内侧肱骨距。D. 同样肱骨解剖颈截骨，但是因为肱骨距缺损，留下C形截骨面。E. 肱骨假体通过截骨环插入肱骨干髓腔内，重建大结节高度，取自体肱骨头内骨移植加强骨折不愈合部位，可用张力带加强固定

(四) 手术操作

用从小到大的扩髓钻清理肱骨髓腔，扩至皮质。肱骨假体试模通过肱骨截骨环置入肱骨干(图33-5A)。用肱骨近端内侧皮质重建肱骨头高度和后倾角，根据肱骨远端骺端轴线评估肱骨头后倾。用肱骨头假体试模测量，确定肱骨头假体的直径和厚度。肱骨头坏死导致头内空腔形成，使测量变得困难。术前可以在对侧肩正侧位X线片上先用模板测量，能帮助确

定假体大小(大小合适的假体应该允许在肩袖的正常张力下,在肩盂表面前后有 50%的滑动)。一旦移植物的大小和位置确定后,注意力应转到准备大结节,以便固定肱骨干。

用直径 2mm 小钻头在肱骨干近端钻三个孔,两孔在二头肌间沟后,一孔在前。不可吸收缝线穿过小洞,准备与大小结节骨环和肩袖止点相固定。穿过缝线后,要进行肱骨髓腔充入骨水泥的准备。

肱骨髓腔远端放置骨水泥限制塞,肱骨骨髓腔留下的空间恰好放置肱骨假体。脉冲冲洗髓腔,用蘸有凝血酶和过氧化物的纱布清除残余积血,填充骨水泥要从远端开始,不要添加到骨折不愈合的部位,最终选定的肱骨假体要穿过肱骨近端截骨环,紧靠大小结节插入到骨水泥内。假体大小与最终相匹配的试模大小相一致,确保后倾和高度合适。骨水泥不应该挤入骨折不愈合部位。在骨水泥硬化过程中,轻轻前后移动肱骨干内预先放置的不可吸收缝线,防止其在骨水泥中被粘住固定。等到骨水泥硬化,将切除的肱骨头内松质骨植于骨折不愈合的地方。如果肱骨距内侧缺损较大,则取自身带有皮质和松质骨的肱骨头一部分,植于肱骨头和干之间,重建肱骨距。

用已预置的不可吸收逢线将含有肱骨大小结节的近端截骨环固定于肱骨干上(图 33-5C)。如果肱骨近端骨量充足,可用张力带加强固定。如果肩胛下肌被切开,应该用小结节

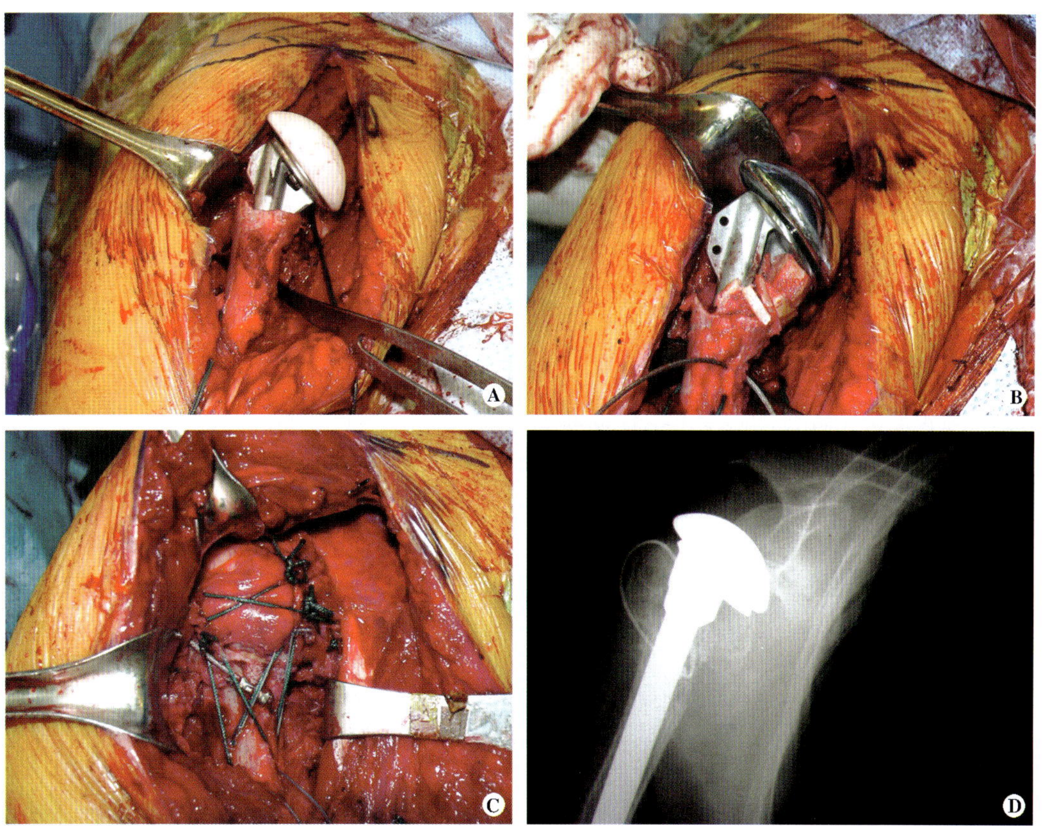

图 33-5　肱骨头置换术治疗肱骨外科颈骨折不愈合手术中图像

A. 假体试模试验决定假体的大小和位置。B. 肱骨干内骨水泥固定肱骨假体后,用自体移植骨加强缺损的肱骨距。C. 借助大小结节用 8 字缝合法固定移植骨。D. 术后前后位 X 线片(经允许引自 Flatow EL,Bishop JY:Nonunion of proximal humerus fractures,in Warner JJP,lannotti JP,Flatow EL(eds):*Complex and Revision Problems in Shoulder Surgery*,ed 2. Philadelphia,PA,Lippincott Williams & Wilkins,2005,344.)

上预先放置的缝线重新固定于小结节上。然后，活动肩关节，评估稳定性、肩袖的张力和制订将来康复治疗限制范围(图 33-5D)。

(五) 切口闭合

冲洗伤口，不要变动移植骨的位置，放置引流，逐层缝合伤口。三角肌和胸大肌之间松松缝合，用生物可吸收缝线缝合皮肤。最后要在手术室内行 X 线检查，并将患肢悬吊在舒适的位置。

五、术后治疗

术后第一天应按照术中确定的限制范围进行被动功能训练，包括钟摆运动、被动外旋和上举。6 周内，训练时间之外必须悬吊患肢。6 周后，逐步开始在允许活动范围内作主动功能训练，包括轻柔肌力训练和最终的拉伸训练(图 33-6)。

六、避免失误和手术并发症

除了少数例外，为治疗肱骨外科颈骨折不愈合而进行肱骨近端关节置换术的并发症，与治疗创伤后骨性关节炎而行的肱骨近端关节置换术的并发症相似。笔者的研究中并发症(表 33-1)发生率为 12%～27%，包括假体不稳定、感染、神经损伤(腋神经或混合性臂丛神经损伤)、假体周围骨折和结节愈合不良。这些并发症的发生率高于治疗急性骨折或骨关节炎的首次肱骨关节置换术。骨折不愈合的关节置换术被认为是技术难度大、要求高的手术。这种手术常是翻修手术，并发症的发生率更高，尤其是感染和神经损伤。

细致处理软组织，包括确认保护神经血管组织(尤其是腋神经)，能大大减少并发症的发生率。还应该分外关注肱骨干，因为患者通常会有失用性的弥漫性骨量减少，容易发生术中骨折。骨水泥固定假体能减少术中骨折机会，但是在处理肢体位置与手术操作时为避免骨折分外小心仍有必要。

尽管上述的并发症要多于首次盂肱关节成型术，但另有一个特殊的并发症需要强调。许多研究中，特别是截骨后的大结节的处理，是潜在的并发症因素。

文献中表述非常清楚，尤其是表 33-1 中提到的文献，分离的大结节能发生结节不愈合或吸收，于是会影响关节功能的恢复，因此要努力避免做单独的截骨术。笔者认为维持大结节肱骨距完整性成为 C 形骨片或骨环的一部分，可以提高大结节的愈合率，降低不愈合和骨吸收的并发症危险性。另外，使用设计小型的假体，能给骨移植和结节部预留较大的空间。在一组使用这样设计的假体和技术的研究中，所有患者的结节都愈合了，而且与其他研究相比，功能恢复也相对较好。

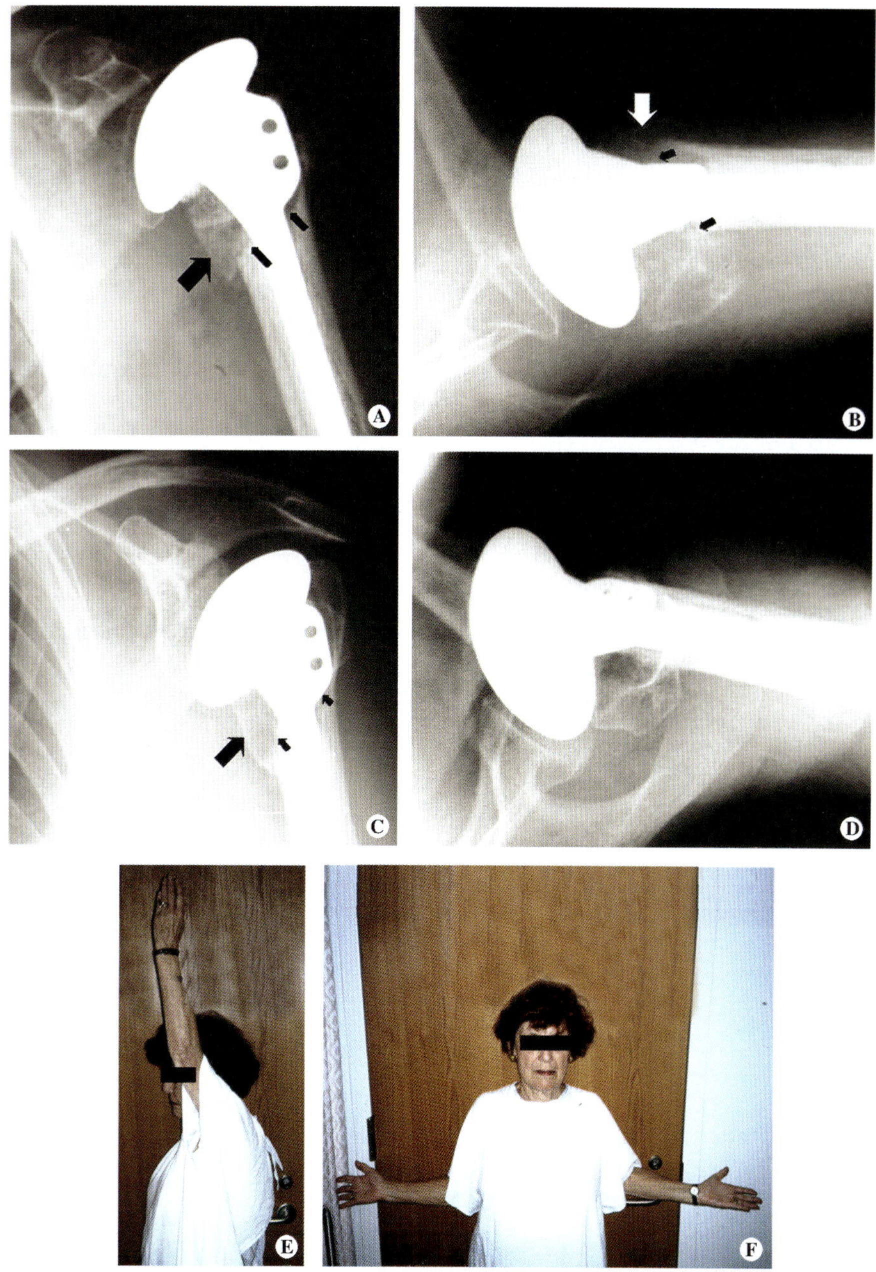

图 33-6 术后 6 周前后位(A)和轴位(B)X 线片显示肱骨轮廓恢复和移植骨的存在(大箭头),以及外科颈骨折不愈合部位(小箭头)。术后两年的前后位(C)和腋位(D)X 线片显示移植骨相互融合和骨折不愈合部位骨折线消失。术后 4 年侧位(E)和前位(F)患者照片显示上举和外旋(经允许引自 Flatow EL, Bishop JY: Nonunion of proximal humerus fractures, in Warner JJP, Iannotti JP, Flatow EL (eds): *Complex and Revision Problems in Shoulder Surgery*, ed 2. Philadelphia, PA, Lippincott Williams & Wilkins, 2005, 342-343.)

(张 良 译)

参考文献

Antuna SA, Sperling JW, Sanchez-Sotelo J, Cofield RH: Shoulder arthroplasty for proximal humeral non-unions. *J Shoulder Elbow Surg* 2002;11:114-121.

Boileau P, Trojani C, Walch G, et al: Shoulder arthroplasty for the treatment of the sequelae of fractures of the proximal humerus. *J Shoulder Elbow Surg* 2001;10:299-308.

Dines DM, Warren RF, Altchek DW, Moeckel B: Posttraumatic changes of the proximal humerus: Malunion, nonunion, and osteonecrosis. Treatment with modular hemiarthroplasty or total shoulder arthroplasty. *J Shoulder Elbow Surg* 1993;2:11-21.

Duralde XA, Flatow EL, Pollock RG, Nicholson GP, Self EB, Bigliani LU: Operative treatment of non-unions of the surgical neck of the humerus. *J Shoulder Elbow Surg* 1996;5:169-180.

Lin JS, Klepps S, Miller S, Cleeman E, Flatow EL: Effectiveness of replacement arthroplasty with calcar grafting and avoidance of greater tuberosity osteotomy for the treatment of humeral surgical neck nonunions. *J Shoulder Elbow Surg* 2006;15:12-18.

Nayak NK, Schickendantz MS, Regan WD, Hawkins RJ: Operative treatment of nonunion of surgical neck fractures of the humerus. *Clin Orthop Relat Res* 1995;313:200-205.

Neer CS: Old trauma in glenohumeral arthroplasty, in *Shoulder Reconstruction*. Philadelphia, PA, WB Saunders, 1990, p 222.

Norris TR, Green A, McGuigan FX: Late prosthetic shoulder arthroplasty for displaced proximal humerus fractures. *J Shoulder Elbow Surg* 1995;4:271-280.

第 34 章　肱骨近端畸形愈合的截骨术

Vasileios C. Zachos, MD　Charalampos Zalavras, MD
Georgios Themistocleous, MD　John M. Itamura, MD

一、适　应　证

肱骨近端截骨术是治疗肱骨二部分或三部分骨折畸形愈合并且有残留疼痛和功能障碍的经典手术。肱骨近段畸形愈合的常见原因是:保守治疗失败骨折异位愈合、外科复位不充分、术后再次移位。患者表现为令人虚弱的慢性疼痛,肩关节活动严重受限,上肢功能障碍。

需要复位的骨折块决定了采用何种截骨术。

如果肱骨大结节上移超过解剖位置 5mm 及肩关节外展时有撞击,就必须行畸形愈合大结节的截骨术和松解术。畸形愈合后肱骨头后面突起的患者在肱骨外旋时会有撞击。截骨术的目标是复位骨块位置,避免撞击,同时恢复肩袖的力学性能。对于肱骨颈畸形愈合的患者,可行内外翻和或去旋截骨术,恢复正常解剖结构和关节功能。三部分肱骨近端骨折畸形愈合、没有丧失肱骨头完整性的患者,也影响骨性结构重建。肱骨近端截骨术的一般性适应证是大小结节之一的错位愈合和肱骨头关节面的位置不良。上述两种情况都能导致使人衰弱的疼痛和严重的功能受限,甚至严重到影响患者的日常生活和工作的能力。

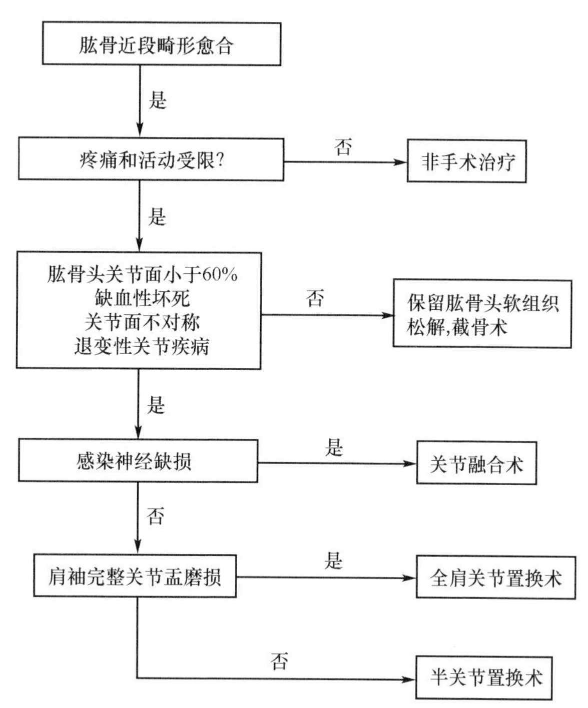

图 34-1　显示肱骨近端治疗方法的选择原则,肱骨近段畸形愈合的治疗原则制定规则表。ROM=活动范围,RC=肩袖

图 34-1 示治疗肱骨近端骨折畸形愈合的决策过程。

术前必须全面评估患者个人因素、肩关节功能丧失程度和患者的要求。患者个人因素包括患者总体健康状况、并存症、生理年龄及术后康复方面的生理和心理能力。影响术后最终效果的相关因素：是否有骨质疏松、代谢性疾病、以前的内固定物、肩袖组织的完整性。被动活动范围用来评估软组织挛缩、关节僵硬、肩峰下撞击征和疼痛的严重程度。可用特殊张力试验判断每一根肩袖肌肉的力量，还可以做延迟征和撞击征，以此来判定肩袖的完整性。然而，因为活动时疼痛影响，这些试验中大部分特异性不强。怀疑神经损伤时，术前要行肌电图和神经传导速度检查来明确损伤程度。

使用一系列标准肩关节X线片来判断畸形愈合的状况，包括肩关节前后位、肩胛骨侧位和轴位X线片（图34-2）。MRI能清晰显示软组织和肱骨头血供的情况。用三维CT来判断畸形愈合骨折块间的三维立体关系，还可了解骨痂的位置和大小，评估骨丢失的程度。对侧肩关节X线片可以提供正常肱骨颈干角。如果骨块和骨痂过于接近腋或上臂血管，就要行血管造影术来判断是否影响血供。

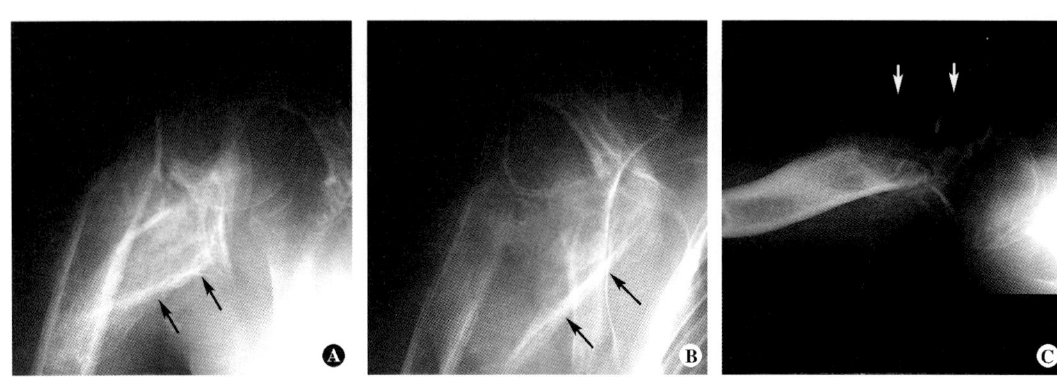

图34-2 右肩关节前后位X线片显示肱骨外科颈骨折不愈合合并肱骨头内翻。骨折因为肱骨干骨折块间还有骨折块而变得复杂（箭头），肩胛骨侧位（B）和腋位（C）提供更多不愈合骨块间矢状位上的相互关系

二、禁　忌　证

不是每个满足上述标准的患者都适合做截骨术。截骨术和使用内固定物行骨性结构重建的绝对禁忌证是：①肱骨头坏死；②严重Hill-Sachs缺损；③盂肱关节不对称；④退行性关节疾病；⑤感染；⑥已经存在的神经损伤。

肱骨头血供不佳和肱骨头（Hill-Sachs嵌入性骨折）关节表面大部分缺损（大于40%），不宜行内固定和肱骨头重建术。这些患者应行肱骨头置换术。肩盂软骨磨损和肩袖组织完整的患者应行全肩关节置换术（TSA），效果要优于半肩关节置换术。相反，如果有化脓性关节炎、邻近骨髓炎和神经缺损，就不应行肩关节假体置换术。这样患者应行关节融合术（图34-1）。

保留肱骨头截骨术的相对禁忌证包括：全身健康状况不佳、并存症、高龄、大面积不能修补的肩袖撕裂、肩关节不稳、软组织挛缩、不愿或不能进行术后康复训练的患者。

三、其他治疗

根据肱骨大小结节移位程度和畸形严重程度来决定其他治疗。肱骨大小结节移位小于

5mm 和关节位置轻度不良就能导致撞击征和功能受限。去除骨性突起、松解软组织粘连、肩峰下减压术(开放或关节镜下手术)等方法能解决上述问题。大块肱骨大结节和肱骨外科颈畸形愈合需要行截骨术和复位术。因为缺血性坏死、严重肱骨头关节面软骨损伤、盂肱关节骨关节炎导致的关节面不对称,都应行假体置换术,但是对于感染或神经缺损的患者应行关节融合术。

四、结　果

肱骨近端截骨术的根本目标是恢复肩关节的功能,包括缓解疼痛、提高主动活动范围、改善工作和生活的能力以及患者的满意程度。有很多方法评估肱骨近端截骨术的效果。疼痛缓解和活动范围恢复程度是效果是否满意的主要标准(表 34-1)。

表 34-1　治疗畸形愈合的肱骨近端截骨术的结果

作者(年份)	畸形数量	手术方式	平均年龄(范围)	平均随访时间(范围)	结果
Solonen 和 Vastamaki	7 例肱骨颈	外翻楔形截骨	41 岁(18～57 岁)	5 年	71%的患者功能恢复正常或基本正常;29%患者失败 前举由 91°提高到 147° 外展由 64°提高到 134°
Habermeyer 和 Schweiber (1992)	11 例大结节和肱骨颈	7 例大结节截骨术 4 例外翻楔形截骨	NA	26 个月	73%的患者获得优良的临床效果;27%患者失败
Beredjiklian 等 (1998)	8 例大结节 1 例肱骨颈	8 例大结节截骨术 1 例外翻楔形截骨	50 岁(34～64 岁)	44 个月(12～53 个月)	根据 ASES 标准,75%的患者效果满意、25%的患者不满意 疼痛缓解由 1.5 提高到 4(0 为严重疼痛,5 为不痛) 术后对侧肩关节活动大约从 50%提高到 76% 外翻楔形截骨的患者出现骨坏死

注:NA,无效的;ASES,美国肩肘外科协会。

令人烦恼的肩关节疼痛是患者寻求治疗的首要原因。关于肱骨近端截骨术的研究表明,无论是大小结节位置不佳或关节面位置不良,几乎所有的患者都会有一定程度的缓解。可以预测疼痛评分会提高,但不可能达到疼痛的完全缓解。

对于有肱骨畸形愈合、肩关节外展或外旋受限的患者,不仅会有骨性撞击,还会有软组织挛缩或肩袖撕裂。很多文献中都关注了术中所有软组织和骨性结构异常的矫形。大结节截骨与其他手术相结合,例如肩峰成型术、肩袖修补、关节囊松解、肩胛下肌延长等,能明显提高肩关节的功能。其他文献提到,外展楔型截骨能纠正肱骨头内翻畸形,改善关节上举和外展功能。

总体上,在所有公开发表的文章中,功能优良率大约为 75%。然而,无论是大结节截骨术或肱骨头外展截骨术的不满意率还是在 25%～33%。这种结果主要是影响日常活动能力和肩关节主动活动范围,但却不增加疼痛。

五、手术方法

治疗肱骨近端畸形愈合有两种经典的肱骨近端截骨术：①畸形愈合的大结节截骨术，恢复其解剖位置；②内翻肱骨头的外翻截骨术。由于会对正常结构造成破坏，因此对技术要求高。熟悉解剖的外科医生和术前详细的计划能降低重建不充分和减少并发症的发生率。有些补充措施，例如软组织松解（囊或囊外）、骨赘切除等，也是外科医生的有力武器。

（一）体位和显露

经典位置是半坐于沙滩椅上，有时也用仰卧位。术前麻醉下应该检查患者肩关节被动的活动范围。透视下获得真正的肩关节前后位和轴位图像。

最常使用三角肌和胸大肌之间入路。皮肤切口起于锁骨外1/3处，经过喙突外侧，向外延伸至三角肌止点。三角肌和胸大肌之间入路在切口的外侧部分可以扩展成前外侧切口，如果内固定需要显露肱骨干，那么切口可以向肘前窝延伸（图34-3A）。头静脉和三角肌胸大肌间隙需要确认。头静脉和三角肌要一起牵向侧方。切开胸锁筋膜，将联合肌腱牵向内侧，显露肩胛下肌肌腱和小结节，这样能减少肌皮神经的损伤。三角肌下和肩峰下间隙小心行钝性分离，进一步提高显露，使关节囊外软组织松解变得容易。确认喙肩韧带，可作部分切开，增加上方显露，但任何时候都要尽可能保持韧带的完整性。松解胸大肌止点上部有助于肱骨近端显露，松解的止点要在重建后修补。向内和或向肱骨远端延长的切口，需要进一步松解三角肌止点。肱二头肌长头腱是肱骨近端入路的重要解剖标志。因为大小结节、肱骨头和肱骨干之间正常的解剖关系破坏后，辨认肱二头肌肌腱虽然困难，但对于确认大小结节和处理畸形却很必要（图34-3B）。

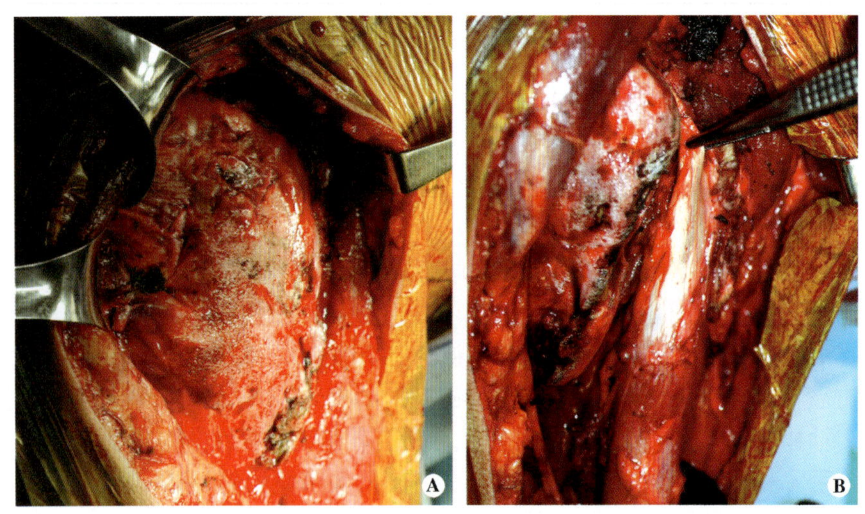

34-3 A. 三角肌和胸大肌间入路显露术野的术中图像。B. 确认并分离肱二头肌长头腱

如果使用了三角肌和胸大肌之间的扩展切口，肱骨远端延伸至三角肌止点，那么需要小心辨认桡神经。靠近肘关节时，桡神经位于肱肌和肱桡肌之间。向外侧牵开肱桡肌，在肱肌肌腹处确认桡神经。因为神经走行在肱骨的后面，所以要将神经向近侧和后侧追踪，可以切

开筋膜和向外侧牵拉肱二头肌外侧头，整个手术中都应保护桡神经。

(二) 必需的器械、设备和内固定植入物

要准备各种尺寸的骨刀、咬骨钳和刮勺，用来清除骨性突起和增生的骨痂；还要有截骨的摆动锯。

固定大小结节的必要设备有 4.5mm 松质骨螺钉、冲洗器、临时固定用的克氏针、补充张力带用的 0 号和 2 号不可吸收缝线。

肱骨外科颈畸形愈合需要的东西更为复杂。用 4.5mm Schanz 钉当做肱骨头的撬棒将肱骨头摆在外翻位。临时固定用克氏针，肱骨近段骨折锁定钢板(图 34-4)。取自身髂骨翼的自体骨或者取清除下来的骨痂能促进骨折愈合。另外，同种异体松质骨、去矿化的骨基质和骨形成蛋白也是有用的。

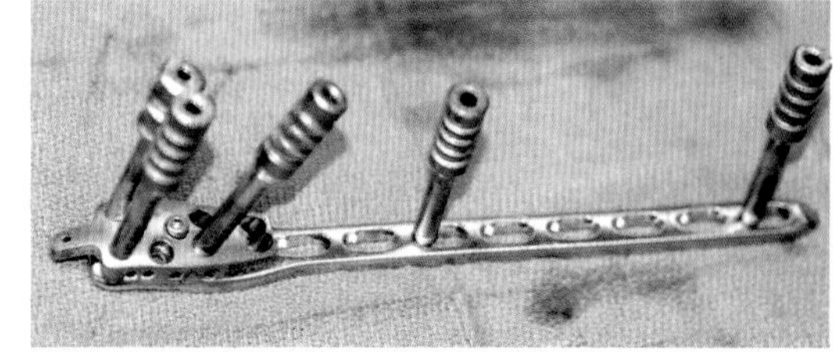

图 34-4　选定肱骨近端长锁定钢板处理肱骨干骨折块间情况

(三) 手术操作

充分显露手术部位后，同时注意保护邻近的神经和血管，辨认肱二头肌长头腱。用骨凿、咬骨钳和刮勺等工具仔细清除过量的成熟骨痂。关键是松解三角肌下和肩峰下滑囊粘连，恢复肩袖肌腱的活动性。

1. 大结节畸形愈合　能导致肩关节外展时撞击(向上移位)和外旋时撞击(向后移位)的大结节畸形愈合需要游离和复位。用两根 2 号不可吸收缝线穿过肩袖止点控制骨折块，不要穿过大结节以防使其劈裂。用摆锯沿骨折线进行平行截骨，不要破坏上方的骨皮质。用骨刀截骨，不要伤及肩袖止点。游离骨块用缝线固定。外展肩关节能使大结节容易复位。

恢复大结节的解剖位置，附着点要露出松质骨。用两根 1.6mm 克氏针从外上向内下方向拧入，穿透肱骨干内侧骨皮质。透视下如果位置满意，用两根 4.5mm 松质骨螺钉加垫圈平行克氏针拧入固定。有时使用空心钉。任何肩袖撕裂都要用 0 号不可吸收缝线行端端缝合修补。穿过肩袖的不可吸收缝线或 8 字张力带加固提高旋转稳定性。透视下轻柔活动肩关节，确保固定牢固和没有任何残余撞击。

2. 肱骨头畸形愈合　针对内翻肱骨头畸形愈合的外翻楔形截骨术是一种难度较高的技术。清除全部增生性骨痂后，确认肱骨头和肱骨干。通过从大结节向肱骨干内侧皮质穿克氏针并在透视下经前后位和轴位确定正确的截骨面。在头干交界大结节下方的位置，作一个倾斜的不完全截骨面，用摆锯截骨，从外上向内下方向，平行于克氏针(前后位和腋位)。可用骨刀凿断未断皮质完成截骨。

肱骨头和肱骨干分离后，必须重新排列两者位置。用 4.5mm Schanz 螺钉控制肱骨头置于外展位，恢复盂肱关节完整性。肱骨干置于外展位，使颈干角恢复解剖位。修建肱骨干外侧骨皮质，使头和干接触更好，避免骨折面内侧出现缝隙。

使用肱骨近端锁定钢板加强近段骨块内固定强度。用克氏针临时将钢板固定于肱骨上，靠近二头肌腱外缘，大结节位于中心位置。钢板高度适宜，使锁定螺钉固定肱骨头；然而，为了避免撞击，钢板上缘应位于肩袖止点以下 8mm。将肱骨干间接靠近于钢板，临时固

定于钢板。也可用两枚克氏针穿过肱骨头和肱骨干使截骨处临时固定。钢板固定前，一定要透视下检查骨折复位和钢板位置的情况。

一旦钢板位置选定好，可通过套筒拧入螺钉（图 34-5A）。应拧满所有锁定螺钉螺纹，将固定效果最大化。螺钉长度应该尽可能长，达到软骨下骨，但又不能穿透关节软骨。锁定螺钉被设计成分散进入肱骨头，尽可能达到稳定固定的角度。远端骨折块上至少有 3 根螺钉透过双层骨皮质（6 根单皮质），取出导向套筒和克氏针，透视下检查螺钉长度（图 34-5B），活动上臂，评估固定的稳定性以及螺钉方向是否有错误。

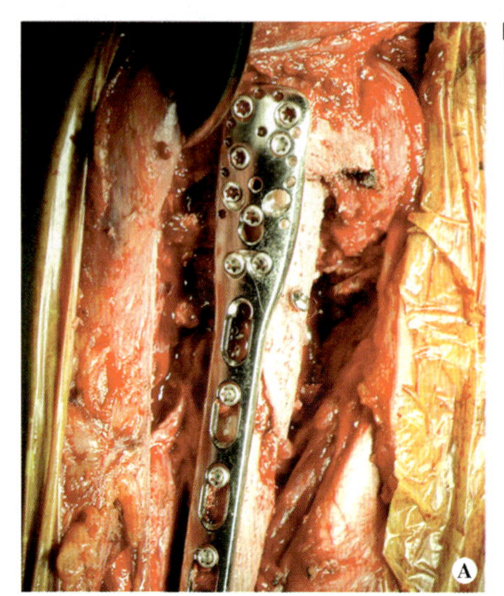

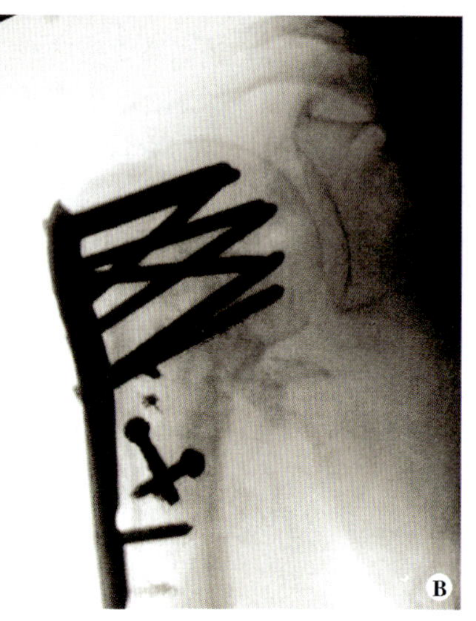

图 34-5 A. 肱骨上最后选定的钢板。B. 关闭切口前透视检查确保螺钉位置

（四）切口闭合

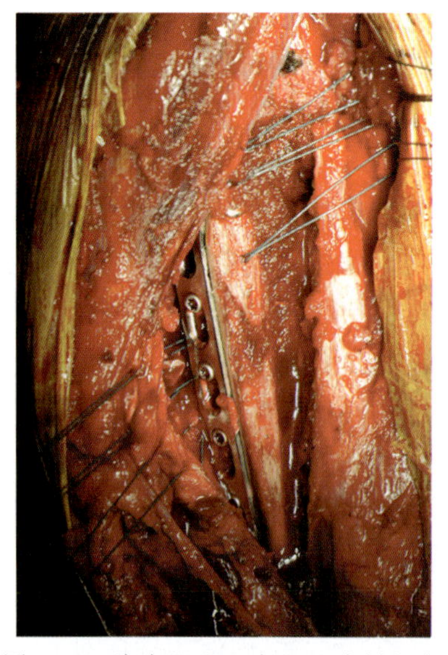

图 34-6 胸大肌和三角肌止点被松解后用缝合锚重建的术中图像

肱骨近端重建后，彻底止血，充分冲洗伤口。用移植骨充填残余缝隙，促进重建骨块之间的愈合。三角肌止点被松解的部分，应该用缝合锚重新固定（图 34-6）。逐层关闭切口，放置两根闭合负压引流。在手术室所有的东西还处于无菌状态时，进行肩关节标准的 X 线检查（图 34-7）。

六、术后治疗

术后第一天开始被动前举和外旋，持续到术后 6 周。术后的活动范围在手术室内已经预先确定好。除了锻炼时，上肢应悬吊固定，可以进行肘、腕、手的主动功能锻炼，保持上肢的功能。没有滑轮的钟摆运动可在第一个 6 周内持续进行。

术后 6 周经 X 线检查愈合情况，如结果肯定，可以

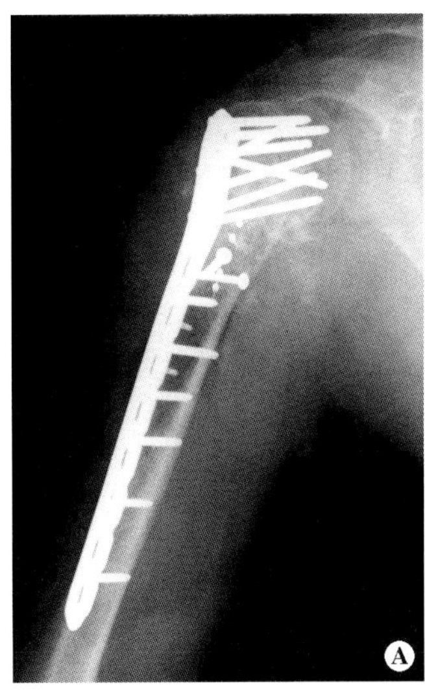

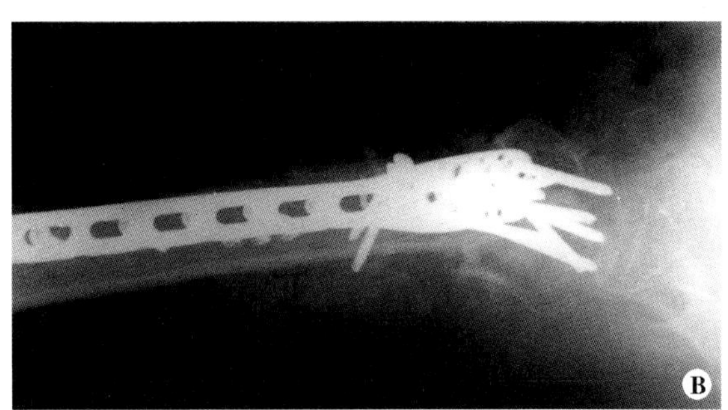

图 34-7　手术结束前患者在手术台上右肩关节前后位(A)和轴位(B)。注意近段锁定螺钉的分散方向,为了能获得对肱骨头更强的把持力,同时确保螺钉在每个透视角度上都没有穿透关节面

让患者开始主动地前举和外旋。同时,可以开始肩袖肌群和三角肌的等长训练。患者可在疼痛允许的范围内使用肢体远端进行日常生活活动。术后 3 个月,可用弹力带作为阻力进行积极的力量性锻炼,还可用轻量级重物进行锻炼。大部分患者肩关节的功能在术后 9 个月后恢复,术前应该告知患者康复可能需要的时间。

七、避免失误和手术并发症

为治疗畸形愈合而行的肱骨近段截骨术的并发症与肱骨近端二部分或三部分骨折术后的并发症相似。文献中没有报道肱骨近段截骨术后的并发症。神经血管损伤、感染、肱骨头坏死、强直、不愈合和内固定失败等都有可能发生。熟练的外科技术和保护所有的邻近血管和神经能最大程度减少神经血管损伤。感染的风险并不比一般肱骨近段骨折切开复位内固定术的并发症更高。术前应用抗生素和术中保持无菌状态是有效的预防措施。熟练的软组织处理技术和复位技术能防止骨折块移位;小心地截骨,对于减少邻近软组织损伤和保护肱骨头血供也是非常必要的。术后冻结肩也会发生,可以用计划周密和严格监督下的康复训练预防和治疗。如果伸展性训练失败,可以在全麻下行关节松解术。合理选择适应证和细心外科处理也有利于避免该并发症。

可靠的内固定和骨移植能有效减少不愈合率和内固定失败。肱骨近端锁定钢板逐渐发展,减少螺钉和骨质之间接触面的张力,降低螺钉和钢板间的负荷,从而将骨块间固定强度最大化,对于骨量减少的患者尤其有帮助。

(张　良 译)

参考文献

Beredjiklian PK, Iannotti JP, Norris TR, Williams GR: Operative treatment of malunion of a fracture of the proximal aspect of the humerus. *J Bone Joint Surg Am* 1998;80:1484-1497.

Browner BD: *Skeletal Trauma: Basic Science, Management, and Reconstruction*, ed 3. Philadelphia, PA, Saunders, 2003.

Canale ST, Campbell WC: *Campbell's Operative Orthopaedics*, ed 10. St. Louis, MO, Mosby, 2003.

Gerber C: Reconstructive surgery following malunion of fractures of the proximal humerus in adults. *Orthopade* 1990;19:316-323.

Habermeyer P, Schweiberer L: Corrective interventions subsequent to humeral head fractures. *Orthopade* 1992;21:148-157.

Mirzayan R, Itamura JM: *Shoulder and Elbow Trauma*. New York, NY, Thieme, 2004.

Morris ME, Kilcoyne RF, Shuman W, Matsen F: [Humeral tuberosity fractures: Evaluation by CT scan and management of malunion]. *Orthop Trans* 1987;11:242.

Siegel JA, Dines DM: Proximal humerus malunions. *Orthop Clin North Am* 2000;31:35-50.

Siegel JA, Dines DM: Techniques in managing proximal humeral malunions. *J Shoulder Elbow Surg* 2003;12:69-78.

Solonen KA, Vastamaki M: Osteotomy of the neck of the humerus for traumatic varus deformity. *Acta Orthop Scand* 1985;56:79-80.

第35章 假体置换术治疗肱骨近端骨折畸形愈合

J. David Hill, MD　Peter D. McCann, MD

一、适 应 证

非限制性假体置换适应证通常包括:绝大多数的三部分或四部分骨折畸形愈合并伴有肱骨头盂不匹配患者;或任何有临床症状的骨坏死或肱骨头塌陷的肱骨近端骨折患者。在急性肱骨近端骨折,Neer分型法被广泛接受并被应用于确定骨折愈合的治疗。肱骨头或与肱骨干成角超过45°大小结节或移位超过1cm都被定义为一部分骨折。

肱骨近端骨折畸形愈合最好的治疗方法就是预防(例如正确的首次治疗)。对于伴有移位的肱骨近端骨折,如果首次治疗不满意而希望通过假体置换来补偿首次治疗的不足,这种做法不应被认可。应用假体置换治疗肱骨近端骨折不愈合对手术技术要求极高,并发症发生率也较高,临床效果比急性骨折行假体置换差。

假体置换治疗骨折畸形愈合具有挑战性原因在于:软组织挛缩与短缩,尤其是肩袖和关节囊,需要行广泛松解。腋神经和肌皮神经由于瘢痕包裹,手术松解时损伤危险性较高。事实上,有报告高达30%损伤率。另外,畸形愈合,假体置换时往往需行大结节截骨术和短缩,其并发症发生率较高,临床效果无法令人满意。

二、禁 忌 证

并非所有肱骨近端骨折畸形愈合均有临床症状。尽管影像学上有明显的骨折畸形愈合并伴有移位,但有些患者仅有极轻度疼痛和出乎意料的良好关节功能(图35-1)。另外一部分骨折畸形愈合患者功能相对保存较好,只需行手术松解无需行关节置换术(图35-2)。

慢性非活动性感染是假体置换的禁忌证,尤其是在切开复位内固定手术之前就存在的感染更是禁忌证。假体置换术中细菌培养作为手术常规。如果术中发现脓液或可疑炎性液体分期手术是其指征而且应取出内固定物,清除无活性或感染组织,抗生素治疗6周。一旦确定感染被清除最终可行半关节置换术。

相对禁忌证是患者不愿意接受术后康复训练。缺乏术后康复训练的患者术后肩关节无法达到最好的功能恢复。对于这类患者,持续保守治疗是较好选择。

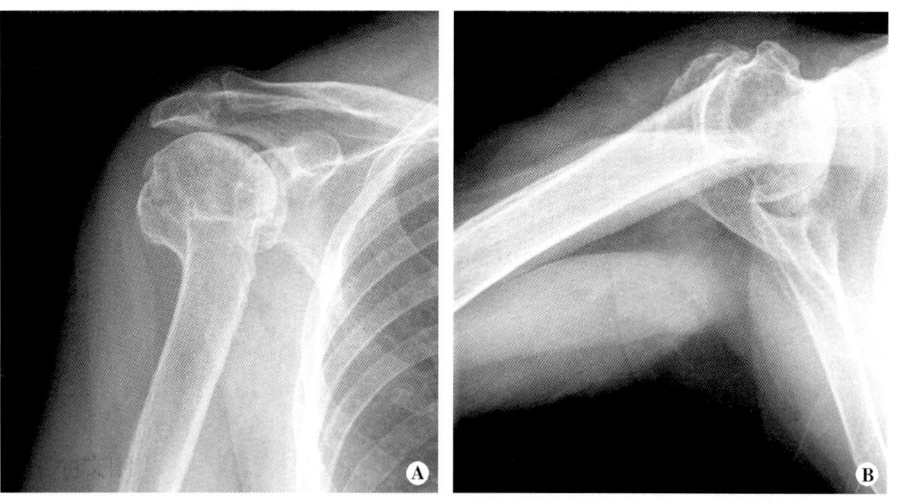

图 35-1 76 岁女性肱骨近端骨折畸形愈合肩胛骨正位像(A)和腋位像。主诉在肩关节前屈上举180°、外旋 50°存在轻度疼痛,内旋可达胸 7 水平,行肩峰下注射后疼痛减轻

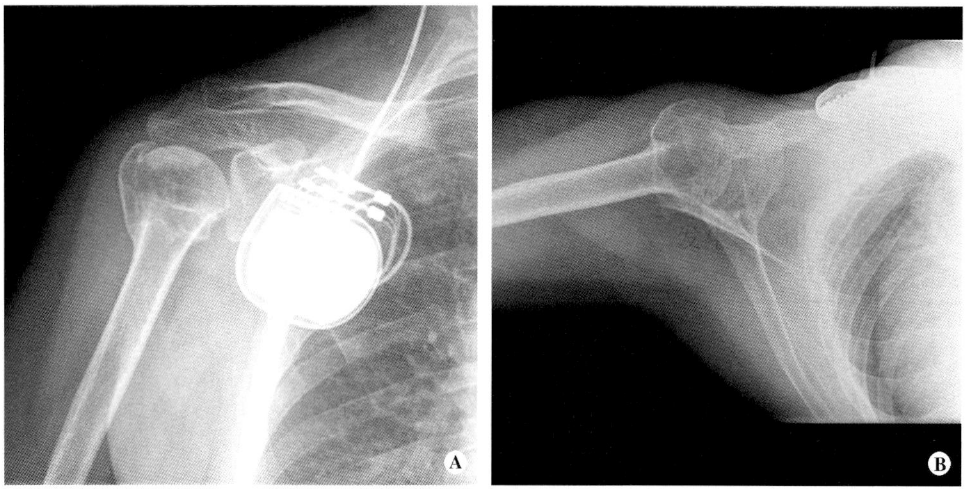

图 35-2 72 岁女性四部骨折导致骨折畸形愈合肩胛骨正位像(A)和腋位像。肩关节疼痛伴活动受限前屈 100°、外旋 0°,进行了关节镜下松解

三、其他治疗方法

肱骨近端骨折畸形愈合伴有肱骨头肩盂不匹配几乎没有其他替代治疗方法。如果患者肩袖或三角肌没有功能,可考虑行肱骨肩胛骨融合术。如果畸形愈合由于感染而致畸形愈合,而清创和抗生素治疗感染无效时也可考虑行肱骨肩胛骨融合术。尽管在年龄大于 70 岁的患者中,这种情况较常见,但由于融合术很难被接受所以这种融合术治疗很少被作为适应证采用。

反式限制性假体在过去 15 年中在欧洲被普遍采用,美国在 2003 年批准使用。反式假体实际适应证是盂肱关节骨关节炎,三角肌功能完整而肩袖功能丧失,三部分或四部分骨折畸形愈合的患者。反式假体治疗骨折畸形愈合的适应证将在其他章节阐述。

四、结　　果

应用假体置换术治疗的患者术后可预期术前持续疼痛得到缓解。肩关节活动范围及肌力有一定程度恢复。术后并发症比三、四部分骨折治疗行一期假体置换术更常见。因此，对于畸形愈合行假体置换治疗的患者，术前应告知患者术后肩关节功能只是有限恢复，可以达到从事无痛的肩关节水平下的日常活动。一些研究结果总结在表 35-1。

表 35-1　非限制性假体治疗肱骨近端骨折畸形愈合临床效果

作者(年份)	畸形愈合数量	手术类型	平均年龄及范围	平均随访时间及范围	效果
Norris 和 Green (1995)	17	13TSA，4HA	54 岁 (21～80 岁)	49 个月 (24～108 个月)	疼痛程度减少 95%，大多数没有或有轻度疼痛；AFE91.5°，AER27°；IRL1 只有 32%可完成主动上举过肩；15 例并发症，5 例翻修；30%有手术史患者术前有神经损伤；有并发症或有手术史患者效果较差；大结节截骨术后移位率为 23%
Beredjiklian 等 (1998)	39	22 关节置换 17 例其他手术	53 岁 (27～77 岁)	44 个月 (12～53 个月)	74%行关节置换患者效果满意，其余不满意患者当中，50%不满意原因是术后继发盂肱关节炎导致疼痛；12 例并发症，5 例翻修；83%存在软组织或骨性问题需处理，创伤 1 年之内治疗的患者满意度较高
Boileau 等 (2001)	48（32 例轻度，16 例重度）	35%TSA，65%HA	59 岁 (30～87 岁)	19 个月 (12～48 个月)	对于重度畸形愈合：轻度疼痛减少；AFE91°，AER20°；大多数患者满意，但众多畸形愈合患者不满意度比例更高；18 例并发症，4 例翻修；大结节截骨导致显著功能障碍，所有截骨患者临床效果均差
Antuna 等 (2002)	50	25TSA，25HA	62 岁 (37～80 岁)	9 年 (2～21 年)	疼痛评分改善从 4.6 到 2.1；11 例患者有中度或轻度疼痛，8 例翻修；AFE102°，ER35°；IRL3；39 例改善或明显改善(78%)；13 例并发症，9 例翻修；行大结节截骨术后活动明显障碍
Mansat 等 (2004)	28	8TSA，20HA	61 岁 (36～79 岁)	47 个月 (24～158 个月)	85%轻度或无痛：AFE107°，ER20°，IRL3Constant 评分 72；21 例满意或很满意；2 例较差；1 例并发症，1 例翻修；3 例大结节截骨，效果都较差，Constant 评分 36

注：TSA，total shoulder arthroplasy，全肩关节置换；HA，hemiarthroplasty，半肩关节置换(人工肱骨头置换)；AFE，active forward elevation，主动前屈上举；AER，active external rotation，主动外旋；ER，external rotation，外旋；IR，internal rotation，内旋；IRL3，internal rotation lumbar 3，后伸内旋到腰 3 椎体水平。

大多数病例报告中疼痛得到满意的缓解超过 75%。疼痛恢复不满意者与切开手术史、内固定病史、未经治疗的盂肱关节骨关节炎、肩袖磨损性病变，以及结节不愈合等有关。功能改善是一定程度上的，很大程度受到大结节截骨的影响。

大多数病例报告中，主动前屈上举范围改善从术前 25°到术后 100°。外旋改善由术前 15°到术后 30°，主动内旋范围改善从触及第三腰椎水平提高到第一腰椎水平。在一项研究中，行大结节截骨患者的肩关节术后活动范围评估较未行截骨的活动范围反而前屈上举平均减少 30°，外旋减少 14°。另一组研究发现，未行截骨的患者术后功能评分 72，而行截骨患者术后评分 36。另外，有一组研究发现，行截骨术患者术后功能均很差。大结节截骨与术后功能较差密切相关的结果致使大多数作者建议无论使用非解剖位放置的限定性假体还是组合式假体治疗骨折畸形愈合时，大结节的畸形愈合如果是可以接受的，应该尽量避免做大结节截骨术。

五、手 术 方 法

(一) 术前评估

阅读最初骨折时的 X 线片对于确定最早受伤程度是重要的，然而这些资料的收集常常很困难。阅读患者既往切开及内固定手术的记录很重要，尤其对于了解肩袖的完整性方面。

大多数愈合患者伴有肩部活动僵硬。主动和被动活动范围的差异提示肩袖不完整。完整的神经系统查体是必须的，尤其是腋神经检查，因为腋神经损伤不易发现。术前行肌电图检查可确定腋神经是否损伤。被动旋转盂肱关节伴有疼痛性的骨嚓音者提示盂肱关节面不平整，可由术前的影像学检查加以确定(图 35-3)。轴位相可充分展示大结节向后移位的程度(图 35-4)，这有利于最终确定是否行大结节截骨。

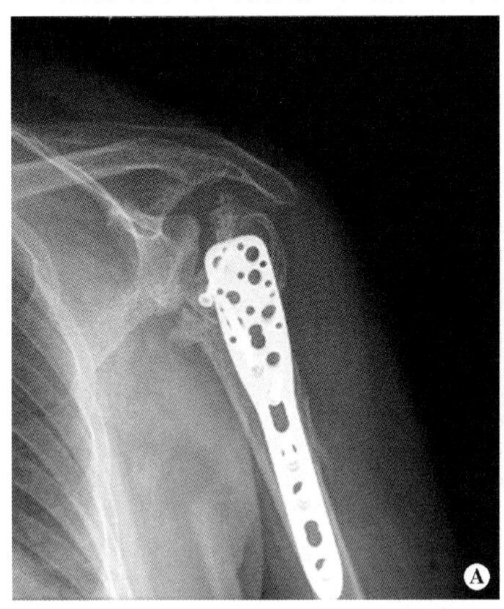

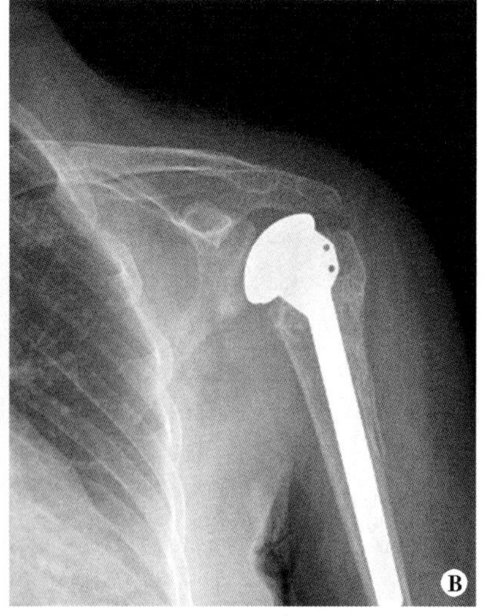

图 35-3　A. 术前前后位 X 线片显示，一患者行切开复位内固定术后随访，手术失败发现肱骨头骨坏死。B. 术后前后位 X 线片显示，该患者二次行肱骨头单头置换术(经法国 Cuomo 允许使用)

（二）体位和显露

通常采用斜角肌肌间沟长效麻醉阻滞同时应用静脉镇静，可为术后当晚提供长达 12～18 小时的良好镇痛效果。

麻醉满意后，患者置于沙滩椅位，患肢充分游离，消毒范围包括向内至胸骨，向上至颈根部，向后至背侧肩胛骨。患者半卧位尽量靠近手术床边，以利于肩关节充分伸展，有助于术中使肱骨头在手术野中的暴露。推荐标准 15cm 长的三角肌胸肌间切口，以利于广泛地充分显露深层已挛缩的软组织。最先开始松解三角肌深面和肱骨之间隙。这一层粘连向近端可延伸到肱骨近端肩峰下间隙。由于肌皮神经可能就在距离喙突长端下 3cm 处进入该联合肌腱，对起自喙突的联合肌腱与深层的肩胛下肌的粘连分离要小心，以避免损伤肌皮神经。在行肩胛下肌切开之前，腋神经可被触及并可清晰确定其位置。

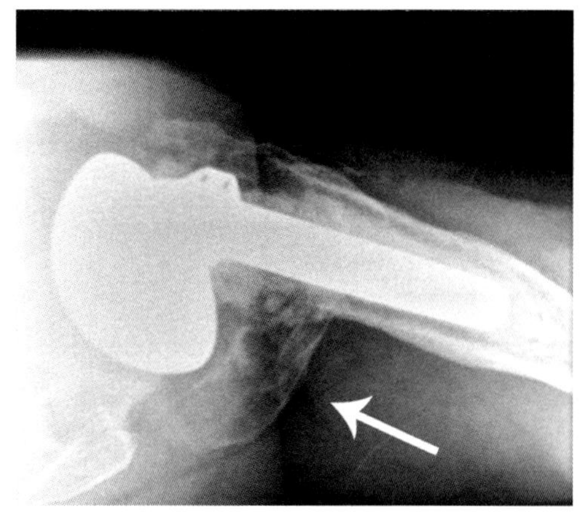

图 35-4　肩关节腑位片显示，急性骨折患者行肱骨头置换术后随访发现大结节畸形愈合，注意：大结节撞击后方的肩盂（箭头所示），当患者外旋时会引起严重的机械性交锁，因此需要进行翻修切除大结节

肩胛下肌腱切断时应尽可能靠近外侧骨性附着部，这有利于保留肌肉长度，缝合后保存外旋活动范围。有些作者建议在切断时应保留肌腱附着骨片以利于修复肩胛下肌腱，达到骨与骨的骨性愈合。胸大肌上半部分肌腱的切开与游离有利于显露，可做出标志线，对肌肉缝合时有帮助。随后切断肩胛下肌，上缘对肩袖间隙内的致密瘢痕组织进行松解直到喙突根部。

（三）手术操作

从肱骨近端肱骨颈部到小圆肌附着点的关节囊由前往后完全掀起，剥离时最大程度外旋，使肱骨近端部分从切口脱出。由于肱骨近端骨折块畸形愈合，与骨关节炎相比，肱骨颈的截骨通常按非常规方法。术前影像学及术中所见可以决定肱骨头截骨位置、宽度以确保假体获得插入远端髓腔的通路。如有必要行大结节截骨，截下的肱骨头留作修补肱骨大结节时的植骨材料促进骨愈合。行肱骨头截骨后，使用 Fukuda 牵开器向后方牵开肱骨头，显露关节盂，完成软组织松解。

使用手术刀或剥离子对关节囊及肩袖在盂唇周围进行 360°一周的松解及游离。此过程腋神经有损伤风险，在松解之前必须先确认关节盂下方腋神经。通过松解关节盂颈部，可以游离冈上肌冈下肌。松解区域在距离关节盂 1cm 范围内是安全的，不会伤及肩胛上神经。关节盂充分显露后，关节盂表面软骨的条件决定关节盂是否需要行表面置换。在此类患者中，关节盂表面软骨通常保存良好，需要表面置换者很少。

1. 假体试模准备　肱骨近端是否能插入假体试模决定了是否需要施行大结节截骨。应尽各种努力去避免截骨可能带来的不良预后。某些程度的大结节畸形愈合，需要改变或修正植入假体的构造和放置的位置与之适应，例如应用窄而短的假体柄、由内翻位置入髓腔、使用小型肱骨头、用一个合适的非正圆形的肱骨头等。如果尝试内翻位放置假体柄，必须避免肱骨干从侧方穿出(图 35-5)。在必要的软组织松解后，如果上述方法仍不能使肱骨头和大结节处于可接受的解剖位置，那么应当考虑行大结节截骨(图 35-6)。

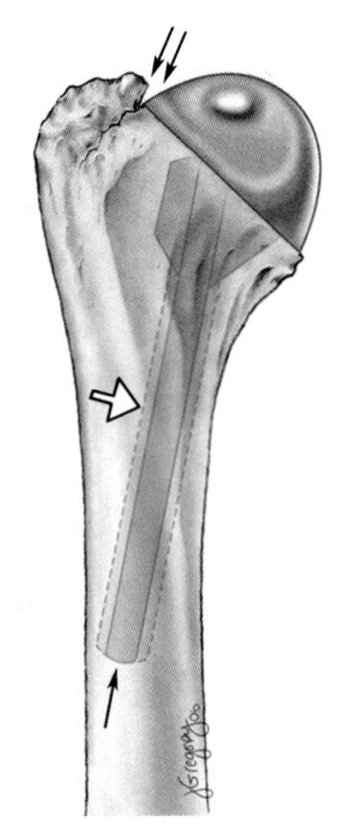

图 35-5 通过内翻安放(黑箭头)细柄(白箭头)来固定畸形愈合的大结节，人工肱骨头为小直径的偏心头(双箭头)

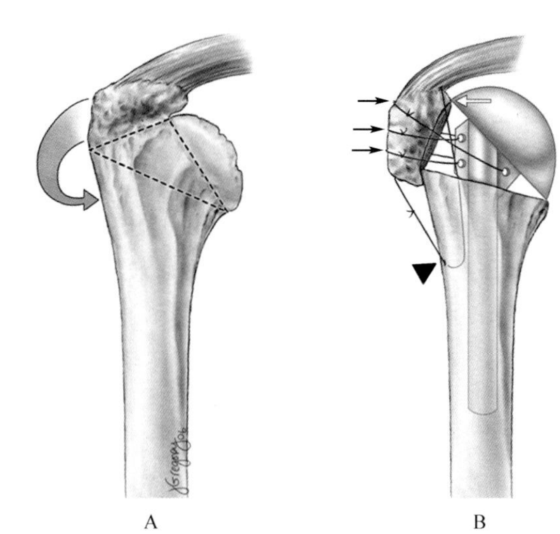

图 35-6 A. 畸形愈合的大结节高于塌陷的肱骨头，这就需要大结节截骨，虚线示截骨范围以适应假体。B. 将大结节复位到肱骨头试模之下的位置(白箭头)，与肱骨干相应(实箭头)。确保大结节缝合到内、外侧假体翼上(小箭头)，再用 5 号不可吸收线缝合到肱骨干上以利于早期活动。可在大结节与肱骨干之间植入切除的肱骨头的一部分以加强骨量

截骨时要求骨块尽可能大些，应包括所有上部及后部肩袖附着点，长度则应足以确保在与肱骨干重建修复大结节时有充分骨性接触。为使大结节充分游离，大结节附着点的肩袖部分需要进行额外的软组织松解。这样可以使重建骨块位置更符合解剖位于肱骨头的水平以下以及肱骨干的稍远端。为确保骨性愈合，截下来的肱骨头植骨块被放置在大结节和肱骨干交界处。

2. 试模的复位 插入试模假体后，对活动范围和复位情况评估。如果不进行大结节截骨，术者必须确认畸形愈合的大结节不会撞击后部关节盂，不阻碍外旋，不撞击前方肩峰，不妨碍前举。由于康复目标的有限性，术后很少去关注关节活动范围是否达到完全不受限。在插入试模复位后，术中至少应达到 110°前举和 20°外旋。如果不必要施行大结节截骨，通常选择非骨水泥假体压配固定。如果必须截骨，或不做大结节切骨不能得到可靠固定时，通常应选择骨水泥假体。

如果必须做大结节截骨，应该使用 5 号不可吸收线行 8 字或单纯缝合使大结节与假体以及肱骨干两方面都达到牢固固定。可靠的固定是术后早期允许被动活动和促进大结节截骨后愈合的前提(图 35-7)。

(四) 切口闭合

使用 0 号可吸收线缝合三角肌胸肌间隙，皮下使用 2-0 可吸收线缝合，3-0 的 PROLENE 线做皮内缝合。

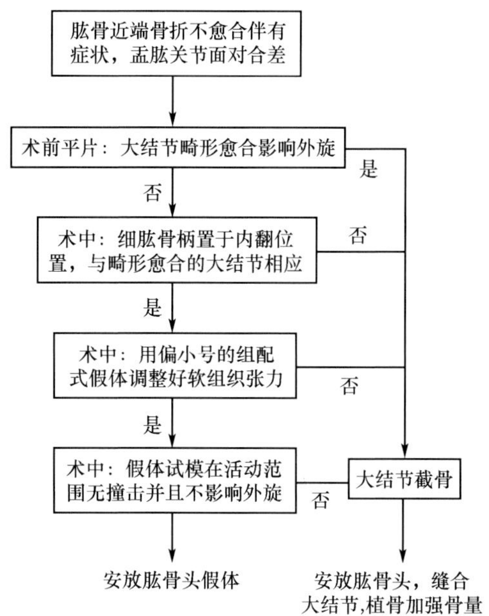

图 35-7　人工肩关节置换治疗肱骨近端畸形愈合时大结节截骨的处理原则

六、术后治疗

术后吊带制动 6 周,腋下垫枕,使肩关节固定在轻度外展、0°旋转中立位。肩关节被动活动范围由术中情况决定,术后第一天起可行肩关节水平以下的关节日常活动。未进行大结节截骨患者,术后 6 周可开始增加活动范围及力量训练。实行大结节截骨患者,手术 3 个月之后方可行功能训练,术后 1 年才可增进活动范围及增强力量。

七、避免失误和手术并发症

避免并发症最好的方法是正确处理急性肱骨近端骨折。非限制性假体治疗肱骨近端骨折畸形愈合的临床结果不如骨折急性期行人工股骨头置换的效果。选择合适病例是预防并发症的关键,并非所有近端骨折畸形愈合病例都因众多症状而必须接受外科治疗。对于症状性畸形愈合并无盂肱关节不适配者,可能是诸如软组织松解术之类的外科治疗候选病例,而不是选择假体置换。所有挛缩软组织广泛而仔细的松解是缓解疼痛和获得功能改善的基本措施。

最常见并发症包括大结节不愈合(发生在需行大结节截骨患者中)、感染、腋神经损伤、肱骨干术中骨折。大结节截骨可通过多种措施加以避免:使用短、窄的假体柄,假体内翻放置,小的非正圆形的肱骨头放置于正确的位置等。

避免大结节固定失败,可通过使用多股 5 号不可吸收线缝合固定大结节于假体及肱骨干上,以及延缓患肢上举和力量训练时间,直到术后 3 个月来避免。有证据表明有骨痂在大结节和肱骨干生长才开始进行。对于不做大结节截骨术患者，为避免翻修术继发的关节不稳定可使用 5 号不可吸收线在外科颈钻骨孔，牢固缝合肩胛下肌以及术后 6 周之后再开始上举活动。继发于假体肱骨近端畸形愈合翻修术后关节盂软骨的进行性损害比较少见，可通过下列方式避免：最好不要在行充分软组织松解后再过分紧缩肩关节；在使用限制性假体时，最好选用直径小的人工肱骨头并使复位后肱骨头在关节盂上有 50%被动位移。

最后，建议患者接受有限目标的康复。缓解持续疼痛是最希望的预期结果，功能改善只能作为次要目标。患者应期望无痛的肩部以下主动活动，功能康复在术后 1 年中将继续得到改善。

尽管并发症发生率较高而且功能改善有限，但肱骨近端畸形愈合假体置换患者中术后满意度相当高，报道 80%患者满意度主要是因为术后疼痛持续缓解。这些报告都证实了这些具有挑战性的外科手术病例，手术难度以及此类症状性畸形愈合患者需要面对严重功能丧失的困境。

（张啟维 译）

参考文献

Antuna SA, Sperling JW, Sanchez-Sotelo J, Cofield RH: Shoulder arthroplasty for proximal humeral malunions: Long-term results. *J Shoulder Elbow Surg* 2002;11:122-129.

Beredjiklian PK, Iannotti JP: Treatment of proximal humeral fracture malunion with prosthetic arthroplasty. *Instr Course Lect* 1998;47:135-140.

Beredjiklian PK, Iannotti JP, Norris TR, Williams GW: Operative treatment of malunion of a fracture of the proximal aspect of the humerus. *J Bone Joint Surg Am* 1998;80:1484-1497.

Boileau P, Krishnan SG, Walch G, Coste JS, Mole D: Tuberosity malposition and migration: Reasons for poor outcomes after hemiarthroplasty for displaced fractures of the proximal humerus. *J Shoulder Elbow Surg* 2002;11:401-412.

Boileau P, Trojani C, Walch G, Krishnan SG, Romeo A, Sinnerton R: Shoulder arthroplasty for the treatment of the sequelae of fractures of the proximal humerus. *J Shoulder Elbow Surg* 2001;10:299-308.

Bosch U, Skutek M, Fremerey RW, Tscherne H: Outcome after primary and secondary hemiarthroplasty in elderly patients with fractures of the proximal humerus. *J Shoulder Elbow Surg* 1998;7:479-484.

Dines DM, Warren RF, Altchek DW, Moeckel B: Posttraumtic changes of the proximal humerus: Malunion, nonunion, and osteonecrosis. Treatment with modular hemiarthroplasty or total shoulder arthroplasty. *J Shoulder Elbow Surg* 1993;2:11-21.

Frich LH, Sojbjerg JO, Sneppen O: Shoulder arthroplasty in complex acute and chronic proximal humerus fractures. *Orthopedics* 1991;14:949-954.

Mansat P, Guity MR, Bellumore Y, Mansat M: Shoulder arthroplasty for late sequelae of proximal humerus fractures. *J Shoulder Elbow Surg* 2004;13:305-312.

Norris TR, Green A: Late prosthetic shoulder arthroplasty for displaced proximal humerus fractures. *J Shoulder Elbow Surg* 1995;4:271-280.

Phipatanakul WP, Norris TR: Indications for prosthetic replacement in proximal humerus fractures. *Instr Course Lect* 2005;54:357-362.

Ritzman TF, Iannotti JP: Malunions of the proximal humerus, in Warner JP, Iannotti JP, Flatow EL (eds): *Complex and Revision Problems in Shoulder Surgery*. Philadelphia, PA, Lippincott Williams & Wilkins, 2005, pp 347-364.

Siegel JA, Dines DM: Techniques in managing proximal humeral malunions. *J Shoulder Elbow Surg* 2003;12:69-78.

Sirveaux F, Mole D, Boileau P: The reversed prosthesis, in Warner JP, Iannotti JP, Flatow EL (eds): *Complex and Revision Problems in Shoulder Surgery*. Philadelphia, PA, Lippincott Williams & Wilkins, 2005, pp 497-513.

Tanner MW, Cofield RH: Prosthetic arthroplasty for fractures and fracture-dislocations of the proximal humerus. *Clin Orthop Relat Res* 1983;179:116-128.

第36章 肱骨大结节骨折不愈合和畸形愈合的切开复位内固定治疗

John-Erik Bell, MD　William N. Levine, MD

一、适 应 证

肱骨近端骨折后，大结节不愈合和畸形愈合会对肩关节生物力学带来负面影响，可导致肩关节持续疼痛和不稳定。在正常肩关节结构中，关节面最高点高出大结节最高点(8±3.2)mm以上。这个高度差异至关重要，因为它决定了大结节与肩峰在关节运动中是否发生撞击。由于冈上肌、冈下肌、小圆肌协同作用，大结节骨折块可以向后方、上方移位。当大结节于上方发生畸形愈合时，大结节最高点与关节面最高点高度差异会消失甚至成为相反，带来了大结节与肩峰下面撞击及持续性疼痛并伴有前举、外展的受限(图36-1)。当畸形愈合发生在后方时，大结节会撞击关节盂后方，并使外旋受限(图36-2)。此外，大结节移位可导致冈上肌力矩改变，小至5mm的移位即可导致关节外展90°力量显著增加。由于后方移位常被忽略，CT扫描及肩关节轴位相对于确定大结节真实位置及决定外科治疗至关重要。

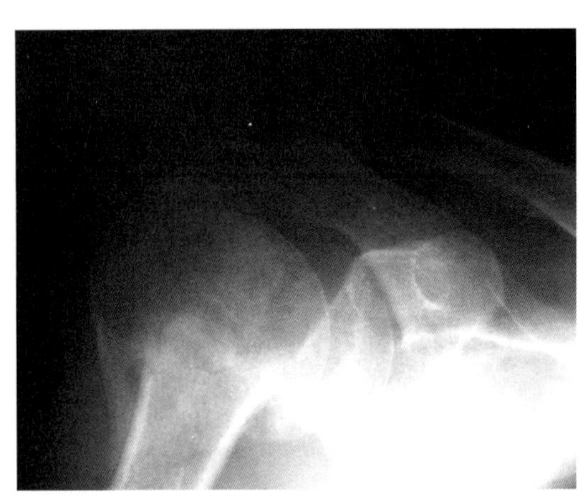

图36-1　肱骨大结节畸形愈合并向上移位，这导致与外侧肩峰的撞击，并会机械性限制外展和前屈

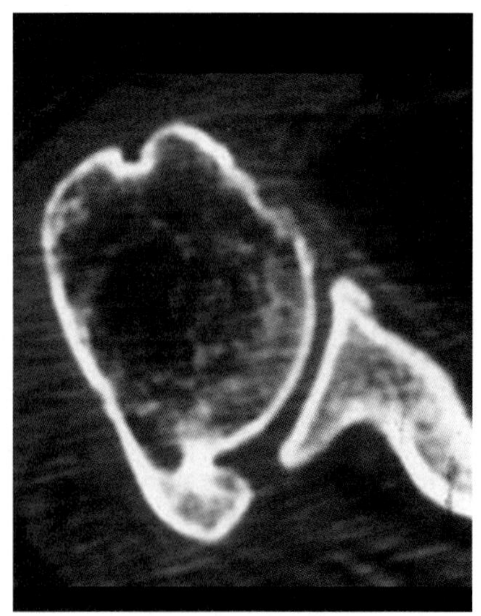

图36-2　CT扫描示大结节向后移位，畸形愈合，导致外旋受限

根据 Neer 四部分骨折分型，大结节骨折成角大轴于 45°或移位超过 1cm 被定义为一部骨折。但是，最近有作者认为移位超过 0.5cm 即属不可接受。对于运动员和体力劳动者甚至认为向上移位超过 3mm 就应考虑复位以避免出现肩峰撞击症。这些指导原则适用于急性肱骨近端骨折治疗以避免出现有症状性的畸形愈合。尽管没有明确的文献资料支持骨折畸形愈合治疗的指导原则，但急性骨折治疗原则所涉及的解剖和生物力学基础仍可引用于指导骨折畸形愈合的治疗。一旦确诊症状性畸形愈合并采用保守治疗无效，手术治疗即是适应证 。图 36-3 大结节骨折切开复位内固定术后(ORIF)的骨折畸形愈合。

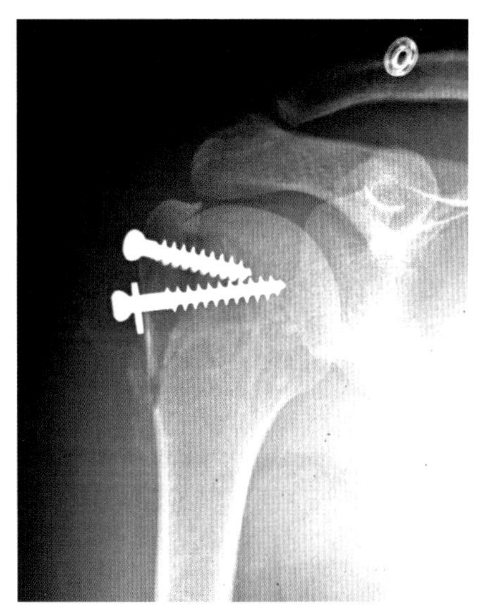

图 36-3　前后位片示切开复位手术失败后，大结节向上移位

大结节骨折不愈合最常见于三部分或四部分骨折行人工肱骨头置换术后，单纯的大结节骨折非常少见。大结节不愈合或畸形愈合是人工肱骨头置换术后效果欠佳主要原因。人工肱骨头术中大结位置不佳，或术后大结节移位导致畸形愈合，发生率有报导高达 39%。不愈合与手术技术、固定的牢固度及大结节骨质量有关，大结节不愈合发生率高达 17%。行肱骨头置换手术基本要求是大结节在解剖位的愈合。如果不能实现大结节的解剖重建，患者出现了大结节不愈合或畸形愈合伴持续性疼痛，应属手术治疗适应证。

二、禁　忌　证

禁忌证包括患者无法耐受麻醉，或存在局部或系统性感染。患肩存在明显症状和显著的功能障碍而影像学提示的不愈合或畸形愈合证据尚不属手术指征。无论影像学表现如何，如果症状轻微、功能障碍不明显，不应采取手术治疗。

三、其他治疗方法

有两种治疗方法治疗大结节畸形愈合。对于有症状的大结节移位 5mm 以内的畸形愈合用大结节成形术是一种好的治疗选择，切除局部突出骨赘，修补肩袖。大结节成形术同时联合肩峰成形术可扩大肩峰下间隙。对于大结节移位超过 5mm 的畸形愈合，应行大结节截骨术游离大结节及其附着的肩袖尽可能恢复解剖位置进行重建。

如果大结节不愈合已经持续很长时间，切断大结节同时去除内固定物是一种可行的选择(图 36-4)。大结节的分离常会导致肩袖失功，并随着肱骨头向上移位使问题复杂化。在此情况下，已经有作者对部分选择性病例开始使用反转型假体采作为一种挽救手术治疗的方法。

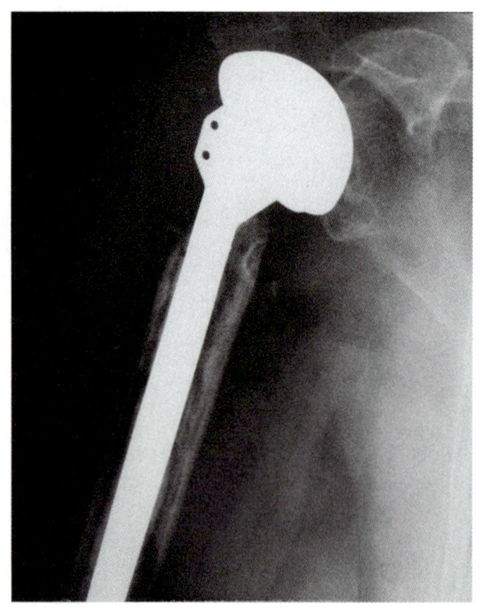

图 36-4 前后位片示肱骨头的安放，大结节不愈合且发生骨溶解

四、结　　果

要做好大结节骨折急性期的固定。12 例患者行二部分的大结节骨折切开复位内固定术，术后平均随访时间 5 年，6 例结果为优，6 例为良，主动上举平均 170°。最近笔者对因大结节畸形愈合导致疼痛并行大结节截骨及缝合固定的 10 例患者进行随访。其中 4 例同时行前肩峰成形，1 例同时行半肩置换。术后用美国肩肘学会标准 ASES(American Shoulder and Elbow Society)评分，临床效果改善明显。根据 Neer 评估标准，3 例患者优秀，4 例患者满意，3 例患者不满意。前屈上举平均提高 46°，外旋平均增加 29°($P<0.05$)，有 1 例不愈合发生。笔者认为，手术治疗畸形愈合临床效果不如急性骨折手术治疗效果。

五、手 术 方 法

(一) 体位和显露

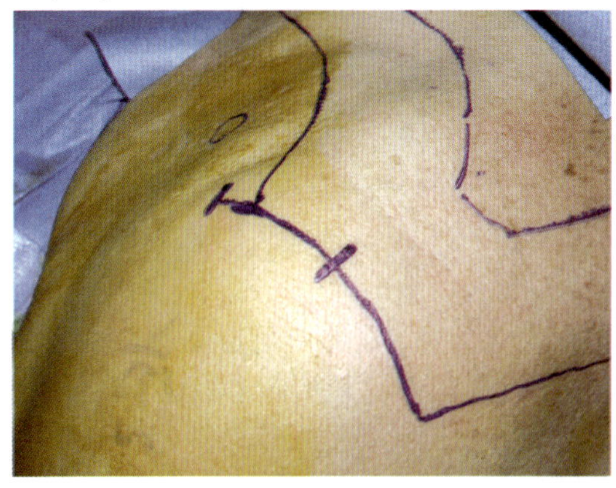

图 36-5 术中照片示切口

患者取沙滩椅位，肌间沟麻醉加静脉诱导麻醉。患肩游离、置于床缘便于术中透视。C 臂透视置于手术床头端，这样才能投照出真实的正位和轴位相。预防性应用抗生素，患常规皮肤准备，铺置无菌巾。

对于大结节不愈合，常用三角肌上方劈开入路。切口以朗格线为基准，位于肩峰外侧端(图 36-5)。三角肌顺肌纤维方向分开，在距离肩峰 4cm 处终止，并用缝线做一标记。这样可以预防误伤腋神经回旋支。完全切除滑囊，显露大结节及肩袖。

（二）手术操作

1. 大结节成形　纵行劈开冈上肌腱，冈上肌在大结节止点掀起。用骨刀切除凸起骨赘。将冈上肌肌腱应用骨性隧道缝合或缝合锚固定重建于大结节处。或者应用关节镜下刨削术行镜下大结节成形，以及肩袖修补术（图 36-6）。如果有指征，可依据肩峰形态改变及术中病理变化，可同时行肩峰下减压。根据术者个人习惯，行切开或关节镜下肩峰前外侧骨赘行 3～5mm 切除。

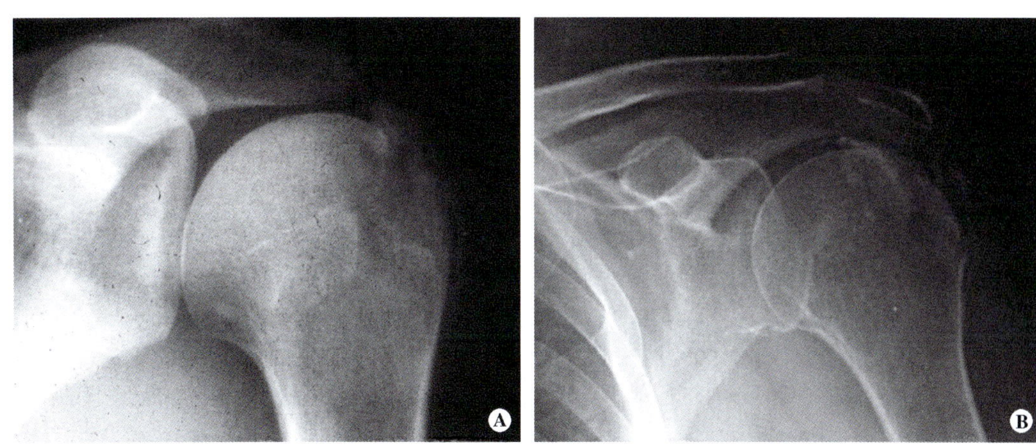

图 36-6　A. 可在镜下做成形的大结节畸形愈合。B. 术后平片示大结节的骨赘已被切除

2. 大结节截骨　对于分离较大的畸形愈合（典型分离在 1cm 左右），应用骨刀完整切除畸形愈合大结节，并在更接近正常解剖位置重建。通常也需劈开三角肌，但不是经过冈上肌进入盂肱关节而是经由肩袖间隙进入。二头肌腱长头可作为在冈上肌与肩胛下肌之间进入肩袖间隙的解剖标志。分开肩袖间隙，显露盂肱关节。为达到大结节充分游离，有时需行关节囊松解。从大结节基底到与关节软骨移行处行切骨，骨刀指向大结节后缘（图 36-7）。只有大结节充分松解游离之后，才能恢复到正常的解剖位置，骨接触面应制成粗糙面以利重建后达到骨性愈合。如果骨质量较好，使用松质骨拉力螺钉加压固定效果较好。但对于骨质疏松患者，使用粗 2 号或 5 号不可吸收线经骨缝合，能充分利用肩袖腱骨界面经骨皮质缝合固定更加确实可靠。

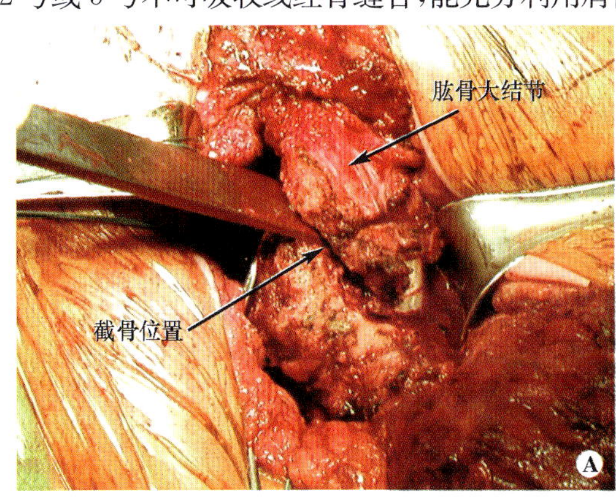

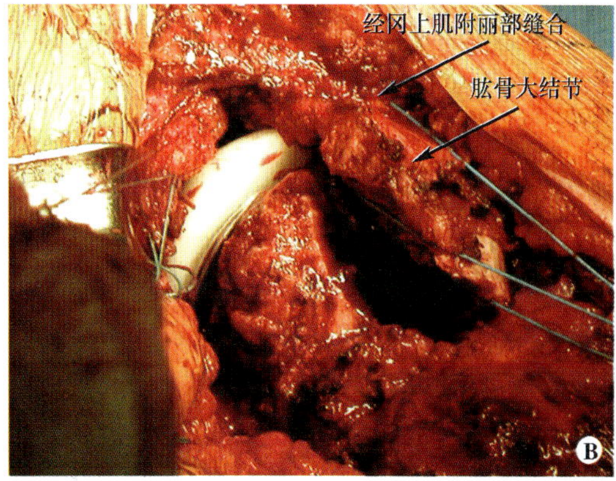

图 36-7　A. 术中照片示行肱骨头置换时，用直骨刀对大结节截骨。B. 用不可吸收粗缝线缝合肩袖肌腱-骨结节部后，控制住大结节

尤其对于大结节不愈合，使用粗不可吸收线缝合固定更适合于骨质量较差患者。通过水平和垂直缝合达到一种稳定的缝合固定。垂直缝合对于术后早期康复尤其重要，水平缝合有利于肱骨干与大结节之间加压固定。水平缝合应该将大结节与肱骨干近端或肱骨头假体环扎缝合固定(图 36-8)。另外，植骨对于促进骨折愈合也至关重要。

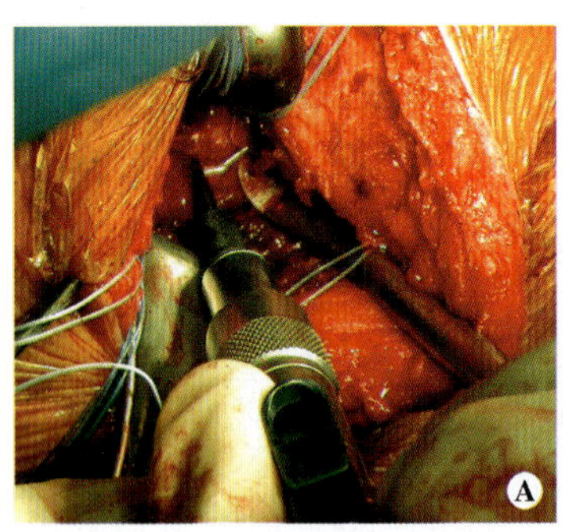
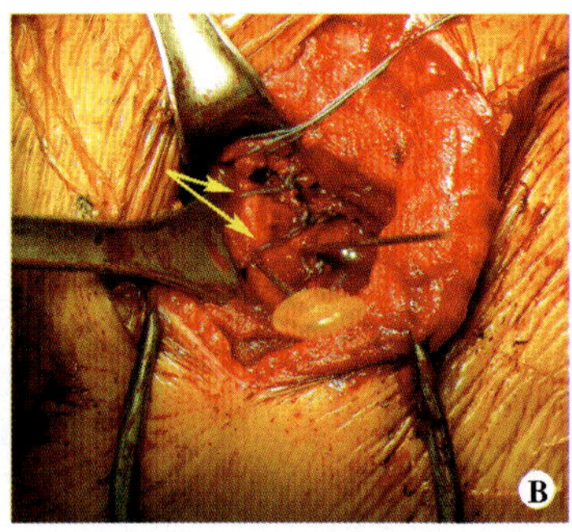
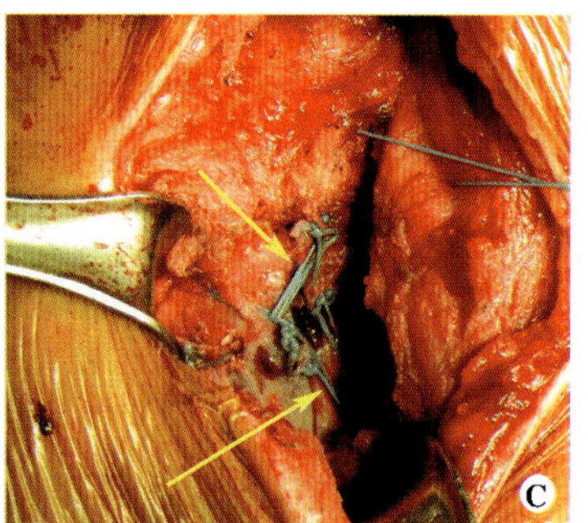

图 36-8 A. 术中照片示用 2mm 钻头钻出骨髓道。B. 先进行水平位的环扎缝合，把大结节压到其下的肱骨干和植骨块上。C. 最后做垂直位的缝合，确保稳定固定以利于术后康复

(三) 切口闭合

以 3-0 可吸收线缝合三角肌筋膜和皮下，4-0 可吸收线做皮内缝合闭合皮肤切口。肩峰下间隙注入 0.25%布比卡因溶液，最后用无菌敷料覆盖切口。

六、术后治疗

术后所有患者均使用吊带或支具固定。患肩处于旋转 0°中立位消除修补处张应力。常规的被动训练自术后第 1 天开始，依据骨质量，缝合固定强度，患者依从性，以及术中情况决定患者被动活动范围。标准的训练是在起始的 4 周内，允许在肩胛骨平面前屈活动范围为 0°～100°，4～8 周内增加到 100°～170°。同样，外旋活动在起始 4 周内，允许外旋范围从 0°～30°，4～8 周内增加到 30°～60°。为保护组织的修复，内旋活动需在 6 周后进行。

影像学提示骨愈合后可开始作主动运动，对畸形愈合病例为 6～8 周，对不愈合病例为 8～12 周。影像学证实骨性愈合后，开始肌肉力量训练。畸形愈合患者恢复正常活动需 6 个月，不愈合患者至少需 1 年。对于伴有向上方或后方移位者以及应用半肩置换术后出现大结节畸形愈合或不愈合患者，术后康复计划与上述相同。

七、避免失误与手术并发症

在行三角肌劈开入路时，在肩峰 5cm 以外部分进行，以免导致腋神经三角肌肌支的损伤。缝合一标记线有利于避免出现三角肌过度分裂。大结节截骨时避免骨块碎裂也很重要，因为碎裂骨块不利于缝合重建。最重要的操作步骤是尽可能地提高大结节愈合率，包括大结节骨块去皮质、避免过高或过低复位、尽可能解剖复位、坚强内固定及恰当的康复训练。

(张启维 译)

参 考 文 献

Beredjiklian PK, Ianotti JP, Norris TR, Williams GR: Operative treatment of malunion of a fracture of the proximal aspect of the humerus. *J Bone Joint Surg Am* 1998;80:1484-1497.

Bigliani LU, Flatow EL, McCluskey GM, Fischer RA: Failed prosthetic replacement for displaced proximal humeral fractures. *Orthop Trans* 1991;15:747-748.

Boileau P, Krishnan SG, Walch G, Coste JS, Mole D: Tuberosity malposition and migration: Reasons for poor outcomes after hemiarthroplasty for displaced fractures of the proximal humerus. *J Shoulder Elbow Surg* 2002;11:401-412.

Bono CM, Renard R, Levine RG, Levy AS: Effect of fractures of the greater tuberosity on the mechanics of the shoulder. *J Bone Joint Surg Br* 2001;83:1056-1062.

Flatow EL, Cuomo F, Maday MG, Miller SR, McIlveen SJ, Bigliani LU: Open reduction and internal fixation of two-part displaced fractures of the greater tuberosity of the proximal humerus. *J Bone Joint Surg Am* 1991;73:1213-1218.

Frankle MA, Greenwald DP, Markee BA, Ondrovic LE, Lee WE: Biomechanical effects of malposition of tuberosity fragments on the humeral prosthetic reconstruction for four-part proximal humerus fractures. *J Shoulder Elbow Surg* 2001;10:321-326.

Iannotti JP, Gabriel JP, Schneck SL, Evans BG, Misra S: The normal glenohumeral relationships: An anatomical study of one hundred and forty shoulders. *J Bone Joint Surg Am* 1992;74:491-500.

Neer CS: Displaced proximal humerus fractures: Part 1. Classification and evaluation. *J Bone Joint Surg Am* 1970;52:1077-1089.

McLaughlin HL: Dislocation of the shoulder with tuberosity fracture. *Surg Clin North Am* 1963;43:1615-1620.

Moeckel BH, Dines DM, Warren RF, Altchek DW: Modular hemiarthroplasty for fractures of the proximal part of the humerus. *J Bone Joint Surg Am* 1992;74:884-889.

Park TS, Choi IY, Kim YH, Park MR, Shon JH, Kim SI: A new suggestion for the treatment of minimally displaced fractures of the greater tuberosity of the proximal humerus. *Bull Hosp Jt Dis* 1997;56:171-176.

Prakash U, McGurty DW, Dent JA: Hemiarthroplasty for severe fractures of the proximal humerus. *J Shoulder Elbow Surg* 2002;11:428-430.

第 37 章　肱骨假体周围骨折的切开复位内固定

Scott P. Steinmann, MD　Emilie Cheung, MD

一、适　应　证

随着人工肩关节置换患者数量稳步递增，临床效果满意度已经接近人工髋关节或膝关节。虽然相关并发症发生几率较低，但假体周围骨折的确存在。在人工肩关节 20%左右的术后并发症中，假体周围骨折发生率为 0.6%～3%。全肩置换术后假体周围骨折率比半肩置换术要高，可能原因是在全肩置换后，引起骨折的暴力很难传递至关节盂。在人工关节翻修术患者中假体周围骨折发生率比初次关节置换中发生率高，原因是翻修患者中存在瘢痕和软组织挛缩。肱骨近端骨折常发生在术中。存在假体的肱骨干骨折，不愈合的发生率比无假体的肱骨干骨折不愈合发生率更高。治疗目的包括使骨折愈合，缓解疼痛，保持盂肱关节活动及恢复其功能。

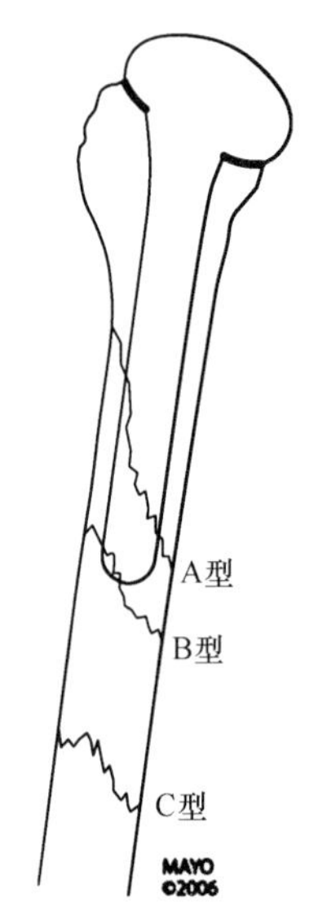

图 37-1　三种类型的肱骨假体周围骨折（经 Mayo 基金会允许复制）

骨折部位和移位程度决定了治疗过程。骨折依据骨折部位与假体远端的关系分型（图 37-1）。A 型骨折指骨折发生在假体柄远端，并且骨折线向近端延伸。B 型骨折指发生在假体远端骨折线向远端延伸。C 型骨折发生在假体以远，基本上可按照典型肱骨干骨折处理。

对于发生在假体周围的骨折建议行切开复位内固定，诊断时应对骨质量进行评估。在一些 A 型骨折当中，骨折线与假体柄有部分重叠，部分患者可能存在假体松动，对于存在假体松动的 A 型或 B 型患者，治疗时应更换已松动假体。使用具有更长柄的假体，一般假体远端要超过骨折线以远两个骨干直径的长度。

对于虽然移位很小，保守治疗 3 个月失败的骨折也应考虑手术治疗。自体髂骨或同种异体骨移植可用来促进骨折愈合。支撑性异体骨板或钛缆钢板以达到维持固定（图 37-2）。

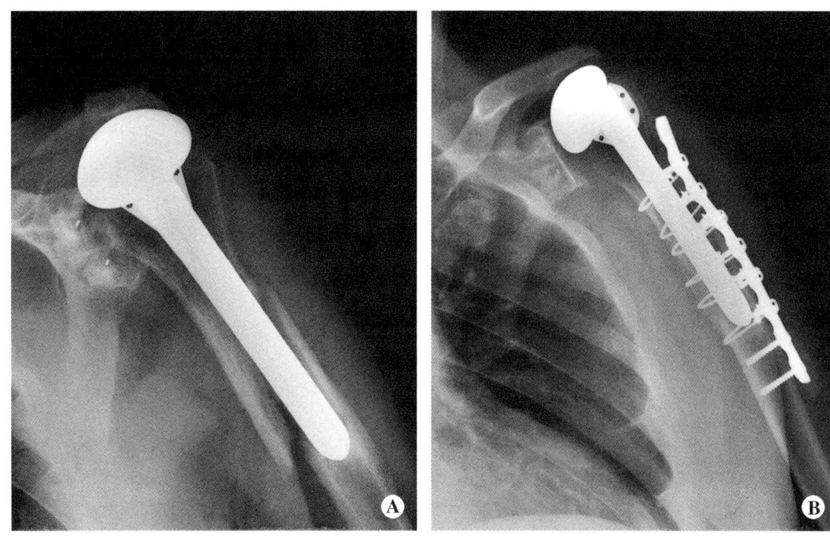

图 37-2　A(术前)和 B(术后)平片显示 A 型骨折采用切开复位、钢板螺钉和钢丝环扎内固定手术。术后平片示骨折对位对线均满意

坚强固定可使术后早期进行康复锻炼,得到更满意效果。同类型骨折与非手术治疗相比,手术治疗愈合率更可靠。

术中发生的肱骨干骨折按下述方式治疗:如果在置入假体之前发生骨折,应在骨折复位后选用长柄型假体置入。依据骨折复位情况及稳定程度,附带使用异体支撑骨板或和钢板钢丝环扎增强固定可能是必要的。如果骨折发生在假体置入时或置入之后,应使用钢板螺钉固定或钢丝环扎,或必要时可加用异体骨板。

二、禁　忌　证

切开复位与固定的绝对禁忌证与首次置换手术相似,存在活动感染或无法耐受全麻手术患者。神经功能障碍导致上肢正常功能受限的骨折患者不一定是手术的禁忌证。这种情况下手术治疗也许能使功能恢复到伤前的水平。如果患者已行非手术治疗且影像学上出现愈合是对位对线满意(屈曲或伸展在 20°以内,外翻内翻在 30°以内,内外旋转在 20°以内),不必采用手术治疗。

三、其他治疗方法

对于 C 型骨折如果假体固定很牢固,骨折对线满意并通过支具达到满意固定可采用非手术治疗。与普通肱骨干骨折治疗方法相似。B 型骨折如果对线能够接受,非手术治疗尽管不一定十分理想但仍是一种治疗选择。

如果存在假体松动仍建议手术翻修。通过影像学上假体柄周围存在 1.5mm 透光区来做出判定。应使用长柄假体翻修。同时应用异体支撑骨板,钢板、螺钉、钢缆为骨折部位提供更可靠的固定。

四、结　　果

关于人工关节术后假体周围骨折治疗效果的可用资料很少。可用资料的主要包括术后骨折愈合时间，疼痛缓解程度和关节活动范围（表37-1）。在一组16例患者中，所有骨折均愈合，但是10例外科治疗的患者骨折愈合时间比另6例非手术治疗的患者骨折愈合时间长。笔者认为，在下列情况下应先尝试非手术治疗：①肱骨假体固定牢固的假体柄末端骨折（A型骨折）；②假体固定牢固且对线良好的B型骨折；③骨折位于假体远侧的C型骨折。如果3个月骨折仍未愈合就属手术治疗指征。若怀疑存在假体松动，长柄假体以及内固定辅助材料应同时使用。依据Neer评定标准，患者中3例为优秀，4例满意，9例不满意。不满意的主要原因为肩关节活动功能丧失。

表37-1　肱骨假体周围骨折的治疗效果

作者（年份）	骨折数目	治疗	平均年龄（范围）	平均随访时间（范围）	结果
Wright 和 Cofild（1995）	9	5例未手术 2例切开复位内固定 2例关节翻修	70岁（45～85岁）	47个月（4～196个月）	所有患者中除1例外均骨折愈合（平均4～6个月） 3例满意，6例差
Cambell 等（1998）	21	5例非手术治疗 8例用标准柄翻修，有的合用内固定 8例用长柄假体翻修，加用环扎固定	60岁（40～80岁）	27个月（12～72个月）	骨折愈合时间：未手术为3、5个月 稳定的髓内钉固定为1.8个月 不适当的髓内固定为8.7个月
Worlang 等（1999）	6	1例未手术 1例切开复位内固定 4例行全骨置换翻修	72岁（43～92岁）	23个月（5～62个月）	所有骨折愈合无不满意病例 4例无痛 2例轻度痛 UCLA评分提高
Kumar 等（2004）	16	6例未手术 5例手术（在平均123天的非手术治疗未果的情况下） 5例立即切开复位内固定	63岁（37～76岁）	67个月（4～191个月）	平均愈合时间未手术180天，手术278天 3例优 4例满意 9例差

另一组21例假体周围骨折报告中，包括3例术中骨折，使用长柄假体加钢板、环扎钢丝比使用标准假体附加或不附加其他内固定的术后效果更佳。假体柄长度至少应通过骨折线以远3个皮质骨直径。无论何种类型骨折，骨折复位后如仍残留2mm以上分离者，则骨折愈合时间更长。总的并发症发生率达43%，包括4例神经麻痹，最终均得到完全恢复（1例腋神经、3例桡神经），有2例延迟愈合，2例不愈合，另有1例严重冻结肩，1例浅表感染。

五、手术方法

(一) 术中骨折

1. 体位和显露 如果术中出现肱骨干骨折,应该使用三角肌胸肌入路充分显露骨折。

2. 手术操作 涉及肱骨近端干骺端的骨折以及 A 型骨折,可以用跨过骨折部位的假体及植骨做增强固定。骨折累及结节区时,可通过使用粗不可吸收缝线经骨质缝合固定(图 37-3)确保肩袖止点的牢靠。

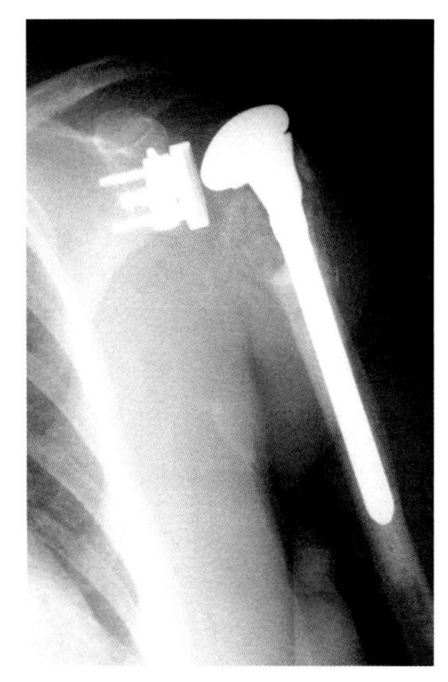

图 37-3 一例骨质疏松患者术中扩髓时发生骨折。采用异体骨治疗,大结节用不可吸收线缝合固定加强,假体柄远端用骨水泥固定

累及肱骨近端假体柄的 B 型术中骨折,用跨过骨折线的长柄假体,其远端至少超过骨折线以远 2 个皮质直径,可采用骨水泥增强固定,选择性使用异体皮质骨板或钢板加固。如果标准型假体已经置入并已用骨水泥固定,拔出假体将增加骨折及神经损伤的风险,采用钢板螺钉、钢丝环扎加固假体柄远端是可选择的有效方法。可在远端髓腔填充骨水泥加固假体远端。但应避免骨水泥进入骨折线,否则会影响骨折愈合。近端多孔型假体允许近端骨长入,另外异体皮质骨板或钢板螺钉及跨过骨折部位附加的固定可提供结构性的抗旋转能力。

术中 C 型骨折与术中 B 型骨折治疗相似,只要可能,应尽量选择长柄假体。但是由于肱骨自身长度限制如果骨折线过长,可能累及鹰嘴窝。因此,如果骨折线过长,长假体无法跨过骨折线以远并超过 2 个骨皮质直径。这种情况下,钢板螺钉钢丝环扎辅助固定以及异体骨板固定是必不可少的。

(二) 术后骨折

1. 体位和显露 依据骨折部位为切开复位及内固定选择手术入路。

(1) 前方入路:上臂前方,又称为 Henry 入路,是三角肌、胸大肌入路的延伸。在肱肌内、外侧头之间向远端纵行劈开,显露肱骨干。内外侧头分别受肌皮神经及桡神经支配。患者仰卧,患臂外展 60°并固定于外展架上。皮肤切口起于喙突沿肱骨干向远端延伸。向内牵开肱二头肌显露肱肌。随后在内外侧头之间纵行劈开显露肱骨干。

桡神经经肱骨中 1/3 的后面走行于螺旋形的桡神经沟内。在应用拉钩或螺钉时容易造成损伤。在肱骨下 1/3 距离肱骨外髁近端 14cm 处,桡神经穿肌间隔由后方绕至前方。为避免损伤桡神经,肱肌应在中线被劈开,而让肱肌外侧部分作为桡神经与牵开器之间的衬垫保护桡神经。

(2) 前外侧入路:前外侧入路利用肱肌和肱桡肌之间间隙进入,两者均受桡神经支配。因为易于向远端扩展,故可充分利用前方入路。患者仰卧位,与前方入路相似。切口位于二头肌腹外侧。二头肌向内侧牵开,在肱肌和肱桡肌之间隙斜行进入,在此间隙小心地确认桡神经。在任何操作之前,首先确认桡神经并给予保护,肱肌向内牵开,肱桡肌向外牵开。在肌间隙近端找到并确认桡神经。

(3) 后方入路:患者仰卧位患臂置于胸前,或者俯卧位患臂屈肘垫枕。最早的后方入路是劈开三头肌。笔者更倾向于使用改良后方入路,能得到由上方显露肱骨中段以及可靠地显露桡神经。切口起自肩峰后外侧端指向尺骨鹰嘴尖的连线。全厚皮瓣,三头肌向外牵开,沿后方肌间隔显露前臂外侧皮神经。为松解桡神经,劈开肌间游离前臂外侧皮神经,此神经为桡神经分支,向上可寻及桡神经主干,这样得以确认此神经。向远端松解此皮神经并向内侧牵开,同时劈开三头肌内外侧头以利于骨膜下剥离更利于显露后方肱骨干骺端。在假体置入过程中桡神经应直视可见并予以保护。

2. 手术操作　由于髓腔内假体柄的存在,大多数 A 型骨折移位及成角均较小。但其中一些仍为粉碎或长、斜行骨折,因此骨折线长度与肱骨假体柄之间会有一定重叠。如果在任意平面上存在 2mm 分离或 20°成角,笔者建议手术治疗,等同于存在假体松动。笔者推荐,应用长柄假体翻修必要时辅助以异体骨板,钢板螺钉、钢丝环扎等加强固定,抵抗扭转性应力。

对于 B 型骨折同时伴假体柄松动,建议改行长柄假体固定。考虑到术中骨折,宜采用髓腔远端骨水泥固定,但应避免骨水泥进入髓腔近端骨折部位。近端多孔型假体插入髓腔近端压配固定有利骨长入,同时可应用钢板或异体骨板跨过骨折部位以提供抗扭转应力的作用。

肱骨假体柄固定十分牢固的分离性或不稳的 B 型骨折可使用钢板联合短螺钉及钢丝环,或近、远端包括八枚以上皮质骨锁钉固定。近来使用的锁定型加压钢板较成功地治愈此类骨折。与普通钢板相比,锁定钢板更稳定,螺钉由于锁在钢板上,抗拔出能力更强,尤其适用于骨质疏松患者。异体支撑皮质骨板也可增强固定效果(图 37-4)。

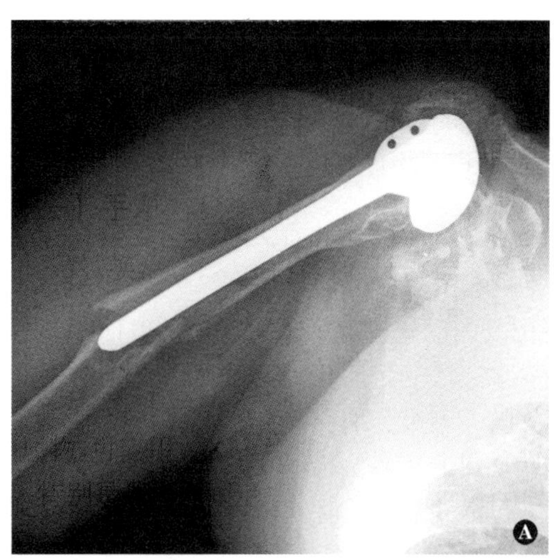

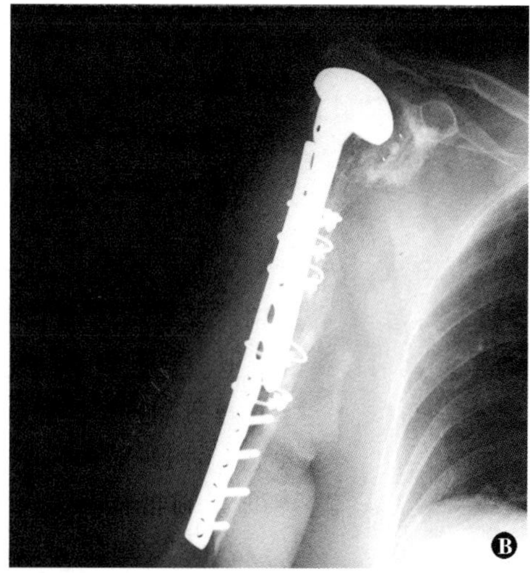

图 37-4　A(术前)和 B(术后)平片示 B 型骨折采用了切开复位内固定和结构骨植骨治疗

C 型骨折非手术治疗失败应考虑手术治疗。与非肱骨假体周围骨折治疗方法相似,可采用异体骨板、钢板螺钉、钢丝环扎等。笔者建议使用长钢板跨越假体柄远端 2 个骨干直径,从而避免应力增加。

六、术后治疗

术中假体周围骨折或全肩置换翻修术中骨折，由于其通常需缝合肩胛下肌腱和肩袖间隙，因此早期功能康复在吊带制动下做被动运动训练。术后第 1 天开始被动活动，在最初 6 周内活动范围限定在外旋 0°、前屈 100°之内。手术 6 周后，拉伸和摆动等非限制性被动活动开始，术后 12 周开始主动活动。

对于术后骨折行切开复位内固定患者，未做假体翻修也不需进行肩袖修补者，悬吊带固定已经足够。肩肘活动强度依据切开复位，内固定的术中固定强度。在固定牢固、骨质量好的患者中，只要无疼痛影响术后第 1 天可开始进行肩肘轻微被动加辅助主动活动。在骨折有愈合迹象时，开始肩、肘主动活动，通常在术后 6 周。力量训练考虑在术后 3 个月甚至更晚开始。

对于存在骨质疏松接受切开复位内固定的老年患者，肩部悬吊带固定至少 3 周，但不限制肘、手的抗阻力活动。3 周后在仔细检查骨折固定及对线条件下，可进行轻度的被动活动。

术后 2 周及 6 周进行拍片，随后每 6 周一次直到骨折愈合。

七、避免失误与手术并发症

为减少假体周围骨折的发生率，在行人工关节置换时必须注意某些危险因素，包括骨量减少，皮质骨变薄，术前骨折移位愈合导致的畸形和翻修手术的方式。

在老年人或类风湿患者骨量减少尤其常见。因此，对于此类患者术中操作时一定小心谨慎。处理肩盂时过度地外旋上臂有导致肱骨干骨折风险。因此，助手应小心操作患肢，充分松解关节囊有利于外旋上臂，避免使用肘部做杠杆，屈肘外旋导致骨折发生。

假体插入前骨髓腔准备过程中开槽或过度扩髓，使之随着应力增加导致术中或术后发生骨折。为此，建议使用手钻而不用电钻。在骨质疏松患者中逐级使用手钻扩髓是将松质骨压配而不是清除。但是对于年轻人，由于松质骨较厚，术中必需去除部分骨质。术中扩髓不充分或使用大号假体置入以达到压配固定也可增加发生骨折的危险。术前模板测量是很重要的手段。

正确的体位也至关重要，有助于术中充分显露及髓腔准备。患肩充分游离伸展、内收自如，不致撞击手术台。正确体位可使髓腔制备，假体置入不困难，否则容易发生骨折。

正确的髓腔开口对于首次肩关节置换术至关重要。正确部位应该在上外侧，肱二头肌腱沟后外侧，肱骨头旋转中心外侧 9mm 处。不正确开口导致扩髓时骨皮质的损伤造成应力的增高。

在翻修术中，为利于假体拔出，肱骨常需开窗。这是众所周知造成术中肱骨骨折并发症的技术方面原因。但如果术中仔细操作，并且开合适大小的骨窗也可能避免骨折发生。操作结束时骨窗可用钢丝环扎或骨块移植关闭。

恢复关节运动是重要的临床目的。在各种临床报告中，不满意的主要原因就是关节运动不能满意恢复。患者通过内固定达到骨折牢固固定，将有利于早期被动功能活动的实现。

（张啟维 译）

参考文献

Cameron B, Iannotti JP: Periprosthetic fractures of the humerus and scapula. *Orthop Clin North Am* 1999;30:305-318.

Campbell JT, Moore RS, Iannotti JP, Norris TR, Williams GR: Periprosthetic humeral fractures: Mechanisms of fracture and treatment options. *J Shoulder Elbow Surg* 1998;7:406-413.

Gerwin M, Hotchkiss RN, Weiland AJ: Alternative operative exposures of the posterior aspect of the humeral diaphysis, with reference to the radial nerve. *J Bone Joint Surg Am* 1996;78:1690-1695.

Kent ME, Sinopidis C, Brown DJ, Frostick SP: The locking compression plate in periprosthetic humeral fractures: A review of two cases. *Injury* 2005;36:1241-1245.

Kim DH, Clavert P, Warner JJP: Displaced periprosthetic humeral fracture treated with functional bracing: a report of two cases. *J Shoulder Elbow Surg* 2005;14:221-223.

Kumar S, Sperling JW, Haidukewych GH, Cofield RH: Periprosthetic humeral fractures after shoulder arthroplasty. *J Bone Joint Surg Am* 2004;86:680-689.

Sperling JW, Cofield RH: Humeral windows in revision shoulder arthroplasty. *J Shoulder Elbow Surg* 2005;14:258-263.

Worland RL, Kim DY, Arredondo J: Periprosthetic humeral fractures: management and classification. *J Shoulder Elbow Surg* 1999;8:590-594.

Wright TW, Cofield RH: Humeral fractures after shoulder arthroplasty. *J Bone Joint Surg Am* 1995;77:1340-1346.

第 6 部分　锁骨骨折治疗

第38章 髓内固定治疗急性锁骨骨折和锁骨骨折不愈合

Ralph J. Curtis Jr, MD

一、适 应 证

锁骨骨折约占全身骨折5%，占肩部骨折的35%。中段锁骨骨折最为常见，约占全部锁骨骨折的85%。治疗中段骨折可考虑髓内固定(图38-1)。由于锁骨内侧端和远侧端骨折部位特点，髓内固定极少用于上述两部位，常需专门工具治疗。

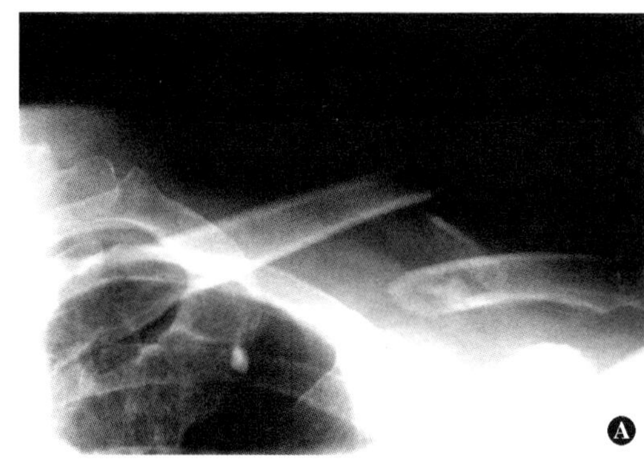

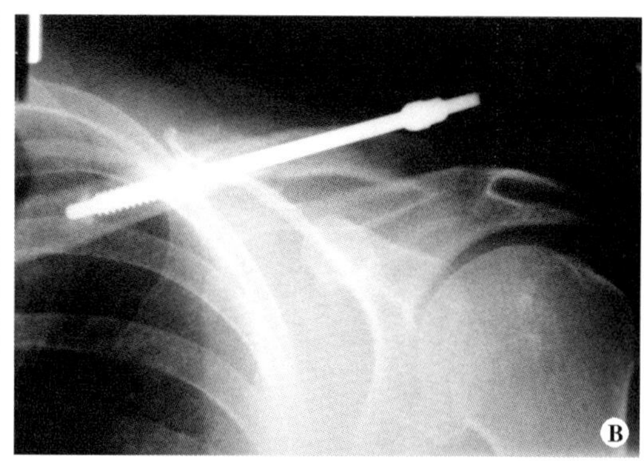

图38-1 术前(A)和术后(B)正位相；左侧锁骨中段骨折伴移位

大多数中段骨折都可通过悬吊或“8字”绷带进行非手术治疗，一般会在8～12周愈合。骨折不愈合率较低，大约为4%，但成角和短缩等畸形愈合情况并不少见。虽然很多患者对畸形愈合有很好的耐受，但最近报道指出，持续疼痛和神经血管症状发生率较手术治疗要明显增多。畸形愈合和不愈合发生率高主要是骨折原始的分离移位较大、短缩移位超过20mm、高龄等因素所致。对于此类患者，建议早期行切开复位内固定。

锁骨中段骨折手术治疗指征：开放骨折；伴有神经血管损伤或皮肤裂伤的骨折，有临床症状的骨折不愈合。相对适应证：较大移位或显著短缩；骨折伴有同侧肩胛骨颈部移位骨折；伴多发创伤的中段骨折而又需要同侧上肢活动的患者。

二、禁 忌 证

禁忌证：很小或无移位锁骨中段骨折，此类骨折经过非手术治疗后愈合率较高并且不会继发畸形。其他禁忌证是已存在明确感染或可导致内固定失败的病理性骨折。

特殊禁忌证:不宜行髓内固定的锁骨外侧或内侧 1/3 骨折。此类骨折行髓内固定对于骨折两端不能提供足够的把持力。另外一种相对禁忌证是锁骨中段顺骨干长轴重度粉碎性骨折。对于小型蝶形骨片的锁骨骨折,可通过髓内固定辅助钢丝环扎或缝合治疗。但是,对于过度粉碎锁骨中段骨折,其本质上与内侧或外侧 1/3 段的骨折治疗一样,均属髓内固定相对禁忌证。

三、其他治疗方法

对于锁骨中段骨折,采用包括简单吊带或"8 字"绷带制动等非手术治疗,效果很好,成功率较高。愈合率一般超过 90%。虽然畸形愈合并不少见,但多数患者愈合后功能得到恢复。

钢板螺钉内固定可作为髓内固定的替代治疗方法,随着可塑形重建钢板尤其是解剖钢板的应用,钢板螺钉内固定越来越普及。对于此方法目前最大争议是固定强度是否允许早期功能锻炼。

与髓内固定相比,钢板螺钉内固定需在骨折部位剥离更多软组织,这会损伤骨折局部血供,增加不愈合和感染危险。一项比较性研究表明:与髓内固定相比,钢板螺钉内固定术有更高不愈合率和并发症发生率。

钢板螺钉由于位于皮下可触及并导致不适感,内固定一旦被取出,由于螺钉孔部位应力增高可导致不希望看到的并发症——再次骨折,而使用髓内固定能避免这些问题。

四、结　　果

髓内固定治疗锁骨中段骨折已获得明确认可。然而只有少量文献报道证明髓内固定术是治疗锁骨中段骨折的有效方法,治疗成功率可达 95%。判定治疗成功的指标是:骨折愈合率、疼痛缓解程度、功能恢复情况及并发症发生率(表 38-1)。

表 38-1　锁骨中段骨折治疗结果

作者(年份)	肩关节数目	治疗方法	患者平均年龄(范围)	平均随访时间(范围)	临床效果
Boehme 等(1991)	21 例有临床症状的骨折不愈合	切开复位内固定改良 Hagie 髓内针固定并局部植骨	40 岁(20~58 岁)	35 个月(5 个月~11 年)	平均 22 周内 95%患者临床愈合(12~30 周)
Nordqvist 等(1998)	225 例锁骨骨折	非手术治疗	33 岁(15~79 岁)	17 年(12~22 年)	185 例没有症状(39 例良,1 例差);125 例达到愈合(53 例畸形愈合,7 例不愈合);无移位骨折(56 例中 55 例愈合,1 例不愈合);移位骨折(两部分骨折)57 例中 53 例愈合,4 例不愈合;移位骨折(粉碎骨折)72 例骨折中 70 例骨折愈合,2 例不愈合

续表

作者(年份)	肩关节数目	治疗方法	患者平均年龄(范围)	平均随访时间(范围)	临床效果
Wu 等(1998)	29 例有症状的骨折不愈合	11 例使用钢板及局部骨移植；18 例髓内固定加局部骨移植	36 岁(21～63 岁) 40 岁(19～67 岁)	3 年(1～7)	钢板固定愈合率 82%(愈合时间 4.0±1.3 个月)；27%并发症发生率；应用髓内针固定愈合率 88.9%(平均时间 4.1±1.1 个月)；11%并发症发生率
Shen 等(1999)	232	钢板切开复位内固定	37.3 岁(18～79 岁)	4.4 年(3～5.9 岁)	225 例患者达到骨折愈合(平均 10 周)；94%满意率；14 例骨折成角畸形；7 例不愈合；5 例感染
Kabak 等(2004)	33 例锁骨骨折不愈合	16 例 DCP，17 例 LC-DCP	39.3 岁(19～59 岁)，43.6 岁(21～66 岁)	44.2 年(18～72 年)	采用 DCP 治疗骨折愈合率达到 87.5%，LC-DCP 治疗骨折愈合率达 100%
Nowak 等(2004)	208	非手术治疗	15～60 岁	9～10 年	54%患者达到骨折愈合，46%患者有后遗症(骨折不愈合 7%)
Robinson 等(2004)	581 例锁骨骨折	非手术	25 岁(17～40 岁)	24 周	骨折不愈合 4.5%

五、手 术 方 法

(一) 体位和显露

患者采取改良沙滩椅体位，在肩胛骨内侧缘局部垫枕，同侧上肢游离。肩部后外侧充分游离悬空，以利于进行髓内固定。C 形臂增强显像，利于确定置入物位置。患者体位应不影响术中 C 臂透视。

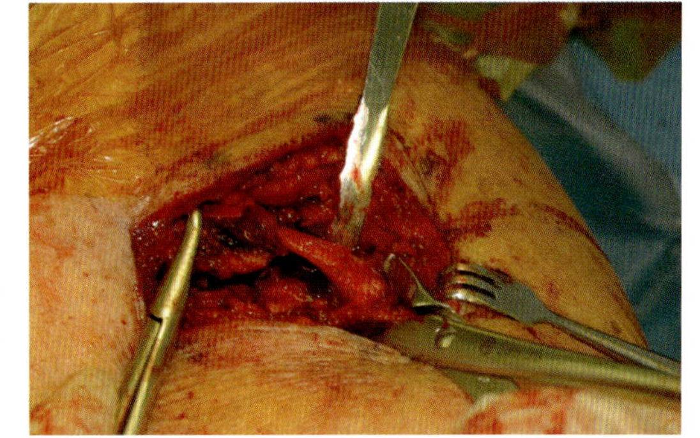

图 38-2 术中照片：通过 3～4cm 长朗格切口显露伴有移位的锁骨中段骨折

切口选择骨折上方朗格切口，切口方向与正常皮肤纹理走行一致。钝性向下分离剥开颈阔肌，注意避免损伤锁骨上神经。显露内外侧骨折断端(图 38-2)，用剥离子或刮匙拨开骨折断端嵌插肌肉。显露过程中小心分离或清除断端软组织。带有软组织或骨膜的粉碎骨块或蝶形骨块应保留。

(二) 必需的器械、设备和内固定植入物

治疗锁骨中段骨折最普遍采用的髓内固定器械是改良 Hagie 针和 Rockwood 锁骨针。此类器械功能相似，依赖于髓针进入内侧骨块部分有螺纹而在外侧骨块部分光杆没有螺纹

而产生断端拉力，进而实现骨折断端加压固定。无螺纹髓内针或粗钢丝由于拉力作用小，并发症几率操作高，甚至有危及生命的并发症，应避免使用。

（三）手术操作

放置带螺纹髓内针采用回退技术。骨折部位暴露后，先确定骨折内侧部分。内侧断端用持骨器向上抬高暴露于切口外，然后由断端向锁骨内侧钻孔（图 38-3）扩髓，利于髓内针插入。应小心避免穿透内侧骨皮质。依据选择髓内针不同，对内侧骨髓腔进行攻丝以达到坚强固定。

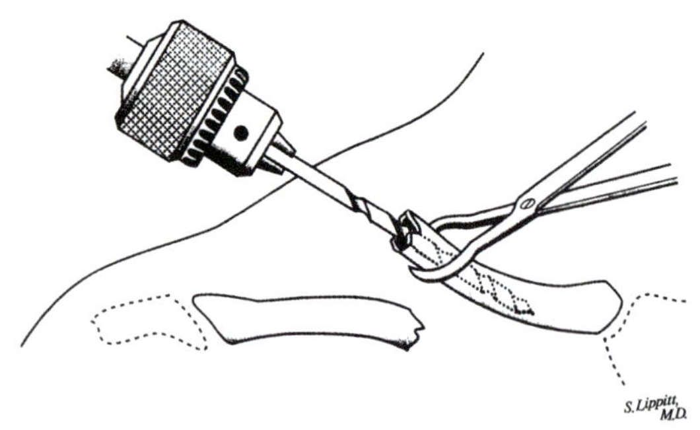

图 38-3 锁骨中段骨折 内侧骨折断端显露及扩髓（S. Lippitt 惠赠）

暴露外侧骨折段，从内向外钻孔。C 臂引导下，钻穿骨皮质，在肩锁关节后方出针（图 38-4A）。如有必要，骨折外侧段可攻丝。然后髓内针由锁骨外侧远端向后向外穿出（图 38-4B），髓针穿出后在皮下可触及部位切一小口露出针尖（图 38-4C）。

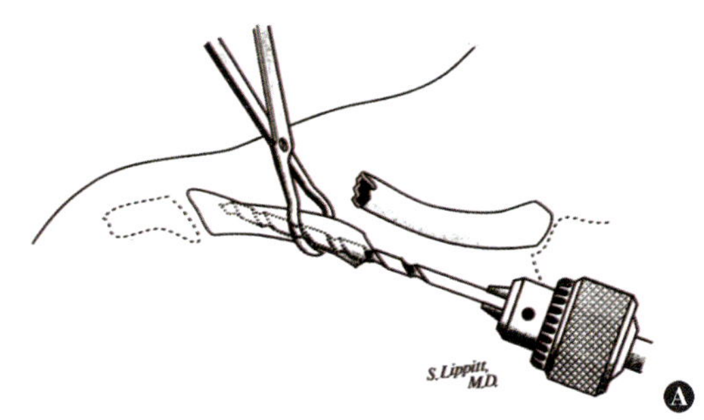

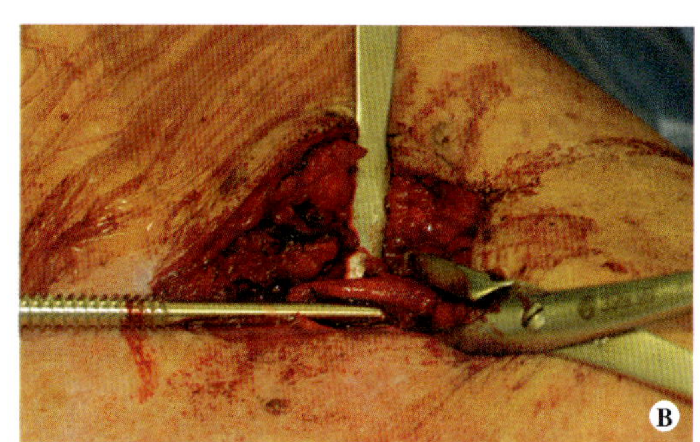

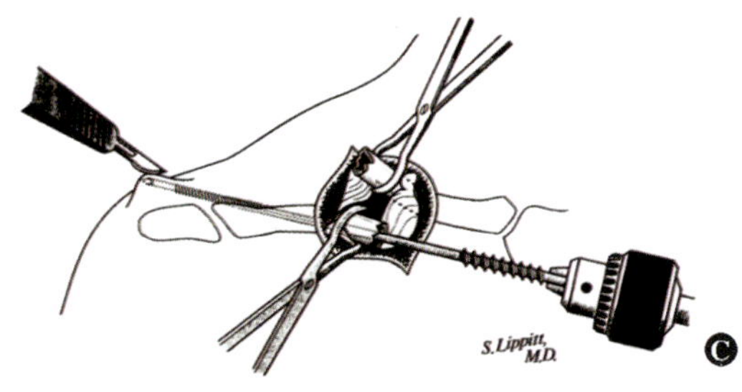

图 38-4 A. 钻头从骨折断端顺行钻入并从锁骨外侧段骨皮质穿出。B. 术中照片提示钻头顺行钻入并从外侧骨皮质钻出。C. 从外侧骨皮质穿出后，在对应皮肤切一小口使髓针穿出皮肤

将针尖回退到外侧骨折断端，复位骨折，针逆行穿过骨折线，髓针大部分螺纹拧入骨折内侧段（图 38-5A）。复位蝶形骨块，并用钢丝或缝线环扎固定（图 38-5B）。髓针外端拧入配套螺帽，锁紧，使骨折部位加压。有些髓针系统还从侧方拧入第二个螺钉锁定。髓针位置良好后，螺帽拧紧，从后外侧切口部位靠近螺帽处剪断过长部分髓针。

对于不愈合患者，置入髓针同时要进行植骨（图 38-6）。应用咬骨钳或骨凿去除骨折断

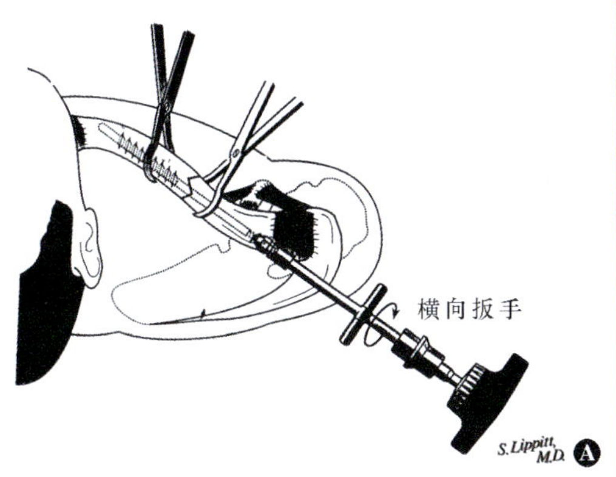

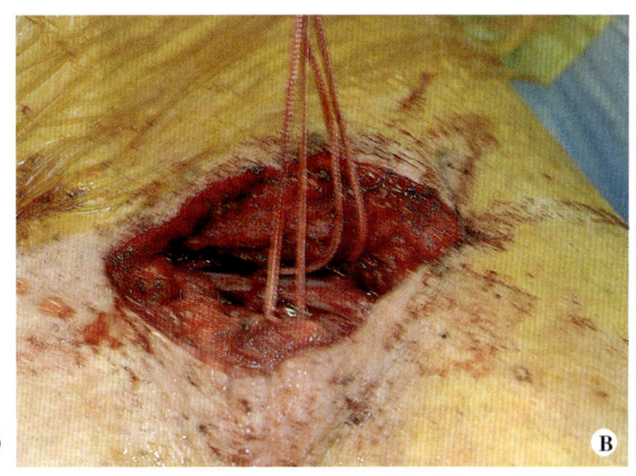

图 38-5 A. 髓针逆行通过骨折断端。图中显示髓针末端光杆无螺纹用于骨折断端加压固定（S. Lippit 惠赠）。B. 术中照片提示髓针经过骨折断端，断端蝶形骨块环扎缝合固定

端增生骨痂。骨凿将断端骨皮质打毛，断端缺损 1～2cm。自体髂嵴皮质骨条是较好自体骨来源。采用栅栏式植骨将自体骨条放置在骨折断端，并用环扎缝合固定。

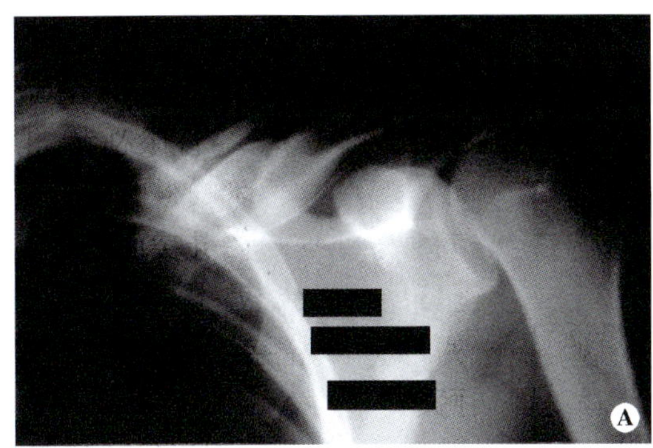

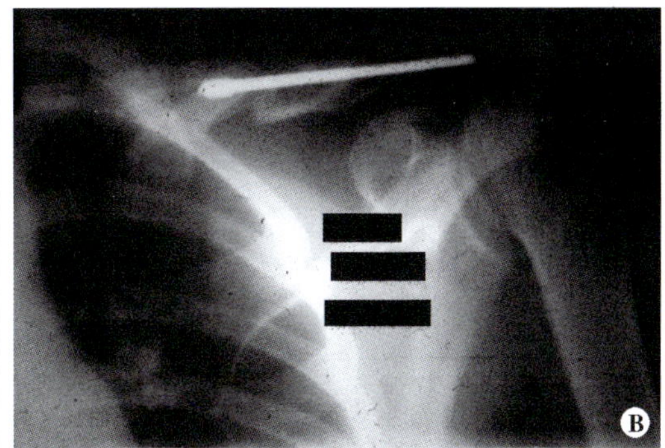

图 38-6 应用髓针固定和植骨治疗锁骨中段骨折不愈合术前(A)及术后(B)正位相

(四) 切口闭合

切口用可吸收线从里到外逐层缝合。皮肤用不可吸收线皮内缝合和弹力蛋白胶封闭。切口加压包扎，患肢吊带固定。如果有术中透视，可使用透视以确定内固定位置是否满意。如果没有术中透视，可术后摄肩关节正位相以确定内固定是否满意。

六、术后治疗

患臂术后悬吊固定。术后当天开始，对肩部及以下手、肘部进行主动活动及钟摆运动。允许患者在耐受情况下进行日常生活活动，但在 4～6 周内患臂不能搬抬、推拉或活动上举超过头部，术后 10～14 天切口拆线。

术后 4、8、12 周复查 X 线片。在临床和影像学骨折愈合后，逐步进行肩部活动范围及力量训练。

通常在骨折术后 12 周骨折愈合牢固后，或术后 16 周骨折不愈合，可行髓内针取出。可

在手术室局麻下取针，后外侧小切口再切开。活动范围及功能锻炼不受限，可在切口愈合即在取髓内针两周后继续进行。

七、避免失误及手术并发症

髓内针固定的并发症与其他切开复位内固定的并发症相似，包括感染、不愈合、针的移位和断针、切口疼痛。

感染几率很小，与其他切开复位内固定技术相似。严格无菌操作与消毒技术必不可少。

髓内针固定不愈合率为5%～12%，高于钢板内固定，比保守治疗稍高。与钢板固定比较，髓针固定其优势在于骨折部位软组织去除较少。

当髓内针逆行穿过骨折部位，尤其在穿过锁骨中段时，可能发生术中骨折。如果注意内侧骨折段充分攻丝，可防止术中骨折发生。

外侧有加压作用的带螺纹髓针可减少髓针移位。在锁骨骨折治疗中，光滑无螺纹髓内针无使用指征。尤其是光滑髓针或直径较小髓针，有断针报道。由于加压不够或早期过度活动引起骨折部位过度活动而导致断针或针移位。

通过钝性小心剥离皮下组织，确认并保护好锁骨上神经，可避免切口残余疼痛。靠近螺帽切断髓针非常重要，以避免髓针过长刺激皮肤导致疼痛。

（张啟维 译）

参考文献

Boehme D, Curtis R, DeHaan J, et al: Nonunion of fractures of the midshaft of the clavicle. *J Bone Joint Surg Am* 1991;73:1219-1225.

Kabak S, Halichi M, Tuncel M, et al: Treatment of midclavicular nonunion: Comparison of dynamic compression plating and low-contact dynamic compression plating techniques. *J Shoulder Elbow Surg* 2004;13:396-403.

Nordqvist A, Petersson C, Redlund-Johnell I: Mid-clavicle fractures in adults: End result study after conservative treatment. *J Orthop Trauma* 1998;12:572-576.

Nowak J, Holgersson M, Larsson S: Can we predict long-term sequelae after fractures of the clavicle based on initial findings? A prospective study with nine- to ten-year follow-up. *J Shoulder Elbow Surg* 2004;13:479-486.

Robinson C, Court-Brown C, McQueen M, Wakefield A: Estimating the risk of nonunion following nonoperative treatment of clavicular fracture. *J Bone Joint Surg Am* 2004;86:1359-1365.

Shen W, Liu T, Shen Y: Plate fixation of fresh displaced midshaft clavicle fractures. *Injury* 1999;30:497-500.

Wu C, Shih C, Chen W, Tai C: Treatment of clavicle aseptic nonunion: Comparison of plating and intramedullary nailing techniques. *J Trauma* 1998;45:512-516.

第 39 章　急性锁骨骨折的钢板螺钉内固定治疗

C. Craig Satterlee, MD

一、适 应 证

通常意义上讲，大多数锁骨骨折均可采用非手术治疗，对于儿童锁骨骨折，治疗现状仍是如此。但在成人锁骨骨折，一系列手术治疗与非手术治疗前瞻性比较研究报告表明，为避免症状性不愈合和畸形愈合，切开复位内固定的某些手术指征在不断发生变化。

锁骨骨折根据部位分类：中 1/3、外 1/3(五型)、内 1/3(五型)。多数骨折发生在中段，这个部位由于缺少韧带组织支持保护，容易发生形态及应力改变。骨折通常是高能量损伤导致，像运动或车祸。由于臂丛和锁骨下血管走行在第一肋骨和锁骨内 1/3 之间。尽管少见，臂丛神经和锁骨下血管损伤也有发生。对此类患者，如患者神志清楚应行神经系统检查。臂丛神经内侧束即尺神经支配区域，容易受到损伤。与神经损伤相伴，锁骨下血管也容易损伤。无脉、淤青、搏动性血肿是行动脉造影检查指征，用于术前检查。神经血管损害是手术探查和骨折固定指征。

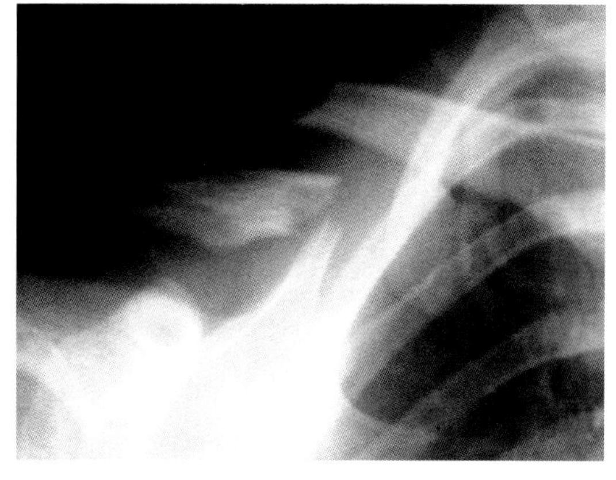

图 39-1　正位相提示右侧锁骨中段骨折分离

下列情况可考虑手术治疗：①非手术治疗出现后遗症，特别是某些骨折断端移位明显、没有骨痂相连患者(图 39-1)；②粉碎性骨折或正位相和 45°斜位可见横行骨块的骨折(图 39-2)；骨折移位非常大的老年人。

近年来，锁骨短缩超过 1.5～2cm 也建议作为手术治疗指征。锁骨短缩通常在 45°头斜位片上测量，但此角度对骨折移位的估计会有偏差。由于锁骨位于皮下，可直接测量短缩长度作为手术指征，并与对侧进行比较。

手术指征虽有很多争议，但仍有一些情况是明确的手术适应证：外侧段 2 型骨折伴移位(图 39-3)和锁骨骨折合并肩胛颈骨折形成浮肩。

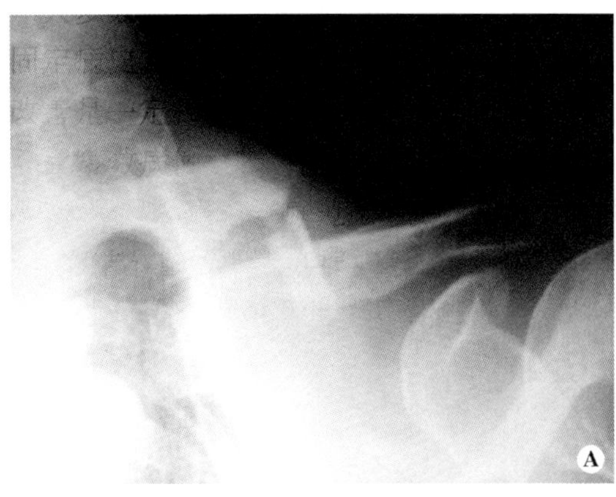
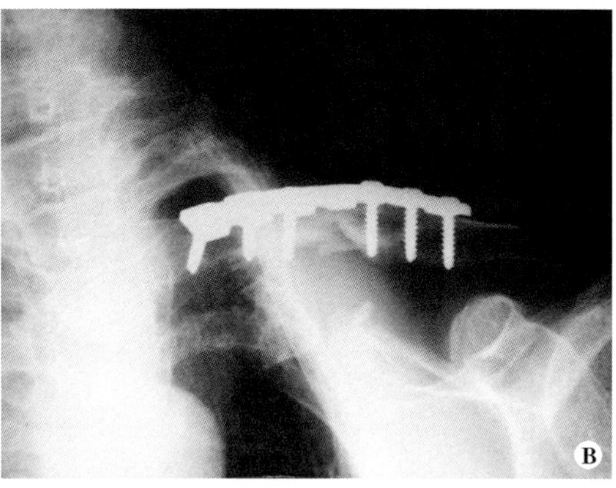

图 39-2 A. 正位相提示老年女性锁骨中段骨折分离移位，横行骨块导致骨折分离。B. 正位相提示应用 3.5mm 重建钢板复位固定锁骨骨折，骨折愈合，横行骨块毛糙化处理后填塞在骨折下方缺损处

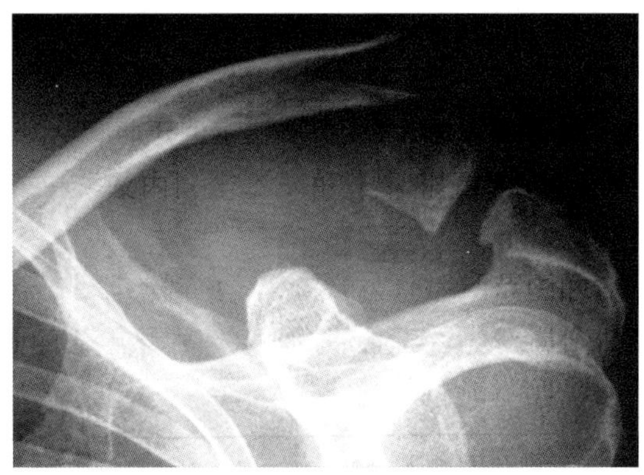

图 39-3 正位相提示锁骨远端骨折

二、禁 忌 证

由于开放性骨折术后感染几率非常高，因此，无论是否存在足够软组织覆盖，都是钢板螺钉固定绝对禁忌证。活动性感染也是手术禁忌证。依从性差的患者、并存疾病无法耐受手术风险的患者不宜进行钢板螺钉内固定。由于术后发生不愈合和感染几率非常高，病理性骨折或骨折部位曾行放射治疗的患者应十分小心。

三、其他治疗方法

治疗方法包括吊带或“8 字”绷带制动。对于多数微小或没有移位骨折，非手术治疗仍是治疗首选。事实上，对于有移位骨折，达到闭合复位和严格制动往往不可能；通常结果是骨折愈合后存在一定程度短缩和畸形。即使有 5%～10%的不愈合率和 46%的后遗症发生率，这些在以前是可以接受的，后遗症主要是疼痛。对于其中一些患者或不是良好手术对象的患者，这些情况是可以接受的。尽管技术上非常困难，对于有症状的骨折不愈合或畸形愈合，手术治疗可以在以后再尝试。

其他治疗方法：中段 1/3 骨折可考虑使用钛合金髓针或改良 Hagie 针，行切开复位内固定。髓针固定有其优点，切口很小，骨膜剥离少，皮肤刺激小。但是，像钢板一样，髓针固定不能控制旋转。另外，对大多数医生来说，钢板固定方法和技术更熟悉。钢板放在骨折张力面的，产生更好的生物力学强度，摩擦系数更低，对软组织的刺激更小。

对于Ⅱ型远端骨折，替代治疗方法为喙突锁骨固定。该法是指行喙突下缝合使内侧锁骨复位，同时保留或切除锁骨外侧端。与手术治疗Ⅴ型肩锁关节损伤相类似。

四、结　　果

尽管过去几十年锁骨骨折都采用非手术治疗，但只有很少的文献报道了钢板螺钉内固定的临床效果（表 39-1）。在一个包含 19 个患者的临床研究中，骨折愈合率 100%。36 例患者的临床研究中，使用 2.7mm 钢板行内固定后，3 例发生骨折不愈合。在一组含有 122 例钢板固定的锁骨骨折的大规模研究中，有 5 例（4%）发生不愈合。不愈合原因认为是钢板长度不够和骨折部分骨膜剥离过多所致。在另一组临床报告中，39 例业余运动员施行钢板固定，术后不愈合率 5%。

近来，一项多中心随机对照研究，为锁骨中段移位骨折患者，35 例接受非手术治疗，37 例接受手术钢板固定治疗，手术治疗组功能改善和并发症的发生率都好于非手术组，且有明显的统计学差异。

表 39-1　钢板螺钉内固定治疗急性锁骨骨折临床效果

作者（年份）	骨折部位及数量	钢板类型	平均年龄（范围）	平均随访时间（范围）	临床效果
Poigenfurst 等（1992）	122 例（中段）	3.2mm 远端锁骨钢板，重建钢板，半管型钢板	不详	取出钢板作为终末时间	96%愈合率；无深部感染；多数困难病例及不愈合病例是由于骨块移位钢板长度强度不够
Schwarz 和 Hocker 等（1992）	36 例（中段）	2.7mmAO 远端锁骨钢板	15～62 岁	20 个月	92%愈合率；无深部感染；建议在骨折断端各固定 3～4 个螺钉
Mizue 等（2000）	16（锁骨外侧段骨折）	Wolter 锁骨钢板	39 岁（22～53 岁）	19 个月（9～36 个月）	100%愈合率；无疼痛或肌肉萎缩
Faraj 和 Ketzer（2001）	3 例锁骨外侧端，7 例肩锁关节脱位	锁骨钩钢板	34 岁（32～40 岁）	11 个月（6～25 个月）	100%愈合率；无并发症

续表

作者(年份)	骨折部位及数量	钢板类型	平均年龄(范围)	平均随访时间(范围)	临床效果
Flinkkila 等(2002)	39 例锁骨外侧段	22 例克氏针 17 例钩钢板	35 岁(17～68 岁) 43 岁(18～71 岁)	72 个月(36～144 个月) 24 个月(12～24 个月)	克氏针组:L′Insalata 评分 91;Constant 评分 84;克氏针移位 12 例感染;3 例不愈合。2 例钩钢板组:L′Insalata 评分 91;Constant 评分 90;1 例合并中段骨折,临床已经愈合
McKee 和 Hall (2005)	72 例(中段) 35 例非手术 37 例手术	3.5mm 小钢板螺钉	32 岁(非手术组),34.5 岁(手术组)	12 个月	非手术组 6 例不愈合,2 例畸形愈合伴有症状,1 例反射性交感性骨萎缩。手术组愈合率 100%,1 例伤口裂口
Verborgot 等(2005)	39 例中段骨折	AO 重建钢板或 3.5mm 锁骨 LCP	28 岁(17～43 岁)	64 个月(12～99 个月)	95%愈合率;平均 Constant 评分 88;45 天恢复体育运动;7%一过性神经麻痹;18%感染率不影响预后(4 例浅表感染,3 例深部感染)

注:ASIF,Association for the study of internal fixation;NA,not available ;LCP,limited contact plate。

锁骨外侧段骨折应用钢板内固定一直以来较困难,直到最近,出现专门为远端小骨块固定设计的内固定材料。两组研究共报告 19 例远端骨折利用这种特殊钢板固定获得骨折愈合成功。另一组报道,比较 22 例采用 Kirschner 针治疗患者,17 例行钢板固定患者骨折愈合率更高,并发症更少。

五、手 术 方 法

术前准备包括完整病史资料和查体,尤其是患臂神经血管方面专科检查。X 线片评价包括前后位和 45°头倾位,如有条件加拍轴位以评估骨折移位、成角情况及粉碎程度等。

(一) 必需的器械、设备和内固定植入物

电钻、钢板套件,包括钻头、丝锥、导向器、折弯工具、模版、各种长度的钢板和螺钉。透视机或便携式 X 线设备,以确定螺钉长度是否合适和骨折复位情况。术者必须对操作技术和使用器械非常熟练。

(二) 中段 1/3 骨折治疗

1. 体位和显露　患者采用全麻,改良沙滩椅体位,肩膀下垫一枕。可调式头托为术中器械操作提供方便。同侧上肢游离悬垂或贴近同侧躯干。手术区域消毒。

斜切口,长约 6cm,位于锁骨下方,斜行至朗格线。保护锁骨上皮神经避免术后形成神经瘤。皮肤和皮下组织逐层切开。下方切口可使术后皮肤刺激减少到最小。电刀切开剥离骨折部位软组织。骨膜和肌肉组织作为一层向上或向下掀开,以显露骨折端。附着软组织骨折块应予保留。

2. 技术操作　小复位钳复位骨折,测量所需钢板长度,骨折两端应用 6 枚皮质骨螺钉固定(每侧 3 个双皮质骨螺钉)(图 39-4A、B)。选择合适长度钢板并塑形,与锁骨骨面贴合。

如为粉碎骨折，且游离骨块够大可用螺钉固定，游离骨块较小可选用拉力螺钉固定。如果骨折块太小无法固定，可用做断端植骨材料，缺损处可使用其他骨移植材料增强固定（图 39-4B）。如果螺钉向下方打入，应使用小的钝性拉钩置于钻孔出口处小心保护，避免钻孔时误伤下方神经血管（图 39-4A）。

根据需要选择钢板类型。3.5mm 重建钢板更容易贴附，但抗扭力和轴向刚度较差，3.5mm 局限接触动力加压钢板，较难塑形。近年来，出现已塑形好曲度的 S 形锁骨解剖钢板，既有经典加压螺孔，又有可垂直拧入螺钉的锁定螺孔（图 39-4C）。钢板有三种宽度和不同长度，并可根据需要反复调整塑形。其锁定螺钉可只行单其皮质固定，避免双侧皮质固定损伤锁骨下方神经血管的危险（图 39-4D）。

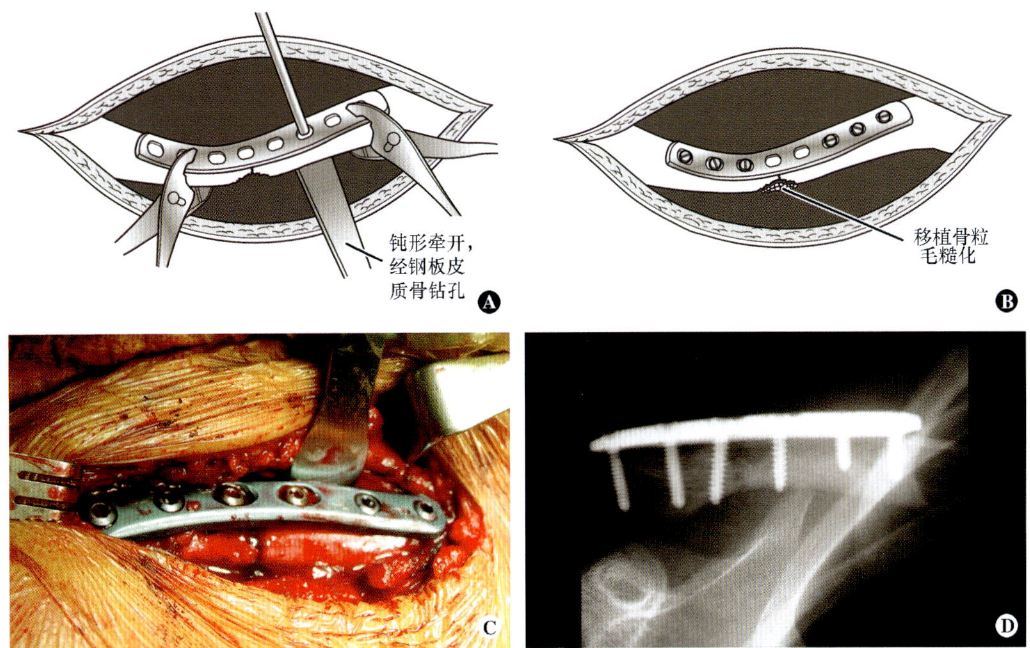

图 39-4　A. 斜行朗格线切口显露，钝性牵开，经钢板皮质骨钻孔，显露骨折断端，应用持骨器复位骨折。B. 骨片修剪成颗粒骨填塞于骨折缺损处，复位并将钢板贴附于锁骨表面后，分别在骨折两侧钻孔加压拧入螺钉固定，钻孔时应用剥离子保护，防止钻头损伤后方神经血管，螺钉拧入固定后，去除持骨器，一般需骨折两端至少各拧入 3 枚螺钉。C. 使用 S 形钢板复位固定后术中照片。D. 术后正位片示使用单皮质螺钉内锁定，以避免损伤神经血管

3. 切口闭合　缝合前可通过手触或透视确定螺钉长度是否合适。用可吸收线缝合钢板上方的骨膜和肌肉组织，依次缝合皮下和皮肤。放置皮下引流管避免术后形成血肿。患臂吊带或绷带制动。

（三）外侧 1/3 段骨折

1. 体位和显露　外侧骨折钢板固定需做一些调整。患者采用直立坐位。做斜切口，至朗格线，在锁骨外侧和喙锁关节（图 39-5），从上下两面牵开肌肉和骨膜，避免损伤喙锁韧带，暴露骨折断端（图 39-6）。

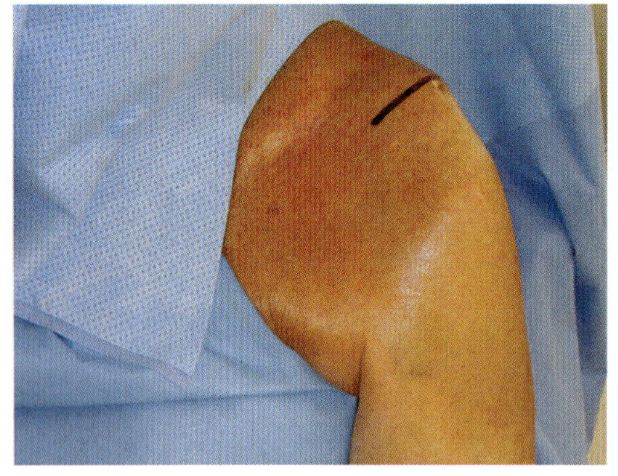

图 39-5 术中照片显示患者直立坐位斜行切口画线

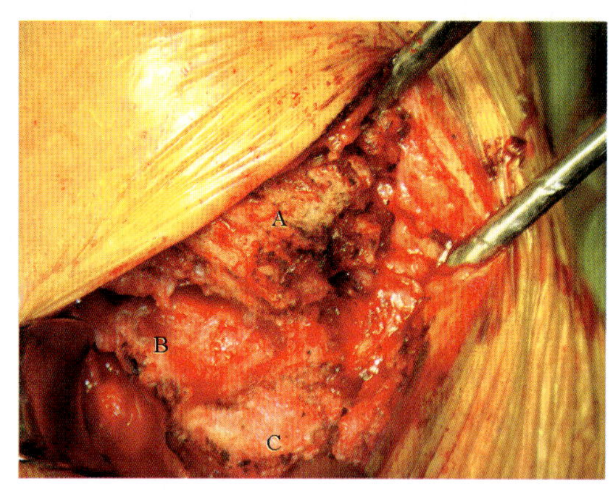

图 39-6 锁骨远端骨折上方视图显露内侧骨折断端(A)、外侧骨折断端(B)、喙肩韧带骨膜附着点(C)

2. 操作 患侧肩部及手外展上举,复位骨折。两根 0.62 直径克氏针由外向内交叉穿入,穿过骨折部位,固定两侧皮质骨。临时复位骨折,为钢板固定准备。

通常外侧骨折块短,为能打入 3 个螺钉保证固定效果,可使用 T 或 J 形钢板,包括远端 3 个加压或锁定横孔。可从骨折任一端开始放置螺钉,行双皮质固定(图 39-7A)。用 5 号不可吸收线将喙突基底和钢板捆绑,在钢板表面打结,以减少外侧骨折端张力。喙锁韧带经常连着骨块或骨膜撕脱,用 2 号不可吸收线将骨块环扎固定在锁骨下方(图 39-7B)。这样,在治疗骨折的同时,重建喙锁韧带结构(图 39-7C)。

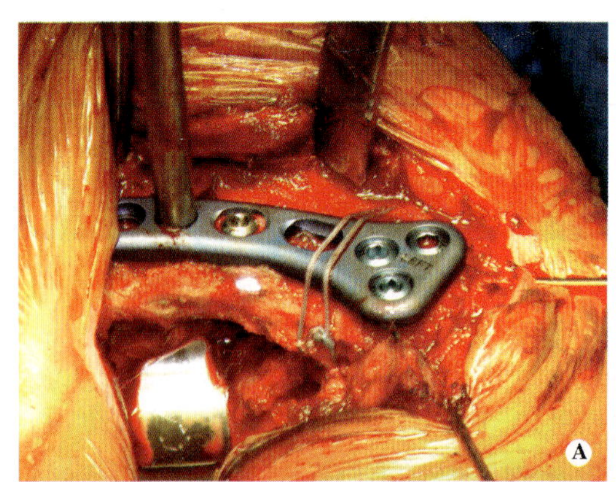

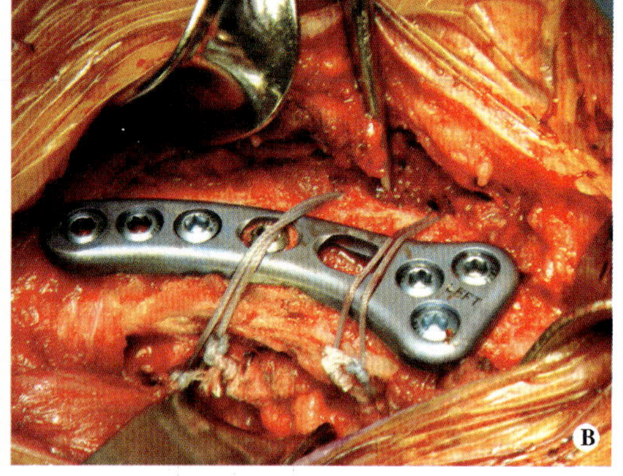

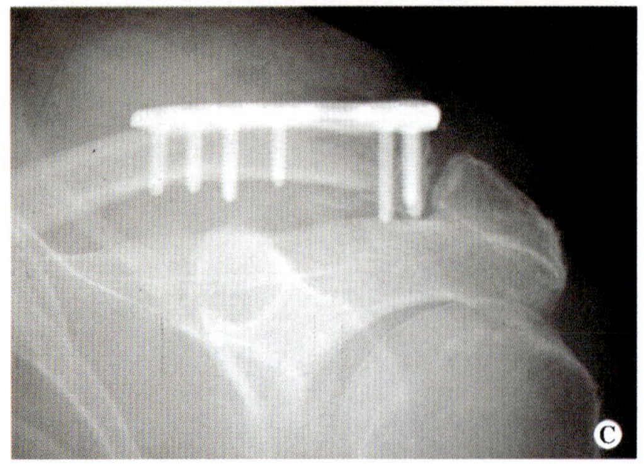

图 39-7 A. 骨折应用 2 枚克氏针临时固定,随后使用 J 形钢板固定。B. 骨折两端分别钻孔拧入螺钉,骨缺损处螺孔空置,使用缝线固定减轻外侧钢板张力,用缝线将外侧骨块固定于钢板上。C. 术后正位片示骨折解剖复位内侧应用 4 枚螺钉,外侧应用 3 枚螺钉

另一种锁骨远端骨折治疗方法是应用锁骨钩钢板，使用锁骨钩状钢板可使骨折安全固定，并且钩钢板通过喙锁关节后面肩峰下方的接触固定可减少骨折外侧段钢板张力。钢板固定应用标准 AO 技术，钢板附带的小钩进入肩峰下方（图 39-8）。使用钩钢板需二次手术取出，取出时间在术后 8～12 周，能自由活动之前。

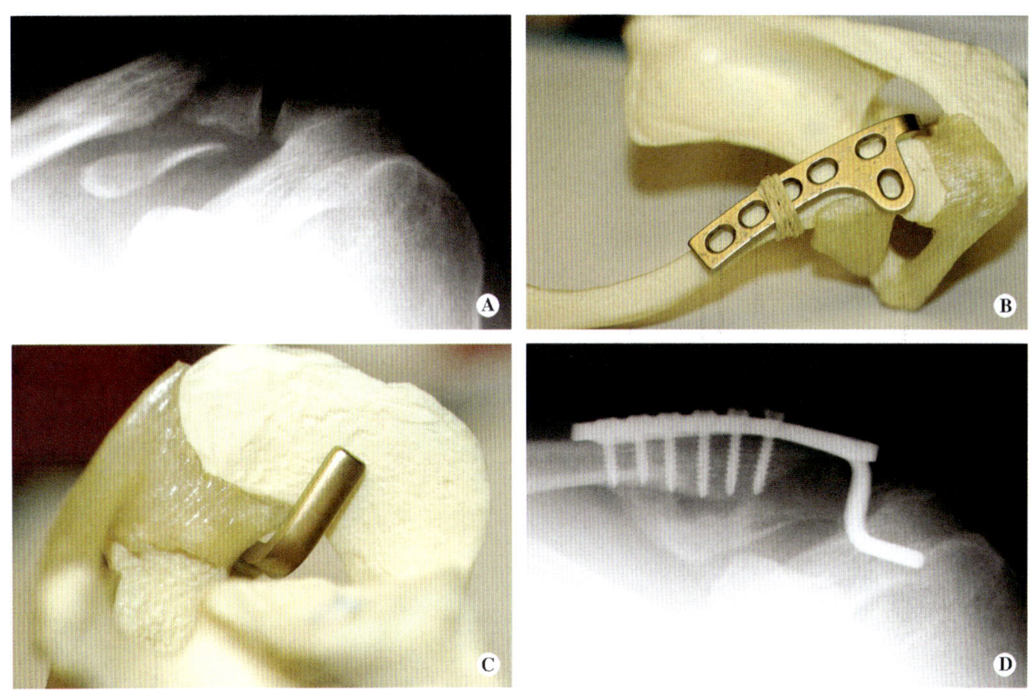

图 39-8　A. 锁骨远端骨折正位片。B. 在模型上钩钢板放置位置。C. 模型下面观显示钩钢板放置于肩峰下方后。D. 术后正位片显示在取出钩钢板之前锁骨远端骨折已愈合

3. 切口闭合　缝合切口前，须通过观察、手触、透视确定复位和固定效果。螺钉长度允许远端突出骨皮质下面几个螺纹，但不能过长以免损伤下方结构。术中被动缓慢活动上臂以确定固定强度是否可靠。用可吸收线在钢板上方缝合骨膜和肌肉。缝合皮下组织和皮肤，切口敷料覆盖。应用吊带或绷带制动。

六、术后治疗

因为锁骨位于皮下术后容易发生感染，预防性应用抗生素。制动 6～8 周，直到 X 线片显示骨折愈合。术后 2～4 周开始进行摆动练习，一天 1～2 次。一旦 X 线确认骨折愈合，可去除吊带，进行主动或被动训练。如果应用锁骨钩钢板，术后 8～12 周要取出。一般不会导致关节僵硬，因为骨折引起的血肿和术后瘢痕并不累及盂肱关节。

七、避免失误和手术并发症

锁骨骨折钢板固定的并发症与普通骨折相关并发症一样。首先是感染，尤其是有文献

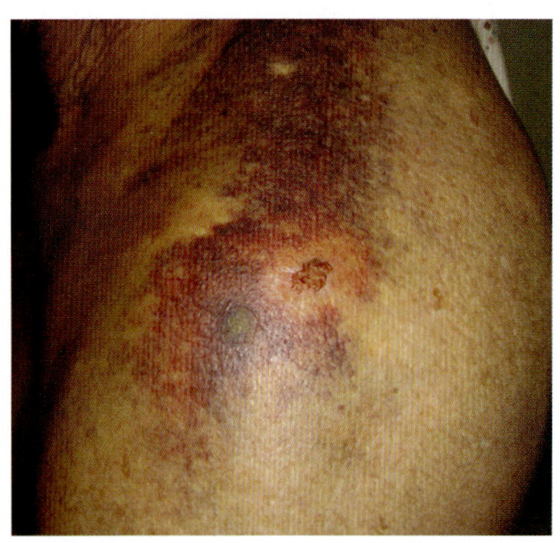

图 39-9 术前必须保证皮肤擦伤愈合以减少感染风险

报道术后感染率高达 18%。骨折表面皮肤破损等待愈合后再行手术(图 39-9),预防性应用抗生素,仔细备皮,均可减少感染机会。文献报告骨折不愈合发生率为 5%～10%,通过坚强固定,钢板足够长度,植骨填充缺损,可减少不愈合率。锁骨血供主要是骨膜供血而不是髓内,因此应避免去除过多骨周围组织。

在钻孔和攻丝时通过使用钝性剥离子保护可减少术中血管神经损伤风险。血管损伤尽管很少,但也可因骨折或固定而发生。曾有报道,由于使用过长螺钉导致血管壁受损,最后形成锁骨下动脉假性动脉瘤。降低此风险可通过将螺钉长度控制在穿透对侧皮质骨后 2～3 个螺纹以内来实现。钢板取出后,限制术后活动至少 12～18 个月,可减少再骨折发生。唯一例外是前面讨论的锁骨钩钢板,有研究表明如果锁骨钩钢板没有按时取出,钢板内侧有发生骨折风险。

(张启维 译)

参考文献

Ali Khan MA, Lucas HK: Plating of fractures of the middle third of the clavicle. *Injury* 1978;9:263-267.

Faraj AA, Ketzer B: The use of a hook-plate in the management of acromioclavicular injuries: Report of ten cases. *Acta Orthop Belg* 2001;67:448-451.

Flinkkila T, Ristiniemi J, Hyvonen P, Hamalainen M: Surgical treatment of unstable fractures of the distal clavicle: A comparative study of Kirschner wire and clavicular hook plate fixation. *Acta Orthop Scand* 2002;73:50-53.

Kitsis CK, Marino AJ, Krikler SJ, Birch R: Late complications following clavicular fractures and their operative management. *Injury* 2003;34:69-74.

McKee MD, Hall JA: A multicenter randomized control trial of non-operative and operative treatment of displaced clavicle shaft fractures. Presented at the American Shoulder and Elbow Surgeons Closed Meeting 2005; Palm Beach, FL.

Mizue F, Shirai Y, Ito H: Surgical treatment of comminuted fractures of the distal clavicle using Wolter clavicular plates. *J Nippon Med Sch* 2000;67:32-34.

Nadarajah R, Mahaluxmivala J, Amin A, Goodier DW: Clavicular hook-plate: Complications of retaining the implant. *Injury* 2005;36:681-683.

Nowak J, Holgersson M, Larsson S: Can we predict long-term sequelae after fractures of the clavicle based on initial findings? A prospective study with nine to ten years of follow-up. *J Shoulder Elbow Surg* 2004;13:479-486.

Poigenfurst J, Rappold G, Fisher W: Plating of fresh clavicular fractures: Results of 122 operations. *Injury* 1992;23:237-241.

Robinson CM, Court-Brown CM, McQueen MM, Wakefield AE: Estimating the risk of nonunion following nonoperative treatment of a clavicular fracture. *J Bone Joint Surg Am* 2004;86:1359-1365.

Rokito AS, Zuckerman JD, Shaari JM, Eisenberg DP, Cuomo F, Gallagher MA: A comparison of nonoperative and operative treatment of type II distal clavicle fractures. *Bull Hosp Jt Dis* 2002-2003;61:32-39.

Schwarz N, Hocker K: Osteosynthesis of irreducible fractures of the clavicle with 2.7mm ASIF plates. *J Trauma* 1992;33:179-183.

Shackford S: Taming of the screw: a case report and literature review of limb-threatening complications after plate osteosynthesis of a clavicular nonunion. *J Trauma* 2003;55:840-843.

Verborgt O, Pittoors K, Glabbeek FV, Declercq G, Nuyts R, Somville J: Plate fixation of middle-third fractures of the clavicle in the semi-professional athlete. *Acta Orthop Belg* 2005;71:17-21.

Wick M, Mueller EJ, Kollig E, Muhr G: Midshaft fractures of the clavicle with shortening of more than 2 cm predispose to nonunion. *Arch Orthop Trauma Surg* 2001;121:207-211.

第 40 章　钢板螺钉固定治疗锁骨骨折不愈合

Michael D. Mckee，MD，FRCSC

一、适　应　证

伴移位的锁骨骨折常采用传统非手术治疗，据报道骨折不愈合和延迟愈合很少见。然而，越来越多证据表明，伴移位骨折非手术治疗不愈合率要远比先前报道高很多。因此，锁骨骨折不愈合成为较常见临床现象（图 40-1）。不愈合患者典型症状是活动时疼痛，尤其当患臂上举过头时，会出现患肩无力或易疲劳，并出现患侧锁骨受压时不适感（例如睡觉滚动时）。尽管如此，通常仍能维持正常肩关节活动范围。患者常有明显畸形，由于骨折严重移位骨折导致很高的骨折不愈合率，患者受累上肢还可出现神经症状。这些症状使年轻患者主动寻求治疗。对活动范围明显障碍的患者都应检查是否合并有其他肩关节疾患（例如合并肩袖撕裂）。

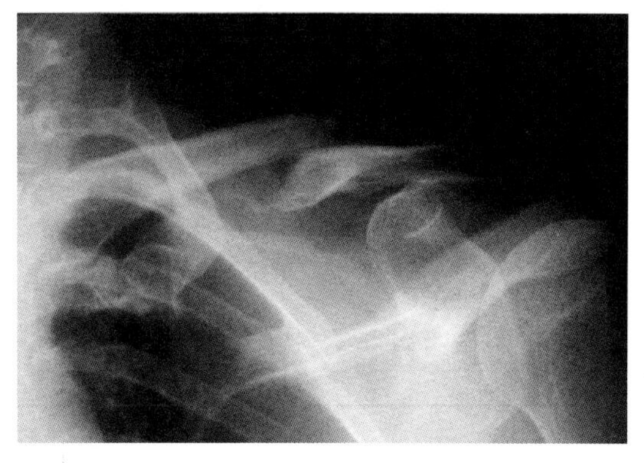

图 40-1　一位活动较多的 37 岁女性伤后一年出现锁骨萎缩性不愈合。患者症状较多，需行钢板螺钉固定及断端植入生物性骨诱导材料（髂骨移植或诱导性骨移植物）治疗

手术适应证一般是指有临床症状、影像学显示锁骨骨折不愈合证据、全身状况良好可耐受全麻、能完成术后康复训练的患者。进行手术所需专门具备的条件包括：有必需的软组织覆盖，充足的骨量，近端和远端骨折段有足够骨长度允许固定 3～4 枚螺钉（两侧共 6～8 枚皮质骨钉）。具备上述条件患者偶尔也可以没有临床症状。但是，除了无法活动或非常虚弱无法耐受手术患者，大多数锁骨骨折不愈合患者均需要手术治疗。

二、禁　忌　证

感染是锁骨骨折不愈合钢板内固定的相对禁忌证。感染病灶须行分期手术：1 期手术先行感染病灶（例如灌洗、清创、局部应用抗生素）清除；2 期手术进行可靠固定重建。锁骨位于皮下使感染很容易发现。

与其他长骨不愈合治疗相似，缺乏合适软组织覆盖是钢板螺钉固定的禁忌证。软组织缺乏常导致手术失败，并常与隐匿感染有关。治疗不愈合之前可先行局部带蒂或不带蒂旋转肌皮瓣（例如来自胸大肌）达到软组织覆盖，更经典的是一期肌皮瓣转移同时行钢板内固定治疗骨折不愈合。

尽管钢板螺钉固定治疗锁骨骨折不愈合成功率很高，但没有任何方式能保证锁骨不愈合经手术治疗后，其力学强度能完全恢复。例如无法承受诸如上楼梯摔倒或其他严重暴力创伤，尤其对于不合作或滥用酒精等药物的患者而言。锁骨骨折不愈合是典型的不威胁生命和肢体的疾病；因此，如果患者对术后康复训练意愿或能力存有疑问，应推迟手术。

锁骨骨折不愈合患者合并严重骨质疏松很少见。对于这些患者有一些技术可以提高手术固定效果，比如加用异体皮质骨板或使用锁定钢板。此外，髓内固定也适用于此。

三、其他治疗方法

典型孤立锁骨中段骨折不愈合患者，肩臂手障碍评分（DASH）接近 30～40 分，意味着存在轻度功能障碍。尽管存在一定程度功能障碍，但患者通常仍能完成肩及肩以下水平功能活动，并能够完成轻度上举或案头工作，虽然仍伴有某些不适症状。但对于久坐老年患者，尤其是伴有重要并存疾病患者，非手术治疗是确实可行的替代治疗方法。应告知此类患者，尽管有一定程度的持久性功能障碍，但功能不会进一步恶化，经历关节不会进一步改变，且必要时仍可进行手术修复。但对年轻有活动能力的患者来说，非手术治疗在多数情况下不是一个好选择。

髓内（IM）固定也是一个主要手术治疗方法。尽管钢板螺钉治疗作为首选治疗方式，并且大量的研究结果支持应用钢板螺钉治疗，但当骨质量允许髓针可靠固定，或治疗医生更喜欢运用髓内（IM）固定时，髓内固定仍具有很好的应用价值。外科医生如果能熟练运用髓内固定技术，骨折不愈合治疗骨愈合率很高。

四、结　　果

切开复位内固定传统上被用来治疗明确的锁骨骨折不愈合，临床效果相当成功，骨折愈合率为 85%～100%（表 40-1）。

表 40-1　锁骨不愈合钢板固定的结果

作者（年份）	病例数	不愈合的平均时间（月）	愈合例数（比例）	钢板类型	并发症	评论
Jupiter 和 Lefffert (1983)	17 例 ORIF	24	21(88%)	远端锁骨重建钢板	1 例患者二次手术后愈合	所有患者行髂骨移植
Wilkins 和 Johnston (1983)	19 例切开复位	N/A	12(63%)	重建钢板		各种手术方法，但 ORIF 最成功的

续表

作者（年份）	患者数	不愈合的平均时间(月)	愈合例数(比例)	钢板类型	并发症	评论
Boyer 和 Axelrod (1992)	7	4～12	7(100%)	有限接触动力加压钢板	无	技术倾向文章
Olsen 等 (1995)	16	10	15(94%)	3.5mm 坚强钢板	延迟修复使结果变坏	12 例优，2 例良，2 例可，1 例差
Bradbury 等(1996)	32	N/A	31(97%)	远端锁骨重建钢板	1 例不愈合	
Ebraheim 等(1997)	16	31	14(88%)	远端锁骨重建钢板	1 例患者二次手术后愈合	
Der tavitian 等(2002)	20	34	17(85%)	远端锁骨重建钢板	3 例患者二次手术后愈合	精彩的文献回顾

注：ORIF，切开复位内固定；N/A，资料不详。

有一组报道称，对锁骨不愈合行植骨和钢板固定的 20 例患者中有 17 例患者达到影像学愈合。另外一组报道称治疗 16 例骨折不愈合患者，其中 15 例患者达到影像学愈合。在 AO 重建钢板和动力加压钢板比较中，报道 32 例患者中有 31 例患者骨愈合。作者总结重建钢板和加压钢板的治疗结果没有差异。另一项研究比较重建钢板和加压钢板治疗骨折不愈合，得出相似结论，两者没有差异。有充足的文献支持下列观点：与其他技术比较，切开复位钢板固定治疗锁骨不愈合可作为一种标准的、规范的治疗方法。

五、手术方法

(一) 体位和显露

将患者置于改良沙滩椅位，患侧肩下置垫或小枕头，全麻。患侧上肢通常无需覆盖，可垫高并置于身体一侧。术野消毒(如果预想行自体骨移植对侧髂脊也需准备)并铺巾(图 40-2)，预防性应用抗生素。

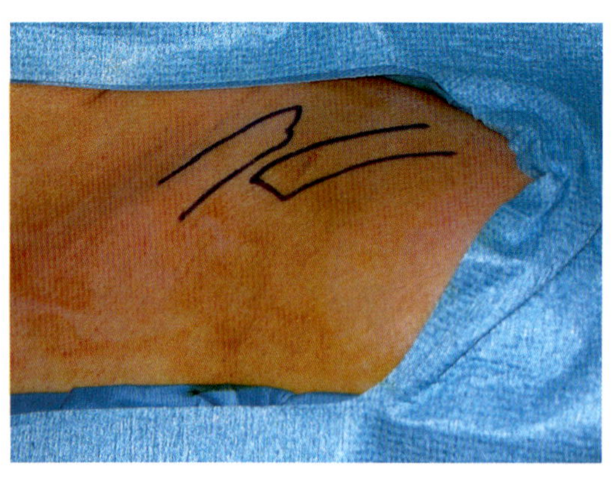

图 40-2　标记不愈合断端，帮助确认切口中心

沿锁骨走行以不愈合部位为中心做一斜行切口。有经验者可做一较短切口，将钢板在肌肉下方贴锁骨表面向近端和远端插入。在切口周围抬起皮肤和皮下组织 1cm 作为皮瓣。手术区域有两或三条锁骨上皮神经分支，如可能应加以保护。然后将三角肌斜方肌筋膜和相关肌肉整体从锁骨上剥离下来。锐性显露，确认不愈合部位。

（二）必需的仪器、设备和内固定植入物

需要专门的肩关节手术装备，包括器械、牵开器和骨膜起子。为显露和准备不愈合部位，应有骨刀和骨膜起子。需用的专门钢板和设备也应备齐。典型病例应用预弯好的合适锁骨钢板。对于体重偏小的病例（＜140lb）也可应用 3.5mm 的骨盆重建钢板，作为替代材料。也可用小块的加压钢板用在更大、更活跃或潜在依从性不好的患者。尽管重建钢板更有韧性且易于折弯，但对于强壮个体不适用（图 40-3）。加压钢板虽坚强，但难弯曲并突出皮下而引起软组织刺激，尤其在锁骨两端常出现（直）钢板突出。因此，应用可预弯钢板更加普遍。

（三）手术操作

钢板治疗对肥大性骨折不愈合，应切除断端多余骨痂（并保留备用），充分松解断端以矫正畸形，尤其是短缩畸形。如不影响畸形矫正，下方骨痂可予以保留。不愈合部位用骨刀"制成花瓣状"，尽可能暴露有活性骨痂。任何畸形应复位而不是原位固定，不愈合和畸形均可导致临床症状。术前平片和临床检查可评估短缩程度。复位钳固定骨折块（图 40-4）并牵开，电钻重新开通髓腔，用 2mm 克氏针将骨折块临时固定。上臂无需悬垂。如果条件允许，可使用 2.7mm 或 3.5mm 拉力螺钉。萎缩性骨折不愈合也可采用相似技术。

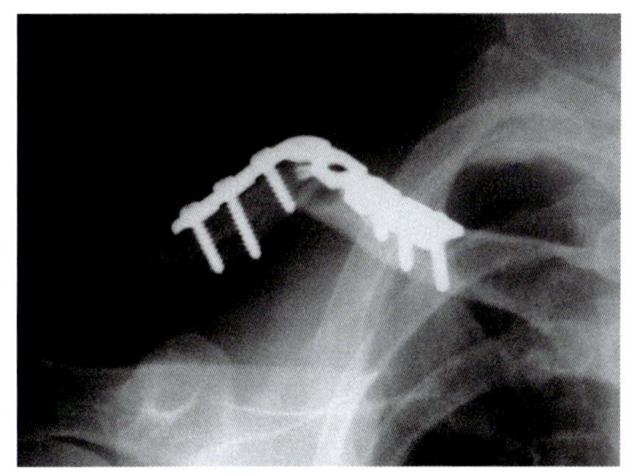

图 40-3　尺寸小的重建钢板治疗 220lb 的男性患者，造成难以接受的钢板变形和骨不愈合。对该患者而言这个钢板太小，应该更换加压钢板

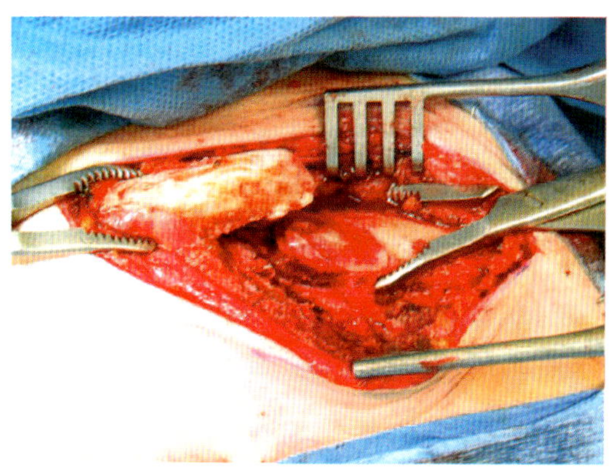

图 40-4　骨折复位钳辅助下复位骨折断端

应用预弯过的 3.5mm 加压钢板（通常 8 孔），置于锁骨上表面，骨折近端和远端各自最少安装三颗螺钉（图 40-5）。尽管介绍了前方和下方钢板固定，笔者更喜欢采用具有生物学优势的上方固定，但必须小心操作避免钻入锁骨下重要的结构。可在锁骨下放置一个自动牵开器以防过度钻入。对于肥大性骨折不愈合，局部切除的骨痂可填塞到不愈合部位的周围。对于萎缩性骨折不愈合，填塞自体髂骨诱导性植物或骨移植骨替代物。笔者有应用诱导性骨植入物及 BMP（骨形态发生蛋白）取得良好结果的经验。应用骨移植替代物消除取

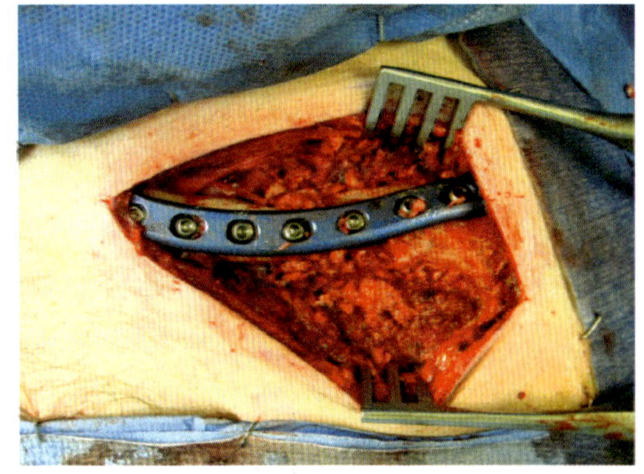

图 40-5 应用多孔加压钢板固定骨折不愈合，自体髂骨骨粒填塞于骨折缺损处

骨部位疼痛和相关并发症，使整个手术可在门诊进行。应小心避免任何移植骨进入锁骨下间隙。

手术结束前检查整个术野。如果对于复位质量和稳定有任何疑问，应行术中摄片。如果没有疑问，可于术后摄片。

（四）切口闭合

电凝止血，然后肌筋膜瓣覆盖不愈合部位，做间断可吸收缝线缝合（图 40-6A）。行标准皮内缝合闭合皮肤（图 40-6B），无需引流，加压包扎。患臂吊带悬吊固定。

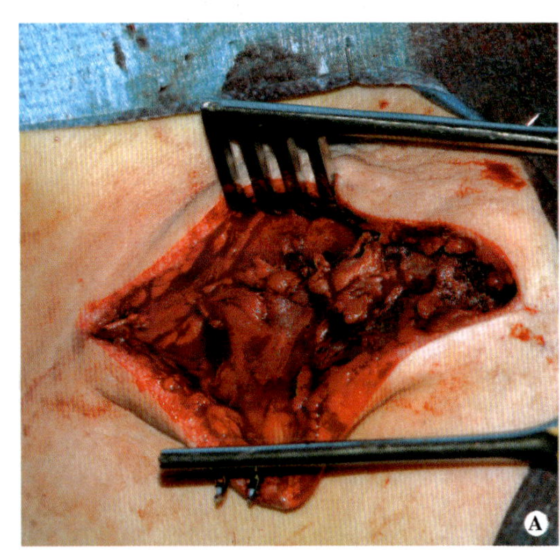

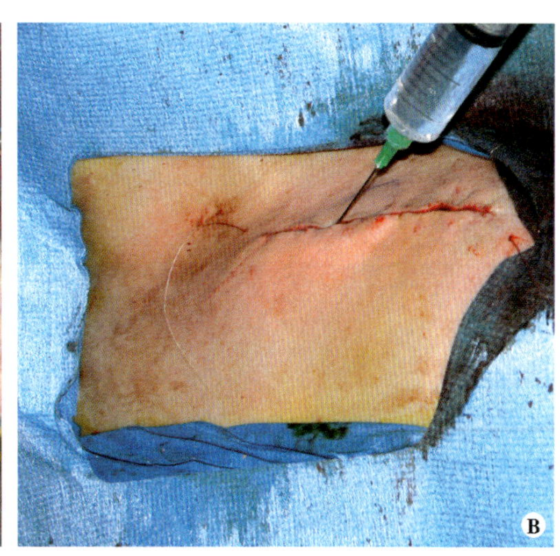

图 40-6 A. 必须用肌筋膜覆盖钢板以减少感染及钢板刺激图。B. 采用皮内缝线闭合皮肤。伤口注射长效局麻药并加压包扎

六、术后治疗

术后悬吊可使患者感觉舒适，在吊带固定下术后即允许做钟摆运动和轻微被动运动。术后 2 周去除吊带固定并行主动练习。根据术后骨折影像学愈合证据，于术后 6～8 周开始行抗阻力和力量练习。术后 6 周应有确切的临床和影像学愈合证据。一般在术后 3 个月允许进行无限制的主动活动，此时也可恢复体育运动（图 40-7）。

七、避免失误和手术并发症

尽管有金属植入物失败的报道，但采用与患者固定所需力学强度相匹配的钢板可避免金属植入物失败。笔者通常对多数男性和强壮女性（体重＞154lb）患者应用加压钢板或锁

骨预弯钢板，对弱小女性或少数成年患者应用更容易预弯的 3.5mm 重建钢板。

尽管局部靠近神经血管和胸腔结构，但由于内固定治疗而引起的术中严重并发症非常少见。当在锁骨上面应用钢板时，应避免用钻头插入过深或钻头顶端穿透锁骨，钢板放置于锁骨前面或下面，可避免钻头损伤锁骨下重要结构并尽可能减少钢板螺钉对软组织的刺激。

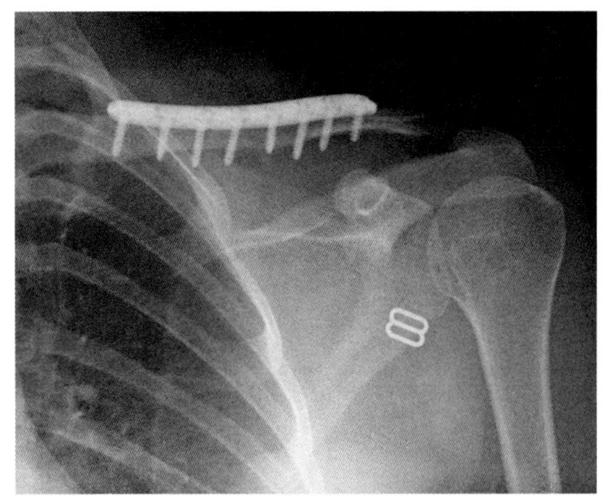

图 40-7 术后 6 个月前后位平片（正位片）影像学和临床显示坚固的愈合

为避免软组织问题和感染，重建手术应在软组织条件改善时进行。预防性应用抗生素对于钢板螺钉固定治疗锁骨不愈合是必需的。在三角肌斜方肌之间肌肉和筋膜以及皮肤和皮下组织间双层闭合能够进一步减少感染。任何典型切口裂开均与感染有关。只要固定牢固，骨折愈合之前局部切口注意护理和全身应用抗生素通常有效。一旦成功取出钢板和彻底清创，感染可被控制。

有时也会发生切口周围软组织感觉过敏。由于切口周围通常有锁骨上皮神经分布，因此术前应告知患者可能出现切口远端皮肤麻木，在整个术中应注意对主要皮神经分支予以保护。

（张啟维 译）

参考文献

Boyer MI, Axelrod TS: Atrophic nonunion of the clavicle. *J Bone Joint Surg Br* 1997;79:301-303.

Bradbury N, Hutchinson J, Hahn D, Colton CL: Clavicular nonunion: 31/32 healed after plate fixation and bone grafting. *Acta Orthop Scand* 1996;67:367-370.

Der Tavitian J, Davison JNS, Dias JJ: Clavicular fracture non-union surgical outcome and complications. *Injury* 2002;33:135-143.

Ebraheim NA, Mekhail AO, Darwich M: Open reduction and internal fixation with bone grafting of clavicular nonunion. *J Trauma* 1997;42:701-704.

Jupiter JB, Leffert RD: Non-union of the clavicle: Associated complications and surgical management. *J Bone Joint Surg Am* 1987;69:753-760.

McKee MD, Wild LM, Schemitsch EH: Midshaft malunion of the clavicle: Surgical technique. *J Bone Joint Surg Am* 2004;86:37-43.

Olsen BS, Vaesel MT, Sojbjerg JO: Treatment of midshaft clavicular nonunion with plate fixation and autogenous bone grafting. *J Shoulder Elbow Surg* 1995;4:337-344.

Wilkins RM, Johnston RM: Ununited fractures of the clavicle. *J Bone Joint Surg Am* 1983;65:773-778.

第 41 章　切开复位内固定治疗锁骨骨折

Melissa D. Koenig, MD　Patrick J. McMahon, MD

一、适　应　证

外侧锁骨骨折根据骨折块与喙锁韧带的关系分为三型(图 41-1)。Ⅰ型骨折发生在锁骨上锥状韧带止点和斜方韧带的外侧;Ⅱ型骨折骨折线位于喙锁韧带复合体的内侧;Ⅲ型骨折累及锁骨的外侧 1/3,并且延伸至肩锁关节内。

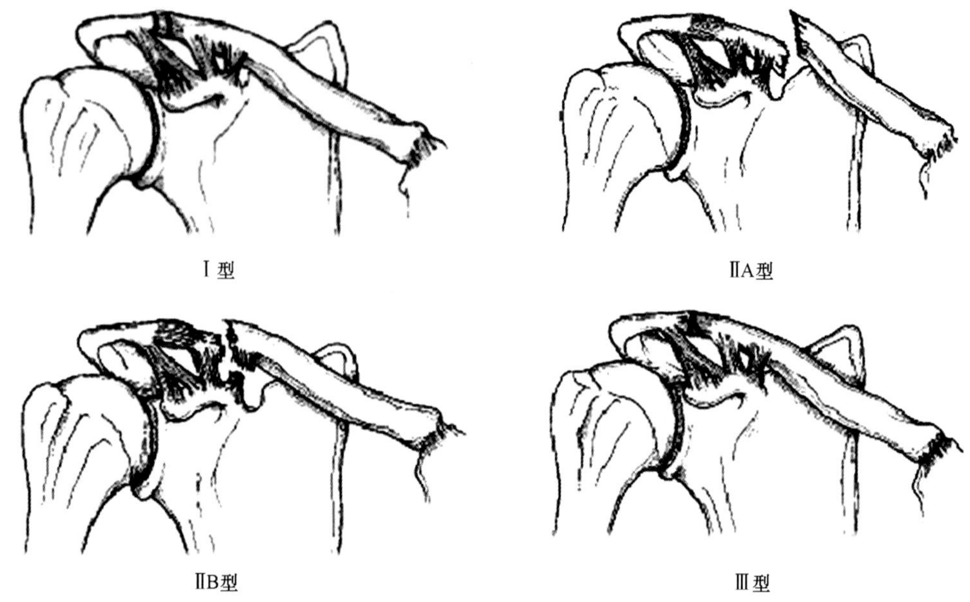

图 41-1　根据骨折片与喙锁韧带的相对关系进行锁骨外侧骨折的分类

Ⅱ型外侧锁骨骨折进一步分为ⅡA 型和ⅡB 型。ⅡA 型骨折位于喙锁韧带内侧,并且两条韧带仍连在外侧骨折块上。ⅡB 型典型特点是椎状韧带断裂,外侧斜方韧带完整。但这种亚型分型方法缺乏临床意义,因为许多临床医生对Ⅱ型骨折宁愿只描述其部位和移位方向。

锁骨骨折手术治疗适应证与其他骨折相似。这些适应证包括表面皮肤损伤的开放性骨折、骨折伴随急性神经血管损伤、严重移位骨折或粉碎性骨折。锁骨不愈合与年龄和性别相关,老年人和女性患者更易发生。锁骨骨折伴肩盂颈部骨折(即所谓浮肩)建议手术治疗,但存在争议。锁骨骨折伴多发上肢骨折时也建议手术治疗。多数Ⅰ型和Ⅲ型外侧锁骨骨折不符合上述标准,采用一段时间悬吊制动,然后进行康复训练恢复肩关节运动和力量。

Ⅱ型骨折不同于其他外侧锁骨骨折，骨折断端应力导致移位和不稳定（图41-2）。斜方肌向后、上牵拉内侧骨折块。骨折块常刺入斜方肌筋膜，阻碍骨折复位。其他因素包括上臂重力，背阔肌、胸大肌牵拉，以及肩胛骨旋转等使外侧骨折段向内、下移位。造成畸形的外力可损伤表层皮肤，延迟或阻碍骨折愈合。因此，笔者建议对于移位Ⅱ型外侧锁骨骨折采用手术治疗。

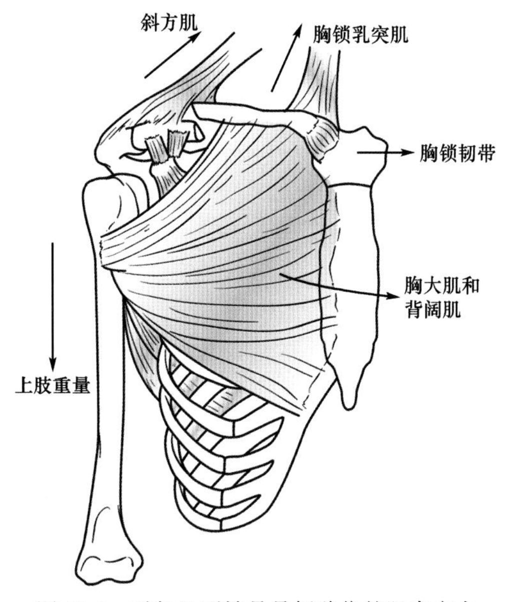

图41-2　引起Ⅱ型锁骨骨折移位的肌肉应力

二、禁　忌　证

外侧锁骨骨折手术禁忌证很少。不能耐受手术风险、健康条件差的患者不适合手术治疗。不能或者不愿依从术后康复训练患者也应避免手术治疗。皮肤创口位于或接近手术部位是手术相对禁忌证，而感染是手术绝对禁忌证。

三、其他治疗方法

锁骨外侧骨折非手术治疗至少用2～4周三角巾悬吊制动。患者保持肩关节被动锻炼，一旦停止悬吊就开始主动活动。伤后3个月开始做力量训练。虽然在非手术治疗之后骨折延迟愈合和不愈合是常见问题，但并非所有锁骨不愈合都有症状。

锁骨外侧骨折多种手术方法已做介绍，其中包括钢针固定术（穿过锁骨或从肩锁关节后方固定）（图41-3A），张力带固定，用螺钉或缝线喙突锁骨间固定（图41-3B），钢板固定、外固定和即刻Weaver-Dunn重建等方法。多种治疗选择使得治疗结果很难评价。目前，何种是最好的治疗方法尚未达成共识。

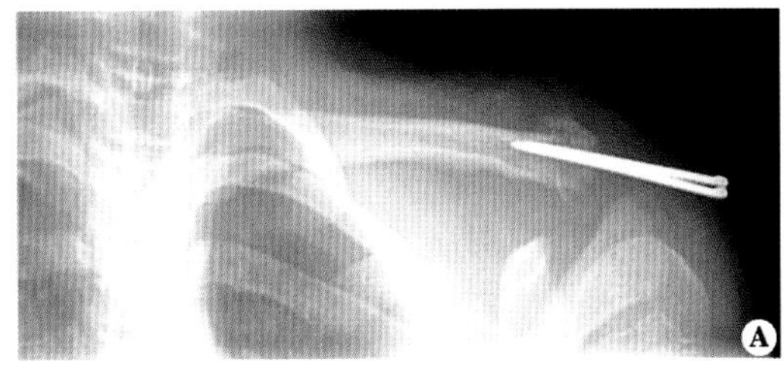

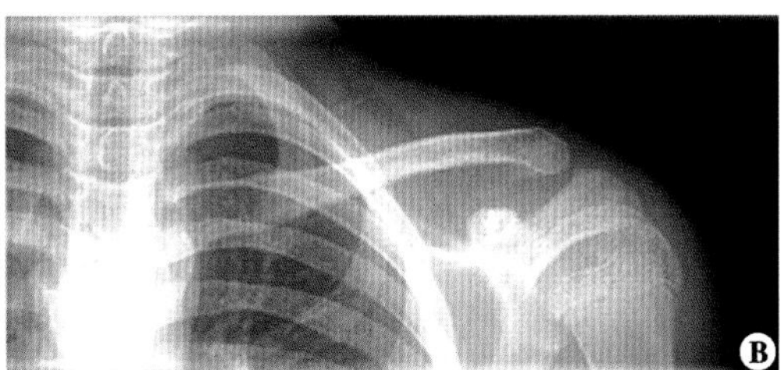

图41-3　A. 外侧锁骨骨折的克氏针固定。B. 另一种应用喙突上锚定技术，并且使缝线穿过锁骨

四、结　　果

采用非手术治疗，对于Ⅱ型外侧锁骨骨折延迟愈合发生率据报道为45%～67%，不愈

合发生率为22%～33%。手术治疗骨折治疗效果更为可靠。手术和非手术治疗效果归纳为表41-1。

表41-1 Ⅱ型外侧锁骨骨折的治疗效果

作者（年份）	骨折数目	治疗类型	患者平均年龄（范围）	随访平均时间（范围）	结果
Nordqvist等（1993）	23例典型Ⅱ型骨折	非手术治疗	36岁（2～71岁）	15年（11～20年）	18例无症状；5例骨折不愈合（2例持续性疼痛）
Goldberg等（1997）	9	喙突涤纶织物植入重建，5号线骨折复位	31岁（21～44岁）	每6周评估一次直到愈合，36个月时电话随访7例患者	平均愈合时间为16周（5周到1年）。所有患者均无症状，并且能够参加正常活动
Chen等（2002）	11	喙突部韧带捆绑式重建，克氏针固定	37岁（20～61岁）	27个月（18～48个月）	10例患者3个月时骨折愈合；1例6个月时愈合；10患者效果均优良
Rokito等（2002）	30例典型Ⅱ型骨折	16例非手术治疗，14例喙突部稳定的ORIF方法	47.1岁（26～68岁） 35.5岁（22～47岁）	53.5个月（30～90个月） 59.8个月（12～107个月）	6例不愈合；其余的在6～10周时愈合；临床效果组间无差异，如肩关节评分、疼痛、功能、活动范围、力量等
Fann等（2004）	34例	经肩峰Knowles针内固定的ORIF（3个月时将针取出）	41.2岁（18～83岁）	80个月（12～132个月）	平均愈合时间为6.8周（4～12周）；1例患者肩锁关节骨关节炎；无医源性肩锁关节骨性连接
Robison和cairns（2004）	90例典型Ⅱ型骨折	非手术治疗	45.2岁（13～96岁）	6.2年（2～10年）	14%的患者有持续性的症状（如疼痛性不愈合或骨关节炎），说明延迟愈合。87例患者未行进一步治疗，21例患者不愈合

注：ORIF，切开复位内固定。

五、手术方法

（一）体位和显露

将患者置于半Fowler位，背部倾斜，膝抬高。床中央屈曲15°，床头端升高大约45°，床尾降低，使膝关节屈曲15°床位降低。患者膝间放置两个枕头，维持半坐位。使患者头部远离患肩并用固定带固定，然后患肢消毒铺巾。无菌 Mayo 支架用来放置前臂，使上肢置于同侧。

沿朗格线跨过骨折部做 5cm 军刀形切口，切开皮肤和皮下组织(图 41-4)。然后，小心地在三角肌和斜方肌之间切开 3cm 筋膜，保留较厚软组织为随后的修补做准备。应注意沿筋膜而不是沿锁骨做切口，锁骨端通常向后移位并插入斜方肌。这样可很好地暴露手术部位；清除骨折血肿以免影响骨折片复位。损伤时，近端骨折片经常向头侧后方移位，并像纽扣孔样进入斜方肌筋膜。如果是这种情况，应该使骨折端从斜方肌筋膜中松解出来使得骨折容易复位。

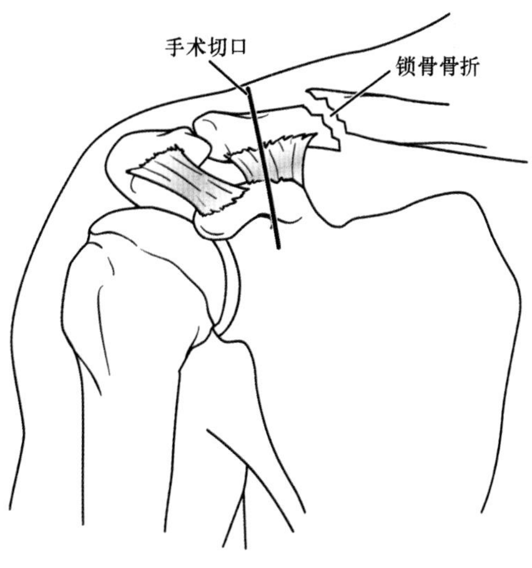

图 41-4　沿朗格线跨过骨折端做皮肤切口

(二) 手术操作

常用的Ⅱ型锁骨骨折的外科治疗技术包括内侧骨折块直接应用不可吸收缝线进行喙突锁骨固定。这样避免针道感染和二次手术取出内置物。

为显露喙突，前方三角肌一部分被从胸锁关节处剥离。为改善喙突显露，可纵向劈开距三角肌前缘 2cm 前方三角肌纤维。区域内喙突表面骨折血肿也应清除以改善视野。在喙突两侧分做小切口以避免损伤喙肩韧带。小的弯形骨膜剥离子剥离喙突双侧组织以便于缝线通过，然后用弯钳将结实的不可吸收线(5 号或等效的)绕过喙突穿过。将线从内侧向外侧穿过以减少内侧神经血管结构的危险(图 41-5)。弯钳尖端抵于喙突内侧壁上，当弯钳在

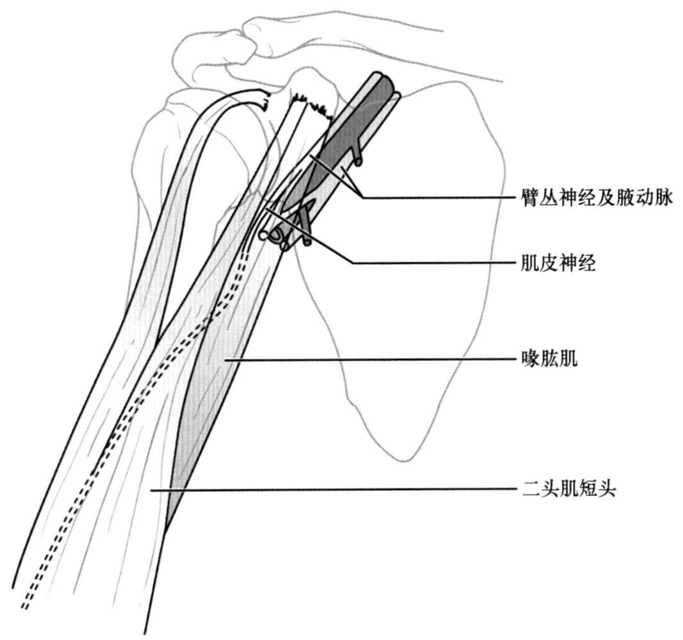

图 41-5　喙突内侧缘的近端神经血管束

喙突下引导时，小心地使弯钳始终与喙突接触下行进。当弯钳在外侧能看到时，将缝线从弯钳顶端回抽。单根缝线穿过后，可用来再穿行出两根或三根缝线，以此来固定骨折。然后想办法行内侧骨折块固定。

在喙突上方锁骨内侧骨折块上钻一 2.5mm 孔，孔应该钻在锁骨中部前后方向上。孔的合理位置对于获得最后充分的复位很重要。缝线传递器用来使绕过喙突外侧的缝合线通过锁骨上的钻孔，同样穿过第二条缝线以加强固定效果。

通过握持和肘部上提将整个上肢向头侧倾斜使骨折复位。操作使得外侧骨折块凑向内侧骨折片。应用锤骨器使内侧骨折块向尾端和下方推举，达到进一步复位。小持骨钳可维持复位状态。穿过锁骨缝线在喙突内侧收紧打结，然后撤出骨钳。如果预行附加固定，有三种方法可供选择：①附加缝线环绕喙突后并穿过锁骨(图 41-6)；②在内侧和外侧骨折片上缝线穿过前后方向钻洞并且在上面做“8 字”固定；③对于锁骨纵行长骨折线可行环形缝扎。

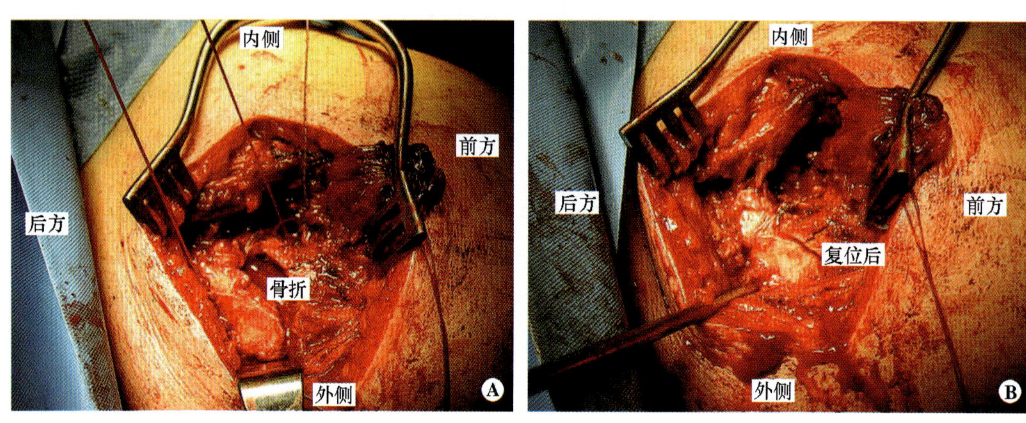

图 41-6 A. 缝线已绕过喙突并且穿过内侧骨折块。B. 缝线打结使骨折块向外侧复位

(三) 切口闭合

术野充分冲洗。仔细缝合三角斜方肌筋膜和三角肌裂隙，缝线最终需被软组织覆盖。皮肤以标准缝合法关闭，上肢置于悬吊带固定。

六、术后治疗

术后即刻行悬吊带制动。术后即允许主动活动手、腕、肘关节。术后最初 4 周每日行摆动练习，每日 3 次，每次 10 分钟，之后行 X 线片检查评价复位情况和愈合进程(图 41-8)。术后 6 周可去除悬吊带，此时肩关节可开始行被动和主动辅助范围的运动。3 个月时开始力量练习。术后 6 个月，如果 X 线片显示完全愈合，可恢复为重体力活动和身体接触性运动。

七、避免失误和手术并发症

延迟愈合和不愈合是手术治疗锁骨外侧段骨折的可能并发症。在影像学资料证明骨折愈合之前限制被动活动和避免主动运动，可减少不愈合风险。

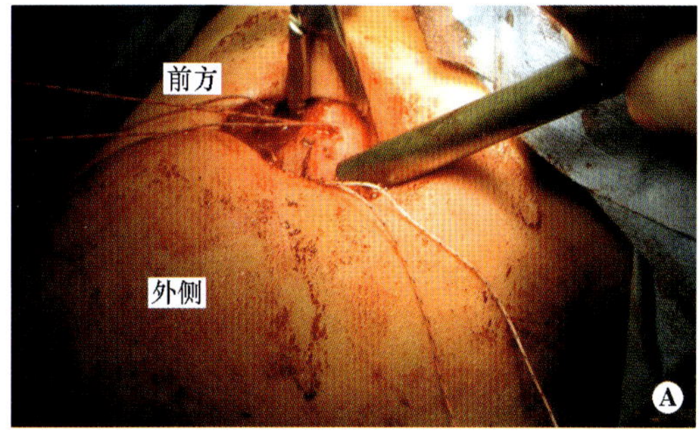

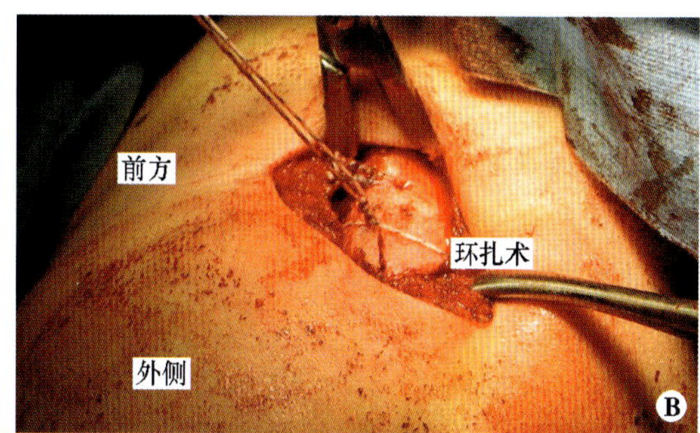

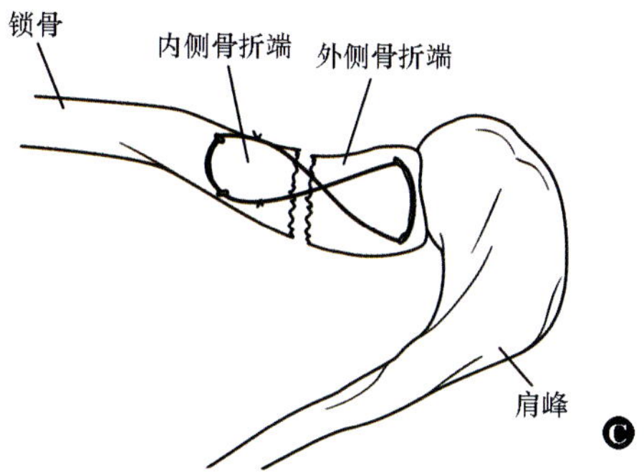

图 41-7　A. 通过向前方和下方推挤内侧骨折块使得左侧远端锁骨骨折复位的鸟瞰图。B. 附加缝线环绕骨折块二端进行缝合。C. 缝线也可通过内侧和外侧骨折块做“8 字”缝合

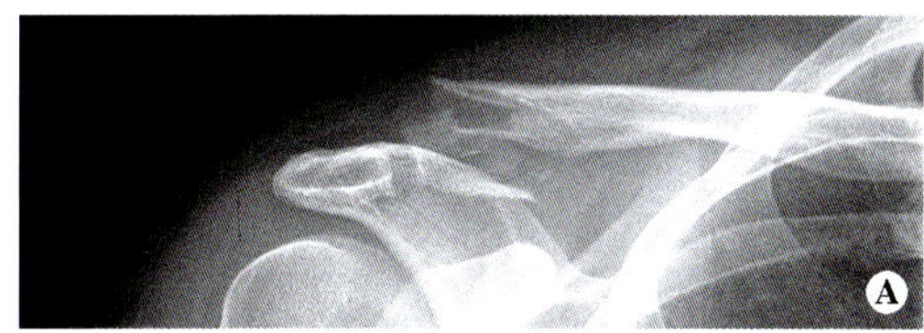

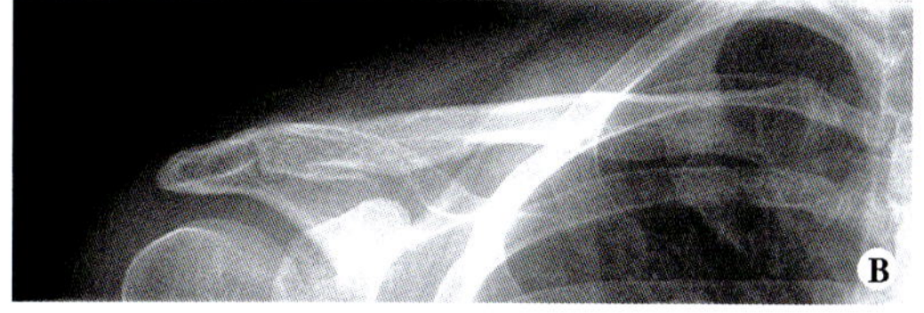

图 41-8　A. 初始外伤的 X 线片显示骨折片的移位。B. 切开复位内固定 6 周后出现愈合的影像学表现

感染是另一种可能并发症，经皮穿针固定比其他治疗技术更易发生。特殊技术，比如应用喙锁螺钉固定，需要二次手术拆除固定物。据报道喙锁螺钉有折断和脱出危险。也可能发生术后僵硬和活动范围受限，甚至术中进入盂肱关节内。患者依从术后康复训练和患者康复过程在医生监控下可减少这种风险。

经肩峰固定方法和肩峰切除术可能在锁骨和肩峰之间造成骨连接，已有发生喙锁韧带骨化的报道。缝线和合成的固定材料可能产生内侧锁骨骨折块前方皮质的侵蚀。但在这些报道的案例中，这种影像学变化并无临床意义。

（张啟维 译）

参考文献

Chen CH, Chen WJ, Shih CH: Surgical treatment for distal clavicle fracture with coracoclavicular ligament disruption. *J Trauma* 2002;52:72-78.

Fann CY, Chiu FY, Chuang TY, Chen CM, Chen TH: Transacromial Knowles pin in the treatment of Neer Type 2 distal clavicle fractures: A prospective evaluation of 32 cases. *J Trauma* 2004;56:1102-1106.

Goldberg JA, Bruce WJM, Sonnabend AH, Walsh WR: Type 2 fractures of the distal clavicle: A new surgical technique. *J Shoulder Elbow Surg* 1997;6:380-382.

Kao FC, Chao EK, Chen CH, Yu SW, Chen CY, Yen CY: Treatment of distal clavicle fractures using Kirschner wires and tension band wires. *J Trauma* 2001;51:522-525.

Kona J, Bosse MJ, Staeheli JW, Rosseau RL: Type II distal clavicle fractures: A retrospective review of surgical treatment. *J Orthop Trauma* 1990;4:115-120.

Neer CS II: Fractures of the distal third of the clavicle. *Clin Orthop Relat Res* 1968;58:43-50.

Nordqvist A, Petersson C, Redlund-Johnell I: The natural course of lateral clavicle fractures. *Acta Orthop Scand* 1993;64:87-91.

Robinson CM, Cairns DA: Primary nonoperative treatment of displaced lateral fractures of the clavicle. *J Bone Joint Surg Am* 2004;86:778-782.

Rokito AS, Zuckerman JD, Shaari JM, Eisenberg DP, Cuomo F, Gallagher MA: A comparison of nonoperative and operative treatment of type II distal clavicle fractures. *Bull Hosp Jt Dis* 2002-2003;61:32-39.

Webber MCB, Haines JF: The treatment of lateral clavicle fractures. *Injury* 2000;31:175-179.

第 7 部分　肩胛骨骨折的治疗

第 42 章　肩盂骨折的切开复位内固定术：前方入路

Thomas P. Goss, MD

一、适　应　证

肩胛骨骨折占全身骨折的 1%，常由于高能暴力引起，因此 80%～95%的患者合并有身体其他部位或软组织损伤，而这些损伤很可能较严重甚至致命。诊断主要依靠肩部创伤的系列摄片，包括真性前、后位片，肩胛骨侧位和轴位片。然而，因肩部骨结构的复杂性，往往需要 CT 扫描以便准确地判断伤情、制定合理的术前计划。去肱骨头影像的 CT 三维重建对多数复杂类型骨折的评估很有帮助。在看片时同时应留意是否存在肩胛带的其他骨折，包括肩胛骨的其他部位、锁骨、肱骨近端的骨折，还有肩锁关节、盂肱关节、胸锁关节及肩胛胸壁关节的损伤。

肩盂部位骨折占肩胛骨骨折的 33%，包括肩盂关节面(盂缘和盂窝)损伤、肩胛颈骨折。虽然，90%的肩盂骨折移位较小，不需要手术治疗，但移位明显的骨折仍然需要手术治疗。对于盂缘骨折，如果引起持续肱骨头半脱位或复位后不稳定，则需要手术治疗。如果肩盂骨折移位≥1cm，或前方关节面受累>25%，或后方关节面受累>33%，则预示肱骨头的不稳定性，都需要考虑手术治疗。

肩盂窝骨折手术指征包括：①关节面>5mm 的台阶；②骨折移位明显，会引起骨折不愈合；③骨折造成肱骨头移位。肩胛颈骨折的手术指征是骨折移位≥1cm；或骨折块在冠状位或矢状位移位成角≥40°(Ⅱ型骨折)。前路手术适用于(至少一部分适应)肩胛盂骨折的ⅠA、Ⅲ、Ⅳ、ⅤA～C 型(图 42-1)和肩胛颈的Ⅱ型骨折(图 42-2)。对于这些骨折的手术，单独采取前方入路，或联合其他入路以便能够达到显露清楚、骨折准确复位和固定满意的目的。

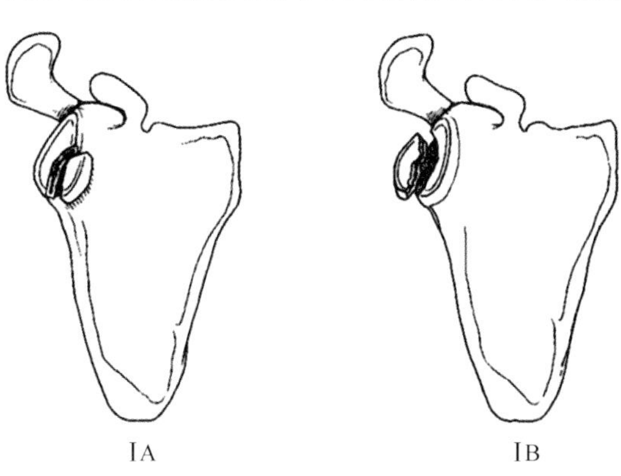

图 42-1　肩盂骨折分类简图

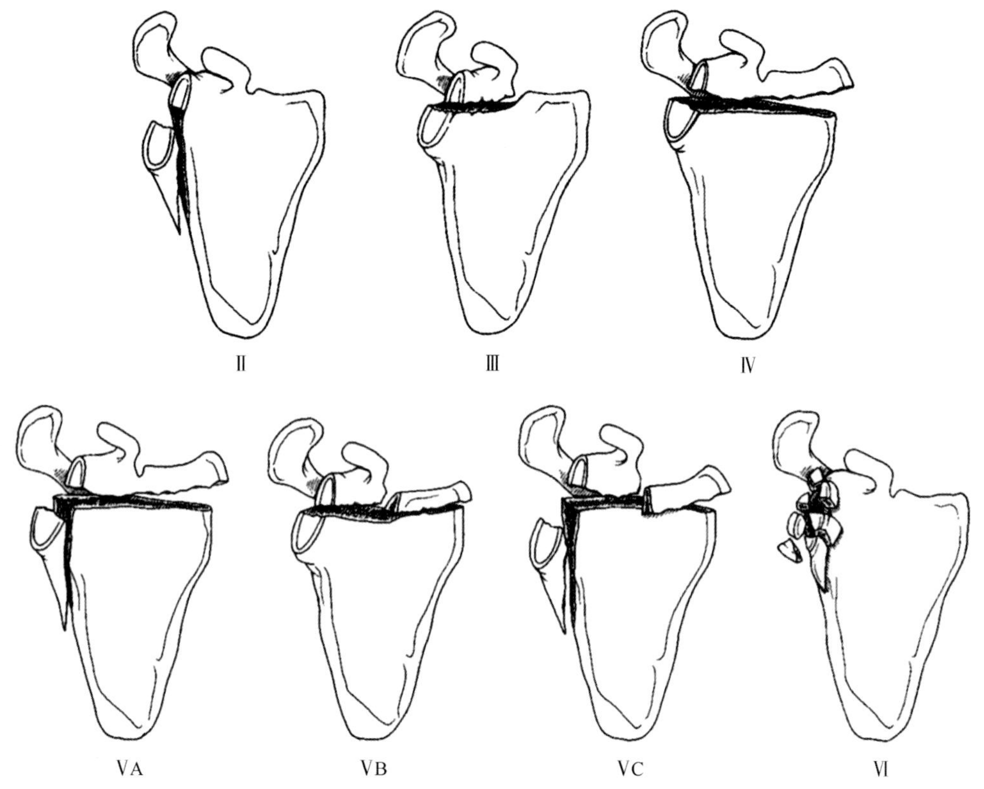

图 42-1 肩盂骨折分类简图(续)

ⅠA 型骨折即肩盂前缘骨折；ⅠB 型骨折即肩盂后缘骨折；Ⅱ型骨折即肩盂窝骨折线通向肩胛骨外侧缘；Ⅲ型骨折即肩盂窝骨折线通向肩胛骨上缘；Ⅳ型骨折即肩盂窝骨折线通向肩胛骨内侧缘；ⅤA 型骨折即Ⅱ型骨折和Ⅳ型骨折同时出现；ⅤB 型骨折即Ⅲ型骨折和Ⅳ型骨折同时存在；ⅤC 型骨折即Ⅱ型骨折、Ⅲ型骨折和Ⅳ型骨折同时存在；Ⅵ型骨折即肩盂粉碎骨折

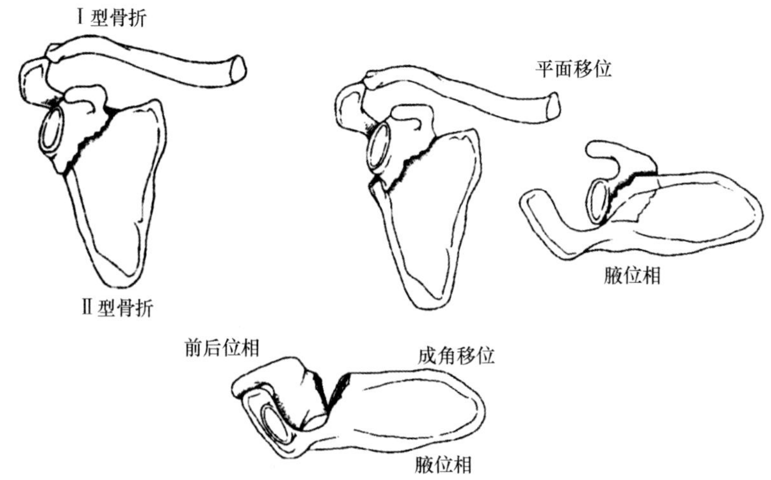

图 42-2 肩盂颈骨折分类

Ⅰ型骨折即所有肩盂颈部轻度移位的骨折；Ⅱ型骨折即所有肩盂颈部明显移位的骨折(包括平面移位和成角移位)

二、禁　忌　证

肩胛骨骨折手术禁忌征包括四个方面:①患者不愿意接受手术治疗。②全身情况太差。很明显,以上两种情况也适用于其他任何类型的手术。③严重污染的开放性骨折或伴有严重的血管神经损伤。④严重的粉碎性骨折,无法获得满意的固定效果。

三、其他治疗方法

如果肩盂骨折移位明显、无法进行切开复位内固定,有另外三种方法可供选择。一种是悬吊制动或外展支具或肩人字石膏或过头位的尺骨鹰嘴牵引,或能最大限度地使骨折复位的其他方法。固定两周后开始在医生指导下行渐进性地关节运动康复,6 周后基本达到骨折愈合。第二种方法是透视下闭合复位、经皮穿针,虽然操作较困难,但临床上还是可行的。第三种方法是在关节镜监视下局部切开复位、内固定。很显然,有限的切开会增加临近血管神经的风险。无论选择何种方法,与常规的切开复位内固定比较,可以发现骨折复位越满意、固定越牢固就越能得到满意的结果。

四、结　　果

肩胛骨骨折不是常见骨折,因此很少有大宗病例随访结果(表 42-1)。在一组 5 例肩胛颈骨折手术治疗病例中,术后 6.5 年随访,优良率 79%。另一组 10 例移位的肩胛盂骨折的随访结果表明,切开复位内固定是安全、有效、并能使肩关节功能恢复良好的办法。虽然还有其他随访报告,但缺乏大宗病例随访结果。因此可以预料,随着手术随访病例的增加,手术治疗的优良率也会提高。但必须做到以下三点:①骨折需解剖或近似解剖复位、关节面平整、盂肱关节稳定;②内固定牢固;③术后积极康复。

表 42-1　肩盂骨折切开复位内固定治疗结果

作者(年份)	肩关节数目	治疗方式	患者平均年龄(范围)	平均随访时间(范围)	结果
Schandelmaier 等(2002)	22	移位肩盂关节内骨折,切开复位内固定	34 岁(16～68 岁)	10 年(5～23 年)	平均 Constant 评分 94%(其中 4 例<50%);2 例深部感染;2 例完全性臂丛麻痹;2 例内固定失败;1 例翻修
Sauer 等(1995)	20	移位盂突骨折,切开复位内固定	36.4 岁(16～69 岁)	6.3 年(1～11 年)	Constant 评分:65%很好,10%好,20%一般,5%差;60%患者无疼痛主诉,35%患者轻微疼痛
Leung 等(1993)	14	移位肩盂关节内骨折	34.8 岁(23～53 岁)	30.5 个月(18～68 个月)	优9 例,良 5 例;Rowe 评分:平均 81.4 分;主诉少

续表

作者(年份)	肩关节数目	治疗方式	患者平均年龄(范围)	平均随访时间(范围)	结果
Kavanagh 等(1993)	9	移位肩盂关节内骨折,切开复位内固定	35 岁(22～49 岁)	4.1 年(2～10 年)	8 例无症状或轻微症状活动范围正常或轻微受限;1 例异位骨化无感染、愈合不良或退变
Ada 和 Miller (1989)	22	盂突骨折非手术治疗	25.9 岁(5～75 岁)	15 个月	肩胛颈骨折:活动范围减小、疼痛、力弱、后伸疼痛和弹响;移位的关节内骨折:活动范围减小和疼痛;手术指征应放宽
Hardegger 等(1984)	33	移位盂突骨折切开复位内固定	42 岁(17～85 岁)	6.5 年(18 个月～15 年)	优良率 79%;21 例完全功能恢复;12 例不同程度的疼痛,活动范围减;小和力弱

五、手术方法

(一) 体位和显露

虽然神经阻滞麻醉有效,但一般还是选择全麻。因为:①患者可能对手术体位不适应;②可能需要较大的显露和操作;③手术时间可能延长;④术野离头部较近。为了术后镇痛,可以在全麻前先做局部神经阻滞。

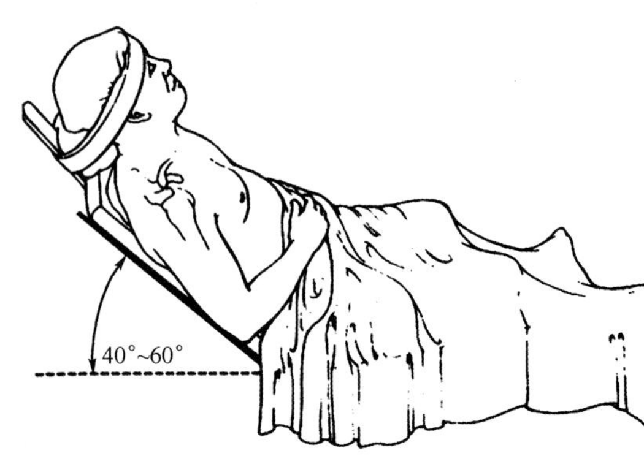

图 42-3 用于肩胛盂突骨折前路显露的沙滩椅位

术野备皮,其范围是在术侧从下颌骨至肋缘,从前方至后背中线,上肢至腕部。如果需要植骨,则用同侧髂骨,应铺巾备用。患者卧于沙滩椅位,躯干与地面成 40°～60°角,髋、膝关节屈曲(图 42-3)。患者头发用巾单包裹,头部以聚氨酯支架固定。患者手术侧尽量移向床边,用一折叠的治疗巾垫于肩胛骨的内侧缘。患者头部、胸部和下肢需牢固固定于手术床。

使用对皮肤表面细菌有效的静脉用抗生素。铺巾范围为上至患者的下颌骨,下至腋窝与肋缘之间,前至中线,后至肩胛骨内缘。对侧上肢垫好并放于一松弛位置,以避免神经血管过大的张力。腋窝部位需仔细清洁灭菌。

铺单范围必须保证不影响前、上和后方术野的显露。上肢置于一密闭袋中包紧。无菌巾于术野边缘固定,注意腋窝的隔离。术野皮肤用无菌切口膜覆盖。

(二) 必需的器械、设备和内固定植入物

因为肩胛骨很薄,所以不需要选择太厚和太坚硬的内固定物。当选择前入路时,肩盂突

出部、喙突和肩峰是较为坚固的部位。骨折固定可以选择各种方法，但最好的方法是用 3.5mm 和 4.0mm 直径的空心钉和克氏针固定。可以把它们用做临时固定物，也可以作为永久固定物，还可以根据骨折具体情况和医生经验把两种固定物单独使用或联合使用。很显然，对于骨折我们追求牢固的内固定，但也并不是所有欠牢固的骨折固定都达不到满意的解剖复位和功能恢复。应该准备基本的骨科手术器械，包括牵开三角肌的 Brown 拉钩，用于阑尾手术的拉钩牵开联合肌腱，用 Fukuda 拉钩把肱骨头从肩盂中提出；另外用叉状拉钩放于肩盂前缘和肩胛颈处以挡开软组织。如果需要可切取髂骨植骨，必需仔细切取和修整三面皮质的骨块。

（三）手术操作

用标识笔标出骨性标志（锁骨、肩峰、肱骨头和喙突）。切口沿朗格线，以盂肱关节为中心，从肱骨头上缘开始延长至下缘（图 42-4A）。保护好患者的上臂。

游离皮瓣以显露部分三角肌纤维，靠近三角肌胸大肌沟处劈开三角肌，恰好能显露喙突。Brown 拉钩拉开三角肌，联合肌腱外侧缘用手指钝性分开，用阑尾手术拉钩把联合肌腱、三角肌内侧残余纤维和胸大肌牵向内侧（图 42-4B）。为了更好地显露，喙肩韧带下半部分和胸大肌附着处上半部分可以切开。

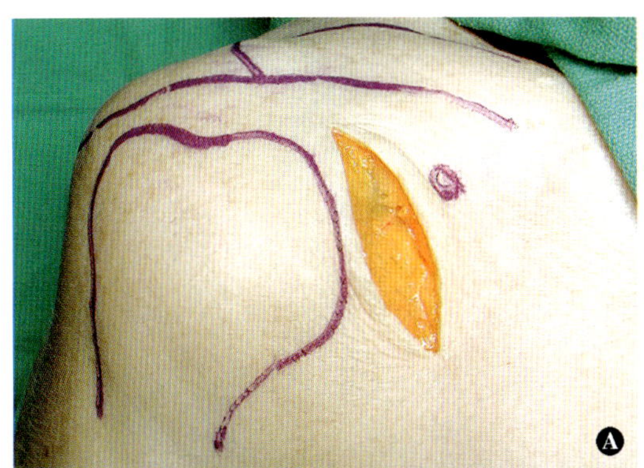

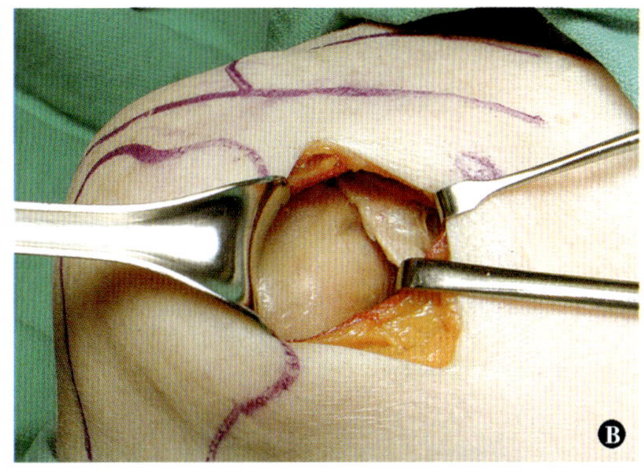

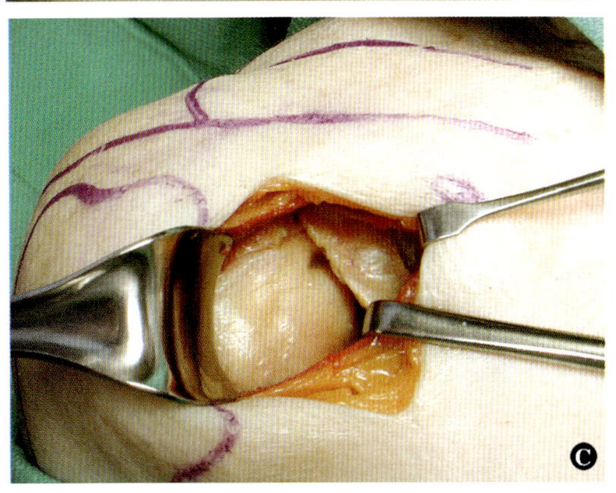

图 42-4　A. 肩前方骨性标志包括肱骨近端、肩峰和喙突。标准肩前方切口是在朗格线上，从肱骨头的上方向下延伸到肱骨头的下缘，盂肱关节位于切口中心水平。B. 牵开软组织，显露三角肌在喙突处向下，三角肌纤维纵向劈开，三角肌外侧部分直接牵向外侧，内侧三角肌纤维和联合肌腱一起牵向内侧。上臂外旋，切除肩峰下滑囊以更清楚显露肩胛下肌肌腱。C. 牵引上肢确定肩袖间隙并切开肩关节囊，从此处可以显露盂突上方

上臂外旋，切除肩峰下滑囊，显露肩胛下肌，牵引上臂观察肩袖间隙（图 42-4C）。从肩袖间隙切开以显露肩盂上方骨折块（Ⅲ型、Ⅳ型和ⅤA～C 型骨折），并从此处协助复位和固定骨折。从肩袖间隙切口也有利于Ⅱ型肩盂颈骨折的肩盂突起骨折块的复位（表 42-2）。如果

表 42-2 肩盂骨折手术治疗推荐入路

骨折类型	入路
盂窝处	
ⅠA	前
ⅠB	后
Ⅱ	后
Ⅲ	前
Ⅳ	前和(或)后
ⅤA	后和(或)前
ⅤB	前和(或)后
ⅤC	前后联合
肩盂颈处	
Ⅰ	保守治疗
Ⅱ	后和(或)前

病情需要,则可以把肩关节前方全部显露。Ⅳ型骨折和ⅤB型骨折常需要显露肩关节后方。ⅤA型和ⅤC型骨折及Ⅱ型肩胛颈骨折也可以从后方入路。

如果骨折类型需要显露全部肩关节前方(全部Ⅰa骨折类型),肩胛下肌肌腱需要在距二头肌长头腱沟内侧缘2.5cm切断,切断的肌腱上、下各自缝线并向内侧翻转。肩关节囊前方切开,同样上、下方均缝线后向内侧翻转(图 42-5A)。肩胛下肌腱缝线用直血管钳夹住,而关节囊缝线用弯血管钳夹住。用肱骨头拉钩深入关节腔牵开肱骨头,用叉状拉钩深入肩盂及肩胛颈前方挡开软组织,这样,整个肩盂暴露无遗。这个位置同样可以暴露肩胛前缘和前窝(图 42-5B)。然而,必须注意避免损伤附近的腋神经和肌皮神经。

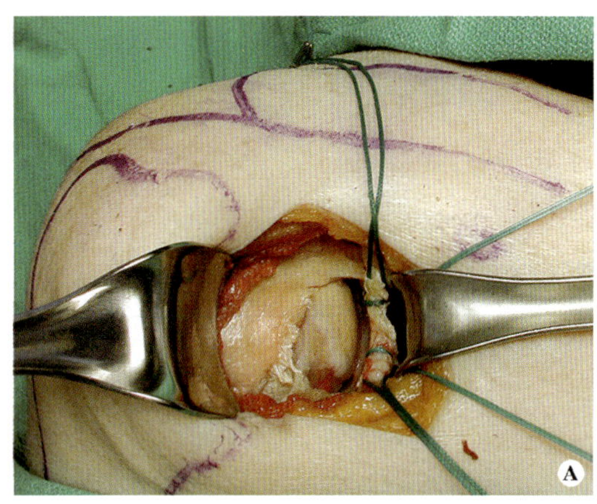

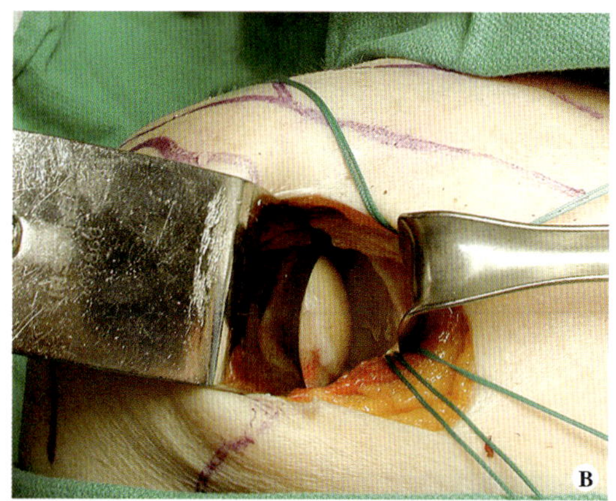

图 42-5 A. 肩胛下肌肌腱在离小结节附着点2.5cm处垂直切断剥离下方的肩关节囊,上下缘均用缝线固定并牵向内侧。下方关节囊同样方法切开、固定和牵开。B. 随着前方关节囊和肩胛下肌肌腱牵向内侧和肱骨头拉钩的放入,肩盂窝和肩盂前缘能清楚显露

ⅠA型骨折,前方移位骨块,需要尽可能解剖复位,用两枚导针临时固定,最后以两枚空心钉固定,应既固定牢固也能防止旋转(图 42-6)。如果骨折块粉碎,无法固定,则予以切除,取同侧三面皮质的髂骨块修整后植入缺损区,用上述同样方法固定(图 42-7)。

对Ⅲ、Ⅳ型骨折,尽可能使肩盂上方或肩盂、肩胛体上方骨折块解剖复位,然后用空心钉从前上方至后下方固定(图 42-8)。

ⅤA～C型骨折,可按同样原则复位和固定;然而,如果需要后路切口显露,固定螺钉就采取从后下方至前上方的方向。

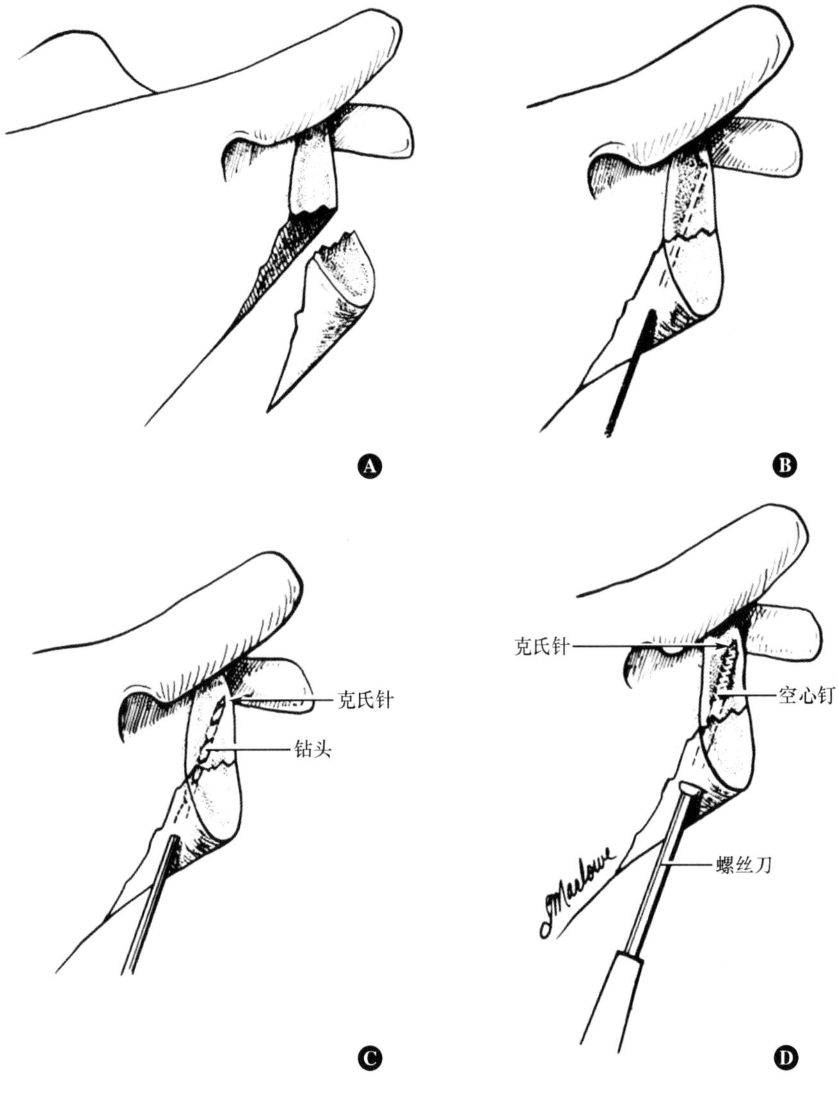

克氏针
钻头
克氏针
空心钉
螺丝刀

图 42-6 肩盂骨折的复位和骨块间的空心钉固定

A. 移位的Ⅱ型肩盂骨折。B. 克氏针临时固定。C. 沿克氏针方向用空心钻扩大。D. 沿导针拧入加压螺钉

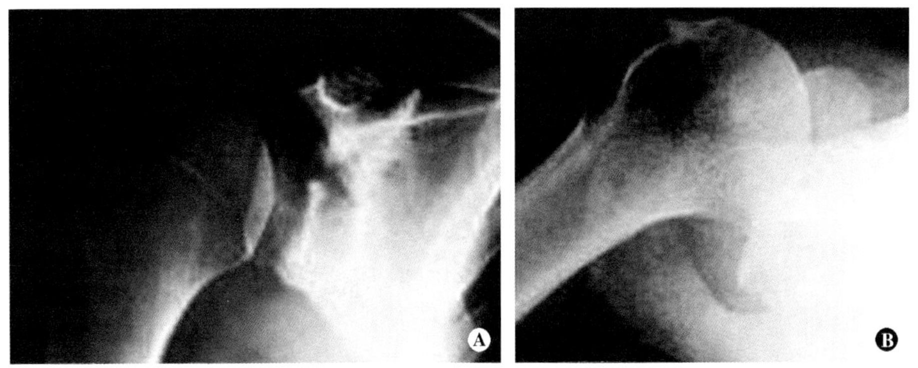

图 42-7 肩盂Ⅰ A 型骨折

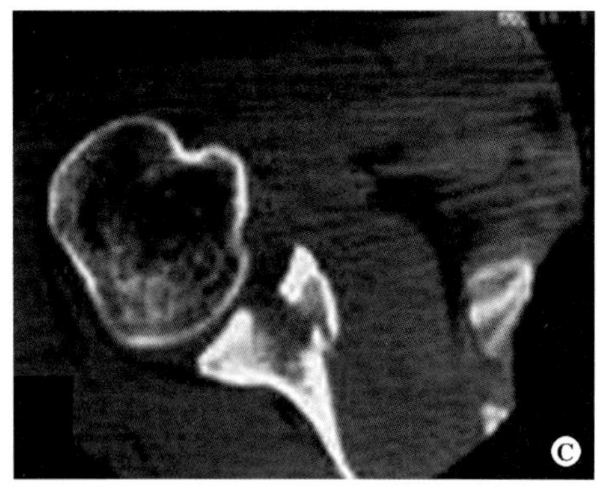

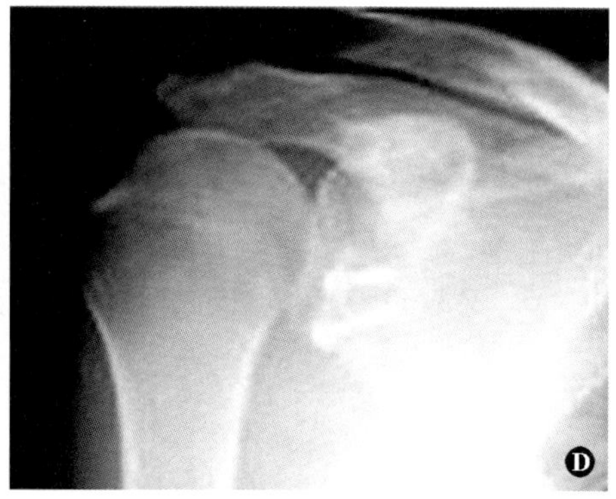

图 42-7 肩盂ⅠA型骨折(续)

A. 术前前后位片显示肩盂前下缘骨折。B. 腋位显示肱骨头的前方半脱位。C. 轴位 CT 显示肩盂前缘骨折块的严重移位。D. 用全前方显露,空心钉固定术后,前后位片显示骨折块复位和固定满意

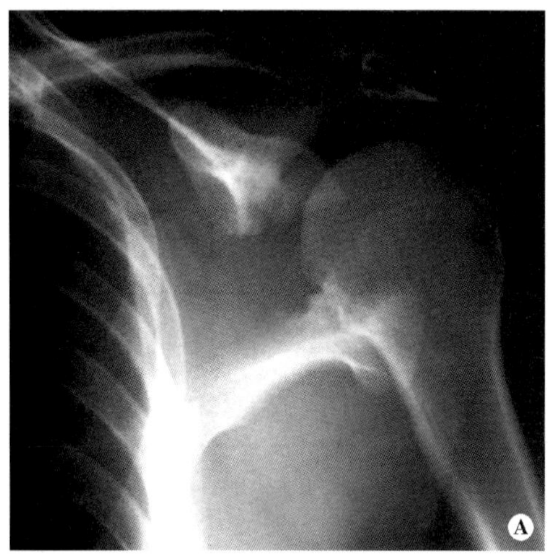

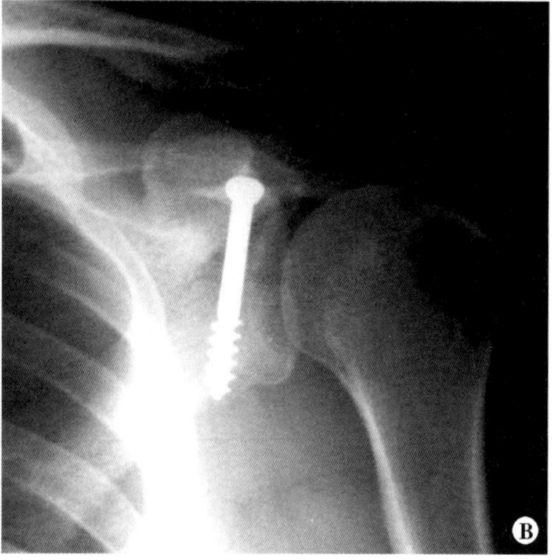

图 42-8 肩盂Ⅳ型骨折

A. 术前前后位片显示肩盂突的上方和下方与肩胛体明显分离。B. 术后前后位片显示肩胛盂突上方和下方及肩胛体解剖复位和满意固定,关节面恢复。通过肩袖间隙和肩后方切口可以直视下复位骨折,通过前方入路用松质骨螺钉固定骨块

Ⅱ型肩盂颈骨折,可以使用前、后联合入路。从前方术野临时在肩盂骨块打入一克氏针,以便在复位时控制骨块,方便复位。然后从后方入路放入一块 3.5mm 螺孔直径重建板,塑型后贴合在肩胛颈后方和肩胛骨外缘(图 42-9)。

(四) 切口闭合

如果担心出血,伤口内可放入中号负压引流。骨折显露时,如果切开了肩袖间隙,则用 2-0 可吸收缝线闭合。如果采用全前方显露途径,关节囊用 1-0 不吸收缝线 8 字间断缝合,肩胛下肌用 1-0 不吸收缝线水平褥式缝合,切断的上下边用 1-0 不吸收缝线 8 字缝合。前方劈开的三角肌用 0 号可吸收缝线连续缝合,皮下组织用 2-0 可吸收缝线间断 8 字缝合。皮

肤缝合可用缝皮针或用 3-0 可吸收缝线连续皮内缝合,这样更加美观。覆盖敷料,上肢用吊带悬吊,腋窝处垫一软垫。患者离开手术室前摄取中立位的前后位和轴位片以确定骨折的复位和固定是否满意。

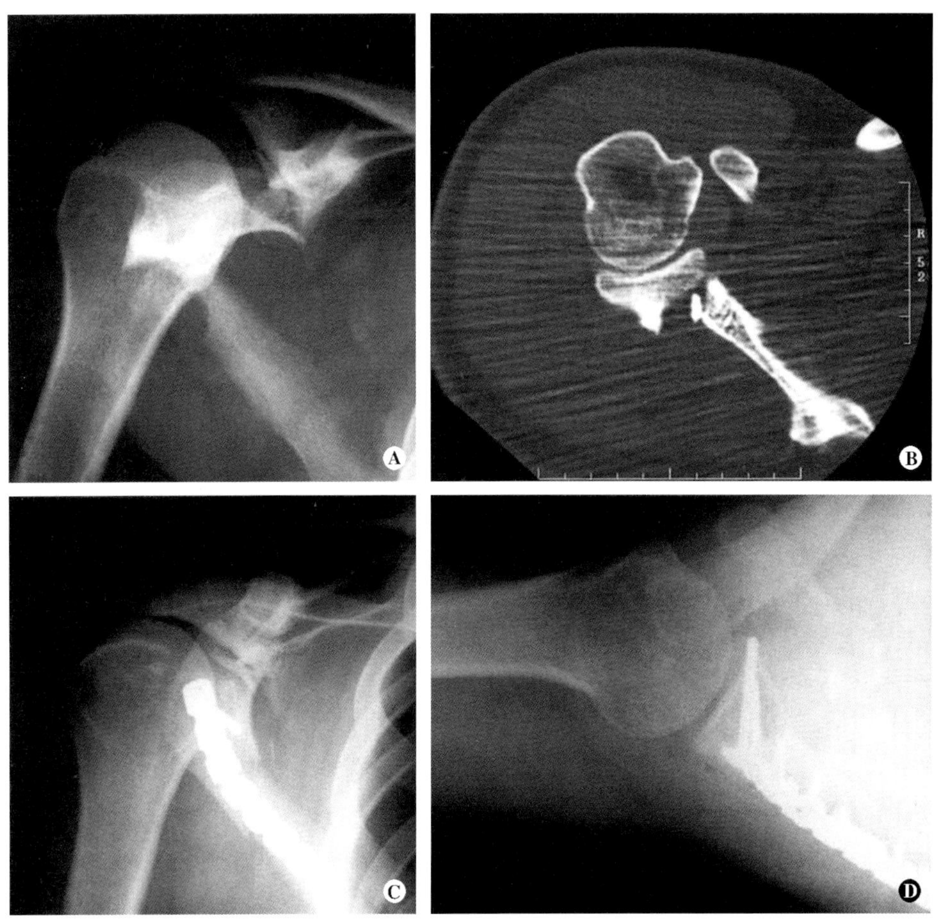

图 42-9　Ⅰ型肩盂颈骨折并明显移位

A. 术前片显示肩盂颈骨折,明显成角并合并喙突骨折,同时可看到肩胛体骨折,肩胛骨外侧缘移位。B. 术前轴位 CT 扫描,显示喙突骨折,这使得肩盂骨折块更不稳定,出现明显成角畸形。C、D. 分别为术后前后位和轴位片,显示肩胛骨骨折复位和重建钢板固定,喙突也随之复位并愈合。前方入路经肩袖间隙克氏针临时固定骨折块,然后经后入路重建钢板固定

六、术后治疗

患者出院时上肢仍保持悬吊位制动。早期进行康复与否完全取决于骨折固定的稳定性。如果内固定牢固,术后可以尽早开始被动训练,包括圆周运动和钟摆运动及外旋,但外旋程度控制在不超越中立位。术后 3～6 周需要进行全范围的被动伸展运动。具体康复目标见表 42-3。患者每周行物理康复两次,每天在家主动锻炼 3～4 小时。

表 42-3 康复目标

活动方式	目标	术后天数
前屈	90°	14
	120°	28
	180°	42
内旋	触及腰椎中线	28
	触及胸腰部	42
外旋	0°	14
	30°	28
	60°	42

在术后的初始两周，物理康复以外的时间应完全制动。术后3～4周时，患者可以在坐位轻微活动上臂。5～6周时，可以在室内活动上臂。术后每两周随诊一次并摄取肩中立位的前后位X线片和轴位X线片，了解骨折复位的位置和内固定物位置，同时确认肱骨头应位于盂肱关节腔内。记录肩关节活动范围，康复措施应实时跟进。

如果内固定不满意，康复开始之前，需要悬吊，或外展架或尺骨鹰嘴牵引7～14天以确保获得早期部分的骨连接。

术后6周，通常骨愈合完成，去除外固定，肩关节的功能康复开始。随着关节活动范围增加，需要增加力量的训练。康复训练要持续到患者已获得最大的活动范围和力量为止。术后3个月之内需要控制肩部运动，或只做轻微运动。术后4～6个月禁止参加剧烈体育活动。

七、避免失误与手术并发症

与肩盂的骨折行切开复位内固定相关的并发症主要在两方面：一是与外科手术有关的并发症；一是与术后处理有关的并发症。

与外科手术有关的并发症包括：①骨折复位不良和(或)内固定不满意，导致骨不愈合或畸形愈合并出现症状；②未能合理处理和重建局部软组织，包括神经血管损伤；③术后伤口感染。良好的手术野皮肤准备、合理使用抗生素、熟悉局部骨和软组织解剖、仔细的骨折显露和良好的骨折处理均是防止并发症的关键。

与术后处理有关的并发症包括肩关节僵硬和内固定失败。原因可能是术后随访不及时和(或)术后未能按计划进行康复训练，或患者对康复训练的依从性差。如果有一个很好的康复计划，加上及时的随诊、康复医生的积极训练和患者的积极努力就能获得良好骨性愈合和肩关节功能。虽然术后肩关节功能要求至少达到前举135°、内旋至脊柱中线、外旋30°，但大多数患者还是会丧失一部分活动范围。

（文良元 译）

参考文献

Ada JR, Miller ME: Scapular fracture: Analysis of 113 cases. *Clin Orthop Relat Res* 1991;269:174-180.

Bauer G, Fleischmann W, DuBler E: Displaced scapular fractures: Indications and long-term results of open reduction and internal fixation. *Arch Orthop Trauma Surg* 1995;114:215-219.

DePalma AF: *Surgery of the Shoulder*, ed 3. Philadelphia, PA, JB Lippincott, 1983.

Goss TP: Fractures of the glenoid cavity: Current concepts review. *J Bone Joint Surg Am* 1992;74:299-305.

Goss TP: Fractures of the glenoid neck. *J Shoulder Elbow Surg* 1994;3:42-52.

Goss TP: Fractures of the scapula: Diagnosis and treatment, in Iannotti JP, William GR (eds): *Disorders of the Shoulder: Diagnosis and Treatment*. Philadelphia, PA, Lippincott, Williams & Wilkins, 1999, pp 597-637.

Goss TP: Fractures of the scapula, in Rockwood CA, Matsen FA, Wirth MA, Lippitt SB (eds): *The Shoulder*, ed 3. Philadelphia, PA, Saunders, 2004, pp 413-454.

Goss TP: Open reduction and internal fixation of glenoid fractures, in Craig EV (ed): *Master Techniques in Orthopaedic Surgery: The Shoulder*, ed 2. Philadelphia, PA, Lippincott, Williams & Wilkins, 2004, pp 461-479.

Goss TP: Scapular fractures and dislocation: Diagnosis and treatment. *J Am Acad Orthop Surg* 1995;3:22-33.

Hardegger FH, Simpson LA, Weber BG: The operative treatment of scapular fractures. *J Bone Joint Surg Br* 1984;66:725-731.

Ideberg R: Fractures of the scapula involving the glenoid fossa, in Bateman JE, Welsh RP (eds): *Surgery of the Shoulder*. Philadelphia, PA, BC Decker, 1984, pp 63-66.

Kavanagh BF, Bradway JK, Cofield RH: Open reduction of displaced intra-articular fractures of the glenoid fossa. *J Bone Joint Surg Am* 1993;75:479-484.

Leung KS, Lam TB, Poon KM: Operative treatment of displaced intra-articular glenoid fractures. *Injury* 1993;24:324-328.

Miller ME, Ada JR: Injuries to the shoulder girdle, in Browner BD, Jupiter JB, Levine AM, and Trafton PY (eds): *Skeletal Trauma*, ed 2. Philadelphia, PA, WB Saunders, 1992, p 1291.

Schandelmaier P, Blauth M, Schneider C, Krettek C: Fractures of the glenoid treated by operation: A 5- to 23-year follow-up of 22 cases. *J Bone Joint Surg Br* 2002;84:173-177.

第 43 章　肩盂骨折的切开复位内固定术：后方入路

William D. Regan,MD,FRCSC　Pierre Guy,MD,MBA,FRCSC

一、适　应　证

肩盂的移位骨折较少见，肩胛骨骨折只占全身骨折的 1%，其中 10%累及肩盂窝(每千人 1～3 例)，约 90%的患者采用非手术治疗。

肩盂骨折可分成两类：肩盂缘和肩盂窝(图 43-1)。与一般的撕脱性骨折不同，肩盂缘骨折多由于脱位的肱骨头撞击肩盂前方结构所致。侧方暴力使肱骨头直接撞击肩盂边缘的前方或后方，所以肩盂边缘骨折块较大。当较大暴力从外侧作用于肱骨近端导致其直接撞击而造成肩盂窝横行骨折(Ⅱ型至Ⅳ型)，由于暴力的作用方向不同，所以骨折线可以是几种不同类型中的一种。

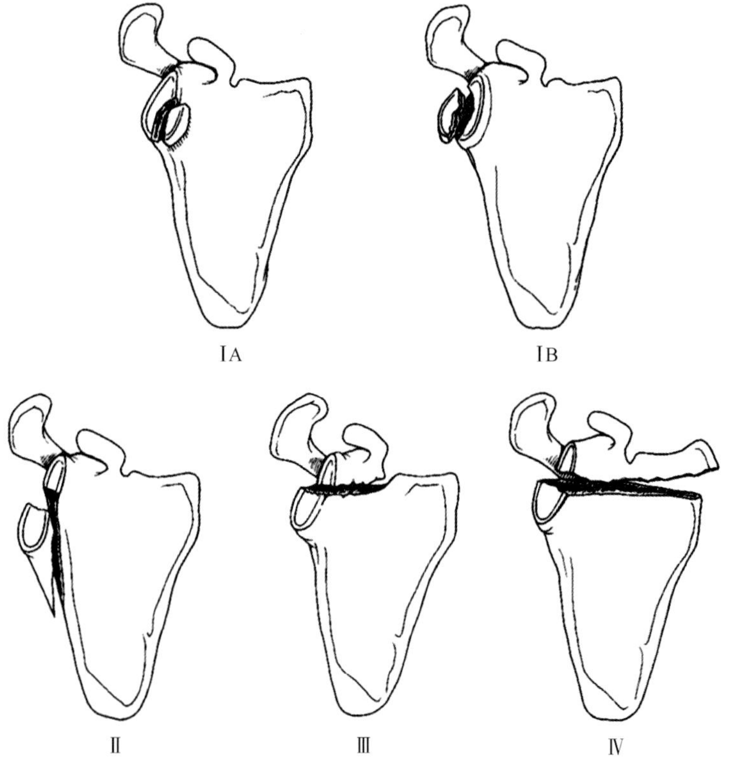

图 43-1　肩盂窝骨折的分类

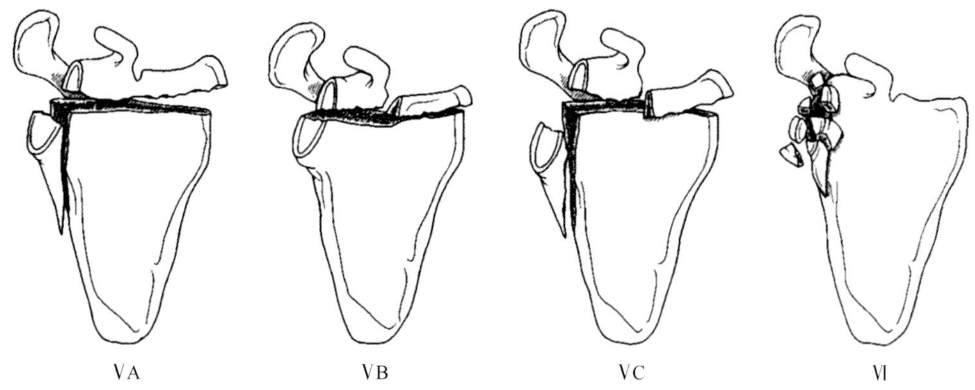

图 43-1　肩盂窝骨折的分类(续)

ⅠA 型为前缘骨折；ⅠB 型为后缘骨折；Ⅱ型为骨折线横过肩盂窝并向肩胛骨外侧缘延伸；Ⅲ型为骨折线通过肩盂窝并延伸至肩胛骨上缘，Ⅳ型为骨折线横过肩盂窝并延伸至肩胛骨的内缘；ⅤA 型为Ⅱ型＋Ⅳ型复合骨折；ⅤB 型为Ⅲ型＋Ⅳ型复合骨折；ⅤC 型为Ⅱ型＋Ⅲ型＋Ⅳ型复合骨折；Ⅵ型为肩盂的粉碎性骨折(经允许引自 Goss TP：Scapular fractures and dislocations：Diagnosis and treatment. *J Am Acad Orthop Surg* 1995；3：22-33.)

较大暴力常导致肩胛骨骨折和肩盂窝的骨折，同侧上肢软组织的损伤几率很大(即血管和臂丛损伤)。威胁生命的损伤包括多发肋骨骨折和胸腔损伤，以及合并颈椎和头颅的损伤。处理多发性损伤患者时，威胁生命的损伤常被优先诊断治疗，肩胛骨骨折很容易被漏诊，所以医生应仔细阅读胸片，问诊肩关节区域的疼痛情况，检查肿胀、骨摩擦音(感)、淤血。手术修补重建的首要目标就是纠正骨性对位不良，最终预防慢性盂肱关节不稳定和(或)退行性骨关节炎。手术治疗的一般适应证(如开放性骨折或合并血管损伤)仍然适用于此种骨折。

在伴有移位的肩盂窝骨折的患者，当对位不良、不稳定或骨折可能不愈合时(表 43-1)，需要考虑手术治疗。患者肩盂骨折对位不良，出现关节面台阶状的畸形(Step-off)并超过 5～10mm；关节的同心性遭到破坏时；应切开复位内固定手术。判断关节面是否有台阶畸形最好通过肩胛骨真正前后位或是肩胛骨的三维重建 CT 扫描，冠状面上容易判读，因为这种骨折大部分都是横行骨折。在不稳定骨折患者，肱骨头半脱位(多为下方脱位或是前脱位和后脱位)属于手术适应证，较大的肩盂缘骨折若超过 25％面积的前方边缘骨折或超过 33％面积后方边缘的肩盂窝骨折块也是手术的适应证。真正肩胛骨前后位和轴位相可以清楚显示骨折，相应平面的三维 CT 重建可显示该平面的骨折情况。关节的同心性虽得到保持但仍有较大的骨折间隙，虽然没有继发性关节面不适配问题(无半脱位)，目前也认为应考虑手术治疗以避免骨折不愈合(图 43-2)。肩胛骨真正前后位或 CT 成像对确定骨折类型有较大帮助。

表 43-1　肩盂骨折的适应证

骨折部位	适应证	移位	移位距离	影像学检查	备注
肩盂窝	不平整	关节面有台阶	≥5mm(可考虑)	肩盂真正前后位	大部分台阶缘于横行骨折
			≥10mm(必须手术)	被动外旋后的前后位 CT 和(或)冠状位重建	

续表

骨折部位	适应证	移位	移位距离	影像学检查	备注
		同心性	不平整(2°以上的倾斜)	前后位、轴位相 CT 轴位+肩胛骨冠状位重建	
	不稳定	半脱位	肱骨头未在窝中央	前后位、肩胛侧位、轴位相、CT 轴位	肩盂窝骨折和肩盂边缘骨折
		累及关节面	>1/4 前壁 >1/3 后壁	轴位相 CT 轴位	
	不愈合风险	骨折块的间隙	≥10mm	所有平片相和 CT 三面平扫	注意骨折块间隙过大影响骨痂形成和骨折愈合
肩盂颈	成角(不稳定)	横行或冠状面成角	40°		严重成角可引起撞击、半脱位和脱位
	平移位	向内侧或前后方向	≥1cm(相对适应证) ≥2cm(要考虑)	前后位和 CT:内侧移位 轴位相和 CT:前后向移位	严重平移位可引起撞击和外展无力
临近结构	不稳定和(或)不愈合	合并锁骨骨折发生浮动肩	待定	前后位	适应证存在争议 文献报告结果矛盾 比较性研究发现手术组上举和外旋较好
	不稳定和(或)不愈合	合并悬吊带损伤	待定		有肩盂结节、喙突、喙肩韧带、锁骨远端、肩锁关节、肩峰突起的合并损伤(至少 2 处)时可考虑手术重建

注:其他适应证还包括开放性骨折和血管损伤。

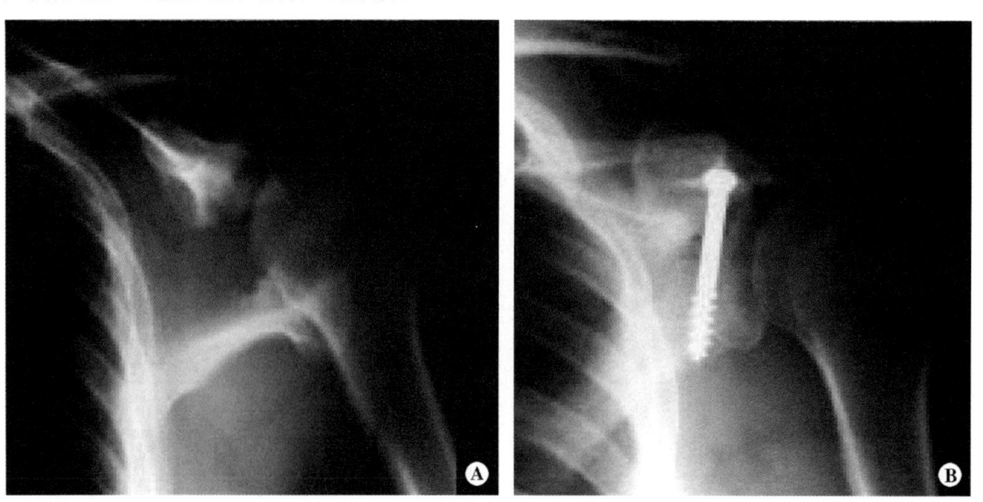

图 43-2 Ⅳ型肩盂窝骨折的前后位:术前(A)和术后(B)。术前平片显示肩盂窝上方和下方的骨折块分离较大;术后平片显示骨折解剖复位,上下骨折块已稳定,恢复了关节面的形态(引自 Goss TP: Scapular fractures and dislocations: Diagnosis and treatment. *J Am Acad Orthop Surg* 1995;3:22-33.)

肩盂骨折切开复位内固定的相对适应证是合并同侧锁骨骨折(浮动肩)以及肩胛带悬吊复合体的两处损伤，但是浮动肩的手术适应证仍存在争议。早期的报告显示切开复位内固定手术效果较好，但是后来非手术治疗的疗效也不错，所以对手术治疗存有质疑。近期一项的研究显示两者疗效无显著性差异，但切开复位内固定的患者前举和外旋功能略优。

二、禁　忌　证

切开复位内固定治疗肩盂骨折的禁忌证包括急性感染或可疑感染，或患者合并危及生命的胸部、头部，以及难以维持患者体位的颈椎损伤，全麻和手术操作都较困难。手术治疗的指征之一是预防盂肱关节的创伤性骨关节炎，因此，若患者术前已有退行性盂肱关节炎，也应被视为手术禁忌证。而且，在骨折愈合之前不要急于进行全肩关节置换手术。

三、其他治疗方法

除了切开复位内固定，还可在关节镜下复位、经皮克氏针固定移位的肩盂边缘骨折。最近报告这种微创手术的效果良好，但需要建立该技术的整套方案及了解长期的随访结果。

此种骨折多建议采用非手术治疗是因为目前尚缺乏切开复位内固定的治疗效果的报道，而且很多外科医师也感到后路手术治疗肩盂移位骨折并不得心应手。从本质上讲，肩盂骨折是关节内骨折，与其他关节内骨折一样，切开复位内固定对移位大于 5～10mm 的骨折疗效较好。

若骨折粉碎程度很重难以固定可考虑关节融合术，只有在详细阅读术前 CT、结合术中发现，判断内固定稳定骨折块难以取得成功，才可采用关节融合术。关节融合术通常的指征是内固定或非手术治疗失败的病例。

四、结　　果

因为移位的肩盂骨折较少见，所以缺少大样本的临床研究。即使患者数量较少，但有较完整的随访资料仍可为这种复杂骨折的疗效提供参考(表 43-2)。有五篇文献研究了切开复位内固定治疗肩盂窝骨折的疗效，总共仅有 83 例患者。结果分析包括残余疼痛、活动受限、总体功能情况、骨折复位的影像学诊断和创伤性关节炎，随访时间 18 个月至 23 年不等。绝大多数患者没有残留疼痛，活动范围与复位质量及并发症多少有关，采用了不同功能评分系统，使得直接相互比较相当困难。一般而言，存在合并损伤的疗效较差。

表 43-2　肩盂窝骨折手术治疗的效果

作者(年份)	病例数	平均年龄(范围)	平均随访时间(范围)	结果	并发症
Kvanagh 等(1993)	10 例(随访 9 例)		4 年(2～10 年)	8 例轻微或无痛 8 例活动范围轻度受限 无骨关节炎	1 例异位骨化；活动受限伴疼痛

续表

作者（年份）	病例数	平均年龄（范围）	平均随访时间（范围）	结果	并发症
Leung 等（1993）	14 例		30.5 个月	优（Rowe 评分）	合并胸部损伤（撞击伤）
Mayo 等（1998）	27 例		43 个月	24 例解剖复位；3 例 <2mm；不愈合功能评分，6 例优，16 良，3 例可，2 例差；无关节炎发生	伤口表浅；2 例冈下肌麻痹（自行恢复）
Adam（2002）	10 例	38 岁（22～54 岁）	18～84 个月	未用评分系统；9 例偶痛或无痛；9 例优良；3 例中重度活动受限	9 例多发伤；1 例感染，固定失败；1 例血肿形成，骨关节炎
Schandelmaier 等（2002）	22 例（16 例后入路）		5～23 年	19 例活动范围佳；19 例无痛或微痛；Constant 评分（平均数 79%，中位数 94%）（4 例 <50%的疼痛和僵硬）	2 例固定失败；2 例臂丛；神经完全麻痹；2 例深部感染；1 例翻修手术

五、手术方法

切开复位内固定治疗移位的肩盂窝骨折需要较高的技术，必须对神经的界面有充分的了解才能避免潜在的神经损伤，尤其要注意支配斜方肌的副神经、腋神经和肩胛上神经。

术前的筹划对骨折的解剖复位非常重要，通过术前标准的肩关节创伤 X 线片系列（即肩盂真正前后位、轴位相和肩胛骨侧位相）可以确定骨折诊断并制定出详细手术计划（图 43-3A～C）。偶尔，笔者发现拍摄肩关节前后位时将肱骨外旋于中立位有助于提高对骨折的显示（图 43-3D）。术前术者依据三维 CT 成像做出草图虽然并非必需，但可能有助于术者对骨折部位复杂解剖的了解（图 43-3E、F）。CT 扫描一般包括传统的轴位平扫、肩胛骨冠状面的重建，三维重建对制定治疗计划有益，尽管近期一项报告认为这二者内在的相关性不大。大部分文献认为 MRI 对肩盂骨折用处不大。

骨质量对骨折的固定非常重要，该部位只有厚实的骨骼比较牢靠，肩胛体部的骨骼犹如薄纸。骨量较多肩胛部位有利于固定，如肩盂、喙突、肩峰、肩胛冈、肩胛外侧边缘的棘部等。

（一）体位和显露

应注意患者合并的损伤（如脊柱、头部、胸部），应与麻醉师商量后决定，若能耐受者可采用侧卧位或俯卧位，患侧游离。用沙袋固定躯干，用可移动式的 Mayo 立架托起患侧上肢，用患肢游离式铺巾便于术中随意变位患肢。术前用记号笔标记出骨性标志。在五种类型的肩盂骨折中，ⅠA、ⅠB、Ⅲ型可用前路或后路，其余骨折类型都要用后入路手术。有两种常用的后方入路：后路局限切开和传统的广泛切开显露。在后路局限切开手术中，切口从肩胛冈的上外侧 1/3 延伸到肩峰外侧尖部的后侧，再在中外侧向远端延长 3～4cm

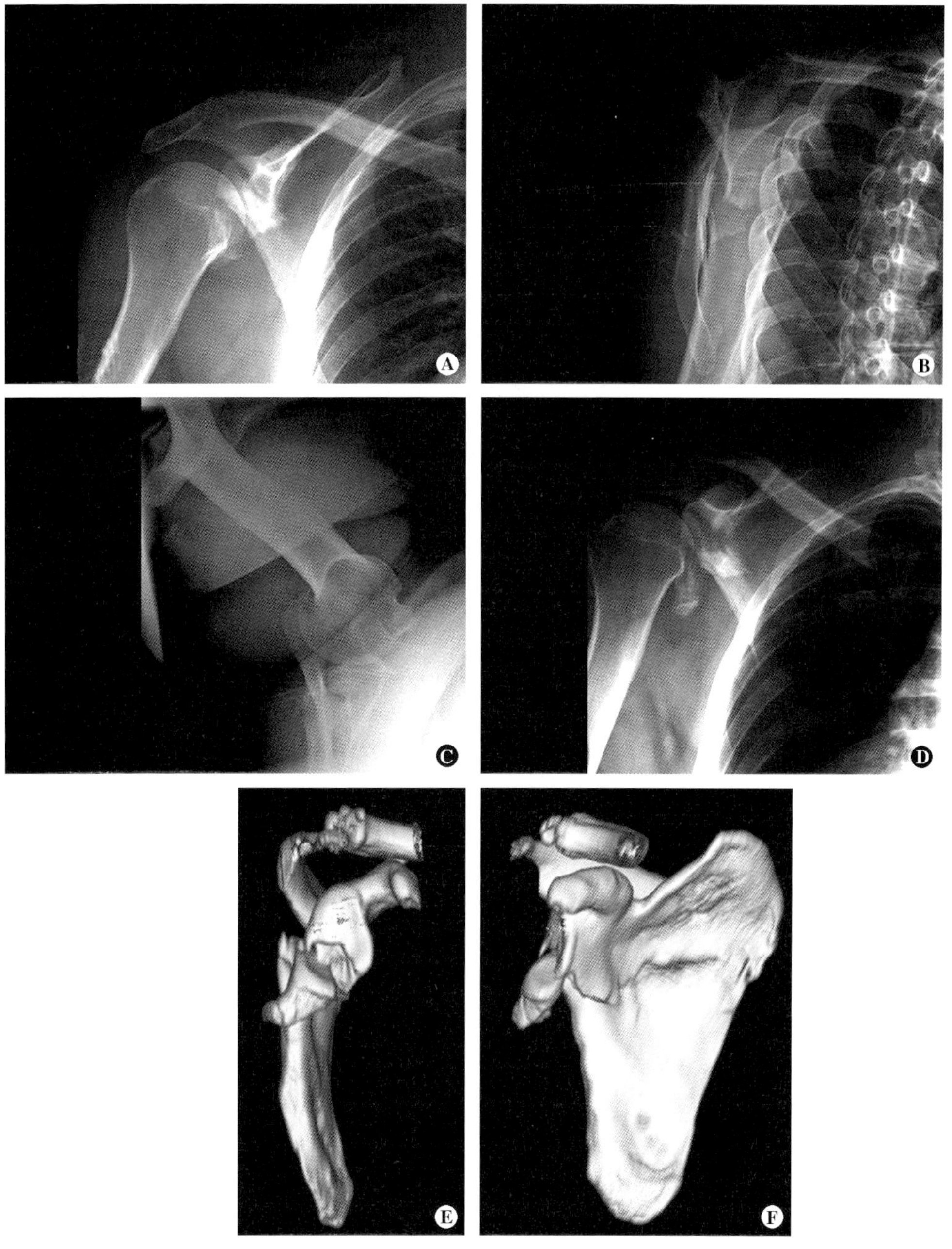

图 43-3　30 岁男性患者前后位片(A)、轴位片(B)、肩胛骨侧位片(C)、外旋下的前后位(D)平片显示颈椎和右侧肩胛骨骨折,以上骨折都是在拍摄胸片时发现的。三维 CT 图像重建:轴位(E)和冠状位(F)对肩胛骨骨折的重建图像

(图 43-4A)。在 Judet 最初设计的切口中,直接从肩胛冈和肩峰上分离三角肌后侧部分,找到肩胛冈下方的三角肌和冈下肌间隙。在后路局限切开手术中,通过外展上肢 90°避免切断三角肌(图 43-4B)。掀开三角肌的下方部分,使之牵开更为容易。略微松解三角肌在肩胛冈上的内侧止点,可充分显露盂肱关节至冈下肌肌腱。

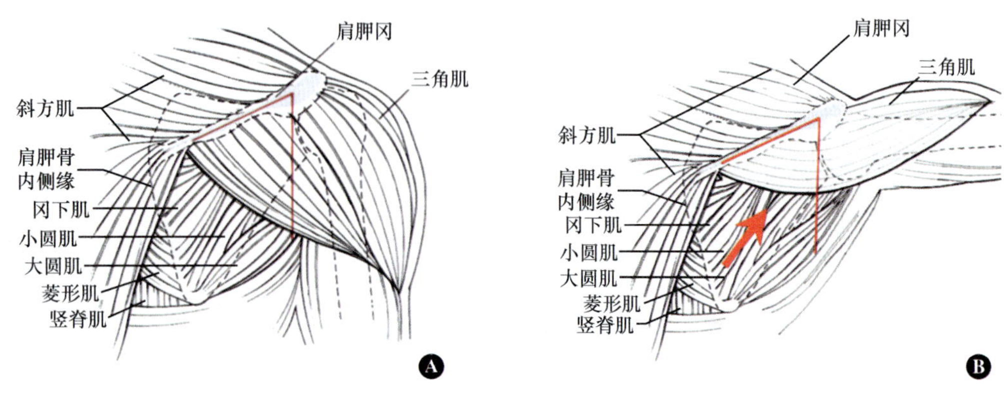

图 43-4　肩盂后方入路的有限切口

后路局限切开手术的一个缺点是在显露中需要牵拉神经，可能增加腋神经损伤的风险，所以采用这种切口的时候需要特别注意勿使牵拉过度。

冈下肌（肩胛上神经）和小圆肌（腋神经）间的神经界面需要仔细分离，显露肩胛外缘直至肩盂的下方。水平切开盂肱关节囊后方从后方肩盂结节上掀起，牵开器插入到关节内向前牵拉肱骨头。

为了得到广泛暴露，通过所谓更大的安全间隙找到骨折，从盂肱关节囊后下方切断小圆肌向下牵开，再显露关节后下方。为了更好地显露，必要时也需将肱三头肌从盂下结节分离切断。

若需要进一步显露肩胛冈的内侧面和肩胛体，可从肩胛体上游离牵开更多的冈下肌，骨折能得到更好的显露并可避免潜在性神经血管损伤。肩胛冈处的皮肤切口从中部延长到肩胛骨内上角，向下沿肩胛骨内缘向远端延伸。将冈下肌从肩胛骨外缘掀起，神经血管束即从此处经过（图 43-5B、C）。一个完整的广泛性显露还包括从肩胛冈上剥离三角肌后侧头，以达到进一步显露，并可减轻神经血管束的张力。

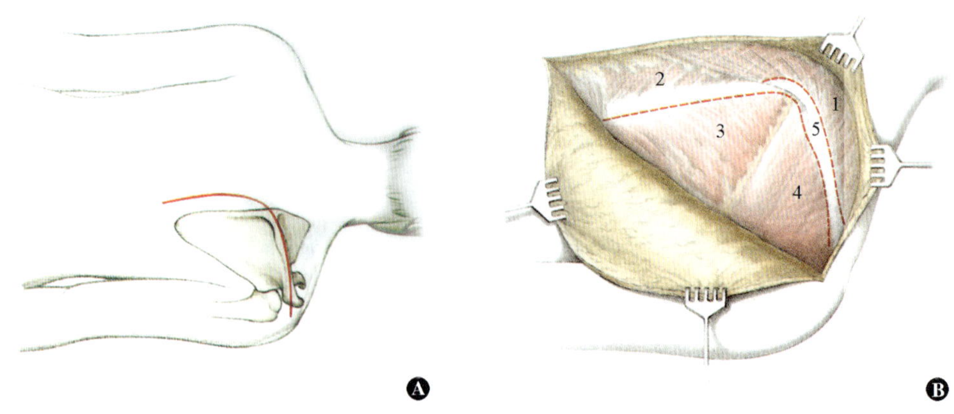

图 43-5　Judet 入路

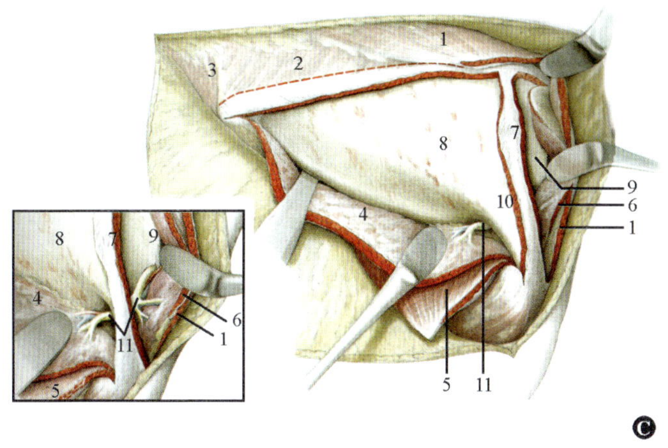

图 43-5　Judet 入路(续)

A. 皮肤切口。B. 切断肩胛肌的止点(虚线);1,斜方肌;2,大菱形肌;3,冈下肌;4,三角肌;5,肩胛冈。C. 从骨膜下剥离肌肉后显露肩胛骨的后面。剥离冈上肌和冈下肌的附丽之后显露肩胛上神经的分支。1,斜方肌;2,大菱形肌;3,背阔肌;4,冈下肌;5,三角肌;6,冈上肌;7,肩胛冈;8,冈下窝;9,冈上窝;10,肩胛颈;11,肩胛上神经

(二) 必需的器械、设备和内固定植入物

手术需要一系列的工具:①容易塑形的重建(2.7mm 或 3.5mm)钢板;②空心螺钉(3.5mm 和 4.0mm);③克氏针(用于临时固定)。根据不同的骨折类型,器械与工具的使用会有所变化。

(三) 手术操作

当横行骨折且上方骨块较大时采用上方和后方联合入路。为提高固定强度,可从上方经皮拧入一枚由上而下方向的螺钉(图 43-2)。在肩关节上方近肩锁关节后方处,在锁骨和肩峰之间延长切口。斜方肌和其下的冈上肌沿肌纤维劈开显露肩盂上方的盂上结节。用一枚 2mm 导针固定上方的骨折块,在用空心螺钉固定前可帮助复位和用做临时固定。请注意一定要在肩盂和肩盂颈的外缘分离,以避免肩胛上神经的损伤。

沿肩胛冈切开,外侧从肩峰后面开始,一直延伸到肩胛内上角的内侧,然后沿肩胛骨内缘向下延长,掀起带皮下组织的皮瓣后显露肩胛骨后方和肌肉组织。将三角肌后方肌肉从肩胛冈上切断掀起牵向外侧(图 43-6A),从冈下窝处掀起冈下肌,并小心牵向外侧显露出肩胛体的骨折线,要避免神经的损伤。在外侧找到小圆肌和冈下肌的间隙进行分离显露关节囊,可切开部分关节囊以进一步显露骨折块帮助复位。

将从肩盂后下方移位的累及关节面的骨折块复位到肩胛体和上方骨折块上,并用克氏针做临时固定。有时肩胛体的内侧部分可先行对线复位,并用一块小钢板沿内缘临时固定。这些操作将有利于第二步行关节面骨折块的对合。

单独用一枚拉力螺钉加强固定关节面骨折块,第二块钢板依肩胛骨外缘形状塑形,放置到关节面下方,用多枚螺钉固定钢板,其上应有一枚额外的拉力螺钉固定关节面骨折块。必要时可用第三块钢板固定肩胛冈(图 43-6B)。

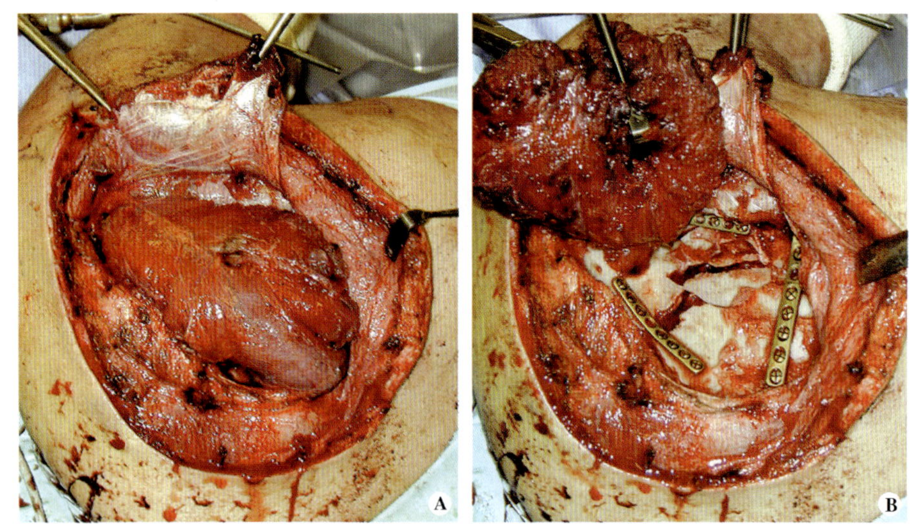

图 43-6 A. 延长切口。B. 切断的三角肌

活动肩关节检查固定的牢固程度，拍摄 X 线片检查复位和确定内固定物的位置。

(四) 切口闭合

确切止血后彻底冲洗伤口，逐层关闭切口。用 1 号可吸收线将冈下肌重建到肩胛骨的内缘和邻近的筋膜组织，用 1 号可吸收线缝合三角肌到肩胛冈上。缝合皮下组织和皮肤，覆盖伤口，并用悬吊带固定上肢。将患者从手术床上仰卧位移到平车上，注意保护脊柱。

六、术后治疗

用悬吊带固定上肢，术后康复包括三个阶段。

第一阶段术后即刻起直至术后 4 周左右，早期的活动范围取决于内固定的牢固程度，若复位和固定都很满意，患者在仰卧位可拿一根手杖开始简单的摆动运动以及被动活动。

由于这些骨折的粉碎程度比较高，患者术后 4 周要再次查体和拍片观察复位和固定的情况。肩胛骨前后位和轴位相有助于判断复位的程度和关节面的同心性形态(图 43-7)。第一阶段的练习主要恢复到前屈 90°、外旋 30°，内旋至胸腰椎结合部。如果第一阶段练习后达到了这些范围，并且平片显示骨折愈合良好，就可以开始第二阶段为期 8 周的辅助性主动训练，包括前屈上举和内外旋。

大约术后 12 周，再次检查患者并拍摄平片，若骨折愈合可开始第三阶段的练习，包括抗阻训练，并进一步积极活动尽量达到接近正常关节活动范围。

若未达到坚强内固定、骨折块复合体不甚牢靠，或是骨折粉碎程度高，术后被动活动的时间应不小于 6 周，然后再次查体拍片检查骨折固定情况。若骨折块没有移位，主动活动和抗阻训练可用上面所述的方法开始进行。

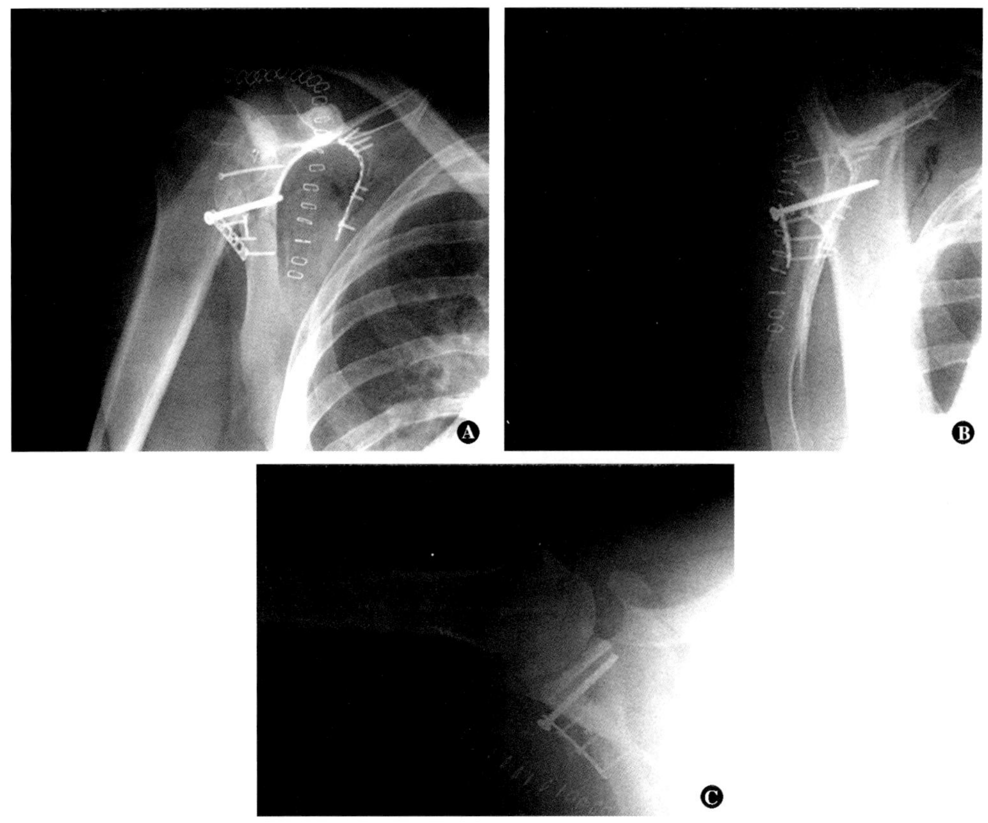

图 43-7　患者术后前后位(A)、穿肩胛骨位(B)及腋位(C)平片

如果在这个阶段骨折的复位和固定失败,要非常警惕是否发生感染,必要时应再次进入手术室行翻修性固定手术。固定失败常导致早期退行性关节炎和盂肱关节不稳定。

康复训练一直持续到关节达到最大活动范围,肌力达到到最大程度恢复,一般要到术后4～6 个月。术后 6 个月内严禁重体力劳动或进行体育锻炼。

七、避免失误和手术并发症

切开复位内固定治疗移位肩盂骨折术后并发症较少见,发生率在 5%～7%,一般而言主要并发症有两类,软组织伤口并发症和神经损伤。

在查阅到的文献中有一半报告发生过至少一例的感染,有一篇报告感染导致了内固定失败并最终形成了晚期的创伤性关节炎。术中仔细操作减少软组织剥离与切除,确切止血有助于预防感染的发生,切除失活组织也非常重要。一旦发生感染,需要采取以下措施:①确定病源菌;②切开引流,伤口清创;③确保骨折固定稳定;④至少应用 6 周针对致病菌的抗生素。

若骨折粉碎且关节囊内有较多骨折块,要尽量去除所有游离的小骨块以避免早期关节内磨损。这种骨折术后有可能发生异位骨化和粘连性关节囊炎,尽管没有特异性的方法预防异位骨化,早期活动可能避免关节僵硬的发生。

文献报告腋神经和肩胛上神经损伤后麻痹，导致无力和关节功能下降，这种并发症可通过仔细分离冈下肌和小圆肌间的神经间界面或必要时采用广泛显露减少神经张力来避免。术中精细的外科操作、对这种复杂骨折处理充分认识、牢固可靠的固定可使这些并发症的发生率降低到最小程度。

（纪 泉 译）

参考文献

Adam FF: Surgical treatment of displaced fractures of the glenoid cavity. *Int Orthop* 2002;26:150-153.

Bauer R, Kirschbaumer F, Poisel S: *Operative Approaches in Orthopedic Surgery and Traumatology*. Stuttgart, Germany, Thieme Verlag, 1987, pp 211-213.

Carro LP, Nunez MP, Llata JI: Arthroscopic-assisted reduction and percutaneous external fixation of a displaced intra-articular glenoid fracture. *Arthroscopy* 1999;15:211-214.

Goss TP: Fractures of the glenoid cavity. *J Bone Joint Surg Am* 1992;74:299-305.

Kavanagh BF, Broadway JK, Cofield RH: Open reduction and internal fixation of displaced intra-articular fractures of the glenoid fossa. *J Bone Joint Surg Am* 1993;75:479-484.

Leung KS, Lam TP, Poon KM: Operative treatment of displaced intra-articular glenoid fractures. *Injury* 1993;24:324-328.

Mayo K, Benirschke S, Mast J: Displaced fractures of the glenoid fossa: Results of open reduction and internal fixation. *Clin Orthop Relat Res* 1998;347:122-130.

Schandelmaier P, Blauth M, Schneider C, Krettek C: Fractures of the glenoid treated by operation: A 5- to 23-year follow-up of 22 cases. *J Bone Joint Surg Br*. 2002;84:173-177.

van Noort A, van Loon CJM, Rijnberg WJ: Limited posterior approach for internal fixation of a glenoid fracture. *Arch Orthop Trauma Surg* 2004;124:140-144.

第 44 章　肩胛骨体部骨折的切开复位内固定

Kenneth J. Koval, MD　Robert V. Cantu, MD

一、适　应　证

肩胛骨骨折约占全身骨折的 1%，肩关节骨折的 5%，发生率相对较低，所以在骨折文献中受到较少关注。而肩胛骨骨折合并的损伤如气胸、血胸和头部闭合伤都能威胁生命，而这些合并伤在早期治疗中更加重要，因此更受重视。一些肩胛骨骨折，尤其是累及肩盂窝的骨折，若不处理可产生后遗症。尽管肩胛骨骨折的手术适应证仍有待进一步的确定，但对一些特定的骨折类型需要切开复位内固定治疗已成共识。

大部分的肩胛骨骨折发生在体部(50%)，第二位是肩胛颈(25%)，然后是肩盂窝(10%)，最后是肩峰和喙突(分别占 7%和 8%)。尽管骨折多发生在肩胛骨体部，但此处的骨折大多不需要手术治疗。肩胛体后方为丰富的肌肉覆盖，因此骨折移位多很小，极少不愈合。但有一些肩胛体骨折仍需要切开复位内固定治疗，如急性爆裂骨折，此时肩胛体的骨折块向外侧移位影响肩关节功能。

一些肩胛骨体部骨折累及肩胛颈，此类骨折中绝大部分(>90%)移位很小，可以非手术治疗。也有些骨折发生明显移位，如平移或是旋转移位；严重的肩胛颈骨折伴成角移位改变了肩盂关节面，影响正常盂肱关节活动度；造成盂肱关节不稳定的半脱位或脱位；肩胛颈骨折移位大于 1cm 或成角超过 40°需要切开复位内固定治疗。

肩胛体骨折可累及肩盂窝(肩盂整体)，和肩胛颈骨折一样，这种骨折移位若很小多可采用非手术治疗。移位的肩盂缘骨折可能造成盂肱关节不稳定(图 44-1)，当骨折移位超过 1cm，或前缘骨折块范围超过 25%、后缘骨折块超过 33%时需要考虑手术治疗。移位的肩盂窝骨折可造成创伤性关节炎和不稳定，所以肩盂窝骨折台阶在 5mm 或以上(图 44-2)，或者骨折分离 1cm 以上需要手术治疗。骨折造成了肱骨头移位、盂肱关节失去协同性时，即使关节面不平整和分离少于公认的标准，也需要切开复位内固定，此时切开复位内固定可恢复盂肱关节的协同性。

二、禁　忌　证

无移位或轻度移位(<5mm)的肩胛骨骨折除非盂肱关节失去协同性，一般不需要手术治疗。肩胛体骨折即使有一些移位也一般不需要外科手术，但若肩胛骨的解剖结构被明显改变，尤其是肩胛颈内移造成内外径的短缩，需要考虑手术治疗。多发性损伤患者若不能耐受手术应非手术治疗，重度粉碎性骨折累及肩盂窝的也多采取非手术治疗。这种骨折往往很难恢复其解剖形态，如无把握勉强手术只会进一步损伤仅存的一点相连软组织的血运。

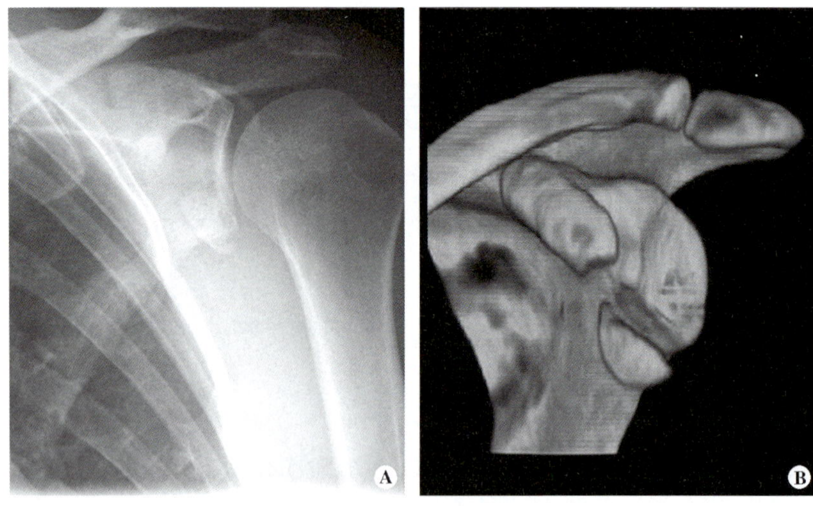

图 44-1 前后位 X 线片(A)和 CT 三维重建(B)显示移位的肩盂前缘骨折

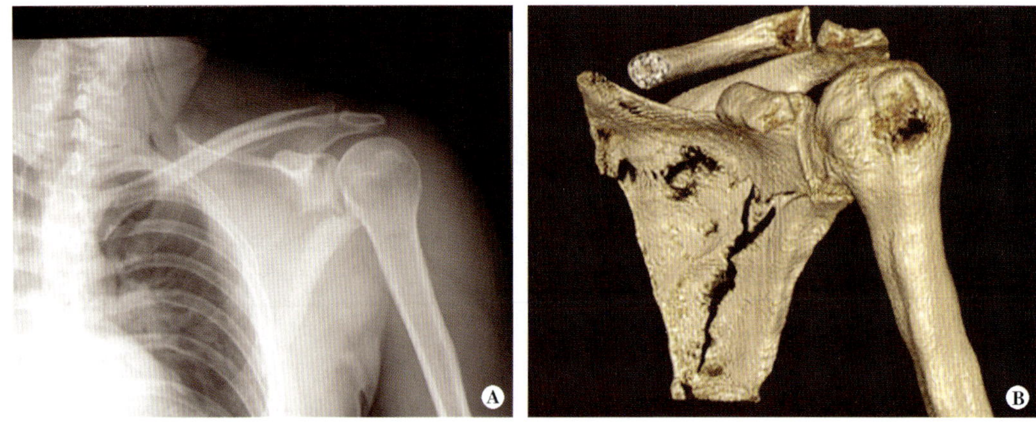

图 44-2 A. 术前的前后位片显示关节囊内骨折,关节面有台阶。B. 三维重建 CT 显示骨折累及肩胛体

三、其他治疗方法

绝大多数的肩胛骨骨折可通过简单的悬吊带或悬吊带加捆绑带制动治疗。无论选用何种制动都应早期开始轻度活动(一般在 7~10 天),以避免关节僵硬。当症状不重时,可进行更大范围的康复训练并最终进行加强肌肉的锻炼。

在开展现代外科技术治疗以前,一些移位的肩胛骨骨折尤其是累及肩胛颈或肩胛窝的骨折曾采用尺骨鹰嘴克氏针牵引。这种方法也可作为对那些全身情况不稳定而不允许外科手术的患者治疗的一种考虑。通过韧带张力向外侧直接牵引可提高骨折的对线,但这种方法一般不常用。

四、结 果

研究肩胛骨骨折外科治疗效果的文献相对较少(表 44-1),在几篇文章中报告了回顾性研究的结果,总体上,肩胛颈骨折的预后优于肩盂窝骨折。切开复位内固定治疗肩胛体骨折只有几篇个案报告,大多数与不愈合有关。

表 44-1 肩胛骨骨折的治疗效果

作者(年份)	病例数	骨折部位	治疗方法	平均随访时间	结果
Hardegger 等(1984)	37	肩胛颈	手术	6.5 年	79 %的患者关节功能优良,64%接近正常水平
Ada 等(1991)	16	肩胛颈	非手术	36 个月	50 %有疼痛,40%肌力减弱,20%活动范围减少
Nordqvist(1992)	37	肩胛颈	非手术	10～20 年	32%属可或差
Bauer 等(1995)	25	多处	手术	6.1 年	70%关节功能优或良
Schandelmaier 等(2002)	22	肩盂	手术	5～23 年	Constant 平均评分 79%,4 例患者低于 50%
Labler 等(2004)	17	浮动肩	手术和非手术	N/A	每组 5 例患者为优良
Van Noort 等(2005)	13	肩胛颈	非手术	5.5 年	所有患者均为优

五、手术方法

手术入路取决于肩胛骨的骨折位置,基本上所有的肩胛体骨折、肩胛颈和肩盂窝骨折都需要后入路,肩盂前缘骨折是个例外,需要前路手术。

(一) 肩盂前缘骨折

1. 体位和显露 肩盂前缘骨折的患者采取沙滩椅位,患侧肩关节和上肢灭菌铺巾。采用三角肌胸大肌入路,从喙突表面肱骨中段顺三角肌胸大肌皮纹切开(图 44-3),分离皮下脂肪组织后找到头静脉并小心牵开,进入三角肌前侧头和胸大肌之间的间隙行钝性分离(图 44-4)。肱二头肌的短头和喙肱肌向内侧牵开,然后切开胸锁筋膜,确认肩胛下肌和肌腱,垂直于水平方向肌纤维切断肌腱。向内侧牵开肩胛下肌,显露肩盂前缘和盂肱关节囊,切开关节囊后显露盂肱关节,可进行骨折的精确复位。

2. 操作步骤 显露肩盂后,冲洗骨折缘使之保持清晰,骨折复位并用克氏针做临时固定,骨折块间用螺钉固定,注意螺钉的方向勿使之进入关节面。若骨折粉碎程度较高,一种方法是清除这些小骨折块,从髂骨翼上切取包括三面皮质骨的自体骨植入,植骨块要与缺损相匹配并达到牢固固定;另一种选择是把关节周围软组织缝合至肩盂结节以充填骨性缺损。

3. 切口闭合 牢固固定后,冲洗关节伤口修补关节囊。间断缝合重建肩胛下肌肌腱,深部放置引流从远端引出,用可吸收线缝合三角肌胸大肌间隙和皮下组织层。关闭切口后患肢用悬吊带及横向捆绑带固定。

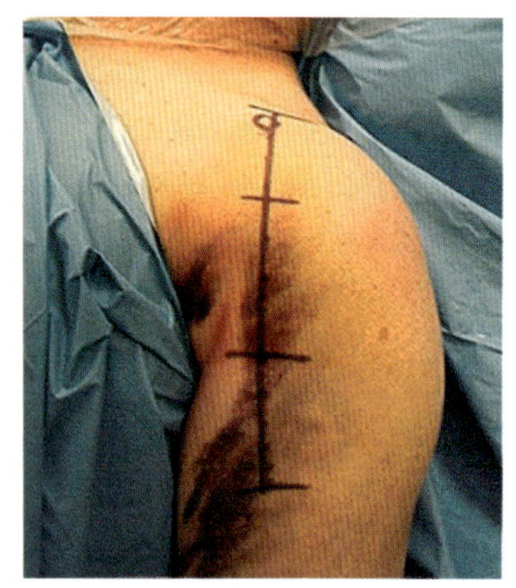

图 44-3 照片显示患者取沙滩椅位，已画出三角肌胸大肌切口

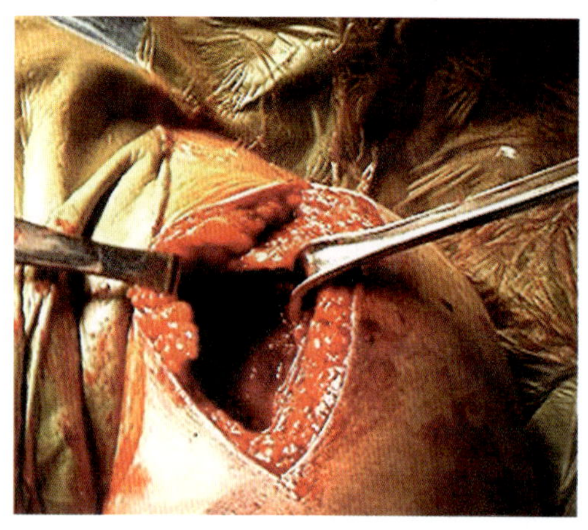

图 44-4 照片显示牵开显露三角肌胸大肌的间隙

（二）肩盂窝、肩胛颈、肩胛体骨折

1. 体位和显露 患者侧卧位，患肩和上肢游离，选用后方的经典 Judet 切口（图 44-5）。尽管这种切口有几种改良方法，但经典的切口从外侧肩峰后角开始贯穿肩胛冈全长（图 44-6），在肩胛内缘，切口向下，然后延长到肩胛内下角处。

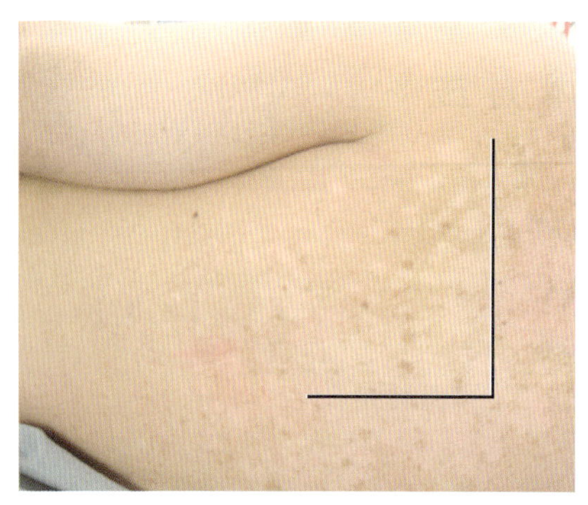

图 44-5 照片显示患者取侧卧位，采用经典的 Judet 切口

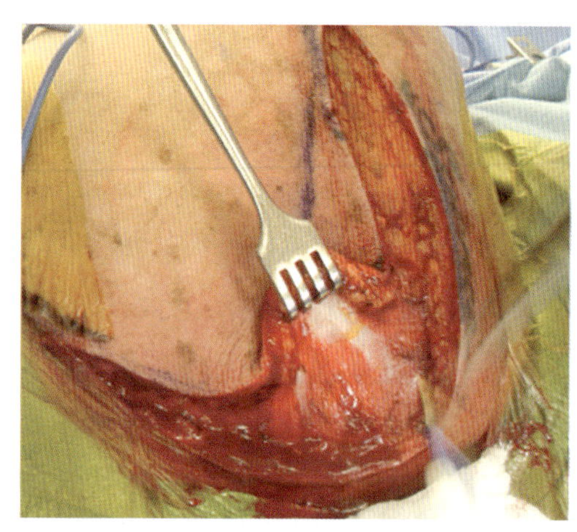

图 44-6 皮下软组织同切口一并切开分离

从肩胛岗上切断三角肌后侧头的起点（图 44-7A、B），牵开三角肌，找到其下方的冈下肌，进入冈下肌和小圆肌之间的间隙（图 44-7C），用手指钝性分离有助于扩大该间隙（图 44-7D）。随后显露肩胛颈和肩胛体，对关节内骨折紧贴肩胛骨边缘纵向切开后方关节囊。

有两条神经可以确定后入路的深部间隙，肩胛上神经通过肩胛上切迹支配冈上肌和冈下肌；腋神经通过四边孔后分为前支和后支，后支支配三角肌后侧头和小圆肌。后入路的深部间隙位于冈下肌浅面和小圆肌深面。

后入路中需要注意两根知名血管：肩胛横动脉发自甲状颈干，紧贴肩胛上神经穿过肩胛

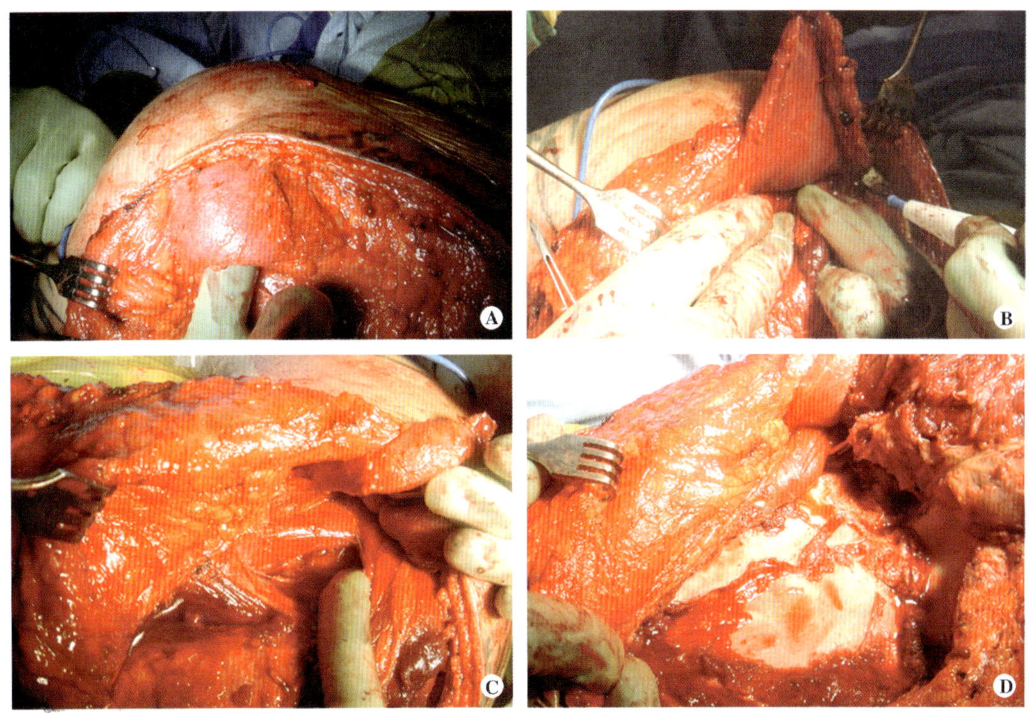

图 44-7　显露三角肌后侧头的起始点(A),然后从肩胛冈上剥离掀起(B);找到冈下肌和小圆肌之间的间隙(C),牵开肌肉找到骨折(D)

上切迹,旋肱后动脉发自腋动脉紧随腋神经穿过四边孔,保护了肩胛上神经和腋神经的同时也就保护了肩胛横动脉和旋肱后动脉。

2. 操作步骤　一旦充分显露了肩盂窝骨折,复位后可用克氏针临时固定,再用螺钉牢固固定。可用重建钢板塑形后固定肩胛颈和肩胛体的骨折,肩胛骨上有四处区域可供螺钉固定把持:肩胛颈、肩胛骨外缘、肩胛冈和喙突(图 44-8)。肩胛体的绝大部分都很薄,难以有较好的把持力。

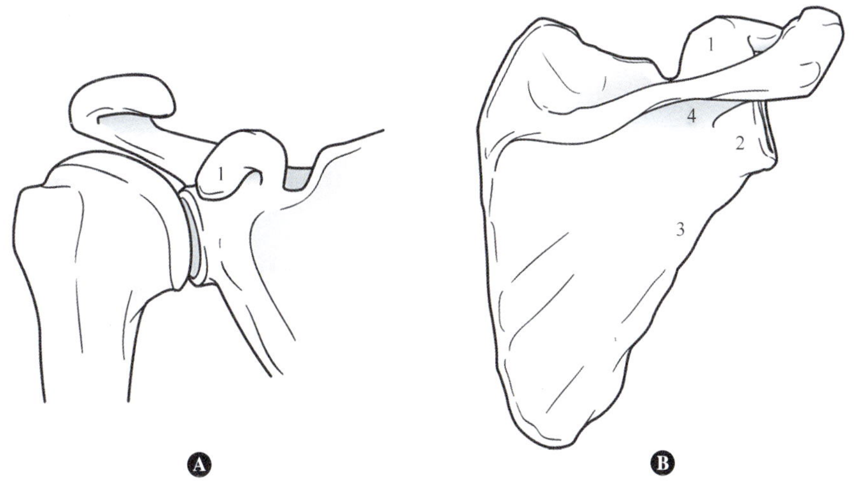

图 44-8　肩胛骨的前面视图(A)和后面视图(B)显示其有四处可供螺钉固定。1,喙突;2,肩胛颈;3,肩胛骨外缘;4,肩胛冈

3. 切口闭合 若手术过程中需要切开关节囊，关闭切口时应先缝合关节囊。伤口深部放置引流，缝合冈下肌和小圆肌的间隙，三角肌后侧头重建到肩胛冈上，可在肩胛冈上打孔以重新缝合三角肌。用可吸收线缝合皮下组织层后关闭切口，患肢用悬吊带及捆绑带固定。

六、术后治疗

两种入路的术后处理是相似的，患者术后即刻用悬吊带及捆绑带固定患肢；若有引流，引流量少于每 8 小时 30ml 时可在术后 24～48 小时拔除引流管。术后早期的康复计划取决于手术固定的稳定性。固定牢靠时，可进行适当范围内的简单的被动活动，包括摆动、内旋及圆周运动、外旋至中立位的锻炼，但不能超过中立位。术后 10～14 天观察伤口，拍摄平片确认骨折固定情况和肱骨头稳定性(图 44-9)。术后 3～6 周进行物理治疗，包括各个方向的被动伸展运动，在术后 6 周去除悬吊带前，要鼓励患者不用悬吊带多活动锻炼，这时可开始加强肌肉训练的物理治疗，也可开始用肩关节进行轻度活动。术后 3 个月再次随访，可开始较重的功能训练；若活动度和肌力恢复得都很好，最后一次随访应在术后 6 个月进行。

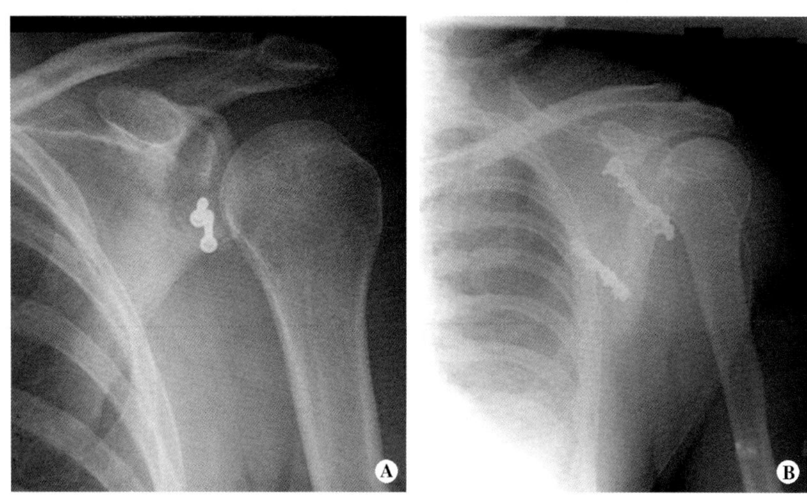

图 44-9 术后的前后位片显示图 44-1 中的肩盂前缘骨折已被螺钉牢固固定，图中显示小骨折块与大螺钉的固定(A)，图 44-2 中的关节内肩盂骨折切开复位重建钢板内固定术后的 X 线片(B)

七、避免失误和手术并发症

肩胛体骨折非手术治疗和手术治疗都会有一些并发症，过长的制动会导致关节僵硬甚至是冻结肩，早期轻微活动循序渐进的体疗最有利于功能的恢复。悬吊制动只是为了患者舒适，伤后 7～10 天患者就应逐渐摆脱悬吊固定进行功能锻炼。

手术治疗包括其他手术常见的并发症，如伤口感染和入路相关的并发症。三角肌胸大肌入路和后入路都需要广泛切开分离，要放置引流预防血肿形成有助于进一步预防感染。

若用后入路，必须确认冈下肌和小圆肌的间隙，仔细牵开以避免肩胛上神经和腋神经的损伤。为避免固定失败，螺钉位置的选择也很重要，肩胛体的绝大部分较薄螺钉难以牢固把持；肩胛骨外缘打孔时密切注意过深会有气胸的危险。

与非手术治疗一样，体疗对术后远期的康复非常重要。牢固固定后，早期就可开始摆动运动，并逐渐增加训练量以最大程度地恢复肩关节功能，要避免过长时间的悬吊制动以导致冻结肩形成。

（纪　泉 译）

参 考 文 献

Ada JR, Miller M: Scapular fractures: Analysis of 113 cases. *Clin Orthop Relat Res* 1991;269:174-180.

Bauer G, Fleischmann W, DuBler E: Displaced scapular fractures: Indication and long-term results of open reduction and internal fixation. *Arch Orthop Trauma Surg* 1995;114:215-219.

Ferraz IC, Papadimiltriou NG, Sotereanos DG: Scapular body nonunion: A case report. *J Shoulder Elbow Surg* 2002;11:98-100.

Goss TP: Scapular fractures and dislocations: Diagnosis and treatment. *J Am Acad Orthop Surg* 1995;3:22-33.

Gupta R, Sher J, Williams JS, Iannotti JP: Non-union of the scapular body: A case report. *J Bone Joint Surg Am* 1998;80:428-430.

Guttentag IJ, Rechtine GR: Fractures of the scapula: A review of the literature. *Orthop Rev* 1988;17:147-158.

Hardegger FH, Simpson LA, Weber BG: The operative treatment of scapular fractures. *J Bone Joint Surg Br* 1984;66:725-731.

Ideberg R, Grevsten S, Larsson S: Epidemiology of scapular fractures: Incidence and classification of 338 fractures. *Acta Orthop Scand* 1995;66:395-397.

Labler L, Platz A, Weishaupt D, Trentz O: Clinical and functional results after floating shoulder injuries. *J Trauma* 2004;57:595-602.

Nordqvist A, Petersson C: Fracture of the body, neck, or spine of the scapula: A long-term follow-up study. *Clin Orthop Relat Res* 1992;283:139-144.

Norwood LA, Matiko JA, Terry GC: Posterior shoulder approach. *Clin Orthop Relat Res* 1985;201:167-172.

Schandelmaier P, Blauth M, Schneider C, Krettek C: Fractures of the glenoid treated by operation: A 5 to 23 year follow-up of 22 cases. *J Bone Joint Surg Br* 2002;84:173-177.

van Noort A, van Kampen A: Fractures of the scapula surgical neck: Outcome after conservative treatment in 13 cases. *Arch Orthop Trauma Surg* 2005;125:696-700.

第 45 章 浮动肩的切开复位内固定

Toni M. McLaurin,MD

一、适 应 证

同侧锁骨和肩胛颈骨折称为浮动肩，对这种骨折的治疗仍然存在较大争议。浮动肩的准确定义是肩关节悬吊复合体(superior shoulder suspensory complex,SSSC)的两处损伤，肩悬吊复合体是一些骨性和软组织环状结构组成的复合体：肩盂、喙突、喙锁韧带、锁骨远端、肩锁关节囊和韧带以及肩峰。这个复合体由锁骨中段作为悬吊复合体的上方骨性支持结构，以肩胛外侧部分作为悬吊复合体下方骨性支持结构(图 45-1)。肩胛颈骨折时，喙肩韧带是唯一直接连接肩胛骨的远端和近端骨折块的韧带结构，所以喙肩韧带也被认为是复合体中一个重要的结构(图 45-2)。在浮动肩中，喙锁韧带通过锁骨干将远端的骨折块连接到躯干骨上。锁骨骨折多为中段骨折，肩胛骨骨折多为肩胛骨外科颈的骨折(骨折线位于喙突内侧)，远端的骨折块常包括肩盂、喙突，骨折块近端包括肩胛体、肩胛冈和肩峰。肩胛的解剖颈骨折非常少见，骨折线位于喙突外侧，导致骨折不稳定，但并未损伤肩关节悬吊复合体(图 45-3)。

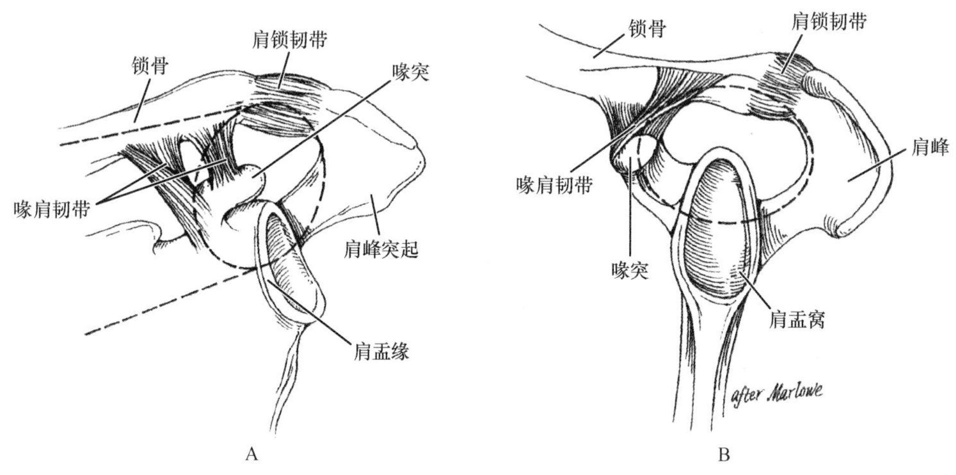

图 45-1 肩关节悬吊装置复合体

A. 肩关节骨-软组织环及上方和下方骨结构的前后位视图；B. 侧位视图(经允许引自 Goss TP：Scapular fractures and dislocations：Diagnosis and treatment. *J Am Acad Orthop Surg* 1995；3：22-33)

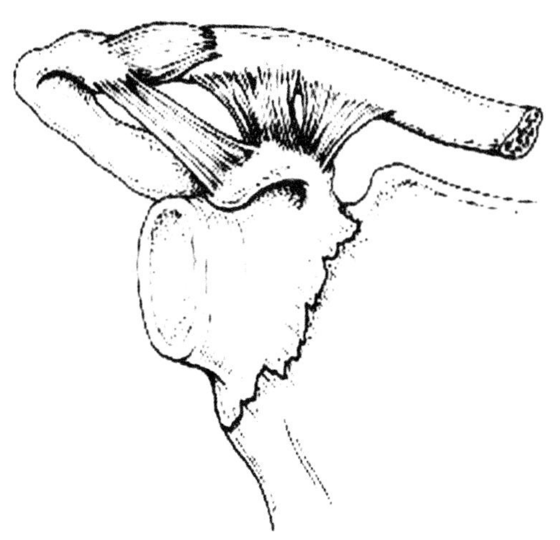

图 45-2　肩胛颈骨折，远端的骨折块包括肩盂和喙突，近端骨折块包括肩峰、肩胛冈和肩胛体。请注意喙肩韧带是连接近端和远端骨折块的唯一结构（经允许引自 Williams GR, Jr, Naranja J, Klimkiewicz J, et al: The floating shoulder: A biomechanical basis for classification and management. *J Bone Joint Surg Am* 2001;83:1182-1187.）

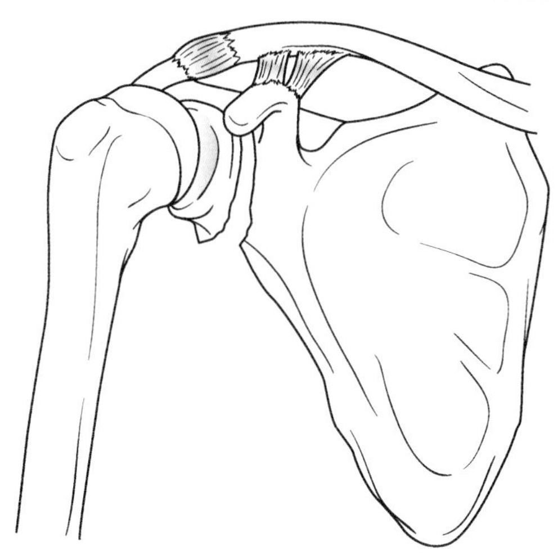

图 45-3　肩关节悬吊复合体未损伤但解剖颈骨折不稳定，因为远端骨折块一般多无韧带结构附着（经允许引自 Pasapula C, Mandalia V, Aslam N: The floating shoulder. *Acta Orthop Belg* 2004;70:393-400）

绝大多数单纯的锁骨或肩胛骨骨折可用非手术治疗并能获得较好的肩关节功能，许多同侧锁骨骨折和肩胛骨骨折并存时虽然损伤了肩关节悬吊带的部分结构，但并未导致骨折不稳定，非手术治疗的效果往往也很好。文献中并没有阐述这种复合伤外科治疗的绝对适应证，非手术治疗和手术治疗都有功能较好和较差的文献报告。而且，手术固定是否应只包括锁骨还是两者一起固定仍不确定。伴有成角移位和平移的肩胛颈骨折对预后影响较大，这种骨折都被认为是外科治疗的适应证。肩盂移位后改变了肩袖肌肉组织杠杆的力臂，再加上上肢的重量，两种因素造成肩胛颈骨折块发生向下方和前内侧的移位。

目前认为，下述的肩胛颈骨折适合外科治疗：肩胛颈移位距离大于 10mm，成角大于 40°，并合并有关节内的肩盂骨折。肩盂骨折块与肩胛体成角小于 20°～30°以及后方移位，也被认为是外科治疗肩胛骨骨折的适应证。尽管早期报告中只固定锁骨也能获得良好的治疗效果，但目前认为此种创伤较小的手术只适合于很小移位的肩胛颈骨折，或是当锁骨骨折固定后肩胛颈骨折也同时得到间接复位。其他还要考虑的因素包括受伤时间，左、右利手，伤前肩关节功能以及年龄等。

二、禁　忌　证

肩胛骨骨折常为高能损伤所致，所以多伴有复合伤，尤其是胸腔的损伤，发生率约为 61%～98%，合并肺损伤的约为 37%。胸壁损伤很常见（25%），医生要警惕其他部位骨骼可能的严重损伤，如颅骨（8%）、颈椎（12%）等。伴有重度移位的肩胛骨骨折患者，也可能不适合手术治疗。若合并有多发肋骨骨折、血胸或气胸，患者可能难以平稳耐受手术治疗，因为手术需要患者侧卧位或仰卧位。对于此类患者，通过只固定锁骨而间接复位肩胛骨骨折的外科干预也需要在患者复苏与病情平稳后尽早进行，而患者全身情况往往不允许如此的干预性治疗。虽然存在矛盾，但是这些患者一旦能耐受外科手术治疗，实际上能允许患者更积极地活动，并对呼吸系统进一步的治疗有益。

三、其他治疗方法

尽管手术治疗浮动肩的适应证越来越放宽，非手术治疗仍不失为一种可行的方法。文献中大量的比较性研究并未发现非手术治疗和手术两种方法对肩关节功能的恢复有显著差别，尤其在肩胛骨骨折轻微移位或中度移位的患者（不超过 25mm）。既往认为移位的肩胛颈骨折多伴有外展无力、肩峰下疼痛、活动受限、骨折不愈合或畸形愈合，但这些资料并未在临床中得到肯定性证实。

四、结　　果

评价外科治疗浮动肩损伤的方法很多，因为这种损伤发生率毕竟很低，绝大多数研究都是回顾性研究，通常也未设立非手术治疗组配对对照进行群组研究。评价关节功能的参数包括疼痛、活动范围以及日常生活。报告显示非手术治疗和手术的疗效都很好，但残留肩盂移位与疗效差有一定的相关性（表 45-1）。

表 45-1　切开复位内固定治疗浮动肩的疗效

作者（年份）	病例数	治疗方法	患者平均年龄（范围）	平均随访时间（范围）	结果
Labler 等（2003）	17	1 组：9 例（6 例只固定锁骨，3 例固定锁骨和肩胛骨）；2 组 8 例非手术治疗	1 组：38 岁（27～61 岁）；2 组：33 岁	1 组：9～177 个月；2 组：30～118 个月	1 组：5 例优良，完全外展、屈曲、外旋；4/5 内旋轻度减少，4 例差或可；2 组：5 例优良正常活动范围，3 例可，3 例主诉畸形
Oh 等（2002）	13	10 例手术：5 例仅锁骨固定，5 例固定锁骨和肩胛骨，3 例非手术治疗	42 岁（20～63 岁）	20 个月（12～40 个月）	Rowe 评分，手术组功能（88 分）优于保守组（77 分）；肩胛颈骨折移位大于 1cm 者评分较低
Egol 等（2001）	19	1 组：12 例非手术治疗，2 组：7 例手术（固定锁骨和肩胛骨）	1 组：39.5 岁（16～68 岁）；2 组：33.6 岁（21～64 岁）	1 组：53 个月（12～81 个月）；2 组：36 个月（12～72 个月）	DASH 评分、平均 ASES 评分、SF-36 评分均无差别；手术组前屈功能优于保守组，但内外旋较保守组差
Van Noort 等（2001）	35	28 例非手术治疗；7 例手术（固定锁骨）	43 岁（17～78 岁）	35 个月（8～80 个月）	保守组的平均 Constant 评分（76%）高于手术组（71%）；下方脱位的患者评分都较低（保守组＝42%，手术组＝62%）

续表

作者(年份)	病例数	治疗方法	患者平均年龄(范围)	平均随访时间(范围)	结果
Leung and Lam(1993)	15	切开复位内固定锁骨和肩胛骨	32 岁(18~41)	25 个月(14~47 个月)	8 例优,6 例良,1 例可;9 例无肩关节疼痛,5 例活动时伴轻微疼痛,1 例活动时中度疼痛;5 例愈合后仍参加重体力劳动,10 例参加轻体力劳动;恢复肩关节最大功能的平均时间=4 个月(1~6 个月)
Herscovici 等(1992)	9	2 例非手术治疗;7 例手术(固定锁骨)	29.6 岁(17~58)	48.5 个月(2~132 个月)	手术组:7 例优(5 例无痛,2 例极用力时伴痛);7 例外展、屈曲超过 135°;2 例未恢复到伤前活动水平;无手术并发症;保守组:1 例优,1 例差,都有严重的合并损伤

五、手术方法

对遭受高能损伤的患者,尽管肩胛骨骨折常在早期胸片常规检查中能被发现,但往往由于存在其他部位的创伤而很容易被忽视过去。锁骨骨折多在胸片检查中被诊断(图 45-4),一旦确诊了浮动肩,前后位(图 45-5)、肩胛 Y 位、肩关节轴位相都应拍摄。但这些 X 线片在多发创伤患者中往往难以全部获得,所以 CT 扫描有助于更好的评价肩胛骨骨折,尤其是肩盂关节面的损伤。轴位扫描、冠状位与矢状位的重建图像对确诊有无肩盂骨折、移位程度、成角畸形的大小有用(图 45-6)。三维 CT 重建图像可进一步明确肩胛颈、肩胛体、肩胛冈的损伤程度和相对位置关系。

(一) 体位和显露

手术治疗这种损伤,第一是要判断单纯固定锁骨骨折还是需要将锁骨和肩胛骨一并固定。术中锁骨固定完后拍摄肩关节前后位片,观察肩胛颈骨折是否间接复位,然后做出决定。如果肩胛骨骨折块移位仍大于 1cm 或是成角大于 40°应进一步固定肩胛骨骨折。若没有其他复合损伤妨碍使用沙滩椅体位,在这个体位很容易进行锁骨骨折的固定。铺单后保持患肢游离,上肢延长板与手术床平行相齐支持患侧上肢。铺单范围必须超过中线,这样术中有严重并发症需抢救时,方便对胸腔和锁骨下血管进行操作。患者侧卧位时固定这两处骨折可以不必再更换体位,重新灭菌铺单。但笔者认为这种体位并不是最佳选择,它所显露的这两处骨折部位都比较困难,这样会避免重新灭菌铺单、摆体位所节省的时间又被耗费在两处骨折需要的充分显露上。

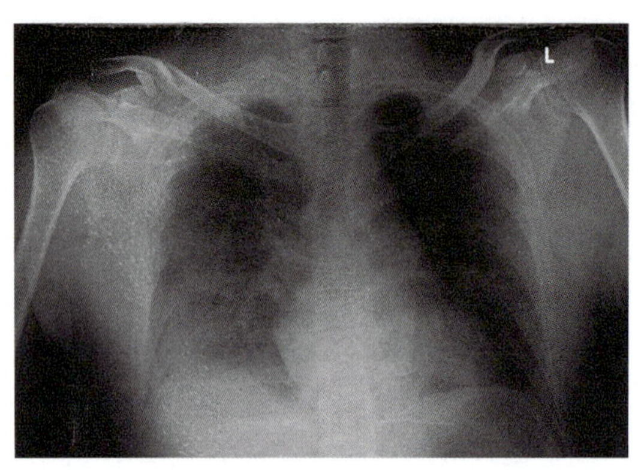

图 45-4 胸片正位显示锁骨和肩胛骨的粉碎性骨折。请注意肩盂向内侧移位，并可见多发肋骨骨折

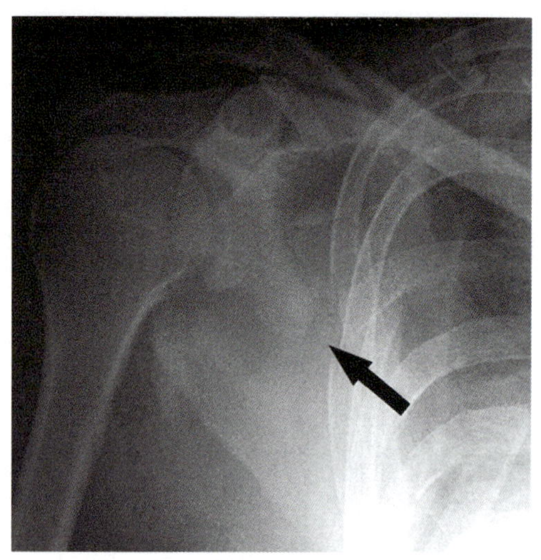

图 45-5 浮动肩的前后位片。肩盂向前内侧和下方移位(箭头)

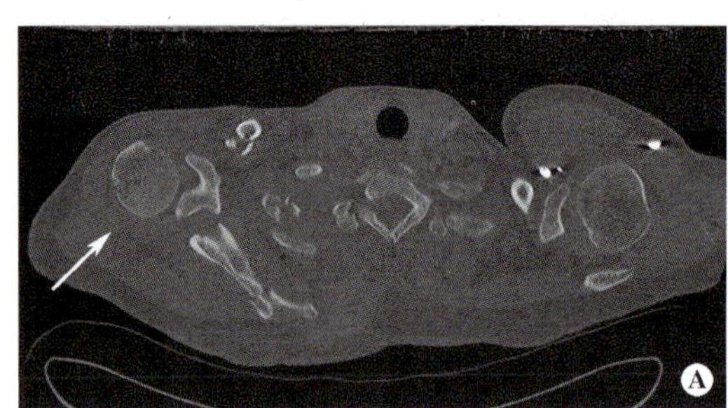

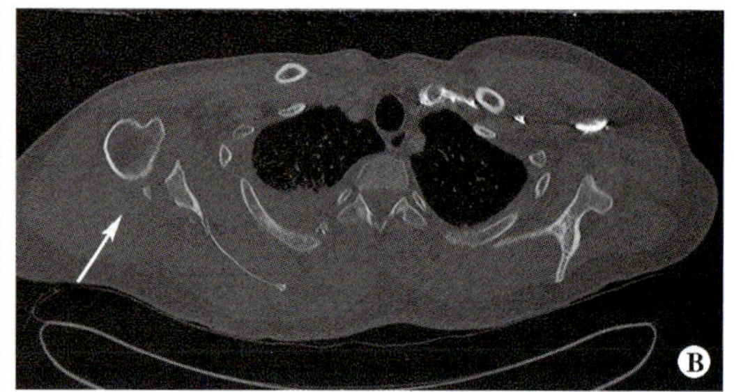

图 45-6 A. CT 扫描突出显示了肩盂向前方和内侧移位(箭头)。B. 还合并有关节内肩盂后下方的骨折(箭头)

(二) 手术操作

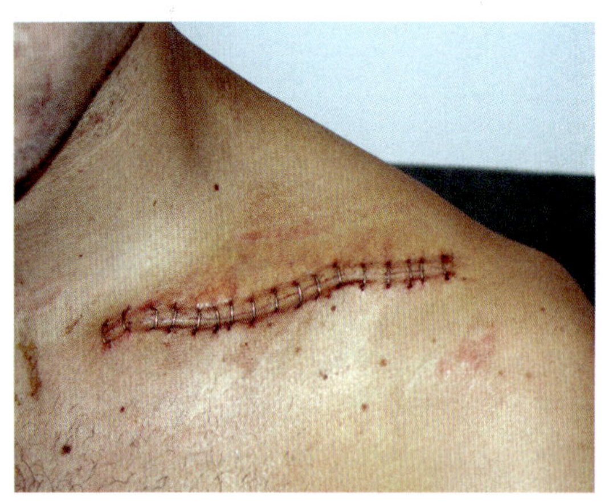

图 45-7 锁骨的横切口，可看到前下方明显的组织肿胀

1. 锁骨显露和固定 在锁骨前下方偏下一点采用平行于锁骨的前方切口(图 45-7)。确认横行的锁骨上神经并加以保护，锐性分离组织显露锁骨，用骨膜起子锐性显露锁骨表面以放置钢板。在浮动肩损伤中锁骨骨折常为粉碎性的，放钢板前可先在大的骨折块上固定拉力螺钉，也可用细的斯氏针放在骨折的内外侧作为操纵杆帮助锁骨骨折的复位。这些斯氏针也可外接外固定架用以牵开对位。若骨折不适合用拉力螺钉固定，可临时用尖的复位钳和克氏针固定。钢

板可放到锁骨的前下方或上方(图 45-8),前下方放置的技术要求较高,但螺钉的方向是前后向的,上方放置钢板上螺钉是上下方向,直接朝向锁骨下血管,两者相比前者更安全。在粉碎性骨折中钢板放置在锁骨上方可能更好,因为粉碎部位最好是桥接而不是坚强固定。钢板置于张力侧,但此处张力较大,再加上上肢的重量,容易导致钢板外侧的螺钉从锁骨外侧端拔出;而且,在体型较瘦的患者,肿胀消退后,锁骨上面的钢板会在皮下显得比较突出。前下方放置的钢板犹如一个架子,支撑着骨折的锁骨的下面,突出不明显,但是钢板放置在锁骨的压力侧,不一定能对严重粉碎性骨折提供稳定的固定。

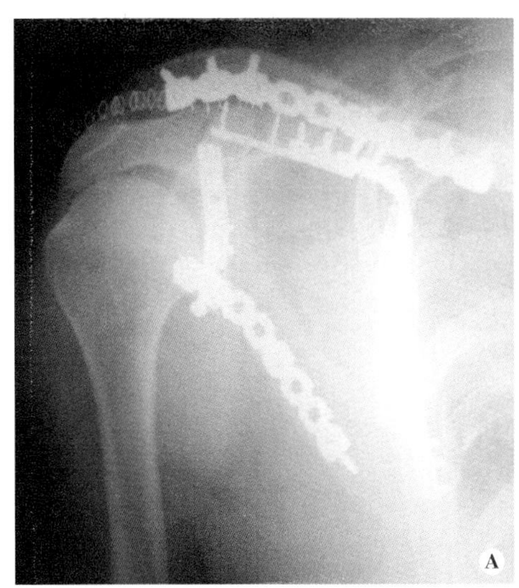

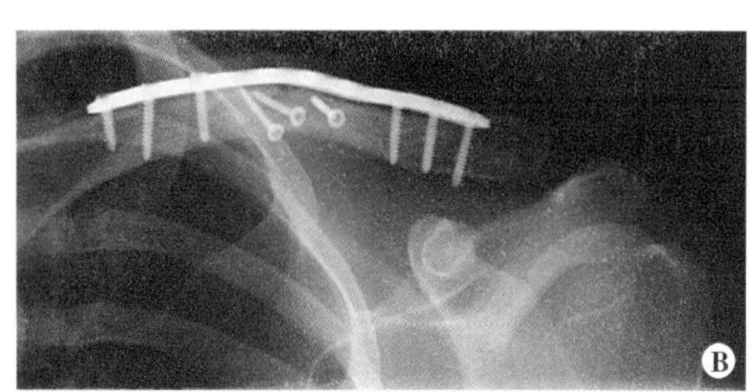

图 45-8　锁骨钢板放在前下方(A)和上方(B)

锁骨有蜿蜒的外形,它非常适合 3.5mm 重建钢板固定,这种钢板可方便地扭转塑形并保持足够的强度稳定骨折。新型的预弯钢板设计时已考虑到了钢板塑形问题,最近刚上市的预弯自锁钢板设计中更是考虑到了钢板塑形和外侧端固定不牢固的问题,比传统钢板有了很大的改进。完成固定后,术中直接拍摄肩关节前后位观察锁骨固定后是否将肩盂骨折间接复位(图 45-9)。若仍有较大的移位或成角,需要对肩胛骨行切开复位内固定手术。

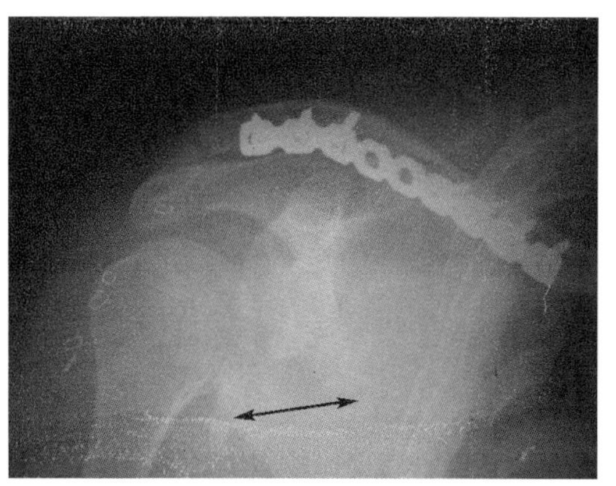

图 45-9　术中 X 线片显示在锁骨骨折固定后肩胛颈骨折块仍有内侧移位

2. 肩胛骨骨折的手术入路和固定　重新摆放体位,采用俯卧位或侧卧位,肩胛骨的骨折主要是处理肩胛颈的骨折,侧卧位容易显露。但在合并粉碎性肩胛体和肩胛岗骨折的患者,也需要显露并处理这些区域,若患者肺部情况允许,俯卧位最佳。若患者有明显的肺损伤,术中可能需要呼吸机正压通气,无论骨折类型如何,都只能采用侧卧位手术。除了保证良好的手术视野外,俯卧位还可去除上肢重量对肩盂窝的影响。在侧卧位中,上肢重量持续造成肩盂窝的内移，所以俯卧位位置更适合手术，术中还可向外侧牵引患肢以帮助肩胛颈的整复。摆好体位灭菌、铺巾，患侧上四分之一肢体部分要保持充分的游离。

显露肩胛骨的入路由骨折类型决定。Judet 入路可充分显露肩胛骨，包括其内外缘、肩胛冈和肩胛颈(图 45-10)。皮肤切口从肩峰的后外侧开始，沿肩胛冈横行，再直角转向下方沿肩胛骨内缘到肩胛下角。皮肤和皮下软组织从深筋膜掀起做成全层皮瓣，显露冈下肌、小圆肌、大圆肌和三角肌后侧。沿三角肌和冈下肌之间的间隙钝性分离，找到三角肌的后方边缘，从肩胛冈上切断，在棘上留下部分肌肉以备缝合之需，将三角肌向外上方掀起。从肩胛冈和内缘剥离冈下肌从肩胛下窝掀起，所有肌肉都要向外侧(神经血管进入侧)掀起暴露肩胛骨内外侧、肩胛冈下方、肩胛体、肩胛颈以及肩峰基底部。

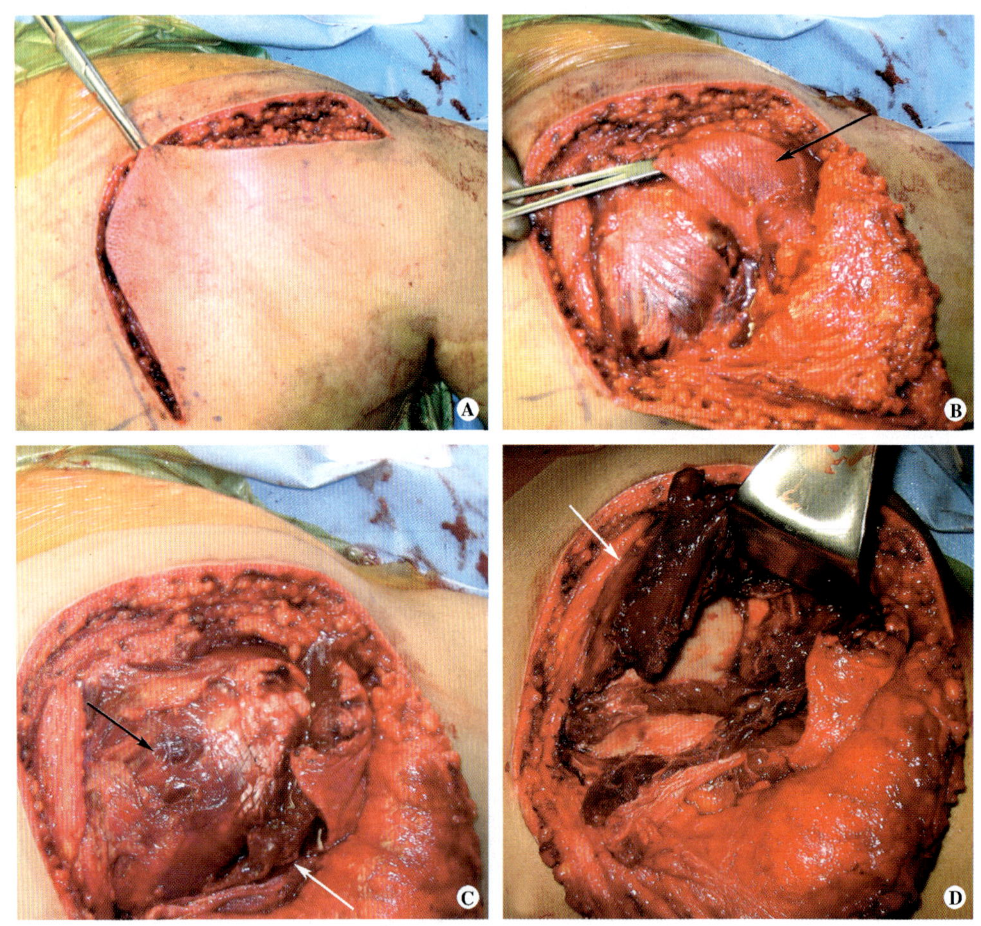

图 45-10 Judet 入路显露肩胛骨

A. 皮肤切口。B. 确认三角肌边界(箭头)。C. 冈下肌(黑色箭头)和小圆肌(白色箭头)形成的间隙。D. 翻开冈下肌显露冈下窝可见粉碎性骨折延伸到了肩胛体(箭头)

处理伴有复杂的肩胛骨骨折的浮动肩损伤，其他经典的肩关节后方入路难以广泛显露肩盂，但改良的 Judet 入路不需要切断掀起冈下肌就充分暴露肩胛骨。这种入路采用同样的切口，和标准 Judet 入路一样，掀起三角肌后方，沿冈下肌和小圆肌间隙进入，找到旋肩胛动脉的上升支并结扎。小圆肌牵向外侧，冈下肌牵向内侧显露其下的肩胛骨外缘，这个间隙可用来固定肩胛颈和肩盂的骨折。若需显露肩胛冈或内缘来复位骨折，可在此区域有限的局部切开显露，直接复位骨折而不必掀起冈下肌。

肩胛骨骨折的固定最好在伤后几天内就进行，即使早期复位骨折块也不易手法整复至原位。令人遗憾的是，一些合并伤尤其是肺部和胸壁的损伤常迫使骨折固定延迟达 2 周之久，这样最后在骨折复位时就需采用更多的方法。尽管文献中肩盂常被认为是内侧移位(medialized)，术中发现肩胛体是一个移动的大骨折块，在肩袖肌肉的牵拉作用下，向外侧移位。外缘必须内移以利于肩胛颈的复位，可用复位钳或斯氏针作为操控杆或是撬拨工具。肩胛骨外缘必须使之内移达到与肩盂颈的对合位置，肩盂必须与肩胛骨外缘对线良好，所以在重度粉碎性骨折，在固定肩胛颈前有时需要从内侧向外侧重建肩胛骨。肩胛骨上的可供固定的部位甚少，内缘、肩胛冈的下缘、外侧缘对螺钉有较好的把持力。钢板可能需要较大的塑形，重建板最后成为肩胛骨骨折的主要支撑。可用 2.7mm 和 3.5mm 重建板，2.0mm 的钢板可用来桥接非常小的粉碎性骨折块，这些骨折块难以用螺钉固定。要使所有的骨折块能活动但不剥离过多的软组织，之后再试行复位。用尖的复位钳临时固定复位骨折块，把重建钢板做成 L 形并扭屈塑形与内缘的外形相匹配，肩胛冈的形态有助于判断复位的程度(图 45-11)。若肩盂向下移位过大致使复位到肩胛骨外侧缘有困难，可用钢板在外侧缘固定

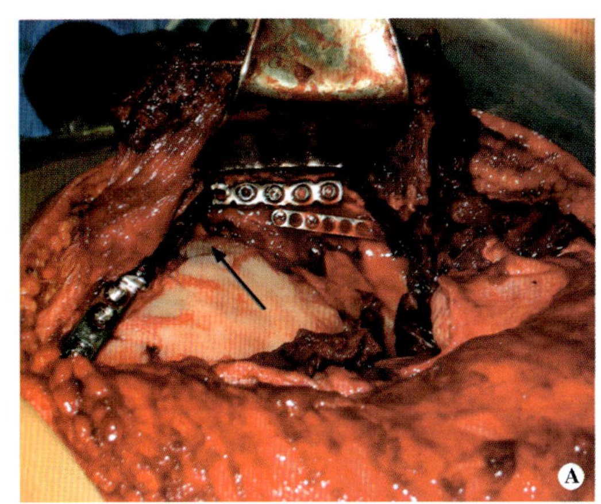

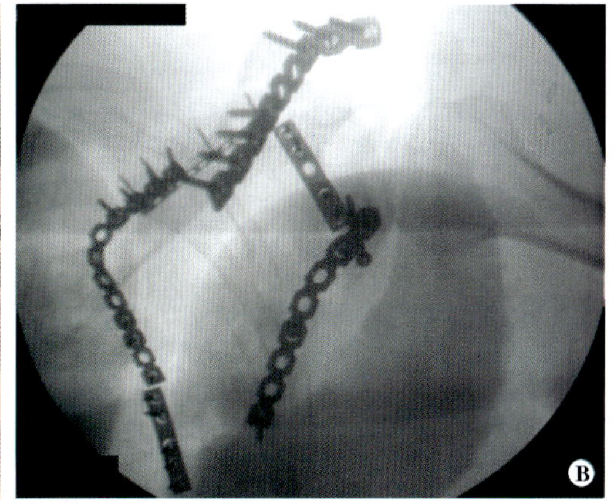

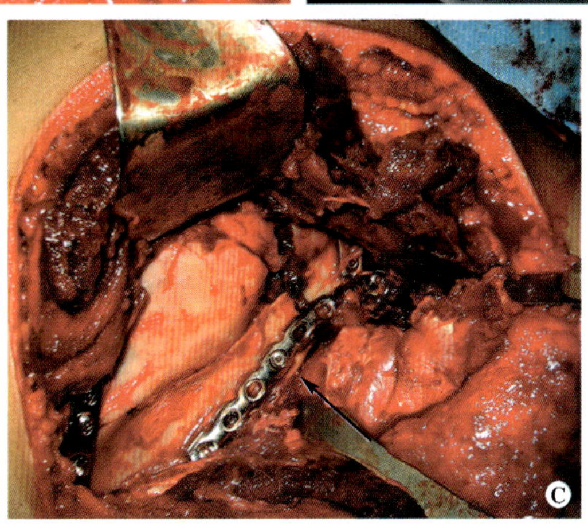

图 45-11　术中(A)和透视下(B)L 形钢板(黑色箭头)，弯曲塑形后贴伏于肩胛骨的内缘和肩胛冈的下方，然后再固定外侧缘和肩胛颈到重建后的肩胛体上

再使之延伸，这样肩盂骨折块能复位到钢板上，此钢板可阻止肩盂颈骨折块再次向下滑动移位。任何关节内骨折都可用拉力螺钉固定，通过钢板或离于钢板之外。若有必要可切开关节囊直视下观察关节表面。完成固定后，检查肩关节活动范围，透视下确认固定牢靠而关节内无内固定物撞击。

（三）切口闭合

锁骨骨折固定后，逐层关闭切口，此区的软组织非常柔软，伤口内放置引流可避免血肿形成。若需要进一步处理肩胛骨骨折，在锁骨伤口上覆盖半通透性的自粘性敷料；若不需要固定肩胛骨骨折，直接用厚的敷料覆盖锁骨伤口。

完成肩胛骨骨折的固定后，在冈下窝内放置引流，逐层闭合切口，三角肌后方部分重建到切开时保留的部分肌肉起点上，术后拍摄胸片以排除医源性气胸或已存在的气胸加重。术后需要拍摄肩关节前后位、轴位片和肩胛骨 Y 位片（图 45-12）。

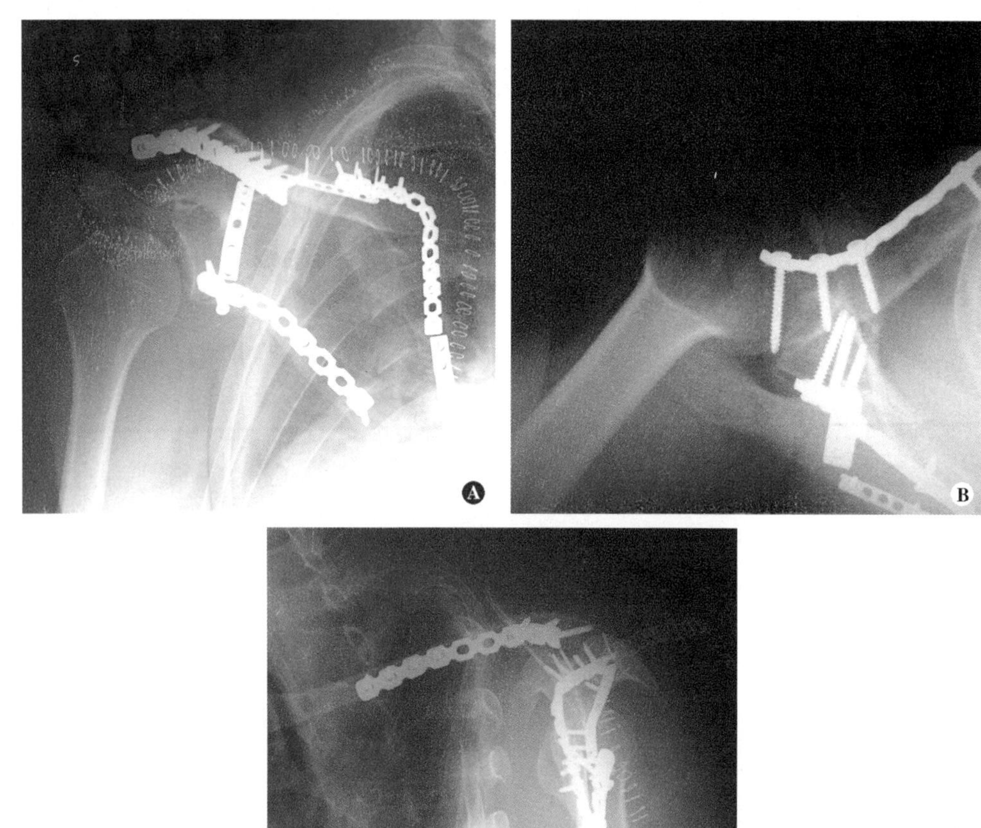

图 45-12 术后前后位（A）、轴位片（B）和肩胛骨 Y 位片（C），平片显示切开复位内固定锁骨和肩胛骨恢复了上方和下方支持结构，并将移位的肩盂复位，可与图 45-5 比较

六、术后治疗

术后早期患侧手臂悬吊固定，但早期活动是康复过程的重要部分。术后患者可立即进行钟摆样运动，术后第 2 或 3 周可开始被动练习、轻度主动活动以及辅助下的主动活动的锻炼。术后 2 周可去除悬吊固定，术后 6 周，拍摄平片观察锁骨和肩胛骨骨折早期愈合情况，这时候患者可开始非限制性主动功能锻炼和抗阻活动。根据原始损伤的程度，提起 10 lb 以上重量物体的锻炼一般延迟至术后 3 个月。术后 1 年患者可逐渐恢复肩关节的功能。

七、避免失误和手术并发症

肩胛骨骨折只占全身骨折的 1％，浮动肩的发生率约为 0.1％，因此，没有一位外科医生具有大量的治疗这些骨折的丰富经验。但是，治疗这种复杂骨折的医生应该熟悉处理的原则和肩关节后方入路手术。这种损伤未必一开始就能得到确诊，因为浮动肩的发生率很低，而且患者其他部位可能伴有更严重的创伤。

术中术者和麻醉师要不时交流患者即时情况，因为患者呼吸突然发生改变尤其是通气困难常提示气胸的发生。锁骨骨折固定时交流尤其重要，尽管手术操作距离肺组织和大血管非常近，但损伤这些器官导致并发症的报告却非常罕见。

稳定的固定对早期积极康复非常重要，所以只要有适应证就应将锁骨和肩胛骨同期固定。这类损伤中锁骨多为粉碎性骨折，不适合用髓内针固定，它难以有效控制锁骨的短缩。锁骨骨折固定的意义在于恢复肩胛悬吊复合体的支撑功能，若短缩就无法恢复这一功能。术中固定肩胛骨骨折时必须时刻警惕三角肌和冈下肌周围的神经血管束，以避免医源性损伤腋神经或肩胛上神经造成的麻痹。

术后早期积极锻炼是避免肩关节僵硬和无力的最好方法，但文献报告这类患者中有 40％～50％术后持续疼痛和无力，尚不清楚这种疼痛和无力是否由并存的软组织损伤或骨折固定引起。

（纪　泉 译）

参考文献

Arts V, Louette L: Scapular neck fractures: An update of the concept of floating shoulder. *Injury* 1999;30:146-148.

Edwards SG, Whittle AP, Wood GW II: Nonoperative treatment of ipsilateral fractures of the scapula and clavicle. *J Bone Joint Surg Am* 2000;82:774-780.

Egol KA, Connor PM, Karunakar MA, et al: The floating shoulder: Clinical and functional results. *J Bone Joint Surg Am* 2001;83:1188-1194.

Goss TP: Scapular fractures and dislocations: Diagnosis and treatment. *J Am Acad Orthop Surg* 1995;3:22-33.

Hardegger FH, Simpson LA, Weber BG: The operative treatment of scapular fractures. *J Bone Joint Surg Br* 1984;66:725-731.

Herscovici D Jr, Fiennes AG, Allgower M, et al: The floating shoulder: Ipsilateral clavicle and scapular neck fractures. *J Bone Joint Surg Br* 1992;74:362-364.

Labler L, Platz A, Weishaupt D, et al: Clinical and functional results after floating shoulder injuries. *J Trauma* 2004;57:595-602.

Leung KS, Lam TP: Open reduction and internal fixation of ipsilateral fractures of the scapular neck and clavicle. *J Bone Joint Surg Am* 1993;75:1015-1018.

Obremskey WT, Lyman JR: A modified judet approach to the scapula. *J Orthop Trauma* 2004;18:696-699.

Oh W, Jeon H, Kyung S, et al: The treatment of double disruption of the superior shoulder suspensory complex. *Int Orthop* 2002;26:145-149.

Pasapula C, Mandalia V, Aslam N: The floating shoulder. *Acta Orthop Belg* 2004;70:393-400.

Ramos L, Mencia R, Alonso A, et al: Conservative treatment of ipsilateral fractures of the scapula and clavicle. *J Trauma* 1997;42:239-242.

Romero J, Schai P, Imhoff AB: Scapular neck fracture: The influence of permanent malalignment of the glenoid neck on clinical outcome. *Arch Orthop Trauma Surg* 2001;121:313-316.

Toro JB, Helfet DL: Surgical management of the floating shoulder. *Tech Shoulder Elbow Surg* 2004;5:116-121.

van Noort A, te Slaa RL, Marti RK, et al: The floating shoulder: A multicentre study. *J Bone Joint Surg Br* 2001;83:795-798.

Williams GR Jr, Naranja J, Klimkiewicz J, et al: The floating shoulder: A biomechanical basis for classification and management. *J Bone Joint Surg Am* 2001;83:1182-1187.

第 8 部分　神经支配缺失与肌肉无力的治疗

第46章 胸大肌转移治疗翼状肩

Andreas H. Gomoll, MD Brian J. Cole, MD, MBA

一、适 应 证

肩胛骨的功能障碍是较常见的骨科疾病，原因包括各种去适应作用以及肩部原发性疾病。偶尔非手术治疗对翼状肩（图46-1）无效。在众多的这类患者中，翼状肩是由于前锯肌功能丧失并导致很大的功能障碍和疼痛，尤其是在过度活动和前臂离开身体的活动时更加明显。在上举时前锯肌维持肩胛骨在胸壁上的稳定，使上肢成为最有力的钳取器。本病最常见的主诉是上举无力，头上活动时易疲劳以及后方肩胛骨周围疼痛。因为这些症状比较模糊和非特异性，时常延迟诊断或误诊为盂肱关节不稳定或肩峰下撞击。

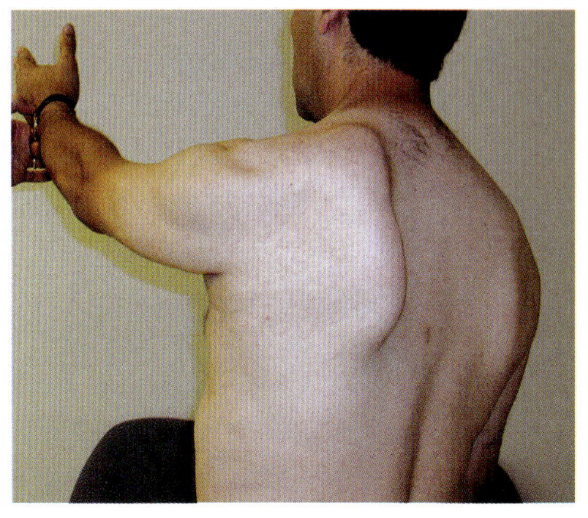

图46-1 上肢试图抬高时翼状肩胛更为明显

胸长神经由颈5～7神经的前支组成并支配前锯肌，其受损后易引起无力或完全瘫痪。颈5和颈6神经根穿过中斜角肌后在走行于胸外侧壁前并入颈7的神经纤维。其较浅表的走行使之易受钝伤，其他病因还有如牵拉伤、臂丛神经炎（Parsonage-Turner综合征）以及医源性损伤。胸长神经大部分的损伤是运动或意外导致的神经麻痹，而反复紧张的活动也可导致损伤。

胸长神经麻痹常在8～12个月好转，而在感染性疾病可持续至2年。有超过25%的患者出现持续的翼状肩和疲劳感。早期的治疗应包括保持一定活动范围的轻柔的锻炼以避免肩关节僵硬。神经电生理检查每3个月一次评价神经恢复情况。如果经过一年的恢复，物理检查或神经电生理检查未有恢复迹象，应行手术治疗。对胸长神经麻痹或前锯肌无力导致的顽固的肩胛部损伤，其手术方式应选择胸大肌肌腱移位至肩胛骨。

二、禁 忌 证

合并菱形肌麻痹是一个相对禁忌证因为它会影响到胸大肌转位的效果。如果出现上述情况，就应该行肩胛骨上提和菱形肌转位术，而且是分期进行。原始的或累及胸大肌的肌腱联合部的损伤也是这种手术的禁忌证，因为它会影响到肌腱的适当移位。

三、其他治疗方法

连续的物理治疗，使用支具使肩胛骨固定在胸壁，避免过头顶的活动是有效的非手术治疗方法。然而很多患者不能忍受效果不确定的支具和功能限制，因此选择手术。有很过种描述治疗翼状肩的技术，其目的是静态的或者功能性的稳定肩胛骨。肩胸融合术是通过固定肩胛骨到胸壁上来达到稳定。融合术可以使翼状肩成功回位，但减低了肩胸的活动度。通常，固定术后会丧失 1/3 的上举范围，尤其是外展和外旋，有超过 50％的不融合率。因此，肩胸融合术应该用在系统性肌肉无力的病例中，如肌营养不良，或者作为肌肉转位术后顽固性疼痛和功能障碍的补救措施。

四、结　　果

通常，胸大肌转位的失败率为 0～26％。早期技术有关的供体部位的发病率与扩筋膜的获取有关，但这一问题已被使用自体或异体的腘绳肌腱而解决。早期研究注意到手术失败是由于拉伸用于延长胸大肌肌腱的阔筋膜缺血所致。这一缺点解决的方法是把胸大肌肌腱直接接在肩胛骨上的同时，用移植物再增强修补。总之，胸大肌肌腱胸骨头转位术可以成功治疗对非手术治疗无效的痛性翼状肩，通过动态稳定可以缓解疼痛并持续的改善功能。

五、手 术 方 法

（一）体位和显露

联合使用肌间沟阻滞和全麻可以有效地缓解术后疼痛及术后止痛药的使用。患者侧卧位躺在标准手术台上后背部放置汽袋使躯干轻度后斜 30°。这个体位可以使医生很容易地显露胸大肌肌腱的胸骨头和肩胛骨的下极。肩部可包裹好在中线前后方自由移动。肩胛骨的内缘很容易触到对术中处理很关键（表 46-1）。

表 46-1　胸大肌转移治疗翼状肩的结果

作者（年份）	病例数	患者平均年龄	平均随诊时间（范围）	结果
Steinmann，等（2003）	9	34 岁（21～47 岁）	70 个月（12～168 个月）	优 4 例，良 2 例，差 4 例。7 例患者恢复工作，2 例术后僵硬
Noerdlinger，等（2002）	15	33 岁（17～44 岁）	64 个月（33～118 个月）	优2 例，良 5 例，一般 4 例，差 4 例。疼痛降低 11 例，功能改善 10 例。再手术患者 12 例，13 例恢复工作。2 例患者术后僵硬，1 例再取出筋膜后形成肌疝
Perlmutter，等（1999）	16	33 岁（20～55 岁）	51 个月（25～108 个月）	优8 例，良 5 例，1 例一般。14 例恢复以前工作，9 例可从事各种活动。2 例早期阔筋膜移植病例失败
Warner，等（1998）	8	33 岁（24～43 岁）	32 个月（24～40 个月）	7 例疼痛完全解除。前屈从术前平均 97°到术后 150°，1 例术后感染需取出移植物
Connor，等（1997）	11	34 岁（20～52 岁）	41 个月（12～84 个月）	Neer 评分优 7 例，满意 3 例，1 例不满意。4 例重体力者 2 例恢复工作，2 例更换工作。1 例因术后两个月在无监督下治疗致移植失败
Post（1995）	8	NA	27 个月（12～57 个月）	所有病例为优，全部恢复工作，其中 5 例更换工作

注：NA，无资料。

传统技术使用前方三角肌胸大肌间隙切口，而很多医生包括笔者更愿意使用两个小切口以改善美容。前方切口约 3～4cm，在腋皱襞中部下方(图 46-2A)。起始于胸大肌肌腱的下缘延伸至喙突的外缘，同样长度的后方切口在肩胛骨的后外侧缘(图 46-2B)。

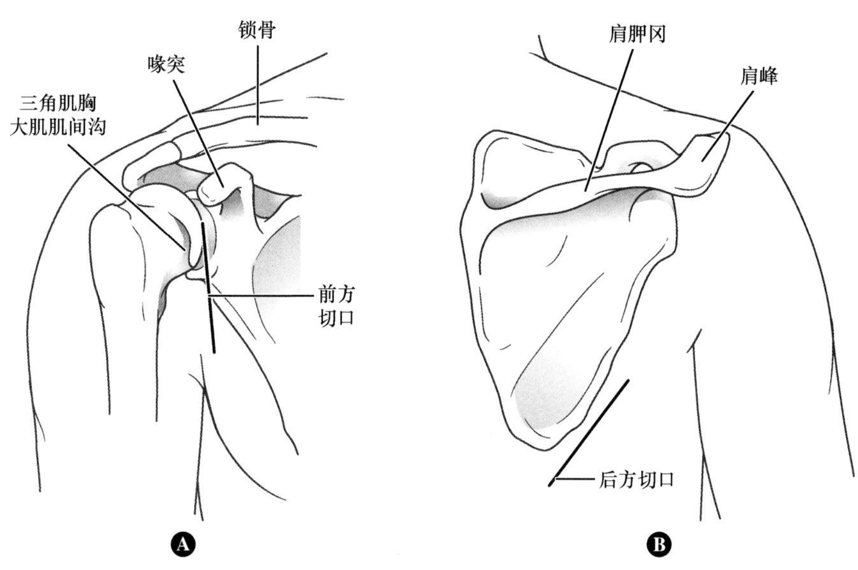

图 46-2　前方切口(左侧)和后方切口(右侧)

(二) 内植物的选用

如果要使用同种异体腘绳肌腱应提前预订。一个长止血钳或 Kelly 钳可是牵引缝合更方便。用 7mm 直径的扩孔钻在肩胛骨上钻孔用于肌腱固定。

(三) 手术操作

1. 胸大肌腱的获取　皮肤切开后，用电刀分离皮下脂肪至胸大肌腱表面的筋膜。避免皮下的死腔以防止术后血肿形成。胸大肌肌腱止点在肱骨肱二头肌长头腱外侧，包括止于肌间沟外缘的胸骨头和更外侧缘的锁骨头。胸骨头和锁骨头的间隙在其止点内侧 7～9cm 处很容易辨认(图 46-3)。切开表面筋膜钝性分离两个头之间的间隙。外展外旋上肢以利于间隙的确认和显露。深部的肌腱胸骨头在肱骨止点处就很容易辨认了。

用一个烟卷引流条绕过胸骨头并牵引以利于向外侧止点处分离(图 46-4)。保护好肌腱正下方的肱二头肌长头腱，将肌腱从其止点处锐性切下。内侧分离常常需要松解肌腱周围的软组织，包括它与锁骨头间的纤维带。然而，应避免过度分离以防止肌肉失神经变。

2. 移植物的准备　肌腱充分的自胸大肌分离后常常足够到达肩胛骨下缘，胸大肌腱往往不够穿过所钻的骨孔进行牢固缝合。可用自体或者异体的半腱肌来进行延长和加固。如取自体的肌腱同侧的膝部就应该准备并铺好巾。把肌腱对折并将两端与胸大肌肌腱编织缝合在一起。通常较宽的胸大肌腱用不可吸收缝合线呈管状包绕，牢固地缝合移植肌腱约 3cm(图 46-5)。带线缝合好移植肌腱以便下一步重建时宜于通过。

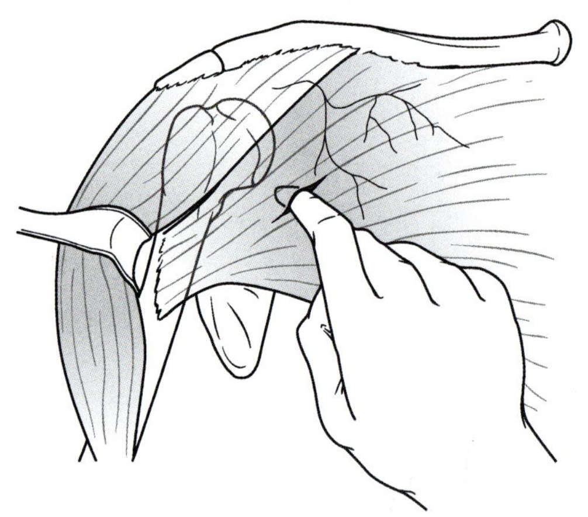

图 46-3 锁骨头和胸骨头间的间隙，术者用手指钝性分离胸大肌两头间的间隙

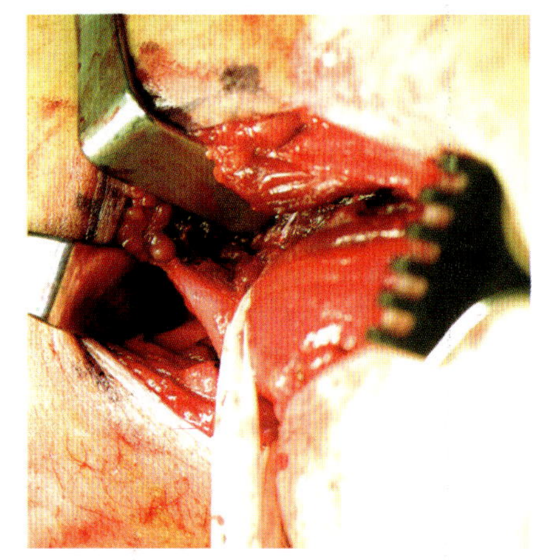

图 46-4 用拉钩将胸大肌的锁骨头牵向上方，用 Penrose 引流标记胸大肌的胸骨头

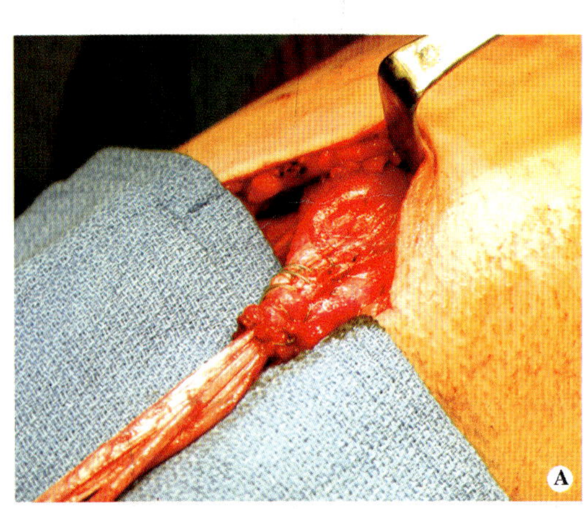

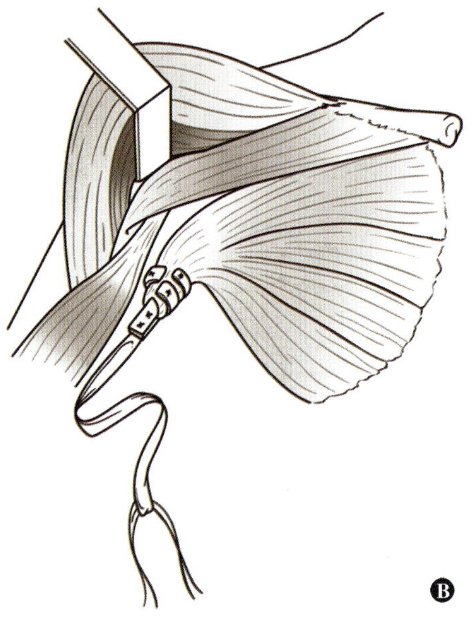

图 46-5 A. 胸大肌胸骨头端与移植肌腱被编织成条索状。B. 术中图片显示如何把胸大肌与移植肌腱进行联合编织固定

3. 肩胛骨准备 通过后方切口分离肩胛骨下极时，轻柔地纵向牵引上臂并向前外侧移位肩胛骨下极。表浅分离后，背阔肌沿肌纤维方向切开并牵开。把肩胛下肌、冈下肌及前锯肌从骨膜下剥离显露出肩胛骨的下极。用带韧性或者类似的牵开器放置在肩胛骨和胸壁间以利于钻孔，接着就可在肩胛骨下角钻一个 7mm 的孔。进针点在肩胛骨薄后内外侧缘交界处，这样骨孔的边缘就距肩胛骨的内、下、外侧边 6～8mm(图 46-6)。用手指钝性分离，在背阔肌与胸壁之间分出一个隧道连接前后伤口。隧道大小应足够合适，以利于移植肌腱的通过并可自如移动。用长止血钳从后方穿过隧道夹住带线缝好的肌腱并牵回以准备好。把移植肌腱由前向后穿过骨孔直至胸大肌肌腱的末端与肩胛骨接触上，这一步应该把肩胛骨尽

量向外侧推拉。移植肌腱自身缝合，胸大肌肌腱与肩胛骨缘重叠缝合(图 46-7)。

(四) 切口闭合

仔细地止血以防术后血肿形成，放置引流也是必需的。冲洗伤口，分层缝合减少因分离时留下的死腔，缝合皮下和皮肤或使用缝合钉。

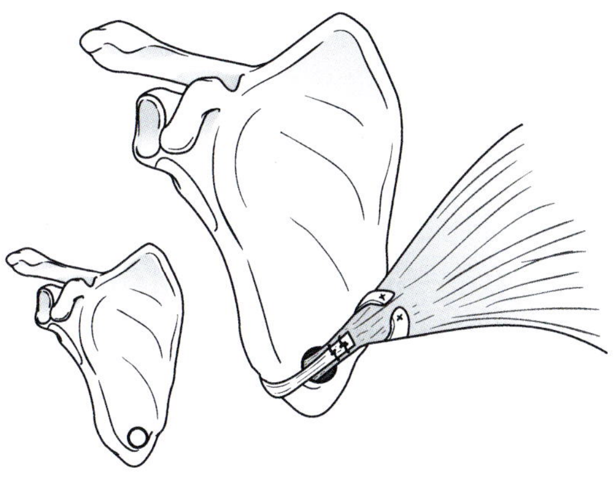

图 46-6 在肩胛骨下角边缘处打一孔洞用做移植肌腱止点

六、术后治疗

术后上肢悬吊制动 4 周。被动轻柔的锻炼应在术后第一天开始，应在卧位时肩胛骨稳定以避免肌腱与周围组织粘连。正规的物理治疗在术后 7～10 天开始，前臂在侧方行肩胛等长锻炼，伴随着连续地前伸后缩，钟摆样锻炼以及主被动地向前上举 90°、外展 90°和外旋 50°。6～8 周后，开始在各个平面的主动活动。8 周开始肩胛周围轻柔用力，至 12 周时扩展到肩部周围所有的肌肉。控制患者持重超过 25lb，术后 6～8 个月内避免接触性的运动或明显的过头的活动。

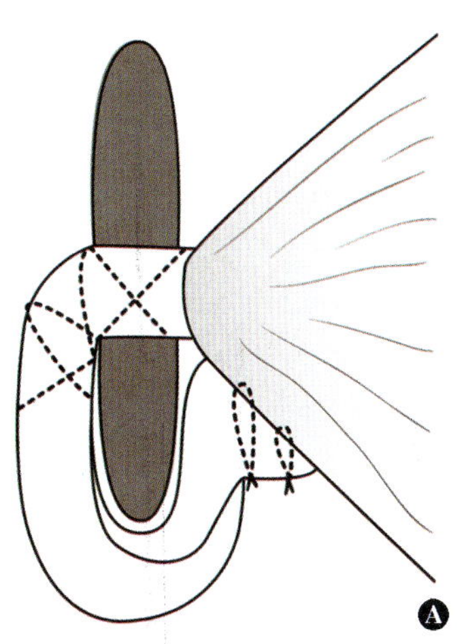

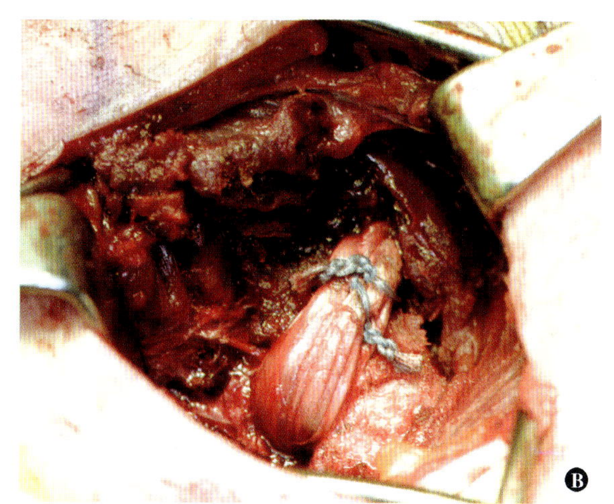

图 46-7 A. 移植肌腱如何与胸大肌和自身之间进行缝合固定；B. 术中图片显示，移植肌腱是如何通过肩胛下角空洞建立止点，并如何进行自身缝合固定的

至于其他的肌肉或肌腱移植，患者需要中心训练移植的肌-腱复合体。在训练时应告知患者做上臂内收屈曲抗阻力锻炼，以利于肌肉移植的活动。维持肩部于内收屈曲在肩胛平面前方可增强这种活动。据报道从术后两个月开始其他的生物反馈训练可以获得好的结果。

七、避免失误和手术并发症

正确的辨认胸大肌的锁骨头和胸骨头间隙十分重要，因它可能导致变性和有限的偏移。

移植隧道的正确设置可以防止臂丛神经在移植物和胸壁之间受压。为避免这种并发症，外科医生应在穿过肌腱时小心地把背阔肌和臂丛从胸壁提起。

如果钻孔的位置太靠近肩胛骨下缘或者在移植物合体之前就进行过度激进的物理康复，可以导致肩胛下极骨折。

在背阔肌和胸壁间分离时可能留下潜在的死腔，术后患者可能形成血肿。仔细止血、放置引流和术后一周内限制活动量可以降低这一并发症的发生。

为降低移植物的过伸，建议使用腘绳肌腱而非阔筋膜，并可以对折肌腱以增强力量。然而，无血供的移植物有被拉长的危险，故它可用来增强而非延长有血供的胸大肌肌腱。如果使用得当，胸大肌肌腱与肩胛下角直接接触并直接腱骨间愈合而移植肌腱则增强了肌腱固定。要获得胸大肌肌腱最大的长度，就须从其肱骨止点处直接取下，在松解内侧时常遇到的筋膜束要小心松解。

（徐宏兵 译）

参考文献

Connor PM, Yamaguchi K, Manifold SG, Pollock RG, Flatow EL, Bigliani LU: Split pectoralis major transfer for serratus anterior palsy. *Clin Orthop Relat Res* 1997;341:134-142.

Fox JA, Cole BJ: Pectoralis major transfer for scapular winging. *Operative Techniques in Orthopaedics* 2003;13:301-307.

Litts CS, Hennigan SP, Williams GR: Medial and lateral pectoral nerve injury resulting in recurrent scapular winging after pectoralis major transfer: A case report. *J Shoulder Elbow Surg* 2000;9:347-349.

Noerdlinger MA, Cole BJ, Stewart M, Post M: Results of pectoralis major transfer with fascia lata autograft augmentation for scapula winging. *J Shoulder Elbow Surg* 2002;11:345-350.

Perlmutter GS, Leffert RD: Results of transfer of the pectoralis major tendon to treat paralysis of the serratus anterior muscle. *J Bone Joint Surg Am* 1999;81:377-384.

Post M: Pectoralis major transfer for winging of the scapula. *J Shoulder Elbow Surg* 1995;4:1-9.

Povacz P, Resch H: Dynamic stabilization of winging scapula by direct split pectoralis major transfer: A technical note. *J Shoulder Elbow Surg* 2000;9:76-78.

Steinmann SP, Wood MB: Pectoralis major transfer for serratus anterior paralysis. *J Shoulder Elbow Surg* 2003;12:555-560.

Warner JJ, Navarro RA: Serratus anterior dysfunction: Recognition and treatment. *Clin Orthop Relat Res* 1998;349:139-148.

Wiater JM, Flatow EL: Long thoracic nerve injury. *Clin Orthop Relat Res* 1999;368:17-27.

第 47 章 斜方肌瘫痪的菱形肌和肩胛提肌转移术(Eden-Lange 法)

Frank A. Cordasco, MD, MS Heather W. Harnly, MD

一、适 应 证

继发于脊髓副神经损伤的斜方肌麻痹是一个严重的病损,它可导致疼痛、变形和肩周的功能丧失。侧方的菱形肌和肩胛提肌移位术,也称之为 Eden-Lange 手术,是一种重建技术,它可替代斜方肌的三个组成部分。这一术式可以同时恢复功能并减轻疼痛。原始 Eden-Lange 手术(图47-1A)已被 Bigliani 修改(图 47-1B)。改良的术式是把小菱形肌的止点肩胛脊,从冈下窝移到冈上窝。改良术式基于可提高肩胛角的稳定,虽然没有直接的临床数据比较这两种术式。

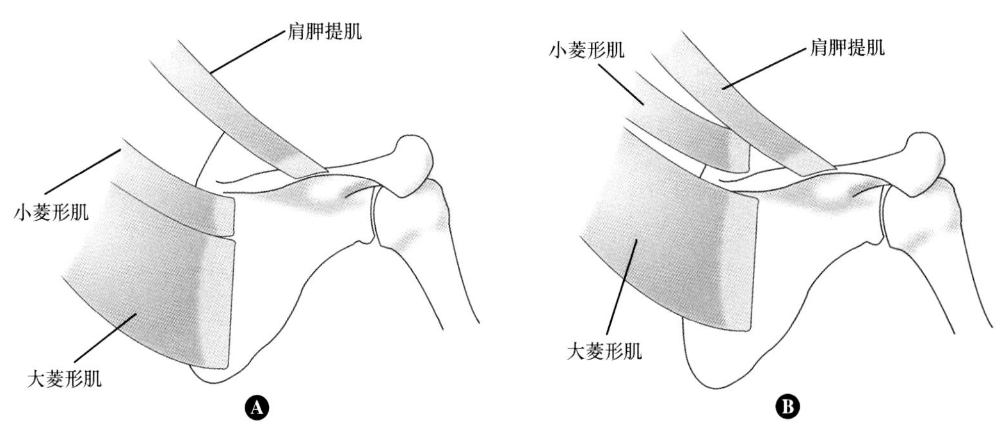

图 47-1 A. 原始的 Eden-Lange 术式是把小菱形肌移位至冈下肌窝内。B. 改良的 Eden-Lange 术式是把小菱形肌移位至冈小肌窝内

脊髓副神经,或者称为第Ⅺ对脑神经,仅单纯地支配斜方肌的运动功能。这根神经因位于颈后三角的浅层而很易受伤。最常见的原因是医源性的颈淋巴结活检(图 47-2)或者颈清扫术。斜方肌麻痹也可见于颈部穿透或钝性伤,虽然罕见,但特发性神经麻痹有报道。

斜方肌麻痹早期很容易误诊,常导致疼痛,主动肩外展范围减少和外侧翼状肩。患者主诉不明肩痛,尤其在长时间肩部使用时。物理检查常发现受累侧肩部垂萎(图 47-3A)。超过 80%的患者主动外展不到 90°,弱而无力的前曲也是常见的(图 47-3B)。外侧翼状肩,尤其在主动外展抗阻力时更加明显,与内侧翼状肩不同的是因胸长神经损伤而致前锯肌无力,患者试图伸出时出现。

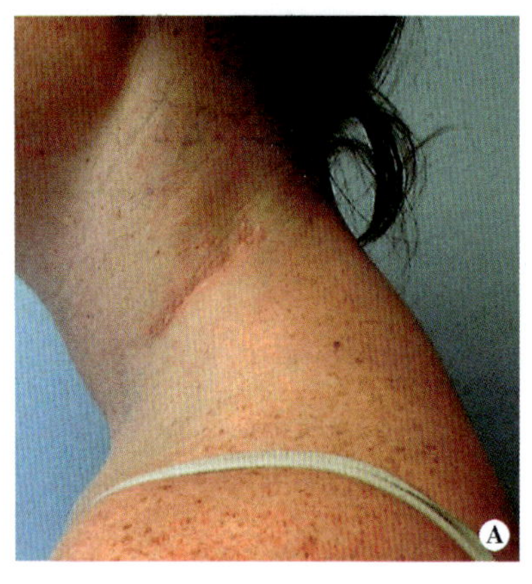

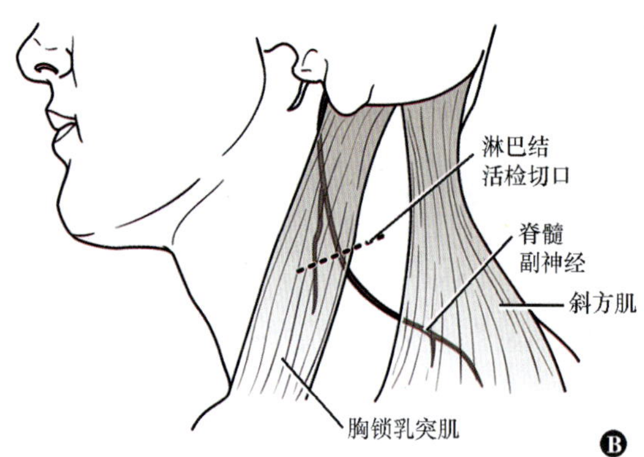

图 47-2 患者照片(A)和相应的解剖示意图(B),患者在做完淋巴结活检后出现斜方肌麻痹。注意,淋巴结活检切口下面正好是副神经走行区域,神经由此路径最终支配斜方肌

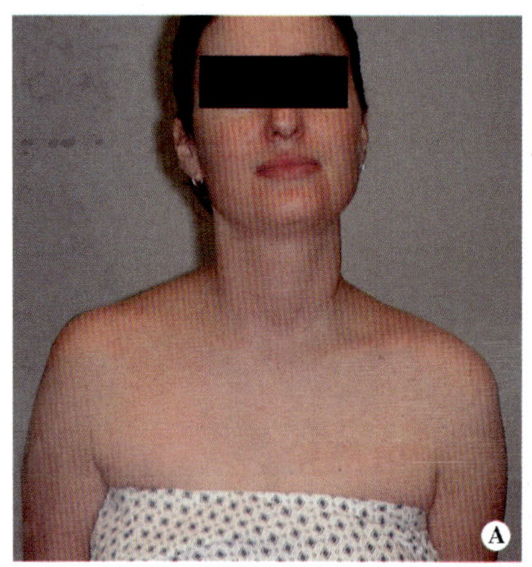

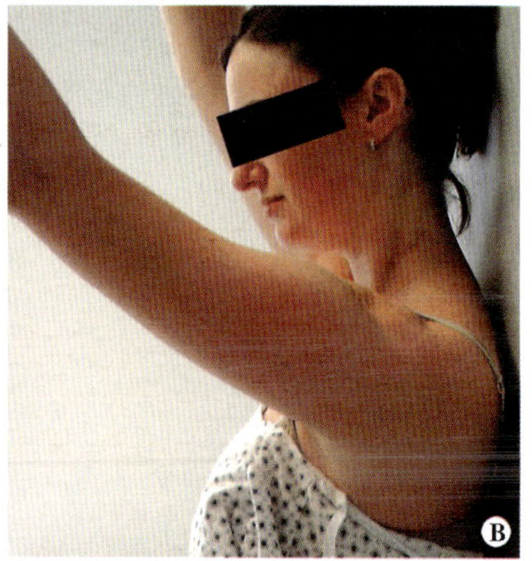

图 47-3 左侧斜方肌麻痹的患者图片显示为:肩胛骨双侧对比不对称(A),并且患者肩关节前屈上举受限(B)

至少经过一年的非手术和物理治疗未改善者需行手术治疗。如果是因穿透伤或手术分离引起,尽早手术干预可提供直接的神经修复、松解或者神经移植。手术结果虽不确定,但在损伤一年内手术似乎更有利。如果上述手术失败,或者患者超过一年以上的病程,就适宜做菱形肌和肩胛提肌移植术。

二、禁 忌 证

Eden-Lange 手术相对的禁忌证包括老年患者、颈部根治性清扫术患者以及伴有前锯肌功能障碍患者。

长期非手术治疗仅适用于老年、长期坐位或者不愿手术的患者。同样地,颈部因恶性病变行根治术的患者也因其预期生命并非好的适应证。有报道此类患者术后结果不佳。选择非手术患者应告知,肩部的功能不会因时间的延长而改善或提高,疼痛可能减轻。

效果不佳的报道见于伴随前锯肌麻痹的患者。据信胸长神经麻痹可由上肢不当牵引所致。术前肌电图检查应包括前锯肌功能评估。在伴随前锯肌功能障碍者,应该接着行胸大肌转位到肩胛骨以代偿薄弱的前锯肌。

三、其他治疗方法

斜方肌麻痹的治疗应个体化,神经手术应在患者起病一年以内。治疗方法的选择包括直接神经修复(如果患者是穿透伤)、神经松解或神经移植。如出现连续性的损害,神经松解时应该在术中有刺激并出现肌肉收缩的情况下进行。然而,如果神经刺激后肌肉无收缩,或者由神经横断伤,就应考虑神经修复或移植。

对于不做神经手术的患者可选择的手术包括肩胸融合术、筋膜移植以及肌肉转位术。适应肩胸融合术的患者很少,但对于肩胛肱骨营养不良而无肌肉可以转位的患者可能合适。这种手术可导致明显的活动范围的丢失。筋膜移植术可能因牵拉作用而随着时间的延长使移植物变性,故不推荐为常规手术。一种联合肩胛提肌移位,以及在肩胛骨的椎体缘和第三第四脊突进行筋膜悬吊的手术也随着时间延长被证明是失败的。

四、结　　果

菱形肌和肩胛提肌移位手术,在年轻活跃的慢性斜方肌麻痹患者,经一年非手术治疗无效者适应选择使用。这一术式并不常用,故文献报道仅是小众患者(表 47-1)。大部分患者(85%～91%)术后疼痛完全缓解,而功能恢复却不很可靠。功能良好和优的患者报道 57%～86%,而报道差的患者占 8%～43%。在最大宗的患者群调查中,59%的患者功能恢复正常(即正常肌力和主动上抬到对侧 10°以内),而 86%的患者可以有足够的力量上举到水平面以上。有报道神经手术治疗斜方肌麻痹的优良率可达 80%,术后平均外展达 126°。

表 47-1　Eden-Lange 手术结果

作者(年份)	肩关节数目	手术方式	患者平均年龄(范围)	平均随诊时间(范围)	结果
Bigliani 等(1985)	7	改良 Eden-Lange 手术	23 岁(18～34 岁)	3.4 年(2～4.7 年)	优 5 例,6 例患者疼痛完全消失
Bigliani 等(1996)	22	改良 Eden-Lange 手术	32 岁(8～74 岁)	7.5 年(2～14 年)	19 例疼痛完全消失,13 例功能正常,6 例功能满意,3 例主诉持续疼痛核对功能不满意
Romero 等(2003)	12	Eden-Lange 手术	25 岁(11～43 岁)	34 年(29～38 年)	优 9 例,11 例疼痛完全消失,Median Constant 评分 73.5
Teboul 等(2004)	27	神经手术 Eden-Lange 手术	38 岁(15～75 岁)	26 个月(12～140 个月)	神经手术中优和良 16 例(平均外展 126°),Eden-Lange 手术后优和良 4 例(平均外展 120°)

五、手术方法

(一) 体位和显露

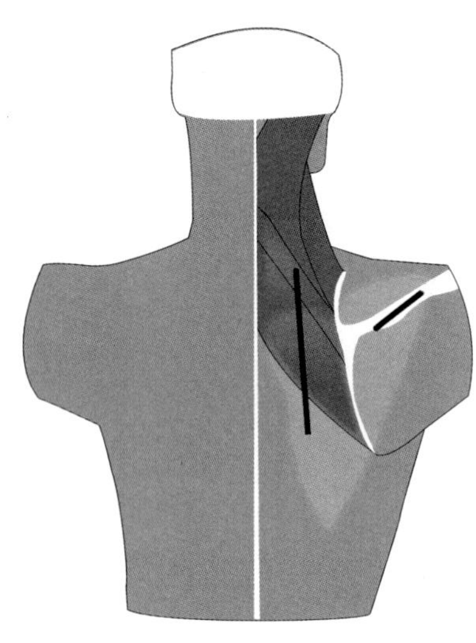

图 47-4 手术采用两个手术切口。第一个切口垂直向下位于脊突和肩胛骨内缘中间,上端自肩胛上角,下到肩胛下角。第二个切口水平走向,起于肩峰后外侧内 3cm,向内延伸

麻醉后,患者侧卧位骨盆耻骨和骶骨固定。整个上肢包括肩胛带游离。这样术中有利于操作并利于到达肩关节。手术台头端上抬 15°～20°有利于使肩胛骨与地板平行。记号笔划出手术切口(图 47-4)。第一个切口垂直向下位于棘突和肩胛骨内缘中间,上端自肩胛上角,下到肩胛下角。第二个切口水平走向,起于肩峰后外侧内 3cm,向内延伸 4cm。

(二) 手术操作

用刀切开第一个切口。当皮瓣分离掀起后,很容易辨认萎缩的斜方肌纤维。把斜方肌自外侧肩胛脊止点处横断。应特别小心不要切得太向内侧,以免误切到菱形肌。辨认并分离出肩胛提肌和大小菱形肌。把这些肌肉从其内侧肩胛骨止点处分离并带一薄片骨头(图 47-5)。在把这些肌肉分离并向内和近侧脊突方向的止点解剖 4～5cm。

接下来,把冈上肌和冈下肌从各自的窝中分离起 5～6cm。先转移菱形肌,小菱形肌转移到肩胛脊在冈上窝内,大菱形肌转移到冈下窝。在冈上窝钻两个孔,冈下窝钻四个孔。所钻的孔从肩胛骨内缘外侧 4～5cm 开始,间隔 1.5～2cm 一个。把带骨片的要转移肌肉向外牵拉并带线穿过骨孔。用大弯针 2 号不可吸收线穿过骨孔。缝线留着标记并稍后打结。

另外一个长 4cm 的水平切口,起自肩峰角的后外侧内 3cm,向内切开。把斜角肌、三角肌及冈上肌从肩胛脊上剥离,注意应避免损伤肩胛上神经。这样内外侧切口就通过萎缩的斜角肌纤维在隧道内相通。把肩胛提肌通过隧道穿到外侧伤口。用 2 号不可吸收线把肌肉通过三个孔牢固地缝合在肩胛脊上。钻孔在肩峰角后外侧内缘在向内 5～7cm。如肩胛提肌移位的太向外侧易导致网颈样畸形。此时肩胛骨就稳定了并维持在复位状态。把上肢外展 90°,缝线打紧牢固缝紧所有的移位肌肉(图 47-6)。

(三) 切口闭合

冈上、下肌可覆盖在移位肌肉上并与周围筋膜缝合。放置引流条,逐层缝合伤口。

六、术后治疗

术后患者用外展支架维持上肢外展 60°～70°位置 4～6 周。术后第一天即开始支架水平以上的主动功能锻炼,外展限于 130°,外旋限于 40°。

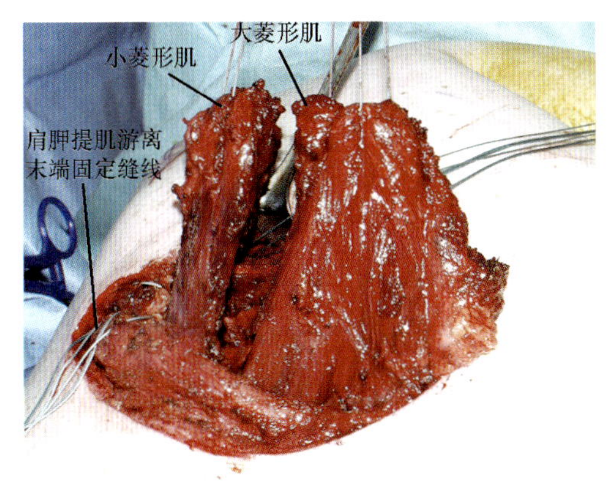

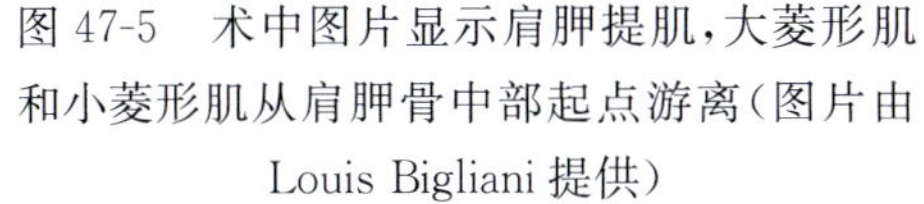
图 47-5　术中图片显示肩胛提肌，大菱形肌和小菱形肌从肩胛骨中部起点游离(图片由 Louis Bigliani 提供)

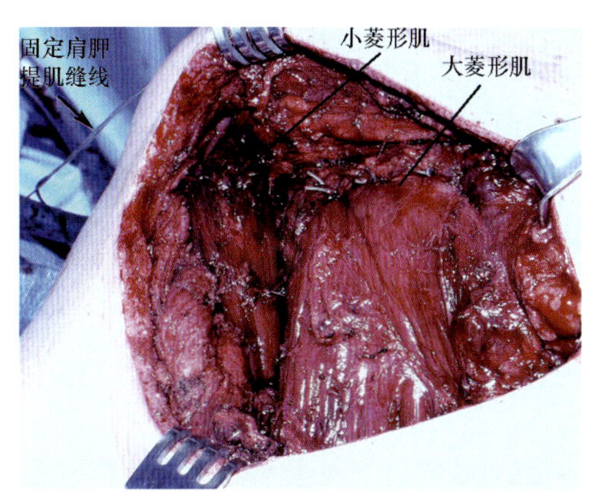

图 47-6　术中图片显示肌肉移位至新的植入部位(图片由 Louis Bigliani 提供)

4～6 周后去掉支架，逐渐增加主动的功能锻炼。术后 3 个月以后才行激进的力量训练。这项力量训练针对转移肌肉:肩胛提肌和菱形肌。

要获得最佳手术效果应进行细心和连续的物理治疗。被转移的肌肉并不如斜方肌长而且有力，故需大量的训练方可。目标是获得完全的外展和前屈于对侧 10°以内(图 47-7)。

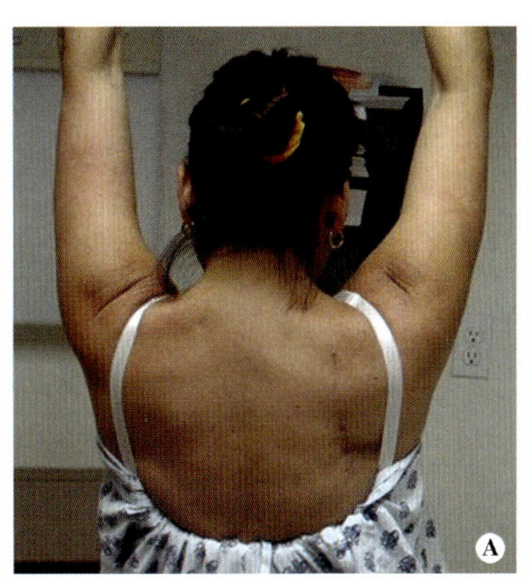

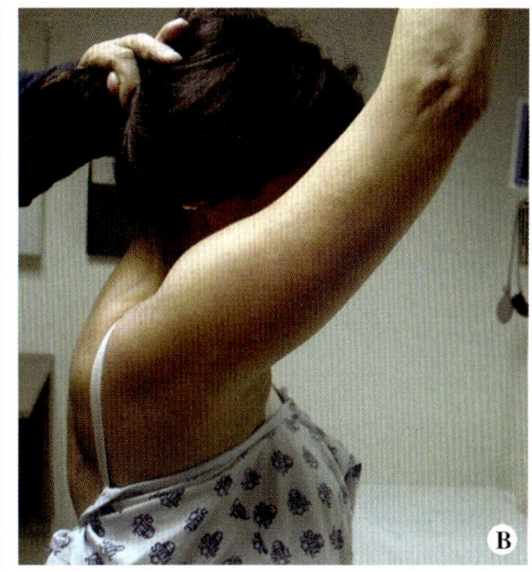

图 47-7　手术后图片显示患者术后外展上举肩关节(A)和前屈上举上肢(B)

七、避免失误和手术并发症

避免术后不良后果的第一步就是患者的选择。在多项研究中，效果不佳者多伴有胸长神经麻痹，老年患者以及颈部根治性清扫术后脊髓副神经麻痹者。

技术上的成功有赖于仔细地分离三块要移位的肌肉，要仔细地辨认和游离要转移的肌肉。向近端多游离后就很容易辨认肩胛提肌的下缘和小菱形肌的上缘。至少向棘突方向分离 4～5cm 才充分游离肌肉。

可能损伤的神经血管包括肩胛上神经、肩胛背神径和动脉、颈横动脉。肩胛上神经容易在肩胛脊上穿孔用于肩胛提肌转移时损伤，这根神经走行于冈上肌的深面。肩胛背神经和动脉在内侧分离菱形肌时有危险。颈横动脉伴随副神经，在向近端分离肩胛提肌是容易损伤。转移肌肉适当的位置对手术成功很重要。如果肌肉尤其是肩胛提肌位置太靠外侧，易形成网颈样畸形。肩胛提肌适当的位置是肩峰后外侧角内 5～7cm。

相反地，如果肌肉向外侧移位不足够，患者就不能充分的上举、收缩和旋转肩胛骨。菱形肌至少要移到距肩胛骨内缘外侧 4～5cm，至少肩胛骨宽度的一半以上。在给菱形肌转孔时应避免肩胛骨体部的骨折。在缝线打紧之前，肩胛骨应稳定并复位在上肢外展 90°。这样可以保证适当的肌肉张力。

最后，康复计划对手术成功很重要。术后 4 周应用外展枕头，此时即可开展主动活动，限制在前曲 130°外旋 40°内，以避免僵硬。主动强化训练应该延后以免缝合断裂。应告知患者完全的回复至少需半年，甚至一年以上。

（徐宏兵 译）

参考文献

Bigliani L, Compito C, Duralde X, Wolfe I: Transfer of the levator scapulae, rhomboid major, and rhomboid minor for paralysis of the trapezius. *J Bone Joint Surg Am* 1996;78:1534-1540.

Bigliani L, Perez-Sanchez J, Wolfe I: Treatment of trapezius paralysis. *J Bone Joint Surg Am* 1985;67:871-877.

Romero J, Gerber C: Levator scapulae and rhomboid transfer for paralysis of trapezius. *J Bone Joint Surg Br* 2003;85:1141-1145.

Tehboul F, Bizot P, Kakkar R, Sedel L: Surgical management of trapezius palsy. *J Bone Joint Surg Am* 2004;86:1884-1890.

Wiater J, Bigliani L: Spinal accessory nerve injury. *Clin Orthop Relat Res* 1999;368:5-16.

第 48 章　盂肱关节融合术

Robin R. Richards, MD, FRCSC

一、适　应　证

随着全肩人工关节和其他重建技术的发展，盂肱关节融合的适应证越来越少，但对一些特殊的疾病仍然是一种较好的方法。盂肱关节融合使用较少，但可为患者提供稳定而有力的肩关节功能。肩关节盂肱关节融合术已经经过长时间的验证，在肩关节外科医师的选择方法中仍占有一席之地。对一些特殊的疾病，如神经麻痹、肿瘤切除术后的重建、破坏关节的化脓性关节炎、全肩关节置换失败，盂肱关节融合可作为最好的补救方法。

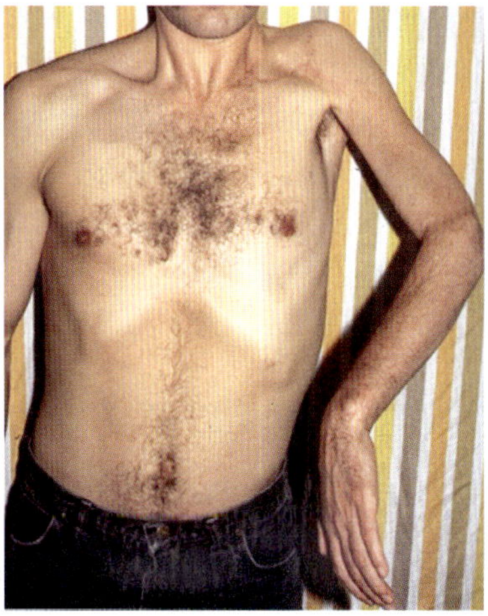

漂浮肩是盂肱关节融合的适应证，若患者有小儿麻痹症、严重的近端神经根损伤或不可逆性的上肢臂丛神经损伤，或伴有单发腋神经麻痹则适合做盂肱关节融合术。这些患者的腕关节和肘关节功能多较好，但因不能将手放到合适的位置无法最大程度地发挥上肢的功能（图 48-1）。若肩胛周围的肌肉尤其是斜方肌、肩胛提肌、前锯肌功能良好，盂肱关节融合可稳定上肢并使手的功能发挥出来。这样患者就可在一种稳定的状态下放置他们的手，充分发挥上肢的功能，在腰部及以上水平有效地工作（即工作台水平）。

图 48-1　患者左侧臂丛神经不可逆性损伤，已行臂丛神经重建和神经移植但效果不佳，肩关节周围肌肉群无力使患侧上肢无法举起手并有效使用。这名患者适合采用盂肱关节融合以提高上肢功能（经允许引自 Richards RR：Operative treatment，in Gelberman RH ed：*Operative Nerve Repair and Reconstruction*. New York，NY，JB Lippincott，1991，vol 2，pp 1301-1327.）

将肩关节周围的恶性肿瘤全部切除通常需要切除肩袖、三角肌或两者，但这样全肩关节置换就没法进行。因为使用非限制性假体导致不稳定的可能性非常大，即便使用限制性假体也容易松动。因此，肩关节恶性肿瘤广泛切除后可做盂肱关节融合。当然这需要一些特别的技巧操作，包括内固定器械和植骨技术。若肿瘤切除后有较大的缺损，可将带血管的自体骨组织或大块异体骨植入其内。

化脓性关节炎造成肩关节破坏后仍是施行盂肱关节融合的一个适应证，以往结核性关节炎也是常见的盂肱关节融合适应证之一。在世界范围内，这种疾病仍较流行但在西方国家已较稀少。化脓性关节炎继续发展可破坏盂肱关节，产生疼痛并限制关节功能

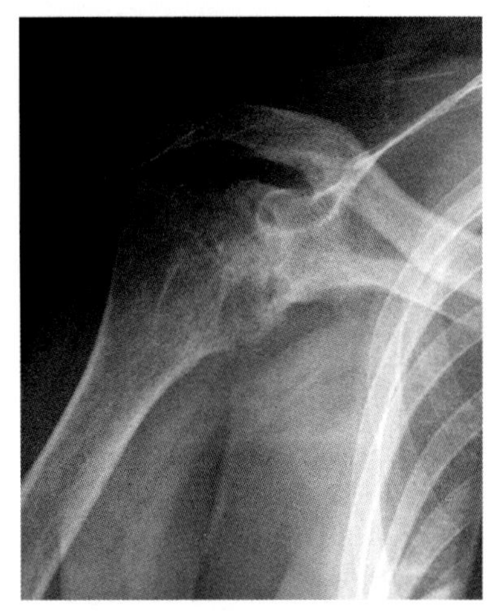

图 48-2 由于感染造成的关节强直的前后位片，患者只有一点伴疼痛的活动度，患侧上肢在过度外展和外旋位置强直。该患者不适合用全肩关节置换而适合采用盂肱关节融合，可获得更大的外展和内旋功能

(图 48-2)。大部分骨外科医师认为，与人工全肩关节置换相比，一名因化脓性关节炎丧失肩关节功能的年轻患者应行盂肱关节融合术。尽管感染病史发生在很久以前的年轻患者也可行人工全肩关节置换，但若近期感染或患者较年轻，盂肱关节融合可提供功能更佳的肩关节功能。

笔者见过几例多次全肩关节置换不成功的患者，尽管全肩关节置换多较好，但松动、感染以及假体断裂时有发生。这些患者的肱骨和肩盂的骨丢失大多很明显，需要术者在全肩关节翻修和盂肱关节融合之间选择。翻修后的全肩关节置换的肩关节功能多不如初次全肩关节置换，选择依据包括患者年龄、有无活动性感染、肱骨近端和肩盂的骨量、症状、肩袖的质量和功能、三角肌，以及术者的操作技巧和知识。笔者已做过几例全肩关节置换失败后改行盂肱关节融合手术，这些患者肩关节功能已丧失，肩关节融合对这部分患者非常有效。

二、禁 忌 证

除了上述的适应证范围内的疾病，若能有其他肩关节重建的方法如肩关节置换，就不应选择盂肱关节融合。很多情况下盂肱关节的情况符合肩关节置换的条件，这样可保存盂肱关节的活动而更大程度地恢复肩关节的功能。盂肱关节融合对患者功能锻炼的要求较高，术后需要积极进行肩关节功能锻炼和康复治疗，恢复胸部和肩胛部肌肉力量。若患者不能配合这些术后的康复训练或有进行性加重的神经功能疾病就不应行盂肱关节融合。这些患者的斜方肌、肩胛提肌或前锯肌会麻痹或无力，盂肱关节融合后上肢依赖于这些肌肉活动，而明显的无力肯定会影响肩关节术后的功能。

三、其他治疗方法

若适应证选择正确，盂肱关节融合可有效恢复肩关节功能，即便盂肱关节融合使所有的旋转功能丧失，但成功的盂肱关节融合术可为患者提供一个稳定而有力的肩关节。当然，全肩关节置换要优于盂肱关节融合，但若前者失败，后者正是有益的补救方法，当然这时候融合手术的难度较大。

四、结 果

笔者的盂肱关节融合手术患者共 89 例，19～64 岁，但只有 68 例曾被报告过(表 48-1)。

在这 89 例患者中，72 例患有不可逆性的臂丛神经损伤，6 例有慢性肩关节不稳定和骨性关节炎，5 例有骨性关节炎，4 例是人工全肩关节置换失败术后患者，2 例感染患者。

表 48-1　盂肱关节融合的疗效

作者(年份)	病例数	术式或入路	患者平均年龄(范围)	平均随访时间(范围)	结果
Richards 等(1998)	11	骨盆重建钢板，30-30-30 位置	31.2 岁(19～53 岁)	25 个月	患者患有臂丛神经麻痹，全部融合
Kocialkowski 和 Wallace (1991)	4	盂肱关节螺钉固定联合外固定架(Hoffman 外固定架)	33、45、59、70 岁	1～2 年	所有患者牢固融合
Richards 等(1993)	57	骨盆重建钢板	31 岁(14～60 岁)	43 个月	57 例患者中 54 例融合；臂丛神经损伤和骨关节炎患者疗效非常满意；只要手的功能良好，可完成日常活动
Miller 等(2003)	25	一块或两块钢板，或单用外固定架，或单用螺钉	尸体标本研究	未知	在尸体标本上评估弯曲和坚固度；牢固程度递减：两块钢板，一块钢板，外固定架和螺钉，外固定架，螺钉
Ruhmann 等(2005)	43	螺钉或钢板	35 岁(11～82 岁)	6.7 年(5～36 年)	91%患者优良，12 例患者有并发症
Ruhmann 等(2005)	24	3 枚水平螺钉 3 枚垂直螺钉	尸体标本研究	未知	所有固定均牢固

初次盂肱关节融合多能使肩关节稳定。有 2 例患者发生肩峰肱骨融合，2 例用螺钉固定肱骨和肩盂的患者中有 1 例发生螺钉断裂，这例患者之后又进行了植骨手术；1 例患者感染。查体发现所有患者肩关节的融合角度均在最佳位置的上下 10°以内，不需要特别的技术检查融合的位置。18 例患者需要再次手术取出钢板，2 例发生钢板远端的肱骨骨折。

在 1993 年发表的回顾性研究 33 例患者的文章中有详细的功能结果报告，臂丛神经损伤的患者行盂肱关节融合后，上肢的日常活动功能(activities of daily living，ADLS)大部分取决于手功能的充分应用。绝大部分患者能完成腰部水平的活动(29 例)、洗脸(25 例)，但一些动作如淋浴(7 例)和梳理头发(5 例)较困难。

五、手术方法

(一) 体位和显露

盂肱关节融合手术中把关节融合在什么位置有较多的选择，尽管没有统一的标准融合位置，但所有术者都认为外展、前屈的位置最佳，再加上内旋更好。笔者认为最好的融合位置是将手放置到中线稍前，这样肘关节屈曲后可使手够到嘴。为让患者休息时舒服，外展的角度不应过大，笔者推荐 30°外展(临床查体测量而不是测量平片)、30°前屈、30°内旋，即“30-30-30 位置”。这个位置在术中容易摆放，术后手能够到嘴和前方的口袋，有时也可够到后方的口袋。尽管在术中不可能准确测量这个角度，但一般目测就可将关节融合到这个范围的误差控制在10°左右。

麻醉后患者取半坐卧位，患侧上肢游离，切口沿肩胛棘向肩峰前侧延长，再顺着肱骨干向下（图48-3A）将三角肌从肩峰前侧剥离，向远端劈开肌肉。因为伴有臂丛神经麻痹的患者行盂肱关节融合后没有三角肌功能，所以不必担心肌肉的神经问题。但是若三角肌功能存在，切口应弧形再进入三角肌胸大肌间隙，这样可保留三角肌肌群，外观上也更美观。切除所有的肩袖组织，肩峰下间隙和肱骨头剥离并去除表面软骨等组织，肩盂窝只可提供很小的一点融合区域，可尝试盂肱关节融合和肩峰肱骨成形术。肩峰下方去除皮质后可增加融合的面积，切除盂唇，用弧形骨刀切除肩盂表面软骨组织和软骨下骨。

（二）必需的器械、设备和内固定植入物

内固定需要一块10孔4.5mm的骨盆重建钢板（图48-3B），用预弯工具塑形钢板使之沿肩胛棘、肩峰至肱骨干。此种钢板可塑性强，在术中可精确地与所有患者的局部解剖一致。在肩峰处钢板要预弯成60°（图48-3C），并在预弯处的远端扭曲20°～25°（图48-3D）以与肱骨干一致，重建钢板上的孔允许螺钉成角拧入。

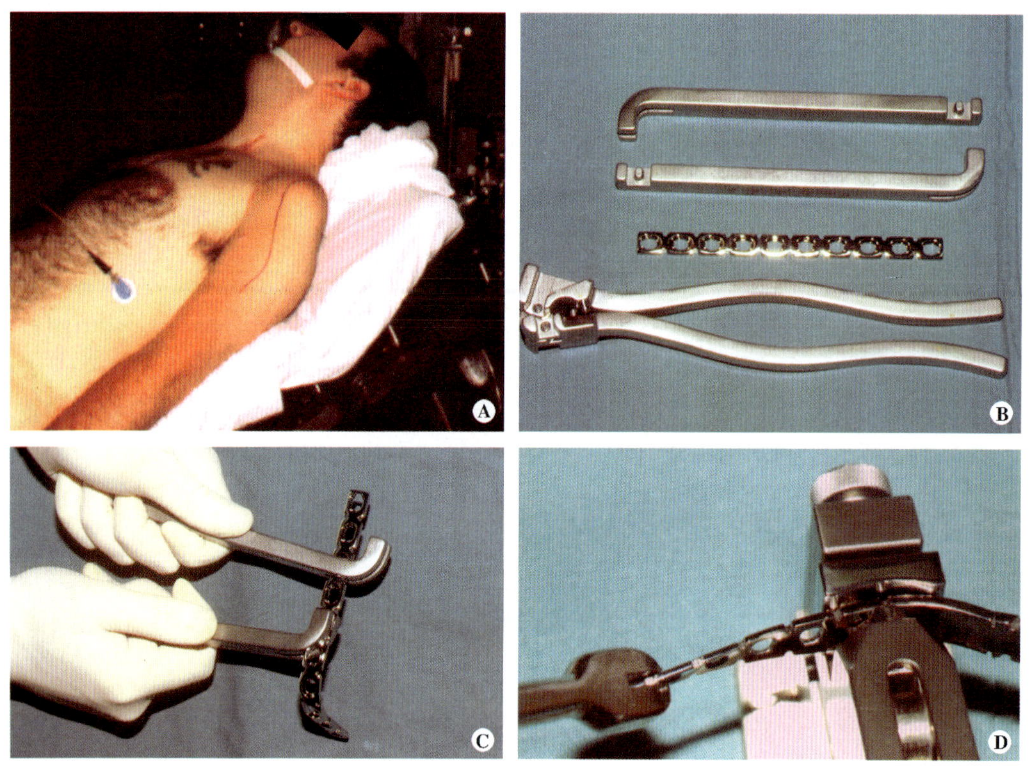

图48-3 A. 患者取半坐卧位，切口已标出。B. 钢板和预弯工具。C. 预弯钢板。D. 扭曲钢板（经允许引自 Richards RR, Waddell JP, Hudson AR: Shoulder arthrodesis for the treatment of brachial plexus palsy. *Clin Orthop Rel Res* 1985；198：250-258.）

（三）手术操作

切除肩袖并切除关节表面的软骨组织后，将肩关节摆放到30-30-30位置，从身体患侧

测量外展的度数。这种测量方法并没有考虑患者肌肉块大小或胖瘦的个体差异，但是从临床经验来看，一般在三个平面上的误差都不超过 10°。将肱骨头向上提拉与刮除干净的肩峰下方相贴，当肱骨外展并前屈 30°时肱骨头会自动与肩峰下方和肩盂窝相贴合（图 48-4）。用消毒过的折叠单子固定住患者的上肢以保持融合位置，牵拉手向中线内旋 30°，笔者尚未遇到需要术中透视测量外展角度的患者。

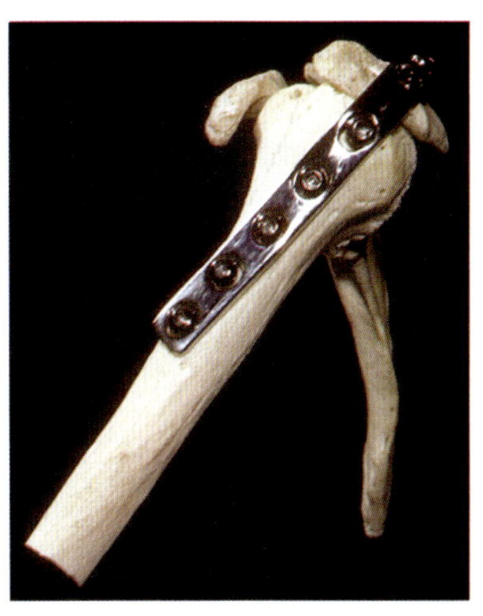

图 48-4 标本演示患侧上肢的位置摆放，30°位置有利于肱骨头与肩峰下方贴合增加融合面积

先用螺钉固定肱骨头和肩盂窝，这些螺钉可牢固保持融合位置，可用 2 枚（通常情况下）或 3 枚（有时）6.5mm 加压螺钉固定（图 48-5），但若肩盂外形较差只可用一枚螺钉固定。然后再用一枚螺钉从肩胛棘向喙突方向固定，因为肩胛骨皮质较厚，一定小心以避免钻头断裂。另一枚松质骨螺钉固定肩峰肱骨融合处，其余的钉孔用皮质骨螺钉固定，一般不能对肩峰截骨以利于加强肩胛骨和肱骨的固定。在肩峰外侧做出一个凹槽切迹以减少此处钢板的突出。一般不用自体骨，但若肩盂或肱骨缺损较大则必须植骨，多在全肩关节置换失败后改行盂肱关节融合时需要。

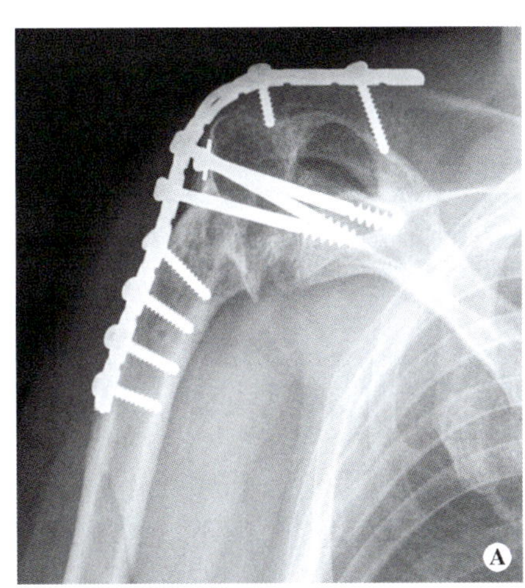

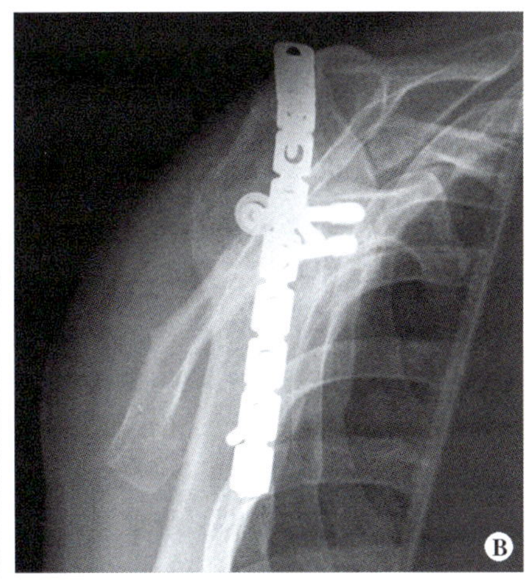

图 48-5 A. 钢板固定术后的前后片，3 枚松质骨螺钉固定肩盂处。B. 侧位片显示 2 枚螺钉经过钢板固定肩盂，另一位螺钉从钢板后侧加垫片后固定肩盂（经允许引自 Warner JP，lannotti jp，Gerber C：*Complex and Revision Problems in Shoulder Surgery*. New York，NY，Lippincott-Raven，pp 319-337.）

（四）切口闭合

若仍存在肱二头肌功能，应行肌腱固定术，以避免肱二头肌长头腱的远端位移造成上肢外观畸形。尽量用软组织覆盖钢板，以避免钢板在跨越肩峰时突出导致术后产生症状。

六、术后治疗

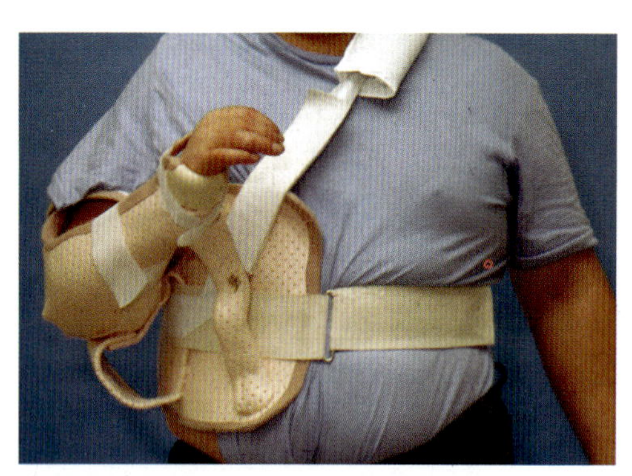

图 48-6 术后使用塑料支具支撑上肢 30°屈曲、30°外展、30°内旋

术后患者上肢用枕头和绷带固定维持位置，术后 24 小时用塑料制成的胸壁上肢外展支具固定(图 48-6)，若可能可在术前做好支具以便术后调整一下即可使用。佩带支具 6 周，这期间患者淋浴时只要上肢得到有效的支持可暂时解除支具。若骨质量较好、术中固定牢固、患者依从性良好，可考虑只用悬吊带而不用支具。术后 6 周拍摄平片并轻轻活动上肢检查融合的稳定性。

若术后 6 周内固定无松动，可换用悬吊带固定患肢，影像学上骨性愈合后才可轻微地在活动范围内锻炼。不过从影像学上判断融合是否牢固比较困难，内固定比较牢固时融合处骨痂形成很少。去除支具后可逐渐进行肌肉的训练，但至少 4 个月之后方能进行大量的活动。胸部肩胛肌肉的加强训练和活动练习一般可在术后 3 个月开始(图 48-7)。

一般不用再次手术去除钢板螺钉，若内固定物突出、其表面的软组织在穿衣或使用时患肢有疼痛可考虑取出内固定物。一定要让患者了解，刚取出钢板螺钉后原来局部存在应力集中处可能发生肱骨骨折，要让局部骨组织有一定的时间在应力重新分布后逐渐重建修复。

七、避免失误和手术并发症

在骨缺损时盂肱关节融合一定要植骨。根据骨缺损的程度范围和骨质量，可选择松质骨植骨、髂骨全层进行的结构性植骨、带血管的腓骨植骨。创伤、全肩关节置换后或肿瘤切除后盂肱关节融合一般都需要植骨。

尽管手术过程复杂，融合部位应力集中，术后康复活动比较困难，但术后盂肱关节不融合发生率非常低，若盂肱关节未融合，则应再次手术内固定，并植骨加强要融合部位。笔者遇到过几例患者肩峰肱骨处愈合而盂肱关节未融合(图 48-8)，其中一例患者的内固定物断裂，需要植骨。

肩关节周围有大量丰富的血运良好的软组织，所以盂肱关节融合术后发生感染的几率较低，若发生感染，必须手术清创，并静脉使用抗生素。如果内固定物仍保护融合部位的稳定性，就不应取出内固定物；感染患者取出任何内固定物时必须尽量保证融合的牢固性。

盂肱关节融合术后过多的外展上肢会造成胸部和肩胛肌肉群的应力过大，成年人很难适应大于 45°的外展姿势，融合处过度外展会产生明显的肩胛翼，患肢难以落到患侧胸壁。实际上，若盂肱关节融合时过度外展，一些患者的上肢根本无法接触身体躯干。

若患者融合得过度内旋(图 48-9)，患者难以将把手放到嘴边，也无法够到前后口袋。这些患者必须再次行肱骨旋转截骨矫形，笔者做过 4 例这样的患者。

很多在肩胛棘处使用内固定物的患者感到明显的皮肤触痛，因为患者要佩带支具，所以这种触痛非常麻烦，有文献报告发生皮肤刺激或溃疡的病例。使用可预弯的重建钢板可减少局部皮肤触痛，而且术后也不用取出。

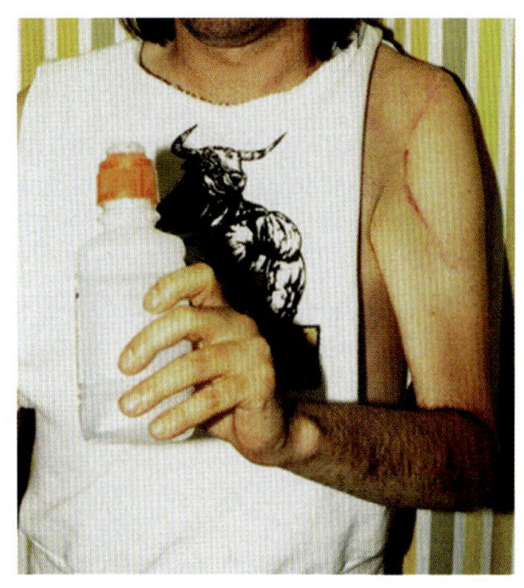

图 48-7　在 30-30-30 位置盂肱关节融合的患者的外观。患者还做了胸大肌肌腱移位术，屈曲肘关节后手部很容易够到嘴，松弛肩关节时，上肢可放松，肩胛骨无明显突出（经允许引自 Richards RR，Kostuik JP：Shoulder arthrodesis：indications and techniques，in Watson MS(ed)：*Surgical Disorders of the Shoulder*. Philadelphia，PA，Churchill-Livingstone，1991，pp 443-457.）

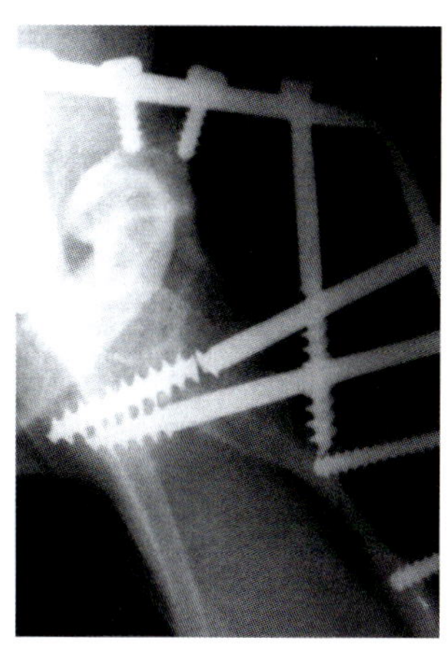

图 48-8　前后位片显示一枚松质骨螺钉因金属疲劳断裂，提示盂肱关节未融合。此患者之后进行了翻修，重新固定和植骨（经允许引自 Richards RR，Kostuik JP：Shoulder arthrodesis：indications and techniques，in Watson MS（ed）：*Surgical Disorders of the Shoulder*. Philadelphia，PA，Churchill-Livingstone，1991，pp 443-457.）

受伤时，患肢肱骨在内固定物的远端处可发生骨折，若骨折不稳定而融合已经牢固，作者认为可取出内固定物再固定骨折。若骨折无明显移位可采取保守治疗，但这非常少见（图 48-10）。

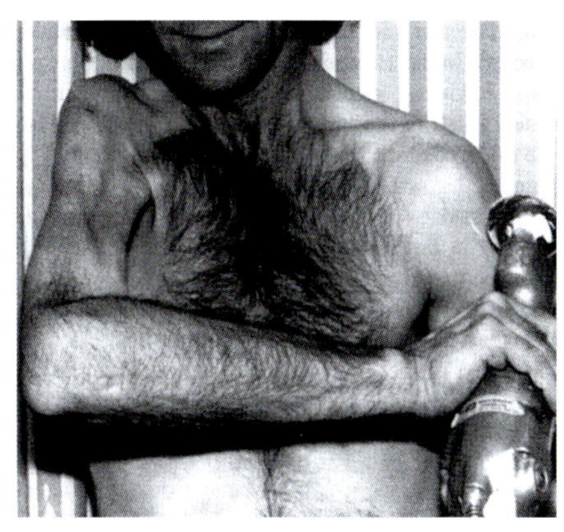

图 48-9　照片显示过度内旋的盂肱关节融合，一定注意术中内旋时保持上肢于功能位。此患者之后又进行了肱骨截骨术以调整上肢至功能位（经允许引自 Richards RR，Kostuik JP：Shoulder arthrodesis：indications and techniques，in Watson MS（ed）：*Surgical Disorders of the Shoulder*. Philadelphia，PA，Churchill-Livingstone，1991，pp 443-457.）

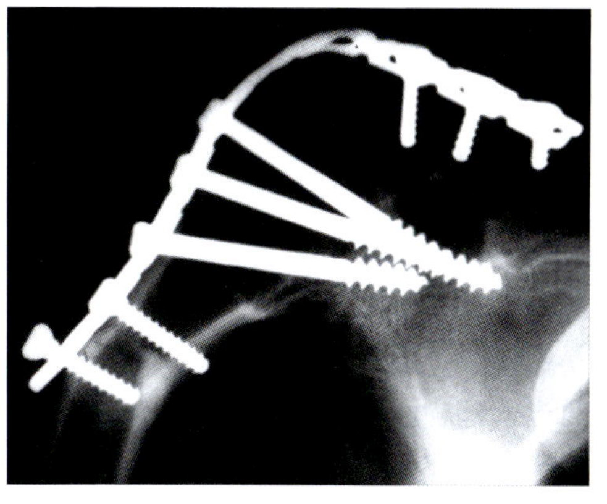

图 48-10　前后位片显示紧邻钢板远端患者肱骨干发生无明显移位的骨折。这种骨折绝大部分属于不稳定骨折并有移位，需要进一步内固定手术治疗

（徐宏兵　译）

参考文献

Chammas M, Goubier JN, Coulet B, Reckendorf GM, Picot MC, Allieu Y: Glenohumeral arthrodesis in upper and total brachial plexus palsy: A comparison of functional results. *J Bone Joint Surg Br* 2004;86:692-695.

Hasan JS, King C, Bierman JS, Kuzon WM Jr: Forearm musculofasiocutaneous flap to cover glenohumeral arthrodesis hardware during reconstruction of the flail upper extremity. *Ann Plast Surg* 2004;52:212-215.

Kocialkowski A, Wallace WA: Shoulder arthrodesis using an external fixation. *J Bone Joint Surg Br* 1991;73:180-181.

Kumar VP, Satku SK, Mitra AK, Pho RW: Function following limb salvage for primary tumors of the shoulder girdle: Ten patients followed 4 (1–11) years. *Acta Orthop Scand* 1994;65:55-61.

Miller BS, Harper WP, Gillies RM, Sonnabend DH, Walsh WR: Biomechanical analysis of five fixation techniques used in glenohumeral arthrodesis. *ANZ J Surg* 2003;73:1015-1017.

Morgan CD, Casscells CD: Arthroscopic-assisted glenohumeral arthrodesis. *Arthroscopy* 1992;8:262-266.

Richards RR, Beaton DE, Hudson AR: Shoulder arthrodesis with plate fixation: A functional outcome analysis. *J Shoulder Elbow Surg* 1993;2:225-239.

Richards RR, Sherman RMP, Hudson AR, Waddell JP: Shoulder arthrodesis using a modified pelvic reconstruction plate: A review of eleven cases. *J Bone Joint Surg Am* 1988;70:416-421.

Ruhmann O, Gosse F, Schmilke S, Flamme C, Wirth CJ: Osteotomy of the humerus to improve external rotation in nine patients with brachial plexus palsy. *Scand J Plast Reconstr Surg Hand Surg* 2002;36:349-355.

Ruhmann O, Kirsch L, Buch S, Kirshner S, Bohnsack M, Wirth CJ: Primary stability of shoulder arthrodesis using cannulated cancellous screws. *J Shoulder Elbow Surg* 2005;14:51-59.

Ruhmann O, Schmolke S, Bohnsack M, Flamme C, Wirth J: Shoulder arthrodesis: Indications, results and complications. *J Shoulder Elbow Surg* 2005;14:38-50.

Sjostrom L, Mjoberg B: Suprascapular nerve entrapment in an arthrodesed shoulder. *J Bone Joint Surg Br* 1992;74:470-471.

第 49 章　肩胛胸壁融合术

Lars Neumann,FRCS

一、适　应　证

肩胛骨胸壁间融合术(STF)初看起来范围相对广泛,似乎是不符合解剖的手术,但是在适应证掌握的情况下、在几种特殊的情况下,它是非常有用的。患者的选择非常重要,指征根据患者的不同有变化。STF 不能恢复正常的肩关节,但是可以治疗翼状肩胛的疼痛并提高功能。目的是消除病变的肩胛骨胸壁之间的关节对肩关节上举的影响,给肱骨提供一个稳定的支架以便外展肌发挥功能,也可以起到明显的美容功能。STF 曾经在以下的三组患者中报告是成功的。

第一组包括面肩胛骨肱骨失功能(FSHD)患者,是一种进展性的常染色体显性遗传肌肉营养不良性疾病,导致面肌、肩胛带肌、上臂肌甚至有些患者中还有腹肌力量的减弱。FSHD 累及一些肌肉较另外一些肌肉多,主要包括前锯肌、菱形肌、斜方肌、小圆肌、大圆肌。胸大肌和胸小肌受影响的程度一般较小。肩袖肌肉和三角肌一般不受影响,保留了外展功能和盂肱关节旋转的功能。FSHD 的患者经常有在试图上举肩关节时肩关节周围的明显疼痛,试图上举肩关节时被动牵拉了肩胛骨薄弱的运动肌和稳定肌,同时肩关节水平和肩关节水平以上的运动功能丧失。患者在上臂有支撑的位置一般无症状,仅仅在试图上举肩关节时才出现翼状肩胛(动力性翼状肩胛)。

第二组为臂丛神经损伤但是在有功能的肢体保留了上肢外展力量的患者。文献中报道了对于创伤后或者是医源性损伤后复杂病理变化的患者,STF 有良好的效果。这些患者较 FSHD 的患者更适合于肩胛骨胸壁间融合并对该手术寄予更多希望,因此,做细致的术前交代是很重要的。术后活动范围、力量和功能的受限制在肌营养不良患者可以被接受,但是在该群患者不一定被接受。

最后,STF 也可以用在单纯神经损伤的患者,例如胸长神经麻痹和副神经麻痹的患者,如果传统的肌肉移位因无合适的肌肉转移成为禁忌证的患者。

STF 的目标是在合适的位置稳定肩胛骨,以便其在外展肌发挥功能的时候其到一个稳定的支架的作用。在适合做该手术的患者中,在上举肩关节时出现翼状肩胛,因为没有肩胛骨的稳定肌肉,三角肌的肌力在上举肩关节时将肩胛骨抬离肋骨床。同时肩胛骨旋转肩盂表面朝向尾端,进一步限制上举。外展肌肉的相对强肩胛骨稳定肌肉相对弱之间的不平衡使得这一问题更加突出。这种情况与单纯胸长神经损伤的患者很相似,但在对可能受益于 STF 的患者,这个问题可能因为斜方肌力量的减弱而变得更差,斜方肌可使位于外侧的肩胛骨向下旋转。这会导致肩胛骨周围疼痛和功能受限。STF 将通过重建一个稳定的上举支架来恢复盂肱关节的功能,但因失去了肩胛骨胸壁之间关节在上举中的作用而不会恢复正常的肩关节的功能。而且有明显的美容的效果，在这些患者中典型的肩关节倾斜的情况将会消失（图 49-1）。

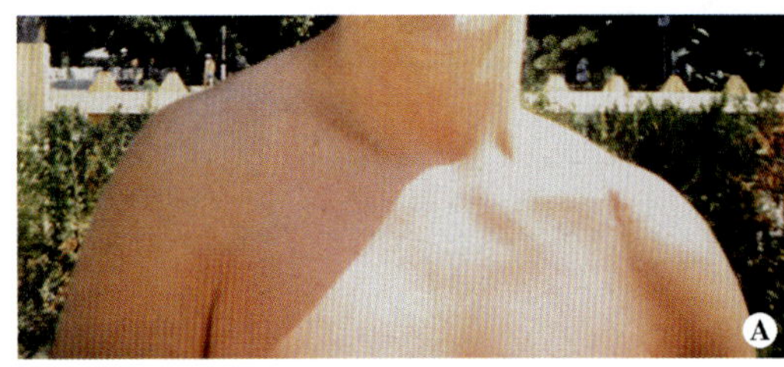
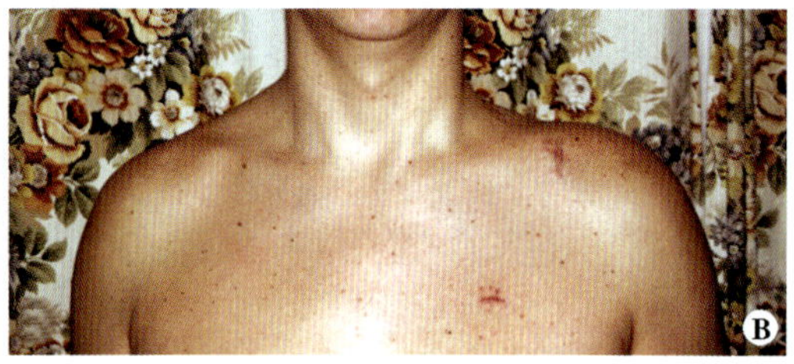

图 49-1 A. 创伤后单侧受累的翼状肩胛外形的术前照片（经允许引自 Jeon I-H，Neumann L，Wallace WA. Scapulothoracic fusion for painful winging of the scapula in non-dystrophic patients. *J Should Elbow Surg* 2005：4，400-406.）。B. 术后照片显示双侧肩关节对称

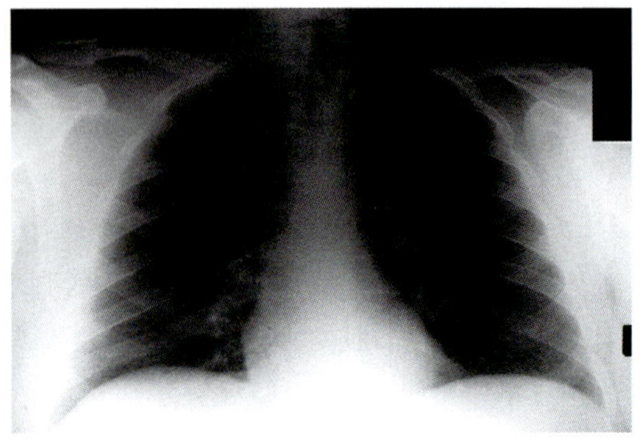

图 49-2 单侧患者的术前前后位胸片显示肩胛骨不对称，患侧的左侧肩胛骨位置异常

在手术之前要证实胸骨和肩胛骨关节之间的异常不是由于肋骨或者是肩胛骨的畸形造成的。因此需要做一个包含双侧肩关节的前后位片、双侧肩关节包含肩胛骨的真正的前后位 X 线片和一个肩胛骨的侧位片（图 49-2）。如果 X 线检查不确定，CT 会有所帮助。这种畸形是动力性的，依赖于照 X 线片时患者的体位和肩关节上举的角度。静态的影像可能对病理状态的反映不够清楚。

二、禁 忌 证

FSHD 对个人肌肉的影响情况变化很大。对于三角肌和肩袖肌肉力量弱的患者做 STF 时，应该向患者说明没有外展肌的作用，该手术起到的作用比较小。在 STF 手术后三角肌的肌力可能保持不变或者是有提高，但是没有预后的证据证明肌力会提高而不是减低。外形和肩胛骨周围疼痛可能会好转，如果患者能理解这个有限目标，单纯这点改善也可以是做该手术的理由。

患者必须理解手术的目标和有限性。希望力量和功能恢复的不现实、高要求的患者是该手术的绝对禁忌证。STF 的主要目的是减轻疼痛，改善外形和姿势。功能的提高也很有可能，但是对于个体患者的提高无法预测。

对于三角肌和肩袖肌肉有破坏或者失神经支配以及盂肱关节由于某种原因活动范围减小的患者，STF 的效果受到限制。应该为这些患者提供另外的替代治疗的方法。对于有潜在疾病可能影响外展肌肌力的患者都应该做仔细的术前诊断实验，包括肌电图、肌力肌肌力测试，确定外展肌有足够的肌力（大概 4～5 级）。详细地了解神经肌肉异常的程度对治疗方案的确定很有必要。

肺功能的减弱与 STF 相关，因为该手术使胸廓的弹性下降。术后肺活量平均下降超过 20％，因此对于肺功能异常的患者不考虑行 STF 手术。

三、其他治疗方法

将胸大肌的肱骨止点转移到肩胛骨的下缘是 STF 的一种替代治疗的方法，有较好的效果。适合做胸大肌转位的典型的患者是单纯的胸长神经损伤者。肌肉转位曾经有报道称会随着时间的推移减弱或者是被拉伸，而失去最初的效果。外形方面的副作用包括失去了前方的腋皱褶、瘢痕或者是在筋膜供给处的肌疝。胸大肌转位的禁忌证是其他肌肉力量的减弱（包括前锯肌在内），这在 FSHD 患者中较常见。结果很大程度上依赖于患者的依从性和好的胸大肌的功能。

提肩胛肌和菱形肌的转位在单纯副神经麻痹患者中是成功的，但是剩余肌肉的功能好才有好的结果。

肩胛骨固定术也是一种稳定肩胛骨的软组织手术方式，目标是创造一种肩胛骨和胸壁之间的纤维融合而不是骨性融合。有几种不同的方式，用筋膜带或者是聚酯带将肩胛骨固定到肋骨或者是棘突上。同样目标是用静态的方式将失去功能的肩胛骨动力肌和稳定肌固定，从而阻止肩胛骨的异常旋转和翼状肩胛骨。肩胛骨固定术有时也会与肌肉转移手术联合进行。有的研究报道在可以做肩胛骨融合术的患者中行肩胛骨固定手术也是成功的。长期随访的结果比较受关注，特别是移植物随时间的推移是否会被拉伸。

可以试用支具保守治疗的方法，但是患者的依从性比较差。对于广泛性肌力减弱的患者例如 FSHD 患者，应用支具是繁重的并且是困难的。

四、结　　果

表 49-1 总结了超过了 100 例的 STF 患者的结果和一些报道中的肩胛骨固定术的结果。如前所述正确的患者选择对于取得良好的效果是必要的。不管诊断为何种疾病（FSHD 或者是神经损伤），在适应证选择合适的患者因肩关节上举导致的疼痛会缓解。在外形方面，可以获得一个更好的肩关节的外形。

表 49-1　肩胛胸壁融合术结果

作者（年份）	肩关节数目	技术类型	手术类型	患者平均年龄（范围）	平均随访时间（范围）	结果
Ketenjian (1978)	5	全部 FSHD	肩胛固定术 3 例阔筋膜固定在肋骨上	25 岁（24～27 岁）	34 个月（22～60 个月）	外展提高（平均 33°）无并发症
Copeland 和 Howard (1978)	11	全部 FSHD	胫骨连接植骨 2 枚螺钉固定到 3 根或更多肋骨 加松质骨植骨	30 岁（11～59 岁）	11.3 年（6 月～22 年）	随访过程中持续有功能提高美容效果，方肩术后平均上举 90°、外展 100° 2 例肋骨应力骨折，2 例螺钉退出，1 例不融合

续表

作者(年份)	肩关节数目	技术类型	手术类型	患者平均年龄(范围)	平均随访时间(范围)	结果
Leturnel等(1990)	16	全部 FSHD	第四肋骨经窗穿过肩胛骨 6孔钢板和钢丝环扎2块钢板加强	17～36岁	69个月(24～133个月)	前屈由75°提高到108° 功能提高 一例患者肺活量减小 3例气胸,肋骨应力骨折 肋骨不连 肩胛骨双侧应力骨折
Bizot等(1993)	8	胸长神经麻痹	用钢丝环扎3～5根肋骨和自体植骨材料	39岁(22～57岁)	6.3年(1～15年)	2例胸腔引流,1例冻结肩 3例不融合,1例骨折融合 外展由72°提高到93° 要小心选择该诊断的患者
Bunch(1993)	17	全部 FSHD	内侧和外侧钢丝环扎3～5根肋骨和自体植骨材料	17～48岁	未知	所有患者均获得融合 外展由65°提高到125° 3例患者轻到中度并发症
Twyman等(1996)	12	全部 FSHD	钢丝环扎6根肋骨	30岁(17～44岁)	48.5个月(12～80个月)	7例并发症(气胸、臂丛神经 损伤、非融合性肋骨应力骨折) 前屈从56°提高到96°
Atasoy和Majd(2000)	5	臂丛或胸长神经损伤	肩胛骨固定术用阔筋膜捆绑3～4肋骨	38岁(26～47岁)	79个月(39～132个月)	1例很好,4例好 平均术后外展128°(113°～150°)
Jeon等(2005)	6	所有无肌肉萎缩	加强环扎4根肋骨和自体植骨材料	30岁(22～39岁)	49个月(28～89个月)	4例无痛,2例轻度疼痛 主动上举从80°提高到98° 1例无症状非融合 所有患者去除硬件
Diab等(2005)	11	全部 FSHD	加强环扎4根肋骨和自体植骨材料	17岁(11～22岁)	6.3年(2～10年)	6例很好,3例好,2例可 初始平均上举145°(110°～160°) 随三角肌肌力减弱,活动范围随时间减小 无并发症
Krishnan等(2005)	24	不同病理	自体植骨材料用加强钢丝环扎	未知	未知	91%患者功能提高疼痛缓解 超过50%患者有并发症

在这些患者中肩关节下垂的外形会使衣服在肩关节上滑落,在有些患者当中会导致颈部疼痛,这些症状也可以通过STF手术缓解。有些患者不喜欢方肩的外形,这是肩胛骨与棘突的连线成20°的结果。大多数患者上举能够达到100°,根据具体病变的情况而不同。上举可提高至少30°,因为所有的患者手术后都可以将胳膊上举超过肩关节水平(图49-3)。

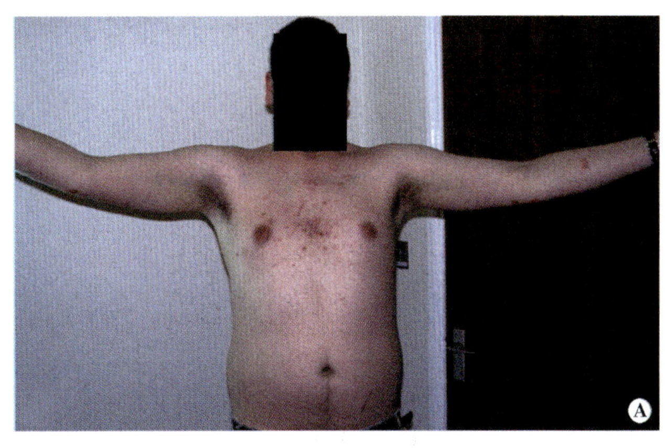
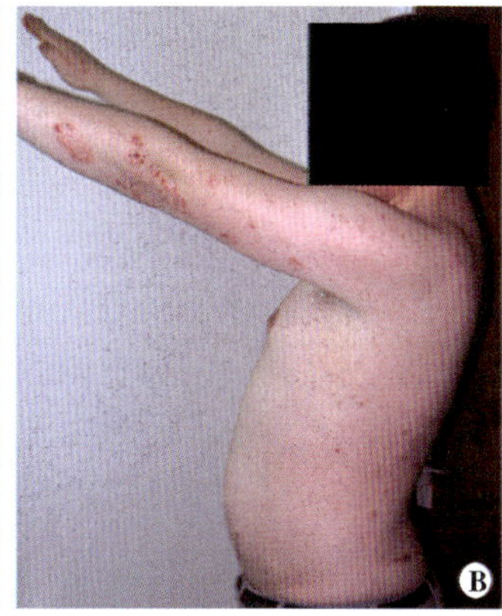

图 49-3 双侧肩胛骨融合术的外展(A)和前屈上举(B)照片

肩关节外展和上举的力量也有望提高,重要的外展的肌力有持续的提高。尽管该手术没有直接限制盂肱关节的旋转,但是经常看到轻度的后伸和内旋外旋受限。这些限制会造成清理个人卫生时的一些困难。在一些 FSHD 的患者,三角肌的肌力可能随着疾病的进展而减小,最初好的结果可能随着时间的推移而变坏。

尽管所有的研究都报告了一些并发症,但是这些并发症通常都不严重,而且通常都是可以治疗的。可能会有肺活量的减少,但是在这组患者中很少造成主诉。在融合术后的早期,肋骨应力性骨折并不少见,但是骨折愈合后并没有带来其他长期的问题。

五、手术方法

有几种不同的 TSF 融合技术有报道。所有的技术的基本目标是:获得即刻的、强有力的、稳定的肋骨和胸廓之间的初始固定,通过钢丝、钢板或者两者联合应用来固定,通过植骨的帮助来建立肩胛骨内侧与肋骨之间的坚强的骨性融合。

肩胛骨非常的薄,其椎体缘有一定的厚度,报告说在距内侧椎体缘 1cm 处,厚度为(4±1)mm,骨的强度如果做单纯的内固定不够坚强。钢丝切割薄的骨质,或者是螺钉(即使用垫圈加强固定)拔出有限厚度的肋骨的风险是比较大的(图 49-4)。肋骨钻孔也产生了应力性孔道,这增加了肋骨骨折的风险。有几种加强固定阻止这些并发症同时提供安全植骨压力的方法。钢丝环扎肋骨联合应用钢板或者是钢针在肩胛骨内侧缘加强固定,看来是最好的固定方式。

(一) 体位和显露

患者置于俯卧位,双侧肩关节朝向下方,如果可能,双侧肩胛带肌肉放在同等的被动张力状态下(图 49-5)。非手术侧的前臂放置到手位于前额的位置。肘关节放置在手术床的一侧,轻度向前,以便使肱骨与肩胛骨在同一个平面。在该体位肩胛骨贴于胸廓上,肩胛骨的内侧缘与胸棘突的连线成 20°角。肩胛骨在该位置肩盂表面轻度朝上(图 49-6)。

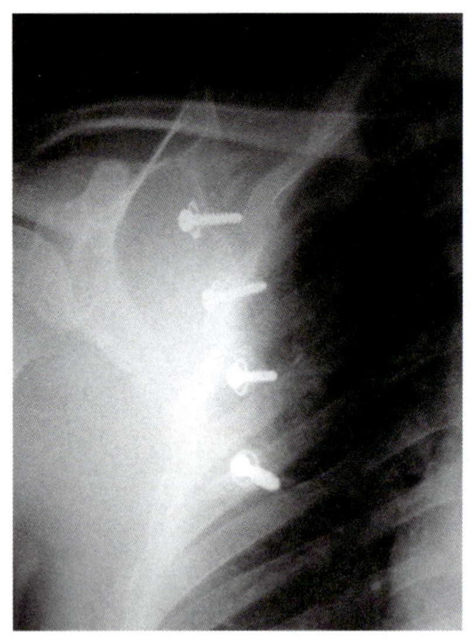

图 49-4 前后位 X 线胸片显示术后两周螺钉和植骨材料固定失败(经允许引自 Jeon I-H, Neumann L, Wallace WA: Scapulothoracic fusion for painful winging of the scapula in non-dystrophic patients. *J Should Elbow Surg* 2005:4,400-406.)

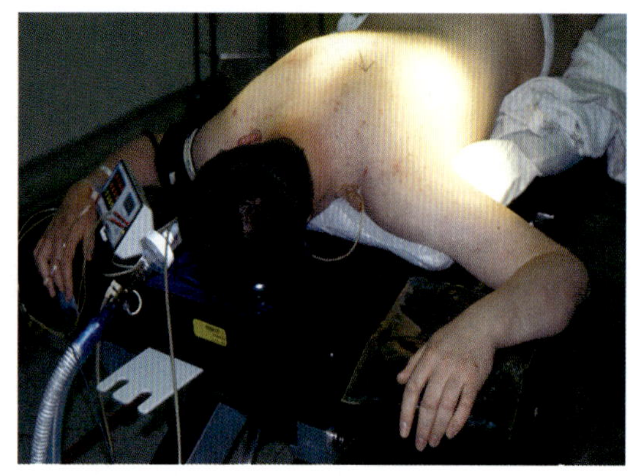

图 49-5 左侧肩关节做手术的患者的合适体位

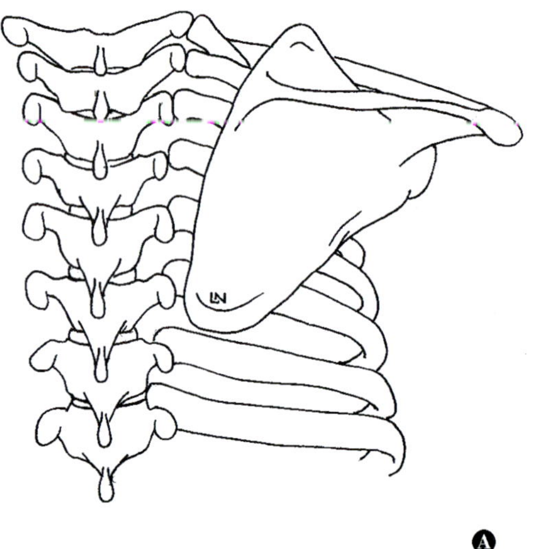

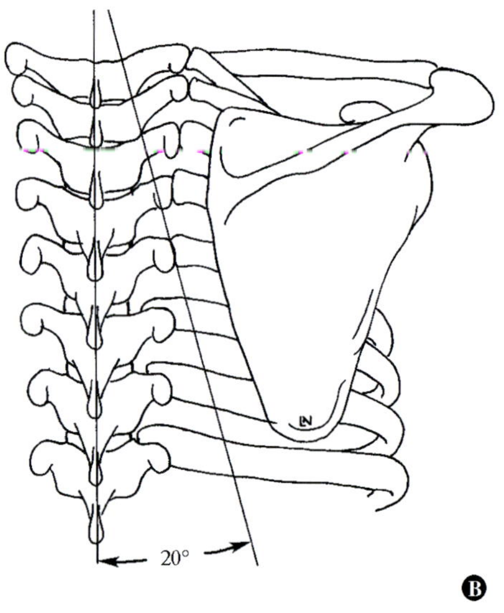

图 49-6 A. 肩胛骨的异常位置,肩胛骨的内上角突起肩盂表面朝向下方。B. 肩胛骨在胸廓上的正确位置,肩盂轻度向上

患者准备消毒普手术巾,显露出健侧的肩胛骨内侧缘患侧整个肩关节和上臂。患侧上臂放置的位置与健侧对称,双侧的髂后上棘也应该显露。尽管双侧上臂放置对称,患侧肩胛骨的位置较健侧常常是更靠外,特别是在肌肉明显萎缩的患者。

切口的方向与脊柱平行，与健侧的肩胛骨内侧缘对称。双侧患病的患者，切口位于肩胛骨的内侧缘的位置。FSHD 的患者斜方肌常常是严重萎缩的，将其沿皮肤切口的方向分开。分离菱形肌和肩胛提肌以便显露肩胛骨内侧缘。将肌肉从肩胛骨表面前方（前锯肌和肩胛下肌）和后方（冈上肌、冈下肌、小圆肌）分离开，前方和后方各显露 3～4cm。在肩胛骨的后方显露必须延伸到冈上窝（图 49-7）。

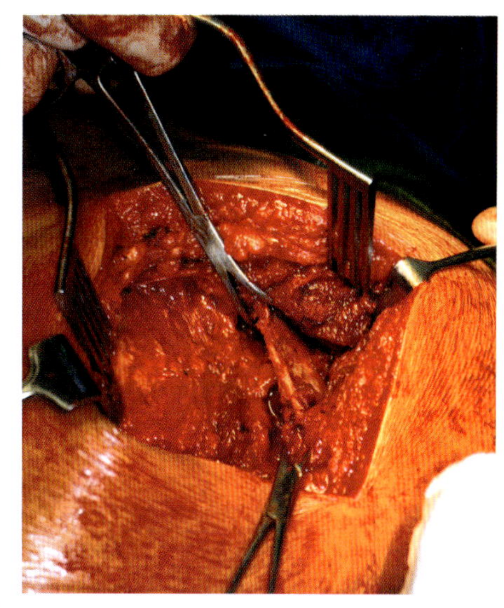

图 49-7 术中照片，从手术床的上方观察显示左侧肩胛骨内侧缘和下方的肋骨

在保留的肌容量比较大的患者，肩胛骨前方内侧的肌肉可能需要切掉一部分，以便肩胛骨能良好的贴合到胸廓和肋骨上。为辨认参与到融合的肋骨，用两把锐利的巾钳将肩胛骨的内缘提起，然后放置到与对侧肩胛骨对称的位置。肩胛骨的正确位置是肩胛冈的内侧缘放置到肋骨角的水平。肩胛骨的内侧缘与胸棘突的连线应该成一个向远端开放的接近 20°的角，这个角度比健侧的角度大。

当做双侧的肩胛骨融合术时，双侧的肩胛骨必须放置到胸壁上绝对对称的位置上。当患者放置到上述的位置上时，肩胛骨的位置无论是向近端还是远端的位置是默认的。肩胛骨过于靠内侧或者过于靠下方会导致臂丛神经的损伤。

（二）手术操作

计划参与融合的肋骨要从肩胛骨的内侧缘处向外显露 5cm 并去皮质。4 根肋骨是足够的，通常是第 3～6 肋骨，也可以扩大到 5 根肋骨融合以分散应力。在肩胛骨内侧缘放置的位置做肋骨的骨膜下剥离。作者放置 18G 的钢丝环绕肋骨，在环扎钢丝时避免损伤肋间神经和血管。

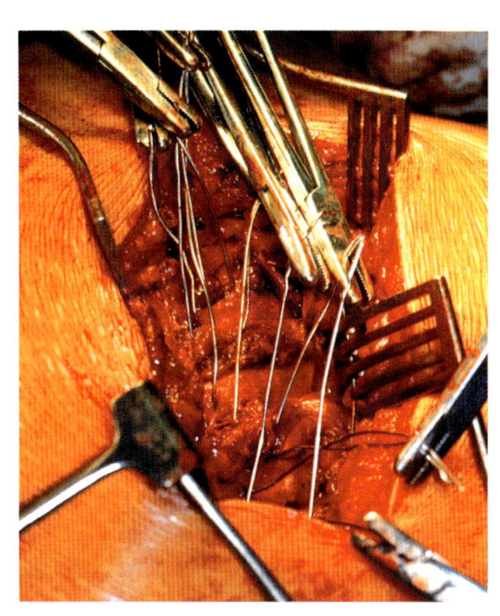

图 49-8 钢丝已经穿过肋骨

为避免刺破胸膜腔，笔者喜欢用双股钢丝，将其钝头穿过肋骨。笔者认为肩胛骨在内外方向上可能有不稳定和滑动，在最上方和最下方肋骨的双股钢丝中的一股可以穿过肋骨的钻孔。钻孔的位置应该在肩胛骨的内侧缘所处的位置。这附加的一步，会产生应力性孔道，并导致应力性骨折。每根双股钢丝接着穿过肩胛骨上相应水平的钻孔，其中 1 根在肩胛冈以上 3 根在肩胛冈以下（图 49-8）。肩胛骨上的孔应该距肩胛骨的内侧缘 2～3cm。

植骨材料从髂后上棘处获得，双侧的髂后上棘都都可以应用。如果做双侧 STF 时，记住不要将双侧的髂后上棘都用在一侧做植骨材料。如果自体骨移植不可供，可以应用同种异体植骨材料。

金属棒例如拉什针或者是钢板例如重建钢板可以塑形后放置到肩胛骨的内侧。金属棒或者是钢板要有弹性，以便有好的可塑性和压力在参与融合的肋骨处。在肩胛冈的内侧处做出一个切迹，以便钢板在此通过。钢丝的一头穿过肩胛骨上钻好的孔（图 49-9A）。在复位试验时将肩胛骨放置到事先设计好的位置上。这时患侧上臂必须放置到与健侧对称的位置上。将钢丝松松地捆到加强装置上，并将植骨材料放置到肩胛骨和肋骨之间的界面上。植骨条和剩余的移植材料放置到融合节段的肋骨之间。将肩胛骨放置到正确的位置，用巾钳固定，将钢丝拧紧，折弯并剪断。钢板或者是钢针可以阻止钢丝切割肩胛骨，即便是钢丝在融合节段为维持稳定加了很大压力（图 49-9B）。

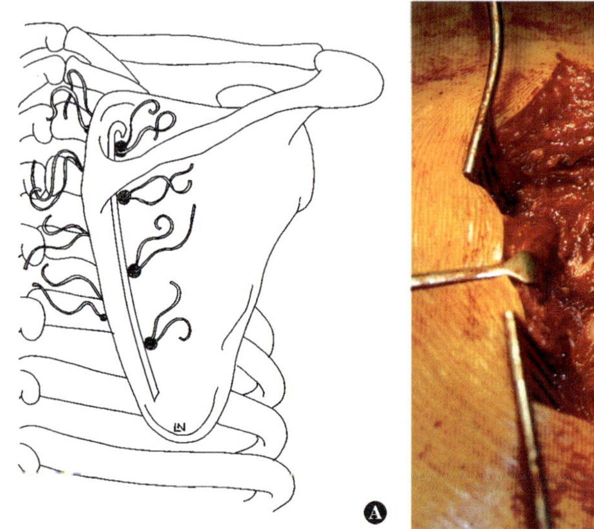

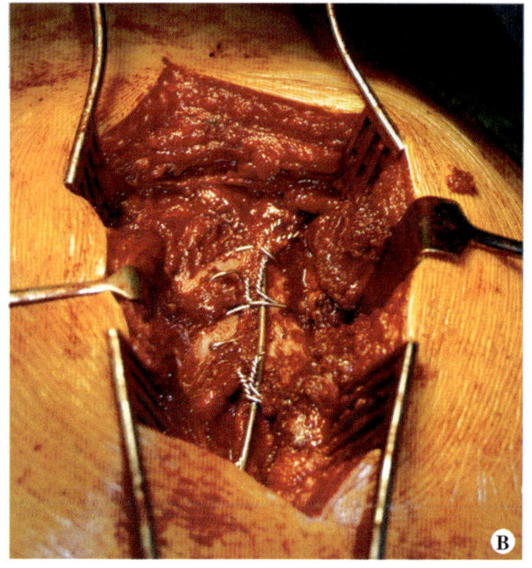

图 49-9　A. 双股钢丝穿过 4 根肋骨和肩胛骨内侧骨孔并用拉什针加强固定。这是加强固定，钢丝可以固定更紧，并且减少钢丝切割肩胛骨的风险。B. 钢丝已经穿过肩胛骨的孔并在加强拉什针上拧紧固定

（三）切口闭合

在关闭伤口前，将生理盐水灌到伤口以检查是否有胸膜的破损。如果有胸膜破损，应该放置胸腔闭式引流。将肌肉覆盖到创面上以覆盖任何的硬质的突起。菱形肌和肩胛提肌重新缝合到止点处，目的是恢复外形和覆盖植入物，它们不再有功能。斜方肌对端缝合，皮下组织和皮肤根据具体外科医生的喜好关闭缝合。

术后拍摄胸片以评估肩胛骨的位置，并发现潜在的气胸或者是血胸（图 49-10）。

六、术后治疗

坚强的骨性融合需要一段时间，因此需要相对较长时间的术后制动。肩关节的外展上前屈上举给融合部位带来相对较多的应力。根据医生对固定稳定性的信心以及患者依从性的不同，手术侧上肢可以放置到人字石膏、支具或者是单纯 Velpeau 吊带上。如果要用人字

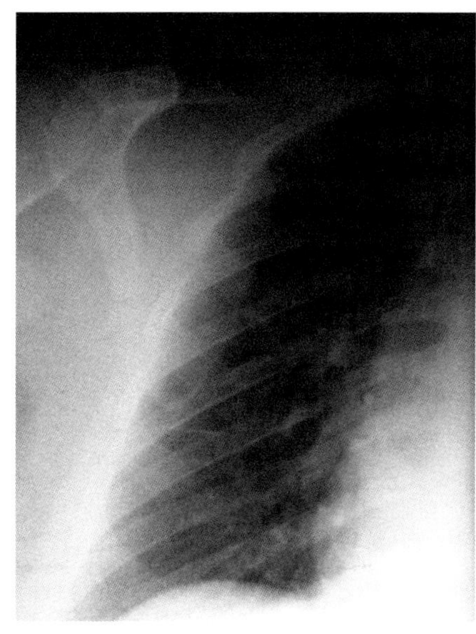
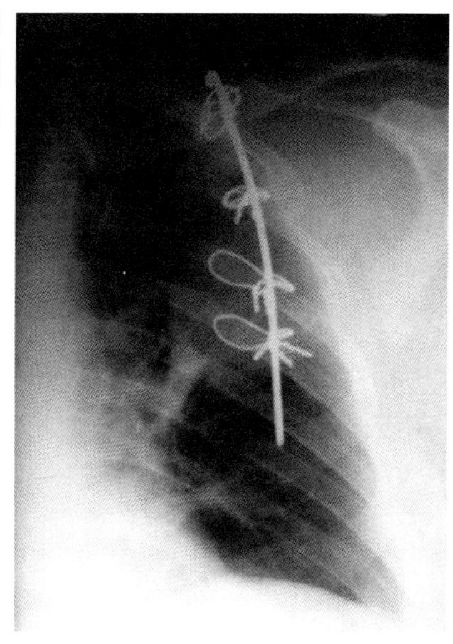

图 49-10　图 49-2 患者术后的前后位 X 线胸片，显示左侧肩胛骨 STF 术后双侧肩胛骨的对称性

石膏，要术前在患者坐位配合的情况下准备。人字石膏应该是前后托的，应该能在关闭切口后患者在手术台上时就可以用。另外可以用商业化制造的支具。如果严格制动，肩关节应该放置到外展 30°的旋转中立位，以便患者能清理腋窝的卫生。

如果固定良好并且患者能很好理解完全制动，可以应用吊带，但是吊带要一直应用，只是在清理个人卫生时可以去除。肩关节不能外展。在支具或者是人字石膏上的完全制动要 4 周，接下来 4 周用宽吊带悬吊，不做运动。

如果术后两个月的 X 线检查显示固定情况不变，有愈合的征象，可以开始小幅度地活动。最初的几周仅仅可以做钟摆动作和肘关节及手的运动。不要试图做主动或者是被动的上举动作。正式的主动和被动功能锻炼应该在手术后 3 个月开始，或者是在确定的放射学愈合之后开始。功能锻炼可以在患者症状允许的范围内增加，同时做三角肌和肩袖肌肉的物理治疗支持。

患者可能会有偶发的外展肌的酸痛或者是疼痛，患者在学会调整动作并适应融合之后这些症状会消失。但是应该教会患者如何在融合带来的功能受限的情况下完成日常活动，以及怎样避免不正确的姿势和运动方式，这些情况可能导致继发的问题例如后背疼痛。

七、避免失误和手术并发症

STF 总体来说是安全的手术，但是也有一系列的并发症需要提及。术中最主要的风险是气胸，因此在剥离肋骨是必须十分小心。血胸很少见，但是在关闭切口之前要检查胸膜漏并且仔细止血。如果需要胸腔引流管，当患者仍然在患者麻醉状态下比较容易放置。

在游离肋骨时有损伤肋间血管神经束的危险，在肋骨的下缘做仔细的骨膜下剥离是必要的。

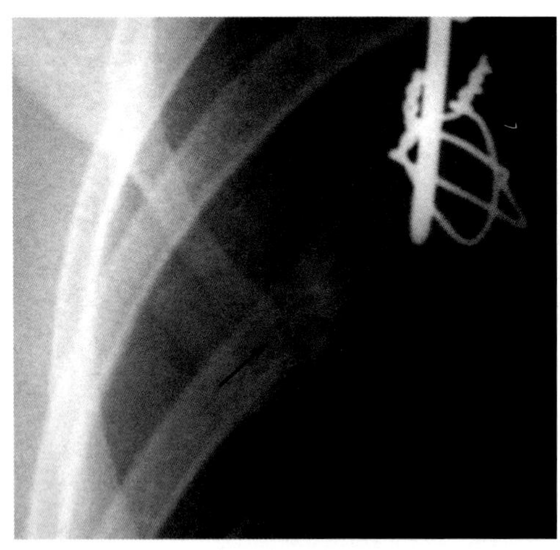

图 49-11 前后位胸片显示在 STF 术后愈合后的肋骨应力性骨折

将会发生融合的骨的体积是有限的。术中骨折或者是术后应力性骨折的风险是很大的，固定物的拔出时有报道。避免这些情况的唯一途径是获得尽可能稳定的固定，用外科医生认为必要的尽量多的肋骨，在薄的肩胛骨上用加强装置，以便在所有的肋骨水平有强的压力。肋骨的去皮质和为钢丝及螺钉钻孔也产生了应力性孔道，应该注意尽量保留骨质。

很多作者报道了愈合后的应力性骨折，通常这些骨折可以通过简单的制动而愈合（图 49-11）。

对很瘦的患者，固定会导致不适感，医生和患者应该准备在愈合后去除固定物。

（王 强 徐宏兵 译）

参考文献

Atasoy E, Majd M: Scapulothoracic stabilisation for winging of the scapula using strips of autogenous fascia lata. *J Bone Joint Surg Br* 2000;82:813-817.

Berne D, Laude F, Laporte C, Fardeau M, Saillant G: Scapulothoracic arthrodesis in facioscapulohumeral muscular dystrophy. *Clin Orthop Relat Res* 2003;409:106-113.

Bigliani L, Perez-Sanz JR, Wolfe IN: Treatment of trapezius paralysis. *J Bone Joint Surg Am* 1985;67:871-877.

Bizot P, Teboul F, Nizard R, Sedel L: Scapulothoracic fusion in serratus anterior palsy. *J Shoulder Elbow Surg* 2003;12:561-565.

Bunch WH: Scapulothoracic fusion for shoulder stabilisation in muscular dystrophy. *Minn Med* 1973;56:391-394.

Copeland SA, Howard RC: Thoracoscapular fusion for faceoscapulohumeral dystrophy. *J Bone Joint Surg Br* 1978;60:547-551.

Diab M, Darras BT, Shapiro F: Scapulothoracic fusion for facioscapulohumeral muscular dystrophy. *J Bone Joint Surg Am* 2005;87:2267-2275.

Harryman DT II, Walker ED, Harris SL, Sidles JA, Jackins SE, Matsen FA III: Residual motion and function after glenohumeral or scapulothoracic fusion. *J Shoulder Elbow Surg* 1993;2:275-285.

Hawkins RJ, Willis RB, Lichtfield RB: Scapulothoracic arthrodesis for scapular winging, in Hawkins RJ, Morrey BF, Post M (eds): *Surgery of the Shoulder*. St Louis, Mosby Year Book, 1990, pp 356-359.

Jeon I-H, Neumann L, Wallace WA: Scapulothoracic fusion for painful winging of the scapula in non-dystrophic patients. *J Shoulder Elbow Surg* 2005;14:400-406.

Ketenjian AY: Scapulocostal stabilisation for scapular winging in facioscapulohumeral dystrophy. *J Bone Joint Surg Am* 1978;60:476-480.

Kocialkowski A, Frostick SP, Wallace WA: One-stage bilateral thoracoscapular fusion using allografts. *Clin Orthop Relat Res* 1991;273:264-267.

Krishnan SG, Hawkins RJ, Michelotti JD, Lichtfield R, Willis RB, Kim YK: Scapulothoracic arthrodesis: Indications, technique and results. *Clin Orthop Relat Res* 2005;435:126-133.

Letournel E, Fardeau M, Lytle JO, Serreult M, Gosselin RA: Scapulothoracic arthrodesis for patients who have facioscapulohumeral muscular dystrophy. *J Bone Joint Surg Am* 1990;72:78-84.

Sakurai M: Thoracic scapulopexy for restoration of arm elevation in facioscapulohumeral type muscular dystrophy, in Bateman JE, Welsch RP (eds): *Surgery of the Shoulder*. Philadelphia, PA, Decker, 1984, p 255.

Twyman RS, Harper GD, Edgar MA: Thoracoscapular fusion in facioscapulohumeral dystrophy: Clinical review of a new surgical method. *J Shoulder Elbow Surg* 1996;5:201-205.

第 9部分　冻结肩的治疗

第 50 章　粘连性关节囊炎的关节镜下关节囊松解术

Tim D. Bunker, MD, FRCS

一、适 应 证

因为在过去十多年里对这个病的研究和对这个病的进一步的认识，使得粘连性关节炎和冻结肩的术语被误用乃至过度地使用。对此做广泛的评述已经超出了本章的范围，所以在此将着重于特殊的适应证和技术上的一些细节。

传统上，挛缩的肩关节通过观察可以确保在 18 个月至 2 年后情况能得到改善。然而，文献已证实对于较早阶段的原发粘连性关节炎运用关节镜下松解可获得更好的疗效。

同其他任何的肌肉骨骼疾病一样，粘连性关节炎有不同的严重程度。有些患者仅有轻微的挛缩因此消散迅速，相反另一些患者则可能有很严重的挛缩。大约 10％的患者情况较严重。男性，特别是合并有 2 型糖尿病、严重的掌腱膜挛缩症、双侧的关节粘连、外旋程度在－10°、早期的关节粘连患者，关节的轻微僵硬可能（经常）与肩袖由于撞击造成的病症相混淆。这种混淆可能通过低限度的治疗获得一个好的结果。轻微病变的患者不需要治疗，因为他们可能通过任何方法得到改善。

然而，大多数的患者处于这两者之间。对这些患者而言，手术的适应证就是在夜里被疼痛唤醒。如果疼痛足够严重，甚至让患者每天晚上疼醒或一晚醒来多次，那么关节镜松解术应该被考虑。当这些症状伴随着僵硬和疼痛时，这个病例有很强的外科治疗指征。在这个阶段，外科治疗的风险和得益都应告知患者。风险包括全麻的问题及 10％的失败率，感染的风险大约为 1/3000。

二、禁 忌 证

镜下关节囊松解术的禁忌证包括轻微疼痛不影响休息病变，逐渐好转的疾病，有内科并存症不能耐受外科手术的患者。90％的患者不经治疗最后疼痛都能够获得缓解，患者不应该再去冒麻醉和手术的风险。

按照惯例，明智的说法是在挛缩肩关节的疼痛阶段早期干预是错误的，但这种假定已被其他人所驳斥。事实上，大多数患者在头 3 个月里乐观地认为情况将会好转，他们愿意去寻求一些药物作为非外科治疗。然而，那些 6 个月仍没得到改善的患者常常会去寻求外科咨询。笔者推荐为那些已明确诊断、症状严重的患者手术。没有证据显示早期关节镜的松解对患者有害。对合并糖尿病的患者而言可能存在挑战，然而，已发表的文献显示这类患者同样获得了较好的结果。

三、其他治疗方法

对比选择治疗的结果受到了大量夹杂因素的限制，包括①诊断不充分；②缺乏可控的组群；③低效率的研究；④结果直接评估的失败。这些夹杂因素同样存在于手术及非手术治疗中。

许多随机的、前瞻性的研究显示类固醇并不比功能锻炼及安慰剂有效。然而，从事这些研究的许多作者可能被指责在报道冻结肩疼痛时没有区分原发性和继发性冻结肩。在最近的一项随机研究中，在 6 周的时候接受类固醇的患者疼痛较安慰剂组减轻，但活动范围未得到改善，但在 16 周时的时候两组结果是相似的。在另一组随机安慰剂对照研究中，在 6 周的时候接受类固醇的患者肩部疼痛有明显好转，评分结果好于那些活动毫无改善的安慰剂组，但 12 个月的时候两组患者所有的测量结果都得到了相同程度的改善。

物理治疗的研究报告也显示出不同的结果。一些报告显示过激的物理治疗可能延长疾病的自然病程，其最后评分甚至低于那些在家日常锻炼的病例。另一些报告显示早期物理治疗对活动度的改善甚至超过了类固醇组和安慰剂组，但是第 16 周时可能有较重的疼痛症状患者得到缓解，但功能活动上无可测量性的差异。亦有报告在随访的任何阶段物理治疗组同安慰剂组并无差异。

用或不用类固醇的关节扩张也已被检验，但是大多数的研究的缺点是样本量太小，而且同时运用了关节扩张、类固醇和物理治疗，重复治疗，缺乏一个有效的分组。研究两年多未经治疗的患者显示 90%有明显改善。

麻醉下的手法松解是近十年来外科治疗的主要方法，广泛报道是行之有效的相对迅速的改善方法。然而，手法松解术存在软组织损伤，骨折和肩袖撕裂的风险。也许手法松解术最重要的角色应该是联合关节镜下关节囊松解术，这可以在一个可控的条件下施行。

四、结　　果

对于一名有经验的肩关节外科医生来说关节镜下关节囊松解已经改变了关节囊挛缩的治疗方法。表 50-1 提供了一组简要的十多年的研究数据。对比手法松解术和关节镜松解两者对活动范围的改善效果相似，但镜下松解可获得更好的止痛效果及功能改善。关节镜下松解也有报道能够迅速获得(手术当天)活动范围及静息痛的改善。镜下松解的并发症很少，但有报道出现短暂性的腋神经麻痹。镜下松解显示出了巨大的前景，因为作为一种微创技术不仅可以在门诊开展，而且其也能基本满足患者的主要想法：减轻疼痛，不妨碍休息，改善功能。

表 50-1　关节镜下松解粘连性关节炎的结果

作者(年份)	病例数	结果
Pollack 等(1994)	30	83%成功
Ogliveie-Harris 等(1995)	20	75%成功
Segmuller 等(1995)	26	87%成功率

续表

作者(年份)	病例数	结果
Warner 等(1996)	23	47% Constant 评分有提高 屈曲增加了 49° 外旋增加了 42° 内旋增加了 8 等级
Harryman 等(1997)	30	90%成功率 活动由 41%提高到 93%
Beaufils 等(1999)	13	增加屈曲 86° 增加外旋 34° 增加内旋 6 个等级
Pearsall 等(1999)	43	83%成功
Jerosch(2001)	28	41%提高了 Constant 评分 增加屈曲 90° 增加外旋 72°
Gerber 等(2001)	45	34%Constant 评分有提高 增加外旋 38° 增加内旋 17°
Klinger 等(2002)	36	37% Constant 评分有提高
Berghs 等(2004)	25	50% Constant 评分有提高 屈曲增加了 89° 外旋增加了 36° 内旋增加了 9 等级 91%成功率
Castellarin 等(2004)	40	59%提高了 Constant 评分 增加屈曲 75° 增加外旋 40°
Diwan 和 Murrel(2005)	40	增加屈曲 121° 增加外旋 55°

五、手 术 方 法

(一) 体位和显露

患者取侧卧位或沙滩椅位，这也取决于外科医生的喜好，然后在斜角肌间给予神经阻滞，因为能为术后早期疼痛予以较好的控制。如果患者被放置于沙滩椅位，只需单独的神经阻滞或复合轻度全麻就可进行手术。如果患者采用侧卧位手术，则应给予全麻并用喉罩或插管保证气道的安全。整个上肢直至指端都应用布单包裹并做牵引。

(二) 必需的器械、设备和内固定植入物

设备是最基础和直接的。通常是一套配有视频的关节镜泵系统；其次需要一套带有液体吸出端口的关节镜电切系统，或是一套弯曲的鸭嘴形的切割器。

（三）手术操作

关节镜下松解是一个综合治疗，包含四个步骤：冲洗、关节囊松解、部分病例注射类固醇药物、经典的轻柔的手法松解关节。即使没有做术前随机的对照研究以证实这四种方法哪一种最重要，但凭直觉会选择镜下松解，因为其结果相比手法推拿要好很多。毋庸置疑的是，更彻底的镜下松解后几乎不需要再行手法松解。

虽然关节镜下松解的操作比起如肩袖修补这样的重建外科手术要容易得多，但也并不意味着不需要经验。肩关节囊非常脆弱，而且关节腔又十分狭小。因此，要进入关节腔可能都是很困难的。关节的空间狭小，操作困难，关节表面软骨较易损伤。粘连性的关节炎是一种自限性疾病，因此，当考虑外科手术治疗时首先最重要的就是没有额外伤害。

松解被描述为两种类型：180°松解和360°松解。后者涉及整个肩关节囊的松解，其中包括与腋神经相毗邻的盂肱下韧带。只有那些曾在开放手术或尸体上解剖过腋神经并在指导下学习了这种技术的有丰富经验的关节镜外科医生才能尝试这种操作。即便是一名有经验的外科医生在进行这种操作时也有可能造成暂时性的腋神经损伤。

1. 180°松解　关节镜插入通常用标准的后侧入路。关节上部分容易检查，由于关节挛缩十分严重，要进入关节下部几乎是不可能的。肩袖间隙的滑膜绒毛的充血、出血导致的血管再生及增厚，瘢痕化的关节囊是其诊断依据。

射频现在常常被用于连续切割挛缩的关节囊。然而，在这个过程中必须保护好关节表面、肱二头肌长头腱、关节盂唇、肩胛下肌，避免造成损伤。灌注液必须保持低温以防止温度过高损伤关节软骨表面的软骨细胞。

切割通常从盂肱中韧带沿着其盂唇的止点处开始分离（图 50-1），那儿有较多的空间使射频定位更方便。接下来清除靠近肱二头肌长头腱基底的滑膜绒毛，切开整个肩袖间隙。这些步骤完成后，盂肱上韧带及喙肱韧带应该被完全切开。这个步骤若在肱二头肌长头腱后方操作，只能从韧带上方或下方进行观察。需要小心避免损伤岗上肌的前缘。继续切开直至喙突很好的显露出来（图 50-2）。在关节囊和喙突之间可能有薄层的脂肪，其中包含有肩袖间隙血管，这些血管能被电灼控制。

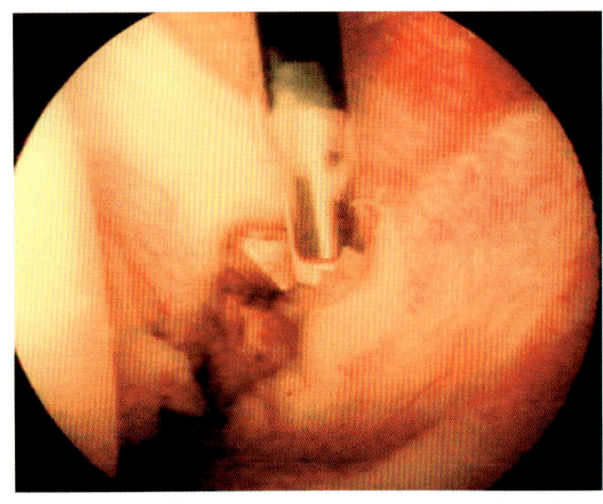

图 50-1　盂肱中韧带被松解

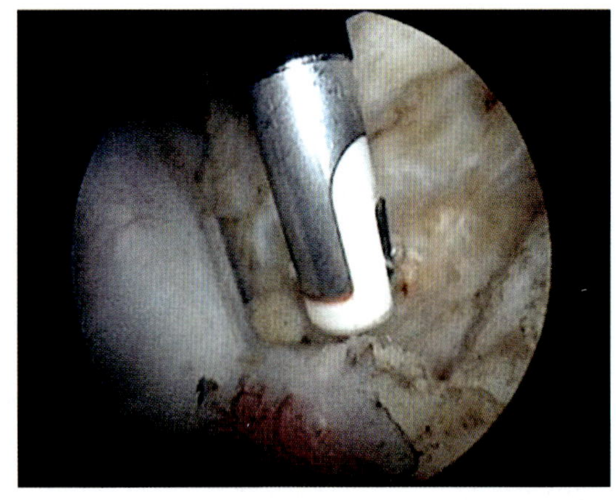

图 50-2　肩袖间隙被切开直至深部喙突的表面清晰可见

接下来注意力要放到下关节囊，那儿可能覆盖着一层较厚的瘢痕组织（包膜）（图 50-3）。这层包裹着的瘢痕需要完全切除直到看到下关节囊顶边发亮的正常白色纤维组织。然而，下关节囊本身不应该受到损伤。

在这种方法下进行很好的松解，此时关节腔的容积将比刚开始手术时扩大很多。因此，镜下引导将更容易，有可能可看到肩盂下部的凹陷。如果看不到，则松解盂肱中韧带，如果需要，包括盂肱下韧带的前束也有必要被松解，但松解到盂唇 5 点钟位置需要停止。

此时关节镜应很容易进入关节盂下凹陷，该处空间较小常常可以看到血管再生，这些新生的血管呈圆周状，仿佛涌向关节镜的熔岩（图 50-4）。

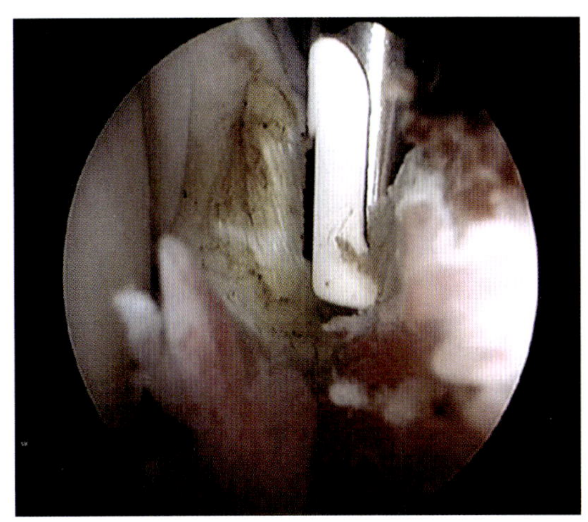

图 50-3　肩胛下肌可能被瘢痕组织覆盖，很像覆盖着包膜的死骨片。需要清除这些瘢痕

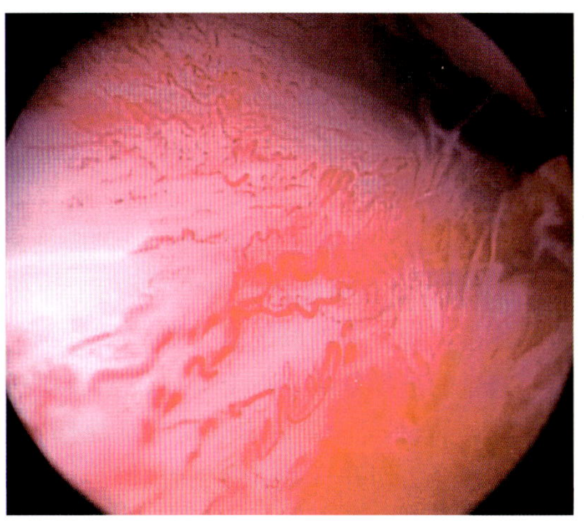

图 50-4　盂下结节的血管呈放射状，感觉像是流淌着的熔岩

接下来，松解靠近关节盂的上关节囊（图 50-5），沿着后上方的盂唇直至后侧通道。如果内旋仍紧的话，放置一个转换棒，关节镜换至前方通道，射频换至后方通道。在 7 点钟的位置松解后关节囊，至此松解全部完成。

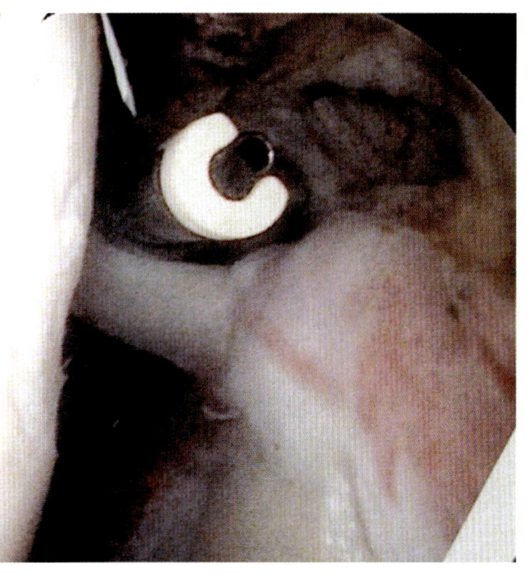

图 50-5　现在松解上关节囊，然后是后关节囊

类固醇药物可以通过关节镜的通道滴入关节腔。笔者通常用 80mg 甲泼尼龙、10ml 的布比卡因和 1∶200 000 的肾上腺素。移走关节镜和射频头，放松牵引。最后检查各个方向的活动。因为盂下关节囊没有被松解，完全上举和外展可能仍有些受限，但只要轻微的手法松解就能解决。旋转功能应该完全恢复，如果尚未恢复，可能仍需用轻微的手法松解。

2. 360°松解　360°松解比 180°松解更彻底，应该由掌握了这种技术的有经验的外科医生来进行。松解的顺序是相同的，部分松解可以用射频电刀或改良的鸭嘴剪。这种技术不同之处在于最后的松解。这种松解最后要求松解盂唇5点至7点处的下关节囊。此处松解尽量不使用电灼而宁愿使用鸭嘴剪。

360°松解是危险的，因为腋神经过于靠近增厚的关节囊外面。大量的解剖学研究已经证实了神经同关节囊在这个手术中的关系。一项研究报道如果关节囊松解距关节盂1cm以内，则平均距离腋神经7mm。另一项研究显示相对于关节盂来说腋神经更靠近肱骨头，腋神经距离关节盂边缘不到2cm。如果将肩关节置于外展外旋位其距离会更远一些。另一些报道，腋神经最靠近肩盂的地方是6点钟位置，平均距离肩盂边缘12.4mm。研究显示腋神经穿过四边孔在下关节囊的下方分支，最靠近关节盂边缘的分支进入小圆肌。然而，所有研究都是在正常的肩关节进行的，而不是挛缩的。

3. 笔者的选择　笔者(及其他一些医生)更愿意做符合患者需要的适当范围的松解。少部分作者报道更大范围的松解对于那些有严重挛缩的患者效果更好。结果也显示一些早期严重挛缩的患者甚至接受了360°的松解。

根据切开手术松解和关节镜下关节囊松解的经验，笔者发现虽然关节囊是球形挛缩，但最紧和最坚韧的部位位于肱二头肌长头后方，包括喙肱韧带和盂肱上韧带。此处挛缩可以达1cm厚，下关节囊虽然也有挛缩，但其厚度不超过3mm，这在手术最后手法松解时仅需小幅度的屈曲、外展就能将其撕开。因此笔者相信对于避免腋神经损伤潜在的风险，手法松解一定优于在镜下5点到8点位置关节囊的松解。

笔者的选择是从9点至5点位置240°松解关节囊，主要集中清理喙肱韧带和盂肱上韧带，指示标志是完全清除暴露出喙突深部表面。最后120°笔者通过轻柔的手法松解来完成。笔者绝不会去切开下关节囊韧带，但会清除包裹它的瘢痕组织(包鞘)。最重要的是，要确保灌注液保持循环并保持关节的冰凉，以至于射频电刀不会过多地升高液体的温度引起关节表面的损伤。

(四) 切口闭合

术后创口可以用有弹性的创可贴封闭并覆以轻薄的敷料，在患者回家前更换一次。当臂丛阻滞未消失时，患肢应予以悬吊，当患肢恢复知觉后可以去掉。

六、术后治疗

术后早期疼痛的处理是关键。疼痛不应该影响患者的休息，这就是为什么麻醉一开始就给予斜角肌间隙药物导入封闭。第一个48小时后，可以通过每6小时1g对乙酰氨基酚，或每8小时50mg的非类固醇抗炎药，及每8小时50～100mg的曲马朵来控制疼痛。那以后，止疼药可以通过滴定来控制疼痛，若患者没有不适就终止给药。

应当告诉患者在术后康复中的任务，包括缓慢的钟摆运动，进一步的活动范围练习需要借助使用手杖，滑轮和弹力带。

七、避免失误和手术并发症

应该避免对关节不经意的损伤。在病变严重的患者后关节囊穿刺可能相当困难，但是用暴力穿入其结果可能损伤关节表面。只有依靠经验才能避免这个并发症的发生。不经意的损伤关节表面、肱二头肌长头腱、下关节囊和盂唇，只在手术刚开始时由于空间狭窄而又没意识到它们的位置时容易发生。当松解继续，关节间隙增大，手术变得相对容易。射频电刀可以从关节表面绕开。

射频电刀的热效应能够在关节表面聚集，因此持续的灌注及使用射频上的吸引管道持续吸引是必须的。如果在一个大关节腔进行关节挛缩术时能发生软骨溶解，那么如果不使用灌注液和持续吸引的话，当然能发生于一个关节狭窄挛缩的肩关节进行关节镜松解术中。软骨溶解从未被报道同关节镜松解术联系在一起，因为医生已经意识到高温的危险。软骨溶解不允许发生在经外科干预最后得以缓解的治疗过程中。

最后，有经验的外科医生在进行 360°松解时完全意识到，注意腋神经的损伤风险能够避免不经意的腋神经损伤。

（申　剑　张耀南 译）

参考文献

Andersen NH, Sojbjerg JO, Johannsen HV, Sneppen O: Frozen shoulder: Arthroscopy and manipulation under general anesthesia and early passive motion. *J Shoulder Elbow Surg* 1998;7:218-222.

Beaufils P, Prevot T, Boyer N, et al: Arthroscopic release of the glenohumeral joint in shoulder stiffness: A review of 26 cases. French Society for Arthroscopy. *Arthroscopy* 1999;15:49-55.

Berghs BM, Sole-Molins X, Bunker TD: Arthroscopic release of adhesive capsulitis. *J Shoulder Elbow Surg* 2004;13:180-185.

Bunker TD, Anthony PP: The pathology of frozen shoulder. *J Bone Joint Surg Br* 1995;77:677-683.

Bunker TD, Reilly J, Baird K: Hamblen: Expression of growth factors, cytokines and matrix metalloproteinases in frozen shoulder. *J Bone Joint Surg Br* 2000;82:768-773.

Bunker TD, Lagae K, DeFerm A: Arthroscopy and manipulation in frozen shoulder. *J Bone Joint Surg Br* 1994;76(suppl):53-59.

Carette S, Moffet H, Tardif J, et al: Intra-articular corticosteroids in the treatment of adhesive capsulitis: A placebo controlled trial. *Arthritis Rheum* 2003;48:829-838.

Castellarin G, Ricci M, Vedovi E, et al: Manipulation and arthroscopy under general anesthesia and early rehabilitative treatment for frozen shoulders. *Arch Phys Med Rehabil* 2004;85:1236-1240.

Diwan DB, Murrell GA: An evaluation of the effects of the extent of capsular release. *Arthroscopy* 2005;21:1105-1113.

Dodenhoff RM, Levy O, Wilson A, Copeland SA: Manipulation under anesthesia for primary treatment of frozen shoulder. *J Shoulder Elbow Surg* 2000;9:23-26.

Gerber C, Espinosa N, Perren TG: Arthroscopic treatment of shoulder stiffness. *Clin Orthop Relat Res* 2001;390:119-128.

Harryman DT II, Matsen FA III, Sidles JA: Arthroscopic management of refractory shoulder stiffness. *Arthroscopy* 1997;13:133-147.

Holloway GB, Schenk T, Williams GR, Ramsey ML, Iannotti JP: Arthroscopic capsular release for the treatment of refractory postoperative or postfracture shoulder stiffness. *J Bone Joint Surg Am* 2001;83:1682-1687.

Jerosch J: 360 degree arthroscopic capsular release in patients with adhesive capsulitis of the glenohumeral joint: Indication, surgical technique, results. *Knee Surg Sports Traumatol Arthrosc* 2001;9:178-186.

Jerosch J, Filler TJ, Peuker ET: Which joint position puts the axillary nerve at lowest risk when performing ACR in patients with adhesive capsulitis? *Knee Surg Sports Traumatol Arthrosc* 2002;10:126-129.

Klinger HM, Otte S, Baums MH, Haerer T: Early arthroscopic release in refractory shoulder stiffness. *Arch Orthop Trauma Surg* 2002;122:200-203.

Massoud SN, Pearse EO, Levy O, Copeland SA: Operative management of the frozen shoulder in patients with diabetes. *J Shoulder Elbow Surg* 2002;11:609-613.

Nicholson GP: Arthroscopic capsular release for stiff shoulders: Effect of etiology on outcomes. *Arthroscopy* 2003;19:40-49.

Ogilvie-Harris DJ, Myerthall S: The diabetic frozen shoulder: Arthroscopic release. *Arthroscopy* 1997;13:1-8.

Ogilvie-Harris DJ, Biggs DJ, Fitsialos DP, Mackay M: The resistant frozen shoulder. *Clin Orthop Relat Res* 1995;319:238-248.

Pearsall AW, Osbahr DC, Speer KP: An arthroscopic technique for treating patients with frozen shoulder. *Arthroscopy* 1999;15:2-11.

Pollock RG, Duralde XA, Flatow EL, Bigliani LU: The use of arthroscopy in the treatment of resistant frozen shoulder. *Clin Orthop Relat Res* 1994;304:30-36.

Price MR, Tillett ED, Acland RD, Nettleton GS: Determining the relationship of the axillary nerve to the shoulder joint capsule from an arthroscopic perspective. *J Bone Joint Surg Am* 2004;86:2135-2142.

Ryans I, Montgomery A, Galway R, et al: A randomized controlled trial of intra-articular triamcinalone and/or physiotherapy in shoulder capsulitis. *Rheumatology (Oxford)* 2005;44:529-535.

Segmuller HE, Taylor DE, Hogan CS, Saies AD, Hayes MG: Arthroscopic treatment of adhesive capsulitis. *J Shoulder Elbow Surg* 1995;4:403-408.

Uitvlugt G, Detrisac DA, Johnson LL, Austin MD, Johnson C: Arthroscopic observations before and after manipulation of frozen shoulder. *Arthroscopy* 1993;9:181-185.

Warner JJP, Allen A, Marks PH, Wong P: Arthroscopic release for chronic, refractory adhesive capsulitis of the shoulder. *J Bone Joint Surg Am* 1996;78:1808-1816.

Wiley AM: Arthroscopic appearance of frozen shoulder. *Arthroscopy* 1991;7:138-143.

Zanotti RM, Kuhn JE: Arthroscopic capsular release for the stiff shoulder: Description of technique and anatomic considerations. *Am J Sports Med* 1997;25:294-298.

第 51 章　顽固性冻结肩的切开松解术

Steven B. Lippitt, MD　Frederick A. Matsen, Ⅲ, MD

一、适　应　证

冻结肩的手术切开松解应当仔细选择那些接受了非外科治疗而仍残留症状的难治性患者。这种方法的好处在于能够精确定位在直视下松解关节内、外的挛缩组织。手术切开松解的目的是安全地改善患者的舒适度和肩关节活动范围而且还能保持盂肱关节的稳定。

这个手术可以考虑那些盂肱关节受限同时合并有症状和功能障碍的患者。物理检查主要是肩关节囊僵硬或是盂肱关节外和肱肩胛界面(HSMI)的粘连。作为冻结肩的另一个主要原因,骨性阻挡或盂肱关节不相称,应当通过拍摄肩关节前后位及轴位片被排除。

在手术切开松解前,依靠外科医生的经验可以尝试先行关节镜下松解,特别是主要由于盂肱关节引起的活动受限(难治冻结肩)。如果对术中关节活动不满意,可紧接着手术切开松解。手术切开松解尤其适用于那些曾行关节镜松解失败的患者。

当肩关节的僵硬是由于外伤后或手术后的原因造成的应该考虑直接手术切开松解。粘连或瘢痕继发的组织损害和出血可以导致关节囊外接合处-肱肩胛界面(HSMI)变得致密和牢固。如果尝试闭合下手法松解这种粘连可能需要较大的力量,特别是对于合并有骨质疏松的老年人,这样做可能有造成肱骨或肩盂骨质及肩袖组织损伤的风险。

患者应该明白这个手术能改善活动范围但是不可能完全恢复到正常的感受和功能。切开手术潜在的风险如感染、神经血管损伤、继发性粘连、疼痛、无力以及不稳定都应该被告知。患者也应在术后进行精确的康复,以保证切开手术的成功。

冻结肩的病理包括盂肱关节囊的挛缩和顺应性的下降。如果关节僵硬通过闭合的反复手法松解,关节镜松解或多种方法合并使用,并且术后经过至少 6 个月的康复训练仍难以治愈的患者应当考虑选择切开松解。手术切开松解主要是肩袖间隙,前、下、后关节囊的松解并联合肩胛下肌肌腱同关节囊间的游离。

创伤后肩关节僵硬不仅可造成关节囊的挛缩也可以造成肱肩胛活动界面的粘连。肱骨近端骨折继发的关节积血和关节周围出血增加了发生难治性关节僵硬的风险。切开手术能够提供直接的诊断及对瘢痕的关节囊和肱骨肩胛活动面的粘连进行安全的松解。

早先的手术造成了肩关节周围的出血,加上术后的制动可以造成关节囊过度挛缩和肱骨肩胛面的粘连。例如,肩袖的手术和肩峰成形术可以引起已修补的肩袖和肩峰下面的粘连(图 51-1)。而闭合手法松解将有使肩袖修补再次撕裂的风险,因此,这种情况下应该考虑切开手术。

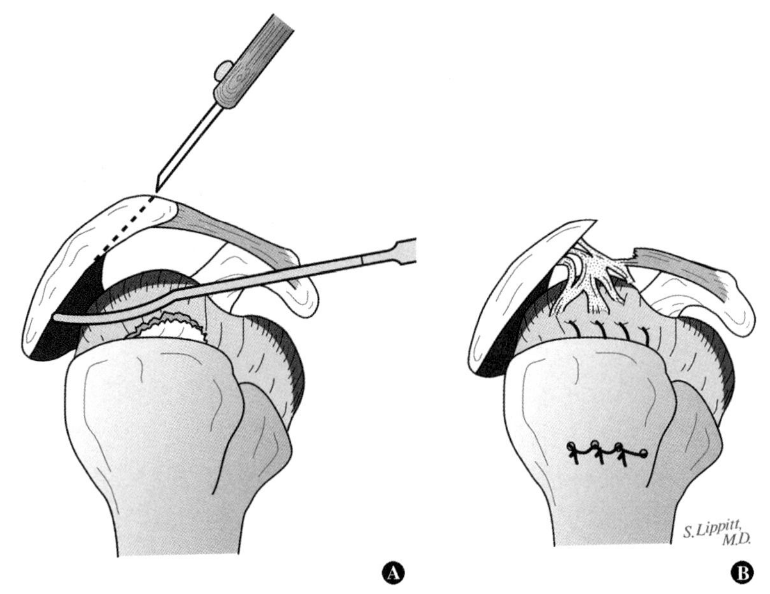

图 51-1 A. 切除肩峰下表面直至暴露出骨面出血。B. 这可以导致在 HSMI 活动面形成保护性的粘连（S. Lippitt 惠赠）

不稳定的手术，前方软组织不经意的重叠（如 Magnusen-Stack 和 Putti-Platt）可能引起肩胛下肌过度紧缩并使肩关节失去外旋功能。这种情况下采用切开松解，包括肩胛下肌腱的延长和关节囊及肱肩胛面的松解。

二、禁　忌　证

切开松解应当不作为首选，而是应当首先考虑诸如闭合手法松解、关节镜下关节囊松解等创伤较小的治疗。如果患者没有很好的依从性，在术后的伸展锻炼中即使有很好的指导性的康复计划也不可能期望被严密地执行。那些没有太强手术意愿、痛阈很低和疼痛控制较困难的患者对于切开手术术后改善来说是一种禁忌。

三、其他治疗方法

如果疼痛和功能障碍不影响患者的活动能力和生活质量，他们可以不选择治疗肩关节僵硬。尽管肩关节受限的范围仍然得不到改善，但神经外科医生可以通过神经的阻滞和神经的切断，使疼痛症状得到更好的改善。

四、结　　果

切开手术松解难治性冻结肩对大多数患者来说其结果都是有效的，虽然还缺乏大样本研究（表 51-1）。一些报道提到喙肱韧带和肩袖间隙在冻结肩的患者存在病理改变。对于胰岛素依赖的糖尿病患者来说切开手术可能有较差的预后。切开手术松解对于创伤后及手术后肩关节僵硬总的来说能够改善关节活动度和舒适度。然而，在这些病例中对比图表的数据结果和各种病理是困难的。笔者主张严格地辨别和松解挛缩的组织，不论是关节内或关节外，以获得安全、满意的结果。

表 51-1　切开松解难治性冻结肩的结果

作者(年份)	肩关节数目	患者平均年龄（范围）	平均随访时间（范围）	结果
Ozaki 等(1989)	17	53.5 岁(40～67 岁)	6.8 年(3～9.6 年)	16 例疼痛缓解，1 例在剧烈活动时有些疼痛 16 例活动范围正常，1 例轻微受限 肌力完全正常 所有患者全部回复到正常社会活动
Kieras 和 Mstsen (1991)	12	(33～62 岁)	至少 2 年	所有患者疼痛减轻或消除 平均增加屈曲 73～132° 平均增加外旋 3～45° 所有患者恢复工作 无并发症
Omari 和 Bunker (2001)	25	52.6 岁(41～64 岁)	19.5 个月	(Visual Analog 评分)疼痛减轻 8.3～2.0 功能评分(ASES)提高 6.1～18.9 20 例优秀，3 例良好，2 例失败 平均增加屈曲 94°～128° 平均增加外旋 9°～41° 无并发症

注：ASES，美国肩周外科协会。

五、手术方法

(一) 体位和显露

斜角肌间的臂丛神经阻滞既可作为初级的麻醉，也可以作为全麻的附加麻醉。较低位置的沙滩椅位可能妨碍肩膀离开手术台边缘。预防性静脉应用抗生素应该在手术开始前 1 小时。

在麻醉下进行患者术前的被动活动范围的评估，向前上举，中立位外旋，肩关节外展下的内外旋、内收。以相同的测量标准测量对侧正常的肩关节。

对于冻结肩的患者可以考虑在麻醉下进行轻微的手法松解，并记录下松解后的结果，特别是有残余的僵硬范围者。对准备切开手术松解的患者来说，关节囊僵硬的解剖学特点同关节的活动受限有着直接的联系(表 51-2)。对于创伤后或手术后的肩关节僵硬麻醉下的手法松解应当慎重，因为在肱骨或肩袖组织有致密的粘连时有可能造成损伤的风险。

表 51-2 活动受限和局部关节囊紧缩的关系

活动受限	相应的关节囊紧密部分
单纯外旋受限	前上方和喙肱韧带
单纯内旋受限	后上方
外展位外旋受限	前下方
外展位内旋受限	后下方
穿胸位(水平位)内收受限	后方
向前上举(屈曲)受限	后下方
外展受限	下方
内收受限	上方

整个肩部及上肢需要充分的准备并覆盖无菌单,但应保证上肢的游离,因为在手术过程中需要移动上肢。一般采用标准的三角肌胸大肌切口,从锁骨中段经过喙突朝着肱骨中段三角肌粗隆方向向远端延长。因为将来可能出现粘连,除非是为了向三角肌胸大肌间隙依从,否则应该先考虑原手术切口入路。头静脉应该被保护,应该与三角肌一同牵向外侧。

胸锁筋膜正好分开联合腱外侧和喙肱肌。当切口向近端延长到喙突顶端时要注意保护喙肩弓。

(二) 手术操作

1. 肱骨肩胛活动面的松解　切开手术松解术开始是肱骨肩胛活动面的松解。这个技术最常遇到的挑战是致密的瘢痕妨碍了界面的精确识别。“roll-no roll”实验使得联合腱和下关节囊之间的松解变得容易。通过旋转肱骨,固定的联合腱和横向移动的下关节囊能够在直视下识别并正确切开。逐渐外旋肱骨将联合腱下方及外侧缘(安全的一侧)的粘连显现出来。应当避免切开联合腱内侧,因为有损伤重要神经血管结构的危险。一旦外侧松解后,用手指可在联合腱下方触及肌皮神经和腋神经。

下一步松解肱骨肩胛活动面(HSMI),包括喙肩弓下方和肩袖间的潜在间隙。在肩峰和肩袖之间的致密的粘连可以用骨膜剥离器表浅的穿过冈上窝和冈下窝钝性分离的方法(图 51-2)。肩峰下及三角肌下滑囊的粘连应该切除,在喙肩弓下应当缓慢移动以保持肩袖的完整。

HSMI 的松解继续向外,松解三角肌和肱骨近端之间一直向下延伸至三角肌粗隆。锐性分离应该十分小心,特别是在距离肩峰下 5～7cm 的三角肌深面分离时,因为有可能损伤位于该处的腋神经及旋肱后动脉。证实 HSMI 完全松解的标志是指:穿过腋神经内侧穿越与下关节囊之间隙,进入联合腱下方及喙肩弓下,向后围绕三角肌深面,直至腋神经外侧的充分(nerve-to-nerve)松解(图 51-3)。

2. 肩袖间隙的松解　接下来,位于冈上肌前缘和肩胛下肌腱之间的肩袖间隙需要切开。喙肱韧带需要从喙突上松解开来,为了使肩胛下肌和冈上肌能够自由地从喙突两侧穿过(图 51-4)。可以在肩袖间隙间检查到肱二头肌长头腱。如果有瘢痕或粘连在结节间沟处,外旋可能受限。接下来需要进行关节盂上结节的肌腱切断和在结节间沟处进行肌腱起点重建。

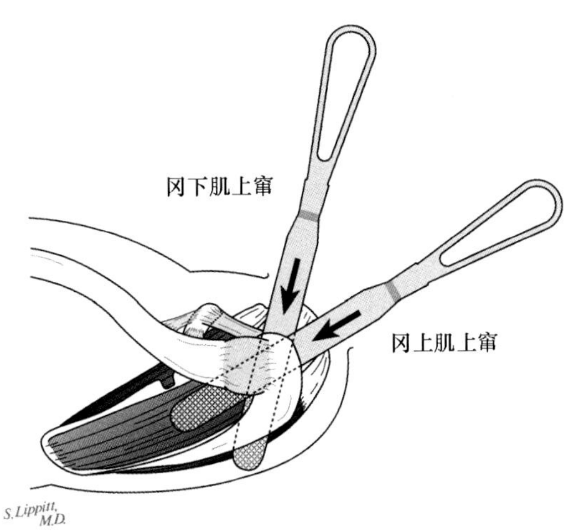

图 51-2 一个光滑的剥离子被放置于喙肩弓下方，冈上肌和冈下肌的上表面去松解 HSMI 区域的粘连(S. Lippitt 惠赠)

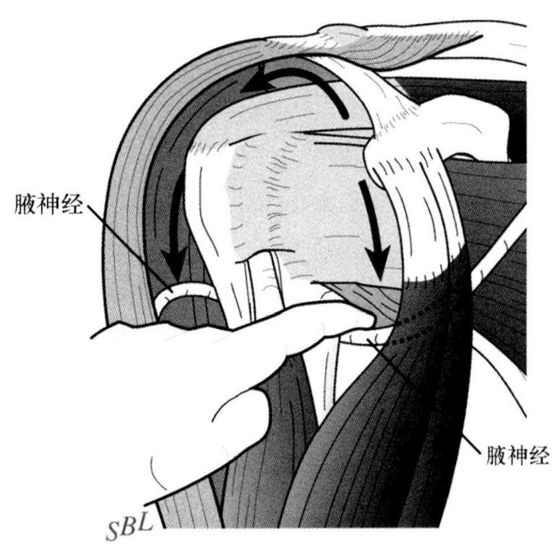

图 51-3 证实完全松解了 HSMI，用一个示指从腋神经的内侧穿过肩胛下肌，之后向上到达联合腱的下表面、喙肩弓的下方，向后围绕三角肌的下表面到达腋神经的外侧(S. Lippitt 惠赠)

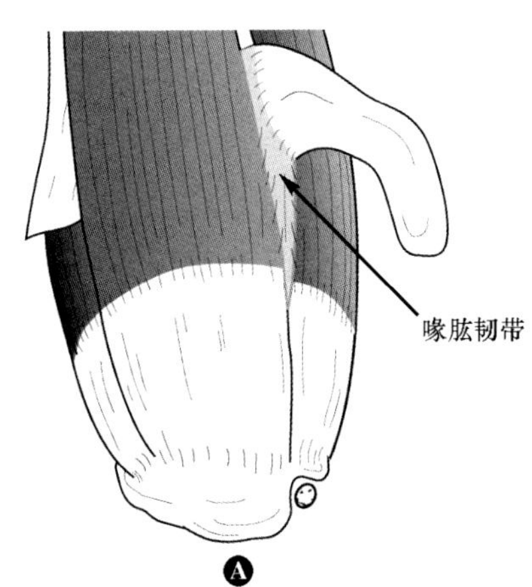

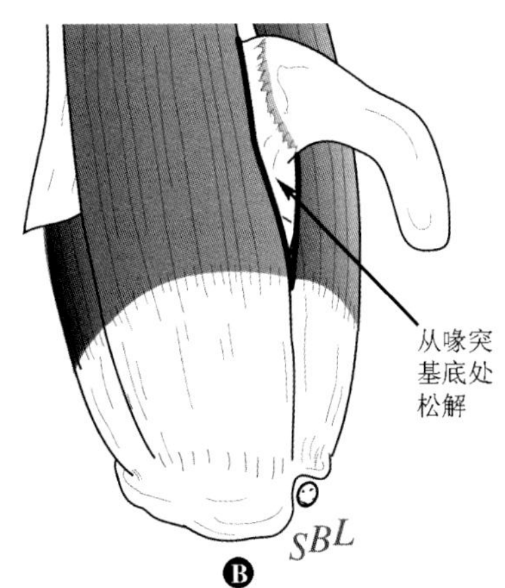

图 51-4 喙肱韧带(CHL)被从喙突松解为了肩胛下肌腱和冈上肌腱能够自由的通过喙突(S. Lippitt 惠赠)

3. 肩胛下肌腱的松解 肩胛下肌腱松解的方式主要依靠肩关节外旋受限和挛缩的程度来决定。如果在 HSMI 和肩袖间隙经松解后肩关节能够外旋 40°甚至更多，只需在小结节内侧 1cm 处行简单的肌腱切断，留下外侧充足的组织让其重新附着。

如果外旋受限少于 40°，则有三种肩胛下肌腱延长的方法可以考虑。第一种“相对延长”，术语叫做“肩胛下肌滑动”。这种技术包括松解肩胛下肌腱全长和下方的关节囊直接从小结节切断。然后将肩胛下肌重建在肱骨关节囊止点的内侧，这样相对与解剖学止点小结节来说形成了相对延长(图 51-5)。每延长 1cm 的肩胛下肌腱相当于增加了 20°的外旋。坚强的肌腱重建包括缝合锚固定或在关节囊的边缘穿过骨骼钻孔缝合。

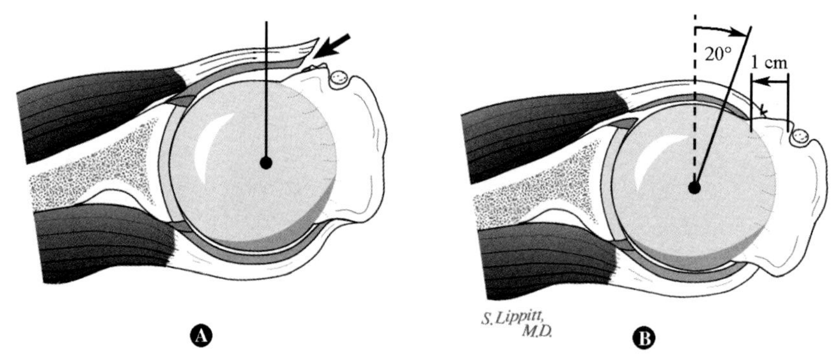

图 51-5 从小结节松解后，肩胛下肌在肱骨关节囊的边缘被移至内侧提供约 1cm 的延长，这大概相对应增加了 20°的外旋(S. Lippitt 惠赠)

如果肩关节外旋小于 20°或肩胛下肌腱在原先的手术是已被叠瓦缝合，应该考虑在肩胛下肌腱的冠状面上做一个“Z”形成形术。肌腱和前关节囊应该足够厚度，作为切开肩袖间隙前的检查。为了保护肱二头肌长头腱，可用一钝性小起子从肩胛下肌腱和前下关节囊的上缘后方穿过。使之后起子能达到肩胛下肌的下缘，正好在旋肱前血管的上方。锐性切割只能切开肩胛下肌腱厚度的 50%，从小结节的内侧开始，此肌腱被沿着内侧劈开直至盂肱关节边缘。再使手术刀向后直接往深处切，切透剩下的肌腱和关节囊进入关节腔向侧方直至盂唇。在最后缝合时，冠状位上被劈开的内外两层断端直接对合(图 51-6)。通过这种方法大约可以延长 2cm(约能增加 40°的外旋)。

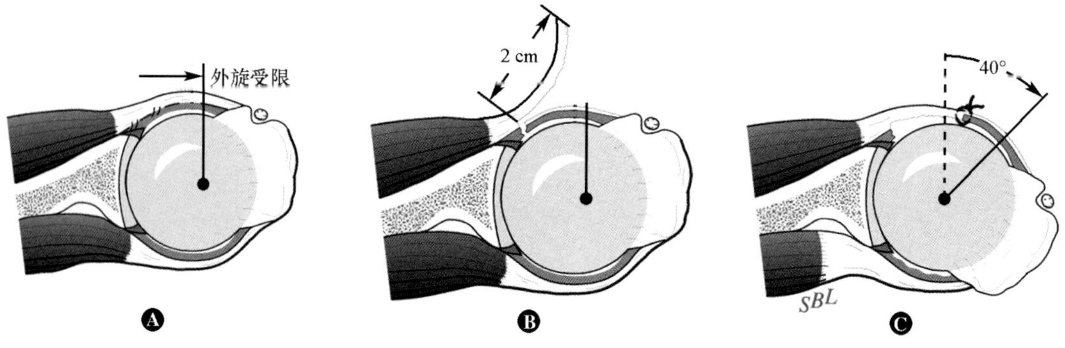

图 51-6 A. 紧缩的肩胛下肌腱和前关节囊造成外旋受限。B. 肩胛下肌腱和关节囊从外侧止点被劈下直至盂唇内侧，并被分成两个瓣。C. 通过缝合两个瓣的断端肌腱被延长约 2cm，这大约可以增加 40°的外旋(S. Lippitt 惠赠)

在切开肩胛下肌和关节囊后一种保留的技巧可以运用。在“inside-out”松解术中劈开肩胛下肌腱和关节囊之间内、外层的下边时要仔细，距离联合腱边缘 2cm，能够提供 2cm 的延长(可获得 40°的外旋)(图 51-7)。

在肩胛下肌腱通过以上任一种方法延长后，进行肩胛下肌腱的环形松解。360°松解要确保肩胛下肌腱表面能从联合腱深面、上方喙肱韧带及其深面的前关节囊表面之间自由地移动(图 51-8)。

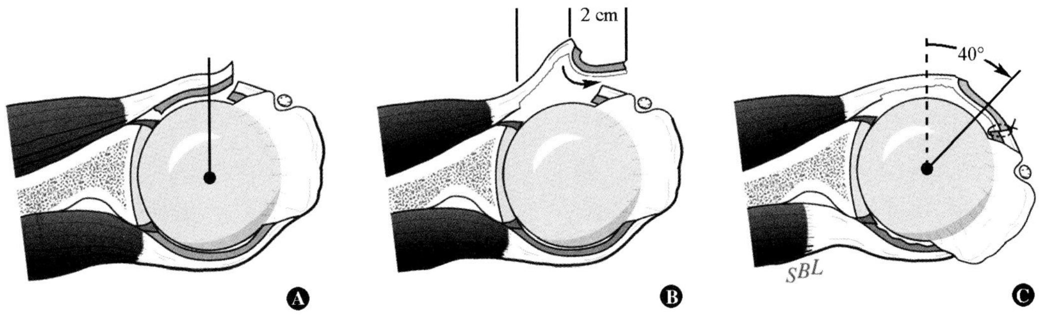

图 51-7　A. 向外翻转延长应当仔细劈开关节囊/肩胛下肌腱下表面由外侧联合缘至内侧 2cm。B. 再向外翻转 2cm 舌瓣。C. 提供 2cm 的延长能获得 40°的外旋(S. Lippitt 惠赠)

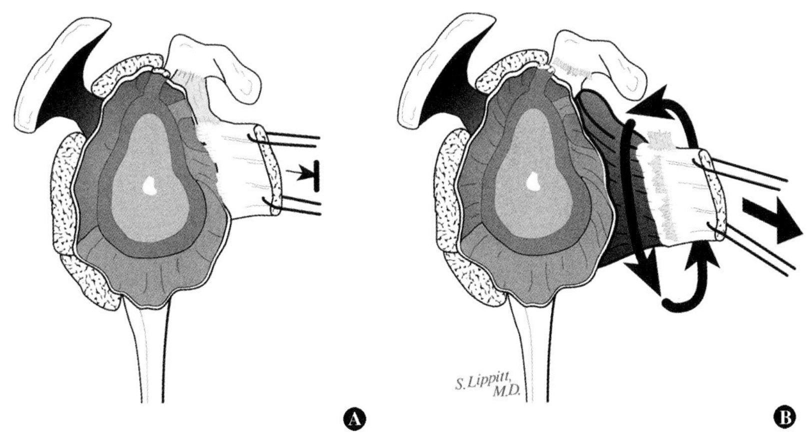

图 51-8　A. 肩胛下肌腱被环形松解后能够从联合腱的上表面游离。B. 喙肱韧带上方和前关节囊在深面(S. Lippitt 惠赠)

4. 关节囊松解　允许在前方靠近盂肱关节处行肩胛下肌腱的松解。关键是在整个关节囊松解的过程中腋神经能触及并被保护起来。腋神经可以用示指穿过肩胛下肌腱下方触及。经常用一个 Darrach 拉钩置于神经上方显露下关节囊。下方关节囊在直视下被分开正好在关节盂的外侧份(图 51-9)。

之后在盂肱关节内放置一个 Fukuda 牵开器将肱骨头向后牵开。扭动牵开器的下部牵开关节盂总是能保证后关节囊良好显露。再次在直视下松解后关节囊,直到盂唇外侧(图 51-10)。不管多么彻底地松解关节囊,完整的关节盂能够保证关节盂凹面的深度,保证盂肱关节的稳定。

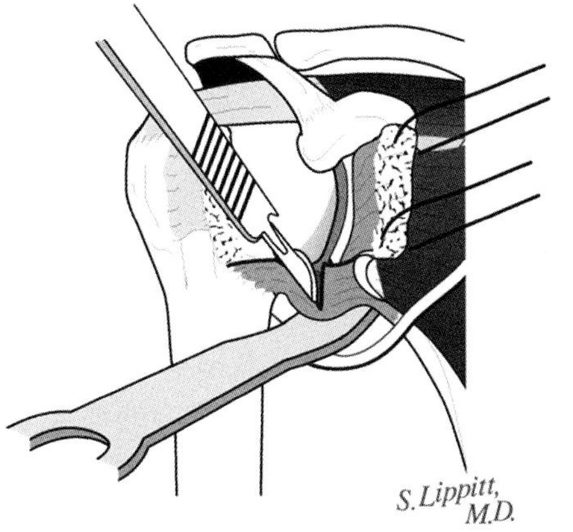

图 51-9　保护腋神经时,下关节囊正好在肩盂的外侧在直视下分开下关节囊

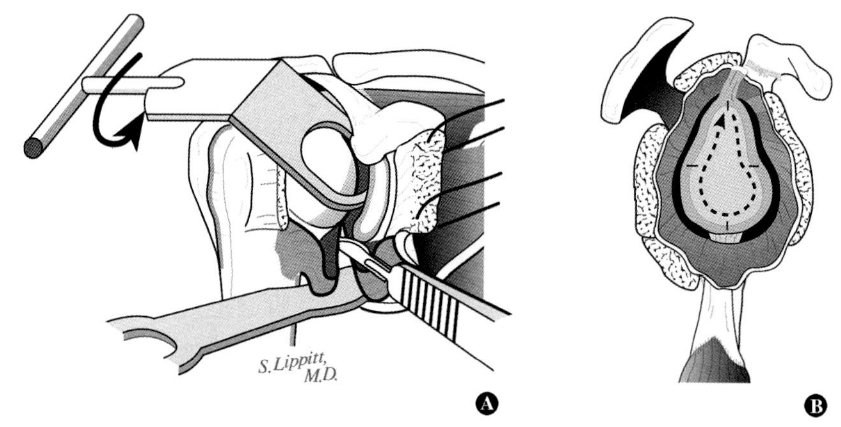

图 51-10 A. 转动肱骨头拉钩的下表面使肱骨头脱离肩盂显露后关节囊。B. 后关节囊在直视下被松解直至盂唇外侧

充分的切开松解可以被之后的盂肱关节活动度的参数来加以证实:①肩胛下肌腱在其预期的止点位置重建外旋至少达到 20°;②上臂 90°外展时有 60°的内旋;③具有 140°的上举。

(三) 切口闭合

肩胛下肌腱用 2 号不可吸收线缝合是安全的。松解后应该记录下外旋受限的程度,为了在术后的康复功能锻炼中防止过度拉伸以保护修复的肌腱。在最后仔细止血后应当充分地冲洗伤口。应当在三角肌深面放置一根引流管以排除肩关节活动界面的血肿。皮肤应当分层缝合并覆予无菌敷料。

六、术后治疗

术后立即开始在床边进行被动活动,看到肩关节活动度增加的迹象,这能给患者增加自信。肌间沟的阻滞能够提供早期的止痛,为了早期指导患者进行的伸拉活动容易执行。最初患者被指导在仰卧位上举 140°、外旋 40°、外展内旋、内收。

当疼痛得到控制并且活动目的已达到,患者就可以出院回家继续康复锻炼。每天经常的任务就是要强调做小范围的拉伸。

肩胛下肌腱修复后需要用支具保护 6 周,防止过度外旋及内旋至后背。当患者不卧床时可以用吊带悬吊患肢。需要小心主动的用力内旋,如用力的关门。一方面,轻微的用力推压是允许的,而超过日常活动的负重提、拉应该避免。

6 周以后已达到各个方向的最大限度,可以加速进行伸展锻炼活动。滑轮可以帮助进行越过头顶的伸展。正规的物理治疗可以用以管理和鼓励康复,特别是如果患者一开始就有活动受限。患者在家自我管理的练习项目应该被加强,而且是必需的。

七、避免失误和手术并发症

切开松解可能会有技术上的挑战,特别是由于先前的手术或外伤造成解剖结构破坏时。

在进行关节囊广泛松解时腋神经应当被触及并保护起来。

肩胛下肌腱的失效可能有显著的风险。如果肩胛下肌腱/关节囊过于薄或退变，冠状位上的"Z"形肩胛下肌腱延长术应该避免。应该进行安全的肩胛下肌腱的修复并于术后很好保护。术后的失败应该被尽早发现并修复。

通过切开松解获得盂肱关节的活动度仅仅是这个挑战的一部分。主要的肩关节活动度是通过术后的康复直至最后成功达到终极目标。术后的疼痛可能影响患者进行活动训练的能力，此时后续的住院治疗是必需的。尽管进行了充分的切开松解，但仍会并发不同程度的继发性关节僵硬，患者应该得到仔细的指导和鼓励去进行伸展练习。

（申　剑　张耀南 译）

参考文献

Baumann F: Ventral capsular denervation: An operative treatment of periarthropathia humero-scapularis. *Arch Orthop Trauma Surg* 1981;98:13-17.

Chamber AFW, Carr AJ: Aspects of current management: The role of surgery in frozen shoulder. *J Bone Joint Surg Am* 2003;85:789-795.

Harryman DT II, Lazarus MD: The stiff shoulder, in Rockwood CA II, Matsen FA III, Wirth MA, Lippitt SB (eds): *The Shoulder,* ed 3. Philadelphia, PA, Saunders, 2004, pp 1121-1171.

Harryman DT II: Shoulders: Frozen and stiff. *Instr Course Lect* 1993;42:247-257.

Kieras DM, Matsen FA III: Open release in the management of refractory frozen shoulder. *Ortho Trans* 1991;15:801-802.

Lusardi DA, Wirth MA, Wurtz D, Rockwood CA II: Loss of external rotation following anterior capsulorrhaphy of the shoulder. *J Bone Joint Surg Am* 1993;75:1185-1192.

MacDonald PB, Hawkins RJ, Fowler PJ, Miniaci A: release of the subscapularis for internal rotation contracture and pain after anterior repair for recurrent anterior dislocation of the shoulder. *J Bone Joint Surg Am* 1992;74:734-737.

Matsen FA III, Kirby RM: Office evaluation and management of shoulder pain. *Orthop Clin North Am* 1982;13:453-475.

Matsen FA III, Lippitt SB: Procedure: Surgical release of stiff shoulder, in *Shoulder Surgery: Principles and Procedures*. Philadelphia, PA, Saunders, 2004, pp 65-78.

Omari A, Bunker TD: Open surgical release for frozen shoulder: Surgical findings and results of the release. *J Shoulder Elbow Surg* 2001;10:353-357.

Ozaki J, Nakagawa Y, Sakurai G: Recalcitrant chronic adhesive capsulitis of the shoulder: Role of contracture of the coracohumeral ligament and rotator interval in pathogenesis and treatment. *J Bone Joint Surg Am* 1989;71:1511-1515.

Zuckerman JD, Cuomo F: Frozen shoulder, in Matsen FA III, Fu FH, Hawkins RJ (eds): *The Shoulder: A Balance of Mobility and Stability*. Rosemont, IL, American Academy of Orthopaedic Surgeons, 1993, pp 253-268.

第10部分 盂肱关节炎的治疗

Management of Glenohumeral Arthritis

第 52 章　关节镜下清理术

Jeffrey I.Kauffman,MD Stephen C.Weber,MD Carol A.Parise,PhD

一、适　应　证

即使最有经验的肩关节外科医生处理年轻的肩关节骨关节炎患者仍然是一个艰巨的挑战。众所周知，老年患者尤其是经非手术治疗无效的，全肩关节置换术(TSA)对他们而言已被证明是一种成功的手术选择。但是，对于年轻的患者，因为太多的活动和很少有那么严重的骨关节炎，TSA 是一个不太理想的选择。

关节镜清创治疗肩关节退行性骨关节病已经有相当长的历史了，但其适应证和技术各不相同，主要的文献只有短期疗效。大多数研究报告表明，肩关节镜清创至少能提供短期症状缓解。在文献中大多明确了手术指征和首选技术。

其指征通常包括：轻、中度骨关节炎，经较长(即至少在 6 个月)的非手术的治疗后仍持续疼痛者。恰当地选择那些年轻或无法忍受长时间的手术操作的患者(即 TSA)。其他指征包括患者术前因为其他诊断而接受关节镜手术，但术中发现软骨缺失，而术前未曾怀疑或明确骨关节炎诊断的。这种情况已被称为“沉默的退行性 X 线关节病”(图 52-1)。

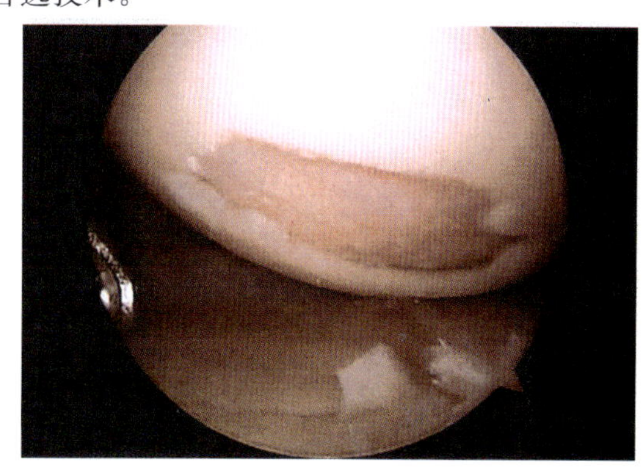

图 52-1　关节镜下图像显示一个软骨的严重病损，但同时患者却有一个正常的 X 线表现

术前有选择地分别使用盂肱关节、肩峰下滑囊和肩锁关节封闭注射，这样有助于查明疼痛的来源，便于选择手术方法和制定治疗计划。

二、禁　忌　证

关节镜清创的相对禁忌证是严重的肩关节骨关节炎，包括完全丧失关节间隙和肩盂或肱骨头较大范围的侵蚀，预计清创术后疗效不好的患者。现存败血症和夏科关节病是绝对禁忌。虽然还不是绝对的禁忌但存在大量骨赘或丧失正常的关节间隙与短暂的疼痛不易缓解相关，笔者发现 Samilson 和 Prieto 的 X 线分类系统(图 52-2)对术前预测手术成功是有用的，在此基础上，患有严重的骨性关节炎的患者远期疗效均不太好。

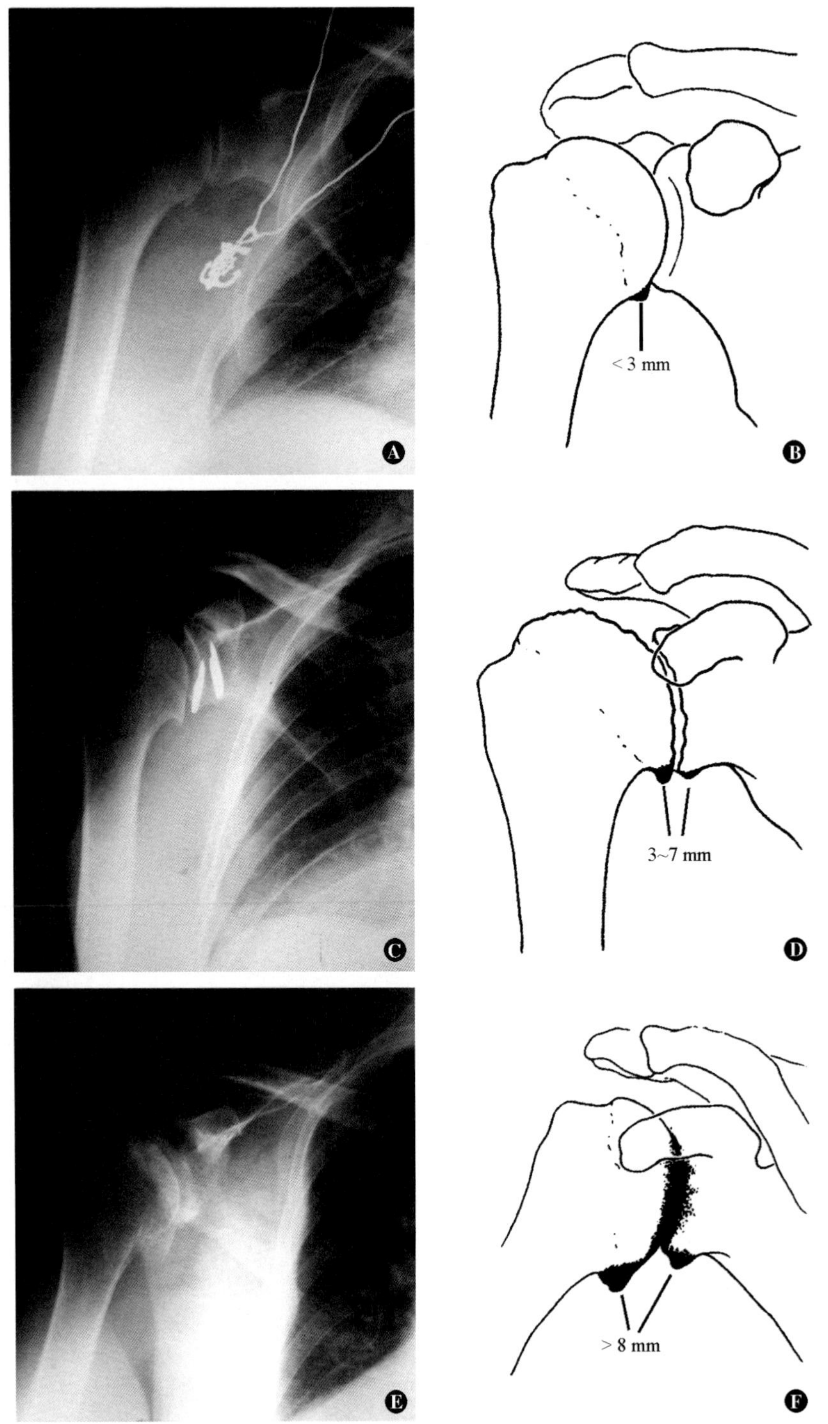

图 52-2 Samilson-Prieto 的分型。X 线前后位(A)片及相应的示意图(B)显示一度骨关节炎:轻微的肱骨头关节炎骨赘不超过 3mm。X 线前后位片及(C)相应的示意图(D)显示二度骨关节炎:中度的骨关节炎肱骨头或盂唇骨赘在 3～7mm 之间,关节间隙有些变窄。X 线前后位片及(E)相应的示意图(F)显示三度骨关节炎:重度的骨关节炎,骨赘超过 8mm(伴有或不伴有关节的匹配),关节间隙狭窄,硬化

三、其他治疗方法

非手术性的治疗方法包括类固醇药物注射、物理治疗和非甾体抗炎药。然而,这些措施通常不会提供持久的症状减轻。注射用 viscosupplements 目前正在调查中,虽然早期的数据是令人鼓舞的,但具体的指征尚未确立。

对选定的患者,行关节镜下肩盂成形术即重新构建一个更加正常的曲率半径,已取得令人鼓舞的早期结果,但长期随访表明,随着时间的推移这些结果会出现恶化。一些局灶性病变的微骨折也有报道,但没有长期有利的随访结果。其他复杂的技术,如骨软骨移植、自体软骨细胞种植、用多种骨生物材料或同种异体半月板移植进行关节表面重建,均有报道。

对于已有更严重骨性关节炎患者,外科手术方法可选择:关节镜下清理、TSA、关节表面置换、关节切除成形、关节周围截骨、关节融合术等。

四、结 果

选择合适的患者,关节镜清理术后短期的随访结果已被证明均能减轻患者疼痛(表 52-1)。一些研究还报告其相关并发症和总体发生率均较低。笔者(和其他人)找到患者术前 X 线片帮助预测关节镜清创的结果。盂肱关节标准的前后位和轴位片对关节间隙狭窄和肱骨头的半脱位的评估至关重要。由于盂肱关节的退变加重,疼痛缓解时间会减少。术中观察到的软骨损伤程度和范围也可用于预测关节镜清创术的效果。简单关节清理术的结果总体来说令人满意。锁骨远端切除可缓解肩锁关节疼痛。关节囊的松解可以增加关节活动度,理论上可以减少关节的接触应力。

表 52-1 关节镜下清理治疗盂肱关节骨关节炎的结果

作者(年份)	肩关节数目	操作过程	患者平均年龄(范围)	平均随访时间(范围)	结果
Ellman 等(1992)	18	刨刀清除,肩峰成形	51 岁(21～67 岁)	至少 10 名患者 6 个月随访	所有患者均优良
Ellowitz 等(1997)	18(全部为 4 度的软骨病变)	刨刀清除,肩峰成形	38～79 岁	12～73 个月	优、良 14 例 4 例一般
Bishop 等(2002)	26(均被作者 X 线分级为 3、4 级)	镜下打磨成形 关节囊清理	未得到	56 个月	18 例优、良
Guyette 等(2002)	36	刨刀清除 肩峰成形	61 岁(34～87 岁)	60 个月(26～152 个月)	结果和术前的放射学发现统计存在相关性
Safran 和 Baillargeon(2004)	17(全部为 4 度的软骨病变)	刨刀清除 滑囊切除	64 岁(42～85 岁)	24 个月(12～50 个月)	82%优、良 18% 一般或不好
Burkhead 和 Nowinski(2004)	13(全为中到重度骨关节炎)	清理、关节囊松解 麻醉下手法松解 远端锁骨肩峰成形	62 岁	36 个月	优、良 10 例,3 例一般或不好,术后磨损和愈后不良相关
Weber 和 Kauffman(2004)	35	刨刀清除	57.8 岁	60 个月(24～168 个月)	28%优、良 72% 一般或不好

五、手 术 方 法

（一）体位和显露

患者术中可以取侧卧位或沙滩椅位，笔者倾向于前者，因为它能够提供牵引，可减少一个助手。笔者还认为，这一体位更容易从肩关节后方进入，如果需要进行复杂的操作它是有帮助的。

在麻醉下仔细检查患者，然后进行手术是必要的。如果患者患肢的运动明显受累、粘连，麻醉后即可进行一个轻柔的手法松解术。骨关节炎患者通常不会由于通过单纯手法松解获得明显的活动度改善，如果想获得关节活动度的改善，关节囊的进一步松解是必需的。上肢的自由下垂将容易手术进入肩锁关节。

（二）必需的器械、设备和内固定植入物

关节镜需要的基本工具，包括一枚 18 号腰穿针，30°和 70°关节镜和一个 8mm 直径带钝性针芯的塑料套管。关节镜用的 4mm 或 4.5mm 半径的刨刀、关节镜用射频和 4.5mm 直径的关节镜穿刺器也非常有用。微裂口缝合用的锥子应该也被考虑运用，但这一技术目前正在酝酿阶段。

（三）手术操作

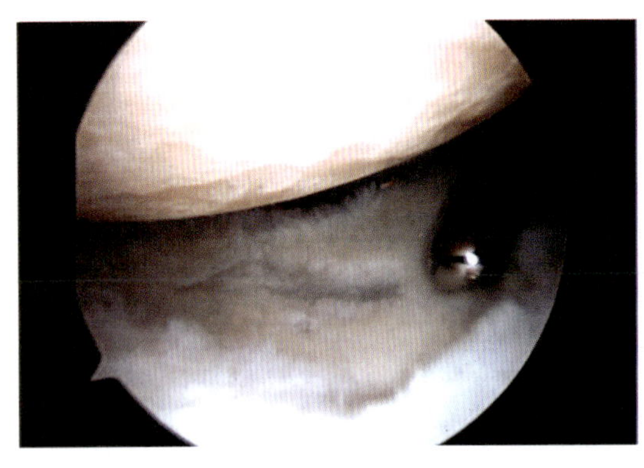

图 52-3　关节镜画面显示刨刀正清理疏松、磨损的软骨组织

术前预防性应用抗生素，入路口注入 0.25％布比卡因与肾上腺素。一个标准后方入路是建立在“薄弱点”（即肩峰后外侧下 2cm 并向内 1cm 处）。后侧入路将担任主要的观察口。之后建立前方入路，用一个带有钝性套芯的塑料套管建立一个里外互通的通路。关节内使用乳酸钠林格液灌洗，任何游离的盂唇掉渣和散落的软骨组织都应该被清除（图 52-3）。其余软骨用探针探查，如若稳定，没有进一步清创的必要。如果发现有关节表面部分胶原软骨是不稳定的，需要用刨刀行进一步的清创，但必须特别小心以确保没有清除过多不必清除的表面。如果滑膜炎症较明显，部分滑膜切除术也是需要的。

例行清理磨损组织并暴露软骨是必需的。刨刀对清除这些轻微磨损行之有效。我们不使用磨钻器，除非有重大的骨嵴或骨赘。如果还需暴露关节的另一面与正常软骨表面周围的软骨下骨，可运用微创技术，采用关节镜内尖利的锥钻钻孔（图 52-4）。在进行这一操作之前，所有的钙化软骨必须被清除以暴露骨面。

然后使用探针于关节内检查二头肌腱。如果患者的肌腱有较严重的部分撕裂或半脱位，那么在肩盂止点处切断之和松解此肌腱，也可以做出标记在随后的关节镜辅助下，行胸肌上的肌腱固定术。这种可能性必须在术前与患者讨论沟通。笔者采用了关节镜下肌腱切断术，对于大多数患者来说，可以避免任何对术后美观的担心。

然后仔细检查肩袖，部分关节边缘的撕裂只需简单轻轻地清创。如果感觉撕裂程度较

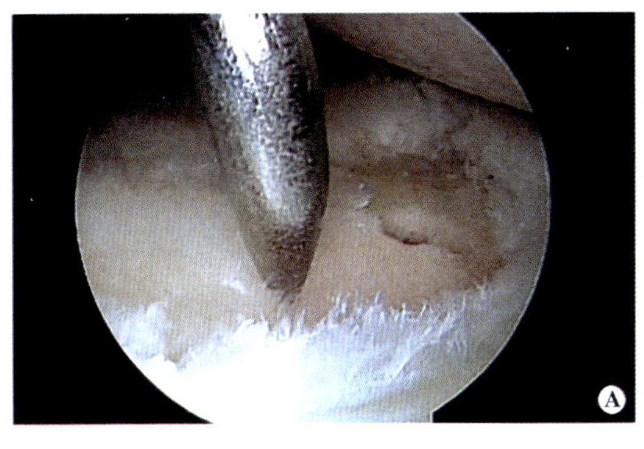
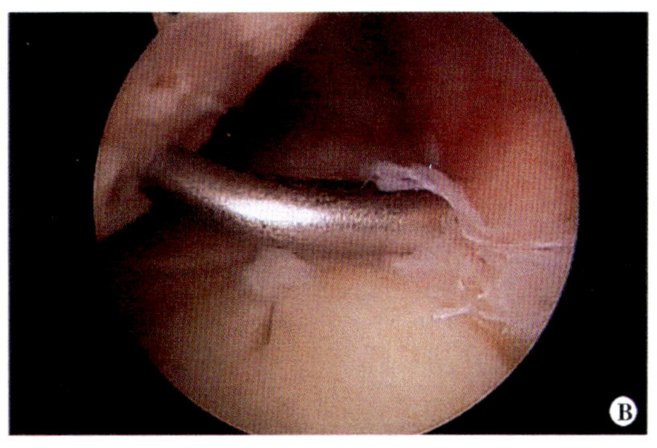

图 52-4 A. 关节镜画面显示微创技术，从关节囊前方入路的关节镜锥子正处理肩盂的病损。B. 从关节囊后方入路的关节镜锥子正处理肱骨头的病损

严重(即超过肌腱厚度的 50%)，也可使用腰穿针标记，并在稍后肩峰下间隙关节镜监视下，用单股可吸收线进行缝合。如果患者的肩关节明显地失去了活动度，应当使用射频刀和刨刀进行关节镜囊松解。笔者倾向于用双极电刀，因为它操作很容易并在可预见的深度穿透组织。带钩单极电刀也可使用。

松解从肩袖间隙开始，松解喙肱韧带和任何紧缩的挛缩组织。接下来的工作是松解盂肱中韧带和盂肱下韧带至盂唇部，应当非常小心，以避免切断任何部分的肩胛下肌腱。应避免切开腋窝前部，以免损伤腋神经。松解后患者的手臂去除牵引，测试肩关节活动度，以确定是否需要进一步松解，这种逐步松解的方法是非常有效的。如果患者有内旋受限，关节镜放在前方入路，松解后关节囊。

最后，检查肩峰下间隙和肩袖滑囊表面。如果患者的肩峰下封闭注射所显示的效果较差应当经关节镜行肩峰下减压术，如果术前患者有肩锁关节的症状，关节镜下锁骨远端切除也应该进行。目前并不对所有患者进行锁骨远端或肩峰切除，相反，决策应基于术前 X 线片、临床检查，并非针对局部封闭注射的不同反应而定。对患有明显盂肱关节骨关节炎的患者，在进行大胆的“英雄般的”肩袖修补时应慎重，因为手术后僵硬可能是一个突出的问题。

(四) 切口闭合

关节镜的切口应进行缝合，并用敷料覆盖，上肢应当悬吊制动。

六、术后治疗

术后的康复治疗方案有很多种。术后肩袖完整的患者佩戴悬吊吊带回家时，常会摘掉悬吊带才感觉舒适。在第一周，患者需每天脱去吊带 3～4 次，进行钟摆样练习。笔者相信在指导进行家庭康复锻炼计划时，患者接受物理治疗师的指导会不止一周一次。如果活动范围没有进展，更正式的康复锻炼将开始。患者术后 1 周第一次的随诊后，物理治疗师将指导患者在被动和主动的活动范围内练习，并将使用滑轮和棍棒。这种练习至少一天 2～3 次。此外，在第一次随诊时，患者会被鼓励停止悬吊。

术后 3 周，如果活动范围正在取得改善，疼痛得到很好的控制，患者将开始使用伸展带进行肩袖伸展练习。在 4～6 周后，活动范围的锻炼应接近完成，并循序加强肩袖伸展练习。在此期间，也应鼓励患者利用其肩关节完成日常生活活动。6～12 周期间，肩袖伸展练习应该完成，但活动范围的练习也应持续下去。大多数患者全面恢复活动需 8～12 周。松解关节囊的患者，其理疗计划必须包括更有力的伸展运动，而使之获得改善的各种方案关键取决于手术室内松解手术。

如果肩袖修复完成，患者在术后头 6 周不做主动活动。然而对于盂肱关节骨关节炎患者的肩关节，很容易发生术后僵硬，因此，在良好的监督下，使用滑轮和被动运动的伸展计划是至关重要的。

七、避免失误和并发症

关节镜下清理术一般被认为是安全的，手术死亡率极低。最常见的并发症是术后丧失活动范围。因此，笔者强调术后一系列的运动练习和家庭物理治疗的密切监测的必要性。为了最大限度地缓解疼痛，包括肩锁关节骨关节炎和二头肌腱病变等合并症也必须加以考虑。盂肱关节骨性关节炎患者肩关节很少进行手法松解，太过暴力的手法松解应当避免，以防止骨折。

与其他关节镜手术相比此镜下手术出血可能更剧烈，因此，间歇使用电刀和控制降低术中血压(即收缩压小于 100mmHg)对适当的患者是有益的。如果关节镜下进行松解，必须注意避免损害肩胛下肌。医生在松解时还应该避免损伤腋皱襞，以保护腋神经。最后，因为术后疼痛和术前影像学表现非正相关，因此，应认真告之患者对待手术的期望值不应过高。

（申　剑　张耀南 译）

参 考 文 献

Bishop JY, Flatow EL: Management of glenohumeral arthritis: A role for arthroscopy? *Orthop Clin North Am* 2003;34:559-566.

Bishop JY, Neviaser TJ, Neviaser RJ: Abrasion arthroplasty as a temporizing measure for the treatment of glenohumeral osteoarthritis. *69th Meeting Proceedings*, Am Acad Orthop Surg 3:513:2002.

Cameron BD, Galatz LM, Ramsey ML, Williams GR, Iannotti JP: Non-prosthetic management of grade IV osteochondral lesions of the glenohumeral joint. *J Shoulder Elbow Surg* 2002;11:25-32.

Ellman H, Harris E, Kay SP: Early degenerative disease simulating impingement syndrome: Arthroscopic findings. *Arthroscopy* 1992;8:482-487.

Guyette TM, Hyun B, Warren RF, Craig E, Wickiewicz TL: Results of arthroscopic subacromial decompression in patients with subacromial impingement and glenohumeral degenerative joint disease. *J Shoulder Elbow Surg* 2002;11:299-304.

O'Driscoll SW: Arthroscopic glenoidplasty and osteocapsular arthroplasty for advanced glenohumeral osteoarthritis. *67th Meeting Proceedings*, Am Acad Orthop Surg 1:193:2000.

Safran MR, Baillargeon D: The role of arthroscopy in the treatment of glenohumeral arthritis. *Sports Med Arthrosc Rev* 2004;12:139-145.

Samilson RL, Prieto V: Dislocation arthropathy of the shoulder. *J Bone Joint Surg Am* 1983;65:456-460.

Weber SC, Kauffman JI: Arthroscopic débridement in the management of glenohumeral arthritis: Long-term follow-up. *72nd Meeting Proceedings*, Am Acad Orthop Surg 6:512:2005.

Weinstein DM, Bucchieri JS, Pollock RG, Flatow EL, Bigliani LU: Arthroscopic débridement of the shoulder for osteoarthritis. *Arthroscopy* 2000;16:471-476.

第53章 全肩置换术的入路和显露：肩盂和肱骨近端

Joseph D.Zuckerman,MD Kaveh R.Sajadi,MD

一、术前计划

全肩关节置换(TSA)术作为一种成功的和可靠的方法在治疗肩关节骨关节炎方面已被充分认识。一个成功的结果取决于许多因素,其中包括技术操作程序本身。除有能力执行技术操作、精通程序外,还取决于其他多种因素,其中之一是使肱骨近端和肩盂充分地暴露。

既往的外科手术史(特别是骨折和肩袖撕裂)是重要的,因为它可能不利于充分暴露,还增加了隐性感染的可能性。因此,术前应进行详实的检查诊断,包括血沉和C-反应蛋白。如果考虑感染的可能性很高时,进一步的检查,可以包括骨骼铟扫描和关节抽出液培养加药敏。因为可能会对切口的选择造成影响,原手术切口应该标记出来。现存的三角肌和肩袖肌腱萎缩可能说明肩袖撕裂或存在腋神经损伤,这些重要的发现将会影响手术过程和预期结果。

影像学研究是术前计划的一个重要组成部分。标准的投照应包括肱骨内旋时的肩胛骨前后位、肱骨外旋时的肩胛骨前后位、肩胛骨侧位和一个仰卧位的腋路轴位(图53-1)。这些X线片通常能提供对整个肱骨近端和肩盂解剖的准确的评估,特别是肱骨近端改变,包括肱骨头扁平化和广泛的骨赘形成等。肩峰和肱骨头之间间隙显著变窄可能反映肩袖撕裂;在这种情况下,术前MRI检查将有助于更准确地评估肩袖。以轴位像评估肩盂后部侵蚀是最好的方法。盂肱关节后缘侵蚀常见的是骨关节炎患者,而前方的侵蚀往往与炎症性关节炎相关联。严重的关节侵蚀可能需要术前额外的运用CT评估侵蚀的程度,以及是否需要植骨。既往肱骨近端和肩盂的骨折通常导致残留畸形,可能需要额外的三维CT重建成像。重要的是了解畸形情况,以确定截骨术是否必要。既往骨折已接受过手术治疗者,内固定装置需要取出,因此,配套的取出工具必须准备。骨折后的骨畸形总是伴随有软组织的病变,这些改变对手术过程都会带来较大影响。

大多数商品化的内植物系统通常都带有模版,在最终置入之前有一个大致的比对。基于骨骼的解剖需要模版提示外科医生选用何种型号的内置物。肩关节内置物系统通常有许多技术操作和步骤。为此,外科医生在使用时应当十分熟悉这些系统。本章节仅描述肱骨和肩盂的显露和内置假体的部件使用,而不涉及内置物的系统性应用。

(一)麻醉

是否采用全身麻醉由麻醉科医生会诊后决定,手术可以在区域阻滞(肌间沟)或全麻下进行。根据笔者的经验,使用区域麻醉时,同时常常合并使用较弱的全麻药物来解除患者潜在的症状,缘因手术过程中改变体位或某种形式的牵引会带来患者的不适。在气管插管全

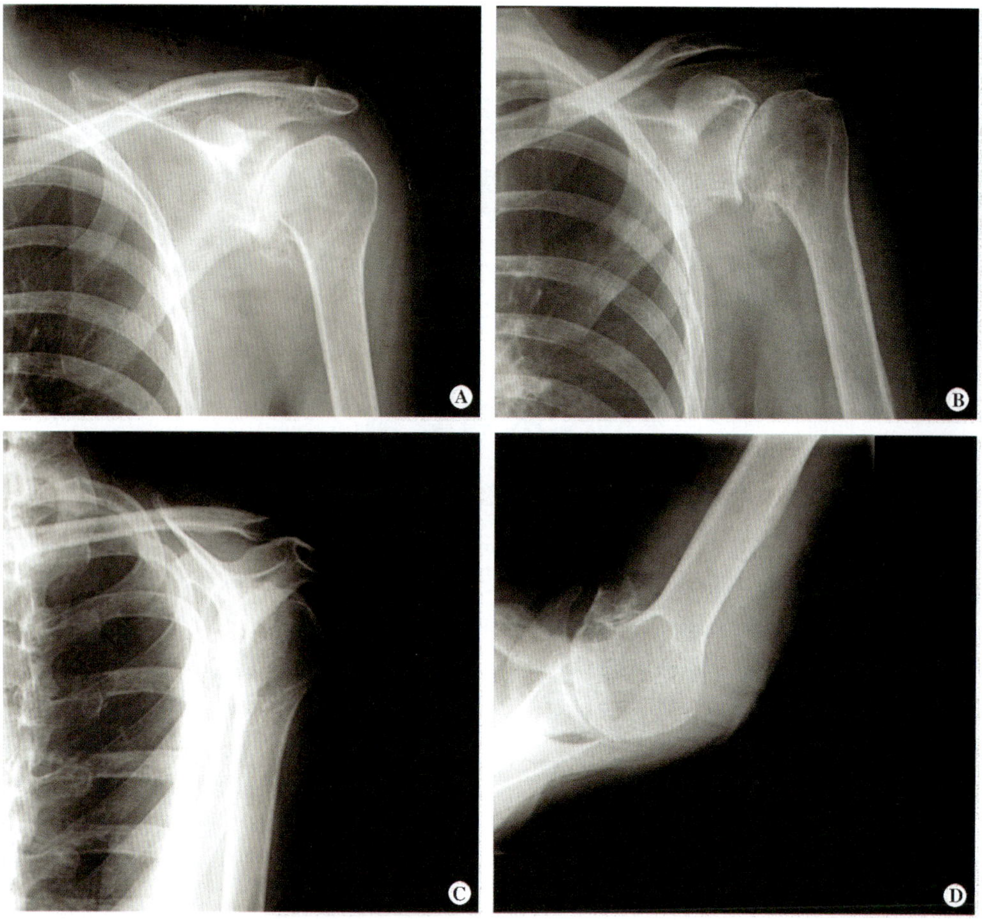

图 53-1 A. 术前的放射学资料包括肱骨内旋位时的肩关节前后位 X 线片。B. 肱骨外旋位时的肩关节前后位 X 线片。C. 肩关节侧位片。D. 上举的腋位片

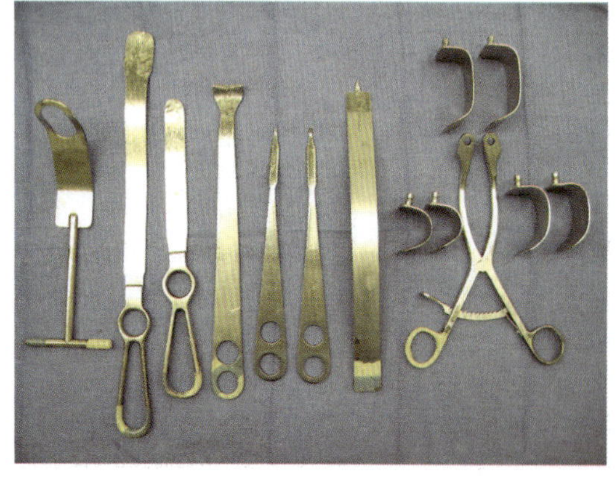

图 53-2 一套齐备的拉钩对 TSA 的显露是有利的，包括(从左至右)肱骨头拉钩、扁平的 Darrach 剥离子(2 个)、肩盂拉钩、可更换不同尺寸叶片的自动牵开器

麻时，附加的区域阻滞麻醉，常常可用来减少术后疼痛。不论使用什么类型的麻醉，肩部肌肉必须得到完全放松，以获得足够的显露。

(二) 必需的器械、设备及内固定植入物

患者体位通常由一种带有固定带的手术床保持，支持带固定头部，但允许上肢自由移动。有多种适合固定的装置可供使用。在最初的显露和肩盂准备中推荐使用 Mayo 捆绑带，用来维持手臂。Mayo 捆绑带可以消除异常改变的体位。全套术中用牵引器仍应当准备(图 53-2)。对于初次手术的显露，具备不同尺寸的可更换的自动牵

开器是很有帮助的。显露肱骨近端做截骨时，需用一个小的利弗林拉钩置于肩袖下插入拟显露的解剖颈部。在肱骨侧准备时，宽阔扁平的拉钩可以放在肩盂和肱骨头之间的后方。这个拉钩在肩袖下方沿着小的利弗林拉钩显露出肱骨近端干骺端表面。在显露肩盂的时候，同系列的拉钩被放置在关节周围，其中包括一种小型利弗林拉钩放置于肩盂的上方和下方，一个宽而粗短的拉钩被置于前方，用一个带角度的拉钩放在后方。扁平的 Darrach 牵引器（4 号）也可作为拉钩在三角肌下及肩峰下移动放置。

(三) 体位和显露

患者置于可调性沙滩椅位，床头升高约 30°，膝关节屈曲（图 52-3）。笔者推荐采用船长椅及其附件，以便患者获得更合适的体位。患者在手术床上被动向上移动，头置于支持垫上。必须注意，为避免牵引或压迫颈神经根，需确保患者颈部的是中立位。手术床被放置在一个轻度的特伦德兰伯格位置，以防止患者滑向远端，在膝关节下应放置枕头，膝盖保持 30°～40°屈曲。肩部和整个上肢应该完全游离，以便自由移动。肾脏部位放置托架可以增加同侧毗邻的髋关节稳定，以防止在手术过程中牵引患者时发生体位的改变。在手臂准备和铺巾前，上肢应通过一系列测试，以确保手术需要的体位。肱骨应该能够完全的充分的内收和外展，以便术中肱骨近端满意地显露。肩部后方也应该是游离的而无任何支撑物，便于在显露肩盂时可以适当地平移盂肱关节的近端。

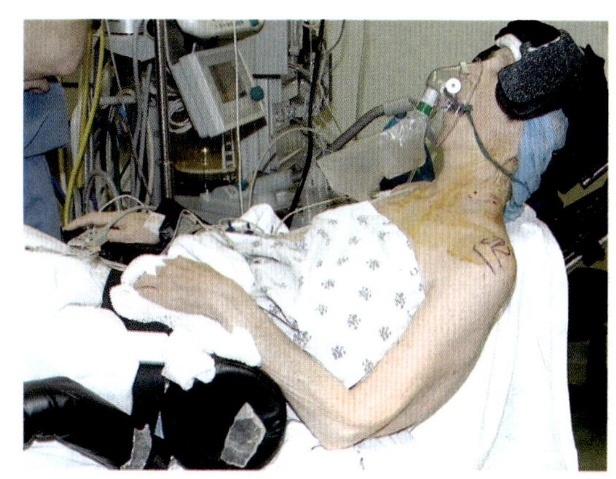

图 53-3　患者的体位为上升大约 30°（沙滩椅位）

当患者获得了恰当的体位后，应该再加以评定被动运动。尤其重要的是，评定外旋的程度，以为判定肩胛下肌的松解是否必要（肩胛下肌腱切断/骨膜下松解或小结节截骨术在最初的显露中是否必要）。如果外旋小于 20°，采用专门的肩胛下肌延长技术将是必要的。在该章节已有不同的入路描述。

二、手术方法

三角肌胸大肌入路成为标准的肩关节置换手术入路有几个原因。首先，大多数矫形外科医生熟悉这种入路，因为它用于许多肩关节切开手术，包括骨折内固定术。其次，它沿着三角肌的起止点进入，以保存和最大限度地减少损伤腋神经和肌皮神经的危险。最后，它可用于在肩关节成型术等多种手术，特别是肩袖修复、肩盂和肱骨近端骨移植、肱骨近端截骨和前方肌瓣转移等。直切口的使用，开始于喙突外侧向远端延至三角肌止点（图 53-4）。配合三角肌胸肌入路的腋窝前方切口，因为皮肤切口不是那么明显，因此也被推荐。然而，腋前方切口不能提供如胸三角肌切口带来的便利，需切开肌肉上覆盖的深筋膜层，在皮下向内、外侧及上、下游离，以便于显露。

利用几个重要标志，胸三角肌间隙是很容易确定的（图 53-5A）。首先，它通常有显著的脂肪条带，其中包含了头静脉。其次，三角肌纤维方向和胸大肌纤维方向不同，其交界处便是间隙。再次，当外旋手臂使胸大肌下部分紧张，将更容易其与三角肌识别和区分开来。最

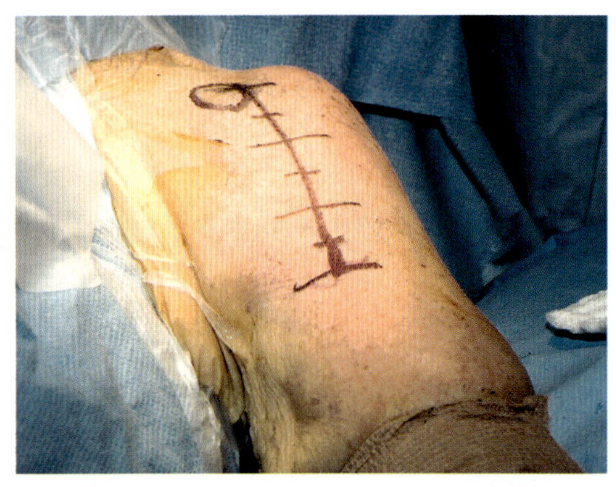
图 53-4 TSA 手术的标准胸、三角肌切口

后，如果间隙不能轻易确定，间隙的起点锁骨前外侧边缘和喙突之间可以触摸到，此处标志着该间隙的上端（该位置是胸大肌和三角肌交汇处形成的间隙）。

当间隙确定后，应当明确其近端和远端。笔者更愿意游离头静脉并让它保持在三角肌一侧，因为头静脉大多数分支从三角肌汇入。然而，当拉钩穿过间隙时，这时静脉处于危险之中，位于间隙上缘紧张的静脉可能导致损伤。另一种选择是，让静脉留在胸大肌一侧，但这需要烧灼多个从三角肌出来的分支。故静脉通常与三角肌一道牵向前向外侧，在整个手术过程中应仔细保护静脉，特别是在间隙的上缘。胸三角肌入路的好处在于切口位于各神经的间隙之间，如支配三角肌的腋神经和支配胸大肌的胸内、外侧的神经等。

基于此入路，叶片大小适当的自动拉钩可用来牵开胸大肌和三角肌以显露胸锁筋膜（图 53-5B）。当触及喙突和联合腱肌（喙肱肌和肱二头肌的短头）即可确定。分开胸锁筋膜，外侧到联合腱肌，近端到喙肩韧带，远端至胸大肌止点。联合腱肌用自动拉钩向前内侧牵开，喙肩韧带应当保留，但是有时韧带的前缘必须切开几毫米便于暴露肩袖间隙。胸大肌肌腱止点上方 1cm 处应当被切开，以便进一步加强肱骨近端的显露和活动（图 53-5C）。这种胸大肌肌腱有限的松解将有利于肱骨近端及肩盂的显露，因为这样可以使肩盂显露时更充分地向后游离肱骨近端。

此时有更多的操作需要进行。以一个钝性的剥离子用来分开肩峰下间隙。一个 Darrach 牵开器置于喙肩韧带下方和冈上窝的冈上肌肌腱顶部（图 53-5D）。之后用相同的方式牵开冈下肌进入冈下窝。随着肱骨外旋，可能在喙突的基底，肩袖间隙的起点处还存有一些粘连，这些粘连可以使用电刀松解。可用手指或钝性剥离子分离三角肌下间隙。分离肩峰下间隙和三角肌下间隙不仅对于显露很重要，而且对术后活动范围的改善也很重要。

二头肌肌腱固定术已成为肩关节置换中的一个通用程序。当二头肌腱腱鞘被切开，确认二头肌肌腱后，笔者希望即在切断的部位执行肌腱固定术（图 53-5E）。笔者希望直接用两或三针 2 号不可吸收线将二头肌肌腱缝合到邻近胸大肌肌腱上。在肩盂部分的操作，二头肌肌腱近端部分被从其肩盂上缘的起点处切断并去除。随后注意力应转向肩胛下肌腱在小结节的止点。

（一）肱骨显露

一旦确定了肩胛下肌腱在小结节的止点，则位于肩胛下肌腱下缘旋肱前动脉分支和其伴行静脉（三姐妹）也可确定（图 53-5D）。应辨认这些血管，游离之，并烧灼以防止在肩胛下肌松解的过程中出血。通过肩胛下肌显露盂肱关节是通常采用的三种入路之一。入路的选择一般是根据医生偏好和外旋受限的程度来决定。可以切断肩胛下肌肌腱，残留的外侧部分肌腱留作 TSA 完成后的腱对腱修复；从骨膜下切离并通过钻孔与小结节直接缝合；或切除一块肩胛下肌腱附着处的几毫米厚的骨片，行小结节的截骨内移术。无论使用何种技术，笔者更愿意在进行所有肩胛下肌松解和游离时都在手臂外旋位进行，并从肱骨近端开始。手臂在这个位置腋神经和肩胛下肌之间的距离增大，可对腋神经提供一些额外的保护。

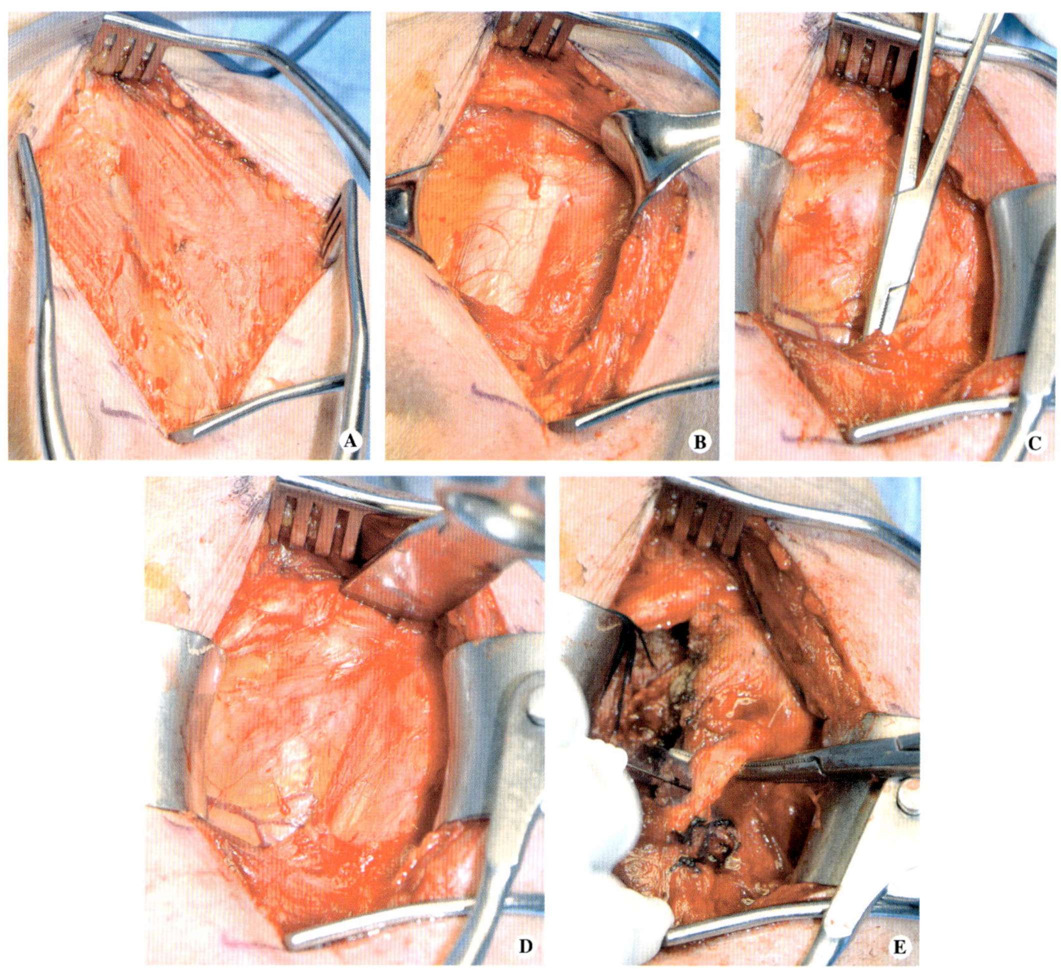

图 53-5　A. 游离皮下组织后，确认胸三角肌肌间隙。B. 牵开胸大肌和三角肌显露联合肌腱和胸锁筋膜。C. 胸大肌止点应当被确认并松解约 1cm 便于游离和显露。D. Darrach 剥离子被放在肩峰下间隙以松解粘连，直视下可看到肩胛下肌腱下缘的血管。E. 肱二头肌腱固定术将肱二头肌肌腱固定于胸大肌止点，之后分离近端并将剩余部分切除

若行肩胛下肌肌腱切断术，应位于肩胛下肌肌腱小结节止点的内侧 1cm 处(图 53-6A)，以便提供足够的腱性组织进行腱对腱修复。当肩胛下肌肌腱被切断时，其内侧缘用 1 号不可吸收缝线做出标记(图 53-6B)。通过维持肱骨外旋，可向肩胛下肌肌腱前、下松解至肱骨颈部。在此位置，肌腱已不是那么明显，肩胛下肌以肌纤维为主。但更重要的是当有内旋挛缩时，可直接从小结节开始做骨膜下松解肩胛下肌肌腱，肩胛下肌肌腱的边缘应用 1 号不可吸收线标记；而当采用小结节截骨时，从肩胛下肌肌腱附着点处切下一个薄型、圆形骨片。这两种技术使肩胛下肌肌腱的附着点移到了更靠内侧的位置，从而有效地延长了肌腱。平均每延长 1cm 就能增加肩关节约 20°的外旋。如前所述，上述类型的肩胛下肌松解术主要取决于外科医生的偏好和内旋挛缩的程度。

一旦肩胛下肌从小结节止点松解，需要进行两个重要的步骤。首先，如果长头肌腱存在的话，应从侧方沿着肱二头肌长头肌腱、肩袖间隙、肩盂前上，把其分离出来(图 53-6C)。区

分肩袖间隙主要是依据肩胛下肌肌腱上部的游离缘。然后注意力由肩胛下肌附着处转向肱骨颈部，随着肱骨外旋，将盂肱关节下关节囊从骨骼上直接松解下来(图 53-6D)。松解必须十分仔细，因为下关节囊接近腋神经。笔者喜欢用一把小而平的 Darrach 剥离子直接放在盂肱关节下方和紧张的下关节囊附着点之间。用电刀从肱骨颈的前下方松解关节囊。随着肱骨颈外旋，关节囊由前至后松解并直接松解至肱骨颈的外下方(图 53-6E)。从其附着点松解至骨并扩展至骨的更远端。为有利于显露和松解，这时应当去除肱骨头颈部的骨赘。下关节囊在肱骨近端的松解对于肱骨头和关节盂的显露都是十分重要的。

肱骨近端充分显露后可进行肱骨颈的截骨术。使用何种方式截骨和操作准备，这取决于医生偏好和采用的假体类型。然而无论使用何种假体，肱骨必须充分伸展，外旋至少 90°(图 53-6F、G)，使整肱骨头包括上方、后方、外下方肩袖止点完全暴露。骨赘应予清除，以便更清楚地确定解剖颈。具体肱骨近端截骨术、准备和假体植入在其他章节中叙述。但是，显露肩盂之前，应当先测试肱骨部分组件，在肩盂的准备期间，插入一个干骺端保护板，以尽量减少对干骺端任何潜在的损害(图 53-6H)。

肩胛下肌的松解可在这个时候完成，而不是结束的时候。目标是使肩胛下肌获得最大的侧向移动，尽可能使术后获得最大限度地外旋。仔细按顺序松解肩胛下肌肌腱及关节囊附着点，从关节盂前缘开始分离关节囊附着点直至肩盂。对存在严重挛缩的患者，可能需部分切开前关节囊。肩胛下肌在前上方包括喙突基底部的粘连都应当松解，任何喙突和肩胛下肌之间的粘连除肌肉之外都应当被松解。肩胛下肌深面应当从关节囊附着点开始做最大限度的松解。此肌腱做 360°的松解是必要的，以实现肩胛下肌最大程度的移动。

(二) 肩盂显露

肩盂显露最初的步骤已经完成，特别是三角肌下和肩峰下间隙的松解，关节囊从肱骨颈部松解，切除肱骨近端骨赘后，可充分地行肱骨近端截骨。肱骨截骨前应被放置在大约 30°的外展和旋转中立位。一个后方的牵开器应放在略高于后盂唇的位置(图 53-7A)。笔者愿意用一个带角度的牵开器沿着肩胛颈后部放置，但也可以选用一个宽的、扁平的 Darach 拉钩。这个拉钩被预先放置在肩胛颈后方中部，但必须是在后关节囊得到了有限的松解之后。这时放置一个小的霍夫曼拉钩在肩盂上方牵开上关节囊(图 53-7B)，显露剩余的肱二头肌肌腱并切除之。肩盂前方的关节囊止点做松解(图 53-7C)，用一个短粗的 Bankart 拉钩小心地沿着肩胛颈前方，最好是直接贴着骨面放置，因为此处靠近神经血管结构。

随着这三个拉钩的放置(图 53-7D)，患肢手臂与手术台位置都应当达到最佳化。笔者希望放置手臂于 Mayo 位并将手术台升高以便让手臂能够向后移动。在肩盂的骨性边缘被完全暴露后，任何残余盂唇组织应当行环形切除(图 53-7E)。此时，拉钩被放置在前方、上方和后方。

接下来，在肩盂下方的关节囊附着处应做仔细松解(图 53-7F)。笔者在紧张的关节囊下放置一个扁平的 Darrach 剥离子，并使用电刀从肩盂下缘开始自前向后松解关节囊(图 53-7G)。关节囊最外侧附着点使用电刀松解，之后用一个较钝的剥离子完成更内侧关节囊的松解。下关节囊的松解约可超过下方肩盂缘 1cm，这大约相当于肱三头肌长头腱起点的上方(图 53-7H)。当下关节囊被完全松解后，用一个霍曼拉钩或一个中型 Darrach 剥离子可以插入远端，进一步显露肩盂下缘。在松解的过程中应避免过分地外展，因为此部位下关节囊的紧张将使腋神经更紧贴关节囊而极易损伤。

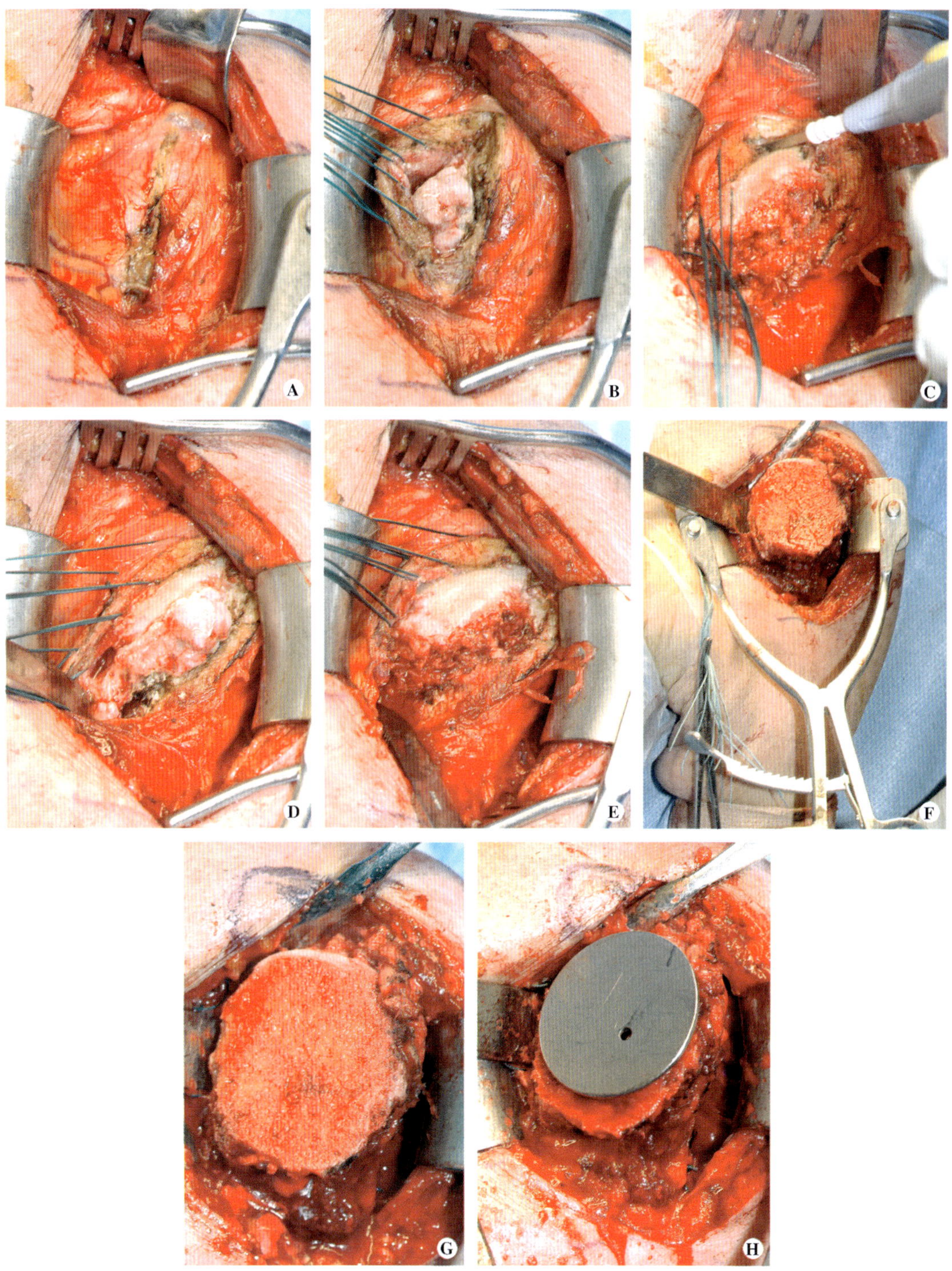

图 53-6　A. 在其小结节止点内侧 1cm 处切断肩胛下肌肌腱。B. 肩胛下肌肌腱的边缘被几根 1 号不可吸收线标记。显露盂肱关节后可见肱骨头存在巨大骨赘。C. 肩袖间隙应该被从外侧切开直接到肩盂前上方。D. 下关节囊松解从肱骨颈前下方开始。E. 切除肱骨头下方的骨赘有利于松解时的显露。随着肱骨最大限度地外展、外旋(F)，干骺端的表面被显露(G)。H. 在肱骨假体试模插入后，显露肩盂之前，应该放置一个保护干骺端的保护板。这将防止在显露肩盂时损坏干骺端骨质

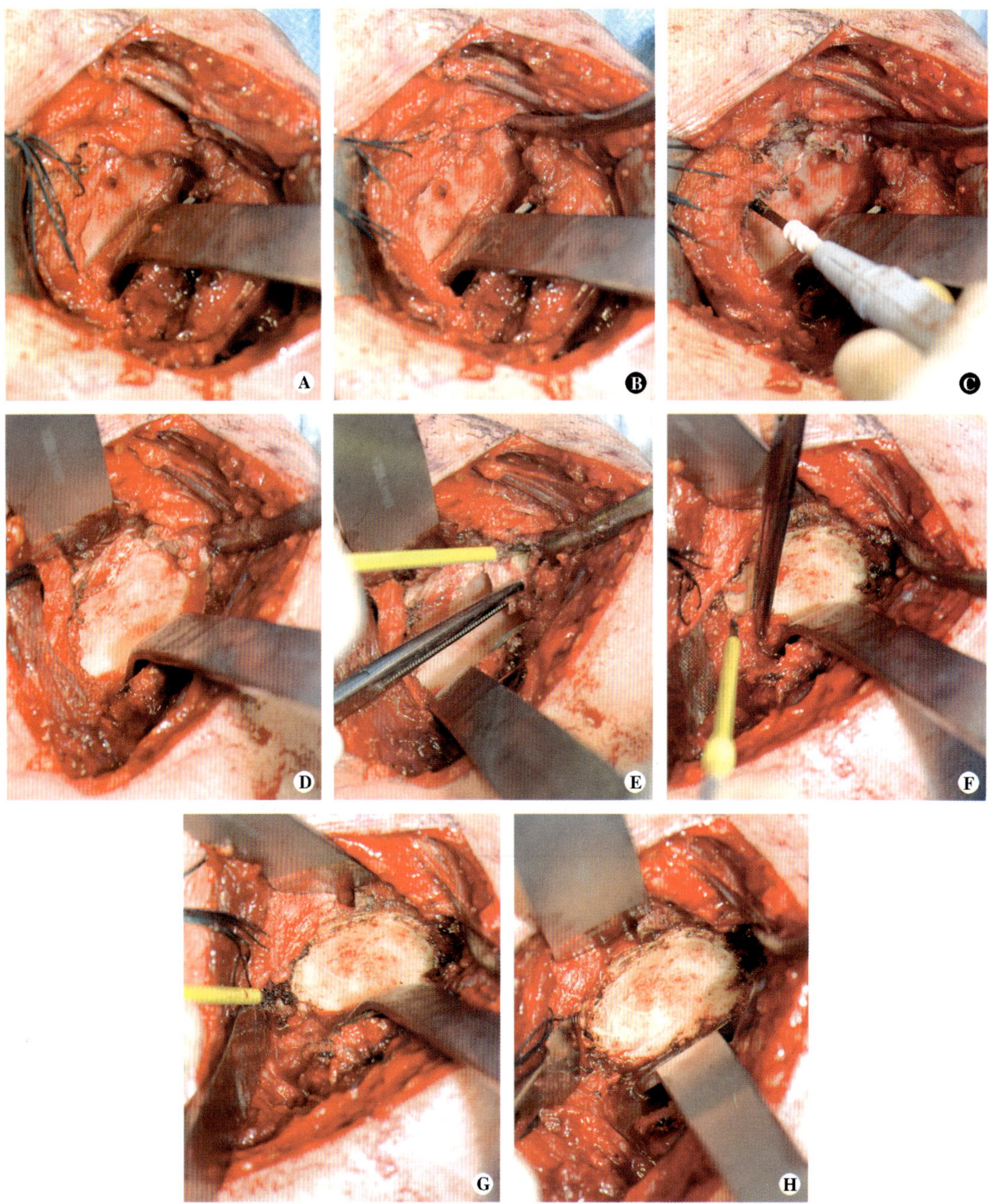

图 53-7 A. 肩盂后方的拉钩首先被插入以牵开肱骨近端的后方。B. 一个小的骨撬插入上方显露肩盂上部。C. 前关节囊被从关节盂缘松解以显露前关节囊，这也将提高下关节囊的游离度。D. 三个肩盂拉钩放置的位置：带尖的拉钩在前方、小的骨撬在上方、带角度的拉钩在后方。E. 切除残余的盂唇显露肩盂的骨缘。F. 切除下方的盂唇显露下关节囊在肩盂的附着点。G. 从肩盂松解关节囊，保持关节囊在伸展状态，用电刀松解。H. 一个钝性的剥离子被用来沿着肩盂下方松解更内侧的关节囊。

如果肱骨头不能充分向后游离，后关节囊就需要更多的松解，这一操作将提供充分的活动度。如果要进行这一步骤，应当移开拉钩，并用一个叶片自动牵开器置于肱骨近端和关节盂之间，使后关节囊充分展开。然后用电刀松解肩盂后缘外侧约 1cm 的关节囊。需要十分仔细，以避免损害位于后关节囊后侧的肩袖肌腱。当这个步骤完成后，拉钩应如先前所述重新放置。

得到充分显露后，准备植入肩盂假体。如果肩盂存在明显的骨赘，切除骨赘对于显露是十分重要的 。但是，只要有可能，笔者宁可在已准备好的肩盂上安置肩盂假体，待确切的假体位置已被确定后，再做骨赘切除。肩盂准备和假体的植入将在其他章节中详细描述。

肩关节成形术中显露肱骨近端和肩盂应该按部就班地顺序进行，首先切开皮肤和游离皮下组织皮瓣，然后小心地插入显露肩盂的拉钩，最后配合关节囊的松解。在肩关节成形术中，显露尤其是肩盂显露是具有挑战性的，需要强调的是在该操作中的每个步骤都需要有足够的松解。

（申　剑　张耀南 译）

参考文献

Bishop JYL, Ian KY, Flatow E: Glenoid replacement: Technical considerations, in Williams GR, Yamaguchi K, Ramsey ML, Galatz LM (eds): *Shoulder and Elbow Arthroplasty*. Philadelphia, PA, Lippincott Williams & Wilkins, 2005.

Bolleau P, Walch G: Humeral replacement, in Williams GR., Yamaguchi K, Ramsey ML, Galatz LM (eds): *Shoulder and Elbow Arthroplasty.* Philadelphia, PA, Lippincott Williams & Wilkins, 2005.

Craig EV: Total shoulder replacement with intact bone and soft tissue, in Craig EV (ed): *Master Techniques in Orthopaedic Surgery: The Shoulder.* Philadelphia, PA, Lippincott Williams & Wilkins, 2004.

Groh GI, Rockwood CA: Surgical anatomy and technique, in Friedman RJ (ed): *Arthroplasty of the Shoulder.* New York, NY, Thieme Medical Publishers, Inc., 1994.

Hoppenfeld S, deBoer P: *Surgical Exposures in Orthopaedics: The Anatomic Approach,* ed 3. Philadelphia, PA, Lippincott Williams & Wilkins, 2003.

第 54 章　肩盂假体的准备和植入

Thomas W.Wright,MD

一、适 应 证

全肩关节置换术的主要适应证为骨性关节炎、类风湿关节炎、创伤后骨关节炎、骨坏死或近端肱骨骨折不连接所致的肩关节疼痛等。是否需要对患者实施肩盂假体置换的争论持续存在。虽然,在延长手术时间、假体花费和肩盂松动等问题上,骨科医生并未达成一致,但是绝大多数医生认为肩盂假体的植入利大于弊。肩盂置换的优点在于提供了牢固的肩盂骨质支持,避免肩盂骨质丢失,改善肩关节活动度以及有效的缓解肩关节疼痛。以笔者个人经验来看,相对于全肩关节置换术后的翻修,半肩关节置换术后由于疼痛而进行全肩关节置换更为常见。但是,从文献报道上看两者的差异不大。

全肩关节置换时肩盂假体固定的持久性是一个尚未解决的问题。尽管现在在技术、器械和植入的假体都有显著改进,但是术后假体周围放射透亮线仍很常见,其中许多病例进一步发展并且成为假体松动的危险因素。全肩关节置换术翻修的一个主要原因就是肩盂假体松动。对于真正能与骨质融合的肩盂假体的研究并未取得成功。金属底座的肩盂假体能提供骨质的耐久固定,但是聚乙烯肩盂面假体的脱位和磨损已经成为一个突出的问题。因此,理想的肩盂假体材料的研究重点在于使其可以与骨整合而没有聚乙烯磨损的问题。

二、禁 忌 证

全肩关节置换术的禁忌证包括活动性感染、神经性关节病、三角肌无功能、不可修复的肩袖撕裂,以及无法重建的肩盂骨缺损。肩盂假体不宜用于因肩袖功能丧失所致的肩盂关节失衡,通常此类患者是由肩胛下肌或冈上肌撕裂所导致。由于肩盂假体植入后的边缘载荷,可能造成"摇摆木马"现象,以及由于肩盂骨质差而不能给肩盂假体提供较好的支撑。这些均是该术式的禁忌证。

三、其他治疗方法

对于一定的人群而言,肩盂的生物重建可以代替肩盂置换术。生物重建的主要目的在于减轻疼痛及减少肩盂骨质的磨损。随着绞链型假体的出现,生物重建的用途可能会减少,但其仍适用于年轻患者(肩盂假体植入存在早期松动的风险)。生物重建同时也适用于肩盂骨质疏松而不能进行肩盂置换的患者。此外,生物重建在肩盂假体松动的全肩关节置换术后的修复中占有一席之地,通常由于中央骨质的缺损太大而不能支撑另一个新的肩盂假体,故缺损部位骨移植和生物重建是另一种较好的选择。可采用自体前关节囊、异体阔筋膜张肌或者外侧半月板移植等作为生物重建材料。

半肩关节置换术是另一替代治疗方法。对于骨量显著减少的患者，不建议进行肩盂置换或生物重建，金属质地的肱骨头还可能导致肩盂骨质快速的丢失。

对于有活动性感染的患者，肩关节切除重建术可以减轻感染风险，但是关节功能不可避免地受到损害。曾经进行过关节切除重建的患者难以再处理，由于这些患者肩袖功能不足，肩盂假体很少使用。此类患者在感染完全治愈后，可以进行逆置式肩关节融合假体植入或其他关节手术。肩关节融合固定术适用于肩关节肌肉瘫痪伴肩袖或三角肌无功能的患者，常用于严重臂丛神经损伤者。

四、结　　果

目前有两种基本类型的肩盂假体：一种是全聚乙烯，另一种是金属底座聚乙烯杯。同时有两种假体设计：龙骨型和短桩型（图 54-1）。目前绝大多数已有研究数据都与聚乙烯的龙骨型肩盂假体相关。龙骨型假体周围放射透亮线很常见，可见于术后 X 线片。一项研究表明，大约 60％全聚乙烯骨水泥固定的龙骨型假体，在术后可立即出现放射透亮线。尽管这些全聚乙烯假体出现放射透亮线的机会很高，但放射透亮线并未对临床结果产生不良影响。肩盂假体 5 年临床保存率为 95％，但由于大约 25％的放射透亮线会有发展，这些病例发生肩盂假体临床松动只是时间问题（图 54-2）。放射线表现与临床症状不符，可能是由于不是所有的肩盂假体松动都有临床症状。

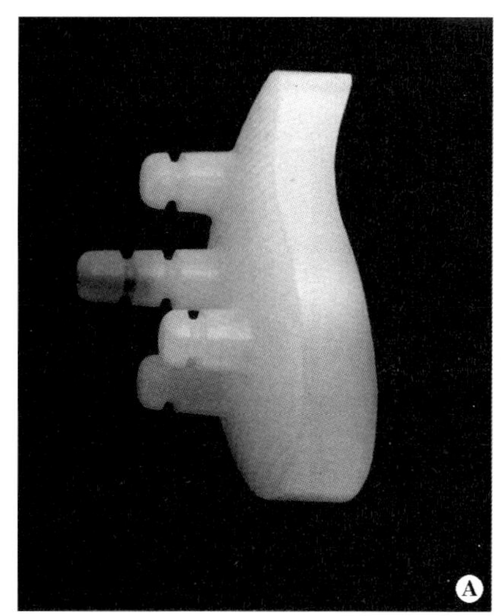

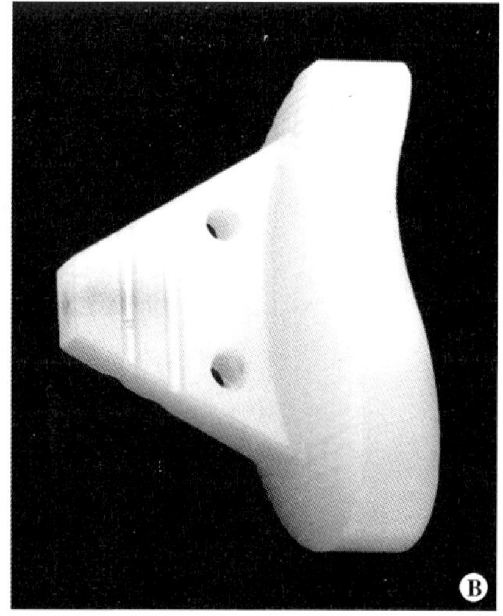

图 54-1　聚乙烯短桩型（A）和龙骨型（B）肩盂假体

金属底座肩盂假体的问题在于聚乙烯垫脱位和磨损（图 54-3）。聚乙烯越薄磨损越快。尤其使用金属底座的假体，聚乙烯受到两个面的磨损。由于关节的偏侧性和肩胛下方修复的需要，聚乙烯杯的厚度受到了限制。因此，早期对金属底座肩盂假体的热潮已衰退。各种肩盂假体植入后临床和放射线结果的总结见表 54-1。

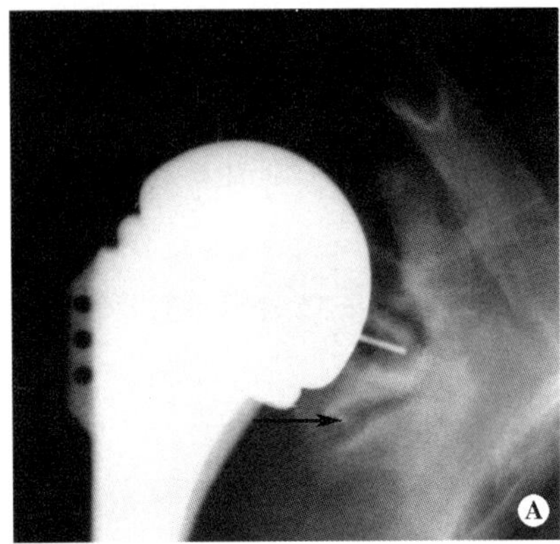
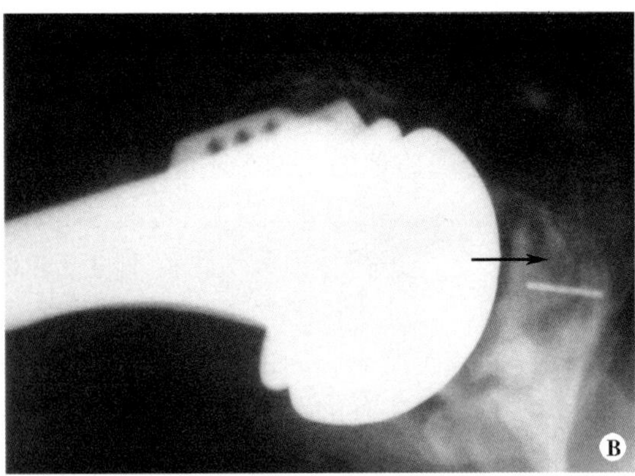

图 54-2 后前位(A)和轴位(B)X线片视角显示松脱的龙骨型全聚乙烯肩盂假体。注意下方出现的放射透亮线(箭头所指)

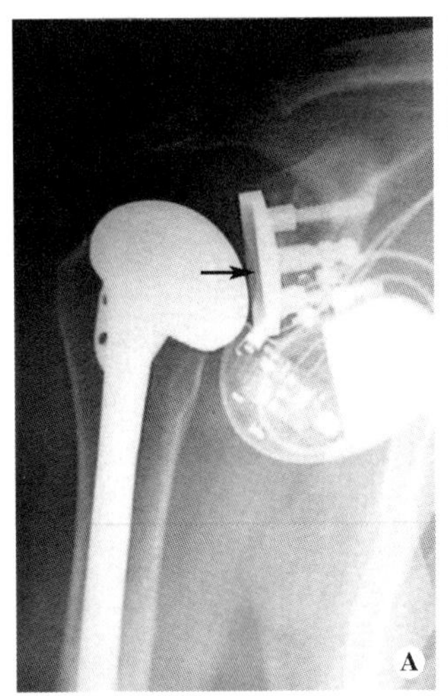
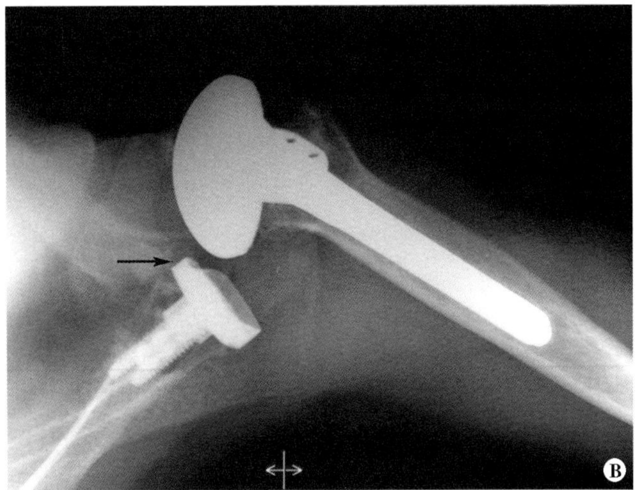

54-3 A. 后前位 X 线片显示,金属底座肩盂假体有聚乙烯磨损,注意肩头末端的阴影部分,金属边缘已经磨掉。B. 另一患者金属底座肩盂假体的轴位 X 线片显示,患者肩胛下肌障碍,前方半脱位,以及聚乙烯和金属磨损(箭头)

表 54-1 主要的肩关节置换术:评价各类肩盂假体

作者(年份)	肩关节数目	肩盂假体类型	随访时间(平均)	放射学结果	临床结果评价
Wallace 等(1999)	86	32 聚乙烯 26 无骨水泥	4～7 年	全聚乙烯 41%放射透亮线 金属底座 23%放射透亮线 8 例未用骨水泥的患者中,5 例进行修复,出现不稳定或聚乙烯脱位	中期随访并未发现用骨水泥和不用骨水泥的肩盂假体之间的差异
Sperling 等(2000)	62	无骨水泥	4.6 年	6.5%肩盂假体存在风险	仅在有骨水泥禁忌证时,推荐用骨长入成长型肩盂假体

续表

作者（年份）	肩关节数目	肩盂假体类型	随访时间（平均）	放射学结果	临床结果评价
Boileau 等（2002）	39	聚乙烯 金属底座	3 年	全聚乙烯 85％放射透亮线，无失败病例 金属底座 25％放射透亮线，20％临床失败	由于松动和聚乙烯磨损，不再使用金属底座的肩盂假体
Lazarus 等（2004）	328	289 短桩型 39 龙骨型	术后 X 线	放射线评分 挂钩型 1.3 龙骨型 1.8	挂钩型评分显著好于龙骨型
Mileti 等（2004）	70	龙骨型，全聚乙烯，骨水泥固定	4.18 年	14％肩盂假体位于危险边缘 59％不完全放射透亮线	放射学与临床表现无相关性
Gartsman 等（2005）	43	20 短桩型 23 龙骨型	术后 6 周 X 线	1 个短桩型出现放射透亮线 9 个龙骨型出现放射透亮线	在术后 6 周，短桩型假体较少出现放射透亮线
Martin 等（2005）	140	无骨水泥固定	7.5 年	11％临床失败 11 例放射线表现为松动	高于其他所报道的聚乙烯假体失败率

从生物力学来看，短桩型肩盂假体体外实验结果显示，在较大区域内，短桩型肩盂假体分散了对骨质的载荷。少数临床研究评价了挂钩型假体的放射学结果。然而，这类假体也会出现较多的放射学透亮线，其中有些还发生了进展（图 54-4）。

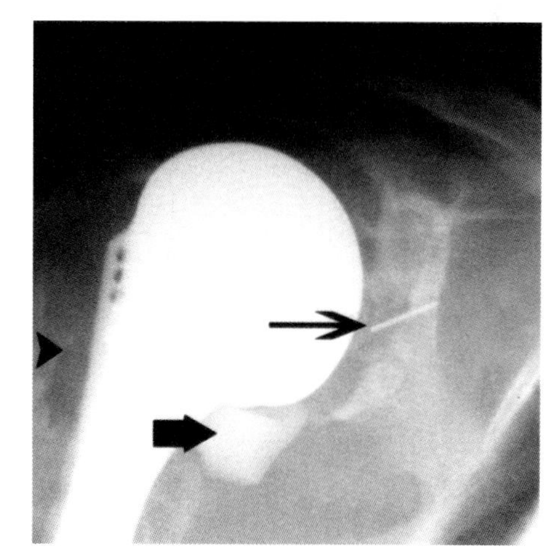

图 54-4　短桩型全聚乙烯肩盂假体的前后位 X 线片显示肩盂假体松动和破坏。注意中间短桩的弯曲（长箭头），骨水泥外壳的脱位（粗箭头）和肱骨头骨质溶解（箭头）

肩盂松动常难以诊断。与常规 X 线比较而言，点状荧光镜检查用于诊断肩盂假体松动较好，而 CT 可能是一个更好的诊断方法。即使是没有放射透亮线，肩盂假体也可能发生松脱。因此，如果一个全肩关节置换术后患者的疼痛，而放射学及血清学检查正常，肩关节镜是评价目前肩盂假体状况的最好诊断手段。

五、手术方法

手术前需要获得盂肱关节（图 54-5）30°外旋位时“标准”AP 位和轴位 X 线照片。推荐用 CT 使肩盂边缘骨刺显影，估计肩盂磨损和关节后倾程度。

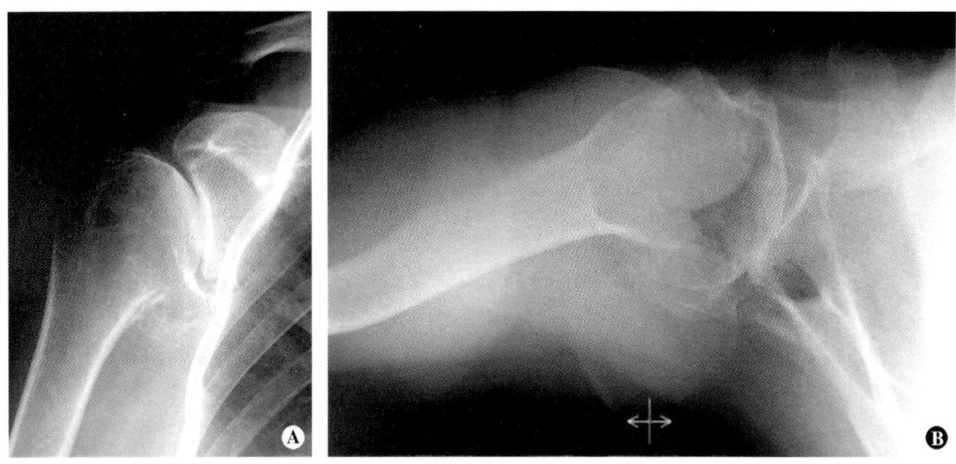

图 54-5 A. 显示大量骨刺的盂肱关节的标准 AP 位 X 线摄片。B. 显示后部半脱位和表示盂肱关节的骨关节炎的后肩盂受侵蚀的腋窝侧面 X 线照片

(一) 体位和显露

肩盂充分地暴露对 TSA 至关重要，由以下几个步骤组成：①使三角肌间隙从锁骨延伸到三角肌附着处，减少对三角肌的牵拉损伤；②使肩袖和三角肌下间隙充分松解，因为如果冈上肌粘连到三角肌和(或)肩峰的表面，随后就很难移动肱骨；③保护腋神经、连同肩袖间隙一起自肩胛下肌松解前下关节囊，做肩胛下肌的 360°松解；④由肱骨近端松解后下关节囊；⑤通常在解剖颈部依据所用的假体器械系统进行充分的肱骨截骨术；⑥切开前下关节囊和盂唇，然后从肩盂处提起它们以保护下面的腋神经；⑦在手术最后阶段可考虑行肱二头肌肌腱切断，促进更多显露和便于肱骨头牵开；⑧在将低矮的肱骨头保护器放置在肱骨头切口上之后，临时放置肱骨头牵开器。如果在这些步骤完成之后，暴露仍不充分，那么在发现并保护腋神经之后，建议松解三头肌起点的骨膜。如果近端仍有肱骨阻挡，可松解后关节囊做最后尝试，尽管这一步几乎是不必要的。有时当外科医生试图将开髓器与肩盂垂直放置时，肱骨头的牵开器会起阻碍作用。如果真的出现这种情况，撤除牵开器，而开髓钻或铰刀同时还可被用作牵开器，将肩关节置于最佳位置以帮助近端肱骨向后方牵开以显露肩盂。

(二) 手术操作

在实现了可接受的肩盂显露之后，肩盂的中心应该通过使用电烙器做出“十”字影线(图 54-6)进行清楚地标记。肩盂下方应无骨赘，因为这些骨赘会误导将肩盂的中心置于偏下，导致对肩盂假体组件的支撑不良。盂下骨赘在盂肱关节标准的 AP 位 X 线片(图 54-6A)上清晰可见。肩盂的中心定位是决定性的，因为在一个偏离预定中心位置的方向上钻孔会导致肩盂组件失去良好的支撑或导致肩盂组件的尺寸不匹配。考虑到肩盂铰刀与当前连同应用于螺栓或骨孔的 TSA 系统(图 54-7)的稳定放置导向器一起使用，原来的仅仅用一个手动骨钻安置肩盂不再被认为是恰当的。铅骨孔是使原来肩盂的软骨下骨起到同心性支撑假体的作用。

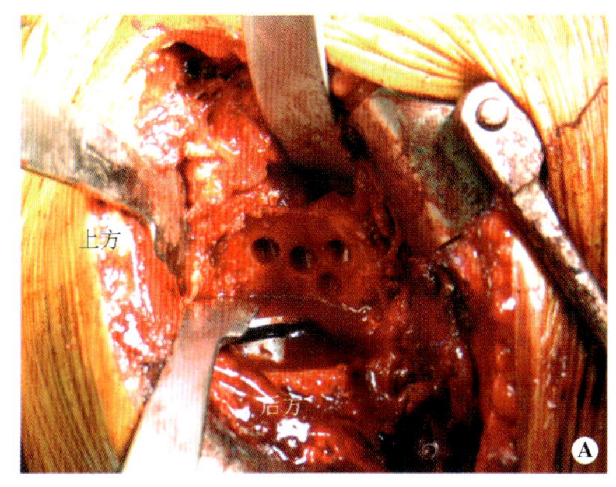

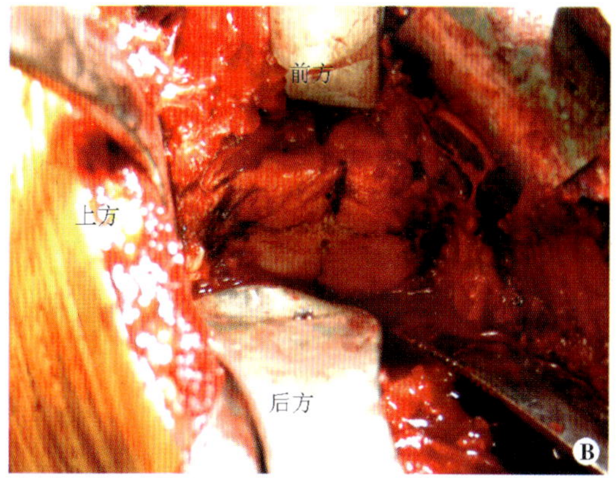

图 54-6 A. 术中在扩大和钻取栓孔之后的肩盂的照片，显示外科医生喜欢获得最佳的肩盂仪器的视图。B. 术中肩盂的中心被标记的照片

目前的 TSA 系统，通常要先钻一个中心孔。在任何骨骼侵蚀发生之前这个孔必须位于肩盂的真正中心并与肩盂表面垂直。然后，进行肩盂磨切，通常是从最小的刨刀开始，依次递增到最佳尺寸。这个方法与从中等或大型铰刀开始相比更加容易。如果有严重的后侧肩盂磨损，那么肩盂的倾侧可以通过削掉较多的前方骨质进行略微的矫正（大约 10°）。使用这一技术必须谨慎；如果太过激进地使用此种方法，将可能发生肩盂前方过度的磨切。

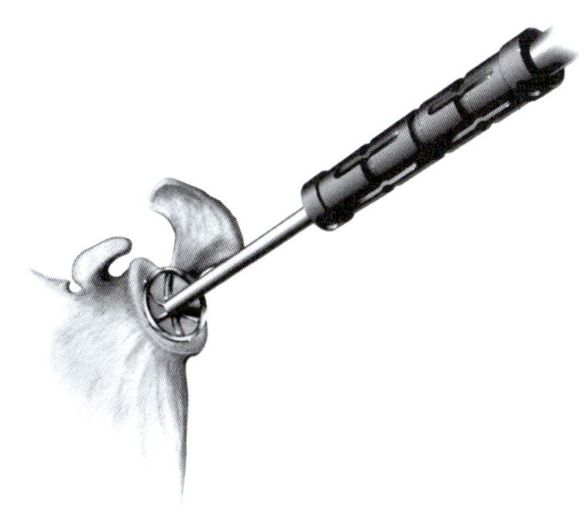

图 54-7 中心钻孔完成后，处于恰当位置的肩盂铰刀（© Exactech，Inc.）

在一些后肩盂严重磨损的实例中，肩盂组件的后侧部分可能得不到满意的支撑。无支撑的肩盂的范围应该通过偏心性磨切减至最小范围，并且在一些患者中，可以通过将肩盂组件减小一个尺寸，使不能贴合部分降至最少。骨水泥不得单独用做增强后方肩盂，因为它常常会造成松动，从而导致 1/3 假体磨损并形成松散碎片。通过使用这些技术，肩盂无支撑范围最多限于 25%。在最困难的情况下，肩盂后方可从切除的肱骨头上取骨植骨重建后方肩盂。但作者从未因后肩盂骨缺损进行过肩盂植骨。

1. 选择肩盂组件 肩盂磨切完成后，可选择短桩型或龙骨型的人工肩盂组件。请注意，并非所有品种的全肩关节假体都具备这两种类型肩盂的。从生物力学角度，短桩型肩盂对骨骼有较好的应力分布，但是尚无研究证明此类肩盂组件临床上优于另一种。因此，假体类型的选择主要仍依赖于外科医生的偏好。龙骨型假体的龙骨孔使骨水泥更易压入是其优点。对于短桩型肩盂的固定要求切除的骨质较少。与穿透肩盂埋入其内的龙骨型肩盂可能存在较大的问题相比，短桩与骨孔间的固定虽然也并不理想，但其缺点至少还不是灾难性的。

类风湿关节炎患者极有可能存在肩盂内侧严重的侵蚀。解决这一问题使用龙骨型肩盂的策略是：短缩龙骨，肩盂压入固定时使骨水泥压入龙骨孔，以应用短桩型假体的类似方法进行固定，或者采用肩盂骨表面重新新鲜化的生物学方法进行处理。短桩型设计的缺点是不能控制每个骨孔中放置骨水泥的多少，以及如何能获得肩盂界面压力的均匀分布。当准备用龙骨型或短桩型导向器磨切肩盂时，将导向器与肩盂长轴（图 54-8）对齐至关重要。依据所选用的系统，在钻孔之前有必要先选定肩盂假体尺寸。有些人工假体系统尽管最终肩盂假体尺寸不尽相同，但有相同规格的以及相同的大小短桩或龙骨型肩盂假体。如因短桩或龙骨式样与大小未能依照假体尺寸变化而改变，最终选择肩盂假体的尺寸应依据钻孔之后试模测试的大小做出决定。假如肩盂最初已进行了足够的磨切，大于最大龙骨槽尺寸的假体不宜被采用。在龙骨槽初始磨切后，磨切与咬骨钳可结合进行，然后再行骨槽的磨切。有证据表明该设计为松质骨压缩式（图 54-9）而非松质骨去除式的开槽方法。开槽后出现的放射学透亮区对随后人工肩盂放置的力线评估时具有优势。在有些患者中，龙骨槽可能还需要用骨钻稍做修整，以便容许假体放置在更恰当的位置。

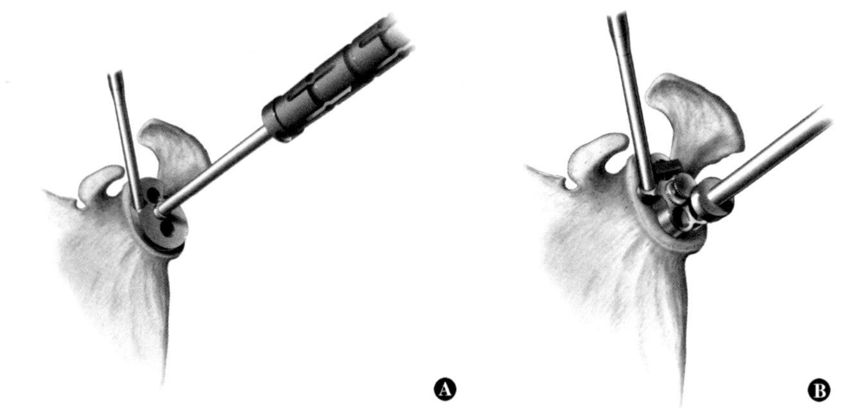

图 54-8　A. 龙骨钻孔和准备的导向器。B. 钻取短桩拴孔的导向器（© Exactech，Inc.）

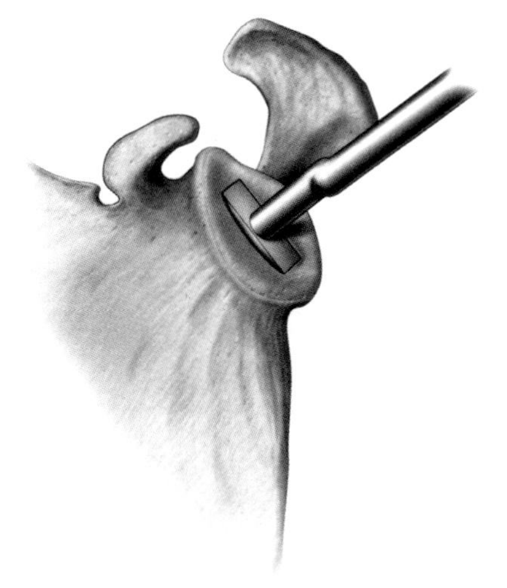

图 54-9　龙骨打压凿（© Exactech，Inc.）

2. 骨水泥　短桩孔或龙骨槽准备好后，必须放置试模以确保其恰好适配，不致摇晃。如果该组件摇晃，龙骨孔或钻孔需扩大或加深。钻孔或龙骨槽已准备好后，可注入骨水泥。冲洗器将所有血液残渣从孔洞或龙骨孔中清除。喷射凝血素或其他止血材料放置在孔洞中，然后填满生物吸收性止血剂或类似的材料；然后将海绵放入伤口处以便使整个区域干燥。为达到最佳的肩盂粘合，必须尽可能地使肩盂穹隆面干燥。骨水泥应在真空搅拌装置中准备好，然后放入 12ml 末端带导管的注射器内。在注入骨水泥之前，清除海绵和可吸收性止血剂，并且吸干净每个孔。当用骨水泥时，在孔的侧面擦干喷嘴，以防止骨水泥粘结在导管上。然后用拇指将孔洞和龙骨压紧并剔除多余的骨水泥。现在有些系统具有对肩盂的增压装置。不要试图将骨水泥应用于假体背部。用拇指或肩盂加压器将假体固定在适当的位置。清除多余的骨水泥，使用骨膜剥离子保护周围组织，以确保假体可以被完全容纳并且没有软组织的嵌入。笔者更喜欢用拇指固定住肩盂假体，直到骨水泥固化，因为如使用仪器操作则缺乏术者本体感觉的感受。如果加压器被用于推压和固定肩盂，那么必须注意应确保压力作用于肩盂的中心，以避免其忽略性的倾斜。

另外还有两个可以帮助粘合肩盂的技术是在喙突钻孔，并在注入骨水泥时将弗雷泽吸入管末端插入喙骨孔。这个方法可以将骨水泥吸入孔洞中并且清除残余血液。一些外科医生建议通过放置骨水泥，然后用试模增压来对肩盂骨水泥加压。但是，必须小心地使用这个技术，以确保骨水泥不会粘到要移除的试模上。

然后，固定肩盂假体直到骨水泥硬化。一旦骨水泥硬化，在外旋肱骨之前，应该让肱骨近端先从肩盂后部位置移出，骨拉钩会帮助这一操作。如果肱骨没有从肩盂后部移出，肱骨的边缘会卡在肩盂假体下并且可能会造成肩盂假体的移位。

(三) 切口闭合

在肱骨假体放置在适当位置之后修复肩胛下肌。精确的修复至关重要，因为如果肩胛下肌肌力减弱，功能就会降低，肱骨头的前部会发生半脱位或脱位，并且肩盂假体将不匀称地安装在它的前缘上。断裂的肩胛下肌会导致早期肩盂松动。如 Gerber 所描述的，目前笔者用小结节部的薄片状截骨抬起肩胛下肌，可用 5 号缝线或 2 号线进行缝合，在这种情况下，缝合将保持得更好。在患有严重的骨关节炎和后肩盂磨损的患者中，肱骨组件常常易于在肩盂的后部发生半脱位。在这种情况下，可靠的肩胛下肌修复以及从侧方到中间的肩袖间隙缝合在绝大多数情况下能使稳定恢复。如果肩关节比较紧，那么只做肩袖间隙的侧面闭合；当肩袖间隙从侧面到中间闭合时，手术使稳定性增加。通过这种闭合，随着内侧肩袖间隙的修复会造成肱骨外旋角度丢失。使用这种方法，极少需要用后关节囊皱襞来解决后部半脱位的倾向。

六、术后治疗

为保护修复的肩胛下肌而制定的术后治疗。在康复的初始阶段，应限制外旋的度数。肩胛下肌修复后应关注内收、内旋的运动，尤其在使用张力进行修复之前更应关注这种情况。术后康复详情将在另一章进行介绍。

七、避免失误和手术并发症

1. 与肩盂耐久性有关的因素　用有限元法分析模型对龙骨型的肩盂假体进行分析，1～1.5mm 厚度的骨水泥覆盖可提供最佳的压力分配。很多因素都可能影响肩盂假体的耐久性，但绝大部分是基于外科医生的印象而非临床研究的结果。因为 TSA 中有很多因素存在，很难通过研究断定某个关键的因素是导致失败的原因。但曾有研究报道，最理想的肩盂假体/肱骨头曲率半径不适配为 6～10mm。这种不适配与肩盂曲率半径大于肱头曲率半径有关(即肩盂假体比肱骨更平)。这种不适配使肱骨头能够不受约束向前后左右方向滑动。要维持大部分系统中的最理想匹配，肩盂假体的大小决定了肱骨头的大小。不幸的是，为了维持这种匹配可能需要减小肱骨假体的大小。有些系统已经通过设计有两种曲率半径的不同尺寸肩盂假体来解决此问题，因此在保持最理想的肩盂假体/肱骨头曲率半径匹配时允许肩盂和肱骨尺寸间的差异。

位于中心且有较好同心性骨支撑的肩盂假体要经更长时间才会松动。在AP位和轴位X线片中位于肩盂假体中心的肱骨头显示关节的平衡较好，可能存有较好的肩袖，包括未受损的肩胛下肌，并且可能会较持久保存。术后初期X片中没有透亮线，这是又一好的发现，显示出良好的骨水泥技术（图54-10）。从肱骨头方面来看，头部和假体柄的解剖位置也会导致肩盂的均匀负载，也能增加其长期使用的可能性。

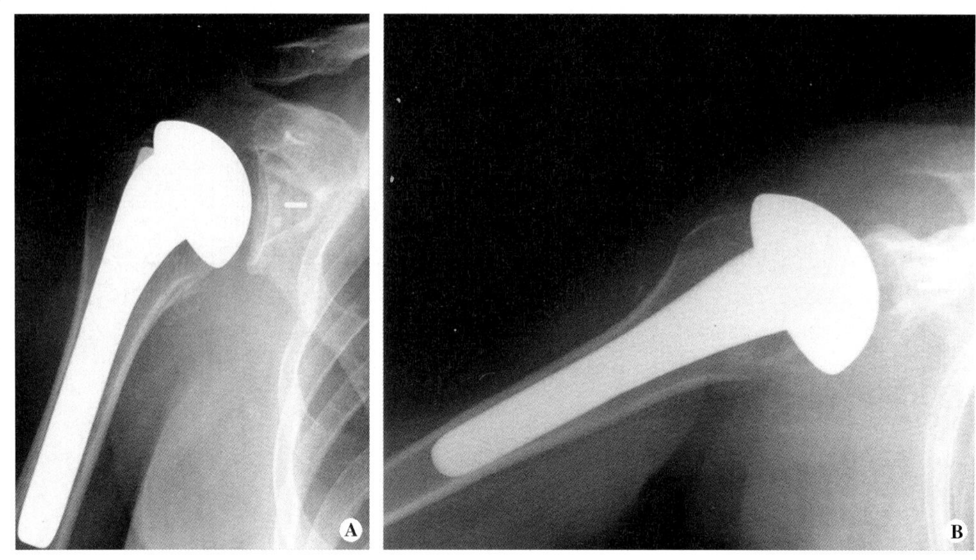

图54-10　术后AP位（A）和轴位（B）有龙骨的TSA术后X线片，肩盂假体周围未显示出X线的透亮线迹象

没有数据报道或证实骨质疏松是肩盂假体早期松动的原因，但可能是影响因素之一。肩盂短桩或龙骨拱顶的骨孔也可能是肩盂假体预期使用寿命缩短的关键。若能在原肩盂上正确确定肩盂假体中心，就能大大减少松动发生的概率。而作者从不把它看做与肩盂假体耐久性相关的灾难性的事件。

2. 早期肩盂假体问题　对预后不良的影响因素，正如与肩盂假体耐久性相关的有利因素一样，都是基于外科观察，而不是临床研究结果。缺乏软骨下骨支撑的肩盂假体有松动的危险。肩盂假体有较少骨水泥覆盖或由于肩胛下肌或冈上肌问题而至边缘过度负载的肩盂假体也不可能持久。被较厚肱骨头填塞得过紧的关节，只要活动时接近关节囊张力极限便会使肩盂假体过度承载。过厚肱骨头也有较长的重臂，导致肩盂的偏心负载。因此，进行TSA时，在考虑到稳定性的同时尽可能使用最薄的肱骨头。因为TSA很紧时，理疗师的被动过度的牵拉可能超越骨水泥的载荷限度，面对TSA术后较紧的肩关节（先决条件是肩胛下肌已痊愈），推荐逐步的静态练习或动力支具的训练方式。肱骨假体放置过低、内翻也会促使肩盂不均匀负载。肱骨假体放置太高会引起疼痛，还可能导致肩袖损伤，此外，肩盂假体的负荷本身也不均匀。

3. 其他潜在的危险和并发症　如果肩盂得到充分显露，几乎所有肩盂假体放置中易犯错误都可以避免。如果显露不良，便不能在肩盂垂直方向操作，紧接着肩盂的中心定位、钻孔磨切和打孔可能均不佳。最终导致偏心的、偏小的、无支撑且接合较差的肩盂假体固定。注意仔细干燥肩盂植入创面并使用真空抽吸骨水泥处理技术、运用足够的加压的骨水泥固定能够增强假体的耐久性。肩盂假体完全置入且确保无软组织嵌入，然后将其加压固定直至骨水泥完全固化，相当重要。应避免匆忙准备肱骨侧，有待肩盂上的骨水泥完全干燥后开始，因为准备肱骨侧时对肩盂会造成负担。固定好肩盂后复位关节时，在肱骨外旋时不要与肩盂假体边缘接触。最合适的薄型肱骨头从解剖位置置入，则将减低关节间接触应力。最后，重视肩胛下肌修复非常关键，因为此结构的障碍肯定会降低肩盂使用的耐久性。

（申 剑 张耀南 译）

参考文献

Baumgarten KM, Lashgari CJ, Yamaguchi K: Glenoid resurfacing in shoulder arthroplasty: Indications and contraindications. *Instr Course Lect* 2004;53:3-11.

Boileau P, Avidor C, Krishnan SG, Walch G, Kempf JF, Mole D: Cemented polyethylene versus uncemented metal-backed glenoid components in total shoulder arthroplasty: A prospective, double-blind, randomized study. *J Shoulder Elbow Surg* 2002;11:351-359.

Gartsman GM, Elkousy HA, Warnock KM, Edwards TB, O'Connor DP: Radiographic comparison of pegged and keeled glenoid components. *J Shoulder Elbow Surg* 2005;14:252-257.

Gerber C, Yian EH, Pfirrmann CAW, Zumstein MA, Werner CML: Subscapularis muscle function and structure after total shoulder replacement with lesser tuberosity osteotomy and repair. *J Bone Joint Surg Am* 2005;87:1739-1745.

Lazarus MD, Jensen KL, Southworth C, Matsen FA III: The radiographic evaluation of keeled and pegged glenoid component insertion. *J Bone Joint Surg Am* 2002;84:1174-1182.

Martin SD, Zurakowski D, Thornhill TS: Uncemented glenoid component in total shoulder arthroplasty: Survivorship and outcomes. *J Bone Joint Surg Am* 2005;87:1284-1292.

Mileti J, Boardman ND III, Sperling JW, et al: Radiographic analysis of polyethylene glenoid components using modern cementing techniques. *J Shoulder Elbow Surg* 2004;13:492-498.

Sperling JW, Cofield RH, O'Driscoll SW, Torchia ME, Rowland CM: Radiographic assessment of ingrowth total shoulder arthroplasty. *J Shoulder Elbow Surg* 2000;9:507-513.

Terrier A, Buchler P, Farron A: Bone-cement interface of the glenoid component: Stress analysis for varying cement thickness. *Clin Biomech* 2005;20:710-717.

Walch G, Edwards TB, Boulahia A, Boileau P, Mole D, Adeleine P: The influence of glenohumeral prosthetic mismatch on glenoid radiolucent lines: Results of a multicenter study. *J Bone Joint Surg Am* 2002;84:2186-2191.

Wallace AL, Phillips RL, MacDougal GA, Walsh WR, Sonnabend DH: Resurfacing of the glenoid in total shoulder arthroplasty: A comparison, at a mean of five years, of prostheses inserted with and without cement. *J Bone Joint Surg Am* 1999;81:510-518.

Yian EH, Werner CML, Nyffeler RW, et al: Radiographic and computed tomography analysis of cemented pegged polyethylene glenoid components in total shoulder replacement. *J Bone Joint Surg Am* 2005;87:1928-1936.

第 55 章 肱骨假体的准备和插入

Richard J.Friedman,MD,FRCSC

肱骨假体可在肱骨头置换或全肩关节置换(TSA)中通过两种方式中的任意一种进行固定:骨水泥或者非骨水泥的压配式固定,包括采用或不采用多孔性固定。本章介绍了肩关节置换术中骨水泥以及非骨水泥压配固定的适应证和技术。以下的技术完全以肱骨假体为重点,因此,肩盂准备和假体插入的操作步骤不在此进行描述,而是作为另一独立章节的重点。

一、术 前 计 划

TSA 术前评估包括完整的病历研究和物理诊断、查体以及系列性肩部放射性平片摄影。TSA 手术候选患者具有典型的疼痛,隐匿性发作且已持续了几个月至几年。疼痛通常发生在关节活动时,也经常发生在夜间。非手术治疗包括物理治疗、类固醇注射,但对疼痛效果通常较有限,药物治疗在白天比在夜晚有效得多。患者可能会双侧受累,但没有类风湿关节炎,多关节疾病也不常见。如有必要,从病史可对进一步检查或治疗提供帮助。

查体评估应包括肩部肌肉、关节运动、肩袖的功能及其对肩部稳定性的检查包括力量、耐受力和本身固有张力。此评估对确定活动受限是否因疼痛、肌肉退化或神经麻痹引起非常重要。大部分 TSA 手术适应证患者通常所有平面 1/2 或 2/3 的正常运动范围都受到限制。

肩袖的功能和软组织的状态(如有无瘢痕或退化)也必须在术前做出评估,因为非限制型的肩部假体是否成功取决于软组织的稳定性和功能。外科医生也必须对术中任何可能的修复过程制定计划,比如肩袖的修复,如果出现撕裂,磁共振成像(MRI)有利于评估其严重度及是否可能进行手术修复。同样必须将前关节囊挛缩与关节机械性绞锁区别开来,并能识别出关节间隙存在的游离体。

术前必须评估关节稳定性,如确认肱骨头半脱位和任何既往手术造成的不稳定状态。腋位 X 线照片通常能发现肱骨头术后半脱位,导致软组织的前、后不平衡,形成双凹面的肩盂窝。

术前影像研究很重要,因为它们有助于评估骨的质量,是否有骨退化和(或)骨赘并明确关节表面的相互关系。内旋和外旋位的盂肱关节前后位(AP)和腋位像一般就足够了。可以使用 CT 来更好地评估骨畸形和骨缺损,特别是在肩盂方面,可以通过使用磁共振成像(MRI)来评估软组织,尤其是肩袖。但是,高级成像研究在临床上通常不会在术前进行,并且不能代替整个病史、体格检查和放射线平片。

二、模 板 测 试

有可供评估假体大小和位置的模版。术前模板测量能帮助选择合适的手术植入物,能对手术可预见和不可预见的问题都有所准备。高质量的 X 线照片包括内、外旋的盂肱关节正位像(AP 位)和轴位像都是必需的。

正常肱骨头解剖关节表面的平均曲率半径为 44mm,但此半径在解剖学上可根据患者个体大小发生很大变化,较高大的患者则曲率半径较大。早期 TSA 系统通常只为肱骨头假体提供一个曲率半径的肱骨头,但较新的模块系统拥有不同曲率半径的肱骨头。这些较新的系统所提供的假体灵活性,是通过将合适曲率半径的肱骨头与肩盂假体的曲率半径相匹配,从而允许手术重新建造正常解剖关节结构。要识别出合适的曲率半径,可将肱骨头模板置于肱骨头之上,记录最接近的合适曲线。

肱骨头假体也必须有不同的厚度,因为关节的表面磨损和骨质缺失因患者差异而有所不同,且偶尔需要改变肱骨头大小以平衡肩袖便于修复较大的撕裂。原有肱骨头只有两种标准厚度,但较新的设计提供了不同的肱骨头厚度和颈部长度,为手术提供了重新建造患者正常解剖和正常软组织张力的机会。不同的肱骨头厚度也有助于手术植入的假体位于合适的高度,这样肱骨头就稍微高于大结节,因此避免了碰撞。因此重建正常的旋转中心和肱骨距同样有助于维持大结节与肩盂之间预期的距离。需要小心避免使用过厚的肱骨头,它会使旋转中心偏向一侧,且给肩袖带来过多的张力最终导致运动受限。

要决定合适的肱骨头厚度,在解剖颈 45°水平上画一条垂直线来标注肱骨头截骨的水平线。使用所选择的合适曲率半径,且以不同肱骨头厚度的模版与切骨术水平线对齐,并选择恰当的高度,确保肱骨头顶部高出大结节顶端 5～9mm(图 55-1A)。

近身体中央的肱骨的骨髓腔的形状在 AP 位 X 线片上像一个香槟酒杯,侧面看也像一个烟囱,这使得肱骨部件和骨骼之间很难实现最紧密接触。结节下方的松质骨因各种原因骨质量较差,包括合并骨质疏松症、用药史(诸如使用类固醇之类的药物所致)等,常常不能支持太多的压力。高质量的皮质骨存在于远端,能够提供足够骨干给予的支撑。

外科颈能够容纳带多翼的肱骨假体,因为这些翼能够嵌入骨骼中的槽里,颈部的固定装置像一个刀刃偶尔会将肱骨劈裂。在外科颈水平的下面,骨髓腔的直径为 6～14mm。这种不同的直径使得假体得到稳定,尤其是旋转的稳定性,也允许应力在一个更大的区域内传导而消减。肱骨干模板置于骨髓腔上,并使假体领部对准了截骨面水平。应选择与骨内膜表面紧密相贴的并尽量充填干骺端的最大直径的假体(图 55-1B)。

三、手术体位

将患者放置于沙滩椅位,将其上身升高至 45°～60°。头部用头枕架支持,移去手术床的最上端部分并在后背放置一个托板,以致不影响肩部。这一准备能使手术涉及的肩部完全放松地躺下,使肩部能内旋并伸展,便于手术显露。当放置头枕时,应仔细小心以避免过度牵拉颈椎。应将患者的腿部与地板平行放置并在腿下放置枕头以防止移动。

笔者采用一种斜角肌肌间沟间神经阻滞麻醉,那些不适合区域阻滞麻醉的患者也可辅以全身麻醉。之后,患者的肩部与所有上肢都用聚维酮碘(碘伏)消毒准备,然后,完全盖住且不减少手术操作区域大小。预防性抗生素静脉注射在手术开始后 1 小时内进行,并持续至手术后的 24 小时。

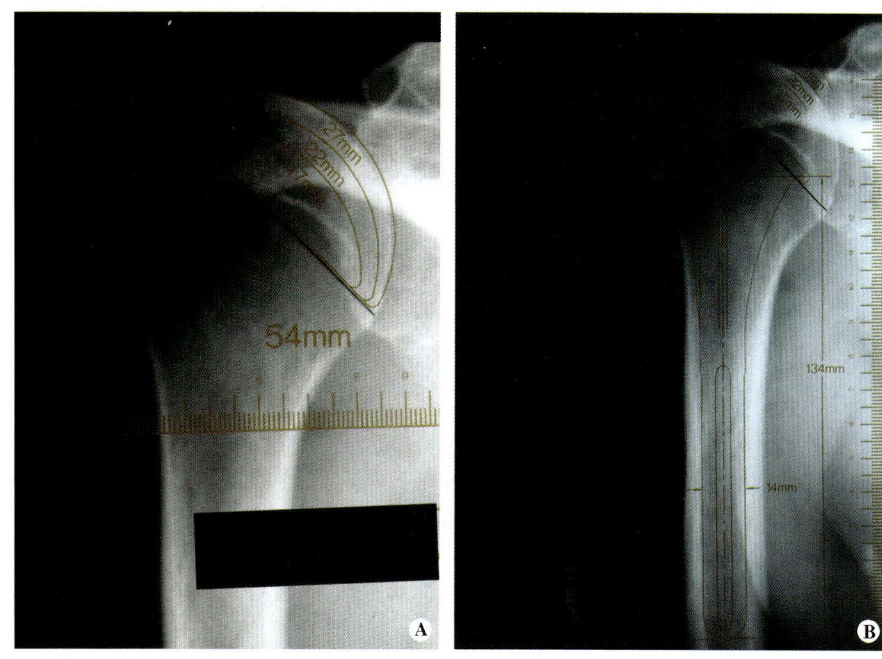

图 55-1 A. 该片显示的是：54mm 曲率半径的模板与肱骨头的匹配最好，该患者具备了解剖颈水平处的骨切开术，27mm 厚度可以重建标准解剖关系。B. 片子显示肱骨干上的模板匹配良好，填充适合的假体尺寸为 14 号的肱骨干，以及高 22mm 的肱骨头，这些足以重造标准解剖关系。注意肱骨干和骨内膜表面之间的联系，并且侧翼是包括在干骺端的骨内的

四、显　　露

笔者建议采用胸、三角肌切口，因为此切口不会破坏三角肌起点并且容易显露。切口长 8～10cm，从锁骨开始，经肩锁关节和喙突之间的中间向远端延长，至腋前襞水平并在其外侧。保护头静脉并向外侧牵开以减少术后肢体水肿(图 55-2A)。小心地分离、结扎内侧分支以防止破坏头静脉。

然后将三角肌向外侧牵开并且将胸锁筋膜在喙突上方与胸大肌止点下方水平切开(图 55-2B)。如果需要进行额外的显露，胸大肌的部分肌腱可能需要松解。如果冈上肌肌腱需要额外显露，可以部分地分开喙肩韧带。在肩峰下方的肩峰下间隙放置一个钝的霍夫曼牵开器以便消除任何粘连且能使肱骨近端显露。将三角肌牵开器放置在靠近三角肌切口的下方，深度与腋神经齐平以便侧向牵开三角肌和增加暴露。

对任何增厚的或纤维化的肩峰下滑囊都应切除，同时在内外旋转和屈曲的运动范围活动肱骨。如需要增加外旋，可以松解喙肱韧带。必要时可以在此时实施肩峰成形术，如果必要的话可以对肩袖肌腱进行评估和修复。

然后将肱骨外旋和屈曲以便移开内侧的腋神经，避免可能的损伤并且暴露肩胛下肌肌腱和旋前静脉(图 55-2C)。此时可以在肩胛下肌的前、下方，盂肱关节囊的下面触及腋神经。明确腋神经的位置很重要，以便在对前回旋静脉进行分离和结扎时可以使其免受损伤。

将肩胛下肌腱和关节囊作为一个整体行纵向切开，在小结节肩胛下肌肌腱止点内侧1cm 处，断端内侧缘保留缝线标记以供将来辨认。在二头肌长头腱水平的前上方对关节囊进行分离，如果仍需保留二头肌腱，应注意避免损伤二头肌腱。然后将钝性起子放置在靠近关节囊的下方以保护腋神经且将关节囊从肱骨颈下方，沿各个方向包括前方、内侧和后方进行松解以允许肱骨头能够前脱位。必须小心地尽可能将下关节囊从常出现的骨赘中进行分离，并避免损伤腋神经。将手臂进行外旋能帮助显露下关节囊后部并保护腋神经。

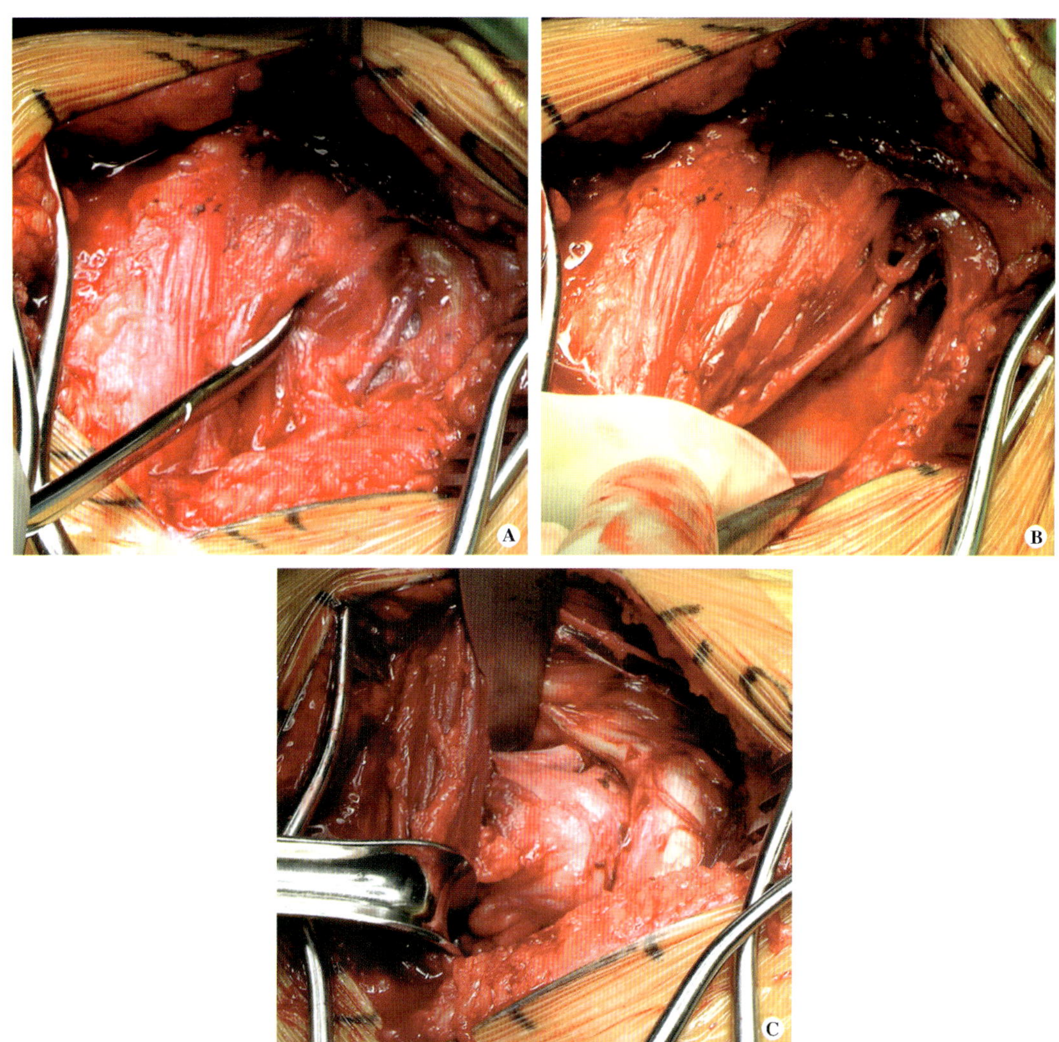

图 55-2　A. 三角肌向外侧牵开后，可在胸三角肌肌间沟里识别出头静脉。B. 三角肌和头静脉向外牵开，胸大肌前向内侧可以观察到切口深面的锁胸筋膜和喙突。C. 钝的霍曼牵开器位于肩峰下间隙，喙肩韧带在上方，肩胛下肌肌腱在下方。可以观察到喙突和联合腱位于切口的内侧面

肩胛下肌通常会因缩短而引起外旋减少或甚至是内旋位挛缩。尽量恢复 30°的外旋范围，可以使用下述两种方法其中之一将肩胛下肌肌腱伸长。这两种技术都必须去除所有的粘连，包括肩胛下肌表面和深层的瘢痕组织，为尽可能获得更多的活动度。

第一种实施的方法是在显露时进行一种肩胛下肌肌腱的“Z”形改形延长术。该技术对小结节附近的肌腱进行分离，并且在肩盂附近对肌腱深处的盂肱关节囊进行分离(图 55-3)。

留置缝线位于肩胛下肌肌腱和关节囊的分离端以容易识别。切开关节囊的内侧以便进行肩胛下肌的切开，同样也有利于较大的肩袖撕裂的修复。

笔者更喜欢第二种方法，是将肩胛下肌肌腱从其在小结节上的止点处进行切断，稍后将其重建到更内侧的肱骨近端，以获得相对延长的肌腱以增加外旋(图 55-4)。在这时可以对中小程度的肩袖撕裂进行修复，但是大的和巨大的撕裂要在肱骨头被切除后，植入肱骨假体之后才能进行修补并重建大结节止点。

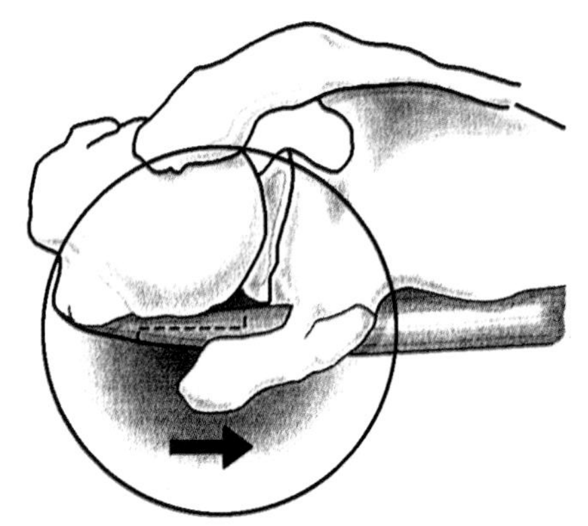

图 55-3 整个盂肱关节的横断面图像，显示手术过程中冠状位的肩胛下肌肌腱和关节囊的“Z”形改形术

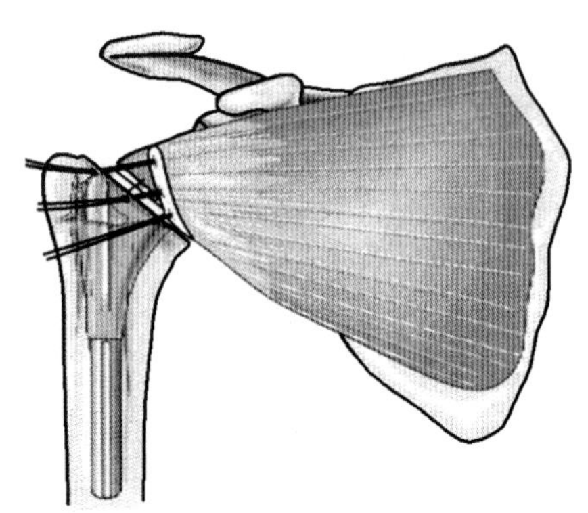

图 55-4 带有缝线的肩胛下肌将其缝线穿过肱骨头颈部内侧附着点，骨孔重建肩胛下肌止点以便延长

将关节内肱骨头在伤口内向前脱位，将 Darrach 起子或 Fukuda 牵开器放置在关节内以便向前进行支撑肱骨头。如果计划进行半肩置换术，应注意保护肩盂的表面。由于将肱骨头向前进行了支撑，肱骨近端应行内收牵拉以及外旋才能将肱骨头移出肩盂。如果该步骤操作困难，对下关节囊进行检查以确认是否已完全从肱骨颈部进行了向下松解。术中必须注意要避免容易使肱骨干断裂的强烈的外旋。除了强的旋转力量外，还应注意使用起子时，在维持股骨头脱位进行手术过程中将肱骨干断裂的风险最小化。患者长期的肱骨头半脱位或严重的肱骨头变形都会给该操作步骤带来一定的麻烦。

五、肱骨的准备

(一) 肱骨头的截骨

肱骨头上的骨赘，尤其是颈下周围的骨赘，可用弯曲的骨凿和咬骨钳修整，直至能看见关节软骨或关节面。应细致地切除所有的碎骨和增生的滑膜组织及游离体，从而充分显露手术部位并将并发症的风险降低到最低程度。大结节必须显露，由此可选择截除肱骨头的恰当平面并放置试模。

截除肱骨头时其内翻和外翻角可以通过截骨导向器或髓腔挫决定。必须避免在截骨时过度垂直于肱骨颈下部，从而防止过多切除内侧骨质，以免肱骨假体失去放置的内侧肱骨距

(图 55-5)。截骨的中下部位通常位于下部骨赘的中部。截骨的上外侧部位应位于解剖颈和大结节的交界区。截骨不得深入到大结节中,因为这样可能会损伤肩袖。

肱骨头解剖角度的确定是在通过屈肘时向外旋转前臂,作为一个类似的量角器来确定。通过屈肘时过度外旋前臂达到相应的角度,从而获得正常的 30°～40°的肱骨头前倾角,然后沿肱骨近端(图 55-6)平行身体矢状面方向直接进行肱骨头截除。在进行肱骨头截除时,应该用一个小的牵开器保护邻近的肱二头肌腱长头腱和肩袖肌腱。截除的骨量通常是非常少的,需要特别小心,尤其是对那些扁平、畸形或边缘有很多骨赘的肱骨头的患者,应避免切除过多骨质。

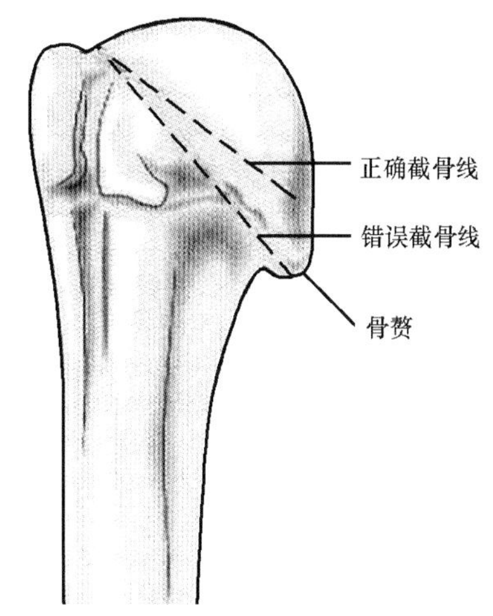

图 55-5 肱骨头的截除面从解剖颈齐平处的边缘开始,但是必须避免因切除整个骨赘而切割过度

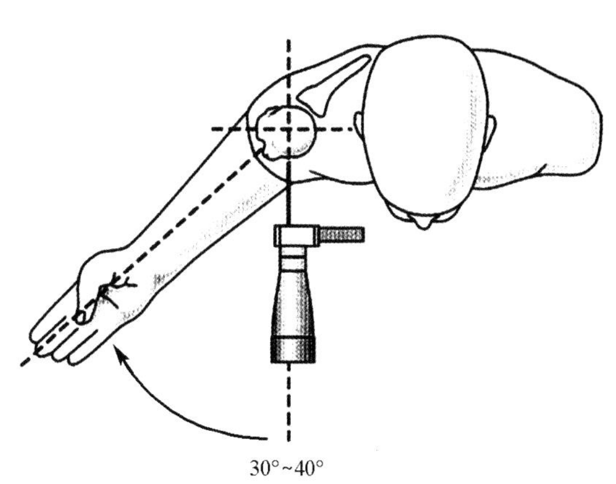

图 55-6 外旋前臂以获得满意的肱骨前倾角

(二) 肱骨腔的准备

需后伸并内收肱骨,以使手术器械方便进入肱骨腔。在肱骨近端的断面上外侧部位开一个起始孔,通常用咬骨钳来切除少量的侧边皮质骨,从而可直接把器械插入到肱骨干髓腔中(图 55-7)。该步骤有助于防止扩髓时内翻。使用 T 形把手的铰刀探测髓腔。随后逐一使用序号较大的铰刀进行扩髓,直到听见和(或)感觉到皮质震动。尽管可以对患有关节炎的患者进行电钻动力扩髓,但是笔者推荐对患有风湿性关节炎或骨质疏松症的患者采用手动扩髓。随后切除肱骨近侧骨骺端多余、疏松的松质骨,并使用抗菌溶液对骨髓腔进行灌洗。

在进行髓腔钻孔准备时应后伸并内收手臂。助手应对该手臂进行支持随后再将手臂上推,以防止臂丛神经牵拉;该操作使在髓腔锉进入骨髓腔时提供了一个反作用力。作为维持恰当的前倾角的导向,髓腔锉或植入物的侧翼应位于小结节和大结节之间,并且应位于肱二头肌结节间沟后端 5～9 mm。扩髓是按序列号进行的,从最小的尺寸开始,并逐步增加直到获得适当的尺寸为止。必须避免在插入髓腔锉时用力过度。直到髓腔锉牢固的固定在肱骨颈前部、内侧和后部的位置,髓腔挫方可被视为嵌实。随后将使用肱骨距平台挫来修整肱骨颈并确保与假体颈各处相接触(图 55-8)。

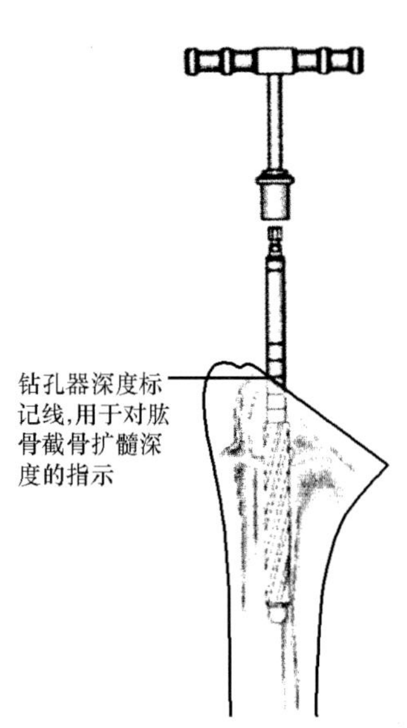

图 55-7 肱骨髓腔铰刀从离心向外的解剖颈边缘附近侧开始切割

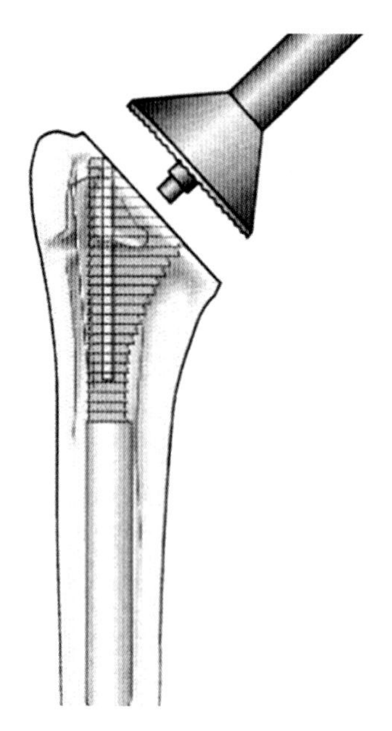

图 55-8 当假体柄完全置入时,应立即平整肱骨距,允许对肱骨模版进行适当修正

(三) 肱骨的试验性复位和最终准备

肱骨头假体试模的尺寸应与肩盂假体的尺寸一致,其高度应按照术前模板和将切除的肱骨头测得的预期高度,随后执行试验性复位。根据从近端肱骨上方可获取的范围来看,需要提供一个偏心肱骨假体。在复位前必须对位于大结节上方的肱骨假体的高度以及肱骨头的前倾角度进行检查。选定的肱骨头假体厚度是通过肩袖和三角肌的张力来估计的。当观测肱骨头相对于肩盂的位置时,应对手臂实施牵引,以确保足够的软组织张力得到恢复。若注意以下标准,将有助于肱骨头高度的评估:①肱骨头假体关节面最高点必须高于大结节5～9 mm,以防止碰撞;②肱骨头假体的高度必须能够为结节-肩盂间隙的软组织提供足够的长度及张力,否则该假体将不稳定(相反的,如果肱骨颈过长将会影响肩胛下肌肌腱的闭合,使得肩袖过紧,并会制约术后的运动);③对肱骨假体的允许移动范围必须不能超过向后50%和向下 50%;④禁止在向外旋转手臂时,出现肱骨假体前移,并且在无任何不稳定的情况下可以横向内收。

六、手 术 操 作

非骨水泥的肱骨假体主要用于有良好骨质量的年轻患者,而且发现这些假体在并发症较少的老年患者中仍有较好疗效。用骨水泥固定的适应证如下:①不能实现充分的压配固定者;②潜在性的疾病引起的继发骨量减少,如风湿性关节炎;③原先已进行过关节置换术;④近端肱骨骨折,结节无法再提供旋转稳定性;⑤肱骨近端出现大量退行性囊变并伴有干骺端骨丢失。

（一）含骨水泥型肱骨假体

最终应选择使用比最后扩髓用的髓腔挫小一个号的假体植入，以便允许获得理想的 2～3 mm 的骨水泥层覆盖。如果有必要对肩袖进行修复，在准备重新重建肩袖时，较粗的不吸收缝线需通过大结节中的钻孔进行，或者若必要时通过近端肱骨的前内侧方重建肩胛下肌肌腱止点。将一个骨水泥限制器（髓腔塞）轻轻地接在髓内腔中，其位置接近假体尾部以远 1cm。

使用抗菌溶液对髓腔进行灌洗，并充分干燥。与此同时，将聚甲基丙烯酸甲酯溶质与溶酶在真空环境下混合并装入骨水泥喷枪中。一旦达到糊状早期，便仔细地将骨水泥逆行注入肱骨腔中。肱骨假体已充分对齐并带有适当角度的前倾角，并且随后使用锤击轻轻地、牢固地置入肱骨头至髓腔下方的位置，应注意避免在插入时发生旋转或倾斜(图 55-9)。

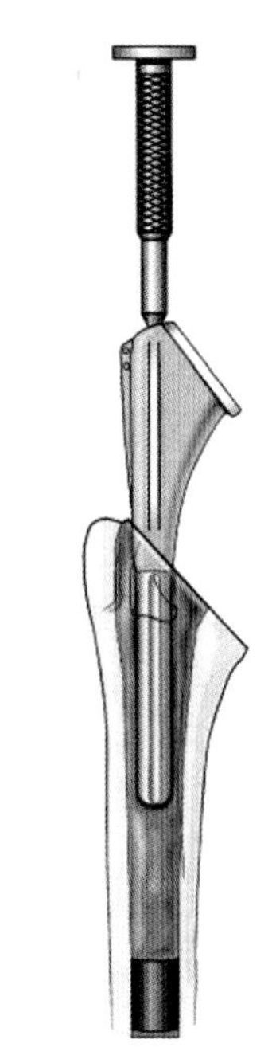

图 55-9　在将骨骨水泥限制器放置在假体远端 1cm 处，并且灌洗、充分干燥骨髓腔并逆行注入骨骨水泥后，肱骨假体便粘结就位了

一旦假体完全置入后，其将牢固地置于正确位置上，直到骨水泥充分凝固。应移除任何过量的骨水泥。用莫氏剥离器清洁并充分干燥后，所选择的肱骨头便已植在了肱骨干上。近端肱骨复位，并且通过手臂进行一定范围的活动检查，并最后一次对位置和稳定性进行评估。

（二）非骨水泥型肱骨假体

若要压配或固定，除了应按上面描述的准备肱骨近端外，而且所选择假体干的尺寸应与最后使用髓腔挫尺寸一致。肱骨假体应略大于相应的髓腔挫，从而达到一个稳定的初始压配固定。当所需的髓腔挫已充分插入固定后，应对其稳定性和与压配固定的程度进行测试。可以握住附在髓腔锉上的手柄，并对肱骨髓腔轻轻地转动髓腔挫来测试。如果髓腔挫使得近端肱骨松质骨转动或变形，则肱骨假体应使用骨水泥粘合。

一旦做出压配固定的决定，应使用抗菌溶液对肱骨腔进行灌洗，而不是采用脉冲式冲洗。任何缝合需要使用的缝合线，应在此时放置。肱骨假体应充分对齐并带有正确的前倾角，并且应使用锤击器轻轻地并牢固地击入假体至肱骨腔下方的位置，以确保假体在每次轻敲后更加牢固。就骨水泥的固定而言，在假体插入时不能再做旋转或倾斜，因为那样存在压缩近端某些松质骨的风险并最终危害固定效果。从切除的肱骨头获得的松质骨可以被用作植骨用于任何小的骨缺损或骨干上的囊肿，以确保嵌压紧密。随后将肱骨头试模植入原定位置，并且将肱骨头复位于肩盂上(图 55-10)。

（三）切口闭合

当肱骨假体复位后，使用大量的抗菌溶液进行灌洗，并且肩胛下肌将使用非吸收性的缝合线重建。可以在三角肌下间隙置入吸引式引流管，胸、三角肌间沟应使用连续可吸收性缝线进行缝合。随后进行标准的皮下组织和皮肤缝合。

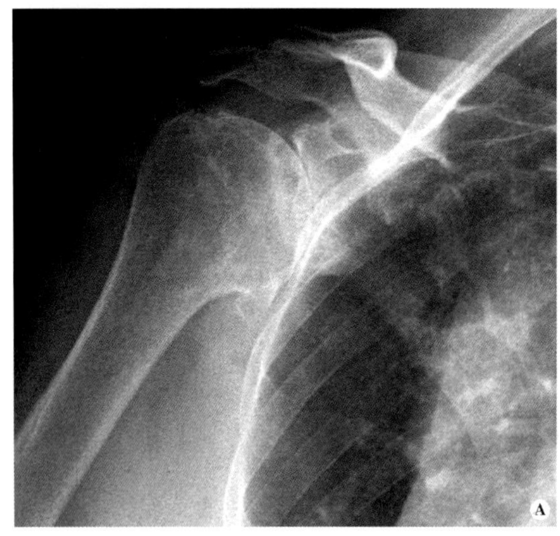
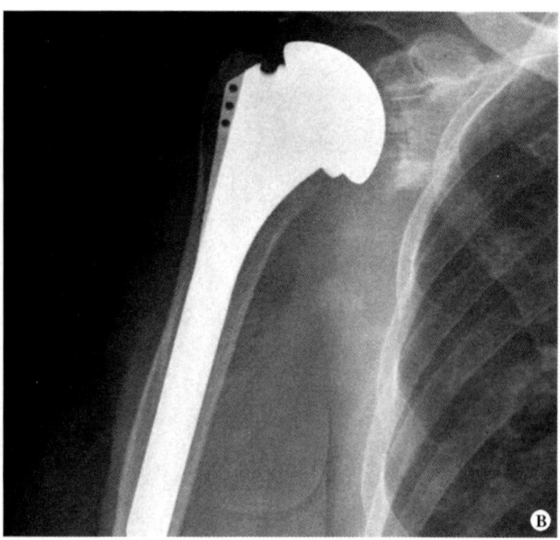

图 55-10 术前 X 线片(A)和术后 X 线片(B)。一名 68 岁老人前后位(AP)X 线片显示患有严重盂肱关节骨关节炎和肱骨头下有较大骨赘,术后 X 线片显示了一个压配型肱骨假体和含骨水泥的聚乙烯肩盂假体

七、手术后治疗

表 55-1 全肩关节置换术后康复训练过程概览

阶段	手术后时间	患肢肩关节练习方式方法
保护性	0～4 周	在医院: 被动上举、外旋运动 肢体远端主动运动 钟摆运动 辅助下的上举、外旋运动 在家: 站立位(门口)外旋 掌心向上内旋 屈曲运动
早期强化	3 周或 4～6 周	等长屈曲、外展、内、外旋 肩胛部强化 抗阻力内旋伸展 辅助的水平外展 在门口辅助的外旋至 90° 掌心向上主动屈曲 增加上肢远端重量的练习 关节活动 节律稳定
中度强化	6～12 周	坐式主动屈曲、外展 抗阻力的内、外旋运动
最大强化	10～12 周到 6 个月	增加以上主动练习的重量 抗阻力屈曲、外展 推墙挺身 使用同轴等动能设备 本体感受和速度训练 特殊功能训练

在手术室内使用吊带和绷带固定,并注意把肘部保持在身体的冠状平面前,允许肱骨稍微向后下落并减少肩胛下肌修复处的张力。在手术当天较晚的时间,允许患者下床坐在辅助活动的椅子上并在可忍受的情况下提供基本膳食。早期的被动活动可以从手术后当天的下午在理疗师的帮助下在病房内开始。第二天患者带着物理疗法的医嘱可以出院。

手术后物理疗法必须根据患者的基本病理和手术时的发现不同而不同。一般来说,物理康复治疗法分为四个阶段:保护阶段(零至 3 或 4 周)、早期强化(第 3 或第 4 至 6 周)、中度强化(第 6 周至第 10 至 12 周)和最大强化和拉伸(第 10 至 12 周至 6 个月)(表 55-1)。

在保护阶段,应戴几天或大约一周的肩部固定支具,直到患者能自如地支撑胳膊。被动抬高和外旋(限制为比肩胛下肌手术重建时得到的度数减少 10°)以及钟摆运动可以立即开始,然后耸肩,同侧肘关节、腕和手部运动等辅助的系列运动和运动器械滑车的使用。

对于早期强化，患者可开始屈曲、外展、外旋肌肉等长收缩强化练习。继续所有平面的辅助的系列活动范围练习，并开始肩胛部强化训练。在中等强化阶段，增加主动活动练习和抗阻力的内、外旋。最后阶段，增加抗阻力的屈曲、后伸和外展，也增加重量和功能训练。

八、结　　果

据报告，基于手术后消除疼痛、运动范围的增加和功能改善，非限制型的 TSA 成功率非常高。90%以上的患者手术后疼痛缓解良好，比得上全髋和全膝关节置换术的比率。几乎所有患者都有改善，手术后提升了关节功能，尤其旋转功能大幅增加。

尽管 TSA 结果很有前景，总的成功率主要取决于充分的手术后康复。物理治疗在手术后立即开始，首先着重关节活动和活动范围，并逐渐进展到肌肉强化训练。总过程必须仔细监督，项目必须根据患者需要而改进。若尽早采用了适当的物理治疗康复，并有好的耐受性，就有希望获得非常好的功能。先前存在的所有那些可能影响手术后康复状况的因素（如持续的滥用药物或精神异常）均被认为是 TSA 的相对禁忌证。

九、避免失误与手术并发症

总的来看，TSA 的并发症率很低，最常见的是（按发生概率的大小顺序）：不稳定、肩袖病变、异位骨化、肩盂组件松动、术中骨折、神经损伤、感染和肱骨组件松动。

不论使用何种技术，手术中的肱骨骨折应该引起重视。第一步是确保充分显露，尽管这看似容易避免，但是外科医生通常因尽力达到充分显露而忽视骨折风险。有必要完全松解肱骨近端周围组织，并且必须完全松解所有挛缩。根据潜在的病理变化，可能需要更大的切口并且应该毫不犹豫地使用。

应该避免反常和过大的扩髓，因为这样可能削弱肱骨干并且在采取任何形式的扭转时导致骨折。在大多数情况下建议使用手动扩髓，因为它为外科医生提供了更好的内腔道的骨感觉。安插髓腔锉时，应该避免使用过大的冲击力，因为髓腔锉远端有可能受到更严重的撞击。锤击对髓腔挫的敲击力量在任何时候都应该保持一致，并且挫柄应该和肱骨髓腔对齐。如果髓腔锉停止移动，应该立即停止锤击。

使用非骨水泥的技术，假体翼必须位于肱骨近端长骨干骺端区域内部，否则可能导致劈裂肱骨造成骨折。在插入肱骨部件时，部件通常比髓腔锉偏大，笔者采用相同的警告提醒术者。如果打压后假体停止在肱骨腔内向下移动，不应对挫柄继续施力。可能需要额外的扩髓和用髓腔锉处理。

采用骨水泥技术，骨水泥限定器、冲洗刷以及骨水泥枪式喷嘴比用于人工全髋关节的器械小，除非扩髓超过 11mm。需要适度尺寸的设备来正确实施该程序且应避免骨水泥并发症。在将骨水泥注入肱骨腔之后外科医师不可等待过久，因为这样会导致插入假体柄困难并需要更多的力量来完全固定它，从而导致骨折。骨水泥可适当加压，但不可使用骨水泥增压器，特别是对患有骨质疏松症的瘦弱患者。

（申　剑　张耀南 译）

参考文献

Friedman RJ: Humeral technique in total shoulder arthroplasty. *Orthop Clin North Am* 1998;29:393-402.

Iannotti JP, Norris TR: Influence of preoperative factors on outcome of shoulder arthroplasty for glenohumeral osteoarthritis. *J Bone Joint Surg Am* 2003;85:251-258.

Norris TR, Iannotti JP: Functional outcome after shoulder arthroplasty for primary osteoarthritis: A multicenter study. *J Shoulder Elbow Surg* 2002;11:130-135.

Sperling JW, Cofield RH, Rowland CM: Neer hemiarthroplasty and Neer total shoulder arthroplasty in patients fifty years old or less: Long-term results. *J Bone Joint Surg Am* 1998;80:464-473.

Torchia ME, Cofiled RH, Settergren CR: Total shoulder arthroplasty with the Neer prosthesis: Long-term results. *J Shoulder Elbow Surg* 1997;6:495-505.

第 56 章　肩关节的表面置换术

Ofer Levy,MD,MCh(Orth)

一、适　应　证

肩关节的非骨水泥表面置换假体与非限制性的有柄假体在很多方面有所不同(图 56-1)。表面置换的设计理念是仅仅通过最小的截骨量来置换损伤的肱骨头关节面,以恢复正常的解剖结构。

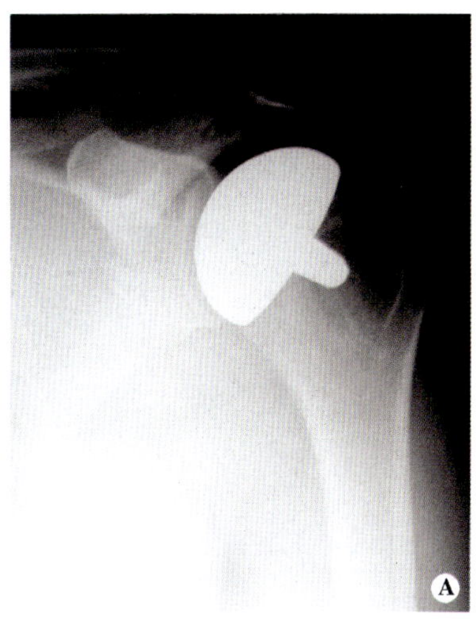

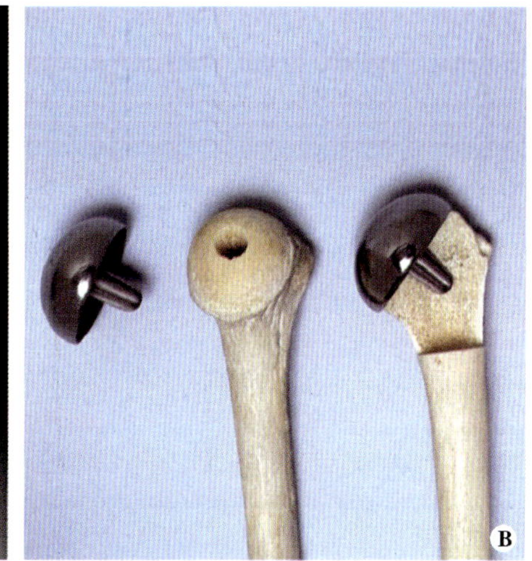

图 56-1　A. 前后位肩关节 X 线片,显示了非骨水泥型肩关节表面置换的假体。B. 小量去除骨质后将假体放置在干燥骨上的照片,从中央定位孔去除的骨质可以用来填补肱骨头骨缺损(B 图经 Levy O 和 Copeland S 同意后引自:Cementless surface replacement arthroplasty(Copeland CSRA) for osteoarthritis of the shoulder. *J Shoulder Elbow Surg* 2004;13:266-271.)

目前所有适合做肱骨头置换的患者几乎都可以做表面置换。只有那些存在严重骨缺损、急性骨折以及肱骨外科颈骨折不愈合者适合于带柄假体。在本文中,本院 92%的肩关节置换患者所做的是非骨水泥的表面置换术。

原发性和继发性骨关节炎是非骨水泥型肩关节表面置换的主要指征。这种假体已经在多种情况下被成功应用,包括骨关节炎(图 56-2)、类风湿或其他类型的炎症性关节炎、肱骨头坏死(图 56-3)、肩袖关节病、肩关节不稳定性关节病、创伤后关节炎(图 56-4)、感染后关节炎以及骨骺发育不良导致的关节炎。但是急性骨折的患者并不是该类型假体置换的适应证。在肱骨头有中到重度骨缺损的患者中,非骨水泥型肩关节表面置换也可以很方便地与植骨联合应用,肱骨头缺损最大达 40%者也可以通过植骨替代。

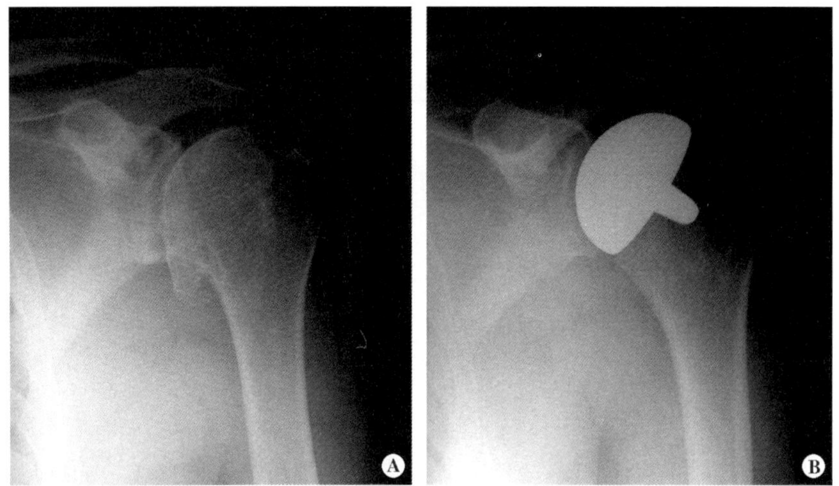

图 56-2 原发性骨关节炎患者的非骨水泥肩关节表面置换的术前(A)、术后(B)X 线片

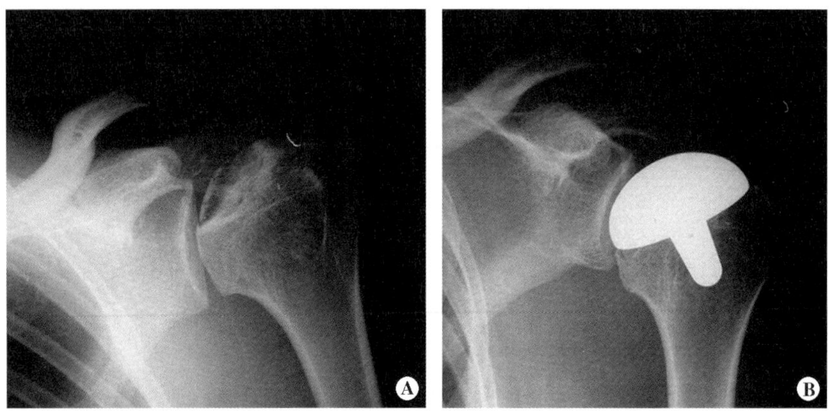

图 56-3 股骨头坏死的患者的非骨水泥肩关节表面置换的术前(A)、术后(B)X 线片

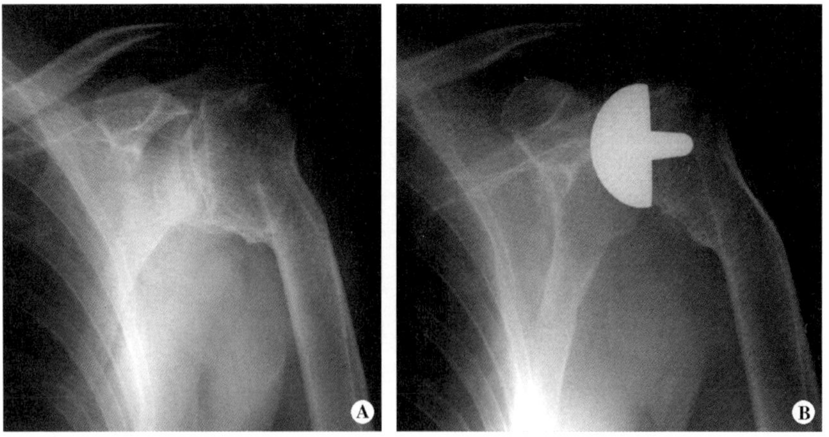

图 56-4 创伤后(畸形愈合)关节病患者的非骨水泥肩关节表面置换的术前(A)、术后(B)X 线片

二、禁　忌　证

非骨水泥的肩关节表面置换的绝对禁忌证与其他所有类型肩关节置换的绝对禁忌证是相同的，包括急性的感染、肩胛带肌肉(如肩袖肌肉或者三角肌)失功或者是肩关节的夏科关节病。表面置换特有的禁忌证是：累及整个肱骨头的大量的骨缺损(肱骨头已无表面可以置换)、急性的肱骨头或者肱骨外科颈骨折或骨折不愈合。

相对禁忌证是严重的肱骨头骨缺损(超过肱骨头关节面积的 40%)，以及所谓的"肱骨头软化"即肱骨头内有巨大的囊性变(类风湿关节炎的患者)，从而使肱骨头无法支持表面置换的假体。

三、其他的治疗方法

其他的治疗方法包括选择有柄的假体置换。表 56-1 中的数据显示非骨水泥型肩关节表面置换的效果至少与传统的有柄的假体置换的效果是相当的。但是它避免了有柄假体的一些严重并发症，例如在肱骨干扩髓中的并发症以及假体周围的肱骨干骨折，并且有可能为将来的需要保留了更多的骨质。

表 56-1　有柄假体肩关节置换的效果与肩关节表面置换效果的比较

作者(年份)	假体类型	术后主动上举(提高范围)	术后外旋(提高范围)
Neer 等(1982)	有柄	(+77°)	(+51°)
Cofeild(1984)	有柄	141°(+55°)	49°(+35°)
Barrett 等(1987)	有柄	117°(+73°)	(+33°)
Cofield 和 Daly(1992)	有柄	154°(+47°)	61°(+49°)
Boilear 和 Walch(1997)	有柄	127°(+48°)	41°(+55°)
Torchia 等(1997)	有柄	117°(+40°)	48°(+19°)
Levy 和 Copeland(2001)	表面	133°(+68°)	48°(+40°)
Thomas 等(2005)	表面	120°(+47°)	46°(+41°)
Levy 等(2005)	表面	123°(+51°)	61°(+50°)

四、结　　果

肩关节表面置换的效果与其他肩关节置换的效果一样，与潜在病因有很大关系，特别是与肩袖的完整性有很大相关性。在肩袖完整的肩关节骨关节炎的患者中可以得到最好的效果，而在肩袖关节病的患者中效果则最差。在笔者的病例中 75%的骨关节炎的患者肩袖是完整的，但在类风湿关节炎的患者中超过 2/3 的患者肩袖有撕裂或者已萎缩。笔者记录了不同诊断患者术前术后的 Constant 评分，年龄和性别调整后的 Constant 评分以及术后的不同活动范围(表 56-2)。超过 90%的肩关节表面置换患者术后评分和活动度有提高。在长达 11～17.5 年随访中，90%的患者仍保存疗效。

表 56-2 非骨水泥肩关节表面置换术后功能表

结果参数	原发性骨关节炎	类风湿关节炎	肱骨头坏死	不稳定关节病	肩袖关节病
Constant 评分					
术前	12.3	8.8	12.8	9.9	8.3
术后	65.5	57.2	76.9	61.6	47.5
术前 Adj	16.9%	11.6%	14.8%	12.1%	11.8%
术后 Adj	94.7%	78.1%	89.3%	79.2%	72.4%
前屈上举					
术前	69.1°	54.0°	76.2°	60.6°	49.6°
术后	121.3°	103.8°	151.5°	110.6°	84.6°
外展					
术前	51.9°	40.4°	58.5°	41.6°	38.3°
术后	115.5°	101.2°	143.1°	105.0°	82.1°

注：Adj，年龄/性别调整。

在笔者的研究中，无论是早期的置换或者是晚期的置换，不管是否做了肩盂的置换，术后疼痛缓解情况和功能改善情况是类似的。上述发现可能与表面置换比带柄假体置换更接近于肩关节的正常解剖有关。带柄假体放置的部位、假体头的大小、后倾角度等能允许的误差范围更小，这些操作的误差都是使肩盂发生磨损的原因，造成带柄假体相对不满意的手术结果。接受肱骨头表面置换的患者需要行全肩关节置换翻修术的比例较首次即做全肩置换患者的返修者要低。术后经 12 年随诊，本组患者中 90%以上肱骨头表面置换假体周围未发现骨放射学吸收带存在。

五、手术方法

现行的肩关节表面置换术需联合肩盂表面的生物重建（钻多个孔）。术前的影像学检查仅仅包括手术肩关节的前后位和轴位 X 线检查，很少需要做 CT 检查。

（一）体位和显露

全麻和局麻可以同时或者单独使用。笔者认为使用小量的静脉全麻联合臂丛（经斜角肌间路径或者锁骨下路径置管）持续神经阻滞麻醉术后镇痛效果较好。

采用沙滩椅体位，并在患者肩胛骨内侧缘处放置一个沙袋将患侧肩关节向前方抬高。使用头部固定架可以使患者在半坐卧位安全地卧于手术床的边缘。使用连于床缘、置于肘关节水平的托板托住前臂。必须使肩关节能够伸展和内收，以便术中肱骨头可以从切口脱出。在铺手术巾的过程中使患肢游离，以便满足充分的活动范围。

从 1986～1993 年，笔者使用标准的前方的胸大肌三角肌间切口，但是从 1993 年后期笔者开始用前上方入路。上述两种入路对肩关节表面置换均适用。前上方入路的优点是切口较小，通过肩袖间隙比较容易地显露肩盂及其后方，在需与上方的肩袖组织同时手术时，术后恢复比较快。该入路又便于显露肩锁关节，如果需要做肩锁关节成型或者肩峰成型会比较方便。

1. 前上方入路　该入路可以显露盂肱关节、肱骨头、大、小结节、肩峰、肩锁关节。做皮肤直切口经过肩锁关节表面和肩峰前方并向前外侧延伸长 6～9cm(图 56-5)。分裂前方的三角肌纤维,长度不超过 5cm。在分裂的三角肌纤维的远端松松地用 1 号线缝合一针,防止三角肌纤维过多地向远方撕裂,以避免损伤腋神经。用骨膜剥离器剥离三角肌在肩峰的止点处纤维,显露前肩峰,保护好前方的肩锁韧带(图 56-6)。

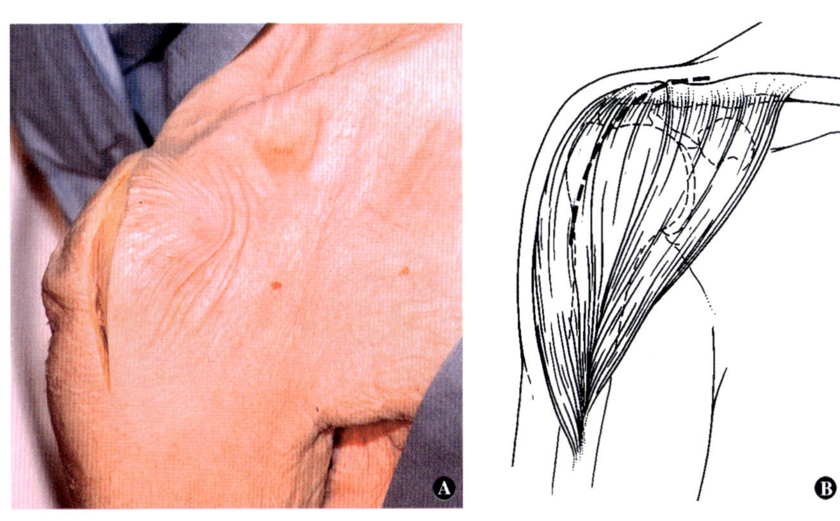

图 56-5　肩关节前上方入路的临床照片(A)和示意图(B)

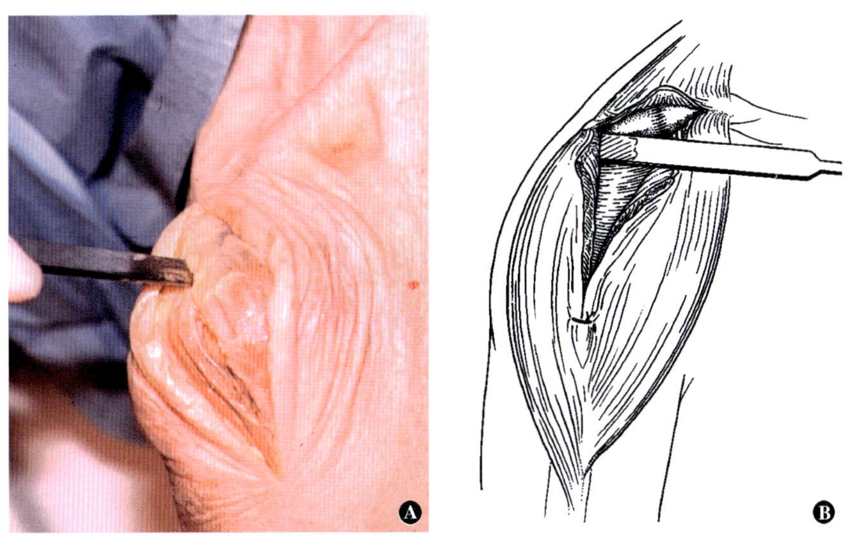

图 56-6　自肩峰处将三角肌用带骨膜肌瓣游离的临床照片(A)和示意图(B)

如存在指征,可同时行前肩峰的成型术或者做锁骨外侧端 0.5cm 的切除;如果术前 X 线检查发现有肩锁关节的退变或者肩锁关节病变是疼痛原因,需同时做肩锁关节成型者,先行上述手术操作有助于更好地显露。肩锁关节切除的骨块可用做植骨的来源。不应破坏喙肩弓,对存在巨大的不可修复性的肩袖撕裂的患者需要重建喙肩韧带。

2. 三角肌胸大肌间入路　三角肌胸大肌间入路可以显露盂肱关节的前方,肱骨干上端

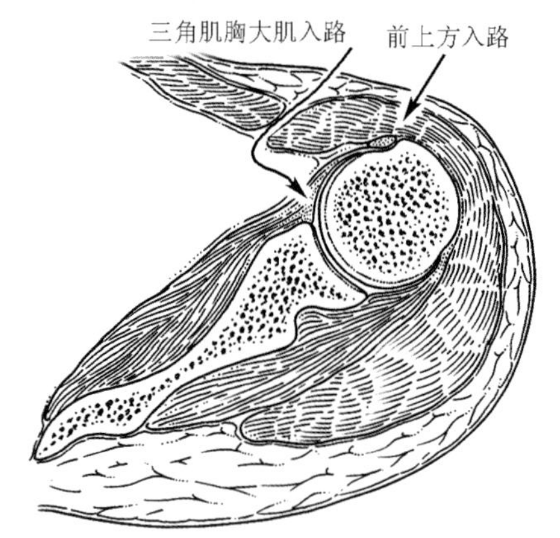

图 56-7 自三角肌胸大肌入路和前上方入路到达肩关节(经 Copeland S 同意后引自:Surgical approaches to the shoulder, in Copeland S(ed): *Surgical shoulder Surgery*. Philadelphia, PA, Churchill Livingstone, 1994, p 23.)

和肱骨头。自锁骨向下经过喙突尖以及三角肌的前缘直抵三角肌止点做长约 15cm 的直切口。辨认出三角肌和胸大肌之间的间隙,并且向远端和近端游离。同时分离出头静脉,并将头静脉和三角肌一起牵向外侧。患侧肩关节外展 40°～60°。切开锁胸筋膜,清理肩峰下间隙,将一个宽的拉钩放置于肩峰下间隙,在这个显露阶段可以将胸大肌止点近侧 2cm 处切开,以便更好地显露。

可以将肩关节屈曲并且外旋,以便对旋肱前血管的出血行止血。在此阶段可以缝肩胛下肌的标志牵引线,便于对肩胛下肌回缩的控制。

(二) 手术操作

找到肩袖间隙,并沿着肱二头肌长头腱的方向行纵向分离,准确地辨认出肩胛下肌的止点,用牵引缝线握持肩胛下肌,将其从肱二头肌长头腱沟的内侧切断,便于以后从重新缝合肩胛下肌腱。

接着向前方和下方切开关节囊,将一个钝性拉钩放在下方保护腋神经。这时可以通过外旋肩关节使肱骨头向前方脱出、内收、后伸,肩关节可以更好地显露肱骨头和肱骨外科颈。如果肱二头肌长头腱是完整的,将其牵向肱骨头的后方。

辨别出肱骨解剖颈的界限(肩袖和关节囊的止点的界限),并且确定颈干角。去除骨赘对确定解剖颈的位置很重要,但应当避免损害肱骨头的完整性,下一步需用塑形器对肱骨头塑形。将肱骨导向器放置在肱骨头上面,其游离边缘与解剖颈平行;将导针放置到肱骨头中心(图 56-8A),通过导针可以调控偏心距、后倾角和倾斜度。可以通过导针与屈肘 90°位时的前臂相对位置来判断后倾角。肱骨头的后倾角并不是固定不变的,其后倾解剖角度有从 5°至 55°的差异。必须确定定位针位于肱骨头的中心位置,如果不在肱骨头的正中位置需要重新放置。

用空心骨刀套在导针上做出中心定位孔(图 56-8B),随后将骨刀和导针取出,用肱骨头表面成型锉来完成肱骨头塑形。将中心定位用的脚桩放置在中央定位孔中,用奶酪研磨动作来塑造肱骨头(图 56-8C)。将表面切削器置于肱骨头表面推压并切削,当成型器旋转时,其表面的每个孔都有骨屑溢出。这样可以保证骨面与假体表面之间良好的贴合。保存软骨下骨是非常重要的。

肱骨头表面成型器勾画出了假体与肱骨头表面之间接触的界面,以及这个塑形肱骨头表面的界限。此界限也标示了在肱骨头周边需要去除的多余的骨质,此时显示出肱骨头切骨后将保留于假体下的骨质。植入假体后的厚度要使其表面正好与肱骨头正常的解剖表面位置一致。所有在钻孔和表面成型过程中磨切下来的骨屑均需保留以备植骨时应用。

去除肱骨头假体试模后(图 56-8D),接着测量准备好的肱骨头。对于原发性和继发性骨关节炎的患者要尽量保留硬化骨表面以便能够牢固的支撑假体。如果使用羟基磷灰石喷涂的假体,肱骨头表面需钻多个小孔以便骨长入。在硬化骨的表面打多个浅的小孔,直至骨内出血。钻孔时产生的骨渣可保留在原位(图 56-8E)。最初钻中央定位孔和肱骨头成型时保存的骨与患者的血液混合之后,放置在将要植入的假体杯的内面(图 56-8F)。如果肱骨头表面不规则,按常规需植骨。

将假体中轴置入中央定位孔道中,以手指的压力将其中轴短柄长度的 2/3 压入孔道中(图 56-8E)。接着锤击假体使其与骨面之间紧密贴合(图 56-8H)。将关节复位,并重新检查其稳定性。拉合牵引缝线并测试肩胛下肌张力,以确定重新缝合肩胛下肌的恰当位置。彻底冲洗肩关节去除残余骨渣和植骨碎屑。在假体的边缘经骨穿线将肩胛下肌止点内移,重新缝合固定肩胛下肌,这样可以恢复肩胛下肌的相对长度并减少外旋范围的受限,然后修复肩袖的缺损。

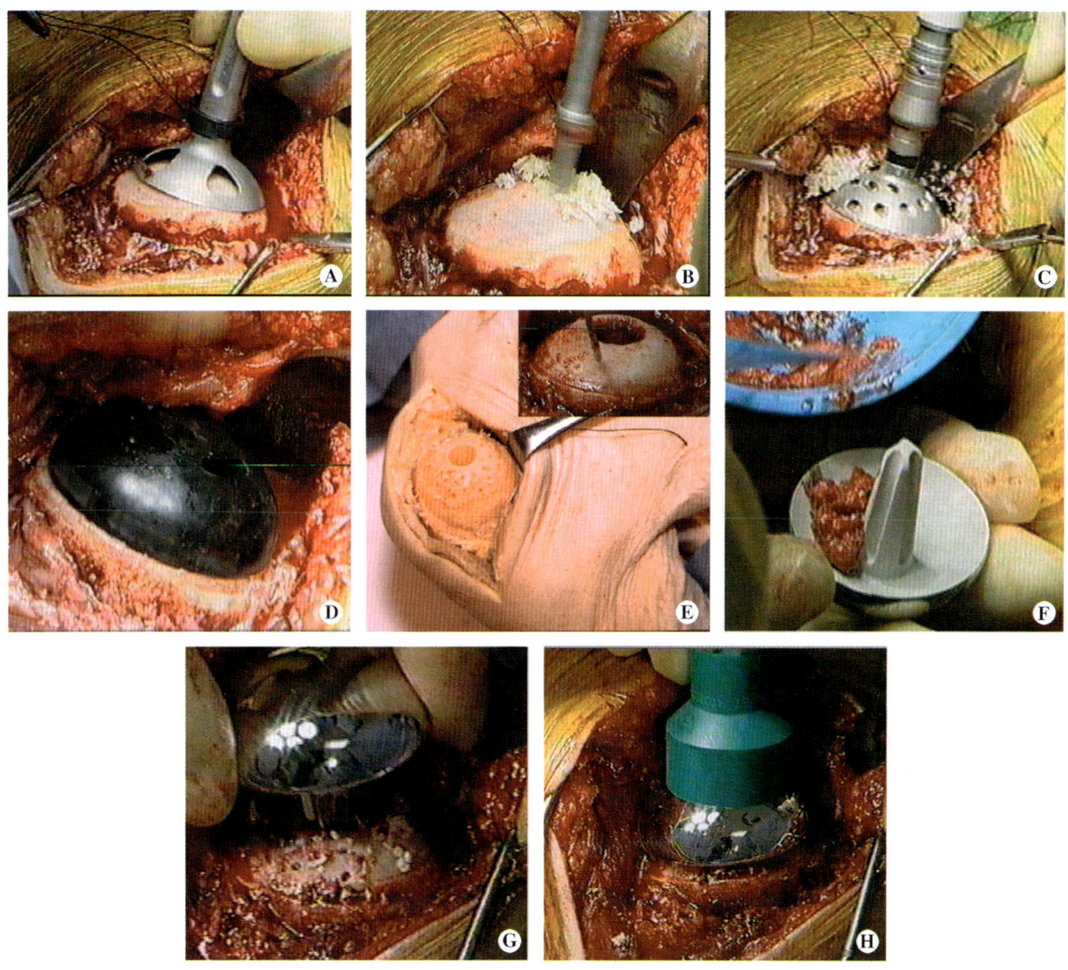

图 56-8　A. 放置肱骨头磨切器,并通过磨切器放置一枚定位钢针。B. 用空心钻钻肱骨头定位孔。C. 用骨锉塑造肱骨头。D. 放置肱骨头试模。E. 在肱骨头表面钻很多浅的小孔,以促进骨长入。F. 在肱骨头假体的背面放置植骨材料和血液的混合物。用手指的压力安装肱骨头假体(G),接着用锤击器打压(H)

(三) 切口闭合

用一号可吸收缝线将三角肌重新固定到肩峰处的骨面上,修复肩锁关节关节囊。劈开的三角肌纤维用 1 号可吸收缝线重新缝合,用可吸收缝线缝合皮下组织并做皮肤的皮内缝合。

六、术后处理

用肩肘胸壁悬吊带固定患肢，用臂丛阻滞作为术后镇痛。术后 48 小时内可以做被动活动，5 天之内可行辅助性被动活动。如果是能够忍受范围内的疼痛应当尽早开始主动活动，三周之后可以去除肩肘吊带。拉伸和力量锻炼应在术后 6 周开始。肩关节的拉伸功能锻炼和肩袖力量的练习宜持续 3～6 个月的时间。应该鼓励患者尽快恢复正常的活动和运动。高尔夫运动可以在手术后的 10～12 周恢复。在一年内或更长一点的时间内肩关节的活动范围、功能以及疼痛的情况还能继续改善。

七、避免失误和手术并发症

笔者的肩关节置换术后最常做的翻修手术是肩峰下撞击症，在关节镜下行肩峰下减压和肩锁关节成型手术，但这并非是肩关节置换手术本身的并发症。肩关节置换术后患者的肩峰下撞击症和肩锁关节骨关节炎的患病率与同年龄段正常人群的患病率没有差异。在置换手术之前这些患者并没有肩峰下撞击症的病史。撞击症状一般在置换术后平均两年左右发生，可能是因为肩关节置换术后他们的活动范围才刚能达到发生撞击性疼痛弧的平面。

严重骨质疏松的患者，特别是类风湿关节炎患者的肱骨头在硬化区下方的骨质是非常软的。在这种情况下即使计划用较大的假体也应选用一个较细的空心骨凿，并且要避免钻深达到假体柄的全长，有助提高假体短柄与骨之间的压配效果。

对于有骨缺损的患者可以考虑采用打压植骨，植骨的材料来源于中央钻孔、肱骨头磨削、骨赘、肩峰前缘以及锁骨远端切除的骨材料。压入式植骨以及将植骨材料与患者的血液混合后植入中央定位孔，以便提高假体与骨之间的压配贴合都是有用的。

最后，手术器械的改进减少了假体尺寸的不匹配，提高了整合的能力，增加了手术过程中的灵活性。除了小号和超小号假体以外的所有假体短柄的尺寸都是相同的，这样在手术过程中便于互换。为了提高手术的准确性和取得更好的结果，空心骨刀也必须重新设计。对肱骨头进行处理的原则没有改变。

（王　强 译）

参考文献

Barrett WP, Franklin JL, Jackins SE: Total shoulder arthroplasty. *J Bone Joint Surg Am* 1987;69:865-872.

Boileau P, Walch G: Tri-dimensional geometry of the proximal humerus: Implications for surgical technique and prosthetic design. *J Bone Joint Surg Br* 1997;79:857-865.

Cofield RH: Total shoulder arthroplasty with the Neer prosthesis. *J Bone Joint Surg Am* 1984;66:899-906.

Cofield RH, Daly PJ: Total shoulder arthroplasty with a tissue ingrowth glenoid component. *J Shoulder Elbow Surg* 1992;1:77-85.

Copeland S, Funk L, Levy O: Surface-replacement arthroplasty of the shoulder. *Curr Orthop* 2002;16:21-31.

Levy O, Copeland SA: Cementless surface replacement arthroplasty of the shoulder: 5- to 10-year results with the Copeland Mark-2 prosthesis. *J Bone Joint Surg Br* 2001;83:213-221.

Levy O, Copeland S: Cementless surface replacement arthroplasty (Copeland CSRA) for osteoarthritis of the shoulder. *J Shoulder Elbow Surg* 2004;13:266-271.

Levy O, Funk L, Sforza G, Copeland S: Copeland surface replacement arthroplasty of the shoulder in rheumatoid arthritis. *J Bone Joint Surg Am* 2004;86:512-518.

Mackenzie DB: The anterosuperior exposure of a total shoulder replacement. *Orthop Traumatol* 1993;2:71-77.

第 57 章　类风湿肩关节炎的关节置换术

Rodney J.Stanley,MD Gary M.Gartsman,MD T.Bradley Edwards,
MD Hussein A.Elkousy,MD

一、适　应　证

在类风湿关节炎(RA)的早期,肩关节很少受累,但是随着类风湿关节炎的进展,60%～90%的患者出现肩关节的症状(图 57-1)。肩关节受累的类风湿关节炎患者多有隐袭性、发作性疼痛,关节肿胀,活动范围受限。随着类风湿关节炎的加重,非手术治疗已无法提供暂时缓解疼痛的效果。即使患者的肘关节和手关节功能是正常的,肩关节的疼痛和活动受限也会严重影响患者的日常独立生活。

类风湿关节炎肩关节置换的指征是盂肱关节源性的严重疼痛并伴有功能障碍。完整地了解病史,包括整个肩关节复合体以及颈椎的体格检查、必需的影像学检查等,以及局部封闭注射鉴别疼痛来源并且确定合理的治疗方法都是必要的。如果正处于全身类风湿关节炎的发作期,做出肩关节情况的正确评估是很困难的。当全身发作的情况控制以后,外科医生可以判断患者是否需要手术治疗。进行影像学检查,盂肱关节应有严重退化的表现,同时关节间隙完全消失。

详尽的术前规划可以帮助确定采用哪种合适的假体植入物。CT 检查对确定患者肩盂的骨性解剖构造很有帮助,因为 RA 的患者常常有突出的肩盂(根据 Walch 分类方法属于 A2 型)(图 57-2)。如果肩盂有足够的骨量而且肩袖是完整的,可以做全肩关节置换(图 57-3)。

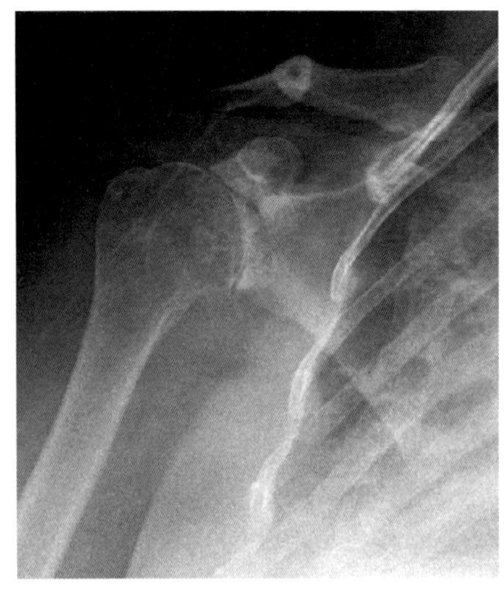

图 57-1　类风湿关节炎的患者肩关节 X 线前后位片显示出广泛性的骨质疏松,向心性的磨损和少量的骨赘

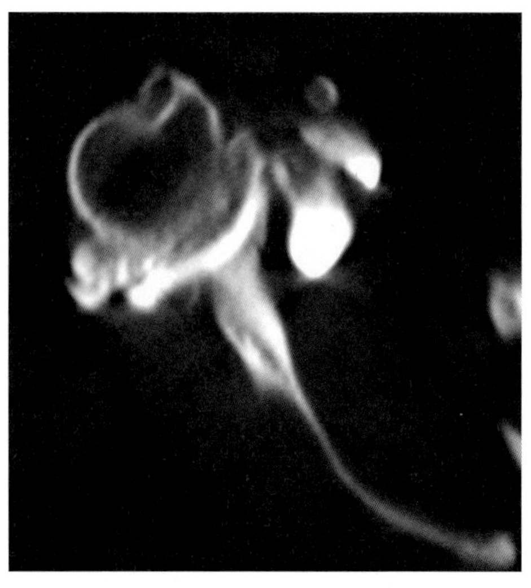

图 57-2　轴位 CT 扫描可以发现类风湿关节炎患者中的 A2 型肩盂有前突

类风湿关节炎的患者如果没有明显的盂肱关节退化，而是存在全层的肩袖撕裂，这时行肩袖修补手术比全肩关节置换对患者的帮助更大。对于肩袖失功的患者可以采用半限制型的逆置型假体(图 57-4)，对于有严重的肩盂侵蚀而造成肩盂严重骨缺损的患者可以做肱骨头置换而不做肩盂关节面成型(图 57-5)。仅有很少量的研究报道了全肩关节置换术和半肩关节置换术的效果相似，但是最近的研究结果表明全肩关节置换的效果要更好一些。半肩关节置换的唯一指征是存在严重的肩盂骨缺损已无法植入稳定的肩盂假体者，以及肩袖失功合并肩盂严重骨质疏松的患者，这类患者属逆置型假体置换的禁忌证。

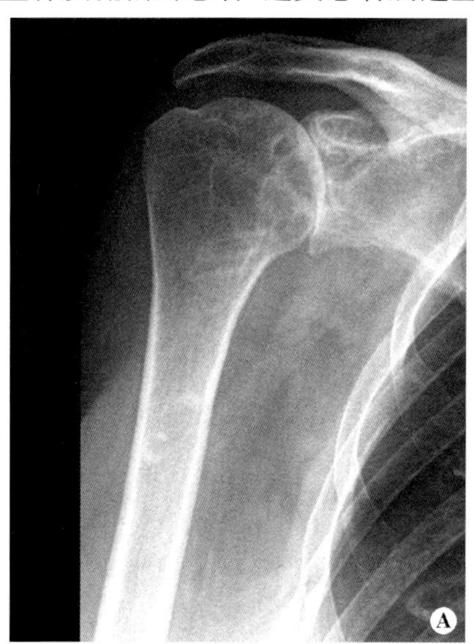
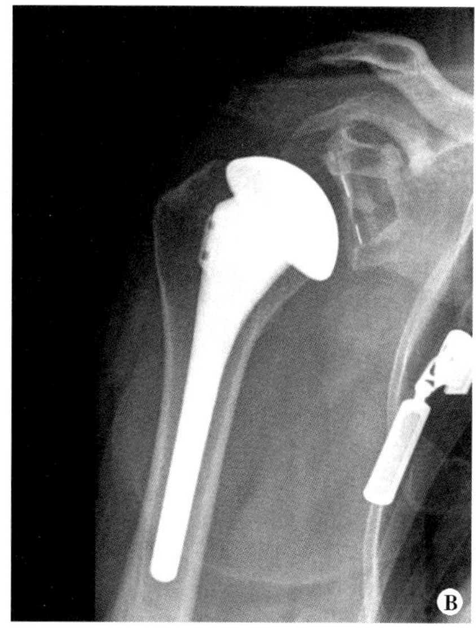

图 57-3　类风湿关节炎患者严重肩盂磨损和关节间隙消失的术前(A)X 线片和做了非限制性 TSA 置换的术后(B)X 线片

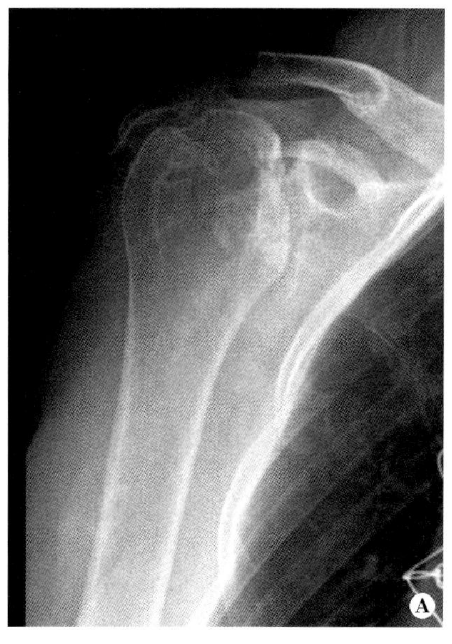
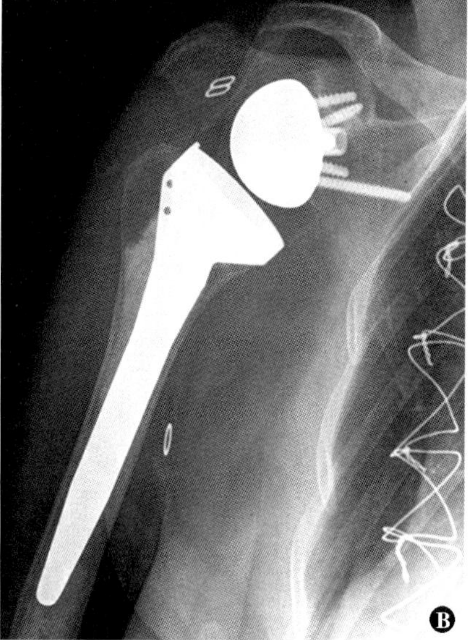

图 57-4　类风湿关节炎伴有肩袖失功肱骨头上移的患者手术前(A)X 线片和做了逆置型 TSA 术后(B)的 X 线片

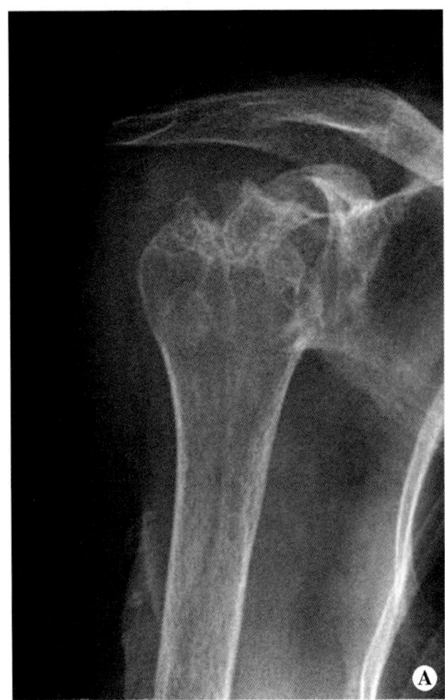
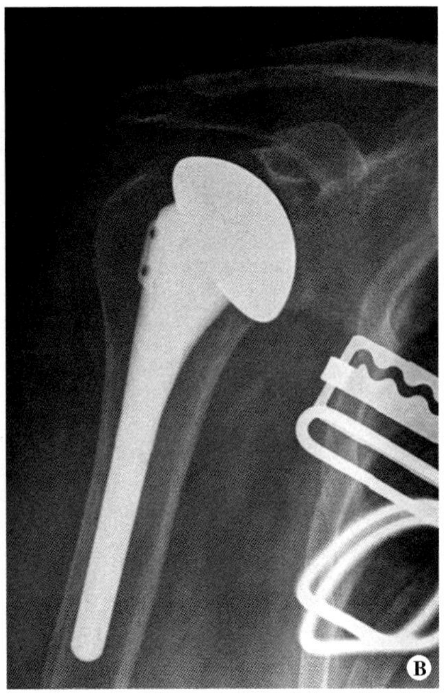

图 57-5 一个有严重的肩盂磨损、无足够的骨量进行肩盂置换的患者术前(A) X 线片和做了半肩关节置换的术后(B)X 线片

二、禁 忌 证

类风湿关节炎患者肩关节置换的绝对禁忌证与其他关节置换的绝对禁忌证是相同的，包括肩关节或者其他部位的急、慢性感染，全身情况差以及严重骨缺损(主要是肩盂骨缺损)，以至于无法重建一个稳定的盂肱关节。类风湿关节炎患者常常并存颈椎不稳定，在做关节置换之前有必要对此做出评估。患者如果有颈 1、2 之间明显不稳定，为了全麻气管插管的安全性需要，应当先做颈 1、2 之间的融合术。相对禁忌证是三角肌失功、关节麻痹、未经控制的癫痫、不愿意或者无法依从术后康复必要的限制，以及已做无疼痛性的关节融合术或是切除性关节成型手术后。

三、其他治疗方法

非手术治疗的方法对于轻度到中度的肩关节类风湿关节炎的患者，在没有发生明显的骨性改变之前是有用的。主要的治疗方法包括合理使用非甾体抗炎药、缓解疾病症状的药物、抗代谢药物和甾体类激素等治疗方法。在类风湿关节炎的发作期还可以应用激素关节腔注射和物理疗法。如果合理的非手术治疗方法已无法控制症状则应考虑手术治疗。随着疾病的进展，对以上非手术治疗的方法已不再有反应，这时可以考虑包括人工关节置换手术在内的外科治疗。

对于放射线诊断轻度到中度的改变的类风湿关节炎的患者，可以行关节镜下或者是切开的关节滑膜切除术（图 57-6），目的是阻止或者能减慢疾病的进程。由于存在骨折、肩袖撕裂的风险，对于肩关节僵直的患者不应做麻醉下的手法松解术，但是关节镜下关节囊松解手术对改善活动范围有帮助。对于有广泛的骨丢失和感染的患者，可以以关节切除重建或者关节融合术作为补救性治疗。

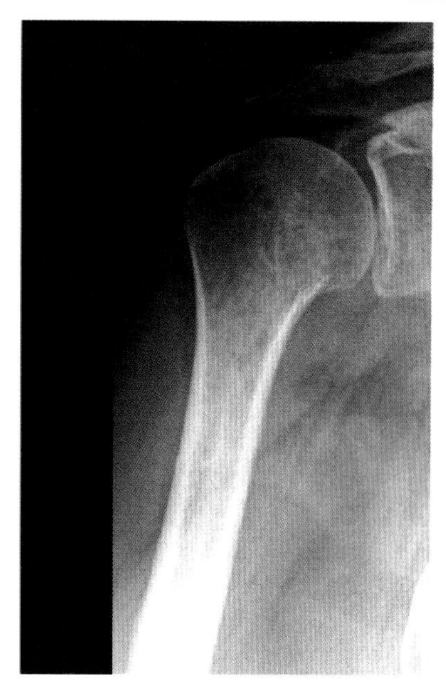

图 57-6　类风湿关节炎的患者术前 X 线片显示轻度退变，做了关节镜下滑膜切除

四、结　　果

关节置换术是类风湿关节炎患者治疗成功率非常高的手术（表 57-1）。大多数研究表明 90％的患者对手术效果是满意的，90％～100％的患者报告疼痛明显缓解。关节活动范围的改善总体来说不如骨关节炎患者，主动上举的平均角度是 90°。有一项研究表明，全肩关节置换的活动范围改善程度好于半肩关节置换，然而其他的一些研究则报道两者之间没有差别。尽管活动范围受限，有些患者放射学检查发现有松动的征象，但是对大多数患者而言肩关节功能获得了改善。效果差者一般都是合并有肩袖撕裂的患者。

表 57-1　类风湿关节炎患者肩关节置换的效果

作者（年份）	肩关节数目	假体类型（PHR/TSA）	患者平均年龄（范围）	平均随访时间（范围）	效果
Barrett 等（1989）	140	Neer 和 Cristina（100％TSA）	58 岁（28～82 岁）	5 年（2～11 年）	93％疼痛缓解良好 主动上举提高 34° 肱骨头下沉 5％ 82％有肩盂放射透亮带，1％确定有松动，8％可疑松动 7％并发症率 无翻修
Sneppen 等（1996）	62	Neer Ⅱ（100％TSA）	57 岁（31～75 岁）	92 个月（52～139 个月）	32 例有术前近端上移 34 例有术后近端上移 25 例有进行性肩盂松动 5/12 生物固定的假体柄松动 4％翻修率 89％疼痛缓解良好，40％无疼痛，48％活动时有轻度到中度疼痛 活动度提高明显 平均 ASES 评分提高 11 分 近端移位和假体松动对结果没有明显影响

续表

作者（年份）	肩关节数目	假体类型（PHR/TSA）	患者平均年龄（范围）	平均随访时间（范围）	效果
Aswad 等（2001）	172	Aequalis（73%TSA 27%PHR）	56 岁（15～85 岁）	46 个月（24～100 个月）	多中心回顾性研究 90%患者满意或者非常满意 Constant 评分由 26 提高到 56 主动上举提高 41° 主动外旋提高 24° 25 例患者有手术后并发症 16 例患者需要翻修 累及冈上肌、冈下肌的肩袖撕裂的患者以及冈下肌有三度到四度脂肪变性的患者预后不佳
Rittmeister 和 Kersch-Baumer（2001）	6	反向 Delta TSA	60 岁（34～86 岁）	54 个月（48～73 个月）	所有的患者都有无法修复的肩袖撕裂 所有的患者疼痛改善 Constant 评分由 17 提高到 63 2 例肩盂松动 3 例经肩峰入路肩峰不愈合
Trail 和 Nuttall（2002）	105	Global（38%TSA，62%PHR）	62 岁	5.1 年（2.1～8.8 年）	Constant 评分由 12 提高到 33 ASES 评分由 22 提高到 57 在 TSA 与 PHR 之间没有差别 肩袖的完整性与功能之间有相关性 生物型固定的假体无松动 带螺栓的肩盂假体透亮带发生率低 PHR28%发生上方移位 16%内侧移位 4 例 PHR 因为持续疼痛行 TSR 翻修手术
Woodruff 等(2003)	13	反向 Ddelta Ⅲ TSA	64 岁（43～72 岁）	87 个月（60～110 个月）	所有的患者有术前肩袖失功 Constant 评分中位数为 59 10 例肩关节无疼痛 MPC 评分 38(正常 50) MMC 评分 49(正常 50) 5 例患者有放射学检查松动线
Collins 等（2004）	61	Global（41%TSA，59%PHR）	58 岁（30～84 岁）	38 个月（24～73 个月）	前瞻性多中心研究 VAS 评分、Simple Shoulder Test、肩关节功能问卷都明显提高 主动上举功能全肩置换好于肱骨头置换 恢复盂肱关节的正确位置，显著提高生活质量，可以用肩关节工作和娱乐，恢复肩关节活动范围 4 例 PHR 置换患者出现肩盂侵蚀
Levy 等（2004）	75	Copeland 表面置换（56%TSA，44%PHR）	61 岁（24～88 岁）	6.5 年（2～16 年）	PHR 的 Constant 评分为 48，TSA53 主动上举 PHR 提高 51°，TSA57° 72 例患者报告好或者是非常好 1 例患者肱骨侧假体确定松动 1 例肩盂假体确定松动 57%有向上方的移位 3 例患者需要翻修

续表

作者（年份）	肩关节数目	假体类型（PHR/TSA）	患者平均年龄（范围）	平均随访时间（范围）	效果
Sperling等(2006)	303	66%TSA 34%PHR	NA	11.6 年	在TSA 和 PHR 的患者中均有明显的疼痛缓解和活动范围改善 肩袖完整的患者，TSA 者较 PHR 者疼痛缓解和外展功能改善更好 肩袖完整的 TSA 者翻修的风险更低

注：PHR，肱骨近端置换；ASES，美国肩肘外科协会；NA，未知。

五、手术方法

（一）体位和显露

良好的体位对于施行肩关节置换手术是非常重要的。患者置于改良的沙滩椅位，躯体安置须偏向患侧以保证患侧肩关节得以展、伸。将一个用布单做成的卷筒置于双肩之间，使患侧肩关节略离开手术床面，以便于对肩关节背侧行手术前皮肤准备。注意小心摆放头颈部的位置，应免位置不当而导致的颈椎病变加重。

应用标准的三角肌胸大肌间切口，于三角肌胸大肌间隙找到头静脉，并将其和三角肌一起牵向外侧。将胸大肌肌腱上方切开 1cm 以扩大显露。如果拟做逆置型的假体置换术，则喙肩韧带需要切开，以便扩大显露，否则宜保持喙肩韧带的完整性。将联合肌腱牵向内侧以显露肩胛下肌肌腱，结扎旋肱前血管。将肩关节在旋转中立位前屈可以在旋肱前血管的下方显示腋神经，这样可以使腋神经在整个手术过程得到保护。在肩胛下肌肌腱留置标志性牵引缝线，之后沿着肱骨解剖颈切断肩胛下肌肌腱。进行沿肩胛下肌周围的松解，以增加肌肉的可移动度。

对于大多数病例，在植入肩盂假体时需要做下关节囊的切开来获得充分的显露。用电刀尖部将关节囊从肩盂边缘切离下来，切割过程中电刀尖部必须与肩盂骨质缘保持紧密接触可以避免腋神经损伤。关节囊松解应达到右肩至后方 8 点处、左肩抵后方 4 点处。

（二）必需的器械、设备和内固定植入物

在肩袖完整的患者可以用非限制性全肩关节假体系列。选用适合患者解剖的假体系列，能使软组织平衡的要求较易达到，同时又可以让外科医生选择与患者个体解剖要求相适配的假体。如果患者确系类风湿关节炎或者万一有必要做同侧肘关节置换者，则宜选用短柄假体。肱骨头作为自体植骨材料可用于填补可能存在的骨缺损。有些研究表明，在这些人群中压配式生物固定型假体取得了良好效果。但是在 RA 患者中由于存在广泛骨量丢失，有必要备用骨水泥型假体。

在肩袖失功的患者中使用非限制型肩关节假体临床效果不佳，诸如在全肩关节置换中发生肩盂松动、在人工肱骨头置换中出现前上方不稳定等。因此在广泛肩袖失功的患者中用半限制型的逆置型假体置换可能更具优势。对于肩盂骨量不足的患者推荐做肱骨头置换术，而不建议做肩盂表面的成型。

（三）手术操作

类风湿关节炎的关节置换操作与其他病理原因所致的肩关节置换过程是相似的。因为很多类风湿关节炎的患者也存在骨量减少，对已挛缩组织的过度牵拉可以造成肱骨干的骨折或者大小结节骨折。

为了准确地辨认肱骨解剖颈，需用骨刀切除所有的骨赘。典型的类风湿关节炎的患者骨赘并不是很多见（图 57-7A）。切除肱骨头及肱骨髓腔的准备应根据拟采用的假体类型来决定。在截骨和扩髓时应细致操作避免发生术中骨折。在试装了肱骨近端假体之后，肱骨的截骨表面要用一个保护器保护起来，以免在处理肩盂时肱骨头侧制备骨面受到破坏与变形。显露肩盂并评估肩盂受侵蚀的情况以及肩盂骨质量（图 57-7B）。肩盂骨质量的情况最好用术前的 CT 检查做出评估，因为术中评估是很困难的。RA 患者的肩盂常常是前倾的（Walch A2 型）或者存在严重的骨量减少，使得肩盂的假体很难得到牢固固定。如果肩盂的骨质量足够，显露肩盂后用肩盂锉挫除剩余的软骨，矫正术前放射学检查发现的由于磨损造成的骨畸形。肩盂锉应该在接触肩盂前启动，避免锉接触肩盂后启动易造成肩盂骨折。在非限制型的肩关节置换中，接下来的操作是将肩盂假体用骨水泥固定（图 57-7C），或者在逆置型假体置换术中用螺钉固定肩盂假体。将测试过的肱骨侧假体重新安装；盂肱关节复位并测试软组织的张力；做最终放置肱骨侧假体的准备（图 57-7D）。将 3 根 2 号不可吸收缝线穿过肱骨小结节及肩胛下肌的肱骨侧残端以便重新缝合。在最终安装假体之前将肱二头肌长头腱的关节腔内部分游离出来，肌腱的远端可以任其游离，也可以将其与胸大肌肌腱缝合在一起以防止肌腱的回缩。

（四）切口闭合

假体安装、复位并测试其稳定性之后，用事先留置的缝线缝合肩胛下肌肌腱，用 2 号不可吸收缝线缝合肩袖间隙。避免叠瓦状缝合肩袖间隙非常重要，因为这将导致外旋范围的丢失。用 1 号可吸收缝线将肩胛下肌腱直接缝合到其残端可提高肩胛下肌缝合的安全性，这时应检查肩关节的活动度。用带抗生素的生理盐水冲洗伤口后，逐层关闭切口，用一简单的吊带固定上肢。

应用逆置型假体时，在关闭切口前放置一个中等尺寸的引流管，预防血肿形成。在应用非限制型假体时，在逐层关闭切口时将肩关节放置于旋转中立位。在麻醉恢复室拍摄 X 线片，确认在患者运送的过程中没有发生脱位。

六、术后治疗

术后康复首先考虑支具的选择及制动的时间。非限制型肩关节置换术后，使用简单的肩关节悬吊带 2～4 周。逆置型假体置换的患者使用旋转中立位吊带 4 周。建议所有的患者在手术后第一天做手部、腕部和肘部的功能锻炼。在整个康复过程中，非限制型假体置换的患者可以做每天 3～5 次的钟摆动作。为了保护修复的肩胛下肌肌腱，手术 6 周后开始做超过中立位的外旋动作，因为 RA 患者肌腱组织质量较差，而骨关节炎患者做肩关节置换术后 4 周即可以做以上外旋动作。

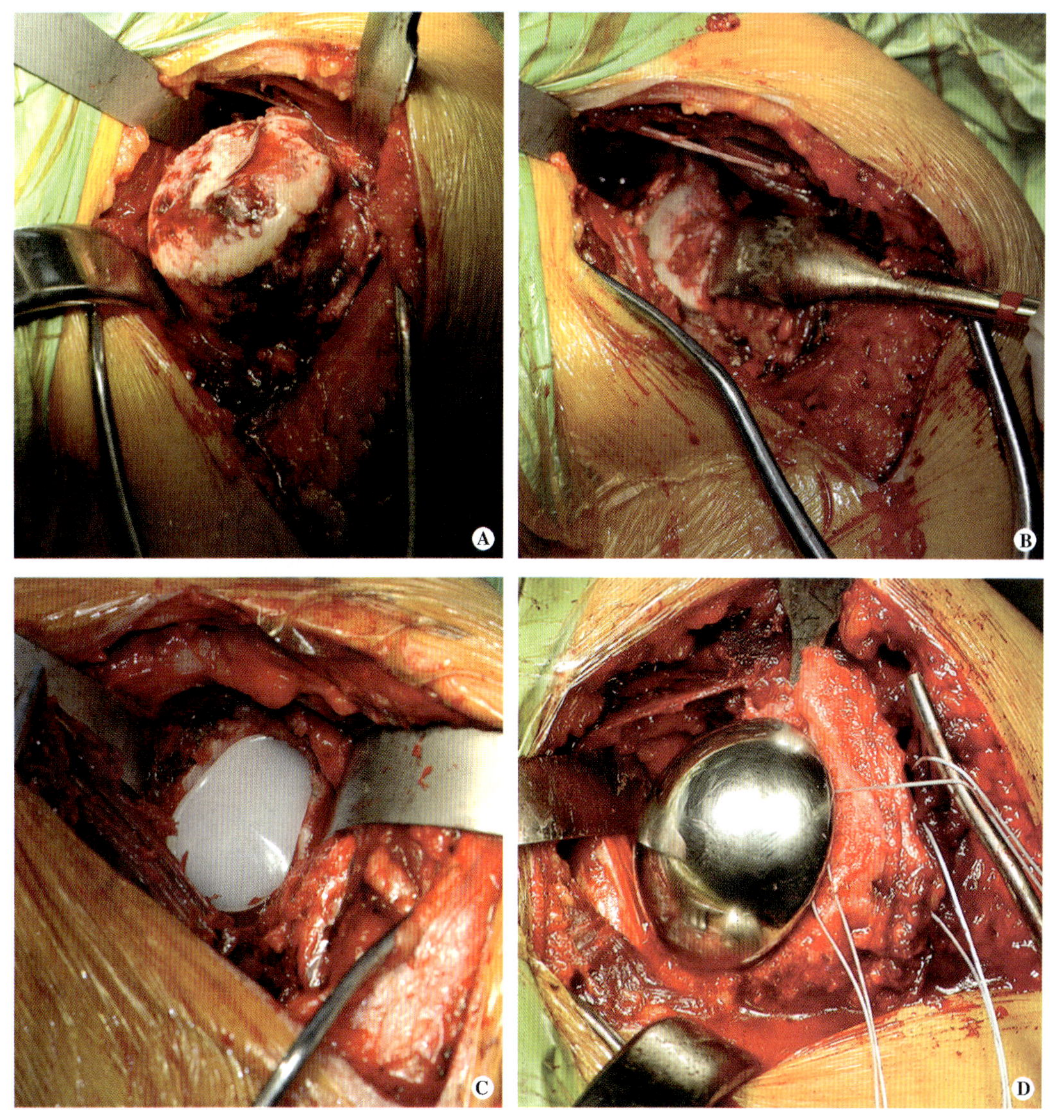

图 57-7 类风湿关节炎患者的术中照片

A. 肱骨头中央磨损，轻度骨赘。B. 肩盂中心磨损。C. 肩盂假体非限制性 TSA 手术。D. 置换肱骨头假体之后

在温水池中的水疗法对恢复肩关节置换术后的功能活动非常有帮助。非限制型肩关节置换术后 1 周开始水疗法，而逆置型肩关节置换术后 4 周开始水疗法。水疗法每周进行 5～7 天，共 5 周时间，重新检查患者，如果患者对肩关节的主动活动可以接受，则可以停止水疗法。接着开始每天数次的患者自我功能锻炼，包括主动功能锻炼和拉伸相结合的辅助性的主动活动。如果持续水疗法显示有益，可以连续做 6 周，绝大多数患者可以停止水疗并开始自我康复锻炼直至手术后 3 个月。

应用这套计划可望在手术后 3 个月恢复基本的日常活动，包括像高尔夫球和网球运动的所有的活动在手术后 6 个月可以恢复。这套计划中没有特别的力量训练。这样逐步恢复日常活动能力对患者来讲风险最小，在此过程中肩关节力量也逐渐得到恢复。

七、避免失误和手术并发症

尽管理论上炎症性疾病增加了感染和松动的机会，但是RA患者肩关节置换术后的并发症发生率并不比其他肩关节置换手术高。虽然有神经损伤和前方不稳定的报道，但是在本组患者中并不比人群总体患病率高。肩袖晚期的失功有报道，可能与肱骨头假体的向上方移位有关系，但是并不增加术后疼痛，不影响患者日常的生活活动能力。

假体置换术后的感染率大约是1%。大多数患者需要取出假体，并行关节灌洗和清创。在重新植入假体之前要针对致病菌静脉应用抗生素。

在骨量减少的类风湿关节炎患者中可能发生肱骨和肩盂的骨折。小心地牵引和轻柔地手法操作有助于避免术中骨折。在扩髓和上臂手法操作中如发生肱骨侧的骨折，一般移位很小。可以采用环扎术或者采用用越过骨折端的长柄假体。手术后发生的骨折常常采用非手术治疗，但有时需要对松动的假体进行翻修。肩盂骨折可能发生在磨锉肩盂时，通常可以用植骨的方法治疗。如果肩盂侧的假体没有足够的骨性的支撑，就不能做肩盂置换。

尤其是对于类风湿骨量减少的患者，假体松动一直是关节置换术关注的焦点。但是肱骨侧假体的松动在大多数病例报导中较少见，而在肩盂假体周围的放射性透亮线则是常见的情况，应关注最终是否会发展为松动。不同的研究判定松动的标准不同，但真正需要做翻修手术的相对较少。对于放射学有松动征象的患者随着时间延长，最终是否发展为有症状的松动，仍然需要做长期的更多的研究。仔细处理肩盂尽量保留骨质，并且注意肩盂假体的植入位置可以减少松动发生。对于有严重骨量减少的患者，因为有肩盂假体松动的危险应该建议禁用逆置型假体。

（王 强 译）

参考文献

Aswad R, Franceschi JP, Levigne CH, et al: Rheumatoid arthritis, in Walch G, Boileau P, Mole D (eds): *2000 Shoulder Prostheses: Two to Ten Year Follow-up*. Paris, France, Sauramps Medical, 2001, pp 159-191.

Barrett WP, Thornhill TS, Thomas WH, Gebhart EM, Sledge CB: Nonconstrained total shoulder arthroplasty in patients with polyarticular rheumatoid arthritis. *J Arthroplasty* 1989;4:91-96.

Chen AL, Joseph TN, Zuckerman JD: Rheumatoid arthritis of the shoulder. *J Am Acad Orthop Surg* 2003;11:12-24.

Collins DN, Harryman DT II, Wirth MA: Shoulder arthroplasty for the treatment of inflammatory arthritis. *J Bone Joint Surg Am* 2004;86:2489-2496.

Kelly IG: Unconstrained shoulder arthroplasty in rheumatoid arthritis. *Clin Orthop Relat Res* 1994;307:94-102.

Kelly IG: Special issues in inflammatory arthritis, in Warner JP, Iannotti JP, Flatow EL (eds): *Complex and Revision Problems in Shoulder Surgery*, ed 2. Philadelphia, PA, Lippincott Williams & Wilkins, 2005, pp 475-487.

Levy O, Funk L, Sforza G, Copeland SA: Copeland surface replacement arthroplasty of the shoulder in rheumatoid arthritis. *J Bone Joint Surg Am* 2004;86:512-518.

Rittmeister M, Kerschbaumer F: Grammont reverse total shoulder arthroplasty in patients with rheumatoid arthritis and nonreconstructible rotator cuff lesions. *J Shoulder Elbow Surg* 2001;10:17-22.

Sneppen O, Fruensgaard S, Johannsen HV, Olsen BS, Sojbjerg JO, Anderson NH: Total shoulder replacement in rheumatoid arthritis: Proximal migration and loosening. *J Shoulder Elbow Surg* 1996;5:47-52.

Sperling JW, Cofield RH, Schleck C: Total shoulder arthroplasty vs. hemiarthroplasty for rheumatoid arthritis: Results of 303 consecutive cases. *American Shoulder and Elbow Surgeons 23rd Annual Meeting* Chicago, IL, 2006, p 58.

Trail IA, Nuttall D: The results of shoulder arthroplasty in patients with rheumatoid arthritis. *J Bone Joint Surg Br* 2002;84:1121-1125.

Walch G, Boulahia A, Boileau P, Kempf JF: Primary glenohumeral osteoarthritis: Clinical and radiographic classification. *Acta Orthop Belg* 1998;64(suppl II):46-52.

Waldman BJ, Figgie MP: Indications, technique and results of total shoulder arthroplasty in rheumatoid arthritis. *Orthop Clin North Am* 1998;29:435-444.

Woodruff MJ, Cohen AP, Bradley JG: Arthroplasty of the shoulder in rheumatoid arthritis with rotator cuff dysfunction. *Int Orthop* 2003;27:7-10.

第 58 章　半肩置换和肩盂表面的生物重塑

Gerald R.Williams,Jr.MD

一、适　应　证

盂肱关节骨关节炎的患者在非手术治疗无效的情况下，肩关节置换术是一种候选的方法。肱骨头置换或者表面置换术适用于稍年轻患者(例如小于 50 岁的患者)，或是用于任何肩盂正常或仅有轻微受损的患者。有些医生主张所有的盂肱关节骨关节炎的患者都做半肩关节置换，但是最近的证据表明肩盂的偏心性磨损是半肩关节置换术预后不良的因素。

用聚乙烯或者是生物学材料例如同种异体半月板移植做肩盂的再造都是有争议的。现代大多数的文献支持全肩关节置换对于持续性疼痛的缓解优于半肩关节置换。肩盂的生物学再造，同时做或不做肱骨头置换抑或表面置换，可以作为对年轻患者和活动能力强的患者聚乙烯肩盂重建的一种替代方法。然而这种手术技术的成功对于肩盂本身的生物性表面重建是否有帮助，对于其他的方面诸如骨赘的去除、挛缩组织的松解、肱骨头置换及表面置换的塑形是否有帮助仍不清楚。就单独的肱骨头置换术而言，需要一个同心性的、表面完好的肩盂，这与肩盂的生物重建的必要性相比，两者是同等重要的。

尽管在全肩关节置换、半肩关节置换、肱骨头表面置换和肩盂生物学重建之间的相对指征尚无统一的意见，但是也已有一些总的指导原则。全肩关节置换的指征是：年龄大于 50 岁的患者，肩袖完整或者尚可以修复，肩盂的骨量足以支撑假体。TSA 也适合于小于 50 岁伴有肩盂偏心性磨损的患者，需排除那些参与对肩盂有过度压力的活动例如举持重物或者是重体力劳动者。这些患者应该采用半肩关节置换术。如果肩盂有偏心性磨损以及存在潜在的磨损时要用带柄假体，而不要做表面重建。肩盂的生物学重建与外科医生的习惯和经验有关系。笔者喜欢对小于 40 岁的患者做生物学重建，以期有更好的疼痛缓解和更长的使用寿命，以及减少手术后肩盂的磨损。

二、禁　忌　证

肩关节置换的唯一绝对禁忌证是活动性感染。在盂肱关节内或者周围，既往有过感染是肩关节置换的相对禁忌证。在这种情况下是否要做肩关节置换，最终取决于以下临床因素：术前检查的结果、造成既往感染的致病菌、感染清除的时间、患者自身的健康状况、症状的严重性等。其他的相对禁忌证包括三角肌和肩袖联合失功，臂丛神经损伤导致的肩胛带及以远的肌肉永久性运动功能丧失，以及神经性关节病等。

三、其他治疗方法

关节保留或者牺牲关节的手术技术是关节置换手术之外的针对盂肱关节关节炎及其相关病变的替代性手术治疗方法。通常在患者盂肱关节破坏还不太严重或者是患者过于年轻或是活动量较大不适合做全肩关节置换时选择这些方法。这些手术技术如软骨移植、肱骨头表面的局部再造，对关节局部受损而关节其他部位尚属正常或者接近正常的患者使用。关节镜下清理术对相对灵活的、有轻度到中度骨赘形成的关节是有作用的，特别是患者症状源于力学原因者更有效。对于中度到重度骨关节炎的患者无法或者不愿意脱离重体力劳动或者需反复举持重物者，切开清理、骨赘切除、挛缩组织松解、软组织植入是有效的。这些患者多数是典型的肌肉丰富参与健身或者是娱乐性举重活动的年轻男性。关节镜下软组织植入的关节成型术刚刚开始，它的适应证及手术技术正在逐步完善。

在关节置换术普遍应用之前，切除性关节成型术或者关节融合术更加常用。切除性关节成型术是关节置换手术失败或者是对无法控制的感染的补救性手术。关节融合术也不被经常应用，它的缺点是如果患者对其效果不满意很难再恢复活动度。但是对于患有严重的骨关节炎的年轻的体力劳动者，肩袖肌肉和三角肌同时失去功能的患者，永久臂丛神经损伤但是肩胛骨周围肌肉完整的患者关节融合术可能是唯一合理的选择。

四、结　　果

几乎没有针对肩盂生物学重建和同时进行肱骨头置换或者是肱骨头表面再造的疗效报道，最早的报道只是关于肱骨头用生物膜的生物学重建。用自身的关节囊或者是自体的阔筋膜作为材料行肩盂的生物学再造获得了很高满意度的结果，所报道的这些手术因同时也做了半肩关节置换和必要的软组织松解，因此很难说清楚症状改善与生物学重塑之间有多大的关系。

同种异体半月板移植方法也在进行，早期的经验表明总体上是有益的。但是最近又有同类文献报道认为是无效的。表 58-1 总结出了早期的生物学肩盂重塑的结果。非对比性的研究表明生物学重塑技术的关键是肩盂中心骨面的重建，至于用何种生物学材料并不是最重要的。实际上打磨肩盂表面重塑其肩盂中心而不做生物学材料植入，在有些外科医生中是感兴趣的，他们期望一段时间之后肩盂表面会自然形成生物学的重建。

表 58-1　肩盂生物学表面重塑的早期经验

作者(年份)	材料类型	肩关节数目	平均随访时间(年)	结果
Burkhead(1995)	前关节囊 自体阔筋膜 (初次 TSA)	14(6 例 >2 年随访)	2(最少)	6 例结果满意 上举提高 57°
Burkhead(1995)	前关节囊 自体阔筋膜 (翻修 TSA)	8	2	5 例效果很好 3 例效果满意
Yamaguchi(2002)	同种异体 半月板	7	2	7 例结果满意 上举提高 53°
Wirth(2004)	同种异体 半月板	14	2	14 例结果满意 上举提高 77°

将半肩关节置换同时做肩盂表面生物学重建的结果与全肩关节置换或单独半肩关节置换的结果进行比较是必要的。很多研究报道了前者短期随访(2～5 年)的结果，85%～90%的患者有疼痛缓解和和功能改善，但是几乎没有超过 5 年的随访报道。尽管没有长期随访的结果，但仍可得出一些 TSA 的结论。第一，老年患者比年轻患者效果好，可能是因为年轻患者的期

望值和要求比较高。第二,术后肩关节的僵硬程度直接与术前的肩关节僵硬程度相关。因此,术后功能是与术前活动丢失程度相关的。第三,术前的肩关节后方半脱位是术后疼痛缓解差和功能改善不良的相关因素。最后,骨关节炎的患者合并小的可修复的肩袖损伤不常见(大约5%),在大多数报道中显示不影响手术效果。全肩关节置换的10年保存率为90%~95%,20年保存率为80%~85%。表58-2总结了自1995年以来随访超过5年的研究。

表 58-2 全肩关节置换结果

作者(年份)	肩关节数目	手术类型	平均患者年龄(范围)	平均随访时间(范围)	结果
Torchia 等	89	TSA		12.2 年 (5~17 年)	83%无或轻度疼痛 上举 117° 生存率: 10 年 93% 15 年 87% 44%患者肩盂松动
Mansat 等 (2001)	51	43TSA	65 岁	5 年 (2~10.4 年)	46 例患者报告很好或者满意的结果 上举 140° 67%患者有肩盂透亮带 无翻修
Levy 和 Copland (2004)	69	30 例半肩 非水泥表面重塑 39 例全肩	73.4 岁 (53~88 岁)(半肩) 71.5 岁 (50~87 岁)(全肩)	4.4 年 (2~6.5 年)(半肩) 7.6 年 (2~13 年)(全肩)	89.9%患者好或者是很好 上举:128°全肩 124°半肩 翻修:肱骨头 1 例 肩盂 3 例
Sperling 等 (2002)	91	29TSA	≤50 岁	16.8 年 (最低 15 年)	半肩 40%患者满意 生存率: 10 年 82% 20 年 75% 全肩 52%患者满意 生存率: 10 年 97% 20 年 84%
Deshmukh 等	320	TSA		14 年 (72 患者至少随访 10 年)	生存率: 5 年 98% 10 年 93% 15 年 88% 20 年 85% 92%患者至少随访 10 年,报告结果好或者是很好

注:最低随访5年;Hemi,半肩置换。

关于肩盂表面重建指征的争论是热烈的和充分的。很多的研究指出TSA和半肩关节置换的满意率都是很高的,实际上有些研究表明TSA和半肩关节置换的效果没有明显的差别。但是已有报道半肩关节置换术后肩盂自身的磨损，半肩关节置换术后 5 年因为疼痛而做 TSA 翻修手术的机会高达 18%。当 TSA 和半肩关节置换单独比较时，TSA 的疼痛缓解效果更好。表 58-3 总结了自 2000 年以来全肩关节置换和半肩关节置换的三项研究。

表 58-3 全肩关节和半肩关节置换比较

作者(年份)	肩关节数目	平均随访时间(范围)	结果
Gartsman 等	27 半肩	35 个月(24～72 个月)	UCLA 和 ASES 评分相同
(2000)	24 全肩		全肩关节有更好的疼痛缓解和内旋
			25 个做半肩置换的患者中有 3 例需要翻修
Edwards 等	89 半肩	最少 24 个月	TSA 者疼痛缓解运动活动更好
(2003)	601 全肩		56%肩盂透亮线
Offaly 等	28 半肩	4.3 年(2～8 年)	两者术后评分相同
(2003)	37 全肩		TSA 患者术前评分更差，但是提高更多

五、手 术 方 法

当生物学关节盂重建与半肩关节置换联合进行时，全肩关节置换术外科操作与基本原则对其具有同样的重要性。软组织的处理与关节置换手术时的截骨与假体植入同等重要。前方关节囊的挛缩必须松解，肩胛下肌必须小心地延伸并仔细修补，在少数情况下后方多余与松弛的关节囊宜行折叠缝合。存在严重的内旋挛缩(外旋小于 0°)的患者，可能存在后方肩盂的不对称性的磨损和后方半脱位有关。CT 或者是 MRI 检查可以识别后方半脱位，同时可以评估肩盂的骨缺损情况(图 58-1)。

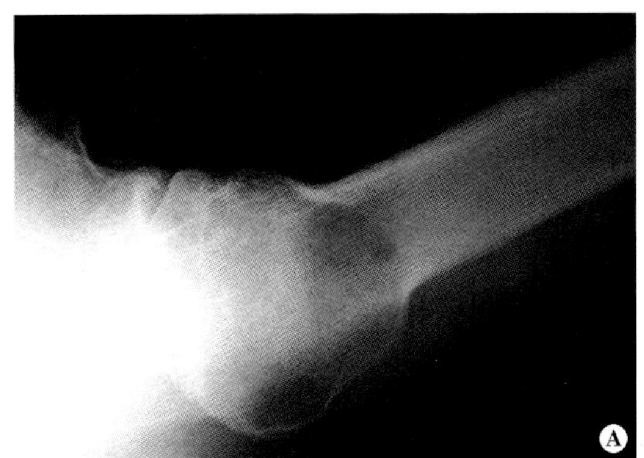

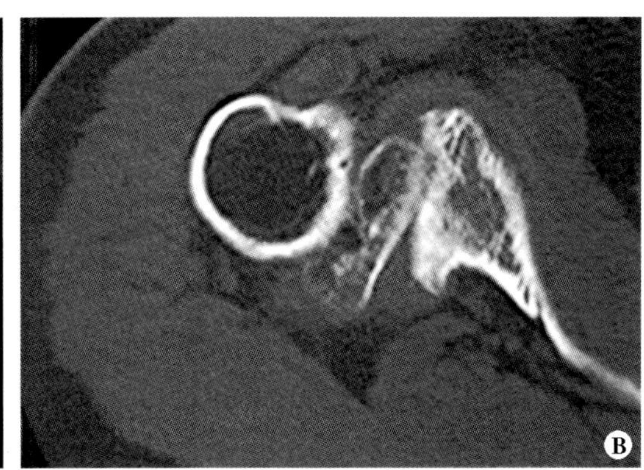

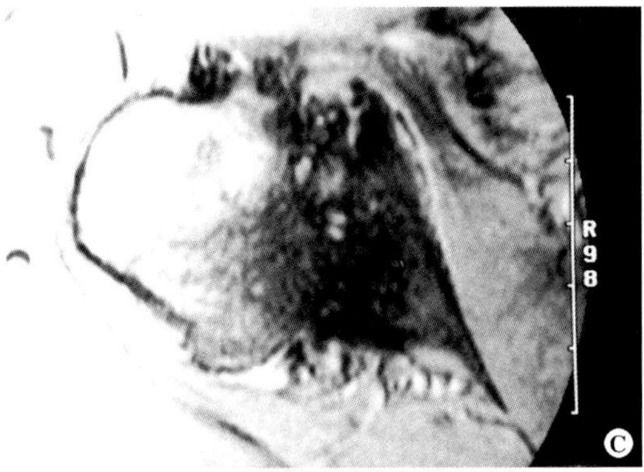

图 58-1 盂肱关节骨关节炎患者轴位片

A. 显示与肩盂后方磨损有关的后方半脱位，后方骨缺损的情况也可以用 CT 检查评估(B)或者做 MRI 检查(C)(A 图和 B 图经允许引自 Williams GR, Smith C: Replacement arthroplasty in glenohumeral arthritis: Intact or reparable rotator cuff, in Williams GR, Jr, Yamaguchi K, Ramsey ML, et al. 2005(eds): *Shoulder and Elbow Arthroplasty*. Lipincott Williams & Wilkins, 2005, 75-104.)

(一) 必需的器械、设备和内固定植入物

牵开器的恰当放置有助于关节置换术中更好地显露位置。为了肱骨头最大范围的显露,可以放置一个像 Darrach 牵开器这样的扁的牵开器在盂肱关节内,其作用犹如挡板;Brown 三角肌牵开器或者是改良的 Taylor 牵开器放置在肱骨头和三角肌之间,牵开三角肌;一个钝的 Hohmann 牵开器放置在外科颈处牵开胸大肌。放置最后一个牵开器时必须小心,因为腋神经经过肱骨外科颈到达肩关节后方。牵开器正确放置后,随后内收、后伸、外旋肩关节可以将肱骨头从伤口脱出。

肩盂显露所需的基本牵开器包括:一个肱骨头牵开器(如 Fukuda 环形牵开器),一个大的 Darrach 牵开器,一个带齿的 Bankart 牵开器或者一个反向的 Hohmann 牵开器。Fukuda 环形牵开器放置在肱骨头和肩盂之间;大的 Darrach 牵开器置于肩胛下肌的深面沿着肩盂颈放置,带齿的 Bankart 牵开器放置在肱二头肌长头肌腱的下方(如果将肱二头肌长头肌腱游离就将其放在肌腱的原位)。这样三个牵开器通常已足以充分地显露肩盂。偶尔需要放置第四个牵开器,例如反向的 Hohmann 牵开器置于下方,也许是有用的。其余的所需器械根据植入物来选择。有很多的关节置换系列产品可供选用,同时有相应的器械系统可供使用。因此,明智之举是选择其中一种关节置换系列产品并熟悉其独有的特点。

术前应该准备好进行肩盂表面再造的材料。如果用盂肱关节囊瓣,应在显露的过程中做好准备。如果选用自体阔筋膜,应将所选侧大腿术前进行灭菌、铺巾备用。如果选用同种异体跟腱或者半月板,术前从已认证的组织库中取得材料,如果选用同种异体半月板,尽可能使尺寸大体合适。

(二) 体位和显露

幸运的是,在原发性骨关节炎或者其他疾病的患者中肩袖完整不存在异常愈合的,实际上每例的重建都可以通过胸大肌三角肌间路径得到充分显露,即使是需要做肩盂后方植骨的也不需要切断三角肌的起止点。

使患者置于沙滩椅位(图 58-2A),躯干与水平面成 45°角,所有受压部位要充分铺垫。患侧上肢在铺巾过程中要充分游离,以便能充分地后伸和内收,而不受制于手术床或其他体位装置的阻挡(图 58-2B)。

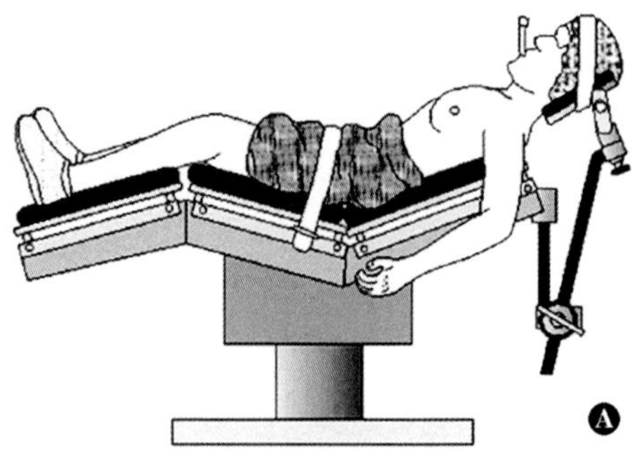

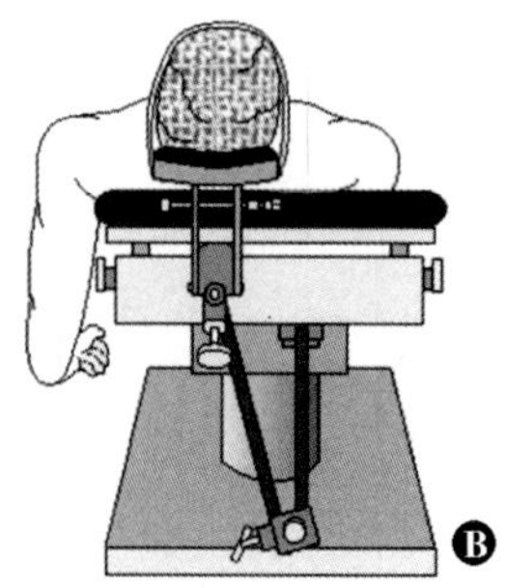

图 58-2 A. 患者放置于沙滩椅体位躯干与水平面成 30°～45°角。B. 患侧肩关节在一侧要允许充分地内收和后伸(A 图和 B 图经允许引自 Williams GR, Smith C:Replaceement arthroplasty in glenohumeral arthritis:Intact or reparable rotator cuff,in Williams GR Jr,Yamaguchi K,Ramsey ML,Galatz LM (eds):*Shoulder and Elbow Arthroplasty*. Lippincott Williams & Wilkins,2005,75～104. 由 Steve Lippitt 绘制)

做长 10cm 的三角肌胸大肌间切口，在三角肌胸大肌间隙找到头静脉，并将其与三角肌一起牵向外侧。将胸大肌牵向内侧，胸大肌肌腱上方的 1cm 可以自肱骨端侧切断以便显露盂肱关节的下部。在联合肌腱的外侧处切开锁胸筋膜。该切口可以向远端延伸至肩胛下肌，近端接近喙肩韧带。将联合肌腱牵向内侧，三角肌牵向外侧，钳夹、分离、结扎、电凝旋肱前血管。保护好腋神经和其他血管神经结构，应避免过度牵拉联合肌腱。

通过内旋挛缩的程度来判断是否需要处理肩胛下肌。当内旋挛缩为轻度（麻醉状态下，上臂位于体侧时被动外旋大于 30°），可以做肩胛下肌腱切开和解剖学修复。另外，也可采用小结节连同肩胛下肌一起的截骨，做骨与骨之间的重建。中度的内旋挛缩（被动外旋 30°与－30°之间），将肩胛下肌在小结节处骨膜下剥离，以获得最大的长度，将其内移修补到肱骨头处准备好的骨面上。在严重内旋挛缩畸形的病例（被动外旋小于－30°），可以做肩胛下肌和关节囊的冠状面“Z”形成形术（图 58-3）。一般很少情况需要这样做。

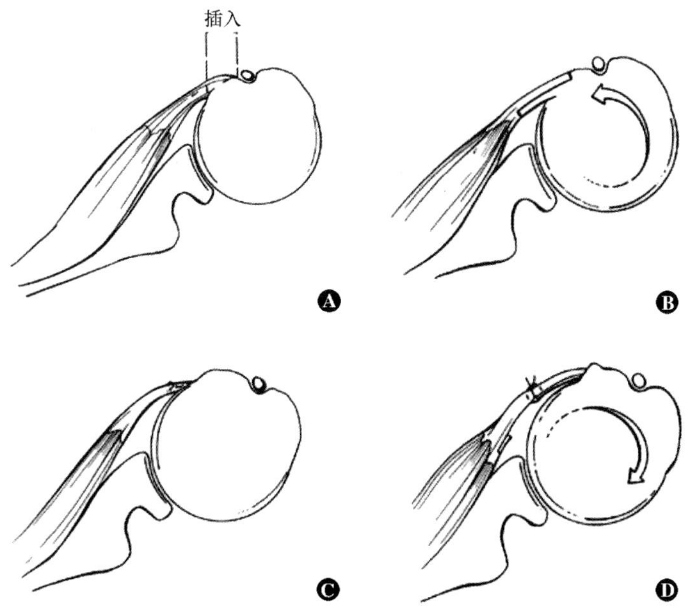

图 58-3　对于中度内旋挛缩的患者（外旋小于 30°），将肩胛下肌缝合到其止点处（A）即肱骨的截骨处（B）。很少的情况下，在严重内旋挛缩的患者，可以将肩胛下肌的浅层和深层（C）分开，在延长的情况下做缝合（D），即行冠状面的“Z”形成形。前关节囊可以留在肱骨头侧作为加强（经允许引自 Schenck T，lannotti JP：Prosthetic arthroplasty for glenohumeral arthritis，in lannotti JP，Williams GR（eds）：*Disorders of the Shoulder*. Lippincott Williams & Wilkins，1999，521-558.）

同时做肩关节的内收、外旋和后伸将肱骨头显露到创口处（图 58-4A）。用骨刀和咬骨钳去除肱骨头所有的骨赘。这样可以让术者准确地判断肱骨解剖颈的位置。肱骨头准备的细节在单独的章节讲述。

肱骨头准备好后，将注意力集中到肩盂的准备上（图 58-4B），这是手术过程中最困难的部分。即使不做肩盂的生物学再造，实际上肩盂显露过程中的每一步都要做软组织松解，目的是使半肩关节置换术后能获得最大的活动范围。如果前关节囊有病理性增厚，需要做切除，否则需将其从肩盂和盂唇上剥离下来，自喙突的基底部位向后延伸至6点处，注意保护好腋神经。如果关节囊将被用来作为肩盂的生物学重建材料，应将其从肱骨头止点上剥离下来，并与肩胛下肌分离，将其起点仍留在肩盂上。在肩盂的显露过程中要保持肩关节的外展、外旋和后伸位置，可以由一位助手维持位置或者是用一个带垫的 Mayo 支持架，或者用一个机械臂固定装置维持位置。将盂唇做环形切除，除非患者术前已有超过肱骨头直径25%的肱骨头半脱位，这时后方关节囊需要做紧缩缝合术以保持肱骨头的稳定性。这样的肩盂显露可以进行肩盂的生物学重建了。

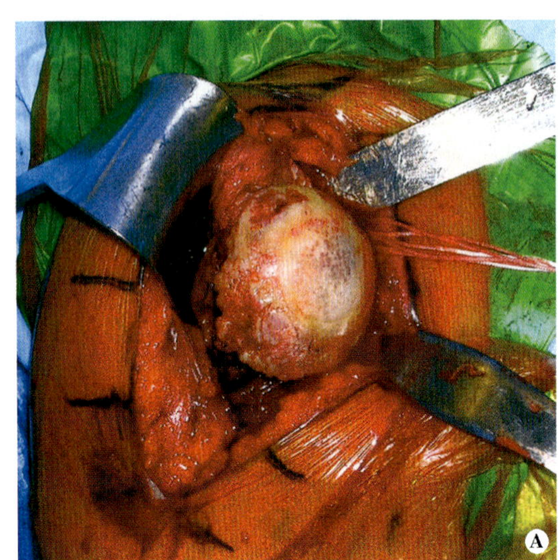

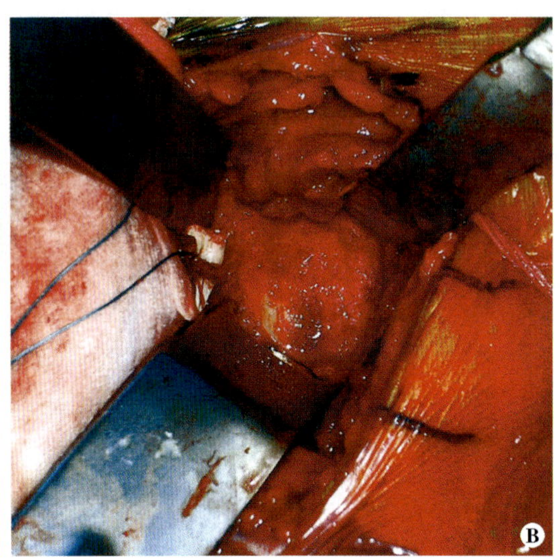

图 58-4 A. 肱骨头的显露通过一个 Brown 三角肌拉钩拉向上方，一个 Darrach 拉钩牵向内侧，一个钝的 Hohmann 拉钩牵向下方。通过内收后伸和外旋将肱骨头显露到切口处。B. 肩盂的显露通过一个肱骨头拉钩(Fukuda 环)牵向后方，一个 Darrach 拉钩放置在前方，一个加长的 Bankart 拉钩放置在后上方，肩关节放置在外展后伸外旋位

(三) 手术操作

很多的肩盂生物学重建技术是与特定的植入材料相关的。但是有两条通用的原则，同样适用于肩盂生物学重建和假体置换术：①肩盂的正常倾斜角度；②新建的肩盂中心的骨性支撑。理论上肩盂的生物学重建可以与肱骨头表面重建或者是肱骨头置换术同时进行。由于肩盂的显露问题，同时做肱骨头的表面重建更为困难。如果肩盂有偏心性的磨损，需行磨造或者植骨，肱骨头的切除将提供更精确的肩盂准备条件。不管用哪种技术，将软组织固定到肩盂的后方都是非常具有挑战性的。很多的软组织材料曾被用做肩盂的生物学重建，最常用的材料是自体的前关节囊、同种异体阔筋膜、同种异体跟腱、同种异体外侧半月板。本章的目的是详细阐述用同种异体外侧半月板做肩盂的生物学重塑。

恢复肩盂的倾斜角度，从定义上来说，仅仅在肩盂本身的方向不正常时才有必要。在大多数肱骨头坏死的患者，肩盂的方向和倾斜角度是正常的。但是，原发性骨关节炎和后方关节囊紧缩术后的关节病经常是和后方肩盂缺损，肩盂后倾角度增大及肱骨头后方半脱位联系在一起的。如果这些缺损并不是先天性的(如 Erb 麻痹或者先天性发育不良)，应当尽可能纠正这些缺陷。最简单的方法是非对称性地磨平肩盂的突缘(前方)，以便恢复肩盂的中

心和原来的后倾角度(图 58-5)。这样对前方肩盂的磨削可以直达尚未接触到的喙突的基底部,但是不损伤此基底部。与前方盂唇相比如果后方肩盂存在大于 1～1.5cm 的骨缺损,需要做肩盂后方的植骨术。肩盂后方的缺损骨量可以通过术前的 CT 或 MRI 检查评估。

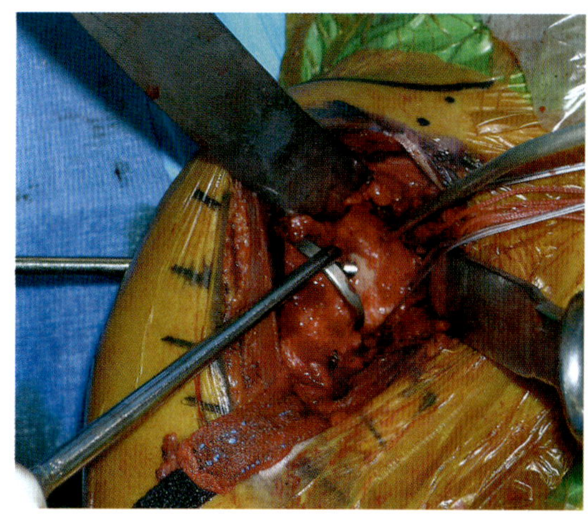

图 58-5　非对称性的磨切突起部分(前)侧(左)是纠正肩盂倾斜角度的一个办法

将肱骨头牵向后方,切除盂唇后可以显露出整个肩盂边缘的边界。如果需要做肱二头肌长头腱固定术,这时需要把该肌腱切断。即使没有偏心性的肩盂磨损,也需要做原肩盂表面的磨切。磨切可以创造一个与肱骨头的同心性接触的表面,同时也有助于同种异体半月板移植后的愈合。虽然一个标准的圆头锉即可以制备肩盂,但是为假体商品所提供的肩盂锉可以更精确地磨切肩盂。

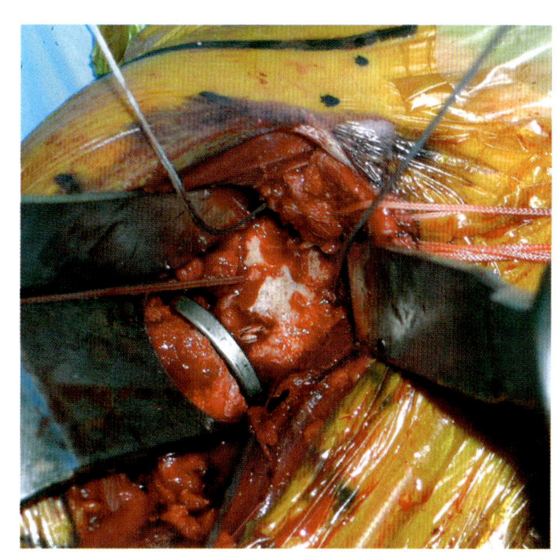

图 58-6　四枚缝合锚放置在肩盂边缘的 12 点、3 点、6 点、9 点处。后面的缝合锚可以通过一个经皮穿刺的后外侧伤口置入。用骨拉钩将肱骨头牵向外侧可以改善显露

用不带中心定位杆的肩盂锉可以避免在肩盂的表面钻孔,如有可能在锉削肩盂时保留部分软骨下骨。肩盂锉的曲率半径与肱骨头的曲率半径之间匹配的重要性现在还不十分清楚。

在肩盂准备好后置入缝合锚以便固定同种异体半月板。用可吸收的生物学缝合锚避免了金属缝合锚可能发生的手术后肩盂关节面的破坏。最佳的缝合锚放置数尚不确定,通常要用 8 个缝合锚。缝合锚先放置在 12 点、3 点、6 点和 9 点位置(图 58-6),最后方的缝合锚(右肩 9 点处的缝合锚)可能比较难放置。一种方法是用类似于放置关节镜后外侧入路的通道经皮肤穿刺放置。可以用一个拉钩置于肱骨外科颈处,将肱骨头拉向外侧以改善视野,这样就可以将缝线牵向伤口前方。

准备半月板同种异体移植材料,将半月板的前角和后角缝合到一起。任何假体系统中的肩盂测量盘都可以用来测量肩盂的大小,并用来进行辅助微调半月板移植物的尺寸。将同种异体半月板放置于肩盂表面与留置于缝合锚上的缝线两端相接触。移植物的周边与事先留置的 4 枚缝合锚相交位置做出标志(图 58-7A)。将半月板自伤口提出,将缝合锚上的缝线穿过半月板周边已作标志处。将穿过缝线的半月板放回到肩盂表面(图 58-7B),这就是所谓的“降落伞式缝合技术”。缝线可以打结或者钳夹,将剩余的 4 个缝合锚放置到已放置好的每两个缝合锚中间,并穿线打结(图 58-7C),另外一种方法是将半月板放置到肩盂表

面之前放置好所有的缝合锚并穿线。要小心地维持半月板在肩盂表面的位置以及保护事先放置好的 4 个缝合锚。在很多的病例中，术后 X 线片检查所见至少能部分恢复关节间隙（图 58-8）。

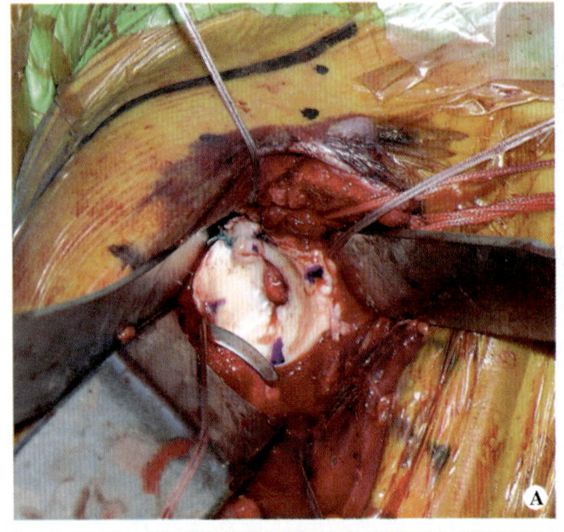

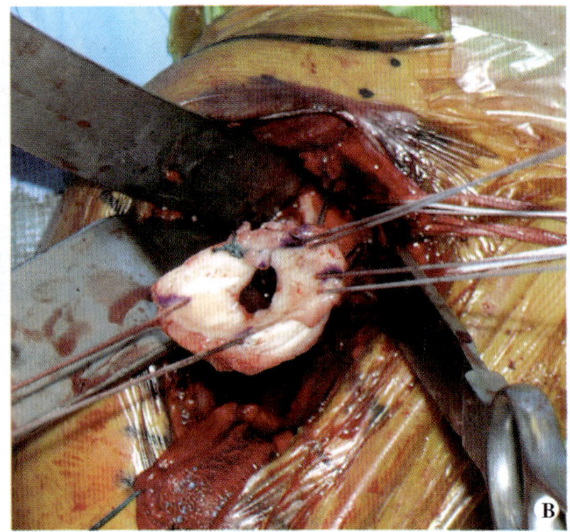

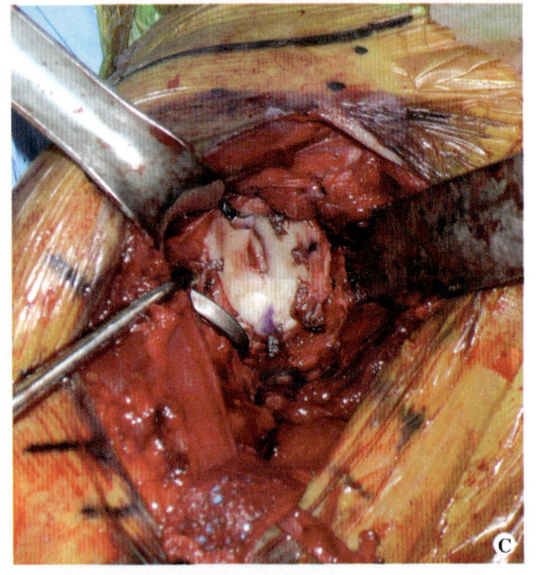

图 58-7　A. 半月板移植物放置在准备好的肩盂表面，其边缘与事先放置好的缝合锚相应的地方做出标记。B. 事先放置好的四枚缝合锚的缝线穿过半月板的相应标记处，将半月板送到肩盂表面。C. 放置好剩余的缝合锚后，所有的缝线打结，将半月板移植物放置到肩盂表面

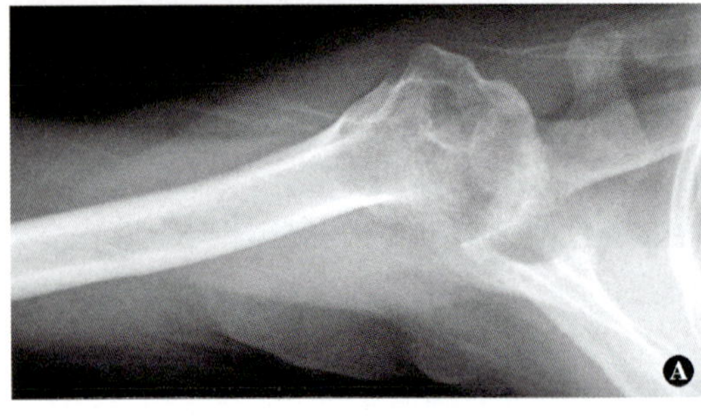

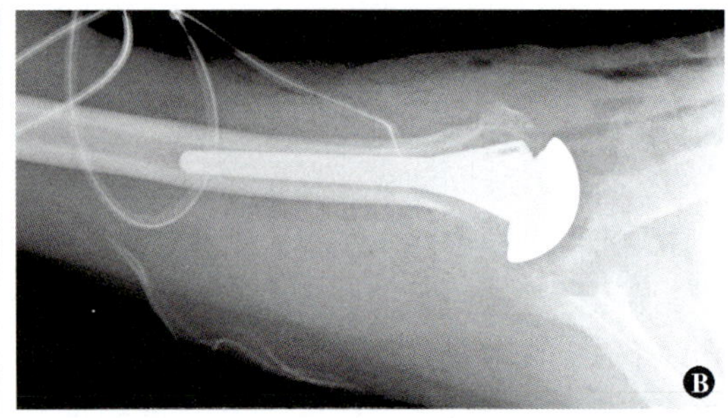

图 58-8　A. 术前 X 线片示关节间隙消失。B. 术后 X 线片示恢复关节间隙

(四) 切口闭合

关闭伤口最重要的环节是肩胛下肌确切的修补。如果做了肩胛下肌的肌腱内切开，要用有效的肌腱把持缝合方法（如改良 Kessler 缝合法）对肌腱的两个断端行解剖学修复。如果是做了小结节处截骨及肩胛下肌翻转，可以用三针间断缝合修复截骨处。如果为了肌腱延长做了小结节处的肌腱剥离，则在肱骨头的前方截骨处骨质打孔用较强的不可吸收缝线缝合修补。对有严重的内旋挛缩畸形的患者肩胛下肌要做“Z”形成形延长修补。

六、术后治疗

半肩置换和肩盂生物学重塑术后的功能锻炼与单独半肩置换或者 TSA 的术后功能锻炼是相似的，取决于关节的稳定性、肩袖的质量以及肩胛下肌修补的张力。完全正常的活动度、力量与功能的术后康复目标常常无法达到。重要的是阶段性的提高，早期（0～6 周）目标是恢复被动活动的功能；中期（6～12 周）目标是恢复力量；后期（12～52 周）是恢复正常的功能。

钟摆动作、被动前屈、被动外旋练习可以在手术后第一天开始。外旋的动作可在一个手杖帮助下完成，根据术中的情况决定外旋的安全范围，经典的范围是 30°～45°。仰卧位的前举允许达到疼痛所能耐受的程度，最低 130°～140°。手术后第二天可以出院，按医师指导每天做 2～3 次功能锻炼。鼓励患者主动应用肘关节、腕关节和手部。但是不建议主动使用肩关节，以保护修补的肩胛下肌。

以上术后康复持续到手术后第 6 周，6 周后开始主动活动，包括全程的拉伸，以及肩袖肌肉、三角肌力量的锻炼和肩胛骨稳定的锻炼。在手术后 3 个月开始逐步恢复功能活动和增加力量锻炼。在手术后 9 个月开始可以做耐力的训练，但是最大程度的耐力改善应在手术后 12～15 个月获得。低能量撞击性的运动例如高尔夫球和网球是允许参与的，但是举重运动是不被鼓励的。

七、避免失误和手术并发症

很多与半肩置换和肩盂生物学重建相关的并发症与其他任何的肩关节置换术相似。这些并发症包括感染、神经损伤、脱位、肩袖撕裂、肩胛下肌修补失败、关节僵硬、假体松动。最受关注的肩盂生物学重建的特有的并发症是移植物的转归。因为缺乏肩盂生物学重建长期的随访结果，部分外科医生关心的是移植物的断裂和破坏，特别是在恒定的肩盂倾斜角度异常和曲度丧失的患者。在本章手术技术部分提到了对移植物成活最重要的是重新创建一个同心性的，具有正常倾斜角的肩盂表面。不管生物学表面的耐用性如何，复发性或者是持续性疼痛以及手术后的肩盂磨损仍旧可能发生。

最后，一个同种异体移植物特有的并发症是感染性疾病的传播，包括医生在内的所有接触者都会受到关注。无法彻底地避免这个潜在的问题，但是通过使用有认证的组织库，风险可以被最小化。

（王　强 译）

参 考 文 献

Chin PY, Sperling JW, Cofield RH, et al: Complications of total shoulder arthroplasty: Are they fewer or different? *J Shoulder Elbow Surg* 2006;15:19-22.

Deshmukh AV, Koris M, Zurakowski D, et al: Total shoulder arthroplasty: long-term survivorship, functional outcome, and quality of life. *J Shoulder Elbow Surg* 2005;14:471-479.

Edwards TB, Kadakia NR, Boulahia A, et al: A comparison of hemiarthroplasty and total shoulder arthroplasty in the treatment of primary glenohumeral osteoarthritis: Results of a multicenter study. *J Shoulder Elbow Surg* 2003;12:207-213.

Gartsman GM, Roddey TS, Hammerman SM: Shoulder arthroplasty with or without resurfacing of the glenoid in patients who have osteoarthritis. *J Bone Joint Surg Am* 2000;82:26-34.

Iannotti JP, Norris TR: Influence of preoperative factors on outcome of shoulder arthroplasty for glenohumeral osteoarthritis. *J Bone Joint Surg Am* 2003;85-A:251-258.

Levine WN, Djurasovic M, Glasson JM, et al: Hemiarthroplasty for glenohumeral osteoarthritis: Results correlated to degree of glenoid wear. *J Shoulder Elbow Surg* 1997;6:449-454.

Levy O, Copeland SA: Cementless surface replacement arthroplasty (Copeland CSRA) for osteoarthritis of the shoulder. *J Shoulder Elbow Surg* 2004;13:266-271.

Mansat P, Mansat M, Bellumore Y, et al: [Mid-term results of shoulder arthroplasty for primary osteoarthritis]. *Rev Chir Orthop Reparatrice Appar Mot* 2002;88:544-552.

Neer CS: Replacement arthroplasty for glenohumeral osteoarthritis. *J Bone Joint Surg Am* 1974;56:1-13.

Neer CS II, Watson KC, Stanton FJ: Recent experience in total shoulder replacement. *J Bone Joint Surg Am* 1982;64:319-337.

Norris TR, Iannotti JP: Functional outcome after shoulder arthroplasty for primary osteoarthritis: A multicenter study. *J Shoulder Elbow Surg* 2002;11:130-135.

Orfaly RM, Rockwood CA Jr, Esenyel CZ, et al: A prospective functional outcome study of shoulder arthroplasty for osteoarthritis with an intact rotator cuff. *J Shoulder Elbow Surg* 2003;12:214-221.

Sperling JW, Cofield RH, Rowland CM: Minimum fifteen-year follow-up of Neer hemiarthroplasty and total shoulder arthroplasty in patients aged fifty years or younger. *J Shoulder Elbow Surg* 2004;13:604-613.

Torchia ME, Cofield RH, Settergren CR: Total shoulder arthroplasty with the Neer prosthesis: Long-term results. *J Shoulder Elbow Surg* 1997;6:495-505.

Wirth MA, Rockwood CA Jr: Complications of shoulder arthroplasty. *Clin Orthop Relat Res* 1994;307:47-69.

第59章 肩盂后缘磨损和骨缺损的治疗选择

David M.Dines,MD

一、适 应 证

最近的研究包括随机的前瞻性研究,结果表明在肩袖功能尚可的骨关节炎患者全肩关节置换术中,肩盂的表面重建可以有更好的疼痛缓解和功能改善结果。虽然对骨关节炎患者的肩盂重建存活的经典性报道所引起的关注是更倾向于肱骨头置换术,但最近的长期随访研究报道了较低的肩盂松动发生率。因此最近的趋势是,在患者有可接受的骨量和软组织质量的情况下,可以行肩盂重建术。

原发性骨关节炎的特点是肩盂后方的磨损或骨缺损,同时伴有前方的软组织挛缩。后方关节囊的松弛和功能不全的骨关节炎患者,合并关节不稳定可以进一步造成畸形。如果手术的过程中不去纠正骨的畸形和软组织的挛缩,则手术后继发于不稳定和松动的肩盂置换失败机会将会增加。

原发性骨关节炎合并肩盂骨畸形可以根据后方肩盂的骨磨损、侵蚀或者明显的骨缺损进行分类(图59-1)。根据骨缺损的程度可以采用不同的手术途径,包括非对称性的磨切降低凸起侧肩盂边缘及一期同种异体植骨。轻度的肩盂后方磨损是最常见的畸形,可以非对称性的肩盂表面磨切(例如磨切肩盂凸起的一侧)在TSA的操作过程中进行纠正。超过20°角的后倾畸形或者是大于1cm的后方骨缺损需通过植骨来纠正。但是在原发性骨关节炎的患者中这种程度的畸形很少见。虽然更严重的骨缺损更为罕见,但处理时需要更加积极的措施,例如用同种异体骨移植重建或者是补救性的半肩关节置换。

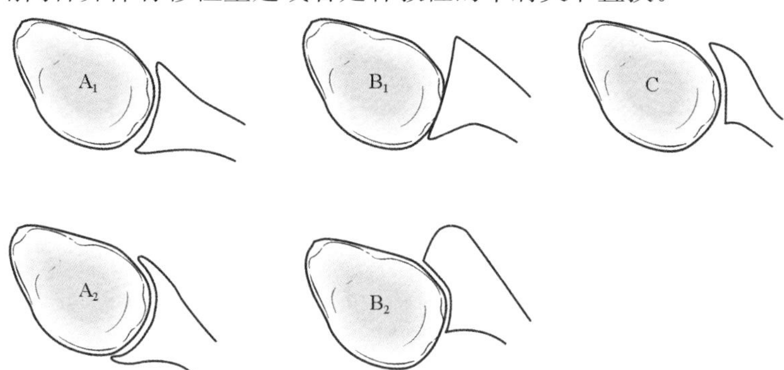

图59-1 后方肩盂磨损或者骨缺损的Walch分类

A_1型,肱骨头中心位置良好;A_2型,肱骨头中心位置良好,但肩盂中心磨损;B_1型,轻度后方肩盂磨损伴有肱骨头后方脱位;B_2型,明显的肩盂后方磨损;C型,肩盂后倾角度大于25°,主要由于发育不良造成(经允许引自Walch G, Bade R, Boulahia A, Khoury A: Morphologic study of the glenoid in primary glenohumeral osteoarthritis. *J Arthroplasty* 1999;14:756-760.)

肩盂置换的指征要依据患者的年龄和活动能力水平。对老年患者,因肩盂的寿命不是关注的重点,可以选择全肩关节置换术。由于较重的负荷可导致肩盂的松动,对年轻患者手术的选择比较困难,因此而受到更多的关注。遗憾的是半肩关节置换术并不像全肩关节置换那么成功。因此,半肩关节置换同时应进行同种异体的阔筋膜、跟腱或者是外侧半月板的移植使之加强。即使在这种情况下,在放置生物移植材料之前应该先纠正肩盂的畸形,以防止畸形进一步发展最终影响后期的翻修手术。

软组织功能不全也是影响肩盂寿命的重要因素,尤其是肩袖缺陷的患者。在大多数骨关节炎的患者中这并不是主要问题,但是在肩关节后方不稳定伴有后方过度松弛的患者中经常能见到造成肩盂假体过多的偏心性负荷,最终会导致失败。因此凡是有肩盂的生物学重建指征者,适当的软组织平衡可以确保得到成功。

后方肩盂畸形的程度是评估与考虑是否做肩盂置换术的关键,同时应确定用何种方法来矫正肩盂畸形,采用置换术的方法可创建一个正常的肩盂表面(0°～7°后倾)。因此充分的术前临床评估和影像学检查是很重要的。

二、禁　忌　证

肩盂表面重建的禁忌证包含所有医疗上的和生理上的有碍于做关节置换或者术后康复锻炼的患者,例如感染、神经损伤、严重的并存症或者是痴呆。其他的肩盂表面重建的独有的相对禁忌证包括严重的软组织功能不全和(或)无法修复的严重的骨缺损。

原发性骨关节炎的患者肩盂后方的严重骨缺损是很少见的,在这种情况下,即使通过增加骨移植量而能得到的肩盂凹陷的臼面仅仅能提升 1cm,这种情况下应避免用骨移植。在这种少见的情况下可以考虑半肩关节置换术或者一期或者二期的同种异体骨移植的肩盂表面重建。

另外一种肩盂表面重建相对禁忌证是肩盂后方磨损或伴有后方过度松弛及半脱位畸形的患者。这种不稳定会产生偏心性的负荷,最终导致固定失败。

三、其他治疗方法

尽管偏心性磨切或者肩盂后方磨损或骨缺损的后方植骨替代治疗方法有时仍会被使用,但是很少有相关的研究报告。可以采用定制的后方加强型的肩盂,然而长期随访的结果并不好,因为骨水泥固定技术造成了骨水泥偏心性的负荷,导致很高的松动率。在将来运用新型的后方加强型的金属背面生物长入型假体,可能会提供一个更好的替代治疗的选择。

最近报道了对于年轻患者在肩盂后方放置同种异体的外侧半月板移植物治疗肩盂后方的磨损和骨缺损(图 59-2),但是本方法尚无长期随访的结果。

四、结　　果

对于后方植骨加强术的报道是有限的,在少量的研究中显示的结果是不一致的(图 59-1)。

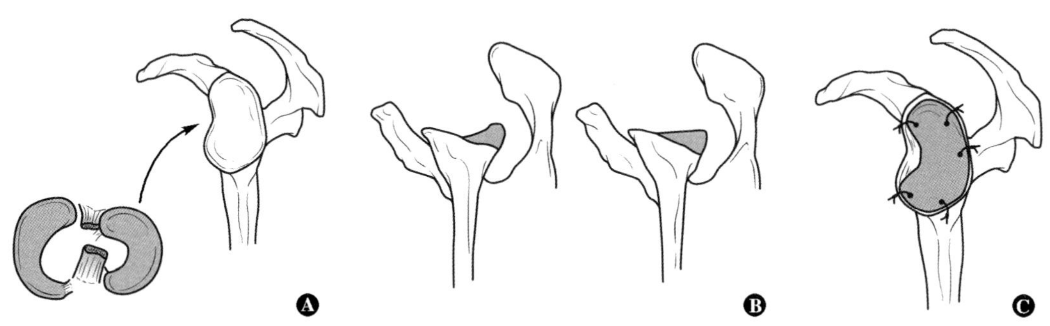

图 59-2　外侧半月板同种异体移植材料的植入(A)用三角形的半月板的体部(B)来纠正后方的畸形。C,同种异体移植材料用缝线或者是可吸收缝合锚固定(经允许引自 Ball CM,Galatz LM,Yamaguchi K:Meniscal allograft interposition arthroplasty for the arthritic shoulder:Description of a new surgical technique. *Tech Shoulder Elbow Surg* 2001;2:247-254.)

针对后方肩盂磨损的非对称性磨切没有报道,因为这项操作技术是原发性骨关节炎患者TSA 手术中的一个部分,在大多数报道中 TSA 均有很好的效果。因此,为了获得好的结果,在做肩盂表面重建之前应当先矫正肩盂的骨畸形。

表 59-1　原发性骨关节炎做 TSA 患者植骨术纠正后方肩盂缺损的结果

作者(年份)	病例数	手术类型	平均随访时间(年)	结果
Neer 和 Morrison (1988)	19	自体后方植骨	4.4	16 例患者很满意,1 例满意,2 例不满意 不需要翻修 并发症包括 6 例透亮线,2 例螺钉松动,1 例肩盂松动
Steinmann 和 Cofeild (2000)	28	自体后方植骨	5.1	13 例患者很满意,10 例满意,5 例不满意 三分之二患者有正常活动范围 并发症包括 3 例肩盂松动,2 例患者不稳定
Hill 和 Norris (2001)	17	自体后方植骨	未知	3 例患者很满意,6 例满意,8 例不满意 5 例需要翻修 并发症包括 3 例植骨失败,2 例肩袖撕裂,2 例肩关节不稳定,1 例畸形

三组后方植骨的系列研究报道了不一致的结果,尤其是在同时伴有盂肱关节后方不稳定的患者中。即使考虑到了这些结果,当采用了正确的技术并做到软组织平衡纠正了松弛和不稳定时,肩盂后方植骨仍然是有效的手术。对这些患者的肩盂假体植入物必须进行仔细地随访观察。

五、手术方法

不管是何种重建手术,建立在术前临床检查和标准的 X 线摄片检查和其他影像学检查基础上的术前计划都是很重要的(图 59-3)。大多数原发性骨关节炎的患者都可能有不同程度的骨缺损,可以通过询问病史和标准的 X 线诊断并通过定量 CT 检查证实。后者可以准确测量肩盂倾斜角度、磨损和骨缺损的情况。由于投照位置的原因轴位 X 线检查获得的图像有时不够精确,可能影响影像学的准确评估。

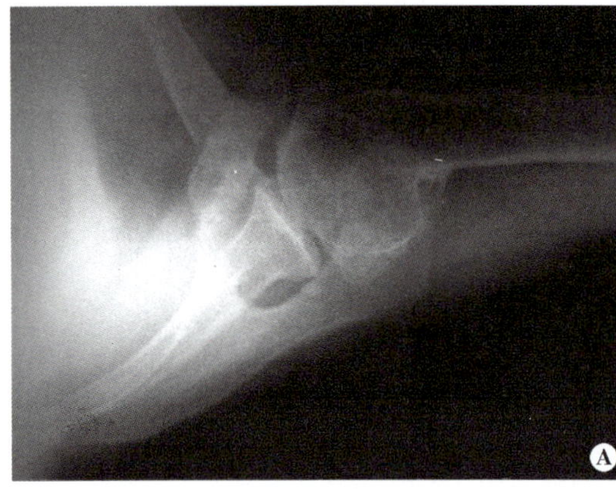
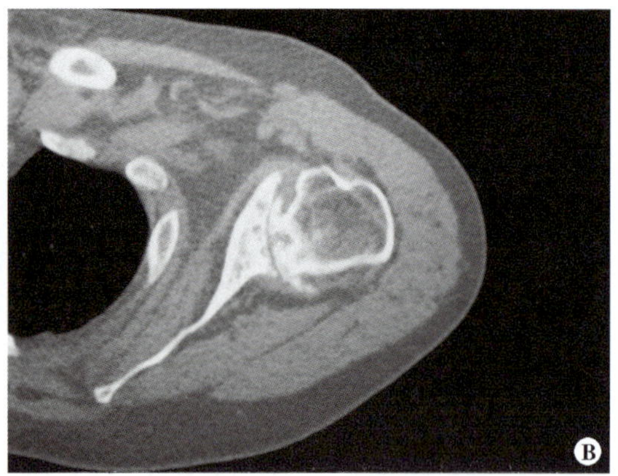

图 59-3 A. 轴位 X 线片显示后方肩盂轻度骨磨损。B. 轴位 CT 检查显示 C 型后方肩盂磨损，后倾角度大于 25°，后方骨缺损或者是磨损，显示了某种程度的发育畸形

(一) 体位与显露

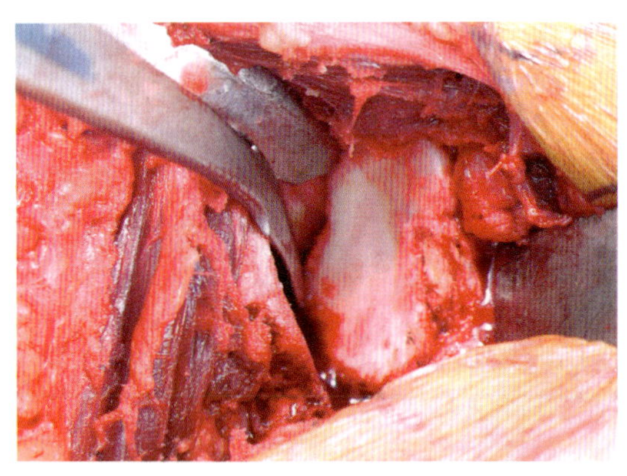

图 59-4 术中照片显示肩盂显露良好，可以看到肩盂后方明显的象牙样变和非对称性磨损

成功的肩盂表面重塑依赖于正确的显露、软组织平衡、仔细的肩盂表面准备和骨水泥固定技术。为了充分地显露肩盂的周围，宜充分显露和松解关节囊(图 59-4)。

患者置于改良的沙滩椅位，以便允许肱骨充分的前举、内收和外旋。肩关节灭菌铺巾使上肢游离。笔者喜欢用斜角肌间阻滞麻醉和浅的全麻联合使用，可以使肩周和胸壁肌肉充分松弛、更好地显露，以及有更好的术后镇痛效果。

采用三角肌胸大肌间的入路显露，在三角肌胸大肌间沟找到头静脉，显露后牵开。部分切开胸大肌，为了充分显露三角肌下间隙而不损伤肌皮神经，有必要小范围地切开松解联合肌腱。

松解所有的三角肌下粘连同时切除三角肌下滑囊，确认肩胛下肌。这时外旋肩关节，如果外旋角度小于 30°，则需要做肩胛下肌的延长。笔者通常是行肩胛下肌止点处小结节的小块截骨来松解肩胛下肌，接着做肩胛下肌腱周围所有粘连的松解。这一步骤使术者在最后修合肩胛下肌时，于外科颈部截骨处经骨孔缝合，最终能恢复肩胛下肌的长度(1cm=10°)。

辨认肱二头肌长头腱，切断其在肩盂上方的起点，稍后在结节间沟处行腱固定术。松解该肌腱可以更好地显露肩盂，并能防止一些晚期的肌腱并发症例如肌腱炎、纤维化和撕裂。

显露肱骨头并使其脱位，以所选用的器械系统，在切除边缘的骨赘之后做肱骨头和颈的截骨。

为保护腋神经，肩关节置于内收外旋位时，用 Fukuda 环形拉钩将肱骨头牵向后方显露肩盂。将前方的关节囊与盂唇，自 12 点处至 6 点处的肩盂上分离下来。下方的关节囊和盂唇用电刀仔细地松解下来，应防止损伤腋神经。这些松解对于显露肩盂和恢复术后的外展功能是必要的。

将肩胛下肌从前肩盂颈部松解分离下来，可以方便地触及前肩盂的表面并安放一个

Bankart 拉钩。接着估计后方的关节囊、切除后方剩余的盂唇。已经有肩盂后方磨损的患者，伴有肱骨头后方半脱位及后方关节囊被拉伸者，不再需要附加的松解。

这时肩盂表面需要做全周的显露。用咬骨钳或者是骨刀去除周围的骨赘后，评估肩盂后方的磨损或者是骨缺损。

（二）肩盂准备

在肩盂完全的显露后，需仔细评估肩盂关节面，包括术前肩盂骨质缺损程度。肩盂的非对称性是很明显的，肩盂后方骨质致密变，前方的软骨和软骨下骨相对较正常。这时做出下一步的决定既要根据术中显露出的肩盂病理变化，又要根据术前对肩盂磨损和侵蚀情况的评估。

手术治疗可能包括部分或者全部的以下选择：①对于骨缺损小于 10mm 后倾角度小于 20°者可以做前方肩盂的非对称性磨削。对于后倾角度更大或者是有更多的骨缺损的患者，非对称性的磨削会导致肩盂臼窝的短缩，影响肩盂假体的主体或者柄的固定。②对于有最小程度的肩盂磨损和后倾角度（1～3mm）的患者，在外科医生可以接受的肩盂的病理变化范围，仅以调整肱骨头的后倾角度来适应相应的后倾角度的肩盂，以获得一个稳定的盂肱关节结构。对于一些患者也可以采用非对称性磨切，减小肱骨头的后倾角度来适应剩余的肩盂后倾角度。③在极少见的病例中需要植骨，尤其是对于骨缺损大于 1cm 或后倾角度大于 20°的患者（图 59-5）。

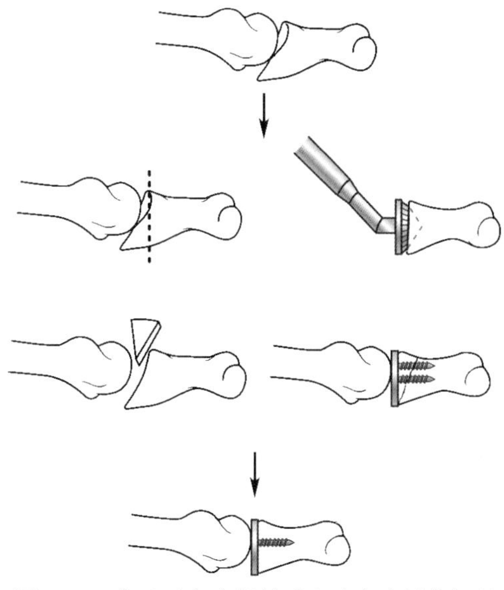

图 59-5　肩盂后方磨损的手术治疗选择的概况
所有的方式包括后方肩盂磨损可以通过非对称性的切骨或者磨削来纠正肩盂。如果骨量丢失太过，应该考虑做植骨。在两种情况下都应该是肩盂假体在后倾 7°的位置固定牢固

原发性骨关节炎的患者的肩盂磨损可以用这里叙述的其中一种方法来矫正而不需要植骨。但是磨削去除多少骨量可能是安全的，而且不影响肩盂假体固定的稳定性，尚无指南来做出决定，什么情况下需要考虑植骨也无指导性的阐述意见。最近的研究表明，前方肩盂超过 1cm 的骨量去除或者是后倾角度纠正超过 20°会短缩肩盂臼窝从而影响肩盂假体杯或栓桩的固定。磨削可能去除了过多的软骨下骨而影响了对肩盂假体骨水泥的支撑作用。

当需要做前方肩盂切骨时，可以选择做非对称性磨削或者切除前方肩盂凸起的部分。作者通常先用一个高速磨钻使前方肩盂高起的部分变低变薄。接着为了定位打一个中心孔来固定肩盂锉，随后进行非对称性的磨削。目的是磨造一个中立位的或者是轻度后倾的适应所选择假体背面的肩盂表面。必须小心操作，避免切除过多的软骨下骨，以免造成肩盂臼窝过低影响假体杯和栓桩的安装（图 59-5）。在后倾角大于 20°的患者或者骨缺损大于 1cm 的患者需要做后方植骨。

（三）后方植骨

虽然需要植骨者很少，最近的资料表明，凡后倾角大于 20°者无法达到用非对称性磨削

或者是切除前方骨隆起而不影响到肩盂假体放置的情况。

切除的肱骨头足够用做植骨材料(图 59-6A)。对于有严重骨缺损的患者可以采用同种异体骨或者是自体髂骨植骨。所选择的植骨块应该适合恢复肩盂表面的形状和厚度(图 59-6B、C)。在放置移植物之前,要对肩盂表面进行有限的磨削。有些病例,需要对肩盂高起的前缘进行轻微的磨削以便产生一个台阶来适应后方的植骨块。接着放置植骨块,并用克氏针做临时固定。接着用两枚空心螺钉加压固定植骨块,在放置螺钉时要注意不应影响到肩盂螺钉的放置(图 59-6D、E)。在放置植骨块之前先在肩盂表面做一个骨槽,植骨块正确放置之后,再完成骨槽开启。这样可以确定螺钉并没有穿入为肩盂假体准备的骨槽内。

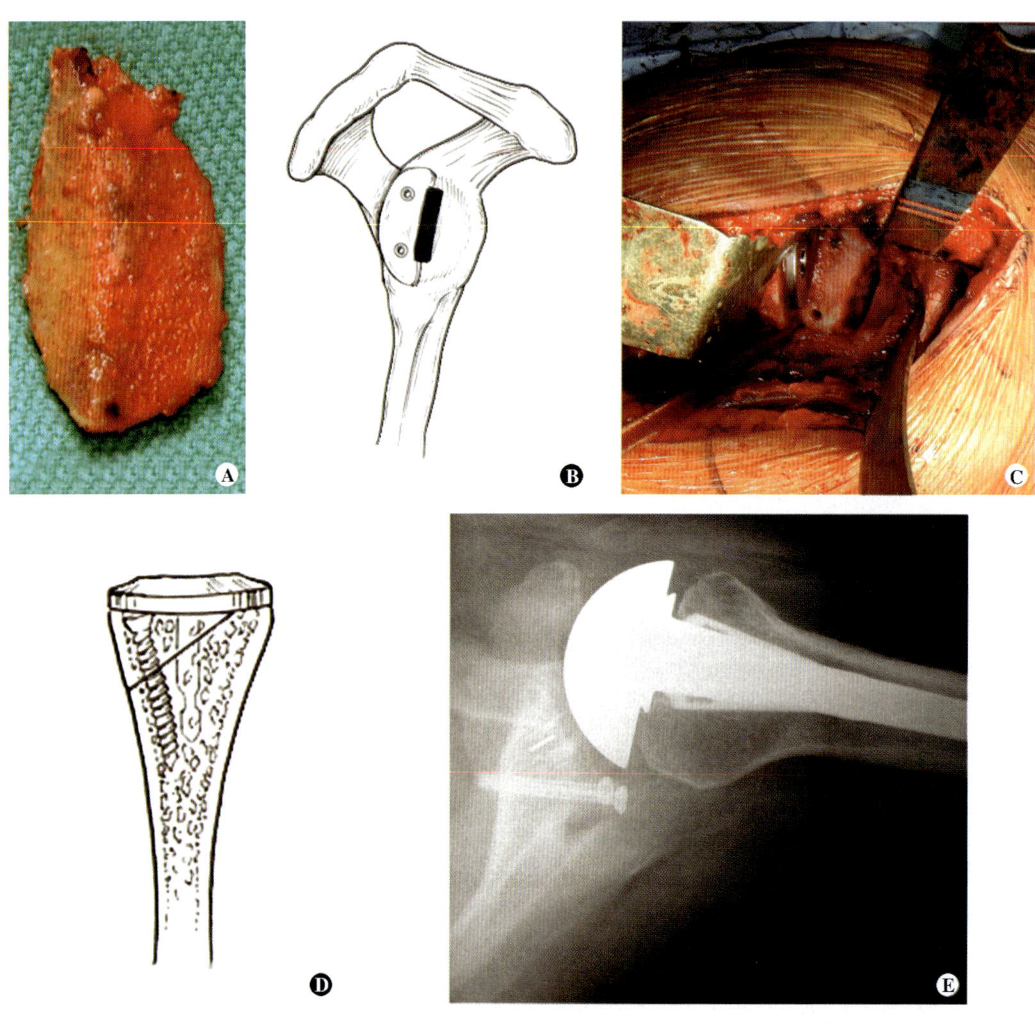

图 59-6 用大块骨植骨的方法来纠正骨缺损

A. 大块骨来源于肱骨头的一部分修整至适合骨缺损的大小。B. 植骨块在事先打孔后用空心螺钉固定。螺钉不能影响肩盂假体的固定。C. 肱骨头植骨块修整到合适的适合骨缺损的形状,在事先打孔后用空心松质骨螺钉固定。D. 螺钉不能碰撞肩盂假体的柄或者是杆。E. 腋位 X 线片显示用后方植骨重建的后倾角度位置良好的后方肩盂(A、C、E 图由 J. Ianotti MD 惠赠;B、D 图经允许引自 Neer CS, Morrison DS: Glenoid bonegrafting in total shoulder arthroplasty. *J Bone Joint Surg Am* 1988;70:1154-1162.)

在放置肩盂假体之前要检查修复结构的稳定性。需要做后方植骨的患者，常常伴有后方关节囊的松弛，因此，必须先通过复位试模测试其稳定性。如果有过多的松弛，就有必要做关节囊折叠术或者关节囊缝合术。当肩盂准备好之后，将尺寸合适的肩盂假体用骨水泥固定。良好的骨水泥技术依赖于细心的冲洗和用明胶海绵或浸润过氧化氢溶液的海绵进行表面干燥。将骨水泥在面团期用压力使其弥散并嵌入到松质骨的表面。周围多余的骨水泥必须在固化之前去净。

在肩盂假体放置在满意的位置后，再完成 TSA 的其他步骤。如果患者有明显的后方松弛，在放置肱骨头假体之前先要做折叠缝合或关节囊重建。如果有后方关节囊的余赘可以行关节囊的切开，然后做“荷包”式或者“套入”式的缝合。

（四）切口闭合

在假体放置好之后要根据肩胛下肌显露时的情况来做修补，用不可吸收的在皮质骨上打孔缝合或者是做肌腱与肌腱的直接缝合。最近的研究表明在初次 TSA 置换术之后，未被识别的肩胛下肌撕裂是术后功能不好的一个常见原因。

六、术后治疗

术后患肢用吊带或者用吊带加绷带联合固定 10～21 天，应根据软组织和骨修补的情况决定固定时间的长短。

在大多数有肩盂骨缺损的患者，特别是做了非对称性磨削的患者，应鼓励进行被动的功能锻炼，以防止粘连并获得最大的活动范围。这些患者在术后 24 小时开始做被动的前屈、内旋和在肩胛下肌修补后的安全范围内的外旋。开始时应限制外旋动作的范围以防止肩胛下肌修补的失败。当被动活动能轻松完成之后，开始用置于上方的滑轮、棒或者手柄装置做辅助性的主动活动。

后方肩盂侵蚀严重需要骨移植的患者，术后康复计划需要调整。有潜在性后方关节囊拉松危险的患者，术后早期应该避免做增加后方结构张力的功能锻炼。对这些患者在前后平面上被动拉伸活动应该避免，所有的被动功能锻炼应该在肩胛骨的平面而不是在冠状面进行。

如果做了大块的骨移植，患者只有在植骨块已有放射学连接的证据时才能过渡到辅助的主动功能锻炼。这些患者适合在术后做 4～6 周被动功能锻炼，然后做 2～4 个月辅助的主动功能锻炼而不做力量训练。

所有的患者被动和辅助的主动功能锻炼都应该持续 3～4 个月。在外科医生确信软组织和骨的重建能承受情况下开始做力量功能锻炼。

七、避免失误与手术并发症

TSA 置换术后最常见的与肩盂假体相关的并发症是出现透亮带、松动以及由于位置不良导致的不稳定。尽管这些并发症不可能完全避免，但是通过完善的手术技术和注重各个细节可减少其发生率。纠正肩盂过度的后倾；造就一个完整的能很好支撑假体的肩盂骨表面；正确的骨水泥技术是减少肩盂透亮带和松动的关键。重建之后的盂肱关节过度的向后方移位是与肩盂后方的磨损和骨缺损相关的，这些畸形在手术过程中必须纠正以减少肩盂后缘的载荷，从而减少不稳定和潜在的假体松动的可能性。

由于以上原因，异常的肩盂磨损和骨缺损永远不要以骨水泥的构筑来替代非对称性磨削和植骨。大多数人认为对于有严重的骨缺损的患者作半肩关节置换同时做肩盂的重建和关节囊的重叠缝合是最好的选择。

植骨的并发症很少有报道，这些并发症包括松脱、植骨吸收、固定失败和植骨不连。这些并发症的原因往往是显露不充分或者是植骨床不良所致。成功的结果往往与肩盂充分的显露及良好的制备相关，如有必要，可加做后方的辅助性显露。

（王　强译）

参考文献

Ball C, Galatz L, Yamaguchi K: Meniscal allograft interposition arthroplasty for the arthritic shoulder: Description of a new surgical technique. *Tech Shoulder Elbow Surgery* 2001;2:247-254.

Bryant D, Litchfield R, Sandow M, Gartsman G, Guyatt G, Kirkley A: A comparison of pain, strength, range of motion and functional outcomes after hemiarthroplasty and total shoulder arthroplasty in patients with osteoarthritis of the shoulder: A systemic review and meta-analysis. *J Bone Joint Surg Am* 2005;87:1947-1956.

Burkhead WZ Jr, Hutton KS: Biologic resurfacing of the glenoid with hemiarthroplasty of the shoulder. *J Shoulder Elbow Surg* 1995;4:263-270.

Cofield RH: Degenerative and arthritic problems of the glenohumeral joint, in Rockwood CA, Matsen FA III (eds): *The Shoulder*. Philadelphia, PA, WB Saunders, 1990, pp 678-749.

Cofield RH: Total shoulder replacement: Managing bone deficiencies, in Craig EV (ed): *Techniques in Orthopaedic Surgery: The Shoulder*. Philadelphia, PA, Lippincott Williams & Wilkins, 2002, pp 549-577.

Friedman RJ, Hawthorne KB, Genez BM: The use of computerized tomography in the measurement of glenoid version. *J Bone Joint Surg Am* 1992;74:1032-1037.

Gartsman GM, Roddey TS, Hammerman SM: Shoulder arthroplasty with or without resurfacing of the glenoid in patients who have osteoarthritis. *J Bone Joint Surg Am* 2000;82:26-34.

Hill JM, Norris TR: Long-term results of total shoulder arthroplasty following bone-grafting of the glenoid. *J Bone Joint Surg Am* 2001;83:877-883.

Klepps S, Hazrati Y, Flatow E, May L, May PW: Management of glenoid bone deficiency during shoulder replacement. *Tech Shoulder Elbow Surg* 2003;4:4-17.

Neer CSD, Morrison DS: Glenoid bone grafting in total shoulder arthroplasty. *J Bone Joint Surg Am* 1988;70:1154-1162.

Schenk T, Iannotti JP: Prosthetic arthroplasty for glenohumeral arthritis with an intact or repairable rotator cuff: Indication, techniques, and results, in Iannotti JP, Williams GR JR (eds): *Disorders of the Shoulder: Diagnosis and Management*. Philadelphia, PA, Lippincott Williams & Wilkins, 1999, pp 521-558.

Steinmann SP, Cofield RH: Bone grafting for glenoid deficiency in total shoulder replacement. *J Shoulder Elbow Surg* 2000;9:361-367.

Walch G, Badet R, Boulahia A, Khoury A: Morphologic study of the glenoid and primary glenohumeral osteoarthritis. *J Arthroplasty* 1999;14:756-760.

第60章　半肩置换治疗肩袖关节病

Carl J.Basamania,MD,FACS

一、适　应　证

肩袖关节病患者做半肩关节置换的指征，部分是依据其存在的病理变化的类型。因为肩袖关节病的严重程度不同，肱骨头的上移和失去其向心性就可能影响关节的功能。肩关节不稳定的程度也影响对治疗的选择，建议根据肱骨头从旋转中心点上移的程度和不稳定的情况来对肩袖关节病进行分类。根据这些标准可以将肩袖关节病分为两个主要的类型：Ⅰ型，肱骨头的旋转中心仍能保持稳定；Ⅱ型，出现了动力学的不稳定而导致肱骨头上移（图60-1）。每种类型又可以分为两个亚型。ⅠA型肩袖关节病的特征是典型的肩袖关节病的特异性变化，即肩峰的髋臼化和肱骨头的股骨头化。ⅠB型的患者表现出内侧的侵蚀。ⅡA型的特点是肱骨头向近端更多的移位，但是因为喙肩弓的完整而具有动力性稳定；ⅡB型关节病的特点是因为喙肩弓的缺失肱骨头向前上方脱逸。

根据该分类系统，ⅠA型肩袖关节病适用标准的半肩关节置换或者是用特殊的针对肩袖关节病的大型肱骨头来增大假体与关节面的接触。因为肩关节稳定性的完全丧失，治疗ⅡB型关节病需要用限制型的假体，例如逆置型的全肩关节置换。但是对治疗具有有限稳定性的ⅡA型肩袖关节病最佳治疗方法尚不清楚。笔者喜欢根据稳定性采用一种功能指数来进一步区分该组患者。肩关节至少可以前屈80°的患者，具有更好的动力性稳定，可以用半肩关节置换术治疗。前屈小于80°的患者动力性稳定较差，逆置型全肩关节置换也许更好。ⅠA型肩袖关节病的患者虽也可以用逆置型假体治疗，但是一般而言他们并不需要用限制型的假体，因为逆置型假体置换的高费用和并发症以及使用寿命的问题，尤其是在相对年轻患者（小于70岁）中使用时，只有在上述问题得到解决后才能被证明是合理的。

半肩关节置换仍是大多数肩袖关节病的患者的选择。这能提供一个低摩擦系数的界面，允许剩余的肩袖肌肉和三角肌来发挥更有效的功能。有四种类型的半肩关节置换的假体是可供的：①传统的半肩关节置换；②半肩关节表面置换；③大型肱骨头的半肩关节置换；④双极型半肩关节置换。半肩关节表面置换的优点是不再需要髓腔内置假体柄，同时允许肱骨头旋转中心更靠上，增进肱骨头和肩峰之间的关节化。大型肱骨头的半肩关节置换，在理论上的优点是在肩峰的下方提供了一个更大的低摩擦系数的关节面，特别是降低了在做外展和外旋动作中，发生于肩峰下面与大结节之间的运动范围产生的摩擦（图60-2）。尽管在早期应用双极半肩关节置换热情很高，但是结果报道活动范围较其他类型的半肩关节置换差。目前双极半肩关节置换术的指征与其他类型的半肩关节置换相比尚缺乏具体规定。

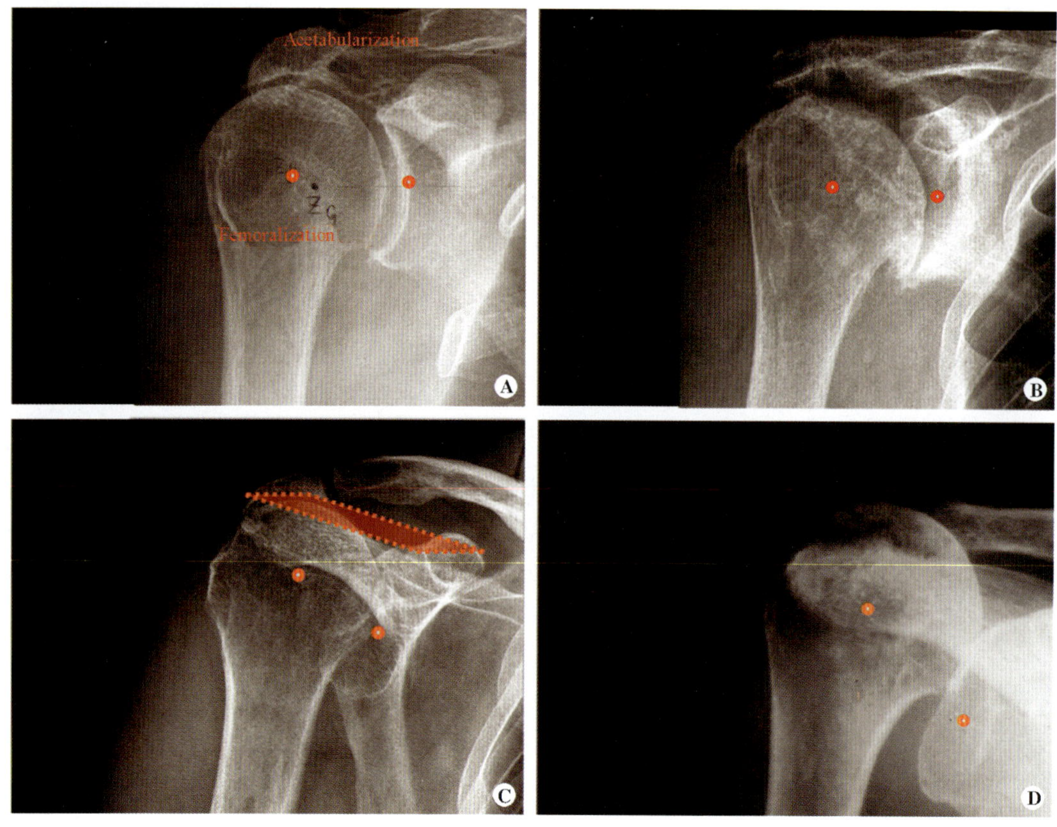

图 60-1 Seebauer 肩袖关节病分型

A. ⅠA 型前方限制结构完整,轻度上移,肩关节动力性稳定。B. ⅠB 型与ⅠA 型类似,有内侧肩盂的磨损。C. ⅡA 型有肱骨头的上方移位,有肩盂上方和内侧的磨损,但是喙肩弓是完整的。D. ⅡB 型喙肩弓不完整,肱骨头有前上方的移位,动力不稳定(经允许引自 Visotsky JL, Basamania C, Seebauer L, Rockwood CA, Jensen KL:Cuff tear arthropathy:Pathogenesis, classification, and algorithm for treatment. *J Bone Joint Surg Am* 2004;86(suppl2):35-40.)

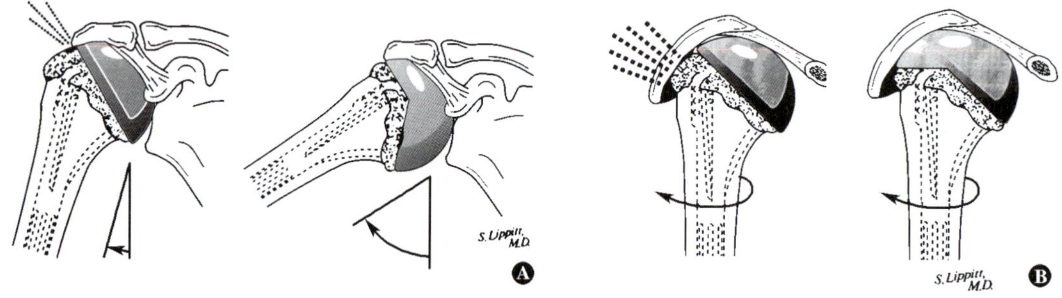

图 60-2 A. 扩大头的半肩关节置换在肩峰下方提供了一个大的低摩擦系数的关节面。这使肩关节外展过程中大结节和肩峰的撞击降低到最小。B. 在外旋过程中的撞击也降到最小(经 Lippitt 允许后复制)

二、禁 忌 证

在此类患者中普通型全肩关节置换是不予考虑的,这是因为三角肌的牵拉作用使肱骨近端反复发生半脱位，最终将造成肩盂假体松动的高风险。肱骨头的近端半脱位导致了肩盂假体上缘的偏心性负荷。随着时间的延长这种摇摆木马现象会造成肩盂假体松动(图 60-3)。争议是，肩袖如可以修复则是否做全肩关节置换术；但是肩袖再撕裂的风险极高，这种选择是否明智是有疑问的。逆置型全肩关节置换是可以应用的，由于其复杂性、高花费及高并发症发生率，它仅仅作为一种补救性手术方法，并且仅仅在老年患者中以及已经严重失功的低功能要求的患者中应用。

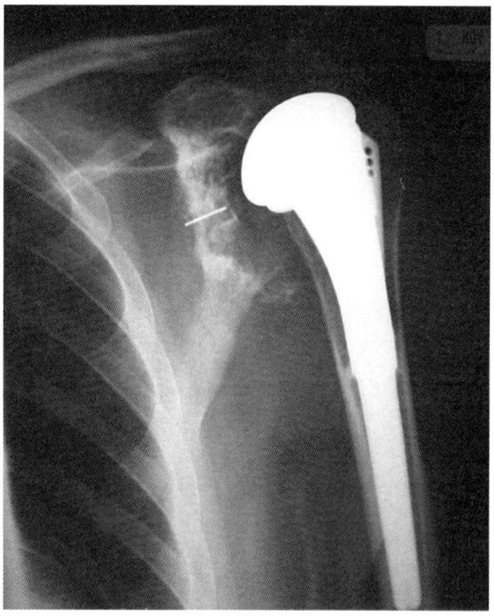

图 60-3　肱骨头反复上移造成的非对称性的肩盂假体上缘的负荷导致的肩盂摇摆木马现象

三、其他治疗方法

在评估涉及肩袖关节病潜在的替代治疗方法时必须考虑到一些基本的生物力学问题。图 60-4 是肩关节受力情况的简图，肩关节的受力包括三角肌肌力(*D*)和上臂重力(*W*)，三角肌的力臂(L_d)是三角肌的肌力作用点到肱骨头旋转中心(*C*)的距离。肱骨头旋转中心的稳定性取决于足够的肩袖肌肉力量。肩袖关节病的摩擦系数也是一个重要的考虑因素。当肱骨头在肩盂的表面滑动时或在肩袖关节病的患者中，肩盂和肩峰阻止肱骨头活动的力量被定义为滑动摩擦力。需要克服的肱骨头与肩盂和肩峰之间的滑动摩擦力即摩擦系数。

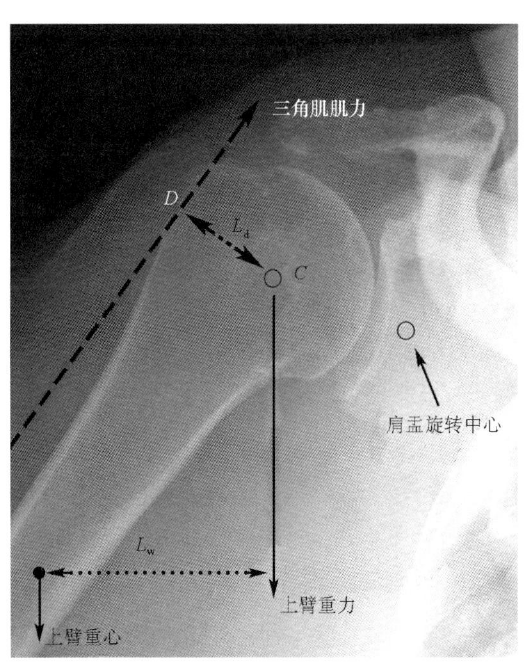

图 60-4　肩关节生物力学简图

上臂重力(*W*)作用于上臂的重心，产生一个力矩，将肩关节拉向下方。三角肌肌力(*D*)通过肱骨头的旋转中心(*C*)向上方

肩袖关节病患者的生物力学情况可以通过几种途径来使之最大化或得到改善。非手术治疗手段包括物理疗法，重点是提高三角肌肌力，强调在试图抬举上臂时屈曲肘关节，通过减小上肢力臂，来达到减小上肢的力矩；用补充润滑剂的方法来降低“盂肱/肩峰”关节的摩擦系数。替代性手术治疗方法包括半肩关节置换或者是表面重建来减小肱骨头和肩盂、肩峰之间的摩擦系数。三角肌力矩的增加可以由延长三角肌或者通过内移肱骨头旋转中心增大三角肌力臂。内移肱骨头旋转中心和延长三角肌是逆置式 TSA 术的理论基础。可惜的是，一些过去使用的治疗方法皆因建立在过于简单的力学设计基础之上，故而注定是会失败的。例如用一个巨大尺寸的肱骨头，会增加关节的应力(因此增加摩擦力)，同时减小了三角肌的力臂。

在各种情况下都要先试行非手术治疗，这些患者通常没有前举上臂对抗重力的力量，另外很多肩袖关节病的患者在试图主动活动时会出现耸肩。因此，笔者建议常规早期的康复训练应在仰卧位完成。在这种体位下，床或者是桌子对抗了肩胛骨，肩胛骨稳定性改善了肩关节的运动功能。重点应放在加强三角肌的前部，这是这部分患者的肩关节运动的启动部位。只有当患者在该体位已能轻松自如地前举上臂才可逐渐增加斜度和阻力。这种锻炼应一直持续到患者能在直立位前举上臂。如果非手术治疗失败，才可以考虑手术治疗。

肩袖关节病的替代性手术疗法是十分有限的，包括切开或者是关节镜下的清理术、关节融合术、关节切除成型术或者假体置换手术。困难是肩关节的解剖和生物力学改变后，传统的肩关节解剖型假体在这里已不再是“解剖型”了。这些患者的适应性改变是基于固定性支点或者是稳定的动力系统的改变已远远超过了一个正常的肩关节范围。由于肩袖的不可修复性，因而无法恢复肩关节的正常的解剖和生物力学。尽管可以试图去进行肩袖修补，但是远期成功率很低，事实上试图修复肩袖甚至可能有潜在的害处。相反，应该强调接受和去适应患者新的生物力学状况，消除疼痛，并期望功能恢复。实际上在肩袖关节病的患者肩袖修复并不是那么可行的。因此，外科医生应该接受肱骨头的上移，并找到方法改善有固定性的支点的动力学状态。其他可以考虑的替代治疗方法是半限制型的关节置换或者是逆置型 TSA。

四、结　　果

出乎意料，所有发表的文章都是非随机的回顾性的研究，且随访时间较短，罕见有关于肩关节置换术治疗肩袖关节病的规范研究报道。有些研究中包括了炎症性关节炎的患者，并不清楚是否所有的病例都符合肩袖关节病，合并有肱骨头塌陷的诊断标准；所有的患者都有巨大的不可修复的肩袖损伤，同时伴有盂肱关节的破坏。这些研究采用了多种不同的方法评价术前和术后的功能。大多数的研究采用针对有限目标的评定结果标准，期望对巨大肩袖损伤的患者术后有正常的功能和肌力是不合理的。

有 5 个研究报道了用传统的半肩关节置换治疗肩袖关节病的结果(表 60-1)。所有这些研究共报道了 103 例患者，平均随访 3.4 年。所有报道的患者中，69%无痛或者仅有轻度疼痛，主动上举平均提高 34°(67.4°～101.8°)。在有限目标的研究中，报道有 72%的患者得到了满意的结果。

表 60-1　肩袖关节病半肩关节置换的效果

作者(年份)	病例数	患者平均年龄(范围)	平均随访时间	结果*
Arntz 等(1993)	18	70 岁(54～84 岁)	3 年	61%患者术后无痛或者是轻度疼痛 主动上举从 66°(44°～90°)提高到 112°(70°～160°)
Williams 和 Rockwood(1996)	21	72 岁(59～80 岁)	4 年	86%患者轻度疼痛或者是无术后痛 主动上举从 70°(0°～155°)提高到 120°(15°～160°)
Field 等(1997)	16	74 岁(62～83 岁)	3 年	81%患者术后无痛或者是轻度疼痛 主动上举从 60°(40°～80°)提高到 100°(80°～130°)
Zuckerman 等(2000)	15	73 岁(65～81 岁)	2 年	47%患者术后无痛或者是轻度疼痛 主动上举从 69°(20°～140°)提高到 86°(45°～140°)

续表

作者(年份)	病例数	患者平均年龄(范围)	平均随访时间	结果*
Sanchez-Sotelo (2001)	33	69 岁 (50～87 岁)	5 年	73%患者术后无痛或者是轻度疼痛 主动上举从 72°(30°～150°)提高到 91°(40°～165°) 67%患者报告成功的结果

* 根据有限目标。

另有 4 个研究报道了双极半肩关节置换的结果(表 60-2)。因为活动范围受限(有一项研究中活动范围小于术前)和明显的持续性的疼痛(在一项研究中),总体的效果令人失望。双极半肩关节置换的前举平均提高仅 25°,而传统的半肩关节置换平均提高 34°。

表 60-2　双极半肩关节置换治疗肩袖关节病的结果

作者(年份)	病例数	平均年龄(范围)	平均随访时间	主动上举增加值(从术前到术后)
Worland 等(1997)	22	73 岁	28.4 个月	38°～67°
Petroff 等(1999)	24	68 岁(58～78 岁)	14 个月	62°～85°
Duranthon 等(2002)	13	70 岁(58～88 岁)	28 个月	78°～69°
Sarris 等(2003)	14	71 岁(57～84 岁)	27.8 个月	30°～88°

大型肱骨头的半肩关节置换理论上优势是可以在肩峰的下方提供一个面积增大的低摩擦系数的关节面。一项 60 例大型肱骨头半肩关节置换治疗肩袖关节病研究报道的结果(根据 Seebauer 分型:9 例ⅠA 型;28 例ⅠB 型;23 例ⅡA 型),平均随访时间 32.4 个月。VAS 评分(视觉模拟疼痛评分)从术前的 9.3 分提高到术后的 1.9 分,主动前举从术前的 56°提高到术后的 116°。用美国肩肘医师协会的评分从 29 分提高到 79 分。根据 Neer 有限目标评分标准,满意度为 89%。这些结果与传统的半肩关节置换术相比是相当好的(图 60-5)。

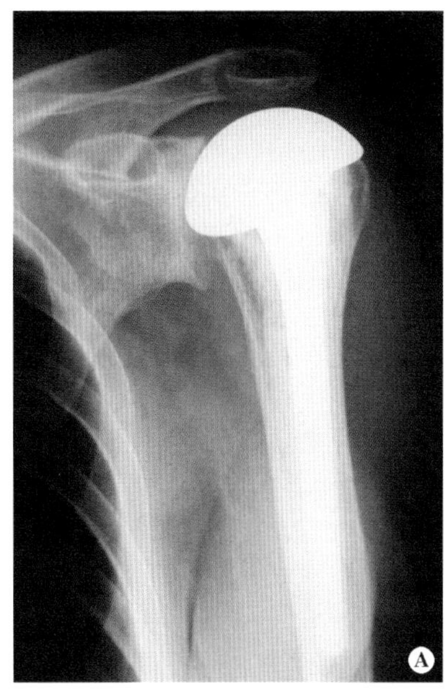

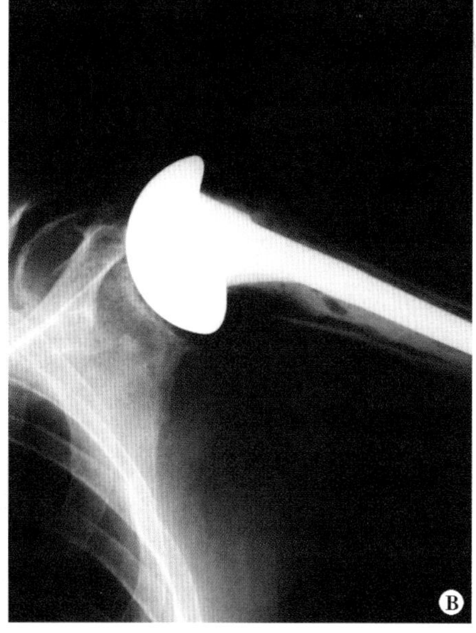

图 60-5　扩大头半肩关节置换术后 2 年的前后位(A)和侧位(B)X 线片和临床照片(C、D)

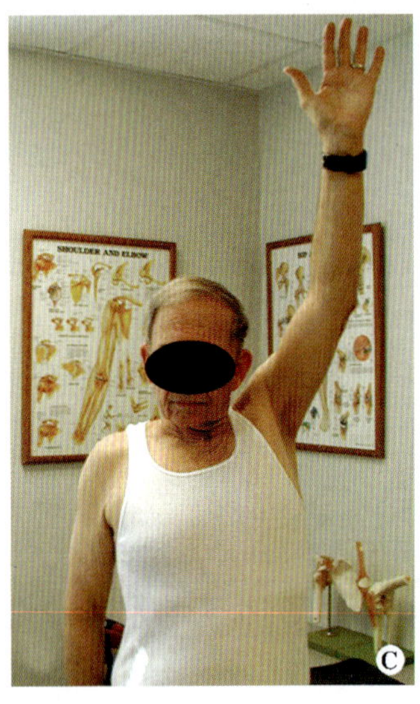

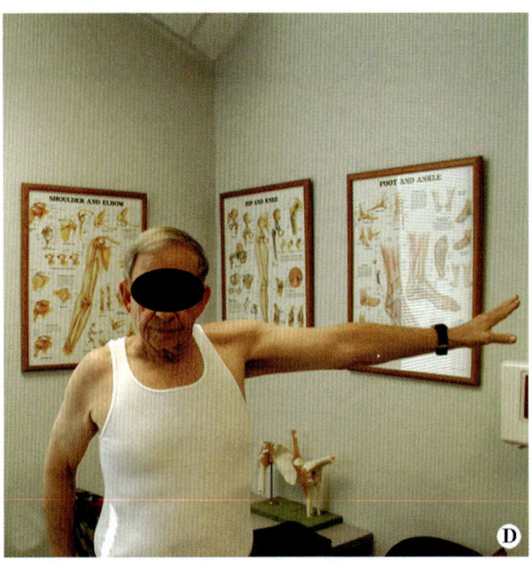

图 60-5　扩大头半肩关节置换术后 2 年的前后位(A)和侧位(B)X 线片和临床照片(C、D)(续)

到目前为止，还没有针对半肩关节表面置换治疗肩袖关节病的报道，仅仅在一项 285 例患者的研究中有 8 例患者做了表面置换。在这 8 例患者中有 7 例做了单一的半肩关节表面置换，另 1 例同时放置了肩盂假体。在平均 6.8 年的随访中，所有 8 例患者均报告疼痛缓解好或者是很好。

五、手 术 方 法

(一) 模板技术

手术计划的一个关键点是术前的放射学模板，这一技术因数字成像技术的可行性而变得易行。肱骨头置换的目标是尽量匹配正常的解剖学尺寸，以获得最好的术后结果(图 60-6)。如果用了一个尺寸过大的头，如图 60-7 中所示，或者是肱骨头的偏心距过大如本章前面所述，可能因为关节应力过大而持续存在疼痛。尽管模板可提供肱骨头假体大小的粗略估计，但是一定要记住，肱骨头大小的最终决定是依据手术中软组织的平衡状况。合适的肱骨头大小允许肩关节在外展 90°位时至少可以内旋 70°～80°，并允许肱骨头能向后方移位 50%。患者的手和前臂可以轻松地置于腹部休息，在肩关节充分前屈时手可以达到对侧的肩关节和头的后枕部。

(二) 体位和显露

显露技术与标准的半肩关节置换术基本是一致的。患者放置于 10°～15°的沙滩椅体位。做三角肌胸大肌间切口，仔细分离三角肌胸大肌间隙，应避免损伤三角肌的前部，这是肩关节活动的始动部分。也可以做上方或者是 McKenzie 切口，然而这种入路会限制下方关节囊充分松解。

肩胛下肌肌腱通过骨膜下剥离或者是小结节小块截骨的方法从小结节处切断翻转。将

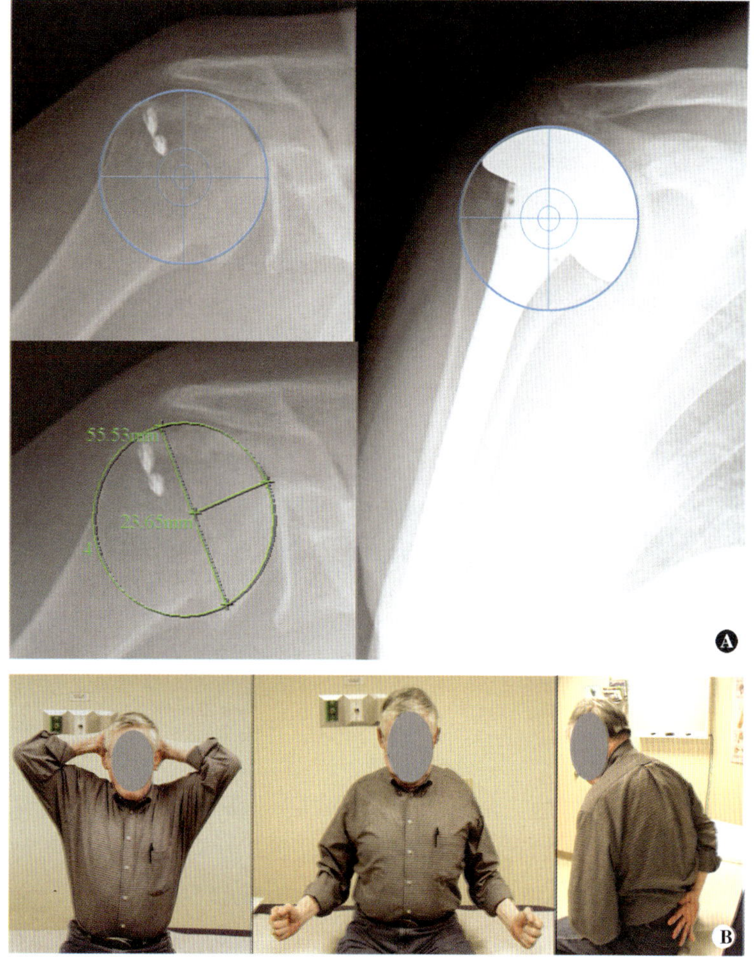

图 60-6　A. 术前用模板测量肱骨头，理想的是肱骨头假体的尺寸完全与自身肱骨头的尺寸相匹配。手术过程中用直径 56mm、厚度 23mm 的假体接近匹配模板。B. 术后的临床照片显示有很好的功能结果

肩胛下肌和关节囊从肱骨颈和肱骨距处切断翻转。通过外旋肩关节，将由后向后下延伸的盂肱下韧带切断，这一步骤是显露中的关键部分。往往已经挛缩的下关节囊若不能充分地松解，软组织将无法很好地平衡，结果导致关节内应力增加，尤其是外展和上举时，肩盂上方和肩峰处有过度的应力。肱二头肌腱往往缺如或者是明显的磨损，如果存在这种情况，则将其在盂唇起点处切断。接着在肩关节后伸位做外展外旋动作使肱骨头脱位。真正的肩袖关节病的患者，有大结节象牙样致密变而且结节处的隆突消失(图 60-8)。检查并保护好小圆肌和冈下肌的下方止点。

(三) 手术操作

如果拟做传统的半肩关节置换或者是大型肱骨头的半肩关节置换，随后应行标准的肱骨头切除，扩髓至合适的尺寸，直到髓腔锉深入到干骺端深度时停止。当假体柄试模插入髓腔之后再测试适当尺寸的肱骨头试模。当选择合适尺寸的肱骨头时必须考虑到正常的解剖

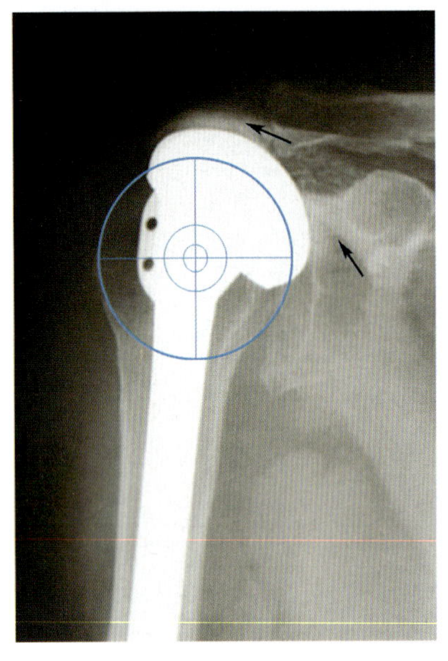

图 60-7 非解剖尺寸的肱骨头
理想的情况是肱骨头假体和自体肱骨头尺寸相同。这里显示的过大的肱骨头可以使肩关节过度充填。肩关节应力增加引起肩峰的硬化和肩盂前方的结节(实线箭头)

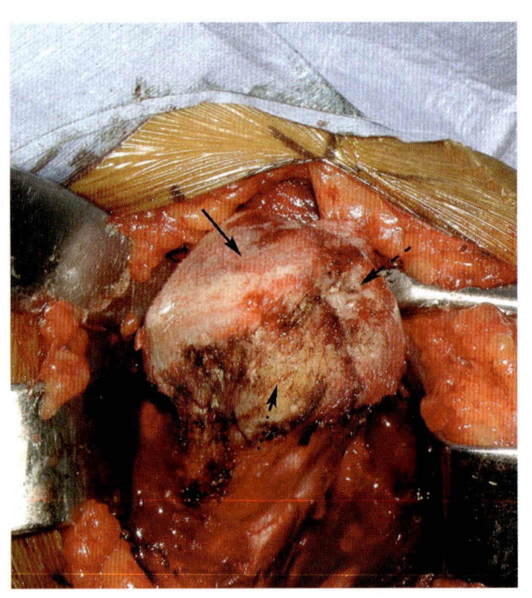

图 60-8 术中照片显示左侧肩关节肩袖关节病的典型变化,特别是象牙样变和大结节消失(虚线箭头),同时软骨消失、软骨下骨塌陷(实线箭头),小结节完整(点线箭头)

关系。因为考虑可能会有较好的三角肌功能,曾经在一段时间比较流行选用一种较尺寸大一些的肱骨头。具有讽刺意味的是,结果恰恰相反,因肩关节过分填充,增加了关节内的应力,带来的是明显的疼痛及较低的活动度以及肩盂与肩峰的进行性磨损等高风险。肱骨头尺寸的选择必须与原解剖学的肱骨头相同(图 60-2A),也应该避免非解剖位置的放置。在肩峰下间隙的软组织,例如滑囊、肩袖的残余部分,先前的手术缝线以及不能成活的组织需要清除。保留喙肩韧带,但不做肩峰成型。这时还可以做后方肩袖的部分修补。

接着检查软组织是否平衡。如前所述,在肩关节外展 90°位时内旋应该能达到 70°～80°,前臂和手能轻松在放在腹部。如果上述两点都不能达到,则说明后方关节囊过紧,需将其从后方肩盂上松解下来。肱骨头应该能向后方推移达到 50%,肱骨头的顶点应该能达到肩盂后缘。上肢能充分前举,并触及对侧肩关节。如果这些项目都无法达到,应该改变肱骨头的尺寸,并做更多的软组织松解,或者应考虑重做肱骨颈部截骨。用传统的半肩关节置换时需注意去除肱骨上端外侧的骨赘,以免造成在外展和外旋时肩峰下的撞击。

如果做大型肱骨头的半肩关节置换,肱骨脱位后,取出肱骨头试模,在髓腔内的假体柄试模上安装肱骨头外侧的截骨夹具,用于头外侧部分的切骨。在做横向切骨时必须仔细,确保不累及小结节和小圆肌的止点。完成这一步后,再次安装肱骨头试模,肱骨头试模外侧多余的骨用咬骨钳去除(图 60-9)。

如果做肱骨头表面置换,将一枚导针放置到肱骨头的中心,选适当尺寸的肱骨头锉或者碾磨器穿过导针,将肱骨头锉至软骨下骨骨面出血。另外,可以外旋肱骨头使旋转中心上移,与肩峰下面有更好的关节性接触。对于这种做法外科医生必须接受“拆东墙补西墙”的概念，因为加强了肱骨头假体与肩峰的相互的关节接触关系，就必然减少了肱骨头假体与肩盂关节的相互接触。如果经过磨削之后骨量不足，可以改为经典的半肩关节置换。随后再测试软组织平衡的情况。

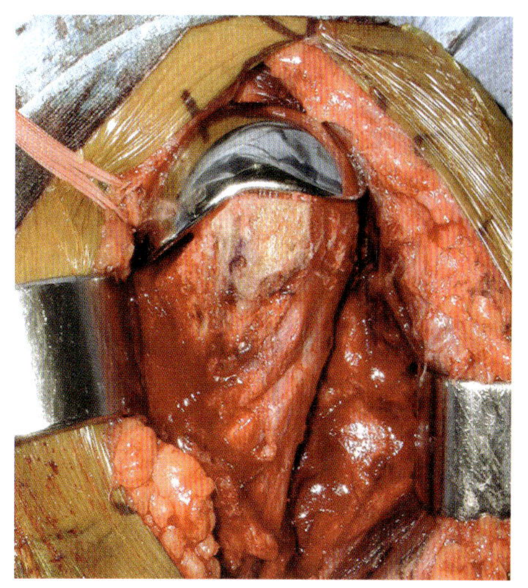

图 60-9　扩大头半肩关节置换的术中照片
显示该肱骨头适应肩袖关节病的新的解剖，这样提供了一个大的相互关节的面

（四）切口闭合

下一步应关注的重点是肩胛下肌的修补，这可能是最重要的一步，因为失去了肩胛下肌功能的患者会严重影响到今后的功能。已经介绍过几种重新缝合的方法，目的是最牢固的重新缝合以便早期被动功能训练。与骨关节炎的患者不同，肩袖关节病的患者肩胛下肌不容易发生挛缩。若要保持适当的长度需在肩关节外旋 40°时做缝合。多股坚强的把持缝线穿过肩胛下肌，接着穿过骨质缝合到小结节处。应该特别注意肌腱的上三分之一的缝合，因为这是肌腱最重要的部分。如果有磨损，可以用重叠式缝合加强上缘。如有必要可行软组织移植以加强修补。

如果肩胛下肌有明显的退化征象或者是已属不可修复性，而患者又不属于逆置型 TSA 的指征，做胸大肌转移术可予考虑。在此手术过程中，可移植胸大肌的胸骨头或者是上部的胸骨锁骨头，也可以转移胸小肌。转移时要注意保持适当的张力。如果做胸大肌的锁骨头移植，其附着点必须在肱二头肌腱沟的外侧。若将锁骨头缝合到小结节处，肌腱将不会具有合适的张力。将移植的肌腱从联合肌腱的上部的深面穿过，将会提高转移肌腱的生物力学性能（图 60-10）。对于肌肉强壮的患者更应细致操作，避免损伤肌皮神经，或者腋血管被压迫所导致的间歇性上臂无力。

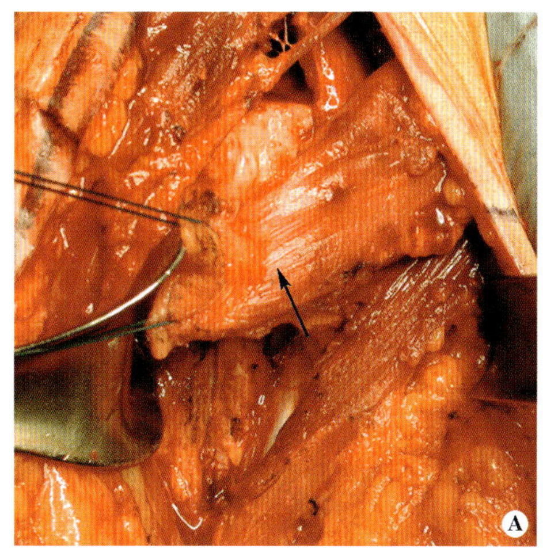

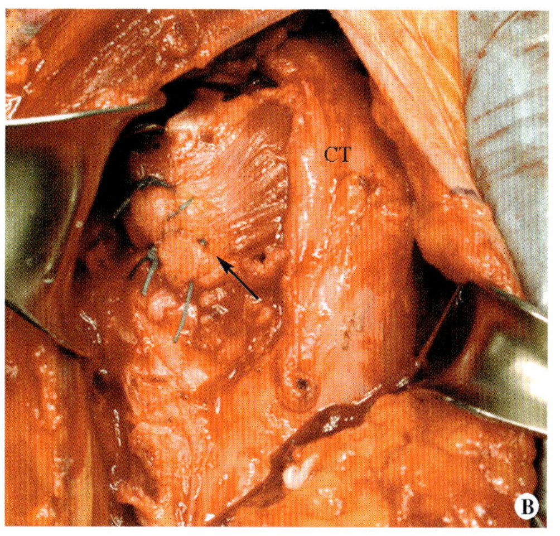

图 60-10　胸大肌移植替代右侧肩关节肩胛下肌功能不全
A. 箭头显示胸大肌上半部分的转移。B. 箭头显示胸大肌在联合肌腱下方转移（CT）

接下来按标准程序逐层关闭切口，包括三角肌胸大肌间隙、皮下组织和皮肤，最后用无菌敷料覆盖。在手术室内做 X 线检查以确认假体位置良好。

六、术后治疗

在手术室内将肩关节置于有冷敷装置的肩关节吊带上。在当天的晚些时候或者是第二天上午可以去除肩关节吊带，并开始被动功能锻炼。可以用一个手杖、滑轮或者是手柄辅助进行前屈功能锻炼，同时可以做 Codman 钟摆动作。经典的做法是仰卧位，在无重力的情况下，完成这些训练比较容易(图 60-11)。患者做超过中立位的被动外旋或者是内旋位的抗阻力动作时要分外小心，以免损伤肩胛下肌。每天应该至少进行 3～5 次功能训练。建议当患者外出时或者为了舒适可以佩带肩关节吊带，在室内可以去除吊带。

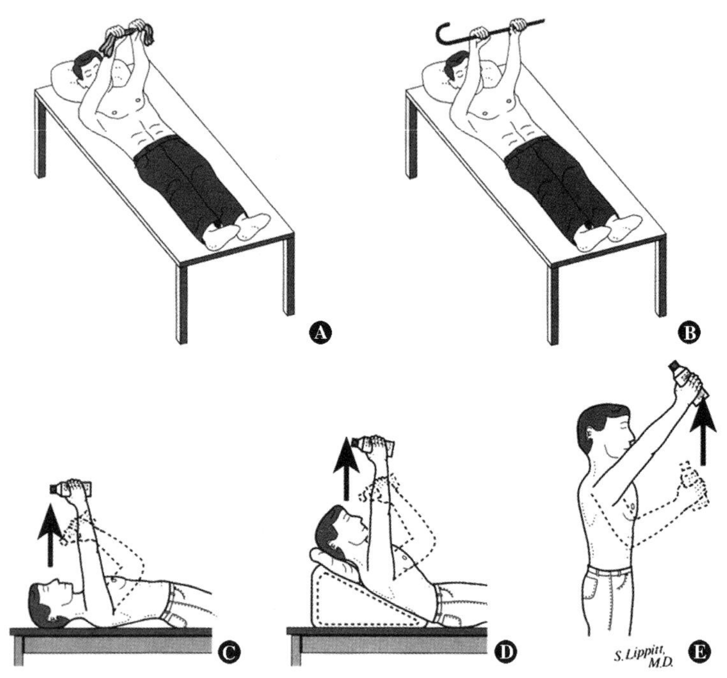

图 60-11 功能锻炼过程强调仰卧位功能锻炼

A、B. 患者开始被动辅助的功能锻炼。C～E. 用仰卧位下减小重力作用影响其稳定肩胛下肌的情况下的锻炼来加强三角肌前份的力量。躯干倾斜的角度和增加的阻力在可忍受的范围内逐渐增加(经 S. Lippitt 允许后复制)

这些训练一直持续到手术后第 6 周，6 周后开始仰卧位的主动上举和三角肌前束的肌力训练。患者可以做能耐受的日常生活活动，但在这些日常生活活动中不宜做耸肩的动作。随着肩关节变得有力，可以增加阻力并提高躯干的角度，直到患者可以在直立位完成前上举。如果可能，患者在 4～6 周后开始水中的运动。12 周之后可以参与能耐受的运动，包括高尔夫球。

七、避免失误与手术并发症

肩袖关节病的半肩关节置换与退行性骨关节炎的半肩关节置换术的技术基本上是相同

的，但是有几点不同。必须特别注意肩胛下肌、关节囊、喙肩弓和剩余肩袖等情况。恰当的术后康复训练也应予以重视。

第一个可能的失误就是没有重视肩胛下肌。如果肩胛下肌有撕裂，特别是上三分之一有撕裂，对于有巨大肩袖撕裂性关节病的患者的功能会有明显的影响。术前应该仔细地评估肩胛下肌的功能。如果肩胛下肌力弱，或者存在过度被动外旋，应该考虑术前行 MRI 进一步评估肩胛下肌。应当尽可能在手术中完成肩胛下肌的修复。应该用强的不可吸收的线（至少是 5 号或者是等同于 5 号的线）经骨缝合，将肩胛下肌缝合到小结节上，要用 Mason-Allen 缝合法或者其他有强把持力的缝合方法。应该避免做肌腱与肌腱的对端缝合，否则再撕裂的风险很大。

与骨关节炎的患者不同，肩袖关节病的患者无外旋的丢失，也没有内旋的挛缩。这些患者做小结节切骨术有助于肱骨头脱位，并最终可行肌腱的重新缝合固定，使这些患者肩胛下肌的肌性部分保持与肱骨头相连。通过强的缝线穿过小结节和肩胛下肌，将小结节重新缝合到骨面上。缝线以经骨的方式通过截骨处缝合到二头肌间沟或者是穿过皮质骨缝合到二头肌间沟的外侧。如果骨质量差可以用一个纽扣或者是可吸收的生物学垫片予以加强。如果用截骨的方法松解肩胛下肌，缝合时必须经过健康的肌腱，否则留下质量不好的肌腱，这可能导致以后的肌腱断裂。如果肌腱已有明显退变的现象，要清除肌腱的薄弱部分，以保留的健康肌腱直接缝合到骨面上。

如果肩胛下肌已无法修补，应考虑肌腱转移或者至少是用前关节囊的肌腱加强术。胸肌是最常用的肩胛下肌的替代物，一般只需要做胸骨头的转移。这一部分比较容易从覆盖在上面的锁骨头上剥离下来，接着把胸骨头缝合到小结节上。为提高胸肌的生物力学性能，转移的肌腱可以穿过联合肌腱的深面。在此操作过程中要保护好肌皮神经。肌肉丰厚的患者，经联合肌腱深面的胸肌转移可能会对臂丛神经和腋血管造成过多的压力。

尽管胸骨头和锁骨头都可以用，由于锁骨头的方向性和长度特点如果移植到小结节处可能太过松弛。如果利用锁骨头，应将其从胸骨头上游离下来，以胸骨头转移到小结节处锁骨头转移到二头肌腱沟的外侧。如果分别单独移植两个头，可能会造成一个头过紧一个头过松，从而导致失败，这取决于移植的位置。肩关节在旋转中立位时两个转移肌腱都必须张力适中。肩胛下肌功能不全的患者也可以将背阔肌的肱骨头止点转移到小结节处。尽管前关节囊可以用同种异体的移植物或者是自体肌腱进行从肱骨头到肩盂前缘的加强，但是这种静态结构的加强不如肌腱移植动态加强的效果好。

在这些患者中做撕裂的肩袖修补是没有意义的，但是可以考虑做小圆肌和冈下肌下缘的修补。即使是做大型肱骨头的半肩关节置换，大结节的后方也足够行撕裂肌腱的修补。如果冈下肌的下缘和小圆肌撕裂无法修补，应该考虑做背阔肌的转移以恢复部分的外旋功能，因为在没有外旋功能的情况下，完成前举比较困难。虽然背阔肌一般不能移植到肱骨头假体上，但可以被移植到头外侧的大结节上。另外一种方式是通过 L'Episcopo 方式做背阔肌的前路移植。同样在肩关节旋转中立位缝合该肌肉时，张力也应该适中。

第二个潜在的缺陷是没有松解下方关节囊。大多数肩袖关节病的患者都有下方关节囊的挛缩，肱骨头上移是盂肱关节应力失偶联、力学失平衡的结果。如果不做下关节囊的松解，可能会导致活动受限，活动时阻力增加而产生疼痛。在切断肩胛下肌时松解前关节囊很容易，当肩胛下肌游离完成后，剩余的前方和下方关节囊可以在肩关节的外旋位由肩盂颈部从骨膜下剥离予以松解。在松解过程中必须小心避免损伤腋神经。

要彻底的松解下方关节囊直抵盂肱下韧带，这样也有助于肱骨头的脱位。需要时可以在肱骨头切除之后将后关节囊从后方肩盂上松解下来。在用假体试模测试软组织平衡时，要求在肩关节外展90°内旋至少要达到70°。前臂可以在无张力的情况下放在腹部，可以触到对侧肩关节，并能充分地前举。如果不能达到，应更换试模的尺寸，或者做更多的关节囊的松解，或者切除更多的肱骨头骨质。要避免关节腔的过度填塞，这不仅不能提高三角肌的功能，而且可能导致关节内应力增加，还会引起疼痛和过度的肩盂和肩峰磨损。

第三种失误是选择了错误的假体装置。喙肩弓完整且没有手术史的患者可选择半肩关节置换。但是如果喙肩弓已有破坏，外科医生应该明确患者的稳定性状况或者至少仍存在部分的动力稳定性，因为至今没有喙肩弓重建成功的报道。喙肩弓已有破坏同时前举小于70°～80°，表明存在动力性不稳定，做逆置型 TSA 是较好的选择。患者有肩袖关节病但是没有肱骨头上移的证据也可以做逆置型 TSA。中期随访的研究表明该假体有很高的并发症发生率和相对较短的使用寿命。

另外一种失误是肩峰下间隙清理不彻底。尽管不必进行肩峰成型或者是喙肩韧带的松解，但是如果没有做肩峰下间隙撕裂的肌腱、滑囊和碎片的清除，可能导致肱骨头与肩峰之间因残余组织的撞击而导致的持续疼痛。无论做不做肌腱固定术，同样的肱二头肌长头腱也要切断，因为二头肌长头腱往往有退化的征象，可能是导致撞击的原因。

手术后功能训练不足或者方法不正确是另一种缺陷。因为巨大肩袖撕裂导致的无力往往同时存在典型的肩周肌肉的失用性萎缩和相应的生物力学变化，术后功能训练可能成为一个问题。如果患者希望做比较复杂和难以完成的训练，可能会对术后的康复失去信心和热情。所有的功能训练都在仰卧位开始，肩胛骨可以得到稳定而且抗重力的效应可以大大降低，这使得耸肩的倾向显著降低。

（王　强 译）

参考文献

Arntz CT, Jackins S, Matsen FA III: Prosthetic replacement of the shoulder for the treatment of defects in the rotator cuff and the surface of the glenohumeral joint. *J Bone Joint Surg Am* 1993;75:485-491.

Duranthon LD, Augereau B, Thomazeau H, et al: [Bipolar arthroplasty in rotator cuff arthropathy: 13 cases]. *Rev Chir Orthop Reparatrice Appar Mot* 2002;88:28-34.

Field LD, Dines DM, Zabinski SJ, Warren RF: Hemiarthroplasty of the shoulder for rotator cuff arthropathy. *J Shoulder Elbow Surg* 1997;6:18-23.

Frankle M, Siegal S, Pupello D, Saleem A, Mighell M, Vasey M: The Reverse Shoulder Prosthesis for glenohumeral arthritis associated with severe rotator cuff deficiency: A minimum two-year follow-up study of sixty patients. *J Bone Joint Surg Am* 2005;87:1697-1705.

Franklin JL, Barrett WP, Jackins SE, Matsen FA III: Glenoid loosening in total shoulder arthroplasty: Association with rotator cuff deficiency. *J Arthroplasty* 1988;3:39-46.

Jensen KL, Williams GR Jr, Russell IJ, Rockwood CA Jr: Rotator cuff tear arthropathy. *J Bone Joint Surg Am* 1999;81:1312-1324.

Levy O, Copeland SA: Cementless surface replacement arthroplasty of the shoulder: 5- to 10-year results with the Copeland mark-2 prosthesis. *J Bone Joint Surg Br* 2001;83:213-221.

Lee DH, Niemann KM: Bipolar shoulder arthroplasty. *Clin Orthop Relat Res* 1994;304:97-107.

Mackenzie DB: The antero superior exposure of a total shoulder replacement. *Arthop Traumatol* 1993;2:71-77.

Neer CS, Craig EV, Fukuda H: Cuff-tear arthropathy. *J Bone Joint Surg Am* 1983;65:1232-1244.

Nwakama AC, Cofield RH, Kavanagh BF, Loehr JF: Semiconstrained total shoulder arthroplasty for glenohumeral arthritis and massive rotator cuff tearing. *J Shoulder Elbow Surg* 2000;9:302-307.

Petroff E, Mestdagh H, Maynou C, Delobelle JM: Arthroplasty with a mobile cup for shoulder arthrosis with irreparable rotator cuff rupture: Preliminary results and cineradiographic study. *Rev Chir Orthop Reparatrice Appar Mot* 1999;85:245-256.

Pollock RG, Deliz ED, McIlveen SJ, Flatow EL, Bigliani LU: Prosthetic replacement in rotator cuff-deficient shoulders. *J Shoulder Elbow Surg* 1992;1:173-186.

Sanchez-Sotelo J, Cofield RH, Rowland CM: Shoulder hemiarthroplasty for glenohumeral arthritis associated with severe rotator cuff deficiency. *J Bone Joint Surg Am* 2001;83:1814-1822.

Sarris IK, Papadimitriou NG, Sotereanos DG: Bipolar hemiarthroplasty for chronic rotator cuff tear arthropathy. *J Arthroplasty* 2003;18:169-173.

Vanhove B, Beugnies A: Grammont's reverse shoulder prosthesis for rotator cuff arthropathy. A retrospective study of 32 cases. *Acta Orthop Belg* 2004;70:219-225.

Visotsky JL, Basamania C, Seebauer L, Rockwood CA, Jensen KL: Cuff tear arthropathy: pathogenesis, classification, and algorithm for treatment. *J Bone Joint Surg Am* 2004;86(suppl 2):35-40.

Williams GR Jr, Rockwood CA Jr: Hemiarthroplasty in rotator cuff-deficient shoulders. *J Shoulder Elbow Surg* 1996;5:362-367.

Worland RL, Jessup DE, Arredondo J, Warburton KJ: Bipolar shoulder arthroplasty for rotator cuff arthropathy. *J Shoulder Elbow Surg* 1997;6:512-515.

Zuckerman JD, Scott AJ, Gallagher MA: Hemiarthroplasty for cuff tear arthropathy. *J Shoulder Elbow Surg* 2000;9:169-172.

第 61 章　反式全肩置换术治疗肩袖撕裂关节病

Pascal Boileau,MD Duncan Watkinson,FRCS

一、设 计 原 理

20 世纪 70 年代，一些限制性的反式球窝肩关节假体得到了发展，用以帮助那些因肩袖缺损而造成肩关节假性瘫痪的患者。由于那种早期设计的局限性，不可避免地导致了关节盂的早期松动。很多设计都没有通过试验阶段。由于旋转中心位于肩胛骨的侧面，过大的力矩或剪切力传递给了关节盂的假体，从而导致了假体的失败。

设计上的突破发生在 1985 年，当时出现了半限制性的假体，它有着固定的旋转中心，这是基于所谓的生物力学理论而设计的。第一，将旋转中心内移，使它实际上位于关节盂骨与假体的接触面，这可以最大程度地减小关节盂假体的力矩。第二，同时降低和内移与肩峰相连的肱骨，可以通过增加三角肌的张力和长度来最大程度地增大三角肌的力臂，同时使更多的前面和后面的三角肌纤维发挥作用(图 61-1)。这些变化使反式假体获得了成功。

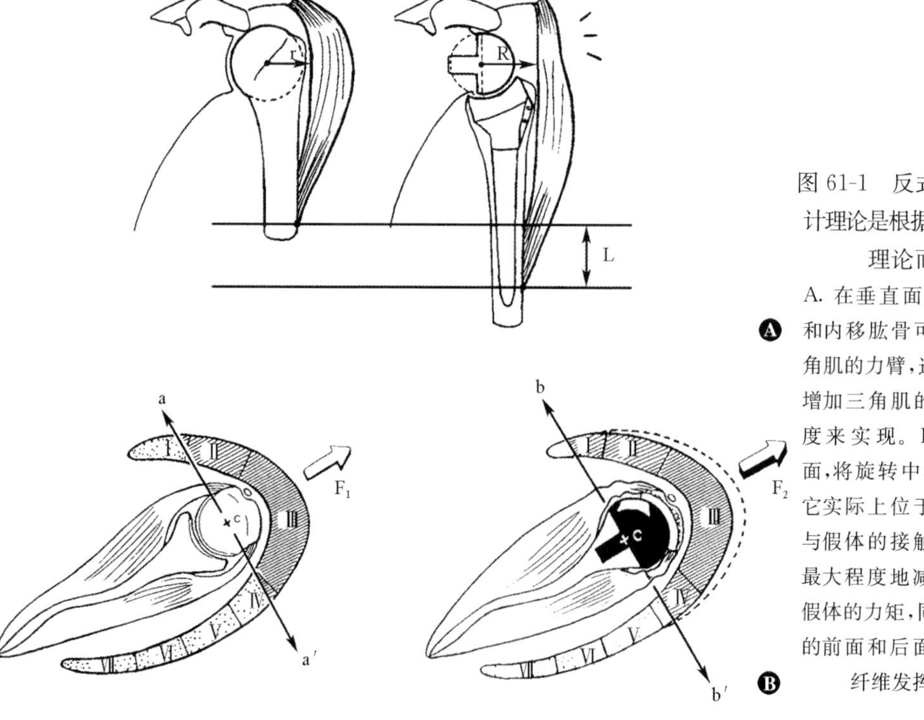

图 61-1　反式假体的设计理论是根据 Grammont 理论而来

A. 在垂直面，同时降低和内移肱骨可以增大三角肌的力臂，这可以通过增加三角肌的张力和长度来实现。B. 在水平面，将旋转中心内移(使它实际上位于关节盂骨与假体的接触面)，可以最大程度地减小关节盂假体的力矩，同时使更多的前面和后面的三角肌纤维发挥作用

这些改变包括两项主要的技术革新：一个是应用在关节盂面的无颈的大球（直径 36mm 或 42mm）；另一个是应用在肱骨端的小杯，这个小杯的杯面弧度几乎是水平的，它与肱骨的角度是非解剖性的 155°，从而与关节面相适应而不造成限制。关节盂侧大的半球体和与肱骨干相适应的小杯都对增大活动范围起了积极的作用，最大程度地减小了假体间的碰撞，并且提高了稳定性。

与先前的反式球窝设计不同，Grammont 设计的反式假体创造了一个新的生物力学环境，它模拟了缺损的肩袖肌肉所能起到的稳定作用，为三角肌提供了一个稳定的支点，并最大程度地减少了关节盂假体受到的剪切力。目前只维持了短到中期的临床随访，但在这种反式假体之前的设计已经被证明是失败的。

二、适 应 证

那些有大面积且无法修补的肩袖撕裂的老年患者，同时合并（或偶尔没有）骨关节炎，对于他们来讲，行非手术治疗效果欠佳，应考虑行手术治疗。由于有可能在没有明确的指征时被建议使用反式假体，决定行手术治疗时应该具备客观的临床或影像学指征。临床指征十分重要：疼痛、假性瘫痪或肩关节僵硬都是反式假体的适应证，但仅有疼痛并不是指征。可以通过在旋转中立位的真实的前后位 X 线检查，评估盂肱关节间隙和肩峰肱骨的间隙。对于有肩袖缺损的肩关节，对大面积的肩袖撕裂做出 Hamada 和 Fukuda 影像学分型，有助于判断是否需要应用反式假体（图 61-2）。

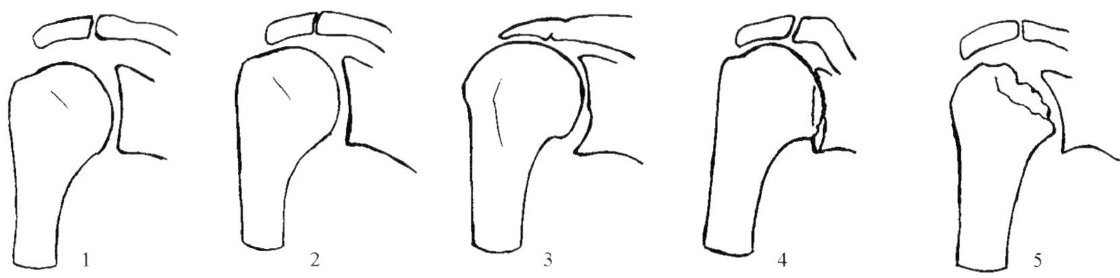

图 61-2 大面积肩袖撕裂的 Hamada 和 Fukuda 影像学分型

1 期，肩峰肱骨间隙正常；2 期，肩峰肱骨间隙<7mm；3 期，肩峰髋臼化；4 期，盂肱关节骨关节炎；5 期，肱骨头坏死

真正的肩袖撕裂关节病（Hamada 和 Fukuda 分期第 4 和第 5 期）是行反式假体置换的最好指征。反式假体最基本的适应证包括：伴有肱骨头上移的大面积难以修复的肩袖撕裂，以及老年患者（一般大于 70 岁）患继发性骨关节炎并伴有疼痛性的假性瘫痪或肩关节僵硬。

通常所说的肩袖撕裂骨关节病的概念是由 Neer 提出的，它特指以广泛的肱骨头骨坏死和塌陷（Hamada 和 Fukud 分期第 5 期）为特征的晚期病变。同时有盂肱关节和肩峰肱骨骨关节炎而不伴坏死（Hamada 和 Fukuda 分期第 4 期）也是行反式假体的良好指征。

不伴有骨关节炎的大范围肩袖撕裂（Hamada 和 Fukuda 分期第 1、2、3 期）仅在两种情况下可以作为反式假体的指征：①肩关节持续的假性瘫痪（上举或外展胳臂时，肱骨头从前上方脱出，类似于动态不稳定）；②前方或后方的静态不稳定（伴有对肩峰的冲击）。

如果行肩袖修补失败，仍持续存在肩关节假性瘫痪和（或）僵硬，也可以作为反式假体的适应证。但要注意的是,应用反式假体前,必须排除潜在的感染可能。

在存在以下几种情况时,原发性骨关节炎也可以作为反式假体的指征:①伴有巨大的或大范围的肩袖撕裂(两个或两个以上的肌腱);②肩袖肌肉有严重的脂肪变性(Goutallier 分期 3 或 4 期);③严重的关节盂侵蚀,另外,类风湿关节炎患者如果有大面积肩袖撕裂也是反式假体的少见适应证,并且尚无效果不良的报道。

反式假体并不是万能的。对于希望获得正常肩关节功能的年轻患者来讲,不适宜应用反式假体,因为目前设计的反式假体还无法达到这一水平。应用反式假体必须作为一种不得已而为之的操作,外科医生应注意到,一旦反式假体失败,再想行功能性的翻修必将受到限制。

三、禁 忌 证

应用反式假体的禁忌证与其他肩关节假体大致相同,包括活动性或可疑的感染、严重的其他系统并存症,以及不能够或不愿意按要求行术后康复训练。特殊的禁忌证将在下面提到。

三角肌麻痹是一个明确的禁忌证,因为反式假体完全依靠三角肌来恢复上举活动。三角肌的张力对维持假体的稳定十分重要,尽管其他一些肌肉(联合腱肌或肱三头肌)也起到一些稳定作用。

患者有大面积难以修复的肩袖损伤时经常会主诉疼痛,但其上举动作可能是正常或接近正常的(>120°)。对这种情况看起来可以应用反式肩关节置换技术,但目前并不建议这样做,因为其远期疗效尚不清楚。当上举活动尚可时,反式假体并不适宜来治疗大面积的肩袖撕裂。

由于缺乏长期随访数据的支持,且可能会出现关节盂的凹槽过早的松动,反式肩关节置换术最好不要应用于小于 70 岁的患者。但这一禁忌证是相对的,因为一些有严重疼痛和功能缺失的年轻一些的患者,经过其他治疗方式没能获得成功,他们可能宁愿承担假体松动的风险而接受治疗。显然,这需要医生和患者进行很好的讨论和沟通。

过度的关节盂破坏也是一项禁忌证,因为关节盂必须有充足的骨床来保证肱骨侧假体(metaglene)以及固定螺钉牢靠安置。尽管前方和后方的非锁定螺钉把持力可以相对较弱,但中间钉栓和上方及下方锁定螺钉的把持力对稳定关节处假体起着十分重要的作用。如果患者有严重的骨质缺失,可以在关节盂处行骨移植。如果怀疑关节盂骨床的情况,则术前应行 CT 检查。

先前手术失败的患者可能会有严重肱骨的骨质缺失,这在肩袖撕裂骨关节炎的患者中很少见。对于这类患者,必须行近端肱骨的重建,可以应用异体或自体移植物,或应用大范围的肱骨假体,或是相关的复合式假体。

四、其 他 方 法

非手术疗法包括改变活动方式、镇痛药(非甾体抗炎药)、理疗及类固醇激素注射。仅在非手术治疗失败,且患者肩关节有持续的疼痛和假性瘫痪时,才适宜应用反式肩关节置换技术。可选择的手术疗法将在下面介绍。

(一) 二头肌肌腱切断术/肌腱固定术

作为大范围肩袖损伤的一部分,肱二头肌长头腱可能会自发断裂;如果肌腱尚完整,则会出现退变的征象,肌腱会变得肥厚或嵌压在盂肱关节内,或是从二头肌沟槽中半脱位或脱位。复位后疼痛常常提示肌腱的自发性断裂，行关节镜下肌腱切断术或肌腱固定术大多可以缓解症状，对早期病变的患者（Hamada 和 Fukuda 分期第 1、2、3 期）尤为如此。

（二）半关节成形术

作为手术治疗肩袖撕裂关节病的主要方法，半关节成形术应用了很多年。遗憾的是，这种方法会使盂肱关节的旋转中心不稳定，且假体头会向上移位造成对肩峰的撞击。此外，还会造成对肩峰和（或）关节盂上方持续的侵蚀。这种方法对疼痛缓解的效果各报道并不一致，且肩关节的上举活动很少超过 90°，采用这种方法所获得的疗效大体上是令人失望的。

（三）全肩关节置换术

按照常规，并不建议采用全肩关节置换（TSA）来治疗肩袖关节病。假体容易发生向以前的关节盂旋前移位而导致失败，这是因为旋转中心持续的不稳定会导致假体偏心负重（摇摆木马现象）。

对于年轻的从事体力劳动的患者或三角肌无功能的患者，更适宜行关节融合术，但术后疗效并不一致。有一份数据显示，只有 64％的患者术后获得了改善，55％的患者术后仍有中等到严重程度的疼痛。

五、结　果

对于有肩关节炎和肩袖缺损的患者，应用反式假体可以比传统的非限制性全肩关节置换提供更好的术后功能（表 61-1）。

表 61-1　应用反式全肩关节成形术治疗肩袖关节病的预后

作者（年份）	肩关节数目	平均随访时间（月）	主动上举 术前/术后	Constant 评分 术前/术后	重新手术 及翻修率
Baulot 等（1995）	16	27	未提供	14/69	13％
De Wilde 等（2001）	5	30	“效果一般”	14/62	20％
Valenti 等（2001）	39	84	60°/120°	21/63	15％
Sirveaux 等（2004）	80	44	73°/138°	22.6/65.6	5％
Werner 等（2005）	17	38	43°/103°	35％/72％ （校正年龄）	18％
Boileau 等（2005）	21	40	53°/123°	18/66	5％

应用反式假体治疗有肩袖撕裂的骨关节炎患者，大都能获得满意的疗效。术前有严重不稳定的患者大都对疼痛的缓解及肩关节功能的改善表示满意，有一些病例的疗效甚至是惊人的（图 60-3）。有报道指出，患者术后满意率为 70％～90％。尽管这一数据令人欣慰，但与行非限制性全肩关节置换治疗原发骨关节炎（不伴有肩袖撕裂）的患者相比，其术后满

意率稍低于后者，这主要是因为前者术后肌肉力量及内外旋活动功能较后者稍差。

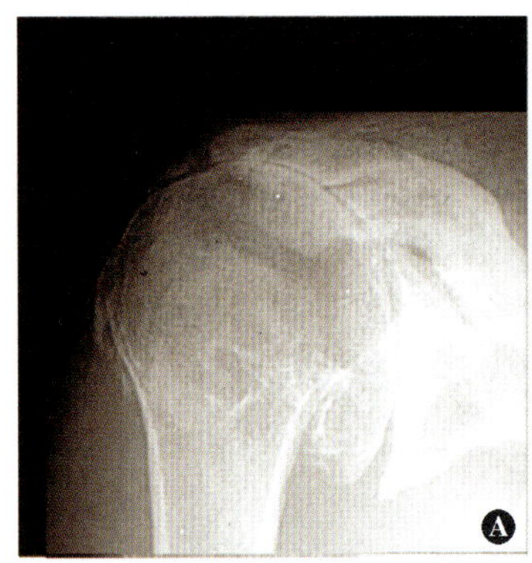

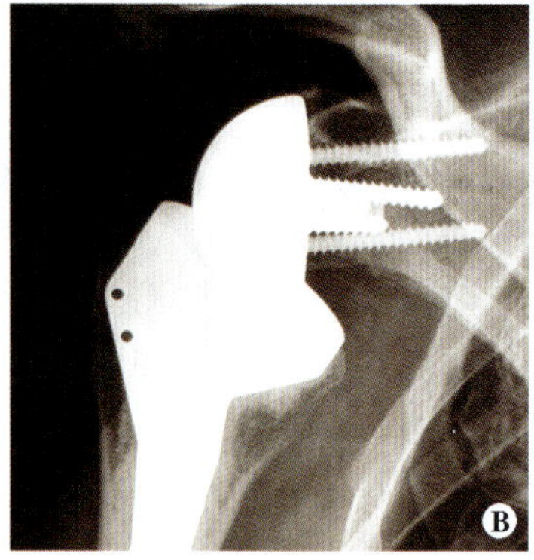

C

图 61-3　一位因肩袖撕裂骨关节炎而使上举活动范围减小的患者，应用反式假体行手术治疗术前(A)和术后(B)的 X 线片。C. 术后上举活动范围恢复

(一) 恢复上举活动

尽管肩袖撕裂在中老年人中较为常见，但引起症状的肩袖撕裂性骨关节炎并不常见。与应用常规全肩关节置换治疗患者其他形式骨关节炎的病例数相比，所报道的应用反式肩关节置换术的病例数并不多。最多的数据来源于 Sirveaux 及与其相关的研究，实际上是一个多中心研究。在笔者的研究病例中，包括各种病变类型，只有 21 例关节置换术是用来治疗原发性肩袖骨关节炎的。而且，目前只能做到短期到中期的随访。尽管如此，可以肯定的是，应用反式全肩关节置换术可以在十分困难的情况下同时恢复上举活动和一些有用的功能。

(二) 恢复外旋活动

尽管应用反式假体可以恢复假性瘫痪肩关节的上举活动，但必须向患者说明，很难达到外旋活动的改善。即使冈下肌没有撕裂，通常也会有明显的脂肪变性；尽管三角肌有一定的外旋功能，但它并不能补偿冈下肌所失去的功能，因为外旋动作是与外展动作相联系的，且不能够单独进行。而且，尽管将旋转中心内移可以使更多的后方三角肌纤维来辅助外展及上举活动，但却减弱了三角肌的外旋功能。

在很多患者中仅有小圆肌起到外旋作用。有报道指出，当小圆肌可维持其功能时(大约 50%的患者)，可以获得更好的外旋活动和 Constant 评分。但是，即使有完整的小圆肌，外旋活动的范围平均也只有 15°。对于外旋活动受限的患者(hornblower 征和坠臂征阳性)，由于小圆肌功能缺失或脂肪变性，可在应用反式假体时同时行背阔肌和大圆肌的移位以改善肩关节功能。

(三) 使用期限

据报道，患肩袖撕裂骨关节炎的患者行反式肩关节置换后，有 95%的患者使用期限可达 10 年(应用到最后不得不翻修)。如果先前的假体或手术失败，应用反式假体行反修术，则其使用期限会大大缩短。

六、手术方法

除了标准的 X 线检查，术前需行 CT 检查以评估可能出现的关节盂骨质缺失和后方肩袖的脂肪变性。

（一）体位和显露

Grammont 最初通过经肩峰入路做此手术，这需要在肩峰外侧截骨，但会造成术后肩峰骨不连。可以通过前上方经三角肌入路或经三角肌胸大肌的入路来置入反式假体。对于治疗原发性骨关节炎来讲，这两种入路各有其优缺点。笔者更倾向于采用经三角肌胸大肌的入路，因为这种方法简单易行，而且不会对术后唯一控制肩关节活动的三角肌造成损伤。

1. 前上方经三角肌入路　这一入路可以发现在肩袖上方存在的巨大缺损，并且能够避免肩袖从肩胛下肌上分离。但如果肩胛下肌是十分完整的，则需要切开其上方 1cm 以便行肱骨的切骨。这一入路也使关节盂的显露更为容易，但是，由于这一入路的角度只能从上方置入扩髓器，要想使球窝基底在关节盂下方处于一个垂直倾斜的位置是很困难的，也就无法最大程度地防止与关节盂之间出现凹槽。这一入路还必须要求从肩峰切开前方的三角肌，对于三角肌这一术后仅有的能够引发上举动作的肌肉来讲，这一损伤原本是可以避免的。

2. 经三角肌胸大肌入路　这一入路也被用于行常规的全肩关节置换。它避免了损伤三角肌，但要求切开肩胛下肌上的肩袖部分。由于肌腱几乎常常有退变，且上部经常是分离的，所以所行的修补可能略显薄弱。以笔者的经验，经这种入路行反式肩关节置换会造成肩胛下肌临床上接近 50%比例的损失，但出现这种损失并不影响功能。早期报道认为，经三角肌胸大肌入路比从前上方经三角肌入路术后更容易造成假体的不稳定。因此，笔者设法在操作过程的最后，将肩胛下肌肌腱通过经骨的缝合重新附着于近端肱骨上。对于所有患者，要在切除关节内的一部分肌腱后，行肱二头肌长头腱的肌腱切断或肌腱固定。

（二）肱骨的准备

肱骨的置入点为肱骨头的顶端，在肱二头肌间沟的后方。在将肱骨切骨引导装置插入肱骨干内以前，用锥钻从近端肱骨开髓，直到将近端环状装置安置在肱骨头上（图 61-4A）；将指引后倾度的导向杆安置在与前臂相关的位置。笔者现在将假体安置于近似正常的后倾位置，一般后倾 20°。一些手术医生更倾向于 0°后倾以帮助恢复一些外旋功能，但这要求假体干骺端必须适应肱骨固有解剖的限制。应用摆锯切开肱骨（图 61-4B 和 C），引导装置通常可以帮助使之切除最少的骨量。应用动力化的近端软质磨钻将干骺端准备好（图 61-4D）。根据术前的计划和预计的肩盂假体面的尺寸来选择应用 36 或 42mm 的磨钻（不能出现肩盂假体面与肱骨干骺端的小杯尺寸不匹配）。以手磨钻逐步在骨干上打磨直至接触到皮质骨（图 61-4E）。以需要的后倾角度插入大小合适的肱骨干和肱骨颈的试验模具。在准备关节盂的过程中，将一个塑料的切骨保护器置入假体的干骺端，以保护近端肱骨和假体的试验模具。对于有骨质疏松的患者，笔者建议在准备关节盂前只进行最开始的肱骨切除，以避免在撤出时对肱骨的意外损伤。

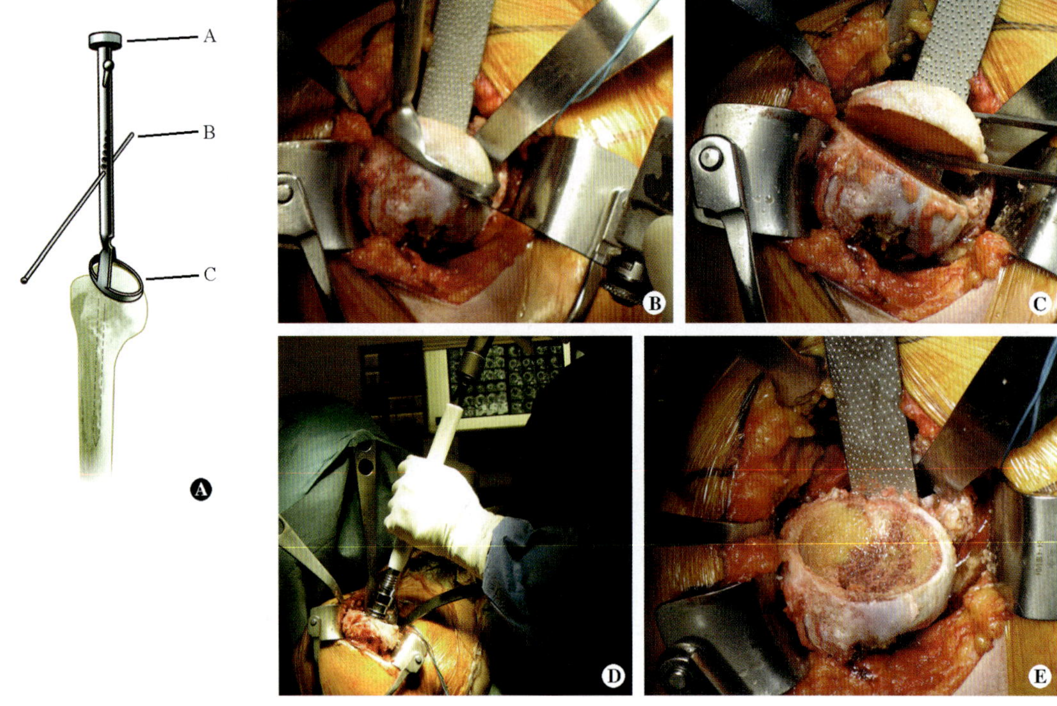

图 61-4 肱骨的准备

A. 应用引导装置来选择后倾度。用锯切除肱骨头(B 和 C),而用磨钻将干骺端和骨干准备好(D 和 E)

(三) 关节盂的准备

如果采用前上方入路,为了显露关节盂,需要将叉形牵引器的尖头置于关节盂的下缘以牵开肱骨。如果是经三角肌胸大肌入路,由于磨钻体积较大,通常需要将靠近关节盂周围的关节囊切开,从后面将肱骨置于一个完全半脱位的位置。应切除关节盂的骨赘以显露其真正的解剖形态。用电灼画出两条轴线以标记关节盂中心的位置,以便在置入关节盂引导器时,使其下缘与关节盂下缘平齐(图 61-5A)。对于关节盂上方有轻度溶解的患者,可将引导器向下倾斜 10°~15°。用 6mm 的钻头钻出中央的孔,接着开始磨切关节盂。开始磨钻时要避开骨质(以免骨折),然后向关节盂内慢慢的推进,逐渐将其表面磨平。用磨钻切割出一条表面的沟槽来放置肩盂假体面的边缘,这样可以为球窝基底创造出一个平滑的基底。将关节盂磨切出一个平滑的骨性表面,但要尽量保留软骨下骨使固定更牢靠。要保持关节盂的正常形态,避免明显的向上或向下的倾斜。磨切完成后,用 7.5mm 的钻头钻透中央的孔。

(四) 插入关节盂假体

由于只有一个尺寸(29mm),所以不需要插入球窝基底的试验模具。通过选择适合假体的中央的钉栓,可以将假体嵌入引导孔中。底板应与关节盂下缘平齐,以避免关节盂下方出现凹槽。在将螺钉钻入钉孔前,确保底板与关节盂表面平齐非常重要,因为有两枚螺钉要锁入球窝基底并且不能有任何的压缩。锁定螺钉是分叉的(图 61-5C),因为压缩的螺钉会出现内聚。首先插入下方的锁定螺钉,要瞄准肩胛骨下方的基柱。应用螺纹钻引导器可以确保钢板正确的角度并能防止螺纹错扣。用相似的方式插入上方的锁定螺钉,并瞄准喙突的基底部(图 61-5D、E)。拧进上方和下方的锁定螺钉直到钉头接触到底板,但不要啮合锁定螺纹。接着,插入前方和后方的螺钉并依次拧紧,从而使球窝基底的底板与准备好的关节盂表面压合紧密(图 61-5F、G)。一旦在前、后方螺钉的作用下压合完全,就可以锁定上、下方的螺钉使球窝基底最终得以固定。接着用表面的 Morse 锥度和中央钻孔螺钉将选择的肩盂假体面(36 或 42mm)与球窝基底紧密固定。

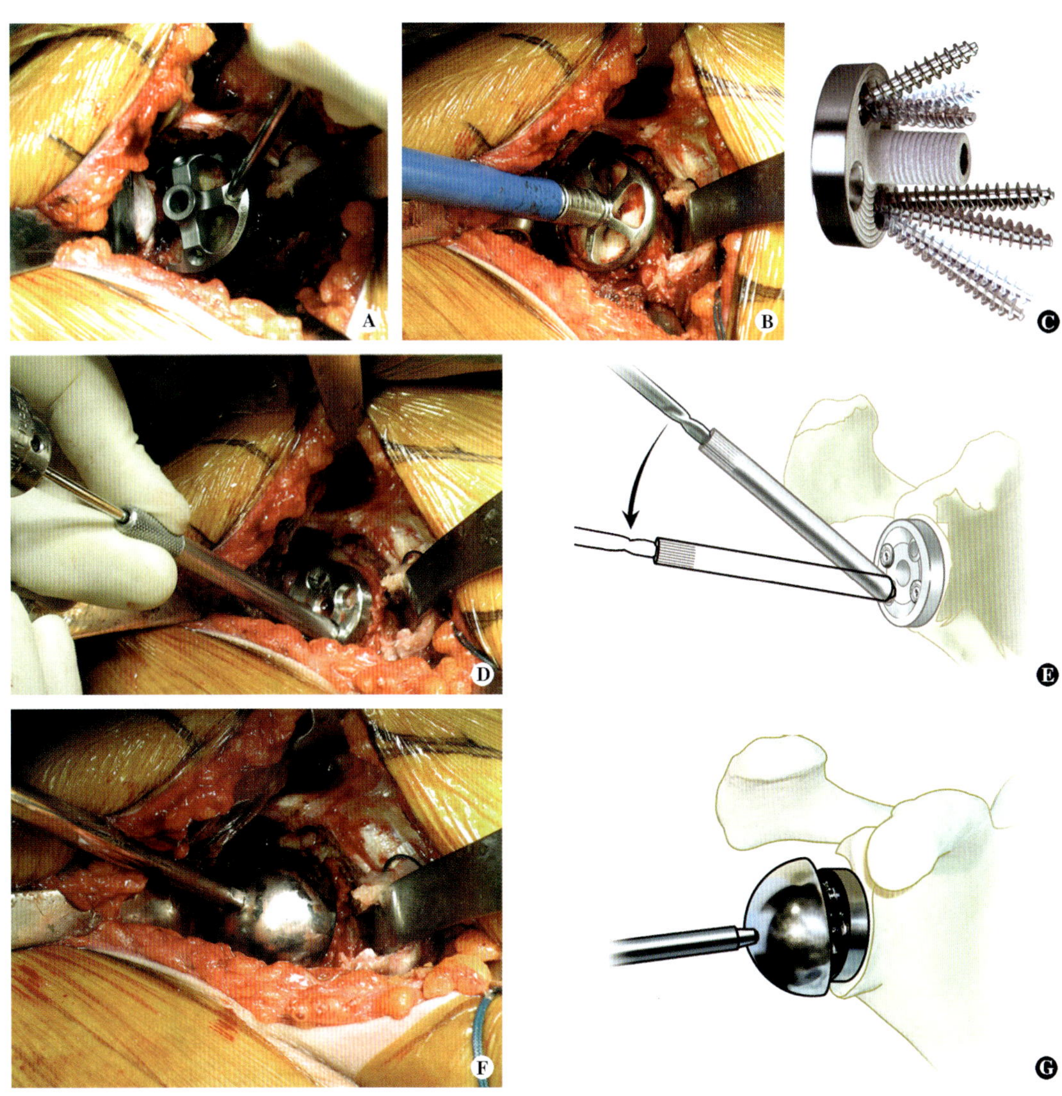

图 61-5　关节盂的准备

A. 将引导器置于与关节盂表面下缘平齐的位置。B. 磨钻关节盂前钻一个引导孔。C. 上方和下方的螺钉为定向自锁螺钉。临床照片(D)和图示(E)显示应用引导器定位基柱和喙突基底部。临床照片(F)和图示(G)显示首先紧密压合肩盂假体面,接着用螺钉固定底板

(五) 肱骨假体的插入

在这一阶段应用 6mm 的小杯来行试验性复位以评估三角肌的张力。复位应有足够的紧度,以避免不稳定并最大程度地发挥三角肌的功能。当肘部伸展时触诊联合肌腱应是紧

绷的，而在肘部屈曲时应是松弛的。在极为特殊的情况下，可以通过应用厚一些的聚乙烯杯(9 或 12mm)，或是添加一个 9mm 的肱骨衬垫来增大张力。如果需要减小张力，则要通过校正肱骨的切骨量来实现，这显然需要磨切更多的肱骨。

(六) 转为半关节成形术

在手术过程中，应准备一个常规的肱骨头，使它能够与原位的干/骺相匹配。这在球窝基底不能被安全置入的情况下是个有用的选择。

(七) 其他步骤

1. 关节盂骨移植 肩袖撕裂骨关节炎可能会出现关节盂上方的骨质缺失，对于这种缺损，肱骨头可以作为适合的骨移植物(图 61-6)。上方的骨移植可以避免在置入肩盂假体面时出现向上倾斜，从而避免了过度的剪切力。在这种情况下，作为内固定的底板起到了锁定板的作用。在翻修手术中，经常会有关节盂骨量的整体缺失，这时可以从髂嵴上取丰富的自体骨进行移植或行异体骨移植。

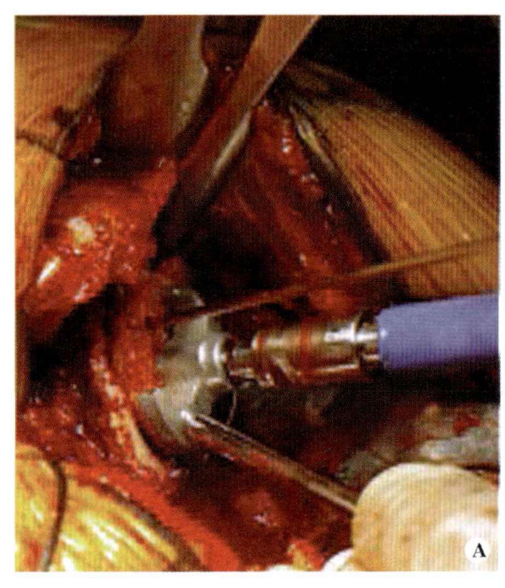

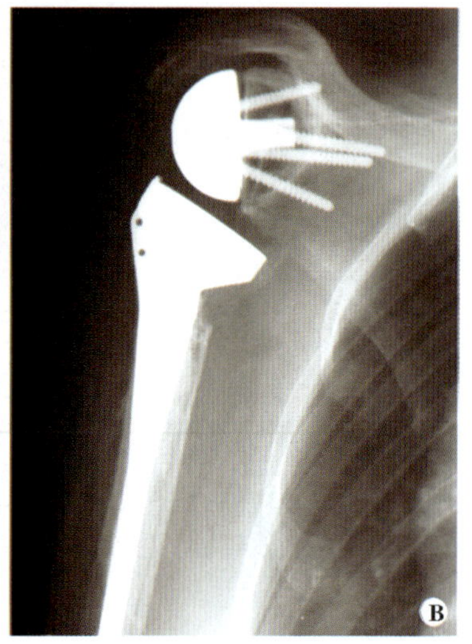

图 61-6 在关节盂上方应用骨移植物以防关节盂上方骨质侵蚀

骨移植物可以从肱骨头获取(A)，应采取垂直的位置，并且避免上方的关节盂假体倾斜(B)

2. 合并采用背阔肌/大圆肌移位术 反式假体可以改善上举活动但无法改善外旋活动。外旋动作依靠肩袖肌肉的作用，特别是小圆肌。笔者发现术后功能低下和小圆肌严重的脂肪变性与外旋功能减弱相关。为了恢复外旋功能，笔者对 L'Episcopo 操作步骤做了修改，将背阔肌和大圆肌经三角肌胸大肌入路移位。这一步骤可与反式假体的置入同时进行。在游离部分胸大肌后，背阔肌和大圆肌作为一组一起被切开，并重新固定于肱骨的后外侧部分(图 61-7)。笔者发现这可以同时改善外旋和上举功能。

(八) 切口闭合

采用前上方入路后，可以用经骨的不可吸收缝线将前方三角肌和喙肩韧带牢靠地固定在肩峰上。不需要进行肩峰成形术，否则会增加本已很薄的肩峰变得更为薄弱的风险。采用经三角肌胸大肌入路后，应经骨缝合 3～4 针修复肩胛下肌。

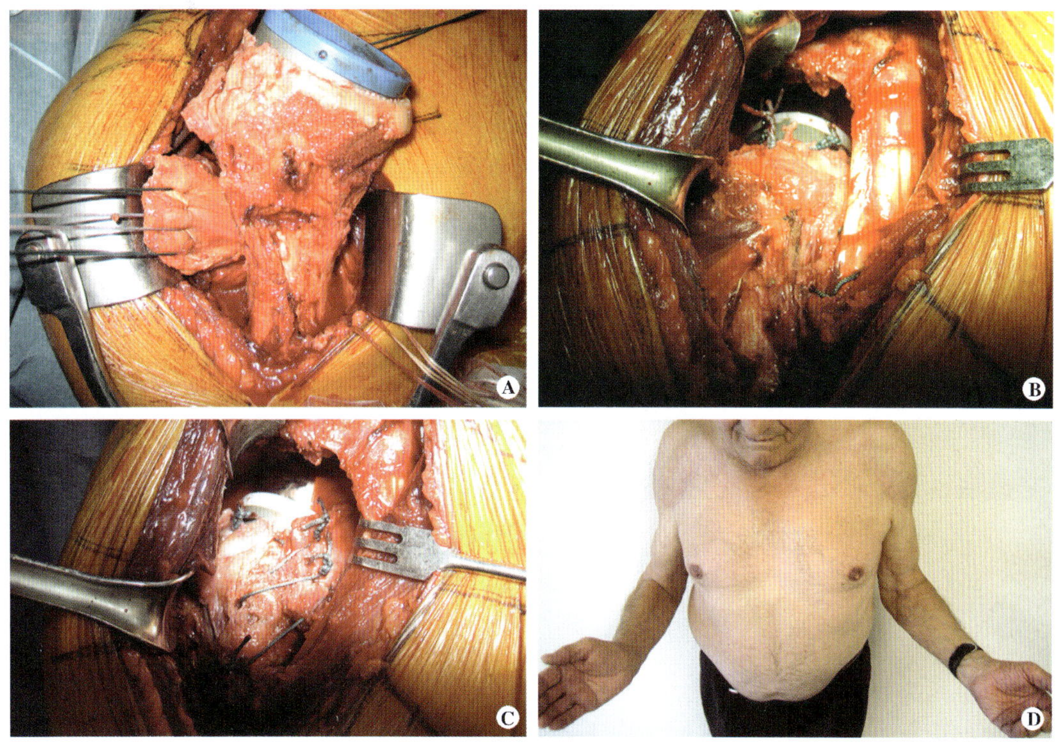

图 61-7　在置入反式假体时，将背阔肌和大圆肌经三角肌胸大肌入路移位
将背阔肌和大圆肌肌腱从内侧分离（A）、移位，重新附着于肱骨的外侧部分（B）。C. 肩胛下肌重新附着于小结节上。肩关节水平方向平衡的反式假体可以恢复外旋（D）和主动上举的功能

七、术后治疗

行软组织修复后应以绷带悬吊或外展架支撑保护 6 周，这样可以避免三角肌在早期受到过大的张力。在这一阶段，体疗仅限于行轻柔的钟摆运动和仰卧时被动外旋至中立位。应避免同时行外展外旋动作（如投掷类，因为这一负荷运动会导致前脱位）。术后 6 周，可以开始在去除悬吊的情况下，进行主动活动，但要注意强调活动范围及肩胛骨的稳定。为提高活动范围，可以增加力量练习，术后 3～4 个月可开始负重活动。如果行相关的背阔肌和大圆肌复位，则应以 30°/30°外展架（30°外展并 30°外旋）制动肩关节，直至肌腱完全愈合。

八、避免失误和手术并发症

（一）假体不稳定

由于在肩袖缺损的肩关节中，肱骨会向近端移位，会导致三角肌的功能和张力减弱。反式假体可以通过降低和内移肱骨的方法恢复甚至增强三角肌的张力。术后，患臂与健侧相比平均会延长 15mm，通常肩关节也会丧失其圆润的轮廓。使三角肌保持多大的张力并不

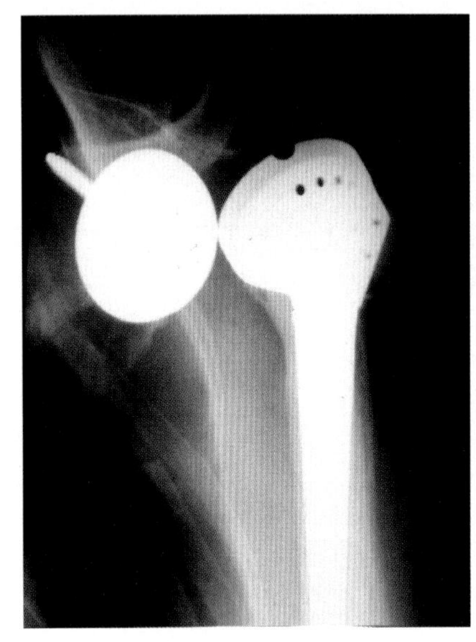

图 61-8 假体不稳定通常与三角肌张力不足相关

好判断，但笔者相信术前做好计划还是有帮助的。张力不足会导致术后不稳定(图 61-8)，但可以通过使用厚一些的聚乙烯(6、9、12mm)和(或)9mm 的肱骨来增大张力，从而矫正这一问题。肩盂假体面直径的选择对于防止不稳定是很重要的。尽管 36mm 的假体球经常应用于虚弱的老年女性，直径为 42mm 的肩盂假体面可以轻松地应用于强壮的男性患者。最后，将肩胛下肌复位对于防止早期脱位是十分重要的。

(二) 疲劳性骨折或肩峰断裂

三角肌的张力不应过大。插入反式假体后发生肩峰骨折曾有过详细的报道，其类似于一种疲劳骨折。三角肌过大的拉力作用于本已细而薄弱的肩峰可能是引起这种骨折的原因。但这种骨折通常是经 X 线检查偶然发现的，并且不以上举活动减弱作为先兆。

(三) 肩胛骨切迹

像上面提到过的，肩胛骨的切迹和反式假体的使用寿命密切相关。它是由于肱骨假体杯的内侧部分与位于肩盂假体面下方的外侧肩胛骨柱相撞击造成的。关节盂半球假体颈部偏短会导致 63%～100%的患者出现肩胛骨切迹，还可能使 16%～28%的下方螺钉移位。尽管小的凹迹可以比较容易地通过这一力学现象解释，但不好解释切迹如何进一步使下方螺钉移位。更为广泛的切迹可能意味着由撞击中产生的聚乙烯碎屑引发的骨质溶解。由目前的随访结果来看，因广泛的切迹造成关节盂假体松动看起来不是一个严重的问题；但是，对于假体以后的使用，特别是对年轻患者而言，它会产生明显的影响。

一个不太受欢迎的解决途径是，通过增大肩盂假体球体面或添加一个颈部来增大关节盂假体的偏移。尽管这样的设计可以减少肱骨假体杯和下方肩胛骨柱的接触，但它同时也使旋转中心向侧方移动，从而增大了关节盂假体与骨接触面的扭矩和剪切力。而增大扭矩正是先前的限制性设计的主要生物力学缺陷，从而导致它们遭到弃用。

理论上讲，可以通过几种方法最大程度地减少切迹的产生。第一，肩盂假体面有两种型号：36 和 42mm。由于大多数患者是女性，所以选择小号假体的患者更多。但是，应用 42mm 的置入物可以在不使旋转中心侧移的情况下更大程度地增加关节盂假体偏移，所以如果间隙大小允许，应更倾向于使用后者。

第二，球窝基底的位置十分重要。笔者尽量将底板的下缘在稍稍下倾的情况下置于关节盂的下缘，从而减少撞击。相对较高的位置和向上的倾斜在理论上会增大撞击的可能，从而应该避免之。

(四) 关节盂松动

令人感到惊奇的是，关节盂松动并不是应用反式假体后最常见的并发症。在一个包括

80 例人工肩关节的多中心研究中，仅报道了三例（2.5%）这样的并发症。底板与关节盂表面最初的压配不足和（或）关节盂假体向上倾斜，这些因素常常与关节盂松动相关。通过 X 线片在球窝基底的上方可能会看到一条细细的并且不再增宽的线，这可能意味着纤维组织进入了尚未生长完全的骨性区域。通过目前的随访调查，无论是这种 X 线片检查上的发现还是下方的凹迹都会在临床上增加关节盂假体松动的可能。由于这与将来的使用情况密切相关，常规的 X 线检查是必需的。

应用非骨水泥性假体，在很少的情况下可以观察到肱骨假体的松动、下沉或旋转（甚至螺钉脱位）。因此，笔者建议在应用反式假体时，应使用骨水泥型肱骨假体。

（石　磊　纪　泉 译）

参考文献

Baulot E, Chabernaud D, Grammont P: Résultats de la prothèse inversée de Grammont pour les omarthroses associées à de grandes destructions de la coiffe: A propos de 16 cas. *Acta Orthop Belg* 1995;61(suppl 1):112-119.

Boileau P, Watkinson D, Hatzidakis A, Balg F: Grammont reverse prosthesis: Design, rationale, and biomechanics. *J Shoulder Elbow Surg* 2005;14(suppl S):147S-161S.

Boileau P, Watkinson D, Hatzidakis A, Hovorka I: Neer Award 2005: The Grammot reverse shoulder prosthesis: Results in cuff tear arthritis, fracture sequelae, and revision arthroplasty. *J Shoulder Elbow Surg* 2006;15:527-540.

Boulahia A, Edwards TB, Walch G, Barrata R: Early results of a reverse design prosthesis in the treatment of arthritis of the shoulder in elderly patients with a large rotator cuff tear. *Orthopedics* 2002;25:129-133.

DeButtet M, Bouchon Y, Capon D, Delfosse J: Grammont shoulder arthroplasty for osteoarthritis with massive rotator cuff tears: Report of 71 cases. *J Shoulder Elbow Surg* 1997;6:197.

De Wilde L, Mombert M, Vanpetegem P, Verdonk R: Revision of shoulder replacement with a reversed shoulder prosthesis (Delta III): Report of five cases. *Acta Orthop Belg* 2001;67:348-353.

Favard L, Lautmann S, Sirveaux F, Oudet D, Kerjean Y, Huguet D: Hemiarthroplasty versus reverse arthroplasty in the treatment of osteoarthritis with massive rotator cuff tear, in Walch G, Boileau P, Molé D (eds): *2000 Shoulder Prosthesis: Two to Ten Year Follow-Up*. Montpellier, France, Sauramps Medical, 2001, pp 261-268.

Grammont PM, Baulot E: Delta shoulder prosthesis for rotator cuff rupture. *Orthopedics* 1993;16:65-68.

Hatzidakis A, Norris T, Boileau P: Reversed shoulder arthroplasty: Indications, technique and results. *Tech Shoulder Elbow Surg* 2005;6:135-149.

Jacobs R, DeBeer P, De Smet L: Treatment of rotator cuff arthropathy with a reversed Delta shoulder prosthesis. *Acta Orthop Belg* 2001;67:344-347.

Nyffeler RW, Werner CM, Simmen BR, Gerber C: Analysis of a retrieved Delta III total shoulder prosthesis. *J Bone Joint Surg Br* 2004;86:1187-1191.

Nyffeler RW, Werner CM, Gerber C: Biomechanical relevance of glenoid component positioning in the reverse Delta III total shoulder prosthesis. *J Shoulder Elbow Surg* 2005;14:524-528.

Sirveaux F, Favard L, Oudet D, Huguet D, Walch G, Mole D: Grammont inverted total shoulder arthroplasty in the treatment of glenohumeral osteoarthritis with massive rupture of the cuff: Results of a multicentre study of 80 shoulders. *J Bone Joint Surg Br* 2004;86:388-395.

Valenti PH, Boutens D, Nerot C: Delta 3 reversed prosthesis for arthritis with massive rotator cuff tear: Long term results (> 5 years), in Walch G, Boileau P, Molé D (eds): *2000 Shoulder Prosthesis: Two to Ten Year Follow-Up*. Montpellier, France, Sauramps Medical, 2001, pp 253-259.

VanHove B, Beugnies A: Grammont's reverse shoulder prosthesis for rotator cuff arthropathy: A retrospective study of 32 cases. *Acta Orthop Belg* 2004;70:219-225.

Werner CM, Steinmann PA, Gilbart M, Gerber C: Treatment of painful pseudoparesis due to irreparable cuff dysfunction with the Delta III reverse ball and socket total shoulder prosthesis. *J Bone Joint Surg Am* 2005;87:1476-1486.

第 62 章　关节盂假体松动后的翻修术

Gilles Walch,MD Lionel Neyton,MD T.Bradley Edwards,MD

一、适　应　证

全肩关节置换术(TSA)对于晚期盂肱关节退变患者(如原发或继发骨关节炎、风湿性关节炎、骨坏死)是个可选择的治疗方法,它可以很好地缓解疼痛并提高功能。然而,疼痛进展和功能缺失可能会在 TSA 术后复发,可能有不同的原因。当不存在明显的肱骨假体松动、感染、肩袖缺损、肩锁关节退变或是颈椎问题时,应考虑与关节盂假体相关的一些问题引起疼痛。因为假体周围放射线透亮带的存在或有明确的松动,关节盂假体已被认为是肩关节置换术的薄弱环节。如在假体周围出现与临床反应相关的大于 2mm 的进行性放射线透亮带,可以考虑有明确的松动(图 62-1)。如果临床症状严重,关节盂松动可能需要行翻修手术,包括单纯移除松动的假体、一期或二期的再置入术、关节盂骨移植或关节切除成形术。

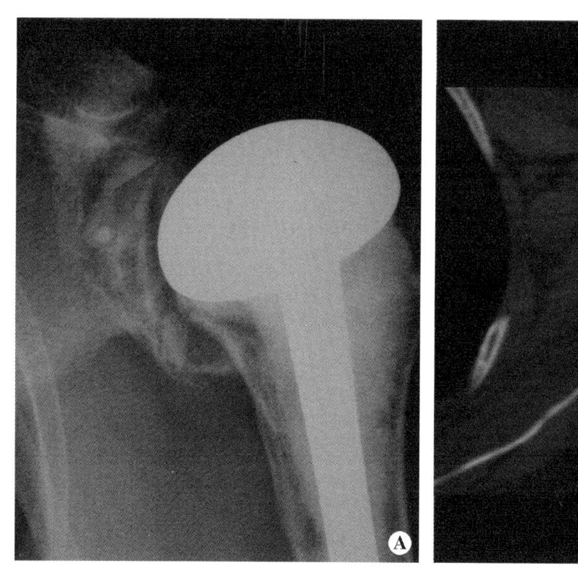

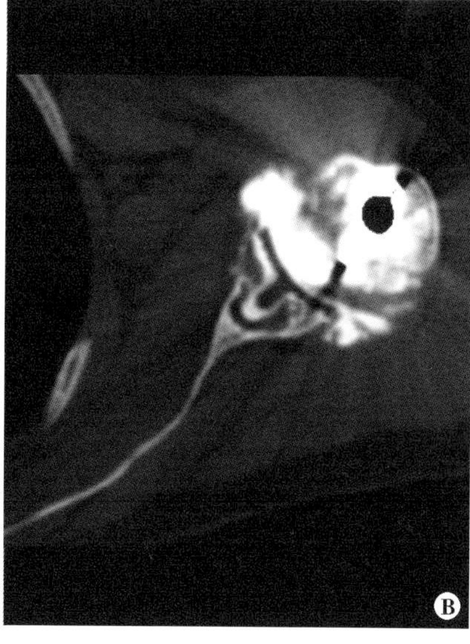

图 62-1　A. 前后位 X 线片显示全肩关节成形术 4 年后大于 2mm 的进展性放射线透亮带。B. CT 扫描显示关节盂假体松动时,关节盂骨量发生改变

二、禁　忌　证

处理关节盂假体松动的技术手段有很多。对很多患者而言,关节盂骨缺失是行一期关节盂置换的禁忌证,而必须先行骨移植进行关节盂重建。另外,出于力学方面的原因(例如摇摆木马现象),与关节盂假体松动相关的肩袖缺损也是行非限制性假体翻修的禁忌证。在

这种情况下，应该考虑行半肩关节成形术或反式肩关节成形术。因感染继发的关节盂松动不能立即行假体再置入，因为在进一步手术前必须控制感染。因此，应考虑应用临时的骨水泥间隔物或行关节切除成形术。

手术治疗关节盂松动的绝对禁忌证与患者的全身健康状况相关，例如患者全身状况差，有心、肺系统疾病或是脓肿。

三、其他治疗方法

是否选择翻修手术来治疗失败的关节盂假体取决于疼痛和功能受限的程度。对于放射学检查证实有关节盂假体松动而症状轻微的患者，可以考虑行非手术治疗（非甾体抗炎药和制动）。

四、结　　果

对失败的关节盂假体行翻修术通常可以达到疼痛缓解和功能提高目的（表 62-1），这一结论源于一部分参数的分析结果。

表 62-1　关节盂假体松动翻修术预后

作者（年份）	肩关节数目	操作或入路	患者平均年龄（范围）	平均随访时间（范围）	预后
Rodosky 和 Bigliani（1994）	25	关节盂再植入术或骨移植 对感染性的松动采取关节切除成形术	60 岁	5 年	79％的患者疼痛缓解 根据关节盂骨量及肩袖状况行关节盂再植入术，可以更好地改善运动及功能 关节切除成形术预后不满意：12％的患者需要翻修（1 例感染，2 例肩峰下减）
Hawkins 等（1999）	9	关节盂再植入术或骨移植	未提供	未提供	疼痛减轻 运动及功能范围增加 2 例患者因为再植入的关节盂松动需要翻修
Antuna 等（2001）	48	关节盂再植入术或骨移植	64 岁（32～81 岁）	4.9 年（2～12 岁）	疼痛缓解 主动上举功能提高 根据关节盂骨量行关节盂再植入可以获得更好的改善 25％的患者需要再次翻修
Neyton 等（2004）	37	多种方式	66 岁（48～83 岁）	2.3 年（1～5.7 岁）	疼痛缓解 主动上举功能及 Constant 评分提高 根据关节盂骨量行关节盂再植入可以获得更好的改善 11％的患者需要再次翻修

关节盂假体发生松动时，肩关节疼痛是最常见的主诉，也是行翻修手术最多见的适应证。大多数患者表示行翻修术后，无论手术技术怎样，肩关节疼痛都有明显的改善。另外，只要没有严重的颈椎退行性病变，因肩带肌挛缩引起的临近颈椎棘突的疼痛也可能得到改善。

患者对失败的关节盂假体行翻修术后的功能和活动范围表示满意，尽管这一结果不如初次的肩关节置换术效果好，但患者依然愿意接受这一结果。据报道，患者术后满意率范围为 67%～75%。患者能够恢复许多日常活动，典型的如将上肢上举至水平线以上的能力有所改善，内、外旋活动的改善稍差一些。

五、手术方法

（一）体位和显露

患者采用沙滩椅位，上肢和肩部铺巾，使肢体能自由活动自由悬吊。翻修手术的显露通常要按先前手术的要求，必须获取先前手术的记录。在大多数患者中，先前的手术都是采用经三角肌胸大肌入路，翻修手术也应采用同一入路（图 62-2）。切除先前的瘢痕组织并松解粘连的皮下组织。确认三角肌和胸大肌；将上臂置于外展位时更容易从内上方找到三角肌胸大肌间隙。由近端开始分离三角肌胸大肌间隙，如果头静脉已经显露出来，为了保护它，应紧沿着胸大肌肌体进行分离。应仔细松解并利用肩峰肱骨间隙。确认联合腱的外侧缘，瘢痕经常使联合腱的底面与肩胛下肌粘连，因此，应仔细行分离以保护肌肉骨骼单位和肌皮神经。将角度牵开器深置于联合腱，并将它向内侧牵开。在无旋转的情况下屈曲肩肘关节可以放松联合腱，这有助于确认腋神经的位置。接着显露肱二头肌长头腱和肩胛下肌肌腱，对肩胛下肌肌腱行切断术并从小粗隆上提至盂肱关节囊下。横断喙肱韧带以便松解肩袖间隙，进而显露盂肱关节。在关节内取多个标本送培养并确定药敏结果；如果怀疑感染，应在术中行冰冻切片检查。

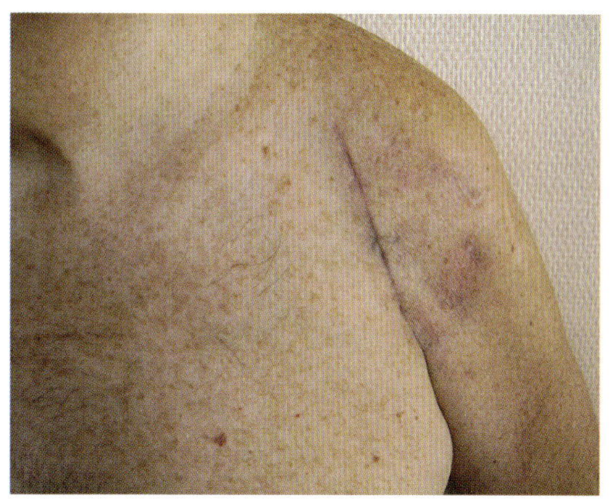
图 62-2　左肩关节上的瘢痕显示标准操作时的经三角肌胸大肌入路

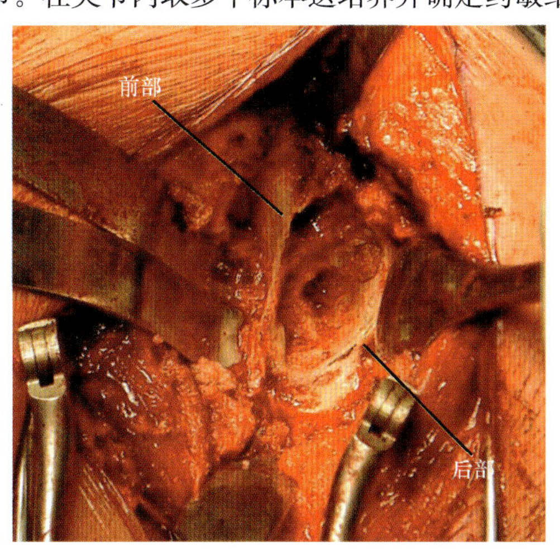

图 62-3　关节盂拱顶的前部和后部

行关节盂假体翻修为了充分显露，有时也需要行肱骨翻修。如果先前置入的肱骨干假体为标准型号的，应将肱骨头和肱骨干分开行翻修术。如果必须移除肱骨干假体把，可以轻易地将三角肌胸大肌入路延长为前外侧入路以显露肱骨，如果需要的话，可以行肱骨切骨术以拔除肱骨干和（或）去除骨水泥。

确认关节盂拱顶的前部和后部十分关键（图 62-3）。一旦骨性关节盂被定位，可以在关节盂前方和后方放置轮状牵开器，便于更好地显露关节盂。将 Hohmann 牵开器置于关节盂的下部和上部。当显露充分后，可以轻易地移除松动的关节盂置入物。小心地清除残留的骨水泥，尽可能保留骨组织。对应用金属背置入物的患者，应清除所有金属碎屑和金属沉积病变。

评估关节盂剩余的骨量十分重要。需要注意关节盂前、后壁（如果显露的话）的厚度以明确是否包含了缺损部分（图 62-4）。

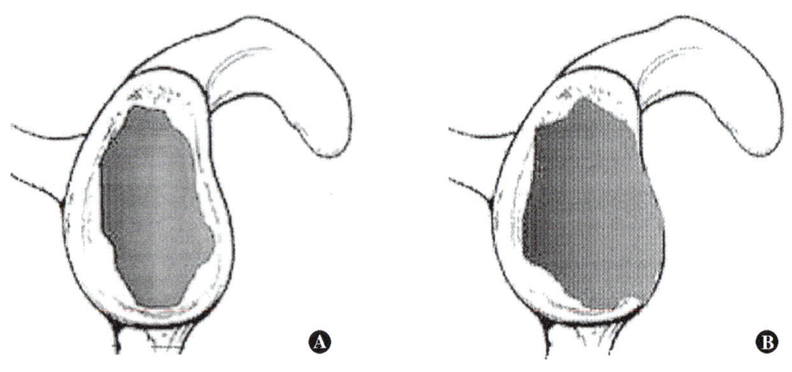

图 62-4　A. 包容性（空洞型）。B. 非包容性关节盂缺损

（二）必需的器械、设备和内固定植入物

需要准备肩关节切开手术的标准器械。如果确要移除骨水泥覆盖的肱骨干假体，则需要特殊的器械，包括 Westmoreland 骨刀以及力学和（或）超声骨水泥清除设备。如果在不去除肱骨干假体的情况下行翻修术，可以在原始的肱骨头置入物损坏时，用新型肱骨头假体做置换。另外，由于手术过程中可能需要行肱骨截骨或出现肱骨骨折，在行翻修手术时需应用长柄肱骨假体假体，并应用钢丝或钢缆行环扎固定。如果准备行自体骨移植，应准备好髂嵴区域并铺巾备用。

（三）手术操作

应小心移除松动的关节盂假体以保护剩余的关节盂骨质，最根本的目标是最大程度地保留关节盂的骨量。接着用细骨刀在关节盂骨质和关节盂假体的接触面活动松动的关节盂置入物。移除置入物后，再用小刮匙清除残存的骨水泥。一旦去除了置入物和骨水泥碎屑，就可以评估剩余关节盂的骨缺损。定位并确定关节盂骨缺损的范围是制定手术计划的关键。

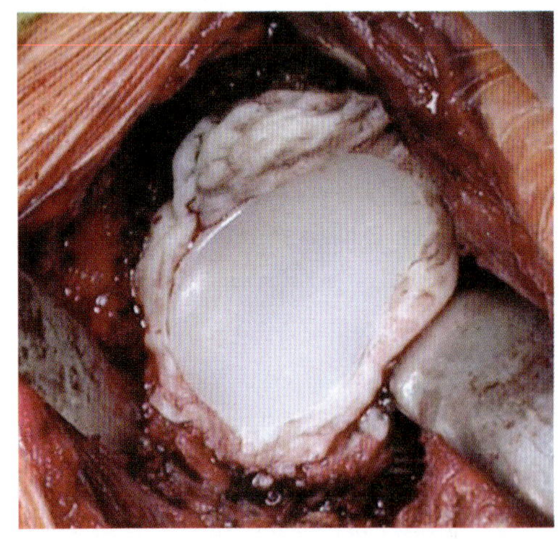

图 62-5　用骨水泥填充中央的空腔缺损，再插入关节盂假体

1. 包含性骨缺损　当呈现的是包含性（空洞）骨缺损时，选择包括：①骨水泥添加物和聚乙烯关节盂假体置入物；②以松质骨或皮质松质骨行嵌入式骨移植；③一期或二期手术行嵌入骨移植或关节盂假体置入。

对于第一种选择，应用骨水泥填充在包含性骨缺损内再置入新的关节盂假体（图 62-5）；对于第二种选择应用松质骨或皮质松质骨填充缺损。当应用松质骨时(自体或异体)时,将它紧压在缺损处,并面向假体头(图 62-6)。当应用皮质松质骨(自体或异体三面皮质骨髂嵴时,将移植物紧压在关节盂拱顶并使皮质骨表面面向假体头。其余的松质骨移植物用来填充残留的空隙。

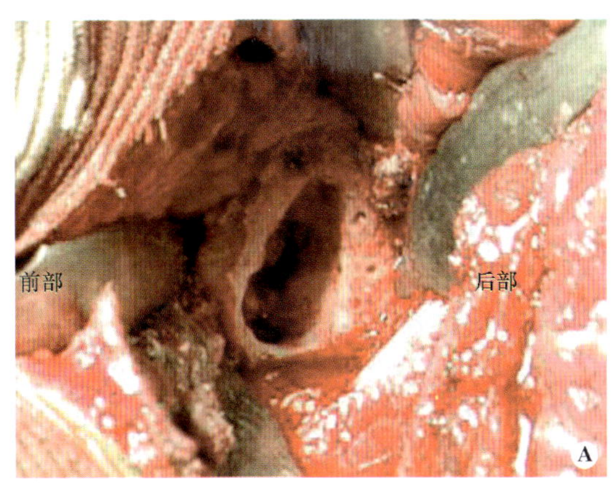

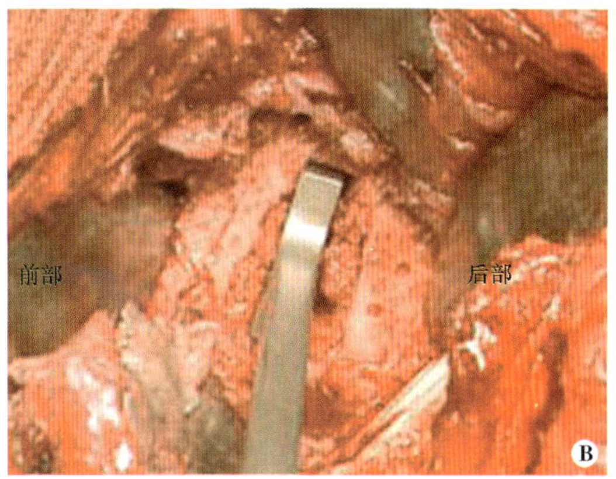

图 62-6　在插入关节盂假体前,用紧密压紧的松质骨填充空腔缺损

在第三种选择的一期手术中,需用骨填充缺损,并置入新的关节盂假体。如果准备插入骨水泥型假体,必须仔细地准备骨组织。注意扩张、准备好置入龙骨和钉栓的孔。当选用髂嵴皮质松质骨作为移植骨时,可在原位应用扩髓器帮助操作(例如,在从髂嵴取移植骨时应用扩髓器(图 62-7)。接着置入骨水泥型假体假体。如果关节盂置入物初始的稳定性不够,可以考虑应用非骨水泥型关节盂。可以用螺钉穿过移植骨,将非骨水泥型关节盂假体固定在患者自己的关节盂(喙突基底部、肩胛骨腋缘柱)上。

在二期手术过程中,以相似的方式行关节盂骨移植,但关节盂置入应推迟 3～6 个月。得到修复的关节盂骨质可以使假体假体置入在接近正常的条件下进行。

2. 非包容性缺损　如果呈现的是非包容性缺损[前壁和(或)后壁],选择包括结构性的骨移植和关节盂假体的置入。行结构性的骨移植,需要大块的三面皮质骨移植来恢复骨量,同时需要皮质骨移植。将结构性的移植物塑形以适应缺损,在用 3.5mm 的内固定螺钉将它固定在患者自身的关节盂前,先用 Kirschner 钢丝将它暂时固定(图 62-8)。对于后壁缺损的病例,要充分显露可能是十分困难的。经过皮肤穿过三角肌后部,可以从后向前插入螺钉,这一操作可以在标准的关节镜套管帮助下进行。可以考虑使用骨水泥型关节盂假体置入物,但这可能需要冒一定风险,因为非包容性的缺损缺少基本的骨质稳定性。如果行一期翻修,建议使用非骨水泥型金属背关节盂假体,其底板可作为一个固定板,以保证移植物固定在患者本身的关节盂上。

3. 其他治疗方法　对于一些特殊患者,可以考虑其他的一些方式。对于一些对功能要求极低的患者,或骨量严重缺失而无法行骨移植的患者,可以仅去除松动的关节盂假体并行关节清创。与不可修复的肩袖撕裂相关的关节盂松动的患者,可以考虑应用反式假体行翻修术。翻修术可以一期或分二期进行。当同时进行骨移植时,非骨水泥形关节盂假体可以将移植物固定在患者自身的关节盂上(图 62-9)。

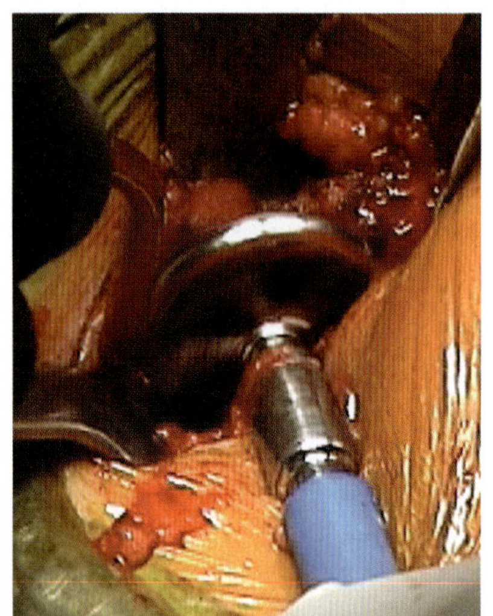

图 62-7 当取髂嵴骨质作为移植骨时，可在原位应用扩髓器帮助取骨

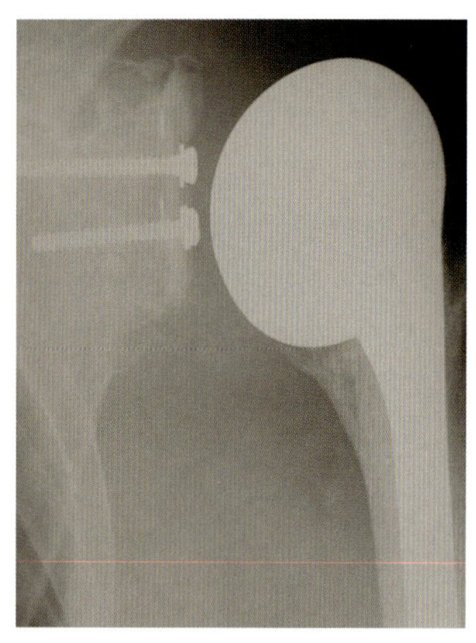

图 62-8 前后位 X 线片显示在插入关节盂假体前，用两枚 3.5mm 螺钉将重建移植物内固定

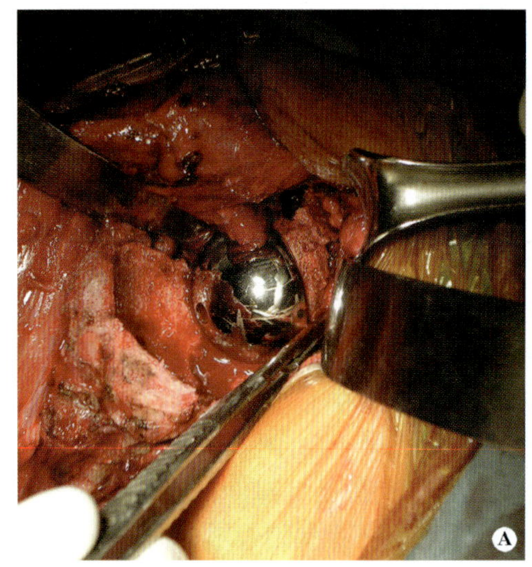

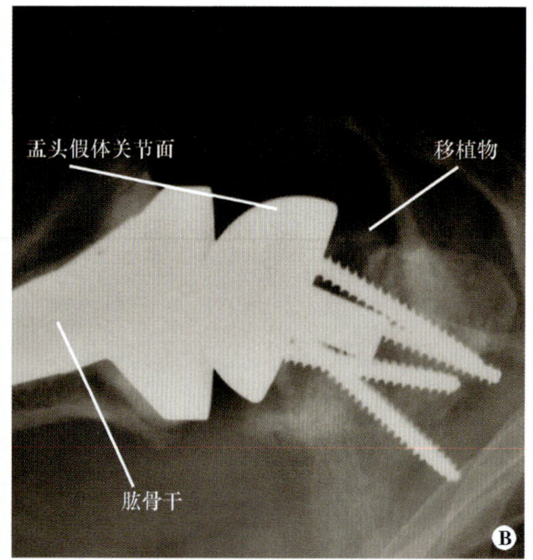

图 62-9 A. 插入三层皮质骨移植物来支撑反式假体的肩盂假体面。B. 前后位 X 线片显示外展位时移植物被底板上的螺钉固定

对于与感染相关的关节盂患者，可以考虑关节切除成型术，并去除所有的假体与植入物。后续的翻修手术依赖于根除感染成功和骨质丢失的程度。

(四) 切口闭合

除了应用反式假体的患者，必须闭合肩胛下肌以保证假体的稳定和术后良好的功能。应用经骨的不可吸收的编织线，将肩胛下肌重新附着于小粗隆上，并以腱到腱的缝合加固。越过肩胛下肌置入一根引流管，并用生物可吸收缝线关闭三角肌胸大肌间隙。接着缝合皮下组织和皮肤，用伤口敷料敷盖切口区域加以保护。

六、术后治疗

术后 6 周上肢应置于标准的内旋位悬吊，这样可以保护肩胛下肌肌腱和(或)骨移植物。术后第一天即可开始行上肢钟摆练习和轻柔的被动运动。为了使肩胛下肌肌腱愈合，术后 6 周之内应避免行超过中立位的外旋活动。在被动活动范围恢复前(2～3 周)，不应行主动活动练习。术后不应行力量练习。

七、避免失误和手术并发症

与初次的全肩关节置换术相比，关节盂假体松动行翻修术的术后并发症发生率更高。肩胛下肌愈合不良会导致前部的假体不稳定。通过对小结节部分行截骨术来提升肌腱的位置，可以增加愈合率，但笔者对这一方法的经验还很有限。

操作成功与否与关节盂剩余骨量和肩袖的状况密切相关。术前应用 CT 关节造影进行仔细评估可以帮助作者预先判断采用何种手术方式(关节盂骨移植、反式假体)。可能会出现低度感染，应在术前对感染进行血液学(如白细胞计数、红细胞沉降率、C-反应蛋白)及骨扫描(镓或铟扫描)方面的评估。

翻修术治疗关节盂假体松动术后并发症发生率范围为 11%～25%。翻修术后的持续疼痛可能与关节盂假体松动、肩袖缺损、骨移植物吸收或缺失、假体不稳定等因素相关。另外，操作步骤较多增加了肩关节感染的风险。这一状况通常要求将假体取出，并且妨碍了后续的假体再置入过程。行关节切除成形术会引起主动上举动作受限及严重的功能缺失，其最终的结果较差。

(石　磊　纪　泉译)

参考文献

Antuna SA, Sperling JW, Cofield RH, Rowland CM: Glenoid revision surgery after total shoulder arthroplasty. *J Shoulder Elbow Surg* 2001;10:217-224.

Hawkins RJ, Greis PE, Bonutti PM: Treatment of symptomatic glenoid loosening following unconstrained shoulder arthroplasty. *Orthopedics* 1999;22:229-234.

Neyton L, Sirveaux F, Roche O, Molé D, Boileau P, Walch G: Results of revision surgery for glenoid loosening: A multicentric series of 37 shoulder prostheses. *Rev Chir Orthop Reparatrice Appar Mot* 2004;90:111-121.

Rodosky MW, Bigliani LU: Surgical treatment of nonconstrained glenoid component failure. *Oper Tech Orthop* 1994;4:226-236.

第 63 章　肱骨端假体松动的翻修术

Anthony A.Romeo,MD R.Alexander Creighton,MD Andreas H.Gomoll,MD

一、适 应 证

如果适应证选择恰当,全肩关节置换术(TSA)是一个效果非常好的手术。在美国,每年有超过 20 000 例患者接受 TSA,而且这一数量还在稳步上升。基础医学和临床研究的成果也使得 TSA 在不断地发展。这一手术仍把缓解疼痛、改善日常活动功能作为主要的治疗目的,但还是缺少对该手术的远期疗效随访。随着接受这一手术病例数的不断增加,潜在的翻修病例数量也在增加。其假体保存率 5 年内为 88%～97%,10 年内为 71%～88%。翻修手术的目的和初次全关节置换术的相似,但其成功率大约为 60%,在手术之前,需要和患者进行深入的沟通,旨在使他们对手术有较为明确的认识,从而调整其期望值。

造成 TSA 手术失败的因素多种多样,包括僵硬、疼痛、不稳定、假体位置不良、高分子聚乙烯材料磨损、异位骨化、神经损伤、感染、骨折以及假体松动。笔者常常能够注意到松动,这是因为关节盂骨水泥透光带很常见,文献报道由此造成的翻修率为 22%～95%。然而,其最终的临床重要性仍有争议。肱骨假体松动的定义是:X 线片上出现了完全的透光带或者确实存在假体的沉降,这一情况发生的概率为 5%,其中大部分患者没有主观症状。临床上因为症状性肱骨松动需要翻修的患者不足 2%,但实际的数目却不少,其原因是感染、聚乙烯磨损处的骨质溶解或者假体位置不良及剥落。创伤后的假体周围骨折同样可以引起假体松动,但并不常见,更常见的是肱骨方面的问题。假体周围骨折的危险因素包括高龄、骨量减少或骨质下降以及类风湿关节炎。假体周围骨折的分型是基于部位和置入物的稳定性(表 63-1)。B2 亚型和 B3 亚型定义为置入物稳定性稍差以及非常不稳定,因此,常常需要行翻修手术。

表 63-1　假体周围肱骨骨折的 Worland 分型

分型	描述	治疗
A 型	结节部骨折	非手术治疗或 ORIF
B 型	骨干骨折	
B1	稳定型骨干骨折,螺旋形骨折	非手术治疗或 ORIF
B2	稳定型骨干骨折,缩短斜型骨折	长骨干翻修
B3	不稳定型骨折	长骨干翻修
C 型	远端累及肱骨干的骨折	非手术治疗或 ORIF

注:ORIF,切开复位内固定。

二、禁 忌 证

翻修手术的禁忌证和初次手术的类似,包括活动性或近期的感染、缺乏软组织支持、骨量不足、肌肉组织功能不全，以及有很高风险的其他伴随疾病导致不良预后。如果排除了创伤和相关性技术因素，肱骨假体的松动极少发生，必须进行仔细术前检查，包括血常规、血沉、C-反应蛋白以及铟元素标记的骨扫描。

对于存在感染的患者来说，建议分期行翻修手术。第一步包括移除假体、骨水泥以及水泥栓子，然后放入抗生素浸润的骨水泥间隔物。经过适当的抗感染治疗、全面的影像学以及实验室检查排除了持续感染以后，再行二期操作。二期手术包括重复清创、术中培养以及重新放置假体。

三、其他治疗方法

对于关节置换翻修术来说，可供选择的非手术方法对疼痛的治疗效果是有限的。外科的方法包括关节切除成形术和肩关节融合术。关节切除成形术的结果往往不可预测，通常疼痛不能完全缓解，并且上肢外展小于 60°以及持续性无力等功能障碍。行关节融合术的机会很少，仅限于治疗三角肌和肩袖麻痹造成的连枷肩、严重感染不能行假体置入、难治性的不稳定以及多次失败的重建手术。在前次 TSA 失败的前提下，肩关节成形术常常需要采用同种异体骨移植，且常常合并极高的骨不连率以及明显的移植骨吸收。

关节切除成形术以及肩关节融合术在很大程度上已经被先进的技术所取代，这些技术可以根除感染并且进行骨量的重建。通过临时置入抗生素浸透的骨水泥间隔物（图 63-1）的分期翻修术，联合长时间的静脉抗生素治疗，可以对致病微生物进行可预计的治疗。髂骨骨移植以及同种异体皮质骨条移植可以加强肱骨和关节盂骨量重建。这样，只要没有骨量严重缺失，都可以再次行假体置入术。

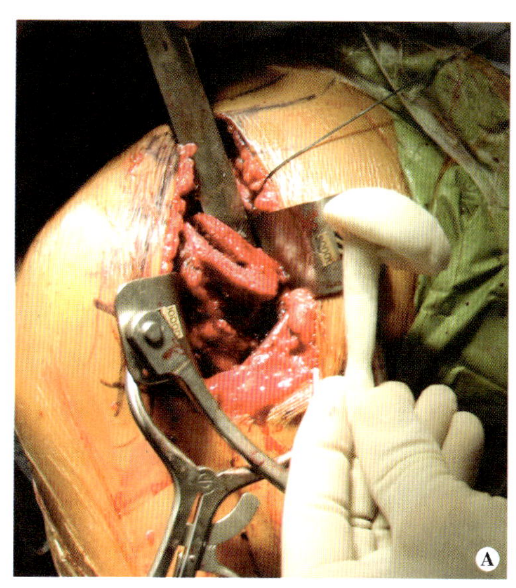

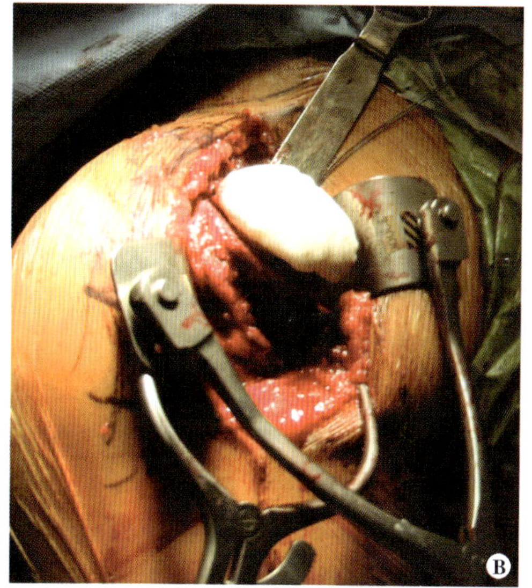

图 63-1　A. 通过用手塑形抗生素浸透的骨水泥间隔物成形术来治疗感染的肩关节。B. 将骨水泥间隔物插入肱骨内

四、结　　果

肱骨假体松动的翻修术的主要指征是缓解疼痛以及使得关节能够适应患者日常活动的需要。笔者对特殊的孤立的肱骨翻修的研究尚无更多资料；有些学者报道了他们对关节盂松动的治疗经验，不过最近的一项有关肩关节成形术翻修的研究纳入了一个包含 8 例单纯的肱骨干翻修亚组分析。其中，5 例患者在平均随访 6 年之后仍旧保持良好的功能。总体来看，在接受肩关节翻修术的患者当中只有 60%能够获得满意的疗效。

五、手术方法

一例成功的肩关节翻修术需要良好的手术视野以便移除置入物，彻底清理肱骨通道内的碎屑和的骨水泥，在再次置入假体时正确定位的肱骨的标记，使置入物获得合适的方向和高度。为了使关节盂更好地暴露，任何与关节盂相关的问题应当在旧置入物去除之后和重新置入肱骨假体以前加以解决。

(一) 体位和显露

在肩关节翻修术中不能过分夸大显露的重要性。除了极少数例外的情况，全肩关节置换术需要通过标准的三角肌胸大肌入路进行。由于先前存在的切口、菲薄的软组织和瘢痕会使组织层次变得模糊不清，翻修手术中的显露常常比较复杂。尽管不如下肢手术那么重要，但如果条件允许，还是应利用前次手术的切口，这将有助于在前次的手术边缘扩大切口，从前次术区之外确定软组织层次，然后沿着这一解剖层次重新回到前次手术的显露区域。

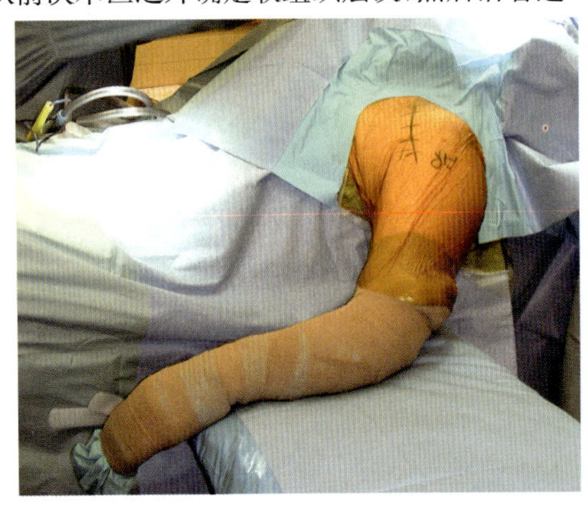

图 63-2　患者采用沙滩椅体位，手臂自由悬吊并置于 Mayo 架上

在合适的麻醉下（通常是全身麻醉联合区域阻滞），患者采用沙滩椅体位，在所有骨骼突出区和神经压迫区衬以合适的软垫。将铺巾后的手臂置于自由位，这样可以在假体处于前脱位时将手臂伸展，可以将手臂置于 Mayo 立架上，这样能在最大程度上减少助手的工作（图 63-2）。

笔者偏好选择三角肌胸大肌切口，从喙突内上方延伸到腋褶皱水平，至三角肌的交界处。如果有可能，笔者通常会标记并利用原有的手术切口。应当将全层的皮片掀开，这样易于显露同时降低手术中皮肤的张力。由于前次手术瘢痕的影响，三角肌和胸大肌的间隙常常难以辨认。此外，头静脉经常无法显露也增加了定位的困难。将切口向近侧或远侧方向延伸后就能从未受到上次手术影响的组织平面开始解剖，这样的入路使切口能够重回本次手术区域。

一旦上述的间隙得到了分离，三角肌和胸大肌就会分别向外侧和内侧回缩，喙突和关节韧带便会显露出来，它们也会向内侧回缩。如果能看到位于肩胛下肌下缘的肱骨旋前血管，应予以结扎。为了在随后的脱位步骤中增加肱骨的活动度，应当用骨膜起子或锐性分离的方式去除三角肌下的粘连，向上至胸大肌附着的 50%处；若需行较为广泛的松解，应当在关闭切口的时候予以修复。如果需要在直视下看到肱骨进行截骨术或是修复骨缺损，那么三角肌胸大肌切口就可以拓展为经前侧方入路直抵肱骨。在远端，二头肌向内侧方向移动，然后劈开肱肌以保护内侧的桡神经。

下一步是评估外旋功能。如果外旋的角度已经大于 20°，笔者将肩胛下肌肌腱在止点内侧 1cm 处切断，存留的软组织包括截骨术时在肱骨颈边缘的缝线供修复时使用。如果外旋的角度小于 20°，笔者就锐性切开连于肱骨止点部的肌腱以增加其长度。留置若干条标记缝线，不但有利于松解，还可用于之后对肩胛下肌肌腱的修复。

（二）必需的器械、设备和内固定植入物

复习前次的手术记录十分重要，可以帮助确定所要移除的假体的制造商、类型和大小，这样能够选用合适的牵开器。术前行前后位及腋位 X 线检查来预测置入物的直径和最大长度(图 63-3)。

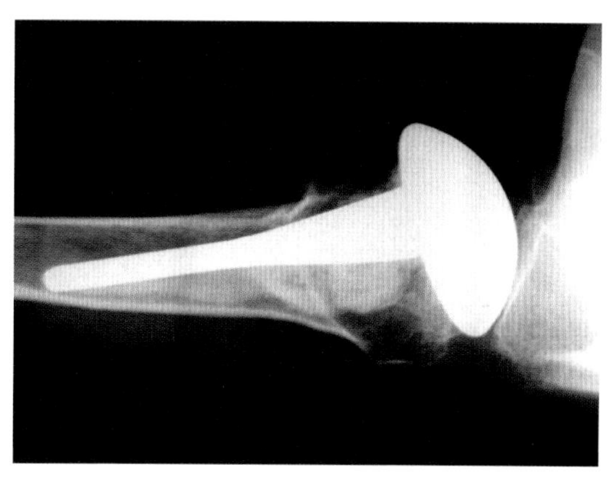

图 63-3　腋位 X 线片示治疗近端肱骨骨折的半肩关节成形术的失败病例。注意假体假体位置不良并且尺寸偏小

术前拍摄对侧肱骨的 X 线平片有助于评估整个肱骨形态和可能存在的骨缺损，并帮助估计肱骨头的尺寸。不过，病变侧肱骨头的后倾角和偏心矩可能会和对侧有很大的不同。

近侧的骨丢失常常需要采用长柄的假体，如预先未通知假体提供者进行制作，通常来说没有非常合适的假体。对所有的 TSA 和翻修术，笔者通常选用 Fukuda、Gelpi、Hohmann、Darrah 和 Kolbel 的牵开器。手术中去除骨水泥的装置也必不可少，包括各式各样的骨刀和刮匙用来去除骨水泥壳和纤维膜。超声骨水泥去除器械对清除远端的骨水泥塞有较大帮助。有时需要应用皮质支持性移植骨和环扎导丝来固定骨缺损部位，修复因行截骨术去除假体而造成的缺损。顺手的器械和移植物也必须准备好，目的在于对付潜在的关节盂异常。

（三）手术操作

在肩胛骨下肌松解以后，需要彻底地松解盂肱关节关节囊，注意保护腋神经，因为它的位置在翻修手术中是难以预料的。使患者手臂内收和外旋，将 Fukuda 牵开器放置在关节内以保持关节囊前下方的张力，这样在切离其肱骨上的起点时会较为容易。与此同时，把腋神经移至肩胛下肌的下缘，并要在手术的操作过程中多次确定其位置，避免损伤。

接下来要确定在肩胛下肌和关节囊前方之间的软组织平面，并且在松解关节盂边缘下方的关节囊前锐性分离这一平面，然后在外旋和外展位下使肱骨前脱位。可以通

过骨刀或其他特殊器械来去除肱骨头，通常取出明显松动的肱骨假体并不困难。通过对假体颈部周围的软组织和骨水泥进行彻底清创，用窄的可弯曲的骨刀来破坏骨-骨水泥-假体界面(图 63-4A)，或沿着前方肱骨干行线性截骨术，都有助于去除固定的假体。截骨术可采用锯，而笔者惯用骨刀(图 63-4B)去除假体，分离皮质及骨水泥壳。以特殊骨刀轻柔地行楔形劈开截骨术，解离骨-骨水泥-假体间的连接(图 63-4C)。然后，把击骨器放置在假体领的下方，用锤子在适当的力度下沿着向上的方向击出肱骨上方的假体(图 63-4D)。也可采取其他的方式，假体可以通过特制的假体取出器和锤子予以取出(图 63-4E)。

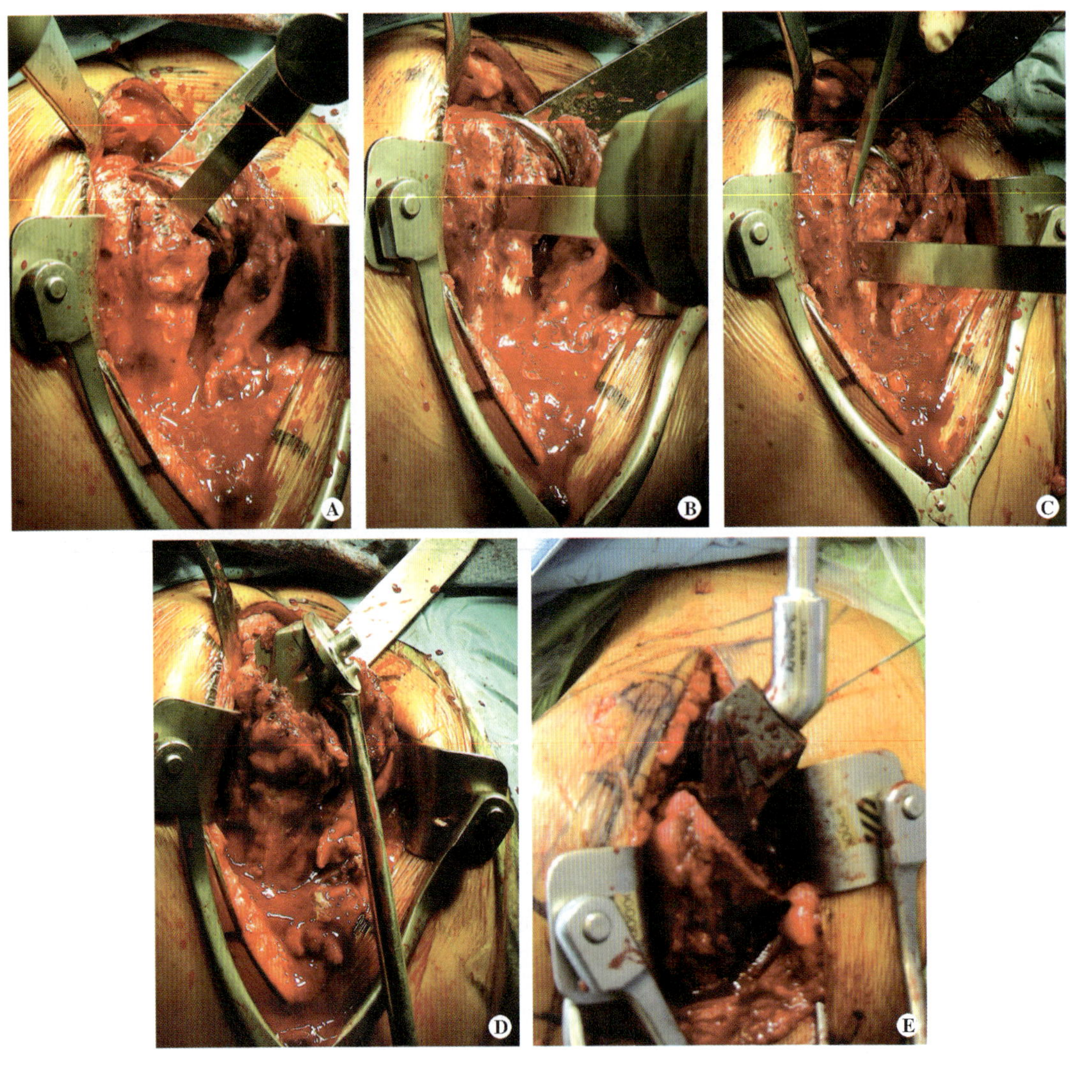

图 63-4 A. 用一把可弯性的骨刀来破坏近端的接触面。B. 用骨刀或锯行前方肱骨干截骨术。C. 行楔形切骨，分离骨-骨水泥-假体间的连接。D. 用击骨器取出假体柄。E. 也可以通过特制的假体取出装置取出肱骨假体

在肱骨假体取出之后，应仔细地对管腔进行检查。可采用特别设计骨刀和超声刀设备移除所有残留的骨水泥，避免肱骨皮质的穿孔。此时应当逐步扩钻肱骨的远端，旨在准备放置更长的肱骨假体。X 线引导可以帮助确保扩钻中保持在同心位置，然而大部分情况下笔者仍愿在扩展的手术野下进行直视操作。骨缺损或穿孔可以通过松质骨和皮质骨移植进行修补。

置入简易的假体模具，用来评估假体的稳定性和软组织张力。笔者倾向于肱骨头假体在关节盂内能自然复位并有大约 50％的向后平移，当上肢外展做 45°的外旋和 60°的内旋，保持患者肱盂关节的稳定。过分的松弛或紧张可用改变肱骨头假体的偏小矩、直径的方法，对软组织的松解或紧缩也可能同样有效。在模具假体移除之后，笔者沿着肱骨颈前方的骨通道穿入 4～5 个条不可吸收缝线，以便过后修复肩胛下肌。

应根据骨骼质量、皮质缺损或应力的情况以及可能的肱骨畸形选择合适的假体。作者倾向于采用近侧多孔涂层假体，其远端长度跨越假体周围骨折处、截骨处或至少超过原假体尖端顶端皮质直径的 2 倍以上。采用非骨水泥假体的禁忌证包括严重的骨量减少和近端广泛的骨丢失，这种情况会损害到近端多孔涂层柄的固定。近端肱骨的正常解剖结构偶尔可能被既往的骨折或手术破坏，这可能会给放置非骨水泥假体增加难度，主要表现在放置的高度和方向方面。对于这类病例，笔者选择尺寸稍小的假体，并采用骨水泥加以连接，这样在不依赖骨性解剖的情况下就能很容易地控制假体位置。如果应用骨水泥，在手术中会运用脉冲的冲洗方式来清除骨通道内的陈旧性积血和软组织，然后放置浸润有肾上腺素的海绵纱布以减少骨性出血。接下来，用其他的海绵纱布将骨通道擦干，再用带有长喷嘴的肱骨骨水泥枪从远端到近端导入骨水泥。

必须避免骨水泥通过骨皮质缺损区大量的外渗，因为有报道指出外渗骨水泥在反应过程中所产生的热量会造成桡神经麻痹。在导入骨水泥并应用环扎导丝（图 63-5）和皮质骨条移植物之前，应当修复实际存在的皮质骨缺损或是肱骨干截骨术造成的缺损。环扎导丝应当从外侧向内侧穿过，这样可以最大程度地减少桡神经损伤或被包埋的几率。最后应拍摄平片确认假体的位置是否合适，同时排除术中的骨折。

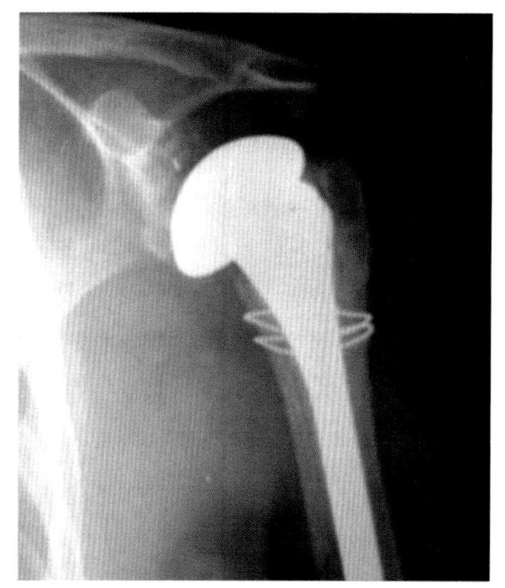

图 63-5　前后位 X 线片显示在行肱骨干截骨术后使用环扎导丝固定

（四）切口闭合

应当充分地冲洗手术区域。用先前已在骨通道内放置好的缝线修复肩胛下肌，仔细地将肌腱恢复到在肱骨颈上原有的高度。然后，采用较粗的不可吸收缝线将肌腱的残端缝合到小粗隆上。6～8 针的缝合方式是典型的修复方法。之后，关闭冈上肌和肩胛下肌间的肩袖间隙，应当避免使外旋活动受限。笔者常常为行 TSA 翻修术的患者放置中号的 hemovac 引流管。以生物可吸收缝线将三角肌胸大肌间隙松松地对合以减少死腔。然后关闭真皮层，再通过连续缝合或用皮钉缝合皮肤。在手术最后放置吊带和绷带固定。

六、术后治疗

如果术中完整修复了肩胛下肌腱，那么从术后第一天就可以在安全的活动范围内开始康复性训练。上举、外旋(决定于肩胛下肌的修复情况，常规为20°～40°)、内旋，体前交叉内收，增强握力训练、肘部运动、等长外旋，以及三角肌前、中、后的等长收缩训练都可以开始进行。患者应当在住院期间和出院后坚持进行康复训练，每天至少3次。术后住院一般为1～2天，主要是处理疼痛、抗炎治疗以及体疗的指导。术后10～14天拆线，主要取决于软组织的情况。

术后6周内，除了抗阻力的内旋和伸展动作外，应鼓励患者进行各个平面的被动和有辅助的主动活动练习。术后第6周可以除去起保护作用的吊带，体疗能够提高关节活动的范围和力量。通常恢复时间一般要持续4～6个月，但实际上术后1年内都能继续改善肌肉力量和功能。

七、避免失误和手术并发症

外科医师应当熟悉肩部和上臂可延长的前方入路，以适应各种植入物或固定的选择。应强调制订合理的术前计划和与患者进行深入沟通交代手术利弊、康复训练和不宜过高期望的重要性。TSA翻修术的成功率大约为60%，旨在减轻疼痛以及恢复日常生活所需的功能，并需要认真考虑与处理好患者的期望。置入假体的TSA翻修术后的并发症发生率较初次TSA手术稍高，这主要是因为软组织完整性存在潜在性破坏，同时合并有骨缺损以及神经血管结构的解剖学改变。

常见的术中问题包括去除不熟悉假体的困难，去除骨水泥的过程中出现肱骨穿孔、骨折以及骨水泥不能完全被清除。偶尔会遇到先前的手术记录丢失，在透视下无法确定假体的情况。如果缺少合适的移除假体所用的特殊器械，将会导致假体无法顺利取出。这时候笔者通常采用肱骨干截骨术，利用各式各样的骨凿和抓持器取出置入物。

在应用超声刀骨水泥移除器或钻头来清除骨水泥的过程中，经常发生肱骨干的穿孔。在清除骨水泥和肱骨远端扩髓时保持警觉是十分重要的，这样可以确定并定位任何潜在的穿孔，这些穿孔常常发生在后方和侧方。较大的缺损应当以同种异体移植骨条和环扎钢丝进行修补，然而较小的缺损应当在填充骨水泥时加以监察，在骨水泥凝固之前将多余的骨水泥清除掉。

如果在TSA翻修术中采用非骨水泥型假体的话，那么将以前的骨水泥完全去除是极其重要的。近端的骨水泥采用刮匙或是特制的骨水泥去除器通常可将骨水泥几乎完全清除出去。使用钻、倒钩或是超声设备常常能够去除大量远端骨水泥填充物和(或)栓子。或者可以在剩余骨水泥所对应的骨皮质上开窗，清除骨水泥可以较为方便，但是随后需要用环扎导丝和骨移植物修复骨皮质。如果应用骨水泥型假体行翻修手术，若残留的骨水泥套仍旧牢固，那么可选一个型号稍小的假体干用骨水泥固定在先前的套中，这样可以避免骨量减少的肱骨干出现不稳定。

(石磊 纪泉 译)

参 考 文 献

Brems JJ: Complications of shoulder arthroplasty: Infections, instability, and loosening. *Instr Course Lect* 2002;51:29-39.

Carroll RM, Izquierdo R, Vazquez M, Blaine TA, Levine WN, Bigliani LU: Conversion of painful hemiarthroplasty to total shoulder arthroplasty: Long term results. *J Shoulder Elbow Surg* 2004;13:599-603.

Dines JS, Fealy S, Strauss EJ, et al: Outcomes analysis of revision total shoulder replacement. *J Bone Joint Surg Am* 2006;88:1494-1500.

Hasan SS, Leith JM, Campbell B, Kapil R, Smith KL, Matsen FA III: Characteristics of unsatisfactory shoulder arthroplasties. *J Shoulder Elbow Surg* 2002;11:431-441.

Kumar S, Sperling JW, Haidukewych GH, Cofield RH: Periprosthetic humeral fractures after shoulder arthroplasty. *J Bone Joint Surg Am* 2004;86:680-689.

Pearl ML, Romeo AA, Wirth MA, Yamaguchi K, Nicholson GP, Creighton RA: Decision making in contemporary shoulder arthroplasty. *Instr Course Lect* 2005;54:69-85.

Petersen SA, Hawkins RJ: Revision of failed total shoulder arthroplasty. *Orthop Clin North Am* 1998;29:519-533.

Seitz WH Jr, Damacen H: Staged exchange arthroplasty for shoulder sepsis. *J Arthroplasty* 2002;17:36-40.

Sperling JW, Cofield RH: Humeral windows in revision shoulder arthroplasty. *J Shoulder Elbow Surg* 2005;14:258-263.

Sperling JW, Cofield RH, O'Driscoll SW, Torchia ME, Rowland CM: Radiographic assessment of ingrowth total shoulder arthroplasty. *J Shoulder Elbow Surg* 2000;9:507-513.

Wirth MA, Rockwood CA Jr: Complications of shoulder arthroplasty. *Clin Orthop Relat Res* 1994;307:47-69.

Worland RL, Kim DY, Arredondo J: Periprosthetic humeral fractures: Management and classification. *J Shoulder Elbow Surg* 1999;8:590-594.

第64章　全肩置换术后感染的处理：二期翻修术

Lynn A.Crosby,MD

一、适　应　证

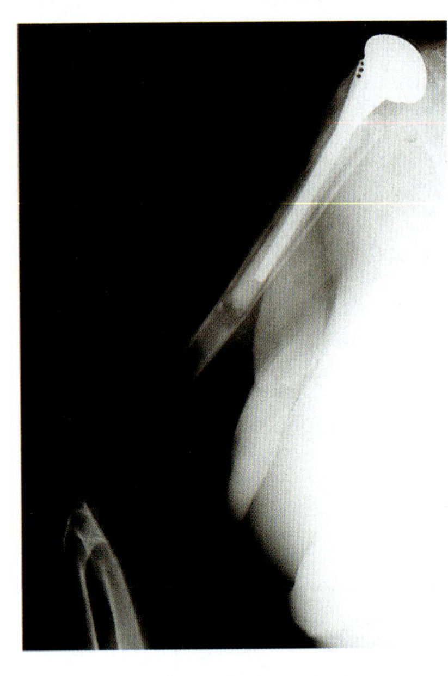

图 64-1　由感染继发的假体假体松动会在肱骨近端出现骨质吸收，在骨水泥壳周围出现放射性透亮带

感染一直是全肩关节置换术最具破坏性的一种并发症，据报道在常规的全肩关节置换术中，其发生率为0～4%，在翻修和半限制性假体中这一比例会上升至15%。最常见的体征及症状是疼痛、红斑和(或)有引流液。X线检查通常能够提示松动的迹象。当患者行全肩关节置换术后出现持续疼痛，应高度怀疑发生感染的可能性。

一开始即应行标准的X线检查和实验室检查来确定假体周围的感染。后者应包括红细胞沉降率、C-反应蛋白、白细胞计数，如果可能，还应查血浆白细胞介素-6水平。前后位和侧位X线检查可以显示出骨水泥壳或非骨水泥性假体周围的放射性透亮带。如果一个或两个假体周围出现了超过1mm的放射性透亮带，则基本上可以定义为假体松动(图64-1)。骨扫描检查可能会有帮助，但很难解释无菌性松动。建议做一种放射性核素标记的三相白细胞骨扫描检查，增加其敏感性。在应用抗生素前，应取术前和围手术期关节引流液及手术组织标本来帮助确定致病菌。

关于二期再置入手术方法的结果已经有很多报道。在一期手术中，将假体移除，广泛冲洗所有感染的组织并行清创，再置入一个临时性的关节抗生素间隔物。美国食品和药品管理局近期批准了抗生素假体置入的应用，并且现在这种假体已经面市(图64-2)。临时性的抗生素涂层假体可在术中制作，并且根据病例具体情况在术者的慎重考虑下应用。二期翻修关节成形术需应用抗生素浸透过的骨水泥，但这一过程要在实验室检查确定血沉、C-反应蛋白

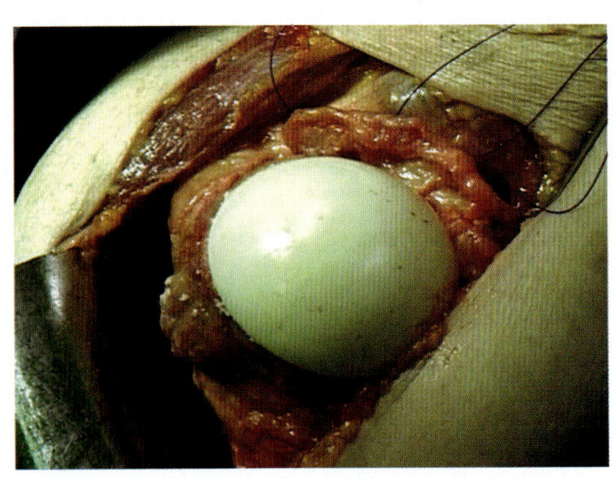

图 64-2　已经面市生产的用来治疗肩关节成形术后深部感染的抗生素植入假体

和白细胞介素-6 水平恢复正常后进行。

二、禁　忌　证

患者一般状况差而无法接受全身麻醉是行假体移除术治疗原始感染的绝对禁忌证。如果患者已有败血症，那么必须除去菌血症的来源才能控制感染。请内科和传染病专家进行会诊非常关键。需要应用引流及抗生素直至患者可以接受置入物去除手术。

一旦假体、骨水泥残留物和所有无血供失活组织被清除，并将抗生素关节间隔物置入，通常可以很快控制感染。去除关节间隔物后可以在可选择的基础上转而行全肩关节翻修成形术。一些患者为了避免以后的手术可能采取门诊治疗，并选择保留关节抗生素衬垫。但是，这些患者通常对功能要求较低或使身体一般状况较差。

三、其他治疗方法

治疗感染的全肩关节置换，除二期翻修以外的可选择方法适应证十分有限，而在一些特殊的临床状况下也可以采用。但是，只在冲洗和清创后进行一期置换或切除性关节成形术，并没有长期随访的报道。

如果感染是在行全肩关节置换术后 4～6 周内诊断并且致病菌对抗生素高度敏感，那么对保留的假体行广泛的冲洗和清创可能是可以接受的方法。对于这部分患者，建议应用静脉抗生素 4～6 周，并接着口服抗生素 3 个月。在接下来的 2 年里，每 3～6 个月都应行下列实验室检查，包括血沉、C-反应蛋白和白细胞介素-6 水平。

冲洗和清创不应在关节镜下进行，因为并没有发现关节镜灌洗对控制假体周围感染是有效的。对于置入物的急性血源性感染，切开冲洗和清创可作为最开始的治疗方法，但这仅在假体功能良好并且没有 X 线证据证明假体松动的情况下可以采用。

最近有报道指出，采用积极彻底的冲洗和清创，取出假体和骨水泥，然后立即再置入浸抗生素的骨水泥植入假体来治疗感染的全肩关节置换获得了成功。但这一成功很大程度上依赖于术前获得需要的培养及药敏结果。但是，由于从关节囊及骨水泥的接触面取材培养才能获得最高的阳性率培养结果，而通常只有在手术过程中才能做到这一点。如果能够在术前确定致病菌，那么一期置换可以作为一种治疗的选择，从而减少花费以及与翻修相关的潜在的并发症。

切除性关节成形术没有显示出其对于控制感染的有效性，但对于一些对功能要求较低的老年患者，有较重的软组织损害，可以考虑选择这种方法进行治疗。以抗生素浸透过的关节间隔物成形可以永久保留或在较晚时出现疼痛后再进行移除，这是所报道的最好的治疗结果。

四、结　　果

采用二期置换手术可以彻底消除感染，术后功能取决于软组织套（肩袖和三角肌）保存的状况（表 64-1）。

表 64-1 感染后全肩关节成形翻修术的预后

作者(年份)	肩关节数目	操作类型	患者平均年龄(范围)	平均随访时间(范围)	预后
Sperling 等(2001)	32	肩关节切除成形术(21) 清创并保留假体(6) 立即翻修(2) 二期翻修(3)	54 岁 (24～75 岁)	6.5 年 (2.8～13.1 年)	关节切除成形术:28%再发感染 清创并保留假体:50%再发感染 一期翻修:50%再发感染 二期翻修:无再发感染
Seitz 等(2002)	8	二期翻修	62 岁 (28～76 岁)	4.8 年 (3～8 年)	无再发感染 功能提高:8 例 活动及力量受限:8 例
Crosby 等(2004)	14	二期翻修	66 岁 (60～82 岁)	22 个月 (12～40 个月)	无再发感染 ASES 评分由 18 增至 72 VAS 评分由 9 减至 2
Coste 等(2004)	48	第一组:仅用抗生素治疗 第二组:关节切除成形术 第三组:清创并灌洗 第四组:二期翻修 第五组:一期翻修	64 岁 (36～87 岁)	32 个月 (12～96 个月)	再发感染 第一组 60% 第二组 30% 第三组 12% 第四组 0% 第五组 0%

应用抗生素浸透过的关节间隔物成形作为中间步骤进行二期翻修后尚无再次感染的报道。行再置入时,可以做骨活检和组织培养,而大部分研究报告的结果是阴性的。抗生素从间隔物上的洗脱释放可以帮助根治巨大的潜在死腔的感染。在接下来的 2 年里,每 3～6 个月都应重复行实验室检查,以监测感染再发的迹象。

应用视觉模拟疼痛评分(VAS)来评估翻修术后的疼痛缓解情况。据报道,术前的平均评分(在 0～10 的量表中,10 表示最严重的疼痛)为 9。行全肩关节置换翻修术后 2 年,VAS 评分平均为 2。这一评分与静息时疼痛缓解和活动时相一致。

功能的恢复依赖于软组织套的状况。肩袖的完整性、三角肌的力量、患者对进行恢复缺失力量的康复运动的能力和依从性都是获得良好术后功能的关键。大部分患者对他们日常生活行动的能力及疼痛缓解的水平表示满意。有一个问题即感染后行全肩置换翻修术造成的肩袖组织缺失会引起不稳定。近期,应用半限制性肩关节(反式)假体大有希望。但是,使用这种假体的长期随访结果目前尚无报道。

五、手 术 方 法

(一) 体位和显露

取改良的沙滩椅位(抬高大约 30°),铺巾后使整个患侧上肢保持自由(图 64-3)。在所有组织送培养及做药敏试验并获得组织学结果之前,不要应用抗生素。应用延长的三角肌胸大肌皮肤切口,如有必要,应与先前的皮肤切口合并。如果有窦道存在,应予切除。显露三角肌胸大肌间隙,注意保留所有有功能的三角肌,松解皮肤和梁面的胸锁筋膜间粘连。如果间隙瘢痕化严重,并且难以分出,应从不包含瘢痕组织平面的近端或远端开始剥离,然后再向切口的中心进行。松解肩峰下和三角肌下的粘连,应从喙突的基底部松解常有挛缩的喙肱韧带。确认腋神经并在肩胛下肌的下缘触及它。一旦腋神经被确认，必须在操作过程中予以保护并不时地进行重复检查。接着把肩胛下肌从小粗隆上切下并以粗缝线标记。把先前的缝合材料全部清除。切除肩胛下肌下面的关节囊组织，并送培养和组织学检查。从肱骨颈上切除其余的关节囊达到充分的外旋，从而使肱骨头脱位。如果脱位困难，最可能的原因是软组织松解不够充分。在少数病例当中，可能需要从锁骨和肩峰前方使三角肌松解下来。

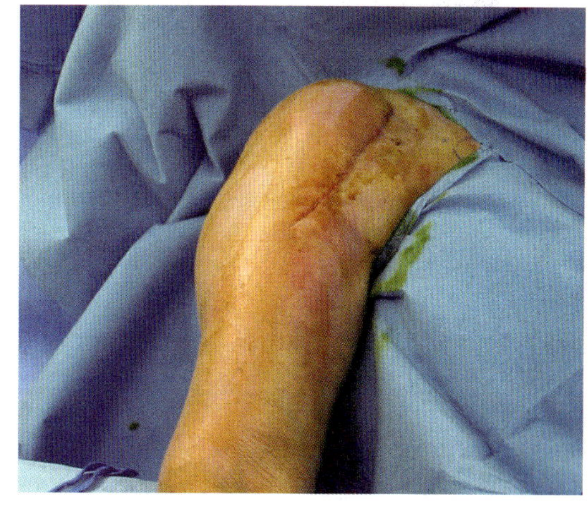

图 64-3　患者采取改良的沙滩椅位，使整个患侧上肢保持自由。可以将胳臂垂置于 Mayo 架上，如果可能的话，采用先前的皮肤切口

（二）必需的器械、设备和内固定植入物

因需清除假体、骨水泥和所有坏死的组织，这一过程必须配备适合的与原关节假体配套的取出器械、超声骨水泥清除器、髋关节翻修成形术设备及高速钻头。如果应用这些设备尚无法去除假体，则必须行扩大的肱骨截骨术。以 2g 万古霉素粉末、1 个小柄假体（通常 6mm×130mm）及 2 袋骨水泥来制作一个临时的抗生素浸润过的关节间隔物。所应用的骨水泥含有强抗菌能力特点。

（三）一期操作过程

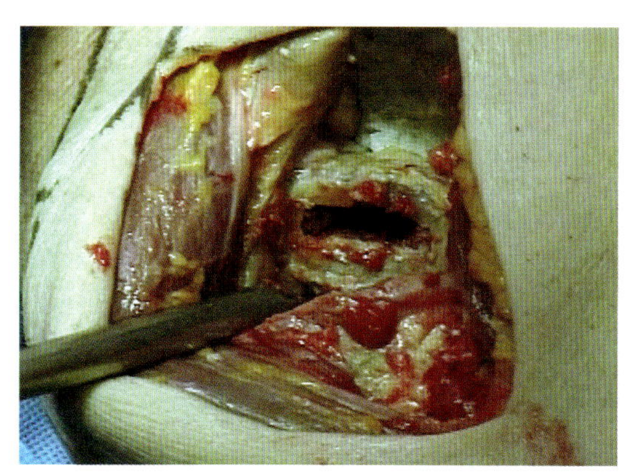

图 64-4　去除置入物以及所有的坏死软组织

应用制造商提供的器械来去除肱骨头部件，使肩关节和关节盂显露出来。但是，如果置入物为单一的整体，必须将整个置入物去除，以使关节盂能够充分显露出来。将肩关节内的所有坏死组织广泛清除（图 64-4）。之后，应用咬骨钳通常可以较容易地去除关节盂假体。如果假体仍固定牢固，则需要应用骨刀。用刮匙或高速钻头清除龙骨或钉栓孔内的骨水泥。此时需要清除所有的死骨，并且取组织样本行组织学检查以排除骨髓炎。应用制造商的器械去除肱骨柄，如果肱骨干不容易去除，则应行前方肱骨的截骨术。应用针状电刀在外侧三角肌肌腱和内侧的胸大肌肌腱之间切割，将前面的肱骨显露至骨膜下。应用电锯在远端骨水泥填充物的顶端附近 3～4cm 处，行纵向切开。用一把细骨刀通过截骨区松解骨水泥套膜。这一操作通常会破坏假体与骨水泥的接触面和（或）骨与骨水泥的接触面，以锤子和制造商提供的拔出工具来去除假体。在移除假体后，用环扎近端肱骨来恢复肱骨干的完整性。但是，大部分感染的假体是松动的，并且在未用骨刀时也可以轻松地移除。

接着，应用超声刀将所有的骨水泥清除干净，包括管腔内作为填充物的残留骨水泥。需要充分地冲洗来冷却骨组织。有报道指出，在肱骨体上进行操作所产生的热能在没有穿透皮质层的情况下，仍然可以造成桡神经的损伤。再将抗生素浸润的关节间隔物塑形，将 2g 万古霉素粉末放入装有异丁烯酸甲酯骨水泥粉末的两个小袋子里，在添加万古霉素粉末前应去除一小部分骨水泥粉末。再添加异丁烯酸甲酯单体液，并将骨水泥涂布在 6mm×130mm 的假体干上直至骨水泥变硬(图 64-5A)。注意要使骨水泥围绕假体干塑形，防止局部形成大块骨水泥。再参照移除的肱骨头的大小，以骨水泥塑形一个新的肱骨头，直至它变硬并变得更为圆润(图 64-5B)。由于骨水泥固化较慢，有充足的时间来调整假体干的直径和肱骨头的大小(图 64-5C)。之后，以抗生素溶液充分冲洗伤口。髓腔及关节盂腔隙干燥后，将骨水泥间隔物就像置入一个标准的肱骨干一样插入髓腔内(图 64-6)。

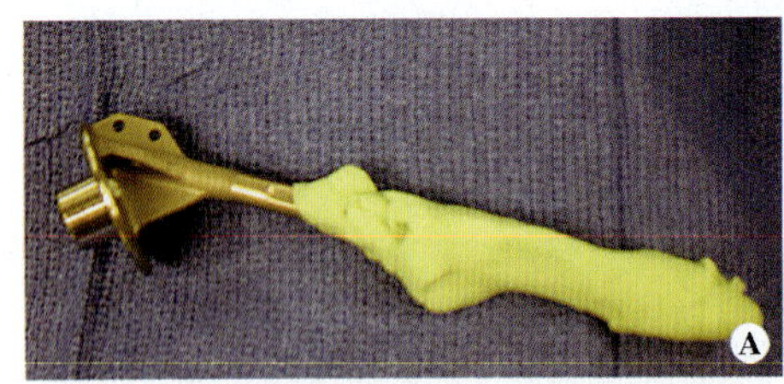

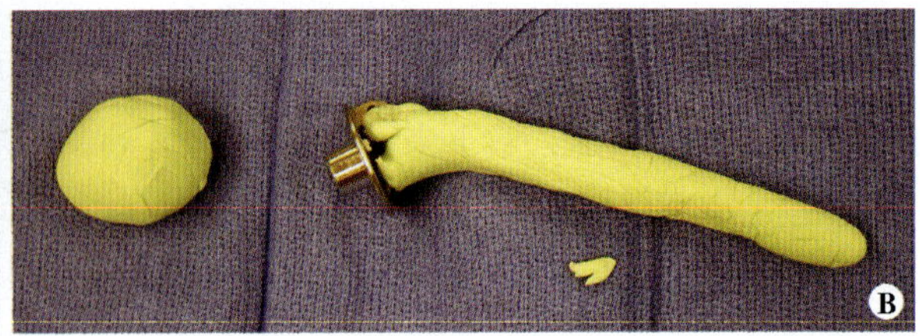

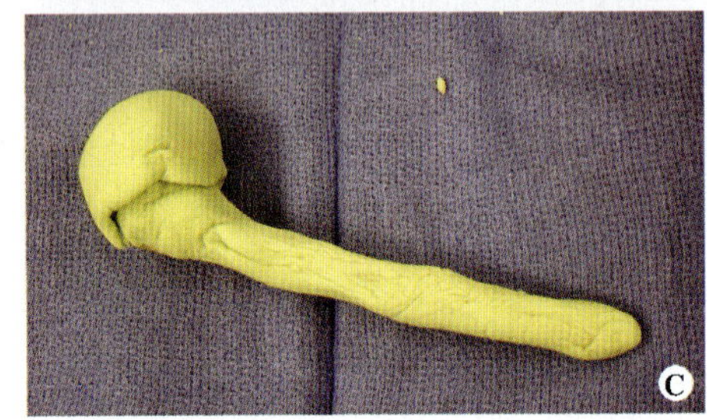

图 64-5 A. 混合抗生素粉末并添加单体液后，将柔软的骨水泥涂布在 6mm×130mm 的假体干上。B. 参照移除的假体大小，必须仔细测量涂铺骨水泥以后的尺寸。单独塑形肱骨头，在骨水泥还有可塑性时，将二者连接起来。C. 当骨水泥完全变硬变凉后，用标准的插入技术准备将假体插入肱骨干髓腔内

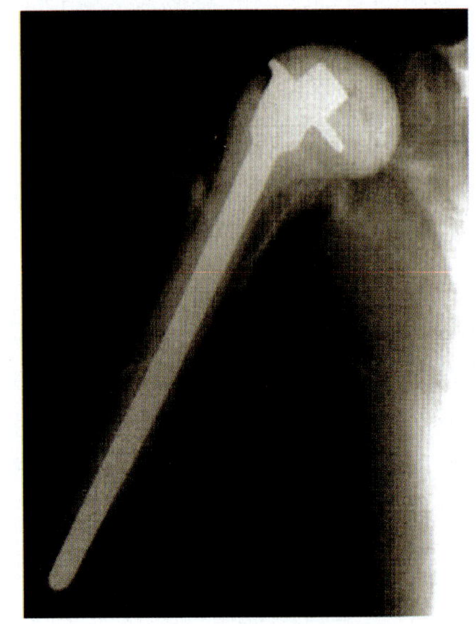

图 64-6 前后位 X 线片显示置入的抗生素浸润的关节间隔物。应行解剖复位并常规关闭软组织，从而获得充足的活动范围

(四) 切口闭合

关闭切口时，在盂肱关节间隙和三角肌下间隙深部置入引流。用 1 号单纤维缝线将肩胛下肌重新附着于近端肱骨上。三角肌胸大肌间隙也用 1 号单纤维不可吸收缝线闭合，以帮助医生在二期手术中确认这一间隙。皮下组织无需缝合，可用皮钉或者单纤维线褥式缝合皮肤。

(五) 二期操作过程

在传染病专家的会诊意见下，患者需直接应用静脉抗生素治疗 6 周。一旦 C-反应蛋白、红细胞沉降率和白细胞介素-6 水平恢复正常，便可以计划去除抗生素浸润的关节衬垫而行全肩关节假体置换翻修术，如果需要，也可行半限制性的反式全肩关节假体置换术。在行二期手术过程中，建议重复培养、对坏死组织扩大清创、用添加抗生素的盐水大量冲洗。根据培养结果，应用浸润对病原菌特异性抗生素的骨水泥将假体放置到位。

六、术后治疗

一期手术后，应保持引流直至每 8 小时内引流液少于 20ml。术后第二天，通常置入一根从外周插入的中心导管(PICC)来进行出院后的静脉抗生素治疗。接着，可以开始肩关节被动前屈及外旋的体疗活动，以及手部腕部肘部的无阻力主动活动。白天患者为了舒适，可以带一个吊带，但到了晚上，应换成枕形夹板。术后 4 周，白天可以不再应用吊带，并且可以用手臂进行日常活动，但在术后平均 2～3 个月内，还应避免提、推、拉的动作。

七、避免失误和手术并发症

在清创和去除感染的假体时，应十分小心地处理三角肌。如果三角肌或腋神经受损，那么患者可选择的治疗方式只剩下关节融合术了。

为了根除一期清创后的感染和预防二期术后感染的复发，须清除所有的骨水泥和坏死组织。一期术后，须行高质量的 X 线检查，评估髓腔内是否有残留骨水泥。一期手术中，行术中影像学检查，可以最大程度地降低骨水泥残留的风险。如果需要，可考虑行二次清创，并在肱骨残留骨水泥的水平行开窗以便从髓腔内被完全清除。如果肩袖组织条件较差，在二期植入假体时，应选择半限制性的反式球窝肩关节假体。应用这种假体，需要有良好的三角肌功能。据报道，应用反式假体会增加感染率。因此，在行反式假体假体翻修时，应考虑添加抗生素浸润过的关节间隔物。

(石　磊　纪　泉译)

参考文献

Anguita-Alonso P, Hanssen AD, Osmon DR, Trampuz A, Steckelberg JM, Patel R: High rate of aminoglycoside resistance among staphylococci causing prosthetic joint infection. *Clin Orthop Relat Res* 2005;439:43-47.

Coste JS, Reig S, Trojani C, Berg M, Walch G, Boileau P: The management of infection in arthroplasty of the shoulder. *J Bone Joint Surg Br* 2004;86:65-69.

Crosby LA (ed): *Total Shoulder Arthroplasty*. Rosemont, IL, American Academy of Orthopaedic Surgeons, 2000, pp 39-46.

Di Cesare PE, Change E, Preston CF, Liu CJ: Serum interleukin-6 as a marker of periprosthetic infection following total hip and knee arthroplasty. *J Bone Joint Surg Am* 2005;87:1921-1927.

Hanssen AD, Osmon DR, Patel R: Local antibiotic delivery systems: Where are we and where are we going? *Clin Orthop Relat Res* 2005;437:111-114.

Ince A, Seemann K, Frommelt L, Katzer A, Loehr JF: One-stage exchange shoulder arthroplasty for peri-prosthetic infection. *J Bone Joint Surg Br* 2005;87:814-818.

Joseph TN, Chen AL, DiCesare PE: Use of antibiotic-impregnated cement in total joint arthroplasty. *J Am Acad Orthop Surg* 2003;11:38-47.

Loebenberg MI, Zuckerman JD: An articulating interval spacer in the treatment of an infected total shoulder arthroplasty. *J Shoulder Elbow Surg* 2004;13:476-478.

McLaren AC, Nelson CL, McLaren SG, Wassell DL: Phenolphthalein used to assess permeability of antibiotic-laden polymethylmethacrylate. *Clin Orthop Relat Res* 2005;439:48-51.

Ramsey ML, Fenlin JM Jr: Use of an antibiotic-impregnated bone cement block in the revision of an infected shoulder arthroplasty. *J Shoulder Elbow Surg* 1996;5:479-482.

Seitz WH Jr, Damacen H: Staged exchange arthroplasty for shoulder sepsis. *J Arthroplasty* 2002;17:41-44.

Sperling JW, Kozak TKW, Hanssen AD, Cofield RH: Infection after shoulder arthroplasty. *Clin Orthop Relat Res* 2001;382:206-216.

第 65 章　半肩置换术后采用全肩置换术的翻修术

Robert H.Cofield,MD

一、适　应　证

关于盂肱关节骨性关节炎行肱骨头置换术的研究结果表明，肱骨头置换术一般来说能缓解疼痛和恢复功能。然而，在本研究中，继发性骨关节炎的三个患者仍然有明显的疼痛，其他的患者也有残余的疼痛相关的问题。长期有不适感的一部分患者，比预想的更不适，功能康复的更慢和继续有疲劳感。这些结果暗示，半肩关节置换术后的康复时间可能比通常预期的时间更长；因此，外科医师不应该太急于放置肩盂假体。

无论是肱骨头置换还是全肩关节置换术，不是所有的肩关节置换都会有满意的结果。正如上面的例子暗示，单纯肱骨头置换能成功治疗不同类型的盂肱关节骨性关节炎的患者。然而，疼痛缓解的程度和持续性比全肩关节置换差，且预见性差 。全肩关节置换比半肩置换在疼痛、活动度和活动量得分高，使用欧洲评分时，Constant 半肩置换比全肩关节置换常规得分通常要少。当评价肩关节置换术后并发症时，当通常考虑半肩关节置换时，焦点集中在大小结节的问题，肩袖问题和不稳定。然而，其他常见的并发症是肩盂骨关节炎的逐渐发展。半肩关节置换会因为盂肱关节的骨关节炎而术后效果有所差异。但也有一个研究报道 10 年的存活率有 82%和另一个研究报道 10 年的翻修率为 18%。总的来说，半肩关节置换能使不同类型的盂肱关节骨关节炎的患者缓解痛苦；然而做翻修术最好考虑行肩盂部分的置换。

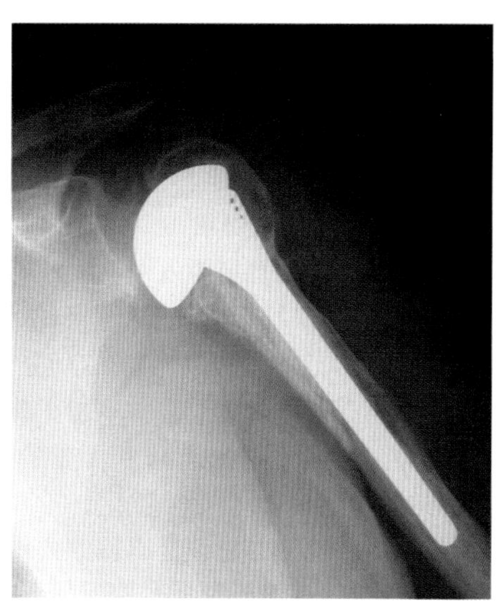

图 65-1　当考虑行翻修手术时，肩关节正位 X 线片显示出多个问题，如肩盂骨关节炎，此时，肱骨假体比理想位置低，大结节畸形愈合。除了更换肩盂假体，在翻修时要同时处理这两个问题。

为一个患有肩关节骨关节炎且持续疼痛的患者选择一个正确的手术方式时，需要考虑很多的因素。首先必须排除隐性感染，必须评估肩关节置换不满意的其他的特征，包括关节的僵硬和不稳定、肩袖肌腱撕裂、肩袖肌力不足、三角肌止点剥脱或麻痹、肱骨结节的不愈合或吸收，以及肱骨假体松动或移位。如果这些潜在的危险能考虑到和排除，如果肩盂软骨在放射片上明显丢失，那么术后肩关节的持续性的疼痛和功能受限最可能是来源于肩盂骨关节炎(图 65-1)。

因为半肩关节置换术后常见肩盂中央或肩盂中后部的骨磨损，所以最后重要的是置换肩盂部分必须要保留足够的肩盂骨量。腋位和后斜 40°位 X 线片可能就足以评价剩余肩盂个骨量能否足够支撑肩盂假体。使用金属抑制技术的薄层 CT 能进一步补充放射学资料(图 65-2)。

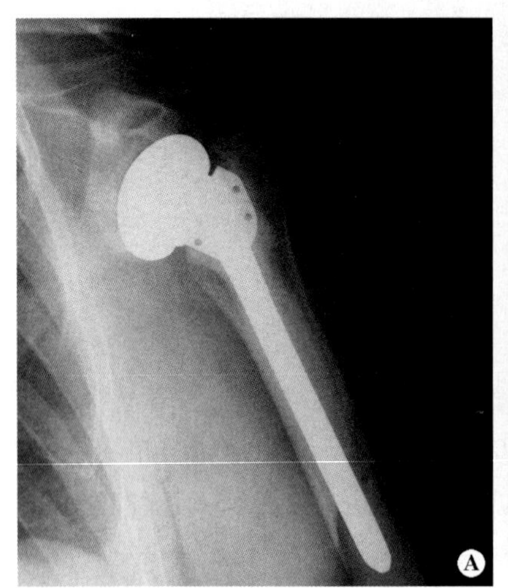

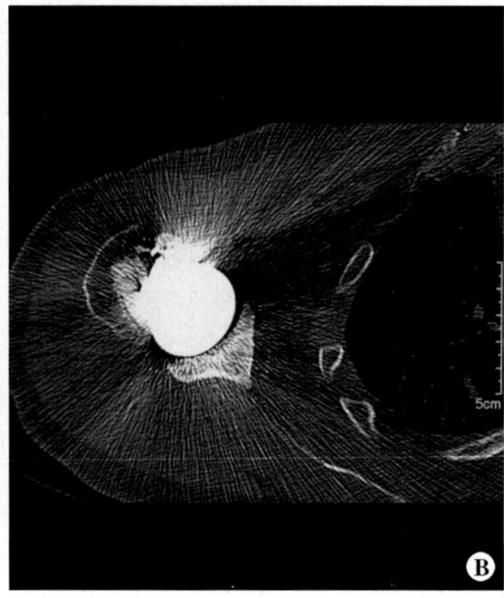

图 65-2　A. 在标准的肩关节正位像上，肩盂剩余骨量是很难在标准肩关节正位 X 线片上显示的。肩盂骨量在正位 X 线片上只能看到一个边，在腋位像也是这样(未显示)。在 CT 上仔细研究肩盂上、中、下 1/3 截面是很有帮助的。B. 进一步判定置入肩盂假体的肩盂骨量。此时，CT 能确定支托肩盂假体的骨量很少

二、禁　忌　证

在执行翻修术前必须考虑到几个潜在的禁忌证。第一，一定要在半肩关节置换术后足够长的时间进行性地判定其没有到达满意的恢复结果。在这些肩关节低水平的不适的患者中，康复时间可能要延续要 6～12 个月，但这些患者最后可能到达满意的效果。

第二，在肩关节置换中发现潜在的感染是极其重要的。可能除了疼痛和可能的一些僵硬外没有其他感染临床的表现。实验室结果可能不会有结论。例如，白细胞分类计数很少异常，血沉和 C 反应蛋白可能升高，但是锝-99m 和铟-Ⅲ标记的骨扫描不能一致提供一些辅助的信息，但是这些检查通常并不能正确诊断。即使关节透视下关节液穿刺也可能不能明确感染的存在；然而，进一步诊断可能需要术中观察滑液、滑膜内衬、肱骨假体周围腐蚀和冻结部分的组织学检查。

第三，各可能的禁忌证是肩盂的磨损，这是失败的半肩关节置换术后最重要的问题，可能妨碍转换成全肩关节置换。安置骨水泥的肩盂假体可能需要肩盂 1.5cm 的深度。内侧至外侧肩盂的深度接近 1cm 是安置肩盂假体最小的深度。不幸的是，术前判断肩盂的深度不能像预期的那么准确。考虑行肩盂假体置换的患者中可能有 10％会因骨量不够而不适合行肩盂置换，只有在术中才能最后决定。巨大的肩袖撕裂，尤其是上方和后方的肩袖撕裂，通常是肩盂置换的禁忌证，尤其伴有肱骨头假体向上移位时。相反，肩盂骨关节炎的患

肩前方可能有边缘强硬的肩关节囊和肩胛下肌。翻修术术前肩关节必须稳定，但是翻修术后若没有足够的软组织的愈合会导致全肩关节置换术后前方的不稳定。因此，肩胛下肌的状态必须认真地考虑。

肱骨假体的类型和位置也是一个重要的方面。组件型肱骨假体比整体的肱骨假体更有利于翻修。之前放置的肱骨假体可能会过于突出、过于靠下、过于内翻、过于外翻或旋转，到了必须矫正的角度。为肩关节紧缩的患者置入肩盂假体，肱骨的单块假体也可能需要更换。附加的操作增加了手术时间和复杂程度，所以这种患者除非是症状特别严重，否则不考虑行翻修手术，尤其是一下情况更应该慎重：①肱骨柄假体近端大，已在初次手术代替了肱骨近端大部分骨质；②钢板覆盖了肱骨髓腔的顶端，妨碍进入肱骨髓腔取除假体；③肱骨假体下半或超过肱骨柄假体的组织长入，要去除肱骨假体，可能需要劈开肱骨再衔接上。还必须维护肱骨的愈合，这样通常会妨碍术后标准的功能康复锻炼并影响最终的效果。因此，肱骨假体的条件一定要仔细地评价。

三、其他治疗方法

其他可选择的治疗方法治疗成功率有限制，尤其是置换肩盂假体肩盂缺少足够的骨量。在这种情况下和伴有肩袖撕裂、肩关节不稳定或僵硬时，为减少而不是消除严重的疼痛和提高功能应该考虑治疗软组织的僵硬或撕裂。然而，这种情况成功机会一般。有时尤其在肱骨假体相当不稳定时可以考虑单纯取出肱骨假体，文献报道这种手术可能三分之二的患者能减少疼痛。假体取出术后功能受限会比较明显，肌肉力量和活动度很少能超过三分之一。

在肱骨假体不稳定、肩袖撕裂和结节骨吸收的患者可以考虑用反向假体，但是必须有足够的肩盂骨量（图 65-3）。这种治疗方法对于久坐的老年患者，尤其是短期内是相当有效的。然而，可能反向肩关节置换术后可能有 20％的患者会有较多的并发症。

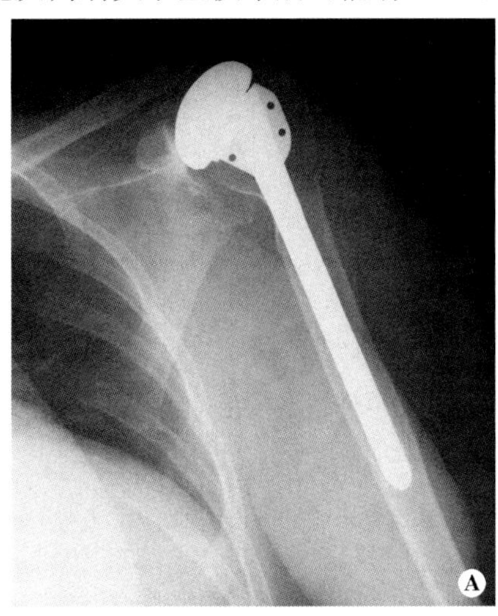

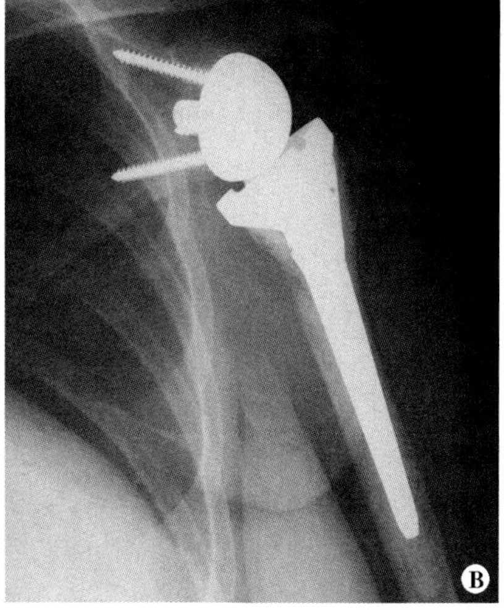

图 65-3　A. 正位像 X 线片显示一个年老久坐的女患者肱骨头假体不稳定，广泛肩袖撕裂。B. 此时，选择一个同时解决肩盂骨关节炎、肩袖大块缺损引起的不稳定，以及肩袖在大结节附着点的问题

四、结　　果

两个中心报道了因半肩关节置换术后肩盂骨关节炎引起疼痛转成全肩关节置换术后的结果(表 65-1)。两组间的方法和结果极为一致,虽然病例数相当得少,但是这样的结果还是非常鼓舞人心。半肩关节置换的手术指征不同,第一组主要是创伤和第二组主要是骨关节炎,但是第二组还包括类风湿关节炎和骨坏死。大部分肩关节患者之前也有多种的手术病史。

表 65-1　半肩置换术后采用全肩置换术结果

作者(年份)	肩关节数目	TSA 平均时间(范围)	平均随访时间(范围)	术后结果(平均)			结果评级(Neer)			患者需要额外手术
				疼痛	活动提升	外旋	极好	满意	不满意	
Sperling 等(1998)	18	4.4 年(0.8～12.7 年)	5.5 年(2.3～10 年)	2.2(1～5)	124°	58°	8	3	7	2
Carroll 等(2004)	16	3.5 年(0.9～10.5 年)	5.5 年(2～14 年)	2.4(0～10)	144°	58°	3	5	7	5

第一组 18 个患者中 17 个患者取出了肱骨假体,第二组 16 个患者中 11 个患者取出了肱骨假体,主要是因为假体的设计(模块的和整块的)、错位和有时因为肱骨假体松动。第一组中 10 个患者肱骨假体是用骨水泥插入的,8 例是用螺钉固定的多孔被覆假体。2 例患者使用了肩盂骨移植。第二组 15 例患者使用了骨水泥的聚乙烯肩盂假体和 1 例骨水泥金属背面的假体。第一组只有 2 例患者需要翻修,其中 1 例因为晚期感染,1 例因为微粒性滑膜炎伴有假体不稳定。第二组中 5 例患者需要翻修,其中 2 例因为肩盂假体松动,2 例因为后来的肩峰成形术,1 例因为感染。

两组随访的时间相当长,疼痛缓解常与获得的活动度一致。然而,不是所有的患者都能缓解疼痛或恢复至较好到极好的运动功能;可能一半因为这些不足有不满意的结果或者需要翻修。两组研究都得出结论,手术操作的技术难度在于特别的瘢痕和挛缩组织、肌肉肌腱肌力减弱、骨量的丢失,通常需要定位和更换整块或位置不好的模块肱骨假体。

五、手术方法

(一) 体位和显露

尽可能地把之前的切口整合到新切口中。之前的切口很可能是三角肌胸大肌入路,或者偶尔是前上入路,切口能向远侧延长。之前的横行切口通常不使用。

然后分离三角肌胸大肌间隙,操作的难点是从下面的肱骨头和肩袖向上提升三角肌。因为腋神经走行于三角肌的下表面,为保留神经肌肉的功能保护此区域很重要。通常先向远侧或近侧完全分离,再在三角肌中心操作是非常有效的,因为前一次手术大量的操作在这个区域,因此这个区域会更多的瘢痕。在联合肌腱下方仔细游离瘢痕,注意保护腋神经、神经血管束、支配肩胛下肌的神经。

然后分离喙肩韧带下方和肩峰下间隙,游离肩峰下区域的瘢痕和从后往外侧往前方从瘢痕游离出整个滑囊(图 65-4)。有时,如果三角肌瘢痕太严重以致不能安全定位、陈旧性骨折导致让人困惑的肱骨上端畸形和三角肌厚度非常薄并肌力弱,即使小心地牵拉也有可能造成三角肌的撕裂,那么三角肌前部分需要仔细地从锁骨和肩峰前方松解(前内侧入路)。

辨识肩袖间隙,切开下三分之一至喙突基底部的上缘。为进一步明确,进入肩胛下肌和前方关节囊附着线。如果肩关节有超过 30°的被动外旋,通过肩胛下肌肌腱向远侧切开,切开关节囊在肱骨前方的附着线。然后切口稍微向外侧成角和继续向远侧从骨面上切下肩胛下肌肌肉止点部分,与前下关节囊一起反折。如果肩关节外旋小于 30°,从肱骨的外侧骨面向内侧骨面切下肩胛下肌。然后松解前方关节囊,按上述方法向远侧切开。然后起子放置到关节内,慢慢外旋肱骨头假体。从前往后在骨面上松解下方关节囊,关节囊的松解通常要超过 6 点的位置,例如,右肩关节要松解到 4 点的位置,左肩关节要松解到 8 点的位置。最后切口成为盂肱关节大的关节切开术,同时也松解了通常几乎都存在的下方关节囊挛缩(图 65-5)。

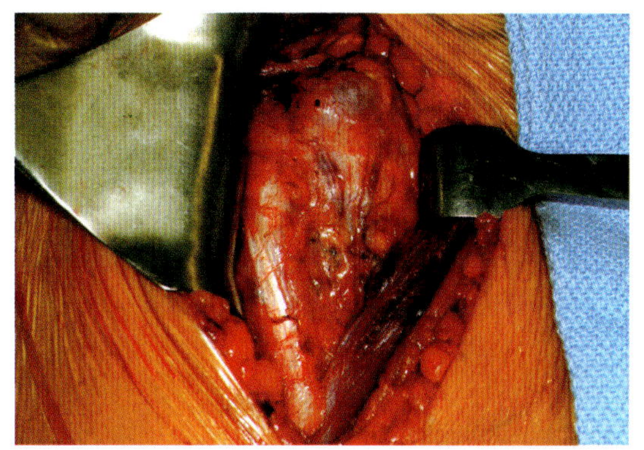

图 65-4　术中照片显示分开三角肌胸大肌间隙广泛暴露的图像:特殊拉钩前开胸大肌(左),一个小的膝关节拉钩牵开联合腱

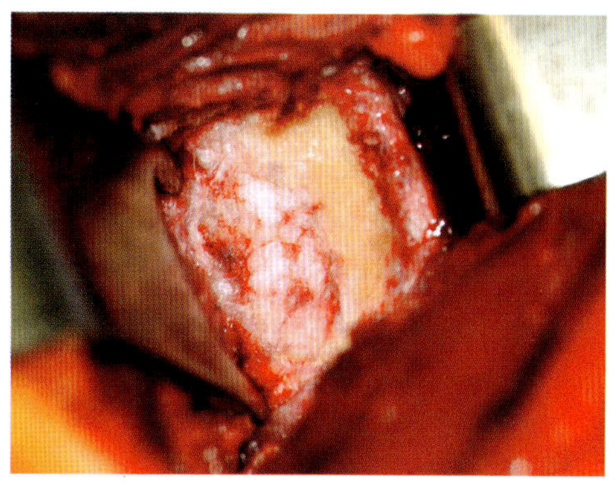

图 65-5　仔细剥离肱骨上端的瘢痕后显露出肩盂的术中图像。要完成肩盂和肱骨截骨,要在后方置入一个 Fukuda 拉钩,前方置入一个膝关节拉钩。肩盂前半部分表面软骨缺失,后半部分骨中度磨损,常被定义为双凹形肩盂

(二) 必需的器械、设备和内固定植入物

肩关节置换的标准器械包括专门拉钩应该具备。从术前的放射片、之前的手术记录和之前行手术治疗的手术医师办公室或医院联系获取信息对于术前识辨肱骨部分很重要,准确地了解植入物才容易获得术中取出肱骨假体合适的器械。对于组件假体,应该获知肱骨头的信息,包括偏心距的信息或内外侧偏移的信息,了解假体置入的具体组件和日期也是有用的,因为锥形假体设计随时间而变化。这些信息对使用肩盂假体类型计划也有帮助,肩盂假体应该选择肱骨头相同或相似的曲率半径,无论是否来自与肱骨头假体相同的系统或是外科医师的偏好。在一些系统中包括了标准头,但是特殊的肱骨头需要提前预定。

在这一章节的前面提到,术中也可能需要特殊的肩盂假体,例如金属衬垫、有或没有长入潜力的、有或者没有螺钉固定的,肩盂剩余骨量接近边缘值时,肩盂只能支持能组织长入的假体,不能支持骨水泥假体。在笔者最后的 76 个患者中采用这种手术方法,20 例需要一定形式的骨移植,这种潜在的可能在术前应该充分地考虑。有时肱骨干骺端有足够的骨量保留和能

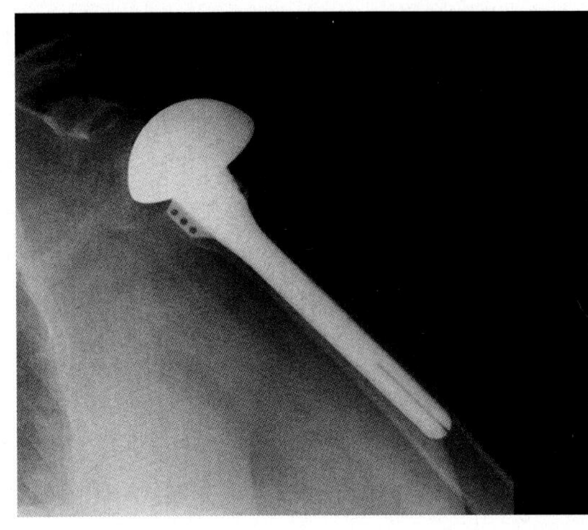

图 65-6 正位像 X 线片显示肱骨假体位置不佳(后倾 80°)。这个位置损伤了大结节的后表面,增加了后方不稳的可能。此时,取出肱骨假体改行全肩关节置换术是必需的

修整提供相当小的肩盂结构性植骨。如果需要大块的结构植骨,髂前上棘能提供有用的骨移植材料。对于腔隙的缺损,如果肱骨干骺端骨量不够骨移植,笔者倾向于使用自体的皮质松质骨薄片包容性骨移植。

如果肱骨假体需要取出或可能取出,那么可能需要长杆的高速钻孔机、超声骨水泥移除器械和中级和长柄的肱骨假体(图 65-6)。

(三) 手术操作

关节切开后,用专门取这类肱骨头假体的器械取出肱骨头假体。切除不正常的滑膜组织或广泛的关节内瘢痕。然后,从肩盂边缘向下分离前方关节囊至盂肱下韧带上方,沿肩胛下肌肌肉深面的盂肱下韧带切开。在这个间隙插入牵引器可游离肩胛下肌,增加术后的活动度。有时,肩关节的后方和上方有挛缩;这些挛缩大多能沿肩盂的外侧缘或者肱二头肌锚复合体的后方和上方迅速地松解(图 65-7)。肱骨柄假体固定的可靠性和位置重新评估,如果可以接受,可以使用 Fukuda、Darrach、改良的 Hohmann 拉钩向后牵拉假体柄。

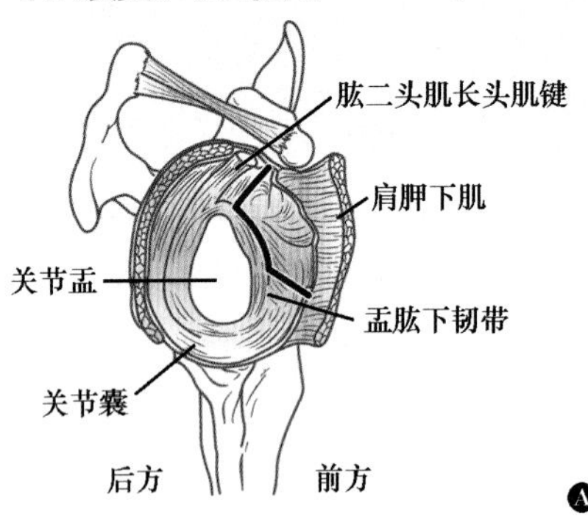

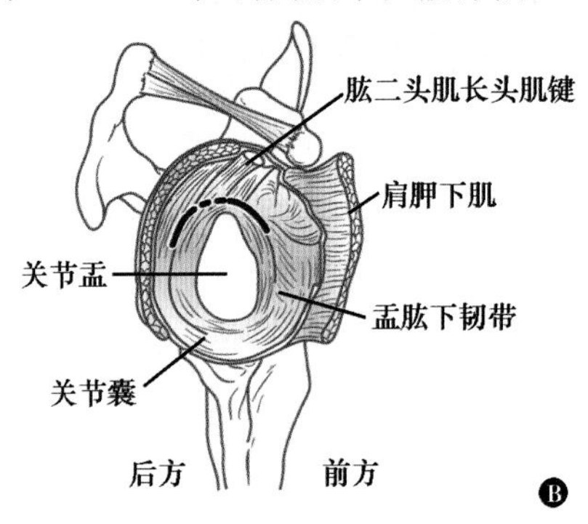

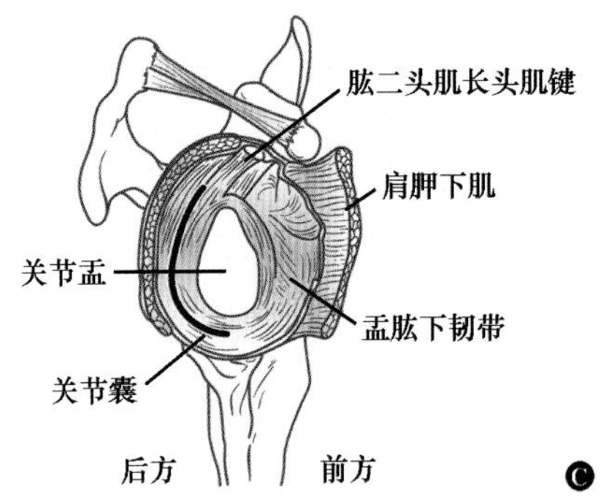

图 65-7 A. 一个延长前方关节囊结构的方法:在前方关节囊肩盂结合部 1 点钟位置开始做切口直到盂肱下韧带的上束,然后沿盂肱下韧带的上缘向外延伸,使肩胛下肌和肩关节囊前上部与周围骨和关节囊结构分离。这个步骤通常能把前方结构延长 1.5～2cm。更少见的是肩关节囊上(B)和后(C)方必须要松解。上方的松解在肱二头肌肩盂结合部上方或外侧进行。切口应该用锐器刚刚穿过关节囊,为保护肩胛上神经不能延伸到关节囊边缘 1cm 以内,后方松解在此显示。对骨关节炎患者一般不用做后两种松解,但类风湿关节炎、既往创伤、少见的肱骨头置换并发肩盂骨关节炎的过度瘢痕所导致的组织挛缩常常需要做后两种松解

这时肩盂就被显露和呈现出轮廓，评估肩盂的磨损和选择合适的肩盂假体。对于肩盂中心有限磨损，肩盂可以用初次全肩置换相同的方法准备(图 65-8)。如果有广泛的肩盂后方磨损，常规的中心髓腔扩张器就不适合，可能需要考虑在缺损的区域行骨移植。这些操作步骤是重要的。中心孔标准的应该从肩胛颈中心建立，然后磨钻肩盂表面的正常部分，这样才能朝向理想的方向，评估准备肩盂的倾斜角的精确性和中心孔的深度。如果可能，增加向内侧的研磨能使肩盂后方磨损的部分整合成凹型表面。进一步准备前后柱或中间凹槽，能用骨水泥安置一个标准或轻度增厚的肩盂假体于适合的位置。

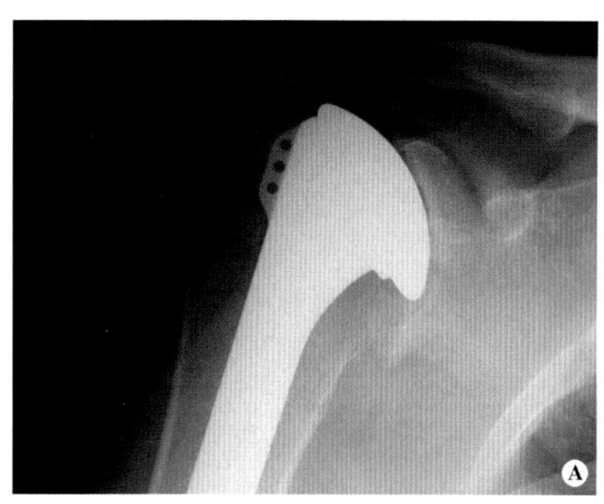

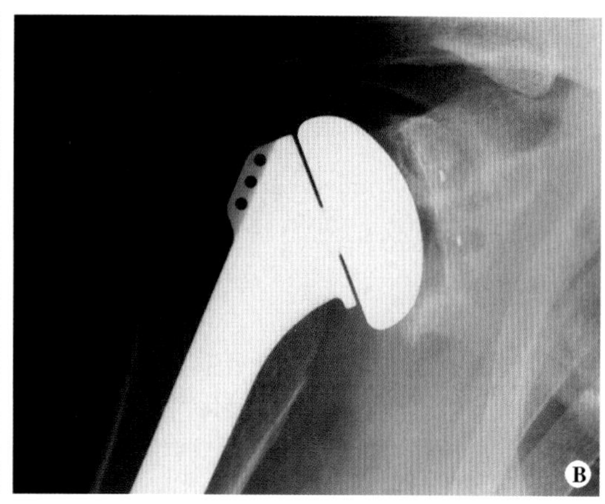

图 65-8　A. 正位像 X 线片显示肱骨假体位置良好，假体并可以保留。B. 置入肩盂，置入一不同尺寸的肱骨头

如果增加的研磨影响肩盂假体的固定，可能需要在肩盂表面缺损的部分做骨移植(通常的是体位的后方)。这一步是去除纤维组织和在肩盂骨缺损的任何硬化骨建立多个 1mm 的孔，取自肱骨干骺端或髂前上棘的移植骨塑形以适合缺损修补，在合适位置从外侧向内侧固定移植骨(通常用两个 3.5mm 的螺钉固定)，然后塑形肩盂使之与肩盂假体的下表面相匹配(图 65-9)。

图 65-9　一种简单有效的方法：在双凹形肩盂后方做楔形植骨，把肩盂恢复成中立位，可以避免过度磋磨肩盂，并减少了固定肩盂假体所需的骨量

一旦把肩盂假体可靠的安置在合适的位置，就要选择合适的肱骨头假体。置换的肱骨头大小一般不应该和原来的肱骨头相差太多。置换头的大小通过患者整体形态和对侧正常肩关节外旋后 40°后斜位片来评估。如果患肩多少有点松动，可以使用稍大的头，如果患肩多少有点挛缩，可以使用稍小的头。在任何情况下，都不应该与为患者预期的头大小相差太远。

此种情况下，软组织的改变很常见；具体地说，肩关节囊和周围的肩袖可能有实质性异常。然而，考虑到肱骨头附加的偏心距，通常向内的偏心距，或者更多内侧向外侧的偏移(例如，假体比通常的要厚，但是在宽度上没有增加这么多)。初次肩关节置换术后，通过评估从内向外的分离数值、向后半脱位的数值、抬高的数值、内旋

时的活动范围、外旋时肩胛下肌的偏移，来确定肩关节稳定性。

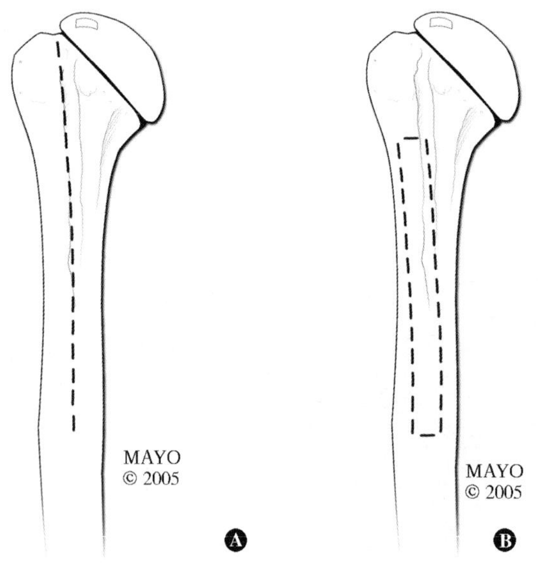

图 65-10 A. 连线显示劈开肱骨取出一个固定良好但嵌在宽大骨水泥包壳的小肱骨假体的位置。在肱骨前外侧皮质开槽并切开骨水泥壳，把假体柄与骨水泥壳分开。术者就能把假体柄从近端拔出。B. 连线显示在肱骨前方开窗，取出一个固定良好、质地粗重的大肱骨假体的位置。当相对于肱骨假体骨水泥壳较厚时也可采用此技术

应论证一下肱骨假体的特殊性。在前面已经指出，至少在 50%的情形下，肱骨假体需要取出，尤其是更老的整块型的假体。通过切除周围纤维组织和假体上端周围的少量骨质，从肱骨牵拉取出了限制性组性型非骨水泥假体，肱骨部件若不能通过这种办法拔出，就会出现问题。有足够骨水泥鞘的中等大骨水泥肱骨假体，能从前方劈开肱骨，小心向远侧伸展，分裂假体和骨水泥之间的间隙和向近端从骨水泥中把组件撞击出来（假如现在遇到相当低水平的肱骨假体组件）（图 65-10）。使用全被覆组织长入的肱骨假体，无论是否有非常少的骨水泥套膜的骨水泥或非骨水泥假体，需要在肱骨前方建一个窗口，从肩胛下肌的附着点以下部分向远侧延伸到整个假体。这个 $1cm^2$ 的窗口能从肱骨提升，然后从肱骨干的两面取出肱骨假体。这种取出假体的方法正在改变，必须很小心地操作，避免无法控制的肱骨骨折。笔者做的 76 例半肩关节置换行翻修全肩关节置换，可能有一半取出了肱骨柄，不能取出头和柄的患者，90%是采用更换头。

（四）切口闭合

安置假体后，修补肩胛下肌和前方关节囊。肩胛下肌和前方关节囊做一层修补。用3～4 针的单纯缝合关闭肩袖间隙区域。如果肩胛下肌和前方关节囊是从骨面上切下的，清除止点的纤维组织和纤维软骨组织。钻孔钻入骨面 1cm，通过肌腱和骨缝合打结。产生肌腱和骨的坚强闭合。如果肩胛下肌是通过肌腱切断的和前关节囊是从其止点切断的，应该缝合肌腱断端缝合闭合切开的关节腔。笔者一直采用单纯缝合来修补，通常 5～6 针修补垂直边缘。应评估和记录术中外旋、内旋和上举活动范围。

六、术后治疗

术后第一天，鼓励患者在辅助下轻柔地主动活动手、前臂和肘关节，可以在手术允许的安全被动活动范围下被动活动。通常在术后 5～6 周，肌腱和关节囊完全愈合前，能进行轻柔的日常生活活动，坚持做被动的活动。辅助下主动功能锻炼一开始是轻柔的收缩，术后 6～8 周逐渐增加力量，典型方式是一开始等长收缩运动，随后不负重活动，再轻微负重。

七、避免失误和手术并发症

需要外科医师理解多种结构在该部位的特点：肩袖和肩关节囊的完整性、实质性稳定的缺乏、肩盂骨质磨损的程度、之前放置肱骨假体位置。术前和术中评估低毒性感染是必需的，如果识别出或术中发现有感染，肱骨假体可能需要移除并插入抗生素骨水泥充填器，或者可以考虑保留完整的、固定较牢的肱骨假体，关节清创，以及长期抗感染治疗。

肱骨假体的位置和是否需要翻修不能预期判断；但是，术前仔细研究肱骨假体是必要的。几个问题必须考虑到，具体有以下几点：①假体设计是组件的还是整块的？②假体的上下位置是否足够（标准音高大结节上 0.5～1cm）？③患侧臂长是否和健侧相等？如果有问题，患侧和健侧的肱骨 X 线片上，放大标记对确定假体高度和假体上下的位置是有用的。40°后斜位片通常显示肱骨假体相对与肱骨大结节偏心距的范围。如果不能确定是否偏离正常，有效的方法是和对侧对比。

术前评估最难的是肱骨假体的旋转，这样，患者在荧光屏下旋转肱骨，使得肱骨假体的下表面平行肱骨，肘关节屈曲 90°，放射线测量前臂和 X 线球罐方向之间的角度对评估肱骨的旋转是有用的。笔者发现之前安置的肱骨假体位置有变异，从不同度数的前倾角到 80°～90°的后倾角。肱骨假体位置有变异表明肱骨假体必须在翻修手术中移除。

不仅评估术中活动度和稳定性很重要，而且必须考虑手术中肩袖和关节囊的质量。术后保护和康复计划最好倾向保守，先考虑获得肩关节的稳定性，甚至可以牺牲部分运动功能。患者获得一个稳定的肩关节会恢复得更好，而一个不稳定的肩关节则反之。术中组织的质量和组织的长度和弹性一样，也重要。

有些被建议行翻修手术的患者比通常行全肩关节置换的患者要年轻，他们会咨询术后活动度并且期望值高。然而，应注意的是没有一个简单能预测的定论，应该考虑几个因素。第一，当然是肩盂假体的置入增加了活动度限制；第二，考虑保留的肱骨的完整和力量的限制；第三，考虑关节囊和软组织，包括它们的相对与正常的弹性和厚度、力量的差别。总的来说，避免抗阻力运动，不能全范围内活动（可能最多是三分之二）是为了在恢复非活动范围内能维持稳定性和获得力量。

（尹自龙　张耀南 译）

参 考 文 献

Boardman ND, Cofield RH, Bengtson KA, Little R, Jones MC, Rowland CM: Rehabilitation after total shoulder arthroplasty. *J Arthroplasty* 2001;16:483-486.

Carroll RM, Izquierdo R, Vazquez M, Blaine TA, Levine WN, Bigliani LU: Conversion of painful hemiarthroplasty to total shoulder arthroplasty: Long-term results. *J Shoulder Elbow Surg* 2004;13:599-603.

Cofield RH: Integral surgical maneuvers in prosthetic shoulder arthroplasty. *Semin Arthroplasty* 1990;1:112-123.

Cofield RH, Frankle MA, Zuckerman JD: Humeral head replacement for glenohumeral arthritis. *Semin Arthroplasty* 1995;6:214-221.

Edwards TB, Kadakia NR, Boulahia A, et al: A comparison of hemiarthroplasty and total shoulder arthroplasty in the treatment of primary glenohumeral osteoarthritis: Results of a multicenter study. *J Shoulder Elbow Surg* 2003;12:207-213.

Gartsman GM, Roddey TS, Hammerman SM: Shoulder arthroplasty with or without resurfacing of the glenoid in patients who have osteoarthritis. *J Bone Joint Surg Am* 2000;82:26-34.

Gill DR, Cofield RH, Rowland C: The anteromedial approach for shoulder arthroplasty: The importance of the anterior deltoid. *J Shoulder Elbow Surg* 2004;13:532-537.

Hasan SS, Leith JM, Campbell B, Kapil R, Smith KL, Matsen FA III: Characteristics of unsatisfactory shoulder arthroplasties. *J Shoulder Elbow Surg* 2002;11:431-441.

Neer CS II: Replacement arthroplasty for glenohumeral osteoarthritis. *J Bone Joint Surg Am* 1974;56:1-13.

Neer CS II, Kirby RM: Revision of humeral head and total shoulder arthroplasties. *Clin Orthop Relat Res* 1982;170:189-195.

Sperling JW, Cofield RH: Humeral windows in revision shoulder arthroplasty. *J Shoulder Elbow Surg* 2005;14:258-263.

Sperling JW, Cofield RH: Revision total shoulder arthroplasty for the treatment of glenoid arthrosis. *J Bone Joint Surg Am* 1998;80:860-867.

Sperling JW, Cofield RH, Rowland CM: Neer hemiarthroplasty and Neer total shoulder arthroplasty in patients 50 years old or less: Long-term results. *J Bone Joint Surg Am* 1998;80:464-473.

Steinmann SP, Cofield RH: Bone grafting for glenoid deficiency in total shoulder replacement. *J Shoulder Elbow Surg* 2000;9:361-367.

第 66 章　全肩置换的翻修术

Young W.Kwon,MD,PhD　Kaveh R.Sajadi,MD

一、适　应　证

近端肱骨置换术和全肩关节置换已用于治疗初次或创伤后骨关节炎、骨坏死和粉碎性肱骨近端骨折。这些操作后多数患者能明显提高功能和缓解疼痛。全肩关节置换术后假体10年生存率超过90%和15年生存率超过80%。相似的是，半肩关节置换术后假体10年生存率超过80%。肩关节假体的寿命取决于多个因素，包括病理特点(例如骨折还是关节炎)、患者的年龄和活动量和固定的类型。精确的外科技术，包括正确的软组织平衡，在初次手术当中对避免全肩关节置换术后早期失败至关重要。总的来说，失败的原因分为几种相互关联的类别：肩盂的失败、肱骨的失败或者软组织的失败，软组织的失败可能表现为肩袖撕裂、不稳定或者两者都有。

肩盂侧失败可能包括肩盂假体的无菌性松动或者进行性的骨关节炎、半肩关节置换术后本身肩盂的磨损。非骨水泥金属底的肩盂假体比骨水泥全聚乙烯假体松动率明显高。然而，金属底的肩盂假体能用在非常窄的基底上。骨水泥肩盂假体随时间松动是不平衡的机械力量所致，而不是生物力学的结果(聚乙烯磨损碎屑和巨噬细胞的激活)。这样肩盂假体边缘的负荷或欠佳的骨水泥技术就和早期失败联系上了。对于这些患者，假体移除后如果还有足够的骨量保存，那么通过提高的固定技术或安置在更好的位置能安置一个新的肩盂假体。安置新的假体通常可能需要结构性或多孔的植骨。如果骨量不够安置新的假体，依然需要植骨，为肱骨头提供稳固的关节，重建骨量为可能进一步手术做准备。对于仅仅需要置换肱骨头的患者，进行性骨关节炎或肩盂本身的磨损能导致临床症状。不幸的是，这种情况准确的发生率不清楚，进行诊断也很难。然而，如果能确立一个明确的诊断，这些患者通过插入一个新的假体在本身的肩盂上，就可能较容易治疗。

与肩盂假体相比，肱骨干假体就很少出现无菌性松动，虽然放射片见肱骨干周围出现透亮带，在全肩关节置换术比半肩关节置换术常见。然而，这样的放射学结果的临床表现不清楚。肱骨侧失败可能就行肱骨假体置换，依据骨的质和量，选择安置骨水泥假体还是安置非骨水泥假体。而且，有些患者为获得最佳的固定需要皮质支撑植骨。

虽然没有提供，但是临床上大多数全肩关节置换术后失败是软组织功能障碍，这包括关节不稳定和肩袖肌肉肌力不足。全肩关节置换术后不稳定，可能是没有足够的软组织平衡或假体位置不良。对于有明显症状的患者，需要再次手术重新平衡软组织或重新调整假体的位置。不幸的是，这些患者术后不如其他关节翻修手术后恢复得好。肩关节置换术后肩袖肌力失败表现肌力减弱或新出现不稳定。肱骨近端骨折的患者行全肩关节置换，肩袖肌力功能不良可能是因为不愈合，移位或一个或两个结节的骨吸收。除全肩关节置换术后肌力减弱和疼痛外，肩袖肌肉失功能会导致肩盂边缘的磨损，依次导致摇摆木马现象和早期松动。

在翻修手术不同的适应证中，肩袖功能不全值得特别考虑。对于急性肩袖损伤的患者，原位修补就可能足够了。对于肩袖功能没有足够保存的患者来说(例如，巨大的肩袖撕裂且明显的脂肪萎缩或者肱骨近端骨折半肩关节置换术后大结节重吸收)，必须考虑外科手术干预。可能仅仅通过简单的清创术就能解除疼痛。不能修补的肩袖缺损所致的肌力减弱只能通过反向全肩关节置换。反向全肩关节置换术变位的肩关节中心，改变了肩关节力学特点。另外，肱骨假体置入更加靠下。这些改变提供了三角肌力学优势，因此能克服肩袖肌肉功能丢失和三角肌能能起臂主要的上举肌。

失败的全肩关节置换应该考虑行翻修。在进行这个操作以前应该明确失败的正确原因，才能在翻修手术中定位。另外，关节深部感染也应该作为一个可能的原因排除，因为治疗方案需做明显变化。当失败的原因能在翻修手术中鉴别和定位时，才能期待满意的结果。成功的结果也需要精确的骨水泥技术，能使假体最稳定和最适合力学的软组织平衡。

二、禁　忌　证

活动性感染是肩关节置换绝对的禁忌证。其他行全肩关节翻修置换术的禁忌证包括三角肌无功能、无法修补的肩袖撕裂和明显的骨缺损。反向肩关节置换的禁忌证也是类似，除外肩袖撕裂。肱骨假体插入没有其他特殊的禁忌证。

肩盂翻修主要的禁忌证是没有足够骨量支撑假体。肩盂骨量缺损可以依据肩盂边缘完整分类为包容性和非包容性。大量包容性骨缺损可能不能支撑假体，但是能通过松质骨植骨为肱骨头提供一个稳定的关节。大量非包容骨缺损应该考虑结构性植骨，因为和肱骨头接触必须要有足够的骨表面。在某些案例，结构性植骨能为插入一个肩盂假体提供足够的支撑。

除了这些禁忌证，打算行全肩关节翻修置换时还有其他相关禁忌证必须考虑。多种患者相关的因素如年龄、期望的活动水平和内科合并症应该对我们的治疗决策有指导作用。另外，外科医师的专家意见、参考文献和有效的协助也是影响到进行这困难手术的决策。外科医生应该能应对各种可能手术操作和有广泛肩盂显露和植骨技术的经验。

三、其他治疗方法

不幸的是，全肩关节翻修替换手术很少，而且通常认为是挽救手术。诸如包括外科清创术、切除性肩关节成形术，如果有足够骨量，可以行盂肱关节融合术。然而，在任何一种选择前，必须向患者强调手术的目的是为了恰当地缓解疼痛，功能效果有限。也应该建议患者，虽然术前充分的准备，但是术中的结果可能不允许放置任何的假体。在这种案例中，必须去完成那些挽救操作中的一种。不现实的许诺和期望会降低患者的满意度，可能会导致不同的临床和法律后果。

四、结　　果

半肩关节翻修成全肩关节置换的效果一般比初次的全肩关节置换术后效果差(表 66-1)。在一个研究中，15 个肩关节翻修术后肩关节平均随访 5.5 年，术中，64％肩关节显示有肩盂后方明显的磨损而必须要处理 。即使经过了恰当的外科治疗，报道的结果仍然令人失望，仅仅有 53%有好的或者满意结果。在另外一个 18 个肩关节的研究中，两个患者需要再翻修，一个是因为感染，一个是因为颗粒性滑膜炎。虽然这些令人失望的结果，但是报道患者疼痛缓解(10 分制中的 4.3 降到 2.2)与主动外展(由 94°升高到 124°)和主动外旋(由 32°升高到 58°)运动功能提高。

表 66-1 全肩关节置换翻修术随访结果

作者(年份)	肩关节数目	手术类型	平均随访时间(范围)	结果
Sperling 和 Cofield(1998)	18	半肩关节置换最后到全肩关节置换	5.5 年(2.3～10 年)	疼痛评分从 4.3 到 2.2，得到改善 61%患者满意 39%患者不满意
Hawkins 等(1999)	7	因肩盂松动行翻修全肩关节置换	3.7 年(2～5.2 年)	78%患者满意 22%患者不满意，肩盂松动复发
	2	半肩关节置换		
Antuna 等(2001)	30	因肩盂松动行翻修全肩关节置换	4.9 年(2～12 年)	30 例翻修后的全肩关节置换患者 86%满意
	18	半肩关节置换		18 例翻修后的半肩关节置换患者 66%满意
Carroll 等(2004)	15	半肩关节置换最后到全肩关节置换	5.5 年(2～14 年)	22%优秀 33%满意 47%不满意

正如预想的那样，翻修全肩关节置换术后的功能比初次全肩关节置换术术后功能差(表 66-1)。在一个小系列中，9 个有症状的肩盂松动的患者行翻修肩关节置换。7 个患者行全肩关节置换，剩余的 2 个转化成半肩关节置换术。在最后的随访中，2 个患者，包括 2 个半肩关节置换的患者关节活动度增加，疼痛缓解和功能提高。剩下的 2 个患者记录有不满意的结果：复发性肩盂松动。在一个更大的因肩盂松动的翻修全肩关节置换的序列研究中，48 个患者中 18 个肩盂骨量缺损严重以致妨碍安置一个新的肩盂假体，行肩盂植骨的半肩关节置换，这一组患者满意度低。

反向全肩关节置换的外科经验仍在积累中。目前大部分文献焦点集中在初次手术后效果上。然而，有一些失败的半肩关节置换转化为反向全肩关节置换有限的经验(表 66-2)。一个 21 个患者序列研究中，短期随访(38 个月)显示了疼痛的参数得分上提高(4.1～9.6)。另外，平均主动前屈上举从 39°增加到 96°。并发症包括血肿、不稳定、感染、肩盂松动、肩胛冈骨折和神经损伤。虽然这些翻修手术的患者仍需要行更多的翻修术，但是翻修术总的效果和初次手术后的效果没有明显差异。

表 66-2 应用反向全肩关节置换进行翻修的患者随访结果

作者(年份)	平均随访时间(范围)	结果
DeWilde 等(2001)	2 年(23～39 个月)	Constant 评分从 14%提高到 62% 60%的患者有抱怨
Werner 等(2005)	38 个月(最少 24 个月)	Constant 评分从 25%提高到 55% 62%的患者有抱怨，其中 38%的患者进行翻修

五、手 术 方 法

(一) 术前计划

在介入前必须明确潜在感染的可能性。在感染诊断被排除前,临床上必须保持高度怀疑。体查和实验室检查包括全血细胞检查、血沉和 C 反应蛋白水平通常就足够了。如果必要,也可以做关节穿刺和培养。

剩下术前的评估重点放在明确初次重建失败的原因上。明确失败的原因,病史和体查通常就足够了。例如,一个患者新出现的外伤后上臂不能上举,应该怀疑肩袖撕裂。然而,有些失败的表现形式不清楚就很难确定。

也应摄取关节正位像的肩关节平片并仔细阅读放射线透亮带,以及骨量丢失、假体失败和肱骨头移位迹象(图 66-1)。与之前的放射学片比较会有很大的帮助,因此强烈推荐。虽有金属的干扰,CT 在评价骨量缺损仍能提供特殊的价值。虽然三维 CT 重建最近已经用于分析肩关节骨的解剖,但在翻修手术中的应用价值尚未确立。

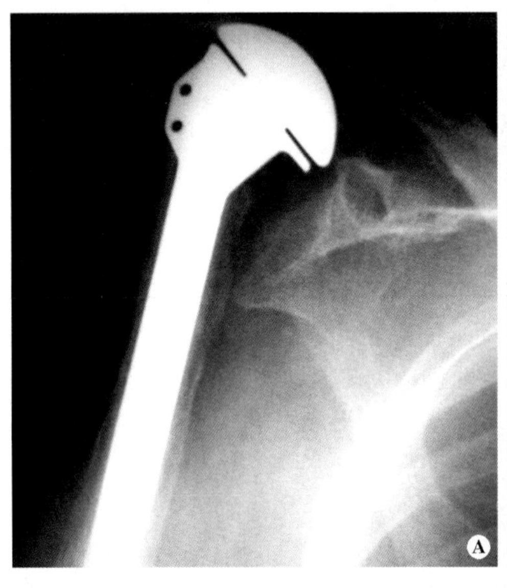

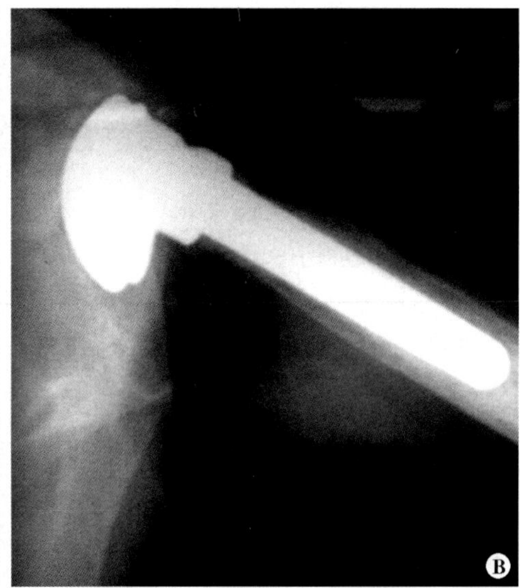

图 66-1 肩关节正位(A)和侧位(B)X 线片显示半肩关节置换术后失败的病例。片中可见肱骨头向前上方脱位,这主要是因为巨大的、难以修复的肩袖撕裂所致

因为来自金属假体信号的失真,MRI 很少用于评价全肩关节置换术后失败的患者。最近的研究报道,特殊的 MRI 能精确地识别半肩关节置换术后肩袖撕裂和评估肩盂剩余软骨。如果临床高度怀疑有急性的肩袖撕裂,肩关节成像可用于肩袖撕裂的患者,确定是否为全层撕裂。然而,由于之前手术产生的瘢痕影响,探测撕裂的敏感性可能欠佳。

(二) 体位和显露

通常患者采取改良的沙滩椅位,这个体位在市场上有各式各样的手术床附件。应该在膝关节下放置一个或者两个固定垫以预防患者在手术台上滑动。所有的骨性突起都应仔细地垫护。为改善显露，在同侧的肩胛骨下放一个小软垫(通常是一个毛巾包裹的 500ml 盐水袋)。最后，保护好头、颈部。为了优化显露，术中整个上肢必须完全游离。因此，上肢位于体侧，该体位必须允许肩关节能完全后伸和充分地旋转。

大部分患者翻修手术可以采用上一次手术的皮肤切口。最常用胸大肌三角肌入路，因为此切口能扩展能充分显露盂肱关节和直视肱骨前方。对于翻修术，因为解剖结构改变和瘢痕形成，手术入路通常较困难。幸运的是骨性标志包括肩峰前缘和喙突仍然没有改变，能够引导显露。喙突尤为重要，因为提示胸大肌三角肌上部分间隙(图 66-2A)。喙突也可作为辨认联合肌腱骨性标志。一旦确认，外科解剖必须在这个结构的外侧进行，因为重要的神经血管结构恰好位于联合肌腱的内侧。然后应该把联合肌腱从肩胛下肌浅表面分离出来。必须注意，不能在联合肌腱的深面向远端分离，因为紧贴肌皮神经。在联合肌腱分离后，逐步地显露盂肱关节。第一步，使用肩峰前缘作为标志，辨认肩峰下间隙，用骨膜起子钝性分离肩峰下间隙(图 66-2B)，切除所有瘢痕组织和滑囊组织。第二步，从肩峰下间隙分离，显露在三角肌和肱骨(三角肌下间隙)之间间隙(图 66-2C)。再行松解粘连游离肱骨近端。这一步须小心地进行，因为广泛的松解或挛缩区不合适的处理会损伤腋神经。第三步，辨认胸大肌在肱骨上的肌腱止点，在近端 1cm 处松解。允许上臂放在更外旋的位置，能帮助之后关节的显露。此外，某些外科医师游离和切断肱二头肌长头腱，然后将远端固定在胸大肌肌腱的外侧残端上，以这种形式，行软组织肱二头肌肌腱固定术。肱二头肌长头近端，退入盂肱关节，能清楚地辨认肩袖间隙。然而，如果喙肩韧带的完整性不重要时(完整的肩袖或反向全肩关节置换)，可以安全地解离部分喙肩韧带增加显露。

通过松解肩胛下肌肌腱正确地放置牵开器(图 66-2D)，就能显露关节腔。肌腱可以在邻近小结节止点的地方切断，从骨上整体游离下来，或者游离肌腱止点的骨块(从小结节上的薄层骨片)。最近，有人提倡做截骨术，建议以骨对骨修复和愈合能为肩胛下肌肌腱附着提供坚强的固定形式。虽然理论上增强了修复强度，但是患者的临床效果还有待进一步证明。

(三) 手术操作

在全肩关节翻修术中，肩胛下肌肌腱和前方关节囊一般作为一个整体松解。此操作应该从肩袖间隙开始，沿肱骨头下缘向下延伸。通过缓慢地外旋肱骨，关节的下边缘能在术野显露。通过这种方式，能直视下松解关节囊，减少腋神经损伤的风险。如果不能获得清楚的视野，可能需要行手术解剖，识别并安全牵开腋神经远离手术区域。在足够的关节囊松解后，关节应该比较顺利脱位，通常在肩关节后伸和外旋中完成脱位。脱位动作必须缓慢、仔细地进行，因为突然或暴力的手法能导致明显的并发症，例如肱骨干骨折或肩袖撕裂。

由此，使外科操作能集中在肩盂或者肱骨。因为肱骨头会阻碍肩盂的视线，如果肱骨假体不是组件式的，可能还要取出肱骨假体。即使是组件假体，取出肱骨假体将大大增加肩盂的显露，选用多种牵开器中的那种能牵开近端肱骨也能增加肩盂显露者。然而在牵引过程中应小心，避免在肱骨近端增加过大的压力，避免损伤骨的干骺端。

当半肩关节置换转为全肩关节置换，之前肩盂没受侵及时，通常肩盂的准备过程和初次手术相似。对既往的全肩关节置换翻修，肩盂假体通常是松动的而且很容易取出。如果不易取出，则需要应用截骨移除聚乙烯。假体取出后，再检查剩余的骨量。中心和包容性的骨量缺失能通过松质骨植骨处理。包括肩盂边缘的周围骨量丢失更难处理，而且可能需要结

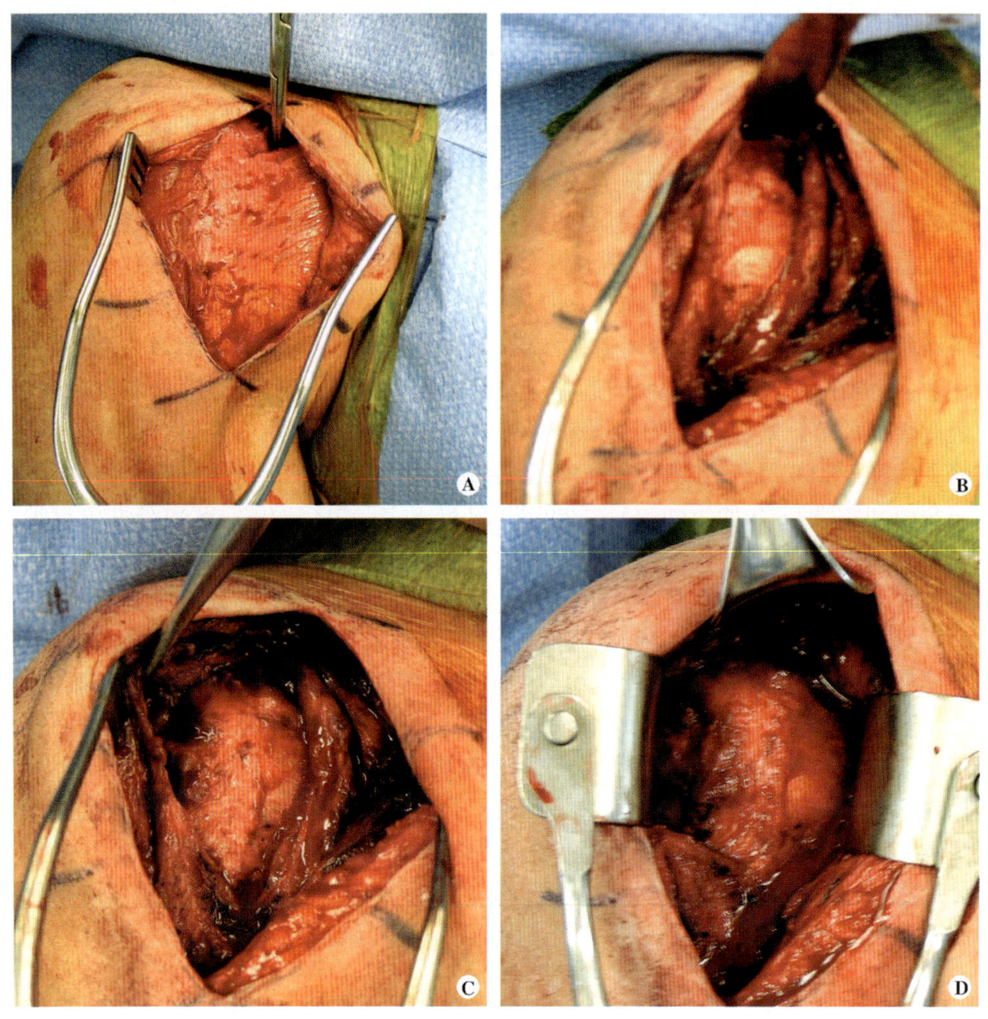

图 66-2 标准的肩关节翻修手术的术野显露

A. 首先，通过利用喙突（止血钳所指处）这一解剖标志确定显露三角肌胸大肌肌间沟。B. 深层切开显露后，拉钩放置于肩峰下间隙，进行肩关节周围的粘连松解。C. 然后把拉钩向外侧移至三角肌下间隙，检查并松解。D. 充分肩周粘连松解后，放置合适的自动牵开器，肱骨近端能够被清楚地显露和操作

构性植骨。结构性植骨的骨来源包括股骨头或髂嵴自体骨移植。使移植骨塑型以适应缺损部的形态，用螺钉固定在肩盂和肩胛颈部（图 66-3）。如果骨量足够或者通过植骨能足以扩大，可以安置新的肩盂假体。如果肩盂骨量不足以支持肩盂假体，肩盂应有足够的植骨以确保和肱骨头合适的接触面。如有必要，当植骨融合后，肩盂假体可以在后期置入。虽然仍然缺乏科学的根据，但是大多外科医师仅在假体的 50％得到坚强骨支持时，就会安置新的肩盂假体。应该避免试图通过骨水泥覆盖来固定，因为已经证明这种覆盖物会随时间降解。骨水泥应该用于使假体固定在骨上，而不是替代骨支持。对于反式肩关节置换如果需要的话，是通过应用植骨的锁定和非锁定螺钉使假体固定在肩盂上。在这种结构中，通过螺钉获得了最初的稳定性，骨长入才被认为能提供长期的固定。

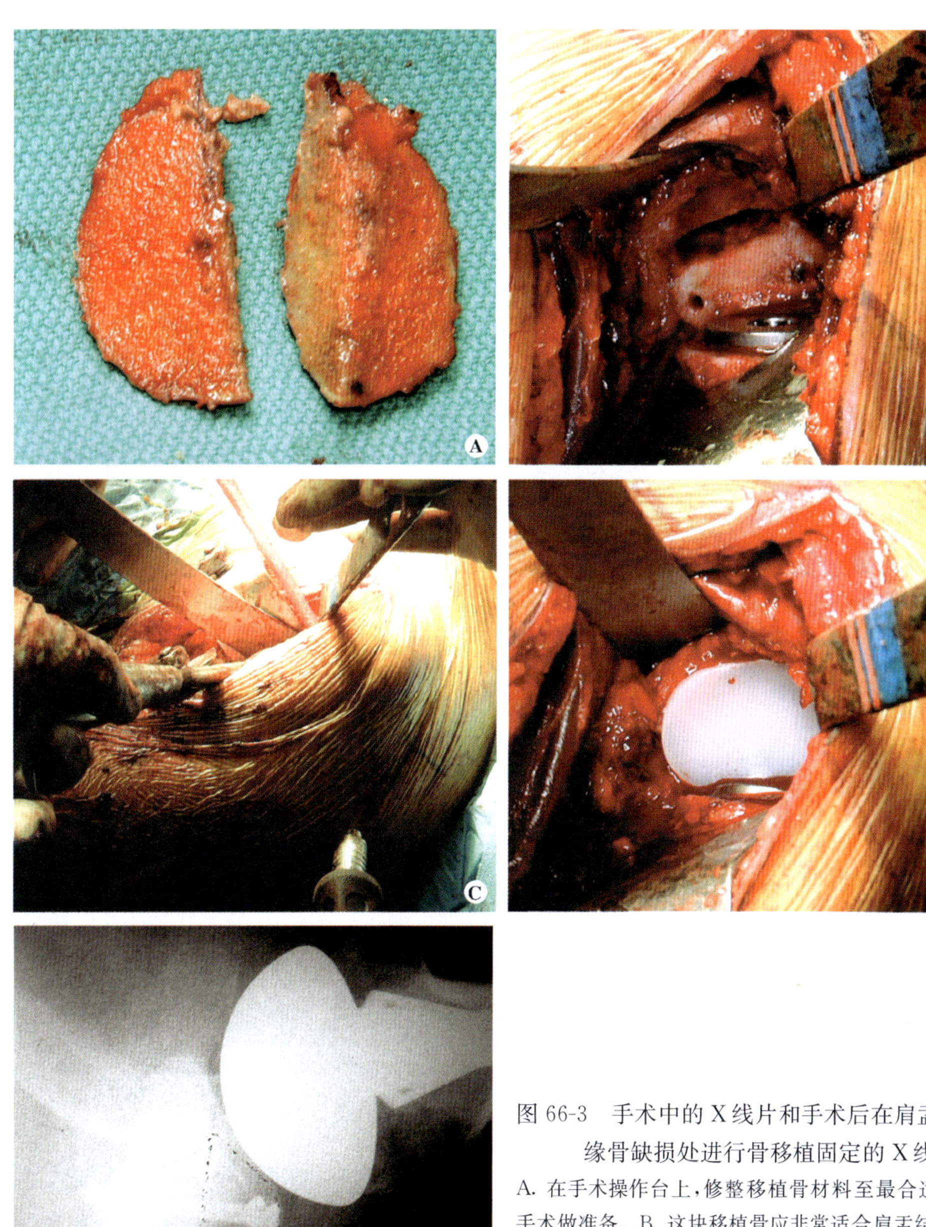

图 66-3　手术中的 X 线片和手术后在肩盂后缘骨缺损处进行骨移植固定的 X 线片

A. 在手术操作台上，修整移植骨材料至最合适的形状为手术做准备。B. 这块移植骨应非常适合肩盂结构。C. 经皮肤从后方打入两枚螺钉固定骨移植块。D. 术中假体最终安置后形态。E. 术后 X 线片

处理肩盂后，应该确定肱骨假体柄稳定性。如果肱骨假体柄固定牢固，更换模块头可能就足够了。如果有肱骨假体功能或位置的问题，肱骨假体需要取出。此外，对于翻修成反式肩关节置换，肱骨干假体也需要取出。取出固定很牢固的假体是相当大的挑战，和髋关节翻修时取出固定很好的股骨同样困难。推荐使用取出这种植入物的专用的商业化器械，但并不是必需的。如果多种方法尝试取出肱骨干假体都没有成功，应该考虑皮质骨切骨术（图 66-4）。摆（振）动锯在肱骨的前方和肱二头肌腱沟的内侧垂直切骨。当切骨完成后，小的弧形切骨能用于破坏骨与骨水泥或者骨与假体之间的接触。对于多数患者，切骨术对松动假

体已经足够。然而在一些罕见的情况下，不得不建立前方的骨皮质窗口。当假体取除后，肱骨可以使用几个环扎钢丝重新固定。必要时，皮质骨结构性植骨也能整合并提供附加的稳定性。

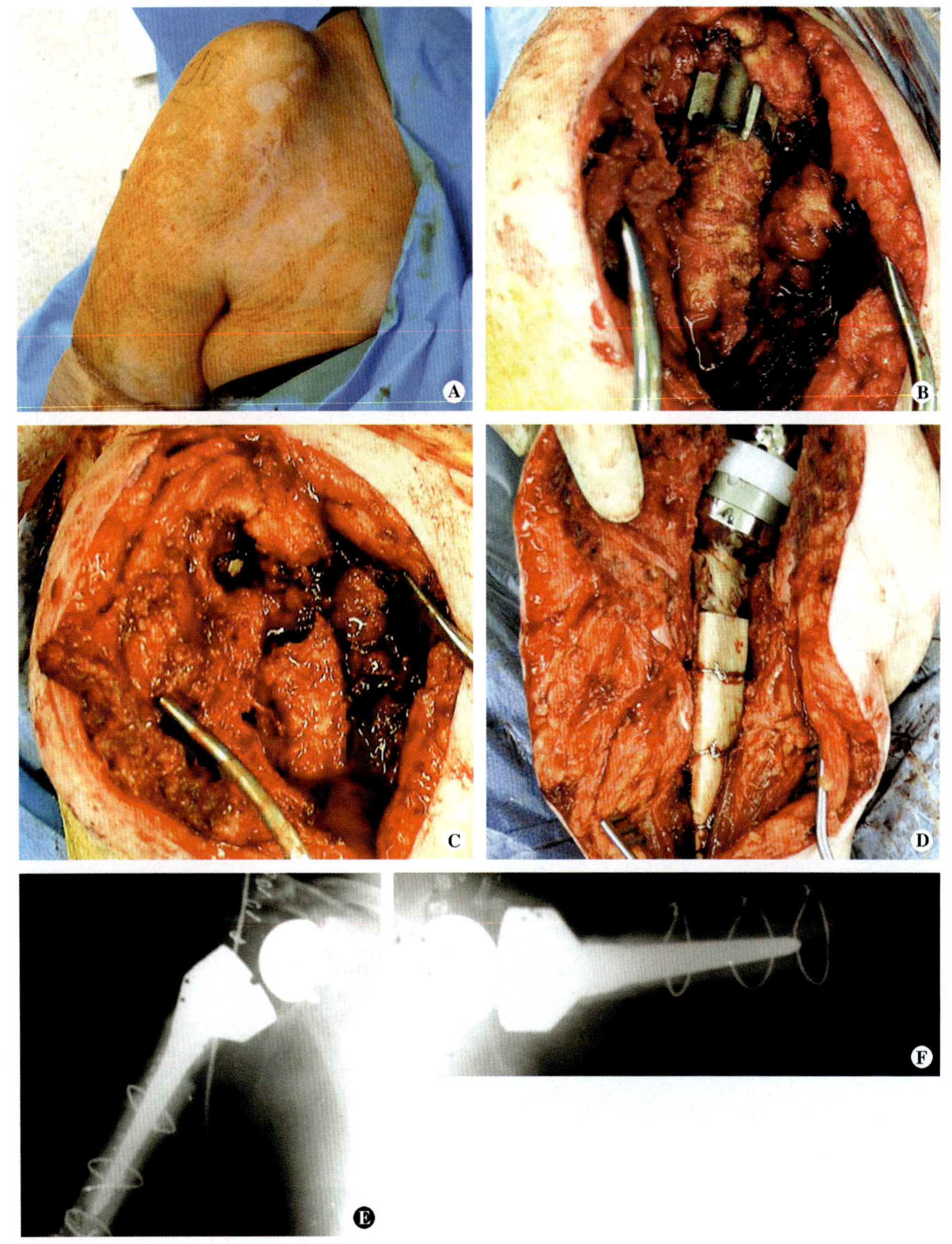

图 66-4 半肩关节置换失败后翻修术中的手术图片，并进行了反向全肩关节置换

A. 肩关节畸形提示肱骨头存在前上方脱位。B. 手术显露肩关节后确定，不仅有肱骨头脱位还有肱骨近端的骨缺损。C. 在行肩关节前方结构部分清理切除术后，肱骨头骨缺损可以最终明显地暴露出来。D. 肱骨缺损区采用杆状支撑植骨加环扎固定术进行处理。术后正位片（E）和腋位片（F）显示，最终肱骨干和假体柄牢固地固定在一起

如果最初的假体固定是使用骨水泥，必须从肱骨髓腔里面充分移除覆盖物，以便置入新假体。也可以使用超声帮助清理骨水泥。持续的移除覆盖物的碎片直至完成清理。即使皮质没有穿孔，这个设备也能产生足够的能量使周围软组织结构包括桡神经发生热损伤。因此，应该是短时间、间断地应用。有些医生提倡在使用这个设备之前，把桡神经从桡神经沟里面分离出来。

当原来的肱骨假体已成功取出，新的肱骨假体才能置入。如有足够的骨量，可以考虑使用非骨水泥假体。遗憾的是，对于大多数患者新的肱骨干假体通常需要骨水泥固定。如果皮质已经做切骨术或者开窗者，应该选择长柄假体能跨越缺损部分达到远端。

（四）切口闭合

在假体置入和关节复位后，用大量的生理盐水冲洗伤口。肩胛下肌重新固定。可以选用闭式的负压引流，但并不推荐。引流在反向肩关节置换尤其的重要，因为反向肩关节置换术后血肿发生率高。当使用前上入路时，三角肌的安全再附着和修复至关重要的。对于胸三角肌切口显露，这个间隙通常使用一个连续缝合闭合伤口。在另外一轮的伤口冲洗后，伤口就按常规闭合。

六、术后治疗

根据术中情况，术后通常单纯悬吊 4～6 周。关节稳定的患者，应立即开始被动的肩关节练习。最初，运动范围的限制依据术中的安全运动范围。循序渐进地练习直至获得最大活动度。主动锻炼在术后 4～8 周。指导性体疗可以提高运动的精确度和患者的依从性。必须向患者强调应每天锻炼，他们要为自己康复锻炼负责。

七、避免失误和手术并发症

避免失误和并发症的关键是了解初次治疗失败的机制。只有在翻修术中识别最初失败的原因并予纠正，才能获得成功结果。从手术入路、仔细解剖、识别组织层次和松解肩胛下肌获得软组织平衡都很重要，瘢痕和挛缩组织充分松解也是必需的。必须完整地显露肩盂，评价肩盂骨量。术中透视对评价肩盂和肱骨骨缺损是有帮助的。之前提到的超声骨水泥清除必须以短时间、间断、重复的方法应用，减少邻近软组织的热损伤。最后，手术的目标是建立一个将合力学和软组织平衡的稳定关节。术中如果没有达到这些目标，就不可能期待成功的结果。

翻修性肩关节置换术后的并发症和初次全肩关节置换相似，但是它们的发生率更高。在有限数量的研究中，翻修性肩关节置换术后总并发症率报道为 16%～27%。例如，一组患者报道 8%为感染。文献只报道了一例神经损伤，为臂丛神经上干牵拉导致暂时性神经麻痹。肩盂松动是最常见的并发症，发生率为 4%～22%。肱骨骨折相对少见，在一个研究中报道为 6%。最后，不稳定发生的可能性报道为 6%。

半肩关节置换或全肩关节置换转换成反向肩关节置换会有更高的并发症发生率。能清楚的确定的两个翻修案例研究中，报道并发症发生率为 60%，在另一组的翻修中为 38%。血肿是最常见的并发症，为 14%～20%，高发生率被归咎于反向肩关节假体产生的死腔。据报道脱位率为 14%～20%，很多脱位发生于低创伤甚或无创伤。感染发生率为 14%～20%。报道其他的并发症包括神经损伤、肩盂松动、肩胛冈骨折和肩盂下切迹等。虽然有上述这些令人担忧的高发的并发症率，但是翻修手术患者最后结果和初次手术效果并无明显区别。

（王晓滨 译）

参考文献

Antuna SA, Sperling JW, Cofield RH, Rowland CM: Glenoid revision surgery after total shoulder arthroplasty. *J Shoulder Elbow Surg* 2001;10:217-224.

Boileau P, Avidor C, Krishnan SG, Walch G, Kempf JF, Mole D: Cemented polyethylene versus uncemented metal-backed glenoid components in total shoulder arthroplasty: A prospective, double-blind, randomized study. *J Shoulder Elbow Surg* 2002;11:351-359.

Brems JJ: Complications of shoulder arthroplasty: Infections, instability, and loosening. *Instr Course Lect* 2002;51:29-39.

Carroll RM, Bigliani LU: Revision shoulder arthroplasty, in Williams GR Jr, Yamaguchi K, Ramsey ML, Galatz LM (eds): *Shoulder and Elbow Arthroplasty*. Philadelphia, PA, Lippincott Williams & Wilkins, 2005, pp 193-216.

Carroll RM, Izquierdo R, Vazquez M, Blaine TA, Levine WN, Bigliani LU: Conversion of painful hemiarthroplasty to total shoulder arthroplasty: Long-term results. *J Shoulder Elbow Surg* 2004;13:599-603.

De Wilde L, Mombert M, Van Petegem P, Verdonk R: Revision of shoulder replacement with a reversed shoulder prosthesis (Delta III): Report of five cases. *Acta Orthop Belg* 2001;67:348-353.

Hasan SS, Leith JM, Campbell B, Kapil R, Smith KL, Matsen FA III: Characteristics of unsatisfactory shoulder arthroplasties. *J Shoulder Elbow Surg* 2002;11:431-441.

Hawkins RJ, Greis PE, Bonutti PM: Treatment of symptomatic glenoid loosening following unconstrained shoulder arthroplasty. *Orthopedics* 1999;22:229-234.

Kwon YW, Iannotti JP: Management of glenoid bone loss during total shoulder arthroplasty. *Semin Arthroplasty* 2003;14:23-30.

Kwon YW, Powell KA, Yum JK, Brems JJ, Iannotti JP: Use of three-dimensional computed tomography for the analysis of the glenoid anatomy. *J Shoulder Elbow Surg* 2005;14:85-90.

Petersen SA, Hawkins RJ: Revision of failed total shoulder arthroplasty. *Orthop Clin North Am* 1998;29:519-533.

Seebauer L, Walter W, Keyl W: Reverse total shoulder arthroplasty for the treatment of defect arthropathy. *Oper Orthop Traumatol* 2005;17:1-24.

Sperling JW, Antuna SA, Sanchez-Sotelo J, Schleck C, Cofield RH: Shoulder arthroplasty for arthritis after instability surgery. *J Bone Joint Surg Am* 2002;84:1775-1781.

Sperling JW, Cofield RH: Humeral windows in revision shoulder arthroplasty. *J Shoulder Elbow Surg* 2005;14:258-263.

Sperling JW, Cofield RH: Revision total shoulder arthroplasty for the treatment of glenoid arthrosis. *J Bone Joint Surg Am* 1998;80:860-867.

Sperling JW, Cofield RH, Rowland CM: Minimum fifteen-year follow-up of Neer hemiarthroplasty and total shoulder arthroplasty in patients aged fifty years or younger. *J Shoulder Elbow Surg* 2004;13:604-613.

Sperling JW, Cofield RH, Rowland CM: Neer hemiarthroplasty and Neer total shoulder arthroplasty in patients fifty years old or less: Long-term results. *J Bone Joint Surg Am* 1998;80:464-473.

Sperling JW, Potter HG, Craig EV, Flatow E, Warren RF: Magnetic resonance imaging of painful shoulder arthroplasty. *J Shoulder Elbow Surg* 2002;11:315-321.

Torchia ME, Cofield RH, Settergren CR: Total shoulder arthroplasty with the Neer prosthesis: Long-term results. *J Shoulder Elbow Surg* 1997;6:495-505.

Werner CM, Steinmann PA, Gilbart M, Gerber C: Treatment of painful pseudoparesis due to irreparable rotator cuff dysfunction with the Delta III reverse-ball-and-socket total shoulder prosthesis. *J Bone Joint Surg Am* 2005;87:1476-1486.

第 67 章　不稳定的全肩置换翻修术

Joseph D.Zuckerman,MD Jason L.Hurd,MD

一、适　应　证

盂肱关节不稳定是全肩关节置换术后最常见的并发症之一，总体发生率约 5%。术后不稳定根据方向划分，可分为前方、后方、上方、下方；根据时间可分为早期和晚期。不稳定的主要原因包括软组织缺陷，软组织张力失衡和假体放置失误等。综合这些因素经常是有意义的。治疗前，全面评估软组织及假体位置是必需的，有助于了解基础病变和判断手术能否纠正这些问题。

治疗的目的是纠正引起不稳定的所有因素。不稳定的方向经常能提示病因。前方不稳定的最常见原因是肩胛下肌撕裂，术后离臂试验或捂胃试验阳性或被动外旋增加均可诊断。一旦确诊，肩胛下肌撕裂需要早期手术探查、修补，因为修补慢性撕裂的手术要复杂的多。另一个原因是假体放置失误。肩盂假体过度前倾或肱骨假体后倾不够(相对前倾)都会引起前方不稳定。在伴有复发性前方不稳定的骨关节炎患者进行初次肩关节置换时，忽视肩盂前方磨损最常出现肩盂假体过度前倾。在这些患者身上，恢复正常肩盂的倾度 对重建肩关节的稳定性是必需的。肱骨假体过度后倾和或肩盂假体后倾是后方不稳定的主要原因，常与肩关节软组织松弛并存。这个问题在肩盂后方磨损引起的术前后方半脱位患者身上更常见。在这些情形下，后方软组织是冗余的。如果在初次手术时没有进行纠正(如后方关节囊紧缩术)，就会发生后方不稳。对于后方不稳的患者，如果肱骨假体后倾超过 45°，就有翻修肱骨假体的指征。肩盂假体后倾可能是被忽视的或未被纠正的肩盂后方磨损的结果，如骨关节炎，继发于关节紧缩术的关节炎。对有前方不稳定的患者，为恢复肩的稳定性必须恢复肩盂的倾斜度。必须要强调，软组织张力对后方不稳定起重要作用。关节炎和后方肩盂磨损的患者，会逐渐出现后关节囊松弛和前关节囊挛缩。如不纠正，术后还会发生不稳定。肩袖后部撕裂，尽管不常见，也需要修补以免发生不稳定。

下方不稳定常发生在治疗四部分骨折的肱骨头置换术后。如果不能恢复肱骨头的高度，就会造成三角肌和肩袖肌筋膜袖张力下降。只要肱骨大结节和肩袖被牢固固定在解剖位置上，就能恢复肱骨头高度解决这一问题。半脱位常见于肩关节置换术后早期的 X 线片上，主要是肌张力下降的结果，康复后可恢复(图 67-1)。

上方不稳定或“前上方逃逸”经常发生在大型肩袖撕裂和喙肩弓失功的情形(图 67-2)，冈上肌、冈下肌和肩胛下肌联合撕裂常会出现。此时应在肱骨头置换术的同时修补软组织。但是，另一个选择是反向全肩关节置换翻修术。

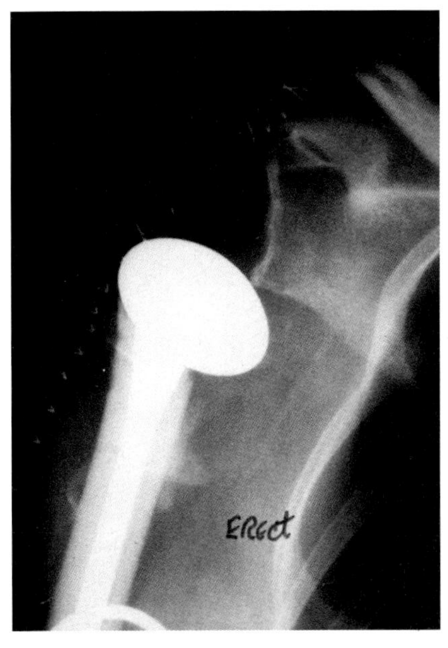

图67-1 一位66岁女患者在肱骨头置换术后，由于肱骨头高度未恢复，三角肌张力低发生了下方不稳定

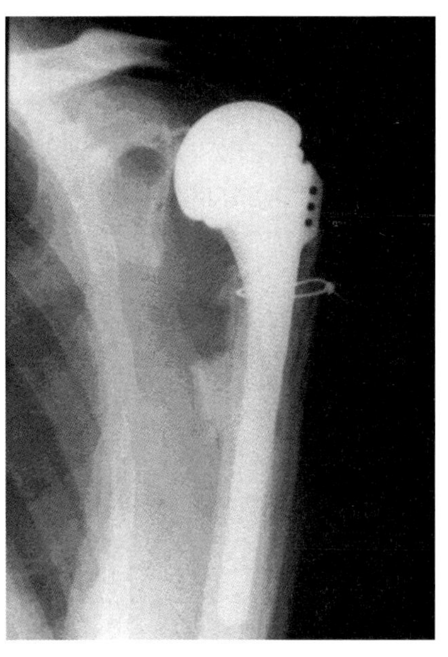

图67-2 由于术后大结节脱位、肩袖损伤，发生上方不稳定

二、禁 忌 证

急性感染是肩关节置换术的绝对禁忌证，必须在进行任何操作前予以强调。如果肩盂假体位置不佳造成不稳定，那么肩盂骨量不足和巨大肩袖缺损就排除了重新置入假体的可能性。

肩关节翻修术的相对禁忌证包括随意性脱位、不愿接受康复指导。其他与患者相关的因素包括年龄、预期活动水平和内科并存症，因为它会影响医生的判断而不采取手术干预。外科医生的技术、偏好和可行的辅助支持都会影响医生的进行这项复杂操作的决定。外科医生必须能自如进行所有的操作，并具有进行广泛暴露肩盂和植骨的经验。

三、其他治疗方法

很不幸的是，全肩置换术的替代治疗方式极少，而且通常被认为是挽救式的，包括切除肩关节成形术，如果骨量尚足够则可行肩关节融合。在考虑这些方法之前，患者必须要清楚治疗目的是适度解决疼痛，而功能恢复最好是达到“尚可”，这经常被命名为“有限的目标”。患者需被告知，尽管术前对翻修术进行了详细准备，手术中仍有可能出现意外情况而只能放弃手术。此时，这些挽救措施可能就需用上了。不切实际的许诺和期望会干扰患者的满意度，也会导致临床和法律纠纷。

四、结 果

即使是最有经验的医生，治疗全肩关节置换术后的不稳定也极具挑战性。预防是最好的措施，可以通过首次手术时精确的软组织平衡、准确放置假体来做到。为完成这些目标，术前仔细评估骨缺损、软组织完整性，以及精细的手术技术是至关重要的。

治疗全肩关节置换术后不稳定的结果差别很大。第一项研究报道无论是保守治疗或翻修手术都能恢复肩关节的稳定性(表 67-1)。在一项 8 例患者的研究中(4 例脱位和 4 例半脱位)，4 例脱位患者予闭合复位，制动 3～6 周，最后只有一例患者有复发性半脱位。两例下方半脱位患者予石膏管型治疗 8 周，没有复发性不稳定，但结果不佳。其余两例前方半脱位患者，进行了翻修手术以纠正肱骨假体的过度前倾。另一项研究报道 11 例患者经过一次翻修有 10 例患者重获稳定。然而，也有人报道，10 例患者中只有 7 位经过一次翻修重获稳定，其余 3 例必须再做一次才能稳定。这些小规模病例报道的可喜结果并不能在稍大规模病例研究里重复。最近一项研究报道 33 例肩关节经过一次翻修只有 9 例重获稳定，再做一次手术也不过又有 5 例重获稳定。在此组患者中，33 例中的 19 例被认为是失败病例，5 例须行关节切除成形术。总的临床结果是：4 例优，6 例满意，其余 26 例不满意。这项研究还报道了患者有明显的疼痛减轻或主动上举改善。

表 67-1　因全肩关节置换术后不稳行翻修术的结果

作者(年份)	前方不稳	后方不稳	下方不稳	总肩数	初次翻修后恢复稳定(比例)	再次翻修恢复稳定(比例)
Neer 等(1982)	2			2	2(100%)	
Moeckel 等(1993)	7	3	0	10	7(70%)	10(100%)
Wirth 和 Rockwood(1995)	3	7	1	11	10(91%)	
Sanchez-Sotelo 等(2003)	19	14	0	33	9(27%)	14(42%)

五、手 术 方 法

(一) 术前计划

术前计划始于详细病史和查体，要特别注意三角肌和肩袖的状况。对那些不能复位的肩关节脱位或关节活动严重受限的患者，需要进行其他检查。尽管存在一些假象，MRI 被报道可以准确判定肱骨头置换术后的肩袖撕裂和肩盂软骨的状况。

如果高度怀疑肩袖撕裂，也可行 CT 关节造影术。应用肌电图评价三角肌和肩袖的神经支配情况。

评价假体的位置标准 X 线投照：肱骨内旋和外旋时肩胛骨的正位、肩胛骨 Y 位、腋位。肩胛骨假体位置不佳或肱骨头置换术后肩盂非对称周缘磨损都可以从腋位 X 线中显示。CT 可以更准确地判断肩盂倾斜方向和显示骨缺损，也很有帮助。前后位透视也能很好地评价肱骨假体倾斜度。

（二）体位和显露

患者取改良的沙滩椅位。双膝下放软枕，骨突出处以软垫保护。头部以头圈固定。上肢在体侧能完全屈曲和伸直。

三角肌胸大肌入路显露盂肱关节能确保一个切口处理所有可能的不稳。在另一章里将详细讨论手术入路。必须仔细分离肩胛下肌以发现任何缺损，避免新的损伤。游离肩胛下间隙时也要小心以免损伤肩袖。

如肩胛下肌完整，必须专门考虑松解肩胛下肌的问题。不稳定的方向决定了需要行肩胛下肌延长术还是重叠缝合术，以及怎样切断肩胛下肌：直接从骨面上切断，在肌腱间切断留下一部分组织，或从小结节上把止点带骨头凿下来。

（三）必需的器械、设备与植入物

必须有假体的准确信息，以保证当假体一部分要保留另一部分需要翻修时，合适的假体就在手边。

翻修骨水泥假体需要特殊的取骨水泥工具，包括超声装置和特殊设计的骨刀。如果需要使用异体软组织或骨组织，要在术前就准备好。行全髋置换的全套器械和牵开器也要准备好。

（四）手术操作

1. 前方不稳定　对于肩胛下肌撕裂引起的前方不稳定，肩胛下肌肌腱会在联合腱下方回缩。因此，必须仔细确认联合腱和肩胛下肌间的界面以免损伤联合腱。必须在喙突外侧分离以减少损伤神经血管方面的风险。一旦确认肩胛下肌，做缝线牵引，上下左右松解粘连来游离肌腱。切除肩胛下肌肌腱深面的瘢痕，松解肩盂边缘的附着点，钝性剥离肌腹直至肩胛颈前缘。肩袖间隙的瘢痕，特别是喙突基部的瘢痕，必须要切除。肩胛下肌的前面和下面离神经血管很近，必须做钝性分离。如果肩胛下肌长度足够，可以置骨隧道里。由于肱骨假体的存在，往往不能使用缝合锚。应该关闭肩袖间隙以减轻缝合的张力从而加强修补。在修补肩胛下肌前，必须评估一下肱骨假体的倾斜度。如果它偏离正常后倾范围太多，就会引起前方不稳定，也就需要翻修它。如果肱骨假体的倾斜度可以接受，但肱骨头假体太大造成关解囊过度充填，就有必要用小号假体翻修来降低所修补的肩胛下肌和正常肩袖的张力。

对于超过 6 周的慢性撕裂，松解肩胛下肌是不可能的，其他方法有异体跟腱移植、胸大肌转位等。用松质骨螺钉把带跟腱的异体骨挡沿肩盂颈部前方固定，在臂外展 60°、外旋 30°时移植物将会绷紧，用不可吸收 2 号线将它穿骨加固缝合在小结节上，然后在肩盂与其自身缝合。将移植物与前方关节囊、残留的肩胛下肌缝合加固。肩袖间隙也应修补（图 67-3）。

对不能修补的肩胛下肌撕裂，胸大肌转位是另一个选择，它有恢复肌力的优势。转位需要显露联合肌腱、胸大肌肌腱和肱骨前面。切除肱骨头颈前面缺损区的瘢痕。根据缺损范围，从止点骨面直接切取上 1/2～2/3 胸大肌肌腱，然后沿肌纤维方向向内分离 10cm，松解胸大肌胸骨头，使其锁骨头完全游离，在肌腱边缘做固定缝合。

接下来，用手指钝性分离胸小肌和联合腱间隙。手触或直视下确认肌皮神经，钝性分离它及其上方的联合腱间隙。在结节间沟外侧做骨槽，作为转位肌腱的附着点。在骨槽外侧打隧道，要保证两者间有足够的骨桥。将固定线拉着胸大肌穿经肌皮神经和联合肌腱间，再穿过骨隧道后打结，把肌腱边缘拉到骨槽里。胸大肌穿过后需检查肌皮神经无过大的张

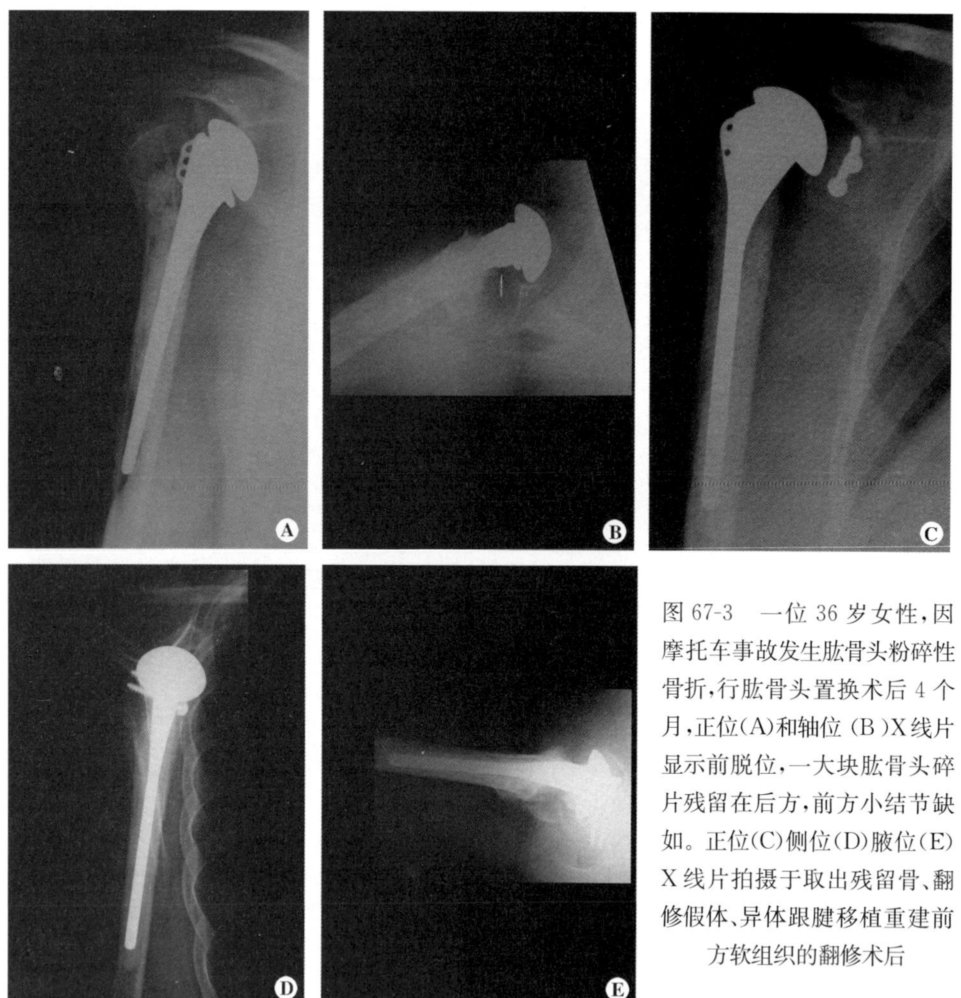

图 67-3　一位 36 岁女性，因摩托车事故发生肱骨头粉碎性骨折，行肱骨头置换术后 4 个月，正位(A)和轴位 (B)X线片显示前脱位，一大块肱骨头碎片残留在后方，前方小结节缺如。正位(C)侧位(D)腋位(E)X 线片拍摄于取出残留骨、翻修假体、异体跟腱移植重建前方软组织的翻修术后

力。如果有些紧，可把胸大肌腹就要修薄一些。如果肌腱在正确位置上被固定，尽可能把转位肌腱的上缘穿经肩袖间隙处做修补。

2. 后方不稳定　假体位置不佳、肩盂过度后倾和后方软组织松弛是后方不稳的主要原因。在首次关节置换时，对肩盂缘行非对称磨削即能恢复肩盂的正常倾度。改变肱骨假体的倾度也是一种补救肩盂假体位置不佳的方法。

然而最近的一项生物力学研究报道，减小肱骨假体的后倾来补救肩盂假体的过度后倾并不能增加肩关节的稳定性。如果初次行肩关节置换或翻修时发现肩盂骨质严重缺损，就需要做肩盂植骨。关于这些操作将在另一章中描述。

如果前方软组织挛缩或后方关节囊松弛在不稳定中起作用，就必须解决软组织的张力平衡。用特殊的松解技术，延长肩胛下肌增加其活动度是可能的，这可以从抬高到小结节上肩胛下肌的止点开始。向周围松解肩胛下肌，包括肩盂前缘和颈部，喙突根部及肩胛下肌和联合肌腱的粘连。如果松解后肩胛下肌的长度仍不够，并且肱骨假体也要翻修，在重新置入假体前可以在肱骨近端穿骨缝合，使肩胛下肌止点内移。后方关节囊松弛冗余也是后方不稳定的重要因素，可以通过关节囊内紧缩术来纠正。通过做荷包缝合或在关节囊做多个内外侧缝合，后关节囊可重叠缝合以限制后移。如果解决了前后软组织的不均衡，肱骨头应该在前后方向的移动约 50%。对软组织张力的微调可以通过对紧的关节使用小肱骨头、对松的关节使用大肱骨头假体来实现，应注意不要过度充填(图 67-4)。

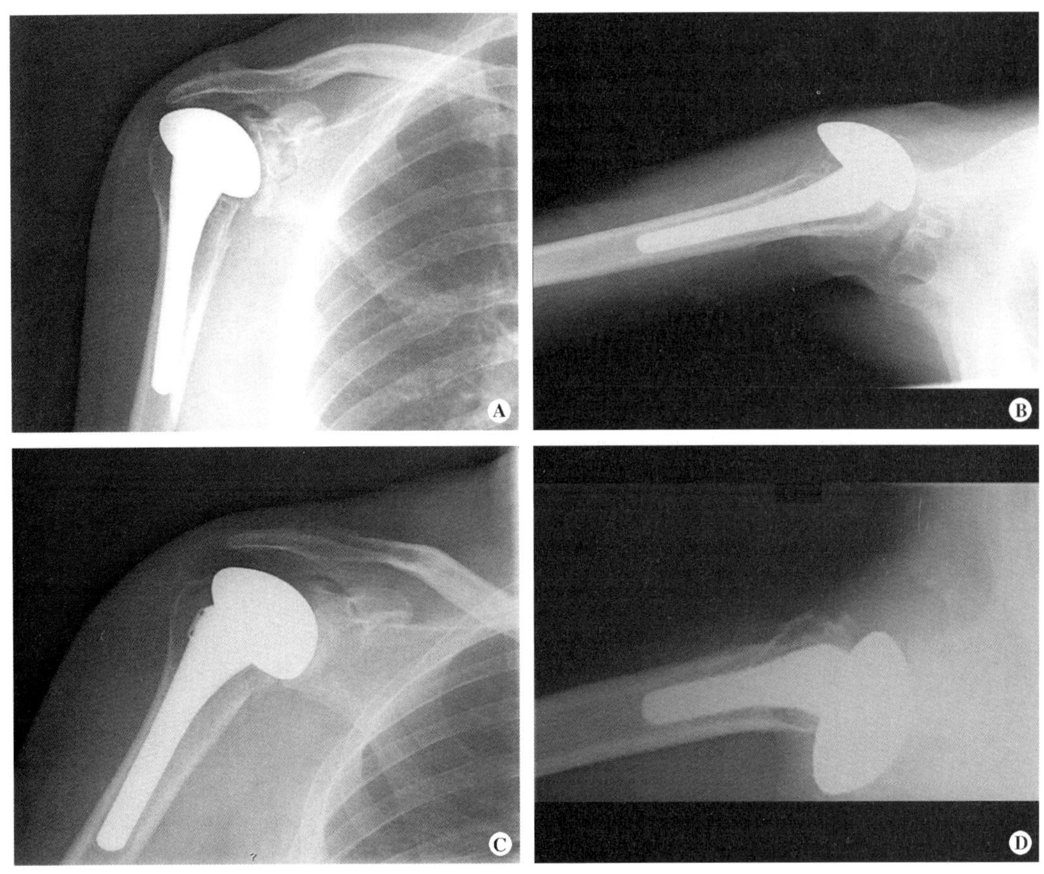

图 67-4　一位 55 岁患者，因继发于 Putti-Platt 手术的骨关节炎，行全肩关节置换术后 5 年的正位(A)和轴位 (B)X 线片。肩盂假体松动，肱骨头向后脱位。正位(C)和轴位(D) X 线片拍摄于取出松动的肩盂、植骨、翻修肱骨假体术后

3. 下方不稳定　对于肱骨假体位置不佳造成肱骨高度不足而引起的下方不稳，翻修肱骨假体是必需的。注意，取出一个固定良好的假体是项艰巨的工作。骨刀、刮勺、高速磨钻、超声骨水泥取出系统、假体干取出器都有助于取出假体。

通过松解瘢痕，重新确定软组织间隙来充分显露肱骨近端，将有助于避免手术中并发症，例如为了改善显露而过度牵拉造成的骨折。为拔出假体干，可将假体干拔出器与假体相连，如果取不出假体，就需要在骨皮质上开窗。一旦取出假体，重新准备好骨床后，就可以在恰当高度置入另一个骨水泥肱骨假体。

4. 上方不稳定　合并巨大肩袖损伤的喙肩弓缺损会导致前上方不稳定。肩关节置换术后 X 线片能显示出肩袖损伤后的变化，包括轻度上移(肱骨肩峰距离)、假体头向前上方脱出甚至在皮下能触及等一系列改变。这些改变反映了一系列病理解剖现象，从肩袖变薄到合并喙肩弓缺损的巨大肩袖撕裂。患者临床上可能症状不多，或有疼痛和活动受限造成功能严重障

碍。当疼痛、活动受限或两者都明显时，应考虑翻修手术。治疗选择包括修补肩袖，特别是发生急性损伤或能修补的肩袖损伤。出现巨大肩袖撕裂可行反向型人工肩关节置换（图 67-5）。

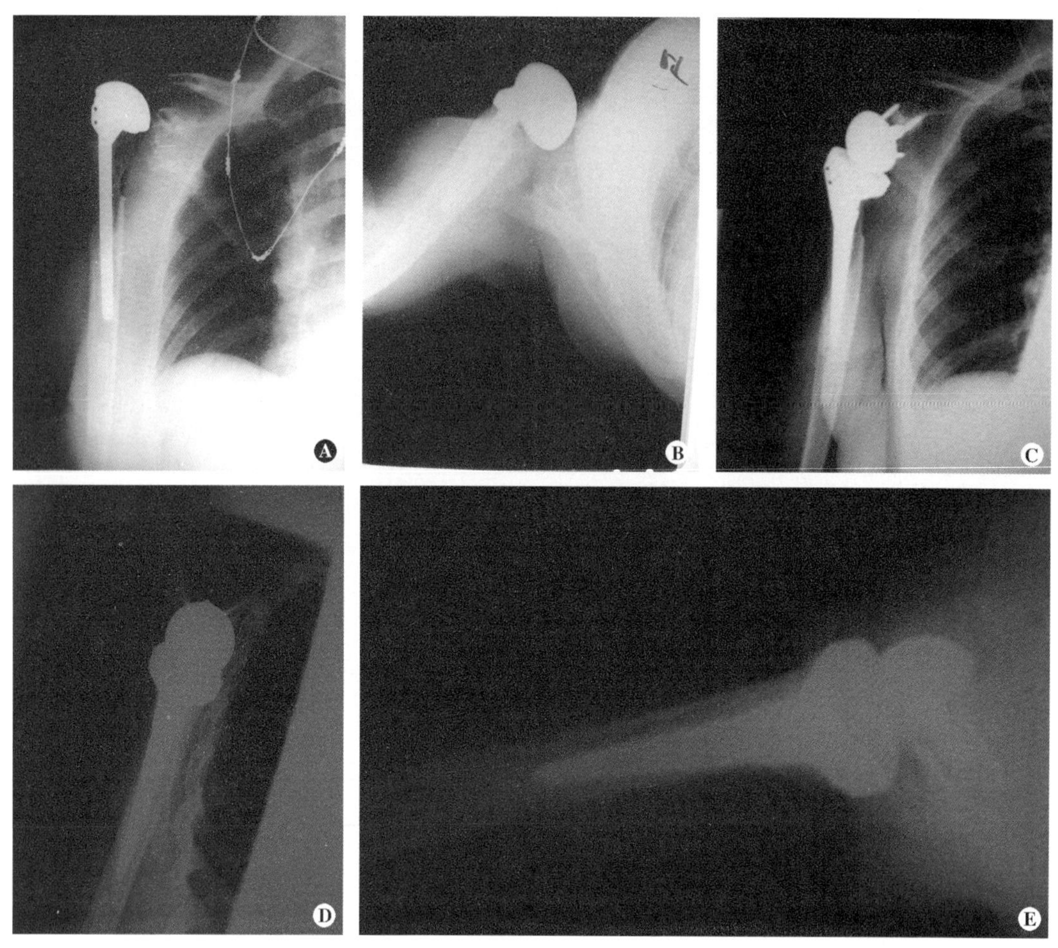

图 67-5　3 年前 74 岁类风湿关节炎女患者行全肩关节置换术，术后 6 个月行肩胛下肌修补，巨大软组织缺损导致前上脱位的正位（A）和侧位（B）片，肩盂植骨、反向肩关节置换术翻修术后的正位（C）和侧位（D）和轴位（E）片

治疗选择要以仔细评估病史、查体、影像学检查为依据。如果必须要修补肩袖，在不影响肩关节的稳定性的前提下，应该尽可能选用小号的组件式假体，有利于肩袖修复。大型撕裂可能需要异体移植。如果有反向肩关节置换的指征，肩盂骨缺损要做植骨术。

（五）切口闭合

置入假体后，关节复位，修复所有软组织，冲洗和逐层关闭伤口。由于存在大死腔、术后血肿发生率高，特别是反向肩关节置换，往往需要放置引流。用可吸收线关闭三角肌胸大肌间隙，皮内连续缝合或“钉皮器”闭合切口。

六、术后治疗

术后治疗方案根据术中完成主要操作后对关节稳定的评估不同而有所不同。术后通常用吊带悬吊 6～8 周。在头两周内，以术中确定的安全范围内被动活动。如果处理了后方不稳，必须使用一个枪套式装置使关节维持在稳定位置上（如外展 10°～15°，后伸 10°～15°，外旋 0°～20°）。佩戴枪套式装置约需 6 周。被动活动可超出枪套式装置固定范围。在吊带或枪套式装置制动结束后开始主动活动、等长锻炼。术后 12 周开始拉伸和抗阻力训练。

七、避免失误和手术并发症

翻修不稳定的人工肩关节的并发症与翻修其他人工肩关节类似。常见并发症包括肩盂假体松动、感染、神经损伤、骨折、血肿。翻修不稳定人工肩关节的特殊并发症就是复发性不稳定。降低风险的关键是全面了解引起不稳的因素，并在术中处理每一个因素。术者必须掌握植骨、多种软组织重建技术等全套操作。

（王晓滨 译）

参 考 文 献

Bohsali KI, Wirth MA, Rockwood CA Jr: Complications of total shoulder arthroplasty. *J Bone Joint Surg Am* 2006;88:2279-2292.

Brems JJ: Complications of shoulder arthroplasty: Infections, instability, and loosening. *Instr Course Lect* 2002;51:29-39.

Cofield RH, Edgerton BC: Total shoulder arthroplasty: Complications and revision surgery. *Instr Course Lect* 1990;39:449-462.

Gill TJ, Warren RF, Rockwood CA Jr, Craig EV, Cofield RH, Hawkins RJ: Complications of shoulder surgery. *Instr Course Lect* 1999;48:359-374.

Jahnke AH Jr, Hawkins RJ: Instability after shoulder arthroplasty: Causative factors and treatment options. *Semin Arthroplasty* 1995;6:289-296.

Moeckel BH, Altchek DW, Warren RF, Wickiewicz TL, Dines DM: Instability of the shoulder after arthroplasty. *J Bone Joint Surg Am* 1993;75:492-497.

Norris TR, Lipson SR: Management of the unstable prosthetic shoulder arthroplasty. *Instr Course Lect* 1998;47:141-148.

Resch H, Povacz P, Ritter E, Matschi W: Transfer of the pectoralis major muscle for the treatment of irreparable rupture of the subscapularis tendon. *J Bone Joint Surg Am* 2000;82:372-382.

Sanchez-Sotelo J, Sperling JW, Rowland CM, Cofield RH: Instability after shoulder arthroplasty: Results of surgical treatment. *J Bone Joint Surg Am* 2003;85:622-631.

Spencer EE Jr, Valdevit A, Kambic H, Brems JJ, Iannotti JP: The effect of humeral component anteversion on shoulder stability with glenoid component retroversion. *J Bone Joint Surg Am* 2005;87:808-814.

Williams GR Jr, Wong KL, Pepe MD, et al: The effect of articular malposition after total shoulder arthroplasty on glenohumeral translations, range of motion, and subacromial impingement. *J Shoulder Elbow Surg* 2001;10:399-409.

第 68 章　假体置换术失败后关节融合术治疗

Jason Scalise,MD Joseph P.Iannotti,MD,PhD

一、适　应　证

全肩关节置换已被证实是治疗骨关节炎的一种有效措施。然而，尽管假体、技术有进步，手术指征更准确，假体的 15 年存活率只有 87%。主要的失败原因有感染、肩盂或肱骨假体无菌性松动、肩袖撕裂、僵硬、不稳定或假体位置不佳，导致不良的肩关节应力。

对于多数病例，这些原因可以在翻修时插入一个新假体加以解决，应可能保持肩关节的功能。但是，对于严重的盂肱关节骨缺损或肩盂和肩袖缺失的病例，全肩关节翻修术并不能获得满意疗效。此时，盂肱关节融合或切除盂肱关节成形术就成了唯一的手术选择。

关节融合的主要指征是解决全肩关节置换术后的疼痛，同时使三角肌和肩袖严重缺损的患者保留臂上举到肩水平的可能(图 68-1)。许多患者因为做了多次失败的重建手术而有严重的骨缺损。骨缺损常包括肱骨大结节(及其关联的肩袖)，出现于治疗肱骨近端骨折的全肩关节置换术失败后。有些病例，创伤性或医源性三角肌和腋神经损伤也可能发生。肩关节或远隔部位败血症活动期是再置入假体的禁忌证。这种情形下，往往是多次感染控制失败，关节融合术仍然是一个可行的补救选择。

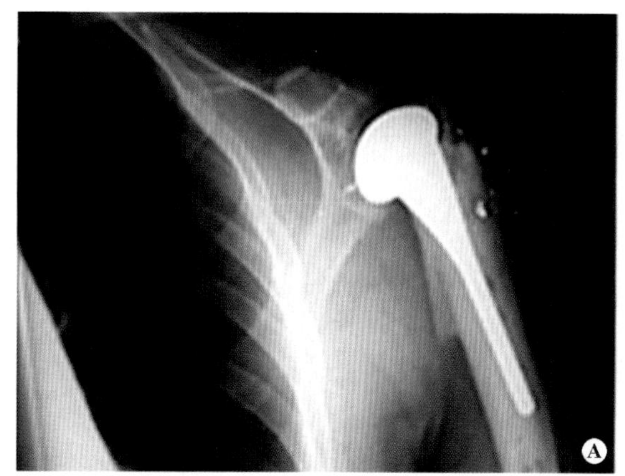

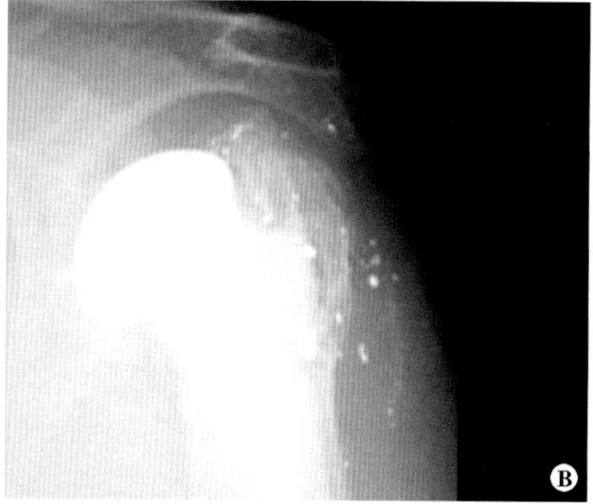

图 68-1　A. 一例 53 岁警官失败的假体置换术后正位片，经过一次枪伤和多次手术后三角肌和肩袖缺损。B. 大结节畸形愈合，合并肩峰下间隙异位骨化

非限制性或反向肩关节置换术后顽固性不稳定是一个难题。当软组织稳定手术或翻修手术都尝试过并最终失败时，就有关节融合的指征。

最近在美国逐渐开始用反向肩关节置换，这提高了我们治疗非限制性假体置换术失败但又有足够骨量做反向肩盂假体固定和具备良好三角肌功能的患者的能力。然而，考虑治疗肩袖和三角肌受损的肩关节置换术失败病例时，关节融合术对年轻和活动量多的患者仍然是一个选择。

当其他现有的翻修手术失败或疗效不良时，盂肱关节融合术应被认为是一个补救措施。这类患者也可以做切除关节成形术，操作相对容易，止痛确切，但总体上肩关节的上举功能差。关节融合术要更难做一些，它较适合于以改进肩关节功能为目标的患者。

二、禁　忌　证

对尚有条件进行其他重建手术的全肩置换术失败者，盂肱关节融合术是禁忌的。“其他选择”含义很广，但它不包括关节融合的补救术在内。如果对侧肩关节已行融合术或严重功能低下时，盂肱关节融合术也是禁忌的，因为双肩融合术不能提供腰水平的一些日常活动所必需的旋转运动，会限制运动功能。进行性神经损伤会产生斜方肌、前锯肌、提肩胛肌麻痹，本手术也是禁忌的，因为融合后的肩关节要靠这些肌肉来运动。

如果患者的全身情况差不能耐受手术风险，也不适合盂肱关节融合术或者其他复杂重建手术。有许多病例，为获得骨融合，对全肩关节置换失败病例需要做不止一项操作，患者能否承受也是必须考虑的。

三、其他治疗方法

对不能进行翻修术的患者，除关节融合术外其他方法不多。在某些选择性患者，可以取出盂肱关节假体而不再重建(如关节切除成形术)。一些要求低的体弱患者可能耐受不了融合手术。虽然假体取出术后缓解疼痛和功能恢复程度无法预测，而且，如果三角肌锻炼适度，病例选择得当，与患者期望吻合，关节切除成形术的疗效会保持良好。

四、结　　果

由于关节融合是全肩关节置换失败后其他重建手术无法进行的补救方法，因此它的目标是有限的:缓解疼痛、为肘和手的活动提供一稳定的平台，通过肩胸壁关节提供一些主动上举活动。

尽管许多学者建议全肩关节翻修失败的患者行关节融合术，但当前关于肩关节置换失败后关节融合术的病例研究极少。而且，结果还是在不同种族、不同指征病例报道里得出的。这些有限的数据总结在表 68-1。

表 68-1　全肩置换术失败后关节融合术治疗结果

作者(年份)	病例数	融合例数	骨不连	功能改善	结果
Stark 等 (1991)	15	2	1/2	1/2	1 例未融合 翻修植骨后融合
Richards 等 (1993)	57	2	1/2	2/2	1 例未融合 翻修植骨后融合

续表

作者(年份)	病例数	融合例数	骨不连	功能改善	结果
Crosby (2005)	12	12	4/12	12/12	选择大块异体骨植骨是很重要的 肱骨近端异体骨移植在5例患者中4例失败,需要翻修 随访到30个月时所有患者均功能改善、疼痛评分提高
Ruhmann等 (2005)	43	2	1/2	2/2	1例未行植骨的患者不融合 翻修植骨后成功融合 建议在拔除假体后植骨
Iannotti等 (2006,未发表)	8	8	3/8	8/8	关节融合是具有挑战性的,需要多次手术才能达到坚固的融合 融合后能获得好的功能

注:Crosby LA:Shoulder arthrodesis after failed shoulder arthroplasty. American Shoulder and Elbow Surgeons 2005 Closed Meeting,Palm Beach,FL,2005.

在一项43例肩关节融合的研究里,只有2例是取出失败的全肩关节假体后进行的。1例患者融合的原因是腋神经麻痹导致三角肌功能障碍继发肩盂假体脱位,另1例患者未行植骨,发生假关节。笔者建议对骨缺损的患者进行植骨以防骨不连。在另一个15例融合报道中,两例患者因为全肩关节置换失败而手术,仅一例患者发生骨不连。还有一个57例盂肱关节融合报道,有两例患者因为全肩关节置换失败而手术,一例患者行二次手术植骨后融合成功。

根据笔者对8例全肩关节置换失败病例行关节融合的经验,所有患者都进行了多次手术。3例患者因为巨大骨缺损行带血管蒂的腓骨植骨,其他5例做了同种异体结构性植骨和(或)自体髂骨植骨。3例骨不连,4例患者为融合经受了多次手术。平均疼痛得分从9提升到24,满意度从2提高到12,penn肩关节评分从21提高到52。所有患者都改善了功能,8例中的7例患者至少随访两年。笔者认为,就取出假体后为关节融合多次手术的可能性,多与患者交流是至关重要的,但最终功能的改善是值得期待的。

最近一项研究报道了12例关节置换失败后行盂肱关节融合的患者,它突显了处理这些病例的难度,以及大块异体植骨维持植骨稳定融合的重要性。所有患者接受了自体髂骨植骨辅以异体肱骨近端或股骨异体植骨。经过平均30个月的随访,所有患者的功能和疼痛评分都得以改善。5例接受异体肱骨近端植骨的患者,4例因为融合失败和内固定失败需要再次融合手术,而其余7例患者接受异体股骨植骨的患者最终牢固融合。

五、手术方法

(一)体位和显露

全麻结合肌间神经阻滞。患者取沙滩椅位,患肩露在手术床外,允许各方向活动和入路要求。如果拟髂骨取骨,髂部要铺巾。如果需要做带血管蒂的腓骨,双下肢从腹股沟到脚趾都需准备好。有些病例需要取隐静脉。

在肩胛冈上做切口,在肩峰上弯向前。以往手术三角肌和胸大肌瘢痕可以作为融合术切口远端。分离三角肌和胸大肌间隙到锁骨,从锁骨和肩峰骨膜下剥离三角肌前、中部。将三角肌向远端牵开，显露整个肱骨近端。移除假体，全面评估残余骨和软组织质量。在大多数病例，术区有严重瘢痕和碎屑要清理以便显露骨表面。显露整个盂窝、边缘、拱顶壁，以便判断肱骨近端或带血管蒂的腓骨植骨的最佳位置。

（二）必需的器械、设备和内固定植入物

全肩关节置换术失败后行盂肱关节融合是一个技术难度高的手术。手边要有合适的假体拔除工具，包括骨水泥取出工具。应该有肩关节正位、真正位、腋位像，肱骨到肘的正位和侧位像。术前 CT 对评价盂肱关节骨缺损程度有帮助，但由于金属伪影影响，故并不理想。对肩周软组织也要评估是否足够覆盖关闭伤口。

术前就要决定是否植骨和植骨种类。在结节完整的患者，只要自体肱骨直接与去皮质的肩盂窝和拱顶接触，不带血供的植骨就够了。此时，所需要的大块结构性植骨块往往超出了自体植骨所能提供的骨量。通常用一个异体股骨头就足够了，并且应该能从当地骨库获得(图 68-2)。或从髂嵴取自体松质骨来完成重建。另一个选择是获取自体骨髓细胞加入异体基质中，比从髂嵴取自体骨并发症要少。

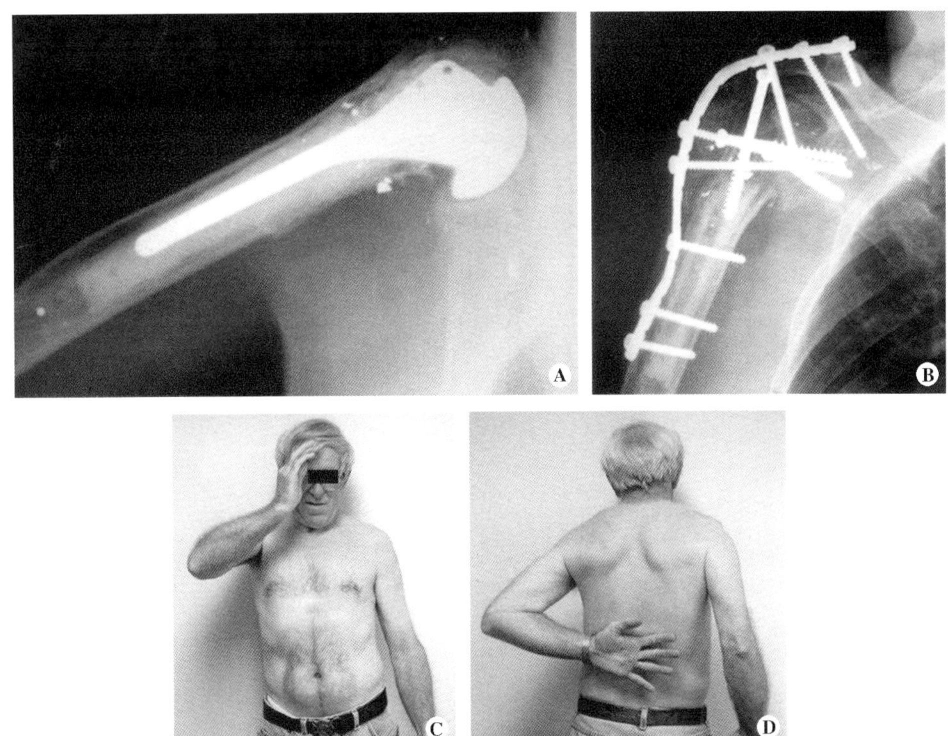

图 68-2　一位 65 岁男性患者，右肩关节置换术后失败，肩袖撕裂无法修补，三角肌功能障碍
A. 术前正位 X 线片显示明显的假体松动。B. 使用骨盆重建钢板后的术后正位 X 线片。术后的前面(C)和后面(D)照片显示关节活动范围恢复到能满足日常需要的程度

在肱骨近端大块缺失并且结节缺失或没有连接在肱骨干上的严重病例，就需要带血管蒂的自体腓骨植骨，解决这种程度的骨缺损。当有结节缺失的时候，笔者建议需与有此类手术经验的神经血管医生合作来进行带血管蒂的腓骨植骨。在许多方面，这些情形都类似肩

关节肿瘤所面临的重建挑战。

(三)手术操作

肩关节融合的最佳位置仍然存在争议,存在鲜明的不同意见。对失败的肩关节置换术行融合时,确保位置的良好功能要综合考虑以下几点:肱骨和肩盂剩余的骨达到最佳接触、稳定,最终能骨融合。要在这些方面实现平衡,融合位置应为:外展 10°～20°,屈曲 10°～20°,内旋 35°～45°,这个位置一般能允许患者够到嘴、腰、背兜、对侧肩,有助于促进日常功能恢复。对于体重较大的患者,前屈或外展度数更大些可以使患者很舒服地把前臂移到体侧和更大角度地主动前伸。

当肱骨有足够骨量(如大结节完好)时,先用 3mm 的斯氏针交叉临时固定肩峰和肱骨近端或者肱骨近端和肩盂临时固定,并能够允许轻柔的活动,以确保手臂能到体侧、到腹股沟、到嘴或前额;当确定好最佳位置时再作最终固定。

如果大结节完好,尽可能少地去除骨质以使其外形与肩盂吻合。大结节有良好的血运,有助于提高融合的成功率。应该用大的松质骨螺钉经大结节固定到肩盂上,去除肩峰底面的软组织使其成为一个融合适用面,但要注意尽可能少地去除骨。用螺钉初步固定后,修整结构性异体骨块,使其适宜地安放在肩峰、大结节和肱骨干之间。沿着肩胛冈、结构性异体骨块和肱骨干以一个大块骨盆重建钢板进行塑形固定(图 68-3)。

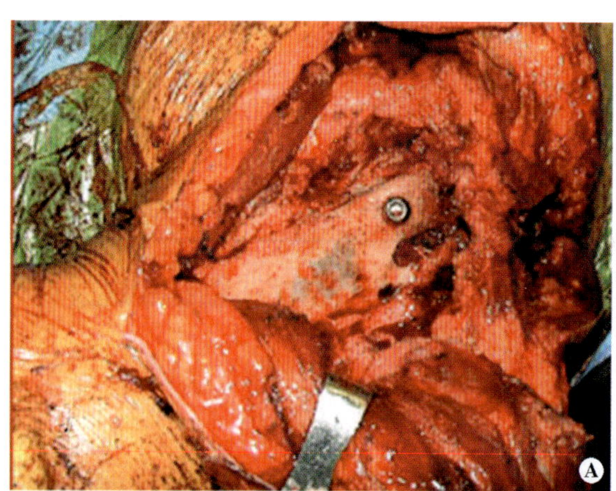

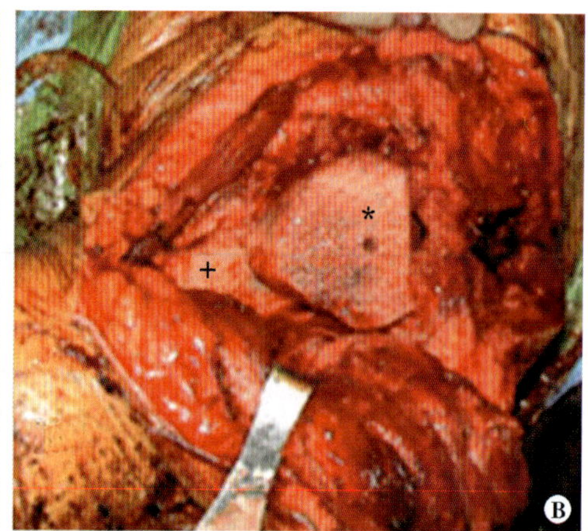

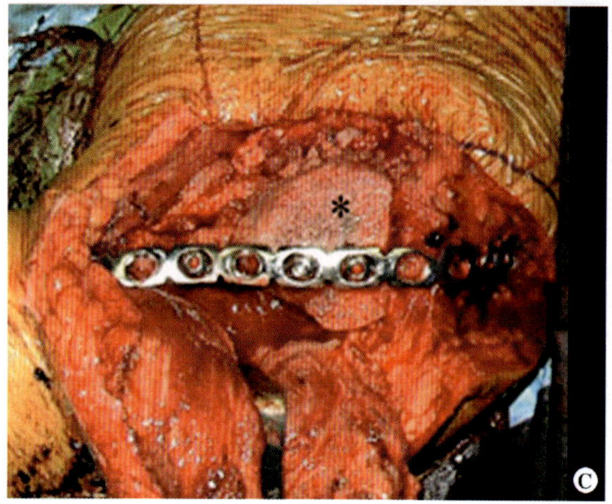

图 68-3 A. 术中照片显示用螺钉将肱骨初步固定在肩盂;B. 塑形结构性异体股骨头(*)并将其置于肱骨外侧皮质骨表面(+)和肩峰下方;C. 显示将肱骨干固定于肩峰、肩胛冈的一大块重建钢板。异体骨块(*)在钢板和肱骨近端之间

在须要进行带血管蒂的腓骨移植的时候，应有两个手术组(一个重建组、一个显微血管组)。重建组拔除假体，准备骨床，牵拉患臂以达到正常或接近正常臂长，然后测量骨缺损。植骨块要比测得的骨缺损(比如肩盂窝顶部到肱骨近端)至少长 6cm。准备肱骨干骨床以备植骨块能够放入髓腔，至少要两颗 4.5mm 皮质骨螺钉拧入肱骨干以固定腓骨植骨块。确定好最佳的肩关节位置，同时腓骨块与肩盂间的夹角也达到最理想。在肩盂做一隧道以便植骨块穿入。另一选择是，凹凸不平的边对边接触也还是可以的(图 68-4)。

松质骨植骨来填补肩盂缺损。用两枚 4.5mm 皮质骨螺钉经腓骨植骨块到肩盂窝，以一个骨盆重建钢板塑形，然后用皮质骨和松质骨螺钉固定。由显微血管组吻合腓骨的血管。重建血运以后，松质骨植骨(比如异体骨或自体髂骨植骨或自体骨髓穿刺加异体骨基质)被填塞入骨整合部位的近端和远端(图 68-5)。

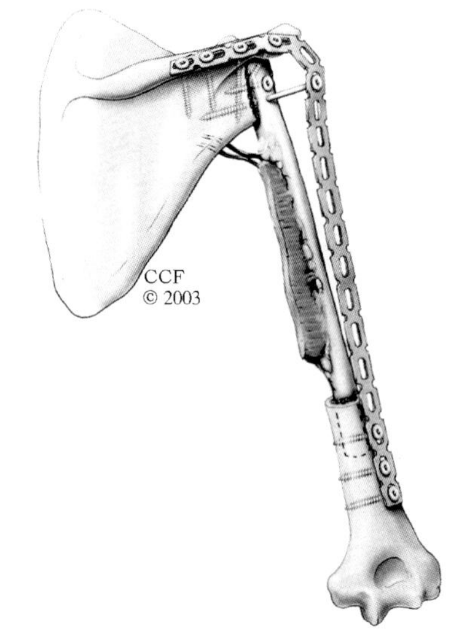

图 68-4　肱骨近端大块骨缺损的关节融合术
腓骨植骨块比所需肱骨长度长 4～5cm，以达到最佳的植入。腓骨近端插入肩盂的骨槽。骨槽被做得能达到最佳骨接触和允许足够的外展(克利夫兰临床基金会惠赠)

(四) 切口闭合

由于三角肌的前和中部从起点处游离了，关闭的时候需要用不可吸收线把它们重新缝合到骨上。如果是上次手术造成三角肌从它的起点剥离，就要尽量将回缩的肌肉拉回到原来的解剖位置上，以便使融合重建的近端提供强大的软组织覆盖。逐层关闭表浅组织，连续皮下缝合关闭切口。

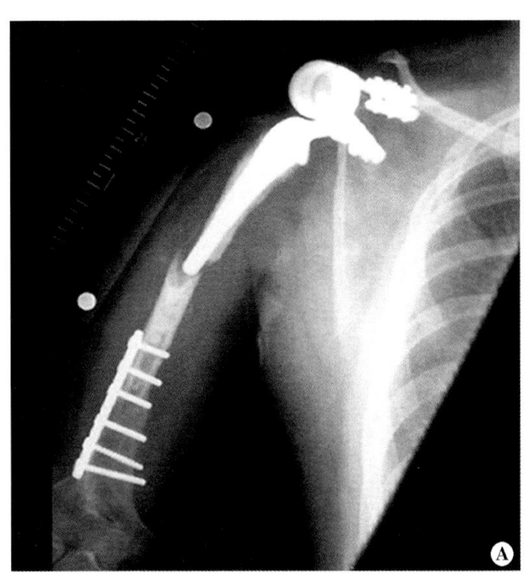

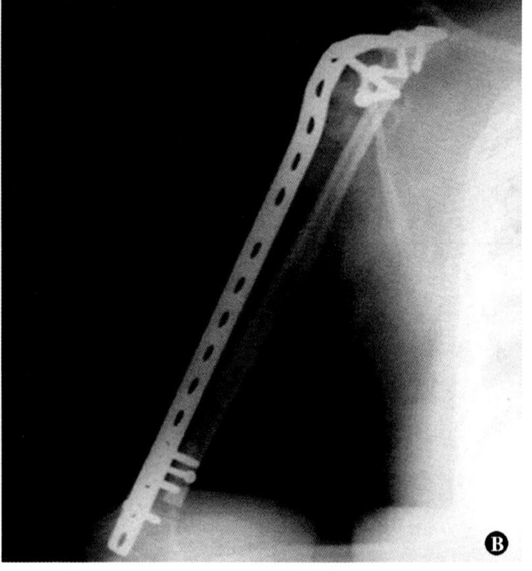

图 68-5　一位 21 岁的男性患者，数年前因骨肉瘤切除右侧肱骨近端。使用节段性异体骨移植和常规的全肩关节置换术重建了肱骨近端

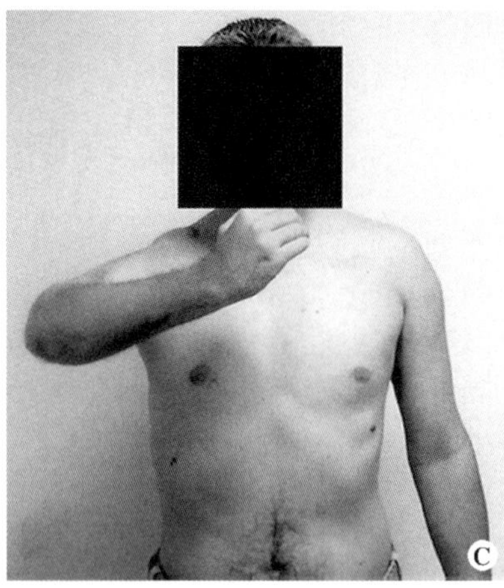

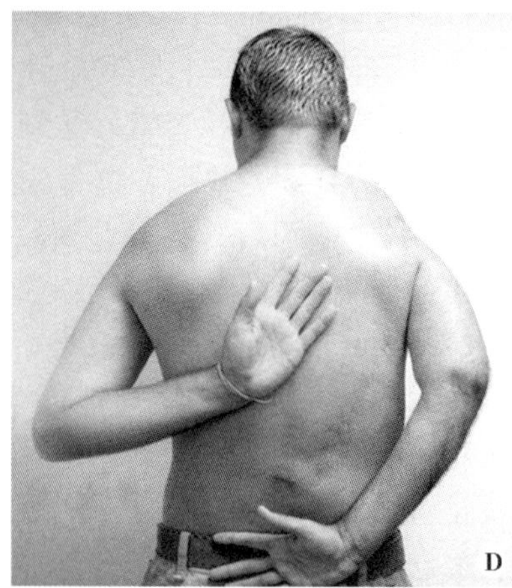

图 68-5 一位 21 岁的男性患者，数年前因骨肉瘤切除右侧肱骨近端。使用节段性异体骨移植和常规的全肩关节置换术重建了肱骨近端(续)

A. 术前正位 X 线片显示全肩关节脱位和新发生的假体周围骨折，从而有肩关节融合的必要性。B. 术后正位 X 线片显示一大块带血管蒂的腓骨植骨块填补了肱骨的缺损，肩峰、肩盂及腓骨块融合在一起。术后的前面(C)和后面(D)照片显示关节活动范围恢复到能满足日常需要的程度

六、术后治疗

术后肩关节以人字管形石膏固定 12～16 周，或者直至出现影像学的融合迹象。当 X 线很难判读的时候，CT 断层扫描也许会对更好地显示融合的进展有帮助。一旦确定融合，肩胛范围内的活动和增强肌力的活动就可开始，并持续约 12 周，或者直到患者对肩胛胸壁关节和肩胛带肌有良好的肌肉控制(图 68-6)。如果在术后 3～4 个月的时候仍然没有骨愈合，在钢板断裂、失去固定之前就有再次植骨的指征。如果最初的固定钢板松动，就必须再行固定或桥接固定。

七、避免失误和手术并发症

选择合适的病例是避免并发症的关键。患者和医生都必须对手术的可行性及其疗效有符合实际的评估。比如说，如果，一个要求不高、年老多病的患者，有严重的盂肱关节骨缺损，需要进行一个复杂的手术，包括广泛的植骨、带血管蒂腓骨移植、试图进行关节融合，就不应进行该项手术。切除关节成形术更能够满足这类患者的要求。

与其他大手术一样，失血、感染、神经麻痹都可能出现。关节融合后会发生骨折，固定装置远端的无移位骨折适合用吊带固定治疗，错位融合的风险很小。与固定装置关联的骨折需要翻修。以确保融合前的坚强固定。

采用现代的内固定技术后，除了全肩关节置换术失败以外，因为其他原因进行的盂肱关节融合都容易成功。对于全肩关节置换术后失败的病例，由于经常在这类患者中遇到的骨量和所覆盖的软组织均有缺损，可能要进行多次手术才能实现融合。当 X 线片出现延迟融合、内固定松动的迹象，并且融合部位出现持续性疼痛的时候，在内固定失败之前应该再次

进行植骨。融合术的翻修时应包括替换和扩大固定装置以增加稳定性，并且植入更多的骨以使融合部位有生物愈合的希望。

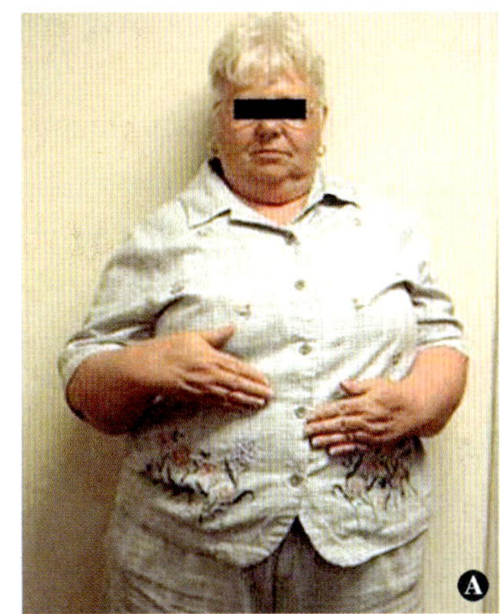
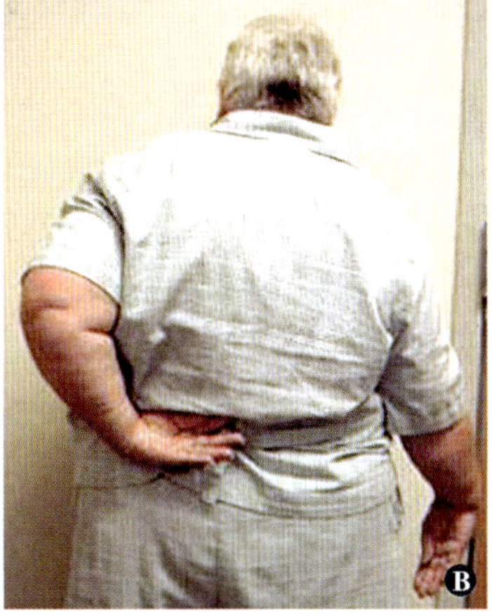
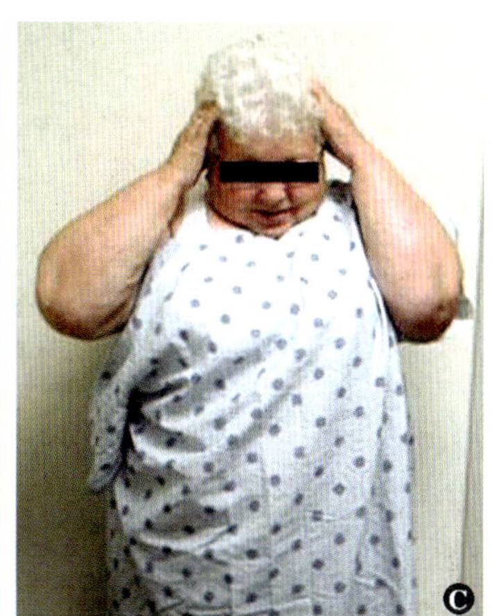
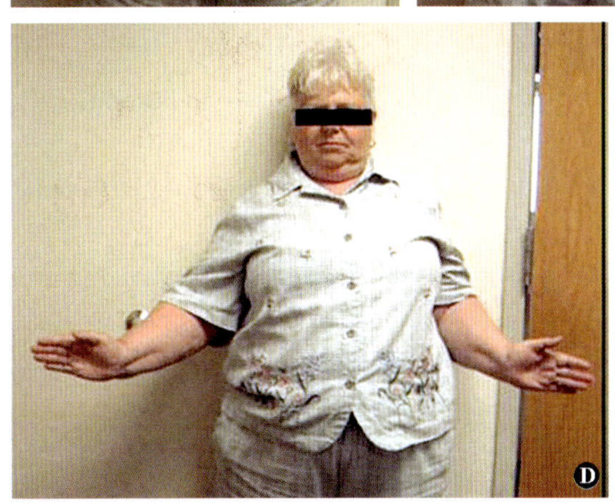
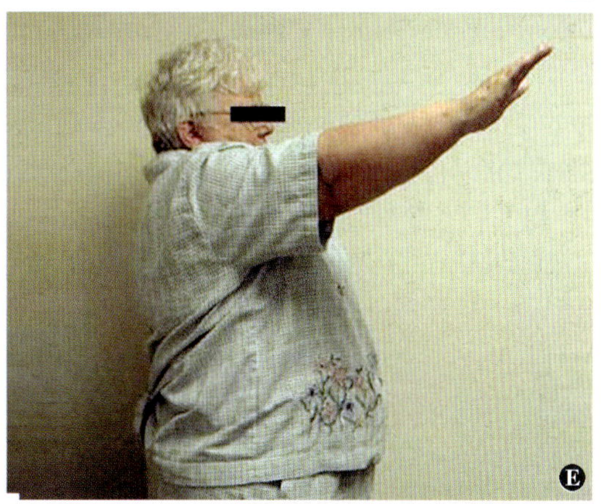

图 68-6　一位 65 岁的女患者，展示因全肩关节置换术失败而行右肩盂肱关节融合术后的活动范围。她的右手能够到右臀、头部和腹部，在日常生活中功能良好

肢体的位置不良经常导致术后肩关节疼痛和患者的不满意。过度的外展和屈曲会产生疼痛性翼状肩，过度的外展也被证明能够引起肩胛上神经的牵拉性神经炎。当摆放肱骨的位置时，避免外展和屈曲超过 30°，可以减少上肢对肩胛骨的力矩，从而将这些并发症减到最低。

内固定物突出也会导致疼痛症状和伤口崩裂，特别是当患者有严重软组织损伤时。术前认真评估是否需要软组织转移以提供内固定物有耐用及有效的覆盖，可以帮助避免这一问题。

在评价临床效果的时候，比较因为全肩关节置换失败而行融合术的并发症及因为其他指征而行关节融合术后的并发症是很困难的，缺乏这方面的数据。全肩关节置换术后的盂肱关节融合术应该被当成一个挽救性手术，如果病例选择得当，当其他翻修措施都疗效不佳时，它就是一个可行的选择。

（王晓滨 译）

参考文献

Clare DJ, Wirth MA, Groh GI, Rockwood CA Jr: Shoulder arthrodesis. *J Bone Joint Surg Am* 2001;83:593-600.

Gerwin M, Weiland AJ: Vascularized bone grafts to the upper extremity: Indications and technique. *Hand Clin* 1992;8:509-523.

Groh GI, Williams GR, Jarman RN, Rockwood CA Jr: Treatment of complications of shoulder arthrodesis. *J Bone Joint Surg Am* 1997;79:881-887.

Kneisl JS: Function after amputation, arthrodesis, or arthroplasty for tumors about the shoulder. *J South Orthop Assoc* 1995;4:228-236.

Neer CS, Hawkins RJ: A functional analysis of shoulder fusions. *J Bone Joint Surg Br* 1997;59:508.

Richards RR, Beaton D, Hudson A: Shoulder arthrodesis with plate fixation: Functional outcome analysis. *J Shoulder Elbow Surg* 1993;2:225-239.

Richards RR, Sherman RM, Hudson AR, Waddell JP: Shoulder arthrodesis using a modified pelvic reconstruction plate: A review of eleven cases. *J Bone Joint Surg Am* 1988;70:416-421.

Ruhmann O, Schmolke S, Bohnsack M, Flamme C, Wirth CJ: Shoulder arthrodesis: Indications, technique, results, and complications. *J Shoulder Elbow Surg* 2005;14:38-50.

Stark DM, Bennett JB, Tullos HS: Rigid internal fixation for shoulder arthrodesis. *Orthopedics* 1991;14:849-855.

Torchia ME, Cofield RH, Settergren CR: Total shoulder arthroplasty with the Neer prosthesis: Long-term results. *J Shoulder Elbow Surg* 1997;6:495-505.

Wilde AH: Brems JJ, Boumphrey FR: Arthrodesis of the shoulder: Current indications and operative technique. *Orthop Clin North Am* 1987;18:463-472.